人工腕关节置换与部分腕骨融合术

主编 徐永清 蔡兴博 陈山林

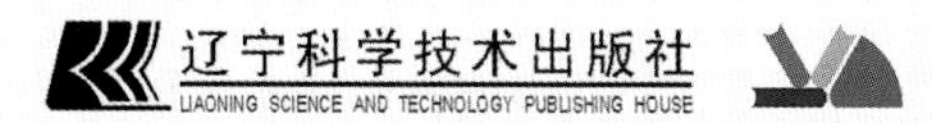

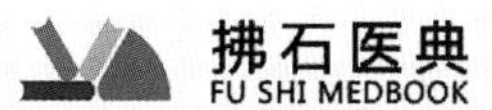

图书在版编目（CIP）数据

人工腕关节置换与部分腕骨融合术 / 徐永清，蔡兴博，陈山林主编. — 沈阳：辽宁科学技术出版社，2024.5

ISBN 978-7-5591-3564-3

Ⅰ. ①人… Ⅱ. ①徐… ②蔡… ③陈… Ⅲ. ①人工关节—腕关节—移植术（医学） Ⅳ. ①R687.4

中国国家版本馆CIP数据核字（2024）第085953

出版发行：辽宁科学技术出版社

北京拂石医典图书有限公司

地址：北京海淀区车公庄西路华通大厦 B 座 15 层

联系电话：010-57262361/024-23284376

E-mail：fushimedbook@163.com

印 刷 者：汇昌印刷（天津）有限公司

经 销 者：各地新华书店

幅面尺寸：185mm×260mm

字　　数：677 千字　　　印　　张：35.25

出版时间：2024 年 5 月第 1 版　　　印刷时间：2024 年 5 月第 1 次印刷

责任编辑：李俊卿　陈　颖　　　责任校对：梁晓洁

封面设计：潇　潇　　　封面制作：潇　潇

版式设计：天地鹏博　　　责任印制：丁　艾

如有质量问题，请速与印务部联系　　　联系电话：010-57262361

定　　价：298.00 元

编委会名单

主　编　徐永清　蔡兴博　陈山林

副主编　李　川　宋慕国

编委会　（排名按姓氏首字母排序）

蔡兴博　联勤保障部队第九二〇医院

蔡芝军　联勤保障部队第九二〇医院

陈　斌　云南省第一人民医院骨科

陈炳泉　苏州微创骨科学集团有限公司

陈山林　首都医科大学附属北京积水潭医院

范新宇　联勤保障部队第九二〇医院

郭家松　南方医科大学

何晓清　联勤保障部队第九二〇医院

李　川　联勤保障部队第九二〇医院

李　霞　联勤保障部队第九二〇医院

李　阳　联勤保障部队第九二〇医院

李振林　南方医科大学

林　玮　联勤保障部队第九二〇医院

刘　畅　首都医科大学附属北京积水潭医院

马金星　联勤保障部队第九二〇医院

浦绍全　联勤保障部队第九二〇医院

齐保闯　联勤保障部队第九二〇医院

宋慕国　联勤保障部队第九二〇医院

王　斌　联勤保障部队第九二〇医院

王成勇　联勤保障部队第九二〇医院

王　腾　联勤保障部队第九二〇医院

徐永清　联勤保障部队第九二〇医院

许育健　联勤保障部队第九二〇医院

杨俊宇　昆明学院

俞天白　苏州微创骨科学集团有限公司

张必欢　联勤保障部队第九二〇医院

张德洪　云南中德骨科医院

张旭林　遂宁市中心医院

张　悦　联勤保障部队第九二〇医院

主编简介

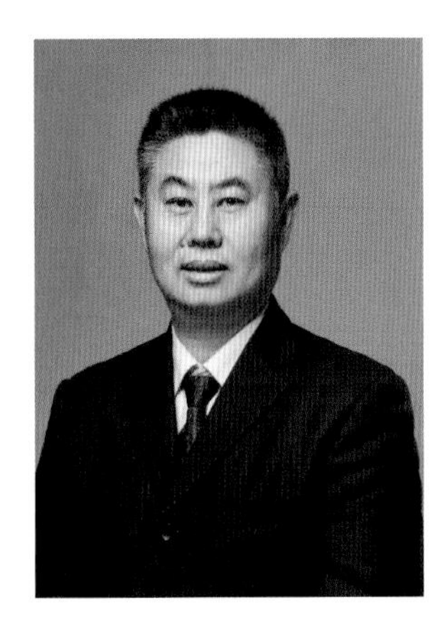

徐永清　中国人民解放军联勤保障部队第九二〇医院骨科主任，博导，专业技术少将，主任医师，享受国务院特殊津贴，军队学科拔尖人才，全国科技先进工作者，获中国医师奖。中华医学会显微外科学分会第十一届委员会主任委员。

主要从事穿支皮瓣、股骨头坏死、人工髋关节置换、骨髓炎骨缺损及创伤骨科修复重建的临床研究，在人工腕关节研发与治疗腕关节疾病方面国内领先，凭借对人工腕关节置换领域的深刻理解和丰富的临床经验，致力于推动人工腕关节技术的创新与发展。

在人工腕关节置换的发展进程中，早期人工假体存在材料容易断裂和返修率较高等问题，随着第二、三代假体的尝试，尽管有所改进，但仍未能完全解决术后松动和脱位的困扰。基于这一背景，徐永清教授率领的科研团队在人工腕关节置换技术上迈出了重要一步。通过个性化3D打印技术，研发了一种创新的微孔钛人工腕关节假体，为患者提供了更贴合个体骨骼结构的治疗方案，最大程度地规避了术中和术后的并发症，为患者带来了福音。

荣获国家科学技术进步二等奖1项，云南省科学技术进步特等奖1项，云南省科学技术发明一等奖2项，省部级科学技术进步一等奖7项，省部级科技进步二等奖6项。获国家发明专利8项，其中实现成果转化1项。以通讯作者和第一作者在国内外核心期刊发表学术论文500余篇，其中SCI收录论文200余篇。主编和参编专著20余部。国家自然科学基金项目7项、军队及省部级以上课题40余项。培养博士、硕士研究生150余名。

担任中国医师协会显微外科学分会第二届委员会副会长、云南省医师协会骨科医师分会第三届委员会主任委员。担任《中华显微外科杂志》、《中华创伤骨科杂志》、《中华关节外科杂志》、《中国临床解剖学杂志》、《中国修复重建外科杂志》等杂志副主编。

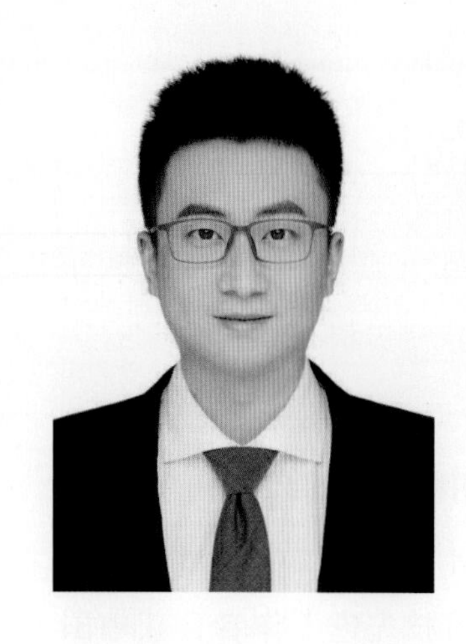

蔡兴博　中国人民解放军联勤保障部队第九二〇医院骨科主治医师，博士/博士后。中华医学会显微外科学分会第十一届委员会青年学组成员,中国医师协会骨科医师分会第五届委员会手外科学组委员。云南省2022年科学技术发明一等奖获得者。主要从事人工腕关节置换、手外科、穿支皮瓣、股骨头坏死及统计形状模型在数字骨科的应用研究。

作为中国首本腕关节置换书籍的主编之一，他长期深入研究腕关节置换技术，对推动这一领域的技术进步与发展做出了重要贡献。该书全面涵盖了腕关节置换的各个方面，包括解剖学、发育研究、假体研发、生物力学、有限元分析以及临床应用等。在假体研发章节中，他首次引入了统计形状模型，这在国内外都是独一无二的创新尝试。该技术的成功应用，为腕关节假体的设计和制造提供了新的思路，特别是在个性化医疗领域的应用，为患者提供了更精准、更个性化的治疗方案。

他还参与研发了一种利用3D打印技术定制的微孔钛人工腕关节假体,极大提高了手术成功率。作为主编之一，蔡兴博总结了腕关节置换历史与未来发展，将个性化医疗理念融入该领域，为患者和专业人士提供参考。

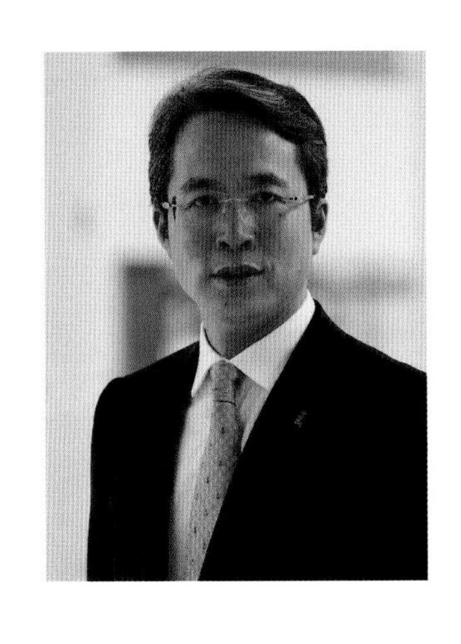

陈山林　首都医科大学附属北京积水潭医院手外科主任，主任医师，教授，博士生导师。

担任亚太腕关节学会（APWA）候任主席，中华医学会手外科学分会副主任委员，中华医学会显微外科学分会副主任委员，中国医师协会显微外科医师分会副会长，中国医师协会手外科医师分会常委，中国医师学会运动医学分会委员，手及腕关节学组组长，中央保健会诊专家，国家骨科中心工作委员会委员，《中华显微外科杂志》副主编。

陈山林教授在腕关节损伤与疾患、先天畸形、周围神经损伤与疾患、显微修复重建等领域是“全国卫生系统青年岗位能手”，入选北京市医管中心“登峰”人才培养计划。先后主持承担多项国家重大课题及专项资金资助。获得发明专利4项，实用新型专利52项；发表论文160余篇，SCI 论文40余篇；主编主译专著12部；其中，组织编撰的《腕关节手术学——从基本原理到高级手术技术》获得“国家出版基金”资助；2019年，被聘为人民卫生出版社重点图书《手外科学》（第四版）主编，入选“十四五”国家重点图书、音像、电子出版物出版专项规划中的“重大出版工程规划”；荣获北京市科技进步二等奖1项和北京医学奖三等奖1项。

序

“眼前直下三千字，胸次全无一点尘”。收到徐永清教授寄送的《人工腕关节置换与部分腕骨融合术》书稿后,我迫不及待地展卷细品,为他们实现我国自主研发人工腕关节零的突破而深感欣慰。

徐永清教授凭借对腕关节置换领域的深刻理解和丰富的临床经验，致力于推动技术的创新与发展。目前我国还没有上市的人工腕关节产品，对于重度腕关节疾病主要治疗方法是全腕关节融合术。徐永清教授团队在多年研究人工腕关节及3D打印技术的基础上，自主设计了3D打印微孔钛人工腕关节，并取得了专利证书。重度腕关节疾病患者应用3D打印微孔钛人工腕关节置换后可保留部分腕关节功能，改善了生活质量，结束了我国没有人工腕关节，对于腕关节严重疾病还是行腕关节融合术的历史。此创新技术的成功应用不仅填补了腕关节置换领域的空白，为患者提供了更贴合个体骨骼结构的解决方案，确保假体精准安装，也最大程度地规避了手术中和术后的并发症。

作为骨科学术界里的一名老同志,我时刻关注着这个学科发展的点点滴滴。有时代责任感的徐永清教授团队敏锐地抓住了人工腕关节这个选题，以自己的科研成果为主要依据,针对临床医师的迫切需要，编写了这部创新性很强的专著。

本书系统总结了徐永清教授团队的研究成果，是第一部详细介绍人工腕关节的专著，内容精深细致、图文并茂、理论技术讲解透彻、病例照片丰富多样。该书的出版，必定会受到从事人工腕关节置换手术的广大骨科医生的欢迎，对我国人工腕关节的进一步发展和深入开发，也必定会起到极大的推动作用，对充实我国人工腕关节的理论基础、完善这个新兴的分支学科,也将起到举足轻重的作用。徐永清教授的贡献不仅在于技术的突破，更在于将个性化医疗理念引入到腕关节置换领域，为未来腕关节假体的发展指明了方向，为患者带来了福音。

感谢徐永清、蔡兴博和陈山林三位医生，在他们的牵头组织下，一批致力于人工腕关节置换与部分腕骨融合术基础研究的临床医务人员，还有长期从事人工腕关节研究的工程技术人员，不畏艰苦、甘于奉献、协力合作，共同推出了这本关于人工腕关节置换与部分腕骨融合术的参考用书。

庆贺之际，欣为之序。

张英泽

中国工程院院士

河北医科大学第三医院名誉院长

河北省骨科研究所所长

中国医师协会副会长

中华医学会骨科学分会主任委员

中国医师协会骨科医师分会会长

前 言

腕关节，这一精巧的人体结构，在我们的日常生活和工作中扮演着不可或缺的角色。然而，当疾病或外伤侵袭这一精密的“机械”时，患者的生活质量将受到严重影响。作为手外科医生，我们肩负着修复和重建腕关节的重任，而不断开拓创新的治疗方法，正是我们的使命所在。

本书《人工腕关节置换与部分腕骨融合术》凝聚了国内外手外科领域众多专家的智慧结晶，为读者呈现了腕关节医学的前沿动态和最新突破。从解剖学基础到临床治疗策略，从人工关节设计到手术并发症管理，本书以全面而深入的视角，系统阐述了现代腕关节重建技术的方方面面。

本书的一大亮点，是首次将统计形状模型与腕关节参数化设计相结合，填补了国内在这一领域的研究空白。通过对大样本中国人腕关节CT数据进行分析，我们提取了关键的解剖参数，并将其应用于人工腕关节的设计中。这一突破性的工作，使得假体的设计更加贴合中国患者的生理特点，有望显著提升临床治疗效果。这也彰显了我们对个性化医疗的不懈追求，以及将前沿科技与临床实践相结合的创新理念。

同时，本书也高度重视基础研究与临床应用的紧密结合。通过生物力学实验和数字解剖技术，我们得以深入探究腕关节的结构与功能，为临床治疗提供坚实的理论基础。而3D打印技术和新型材料在腕关节假体设计中的应用，更是开启了个性化医疗的新纪元。借助现代科技的力量，我们有望为每一位患者量身打造最优化的治疗方案，实现更加精准、微创、高效的腕关节功能重建。

撰写本书的过程，也是我们反思和总结的过程。回顾过去，我们为医学的进步而自豪;展望未来，我们对腕关节医学的发展充满信心。我相信，通过本书的分享，将有更多的同仁加入到这场医学创新的长跑中来。让我们携手并进，为患者带来更多福音，为医学谱写更加辉煌的篇章!

在此，我要衷心感谢参与本书编写的所有专家学者，是你们的无私奉献，成就了这部开创性的力作。愿本书成为照亮医者之路的明灯，引领我们砥砺前行，不负使命与梦想!

目录

第1章 腕关节胚胎发育与先天性畸形

【摘要】本章介绍了上肢和腕关节的发育过程及常见的先天性畸形。第24天的人胚侧体壁在C5到T1水平向外出现一对隆起，即为上肢芽，其内由间充质组成核心，外面覆盖着外胚层的上皮帽。到第8周末上肢基本成型。四肢骨通过软骨内成骨方式形成。四肢肌起源于体节，在发育早期长骨腹侧形成的肌肉一般成为上肢的屈肌和旋前肌，而上肢长骨背侧形成的肌肉通常成为伸肌和旋后肌。上肢在发育过程中会产生向外旋转，使得一些肌肉在发育过程中会发生显著的位置变化。

腕关节属于滑膜关节。滑膜关节起源于间充质浓缩凝聚，随后中央出现间带，间带中央部分的间充质消失，由此产生的空隙逐渐融合为关节腔（滑膜腔）。腕关节的中央部分间充质不完全消失，残余部分将演化为囊内韧带。间带周围的组织将演化形成关节囊和囊外韧带，其中衬于关节囊内面和关节表面的间充质分化形成滑膜，关节表面的滑膜后期将退化消失。不同腕骨的发育进程不一致，最早发育的是头状骨，最后是豌豆骨，它们的骨化一般要到出生后进行。腕关节韧带发生的关键时间介于胚胎第8～14周，先形成的是尺侧副韧带和桡侧副韧带，桡腕背侧韧带和腕辐状韧带则形成最晚。

腕关节的胚胎发育过程复杂，易受到环境或遗传因素的影响，导致各种先天性畸形的发生。腕关节的常见先天性畸形有桡侧列缺陷、尺侧列缺损、横向缺陷、马德隆畸形、尺侧多肢、腕骨融合等。

【关键词】上肢；腕关节；发育；畸形

一、引言

腕关节（wrist joint）是上肢的一部分，它伴随着上肢的发育而逐渐形成。腕关节的结构极其复杂，其发育包含了多种组织协同有序的发生发展，如骨、软骨、肌肉、神经及滑膜关节的有序发生。因其发育过程复杂，易受到环境或遗传因素的影响，导致各种先天性畸形的发生，影响腕关节及手部的功能和与环境互动的能力。腕关节的发生是上肢发育的一部分，上肢发育的正常进行是腕关节发育正常发生的先决条件。了解上肢和腕关节的发育过程及相关畸形的形成原因，对于理解和掌握腕关节相关疾病的诊断与治疗至关重要。

二、上肢的发生

（一）上肢的形态发生

上肢的发育起始于胚胎第4周，成型于第8周，但其形态与功能的完善一直持续到出生后。从第24天起，由于胚胎局部的体壁中胚层持续增殖，导致第5颈椎（C5）到第1胸椎（T1）水平的躯干双侧向外各隆出一个小突起，称为上肢芽（limb buds）。到第28天，上肢芽已发育形成了突出体壁的明显结构， 此时的上肢芽由一个外胚层帽（ectoderm cap）和一个中胚层芯（mesenchymal core）组成。随后，上肢芽最远端的外胚层帽形成嵴状增厚，称为顶端外胚层嵴（apical ectodermal ridge，AER）。在AER的诱导下，其周围的间充质快速增殖形成进展带（progress zone），促使上肢芽由近向远延伸生长，随后的发育过程中出现主要变化如下（图1–1）。

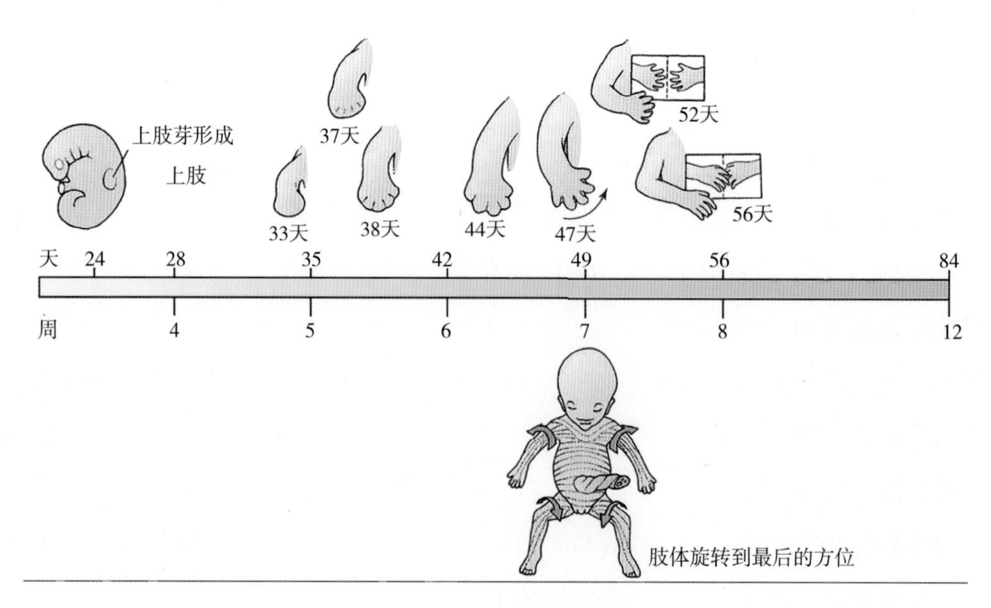

图 1–1　上肢发育示意图

第33天：上肢芽近段呈圆柱形，远段扁平状，称手板（hand plate），尚未形成手指等结构。此时上肢芽已经可以区分出肩部、上臂、前臂和手（手板）等区域。

第37天：手板中央形成一个手腕区（carpal region）,手腕区被一个薄的新月形边缘包围，这个新月形边缘称为指板（digital plate），将形成手指。

第38天：在指板上出现放射状增厚物，称为指线（finger rays）。指线的尖端略微突出，在指板上形成圆圆的边缘。指线之间的组织发生凋亡，在指线之间形成凹槽。此时手板外观呈蹼状，称为蹼状手板。

第44天：随着指蹼逐渐被吸收，指板的远侧边缘形成较深的凹口，指线之间的凹槽加深，手指形状基本形成。

第47天：手指的外形开始清晰，但手指仍呈现蹼状，此阶段称为蹼状手指。

第52天：手指外形已经建立，且其末端膨大形成触觉垫（tactile pads）。

第56天：整个上肢的外形基本形成，同时随着上肢的发育、旋转及关节发育，双手在躯体前侧靠拢。

（二）上肢骨的发育

人体的骨主要是来源于胚胎中胚层的间充质，不同部位骨的发生在时间和方式上各有所不同，而且骨发生后随着生长发育需要继续改建和完善。骨发生的方式有两种，即膜内成骨（intramembranous ossification）和软骨内成骨（endochondral ossification）。除了锁骨是通过膜内成骨作用形成的之外，上肢骨都是通过软骨内成骨作用而形成的。

到胚胎第5周末至第6周早期，上肢在将要形成肩胛骨、肱骨、尺骨、桡骨、腕骨和掌骨等区域开始出现由间充质凝聚而成的骨骼雏形，其中的间充质细胞逐渐分化为骨祖细胞（亦称为骨原细胞）。骨骼雏形由近端向远端的顺序先后形成，随后这些骨骼雏形逐渐开始软骨化，即其中的骨祖细胞分化为软骨细胞。软骨细胞不断成熟并分泌产生大量富含硫酸软骨素蛋白多糖和Ⅱ型胶原的软骨基质，细胞自身被包埋其中形成软骨组织，其周边的间充质则分化为软骨膜。此时形成的软骨符合透明软骨的特征，且其外形与将要形成的长骨相似，称为软骨雏形（cartilage model）。到第6周末，腕骨和掌骨开始软骨化。第7周初，除第2指至第5指远端指骨外，上肢的所有骨骼成分都在进行软骨化。第7周末，手的远端指骨已经开始软骨化（图1-2）。

随着软骨雏形的进一步发育，血管长入软骨雏形中段软骨膜，软骨膜内的骨祖细胞增殖分化为成骨细胞，后者贴附在软骨组织表面形成薄层原始骨组织，称为软骨周

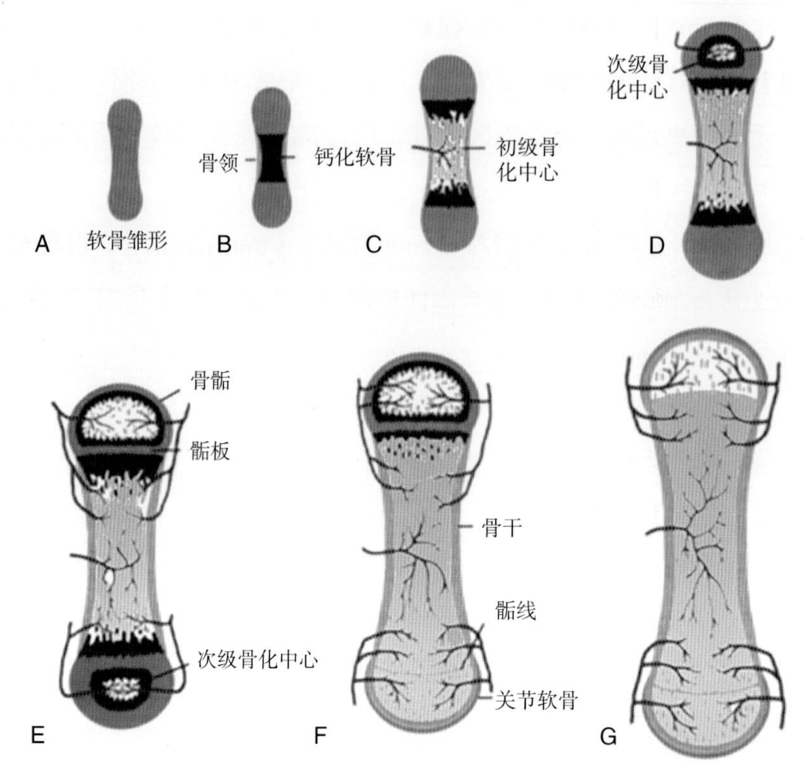

图 1–2 **软骨内成骨示意图**

A. 软骨雏形形成；B. 骨领形成；C，D. 初级骨化中心与骨髓腔的形成；E，F. 次级骨化中心与骨骺形成；G. 骨化完成

骨化。新形成的骨组织呈领圈状包绕软骨雏形中段，故名骨领（bone collar）。骨领形成后，其表面的软骨膜改称骨外膜。骨外膜内层的骨祖细胞不断增殖并向成骨细胞分化，后者不断成骨使骨领不断加厚，也同时向两端延长骨领。在骨领出现后不久，软骨雏形中央的软骨组织开始退化，表现为软骨细胞停止分裂，体积增大，分泌碱性磷酸酶，导致软骨基质钙化，随之软骨细胞退化死亡，留下较大的软骨陷窝。此时，骨膜中的血管连同结缔组织穿越骨领，进入退化的软骨区，破骨细胞、成骨细胞和间充质细胞也一并进入。破骨细胞分解钙化的软骨，形成许多与软骨雏形长轴一致的隧道。成骨细胞贴附于残存的软骨基质表面成骨，形成以钙化的软骨基质为中轴、表面覆以骨组织的条索状结构，称为过渡型骨小梁（transitional trabecula）。出现过渡型骨小梁的部位即为初级骨化中心。初级骨化中心的出现意味着软骨内骨化的开始。初级骨化中心形成后，骨化中心将继续向两端扩展延伸，软骨雏形中段的过渡型骨小梁不断被吸收，从而使许多初级骨髓腔融合成一个较大的骨髓腔。骨化中心两端则随着软

骨的不断增生与替换为骨的进行，不断有新的过渡型骨小梁形成。骨干周边骨组织则在骨领的基础上，也向两端同步生长延伸，从而使骨逐渐加长。人体不同骨的生长周期不尽相同，大多数骨在出生后数月或数年会在骨干两端的软骨中央出现次级骨化中心。次级骨化中心成骨过程与初级骨化中心相似，也是结缔组织和血管长入，并带入骨祖细胞、成骨细胞和破骨细胞的结果，但骨化是从中央呈放射状向四周进行的。最终由骨组织取代软骨，形成骨骺。骨骺末端表面则始终保留薄层软骨，即关节软骨。关节软骨终身保留，不会被骨组织替换。骨骺与骨干之间也保留一定厚度的软骨层，称为骺板（epiphyseal plate），是长骨继续增长的结构基础。

大多数上肢长骨在第7～12周出现初级骨化中心。到第7周初，锁骨已经开始骨化作用，接着是肱骨、桡骨和尺骨在第7周末开始骨化。在第9周，肩胛骨开始骨化，接下来的第10～12周依次是掌骨、远节指骨、近节指骨和中节指骨的骨化。较小的腕骨出生后才开始骨化。

（三）上肢肌肉的发育

四肢肌肉起源于体节（somite），体节中的部分间充质细胞可分化为成肌前体细胞。在胚胎第5周成肌前体细胞开始迁移到肢芽中并分化为成肌细胞（myoblast）。成肌细胞在肢芽内骨骼雏形的背侧和腹侧形成两个大的浓缩肌肉团块（图1-3）。背侧团块发育而来的肌肉群通常会产生上肢的伸肌、旋后肌和外展肌，而腹侧团块发育而来的肌肉群则会产生上肢的屈肌、旋前肌和内收肌。

生长的早期，成肌细胞大量扩增，随后由几十个甚至几百个成肌细胞逐渐融合形成合体细胞。合体细胞进一步高度分化，所有细胞核迁至细胞边缘紧贴于细胞膜，而胞浆内形成大量肌原纤维和肌浆网等特殊结构，即形成了人体特殊的一类细胞——骨骼肌纤维。从第4个月开始，四肢中肌纤维的数量基本不再增加，肌肉生长主要是已有肌纤维的变粗变长。

（四）上肢的先天性畸形

与身体其他部位一样，基因突变和环境因素可能导致上肢发育异常，多种药物和环境致畸剂也被证明会导致上肢畸形。常见的上肢的先天性畸形主要有以下3类。

1. 缺失性畸形（reduction defects）

此类畸形中，若肢体的一部分缺失，称为残肢畸形；若整个肢体缺失，称为无肢畸形。

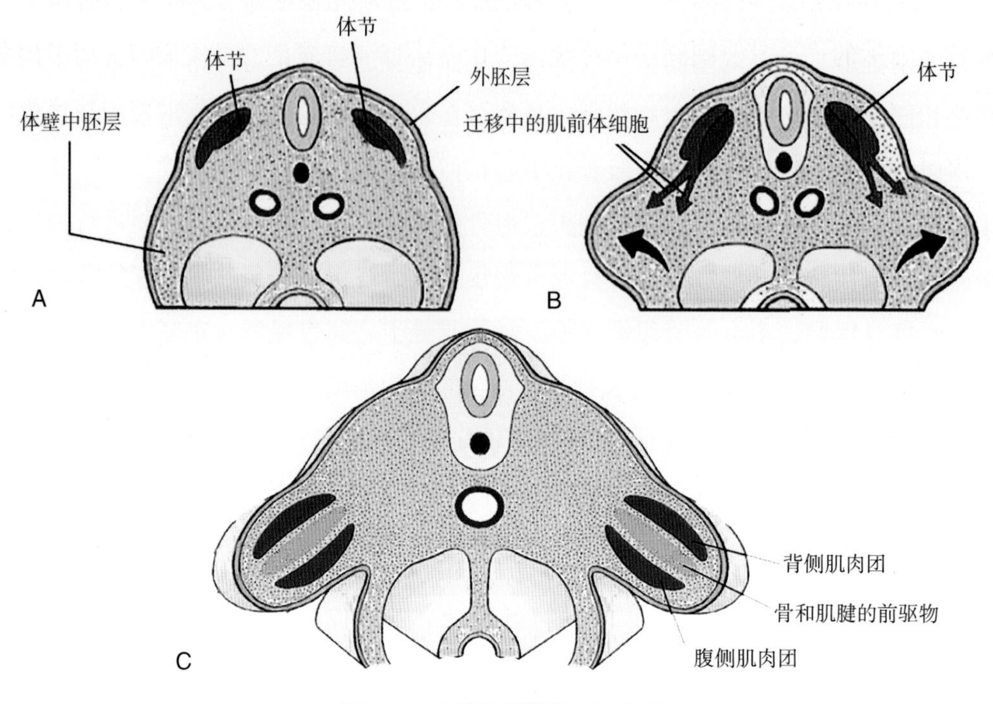

图 1–3 **上肢肌早期发育示意图**

A. 体节形成；B. 体节中的部分细胞迁出到肢芽中；C. 迁出的成肌前体细胞发育形成两个主要肌肉团块，这些肌肉团块将形成上肢的肌群

2. 重复性畸形（duplication defects）

此类畸形中，存在多余的肢体元素。如多指，即存在完整的额外手指；三指骨拇指畸形，其中拇指存在第三节指骨。

3. 发育不全（dysplasias）

因上肢发育过程中部分结构发育不全或某个过程出现异常，可导致发生肢体部分融合，如并指；或不成比例生长，即出现肢体部分异常变大、变小、变长或变短的情况。

三、腕关节的发生

腕关节属于滑膜关节，包括封闭在关节囊内的骨、关节软骨、关节腔等结构及关节腔内外的韧带，关节囊又可以分为内层的滑膜和外层的纤维囊。

滑膜关节的发育与间带（interzone）的形成和演化密切相关。间带是指在骨发生早期，在相邻的骨骼雏形之间由间充质浓缩形成的带形结构（图1–4）。随着发育进程，中央部分的间充质消失，由此产生的空隙逐渐融合为关节腔（滑膜腔），有些关节（如腕关节）的中央部分间充质不完全消失，残余部分将演化为囊内韧带。间带周围的组织将演化形成关节囊和囊外韧带，其中衬于关节囊内面和关节表面的间充质分化形成滑膜，但是关节表面的滑膜将在后期的发育阶段退化消失。

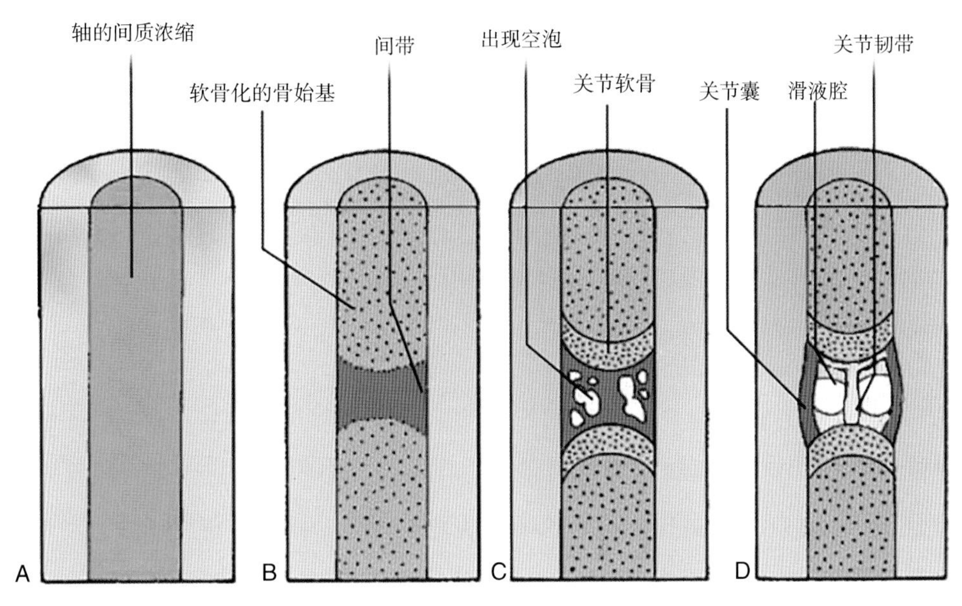

图 1–4　**关节早期形成过程示意图**

A. 间充质浓缩；B. 间带形成；C. 间带中出现空隙；D. 间带中的空隙融合成关节腔，一部分间充质演化成关节囊和滑膜

（一）腕关节骨的发生

1.腕骨的发生

腕骨的发生属于软骨性骨发生，其发生也包括3个阶段：未分化的浓缩间质、软骨化和骨化。胚胎第7周之前，腕骨所在区域仍然为未分化的间充质。从第7周开始形成浓缩间充质，随后向软骨分化，但是不同腕骨的发育进程不一致。在第8周初，先是头状骨形成软骨，然后舟骨、月骨、钩骨和三角骨相继出现软骨化。在第8周中期，小多角骨和大多角骨开始软骨化，而豌豆骨是最晚出现的腕骨。

第8周末期，腕骨形成独立的腕中央骨，随后在第9周与舟骨融合，也可能与大多角骨或者钩骨融合。出生时全部腕骨均尚未骨化，仍保持为软骨状态。一般生后不久，头状骨开始骨化，至2岁前钩骨骨化，3岁左右三角骨骨化，4岁左右月骨骨化，5岁舟骨骨化，6岁大多角骨骨化，7岁小多角骨骨化，9～14岁豌豆骨骨化（图1–5）。

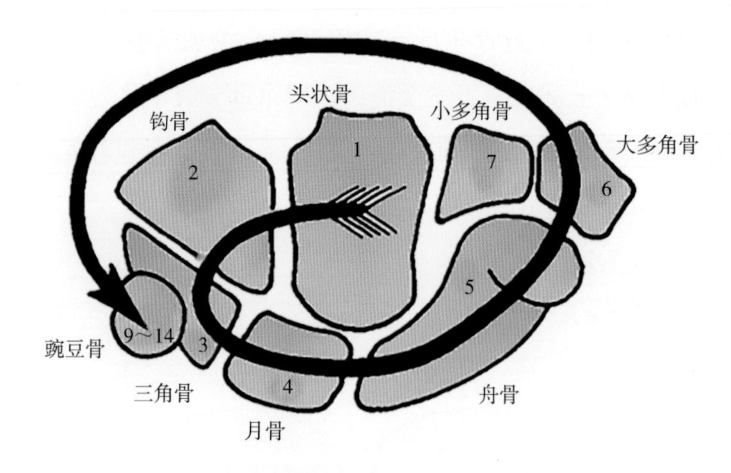

图 1–5　**掌骨骨化顺序：按箭头方向，依次是头状骨、钩骨、 三角骨、月骨、舟骨、大多角骨、小多角骨、豌豆骨（图中的数字显示的是骨化年龄）**

2.尺骨和桡骨远端的发生

第5周初，在上肢远端开始产生间充质浓缩，桡骨和尺骨在第6周初就开始软骨化，于第7周末开始骨化。第11周前尺骨远端有一个茎突向下与三角骨形成尺三角关节，但是11周后茎突开始退化，尺骨也随之脱离三角骨。从功能角度来看，尺骨茎突的退化有助于前臂旋转范围的扩大，这一变化在人类进化中具有重要意义。

桡骨远端骺的钙化时间男性和女性都是17～20岁；尺骨远端骺的钙化时间是：男性18～20岁，女性16～20岁。

（二）腕关节韧带的发生

腕关节韧带是一个高度分化复杂的连接体系，不但具有限制过度活动、稳定桡腕关节的作用，而且还具有传导应力、协调腕骨运动的功能。桡腕关节韧带包括外在韧带（extrinsic ligaments）和内在韧带（intrinsic ligaments）。外在韧带是指起自桡骨、尺骨，附着于腕部的韧带。内在韧带也称固有韧带，是指起点和止点都在腕骨上的韧带。

1. 外在韧带

外在韧带包括腕掌侧韧带和腕背侧韧带。腕掌侧韧带为两个V型的韧带束。V型的两臂分别起自桡骨和尺骨，一个韧带束的V型尖端附着于远排腕骨，另一个韧带束V型的尖端附着于近排腕骨。它们包括以下的韧带：桡舟头韧带、桡舟韧带（又称为桡侧副韧带）、长桡月韧带、桡舟月韧带、短桡月韧带、尺头韧带、尺月韧带、尺三角韧带（也称为尺侧副韧带）。前面5条韧带起自桡骨，为桡腕掌侧韧带；后面3条韧带起自尺骨，为尺腕掌侧韧带。腕背侧韧带较掌侧韧带薄弱，主要指桡月三角背侧韧带。该韧带分深、浅两部分，浅部连于桡骨三角骨，深部连于桡骨、月骨和三角骨。这些韧带的名称通常提示了该韧带的起止部位。

2. 内在韧带

腕部的内在韧带比外在韧带短，更坚韧。其包括近排（掌侧）腕骨间韧带、远排腕骨间韧带、连于两排腕骨之间的韧带和背侧腕骨间韧带。这些韧带包括：月三角韧带、三角钩骨韧带、舟大小多角头状骨韧带、三角韧带等。其中，三角韧带也称为辐状韧带，是由从头状骨辐射至周围腕骨的多条韧带组成，包括舟头韧带、月头韧带、三角头韧带等。腕关节韧带发生的关键时间介于胚胎第8～14周。

第8周中期，尺侧副韧带、桡侧副韧带开始形成（图1–6）。到了第8周末，腕骨之间形成间充质致密带，随后开始演化为腕骨间韧带。先产生的是舟骨与月骨之间、小多角骨与头状骨之间的韧带。同时，在尺骨与邻近的头状骨和月骨等腕骨之间开始形成尺头韧带和尺月韧带。在桡骨茎突和邻近的腕骨（舟骨、月骨和头状骨）之间，桡侧副韧带之外的其他桡腕掌侧韧带也开始形成。第9周，腕辐状韧带开始出现，大多角骨和小多角骨之间的韧带此时还不明显，其他腕骨间韧带较明显且继续发育。此期间的桡侧副韧带继续发育，而尺侧副韧带的发育则稍慢。

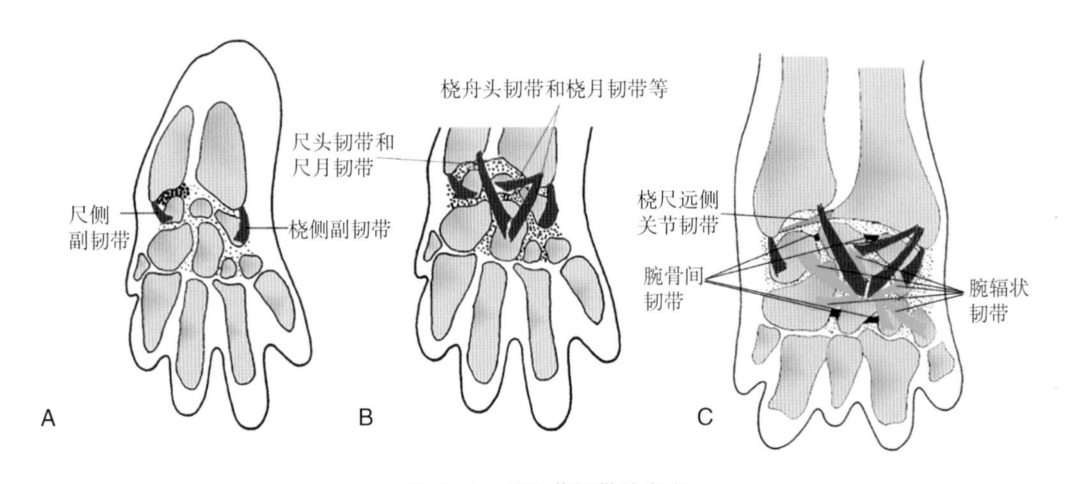

图 1–6　**腕关节韧带的发育**

A. 第 8 周中，腕关节形成了尺侧副韧带和桡侧副韧带。B. 在第 8 周末，尺侧形成了尺头韧带和尺月韧带，桡侧形成了桡舟月韧带和桡月韧带，与在前一阶段期间形成的韧带一起显示。C. 胎儿发育第 9 周形成的韧带示意图，新出现腕骨间韧带和腕辐状韧带，以及前期形成的韧带示意图。图中还显示了此期新出现的桡尺远侧关节韧带（浅蓝色）。

第10周，桡腕掌侧韧带和尺腕掌侧韧带已全部形成，而桡腕背侧韧带则开始发育。

第11～13周，桡腕背侧韧带和腕辐状韧带完成发育。

第14周，全部内在韧带完成发育。至此，桡腕关节韧带的组织发生在第14周结束时基本完成了。

（三）关节腔的形成

第10周前，桡骨与下方的舟骨和月骨之间由实心的间带组织相连。第10 周起，桡骨和舟骨之间及桡骨和月骨之间的间带组织先后出现空泡，随后形成了2个独立的空腔即桡舟关节腔（radioscaphoid cavity）和桡月关节腔（radiolunate cavity）。最初两个关节腔之间有间充质隔开，此间充质隔随后逐渐退化。

第10周前，尺骨与下方的豌豆骨及三角骨之间也是由实心的间带组织相连，其中尺骨茎突与三角骨则非常接近，它们之间的间带组织空化后形成尺三角关节腔（ulnotriquetral cavity）。尺骨和豌豆骨之间的间带组织在第10周后期出现浓缩逐渐演化为关节盘，但是不形成关节腔。

伴随上肢发育进程，第12周开始时尺骨与三角骨之间的距离逐渐增大，同时有大量间充质介入，逐渐与尺骨和豌豆骨的关节盘连为一体。最后桡月关节腔、桡舟关节腔与尺三角关节腔相连通，建立了一个从桡骨边缘延伸到尺骨边缘的连续腕关节腔。与此同时，桡骨下端和尺骨下端相对面之间也形成下尺桡关节与关节腔（图1–7）。

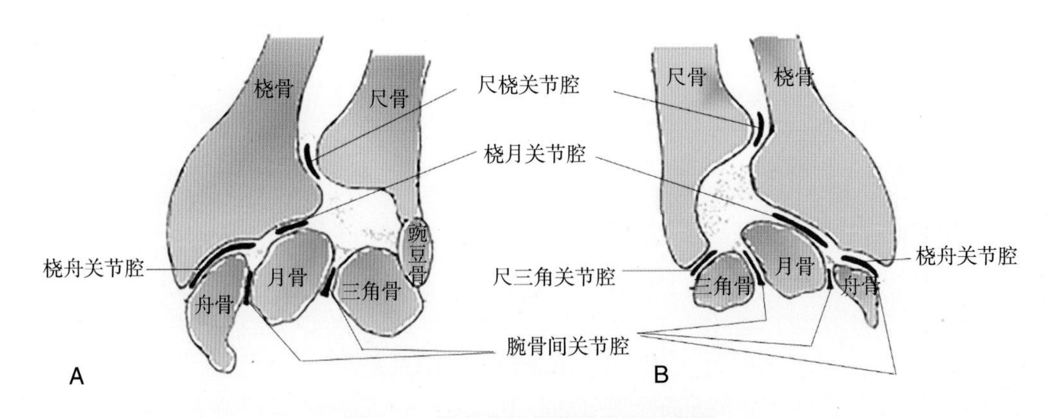

图 1–7　**腕关节的关节腔发育示意图**

A.B：第 12 周右腕关节部位的腹侧（A）和背侧（B）视图。显示出现的几个腕关节腔：桡舟关节腔、桡月关节腔和尺三角关节腔。图中还显示了下尺桡远侧关节间的关节腔及腕骨之间的关节腔，包括舟骨与月骨之间，月骨与三角骨之间的关节腔等。

此外，腕骨之间也都将形成潜在的关节腔，其中豌豆骨和三角骨之间在第12周开始形成相对较大的空腔，称为豆三角关节腔。豆三角关节腔一部分介于豌豆骨和三角骨之间，另有小部分介于三角骨和关节盘之间。

（四）腕关节囊的发生

在第10周，伴随关节腔的发生，间带组织的中央部分已经退化，同时间带组织的周围部分发育形成关节囊的组织。在第12周，在整个腕关节外周基本形成完整的关节囊，关节囊的内层为薄而柔润的疏松结缔组织，称为滑膜；而外层是厚而坚韧、富含血管的致密结缔组织，称为纤维囊。

四、腕关节的先天性畸形

腕关节的胚胎发育是一个复杂的过程，可能受到环境或遗传因素的影响，导致各种先天性畸形。先天性关节畸形患者通常会出现与肌肉骨骼和系统异常相关的综合征。这些综合征种类多，形成原因复杂。因篇幅所限，我们只对其中跟腕关节相关的内容做了描述。

（一）桡侧列缺陷

桡侧列缺陷（radial longitudinal deficiency，RLD）也称为桡侧发育不良（radial dysplasia），是由于桡骨骨骺延迟出现或生长不足而导致的桡骨变短或缺失。其缺陷程度可从桡骨的轻度缺损到前臂、腕部、拇指和手指的桡侧一半的完全缺失。在部分桡侧发育不良或完全桡侧发育不全时，手呈杵状并呈向桡侧偏斜，前臂短，尺骨可弯曲，桡腕骨缺失，并有不同程度的拇指发育不全，其中最常见的是拇指完全缺失。如果不采取任何措施，腕骨和手将被拉成严重屈曲和桡偏成杵状手姿势。桡侧列缺陷影像学分类包括4类（图1-8）：Ⅰ型（15%）是由于桡骨远端骨骺延迟出现而导致的短桡骨，桡骨远端骺端比尺侧远端骺端短2mm以上；Ⅱ型是桡骨非常短，近端和远端骨骺生长不足；Ⅲ型为桡骨部分缺失伴远端骨骺缺失；Ⅳ型（27%）为桡骨完全缺失。最近修改的分类系统描述了另外两种类型，占其系列患者的52%：N型具有正常的桡骨长度和拇指发育不全的腕骨，O型具有正常的桡骨长度和桡侧腕骨异常。

桡侧列缺陷的患者中约有1/3为孤立的畸形，其余67%的患者要么是综合征，要么有相关的全身或肌肉骨骼异常。其他相关的上肢畸形包括上尺桡关节融合（proximal radioulnar synostosis）、先天性桡骨头脱位（congenital radial head dislocation）和手指僵硬（digital stiffness）等。RLD越严重，患者伴有其他相关疾病的可能性越大。此外，

1/3的患者是综合征型RLD，包括血小板减少伴桡骨缺失（thrombocytopenia absent radius，TAR）综合征、Holt–Oram综合征、VACTERL综合征（一种多发性先天畸形）和范可尼贫血（Fanconi anemia）。在这些综合征患者，RLD是其中的表现之一。

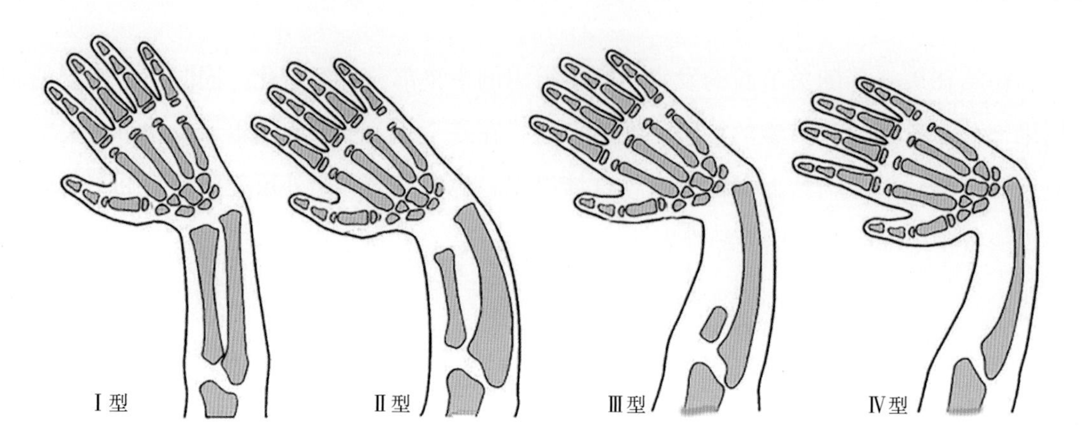

图 1–8 **桡侧列缺陷分类**

Ⅰ型：桡骨短，但肘、腕和手正常；Ⅱ型：小型桡骨，短，有近端和远端骨骺，尺骨可轻微弯曲，手和腕呈桡偏；Ⅲ型：桡骨部分缺失，尺骨弯曲，手和腕呈桡偏、旋前和屈曲姿势；Ⅳ型：桡骨完全缺失，尺骨可呈弓形，手和腕的姿势与Ⅲ型相同。

（二）尺侧列缺损

尺侧列缺损（ulnar deficiency，UD）也称为尺侧发育不良，是由于前臂尺侧缘的纵向轴后（轴前指桡侧，轴后指尺侧）形成失败，尺骨缺失所致。尺侧列缺损的情况也有很多种，可能涉及手腕的尺侧方面和尺侧手指的缺失。可以是单侧的，也可以是双侧的。常见伴有桡骨发育不良（桡骨短且弯曲），许多综合征也伴有轴后形成失败。因尺侧列缺损的表现多种多样，有许多肌肉骨骼缺陷组合，这使得分类困难。常分为4类：Ⅰ型，发育不良；Ⅱ型，部分发育不全；Ⅲ型，完全发育不全和肘关节畸形；Ⅳ型，尺骨缺损伴肱桡关节粘连，伴或不伴完全/部分手缺失（图1–9）。当肩部（包括肩胛骨）发育不全时，可伴发更严重的肢体远端发育不良。

（三）横向缺陷

上肢形成的横向缺陷（transverse deficiency）是由于在某一阶段肢芽不能形成而引起的。症状的严重程度各不相同，根据缺失部位大致分成以下几类：缺指骨（或无指）、缺掌骨（或无掌）、缺手（或无手）、缺腕（或无腕）、缺前臂（半肢）和缺手臂（无肢）。最常见横向缺陷是在手指水平（缺指骨）。手指水平的缺陷大致可以分成4类：A.短指型：缺少中节指骨或远节指骨，手指变短；B.裂手型：缺少中指，或缺少中指及中指旁的一根手指；C.单指型：尺侧4个手指的指骨缺失，只留下拇指的指骨；D.无手型：尺骨和桡骨远侧的骨都不发育（图1–10）。

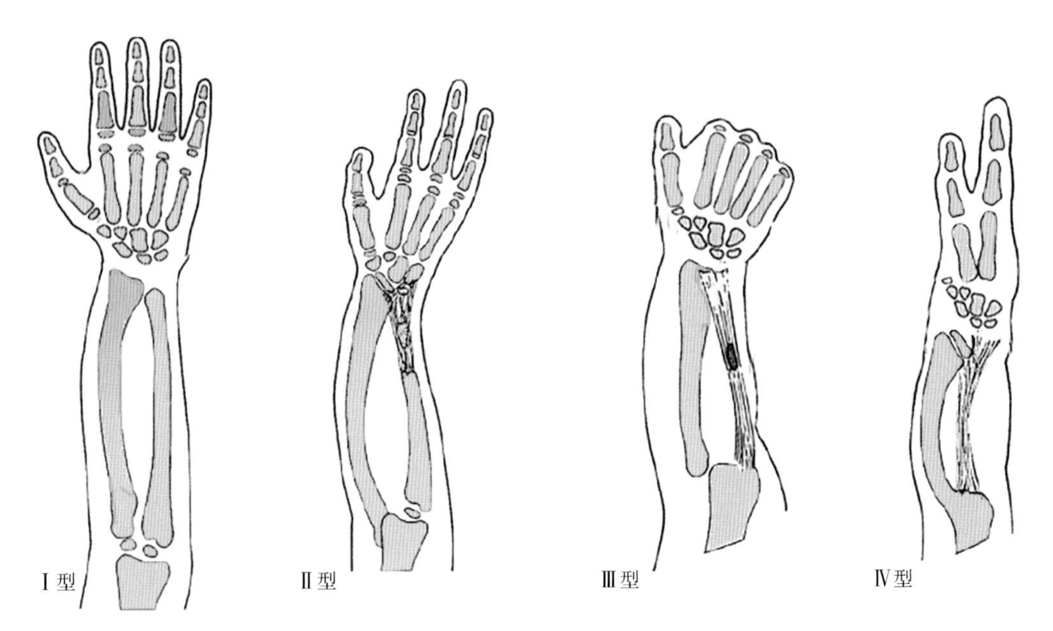

图 1–9　**尺侧列缺陷的分类**

与正常尺骨（阴影）相比，所有类型的尺骨都较短。Ⅰ型患者存在短的尺骨，手完整，也可能缺失 1 根手指。Ⅱ型患者尺骨发育不良，腕骨尺偏和桡骨弓曲。手部可能缺少 1 根或 2 根指骨。Ⅲ型尺骨是再生障碍性的，在其所在的纤维原基内可能有一些骨化。手和腕的尺偏更为明显，手的多条指骨缺失。在Ⅳ型中，偏差更大，手缺损严重。常伴随肱骨桡骨融合。

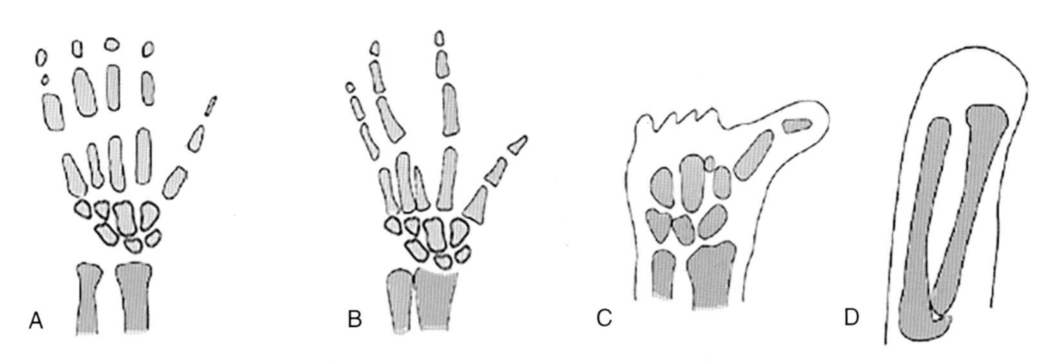

图 1–10　**手指水平横向缺陷的分类**

A. 短指型：缺少中节指骨或远节指骨；B. 裂手型：缺少中指，或缺少中指及中指旁的一根手指；C. 单指型：尺侧 4 个手指的指骨缺失，只留下拇指的指骨；D. 无手型：无手掌和手指

（四）马德隆畸形

马德隆畸形（Madelung deformity）又称为先天性腕关节半脱位，桡骨远端骨骺发

育缺陷等，约40%有家族史和遗传史。吉兰·杜普特仑（Guillain Dupuytren）在1834年首次描述了该畸形。德国外科医生奥托·威廉·马德隆（Otto Wilhelm Madelung）于1878年第一次对该疾病进行全面的临床描述，该疾病现在以他的名字命名。他将这种情况描述为手的自发性向前半脱位。病情刚开始可能非常轻微，直到青春期生长突增时才变得明显。马德隆畸形的特征是掌侧尺侧桡骨远端骨骺发育不良，导致生长障碍和桡骨远端关节面过度向掌侧和尺侧倾斜（图1–11）。

马德隆畸形常出现异常的桡月韧带，又称为Vickers韧带（Vickers ligament），有时是桡三角韧带，该韧带将桡骨拴系在月骨上，导致内侧生长受限，桡骨关节面倾斜增加；对桡骨生长板和骨骺也有压缩作用，导致骨骺的发育异常区域过早闭合（图1–12，图1–13）。

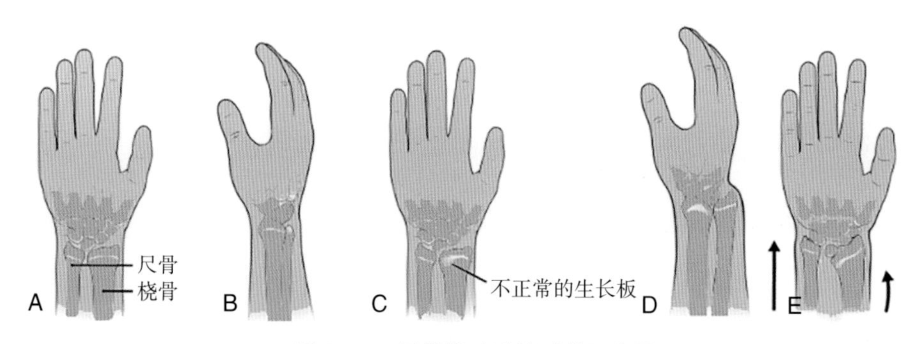

图 1–11 **马德隆畸形的形成示意图**

A，B 是正常手的正（A）侧（B）位；C，D，E 为马德隆畸形的形成。C 显示畸形患者发育期的异常生长板；D（侧面），E（正面）显示异常生长板导致桡骨不能生长到正确的位置，使得尺骨移位。

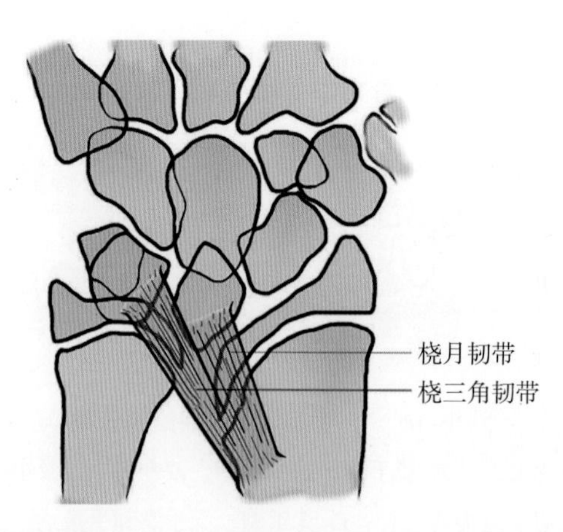

图 1–12 **显示异常出现的桡月韧带（Vickers ligament）和不太常见的桡三角韧带的方向，这两种韧带都会导致近端腕骨列与桡骨的拴系**

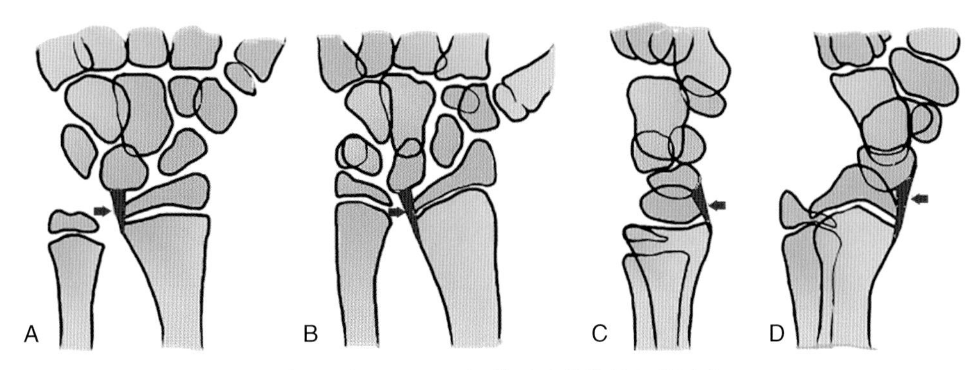

图 1–13　Vickers 韧带对腕关节发育的影响

A，B. 显示了 Vickers 韧带（箭头）将桡骨系在月骨上，导致内侧生长受限，桡骨关节面倾斜增加，腕关节锥体化（B）。C，D. 侧位投影中，显示了 Vickers 韧带在掌侧腕关节的类似拴系（箭头所示），导致桡侧关节面掌侧倾斜增加和腕关节轻度掌侧半脱位（D）。Vickers 韧带可能对桡骨生长板和骨骺有压缩作用，进一步限制其生长。

这些改变导致腕骨和手半脱位，尺骨头在腕背上变得突出。这种解剖结构的紊乱和腕骨的半脱位使得腕和手的外形类似餐叉，称为餐叉畸形。桡骨通常较短，伴成角畸形。正常情况下，尺桡骨等长骨存在自然弧度，这个弧度一般在10° 以内。成角畸形指远近骨纵轴线形成一定的角度，并影响功能。尺、桡骨成角畸形可影响前臂的旋转功能。桡骨远端的桡骨角度过大，严重时可在桡尺远侧关节上方出现V形切迹。

这种情况可以单独发生或伴有侏儒症，是一种综合征的一部分，特别是Leri–Weill软骨发育不良（Leri–Weill dyschondrosteosis）。绝大多数马德隆畸形伴有软骨发育不良。骨折或重复性创伤（如体操）后的桡骨远端骨骺损伤可导致类似于马德隆畸形的临床表现。

（五）尺侧多肢

尺侧多肢（ulnar dimelia）为重复畸形，通常包括尺骨重复、桡骨缺失、多指（趾）畸形（包括7个或8个手指）和拇指缺失。这导致了一种奇怪的外观，通常被称为“镜像手”，这种情况可能是由肢体前缘的额外的极化活性区（zone of polarizing activity，ZPA）引起的。极化活性区是位于肢芽尾侧的一个区域。动物实验表明，该区域的组织不仅能诱导趾（指）的发生，还能决定各趾（指）的排列顺序即极性，因而被称为极化活性区。畸形发生时，手腕通常弯曲，并偏向一侧，而镜手的功能是受限的。这是所有先天性上肢差异中最罕见的一种，此种畸形可以单独发生，也可能发生在Laurin–Sandrow综合征的患者。镜像手分2型：a型和b型。a型为典型的镜像手，有重复的尺骨，桡骨缺如；b型是镜像手不伴前臂及肘部畸形（图1–14）。

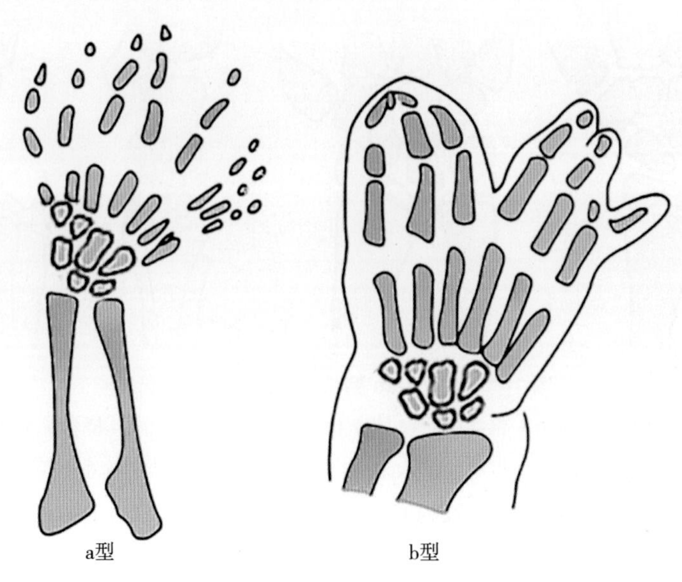

图 1-14　**镜像手的类型**

（六）腕骨融合

腕骨融合（coalition，或carpal Synostosis）是由于胚胎肢体发育过程中关节形成失败。有学者认为腕骨联合可能是分化失败的反映，因为在胚胎早期，存在超过8个腕骨的软骨原基。腕骨融合有各种的排列和组合，但最常见的腕骨融合是在腕骨近端的月骨和三角骨之间，其次是腕骨远端的头状骨和钩骨之间的融合。后者常见于Apert综合征患儿。

Devilliers等对月骨和三角骨之间最常见的腕骨融合进行了分类，共分为4类（图1-15）：Ⅰ型，月骨和三角骨之间的不完全骨性连接；Ⅱ型，在两个腕骨之间的融合部位有不同深度的切迹；Ⅲ型，两块骨完全骨性连接；Ⅳ型，存在完全骨性连接，同时伴有其他腕骨骨性连接。

孤立的腕骨融合，尤其是远排的腕骨融合，通常是无症状的，不会对腕部活动范围产生不利影响，并且通常是偶然发现的。近排的腕骨间关节若形成骨性连接，则可能导致腕关节活动受限。若形成纤维软骨联合，则可能会引起疼痛，但大多数先天性腕骨联合是无症状的。

腕骨联合可以独立存在，也可能是综合征的一部分。当两排腕骨均受累时，发生综合征的概率接近90%；如果情况是双侧的，并且有多个腕骨联合，发生综合征的可能性非常高。与腕骨融合相关的综合征有：Apert综合征、Holt-Oram综合征和Ellis-van Creveld综合征等。

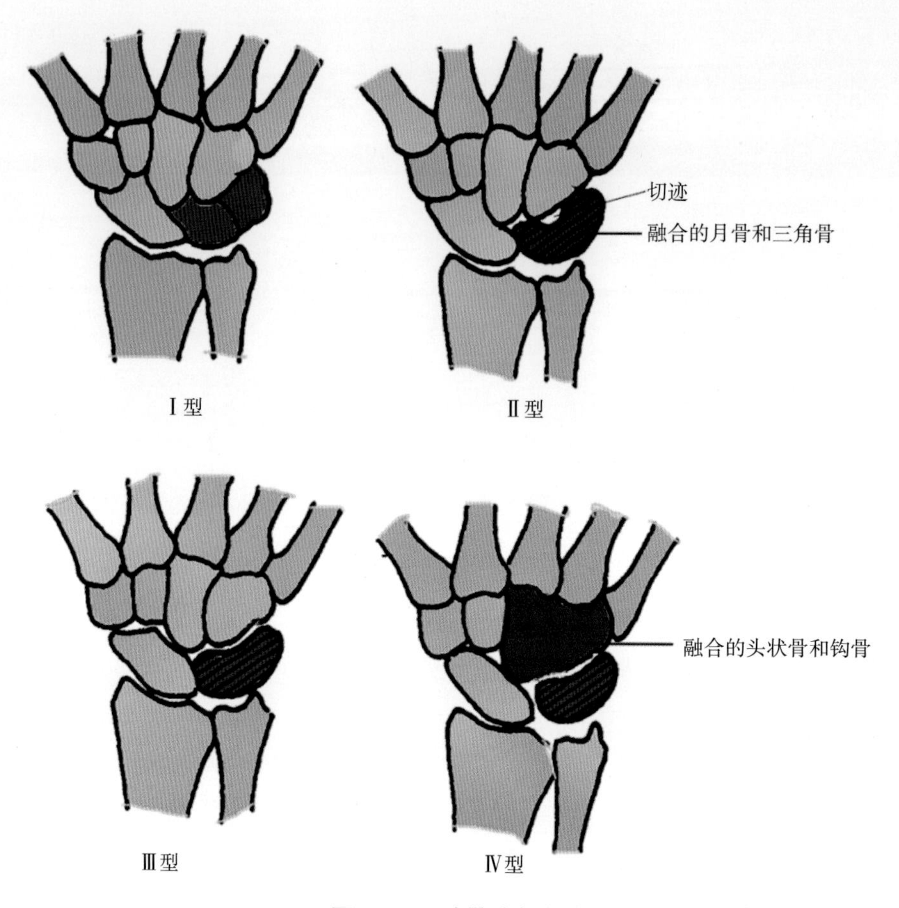

图 1–15　**腕骨融合分型**

Ⅰ型是月骨和三角骨之间的不完全骨性连接（图 A 中蓝色显示的 2 块腕骨）；Ⅱ型在两个腕骨之间的融合部位有不同深度的切迹（图 B）；在Ⅲ型中，两块骨完全骨性连接（图 C）；而在Ⅳ型中，存在完全骨性连接，同时伴有其他腕骨之间的骨性连接（图 D，图中显示头状骨和钩骨的融合，也可表现为其他腕骨之间的融合）。

（李振林　郭家松）

第2章　腕关节数字解剖

【摘要】腕关节由8块形状不规则的腕骨及周围韧带组成（近排腕骨：舟骨、月骨、三角骨和豌豆骨，远排腕骨：大多角骨、小多角骨、头状骨、钩骨），腕骨的血供由腕关节背侧及掌侧的尺、桡动脉分支相互吻合通过腕骨表面的滋养孔进入骨内进行供养。尽管腕骨的外部血供及其解剖变异已被深入了解，但是腕骨内滋养血供的分布和损伤后高坏死率仍有待进一步研究。例如，舟骨的腰部较细，且滋养血管主要从腰部进入该骨，腰部骨折极易损伤供养舟骨的主要血管，导致舟骨内部缺血，血供障碍影响骨折的愈合，同时舟骨内滋养血管的分布模式、内固定的选择与植入对舟骨骨折不愈合或缺血性坏死的发生均与其形态和血供的特殊性有密切的关系。因此，熟悉腕骨的形态结构及骨内血供特点，对损伤修复具有重要的临床指导价值。随着由钟世镇院士团队开拓的我国临床数字解剖学领域的不断发展，通过解剖标本的扫描，应用计算机进行数字三维可视化解剖构建，让细微组织结构的解剖更加清晰、直观、精准地呈现。应用数字化技术，各腕骨的滋养血管解剖亦得到较为深入的研究，其血供分布规律对指导腕骨损伤后修复，如腕骨缺血坏死、月骨缺血性坏死（Kienböck病）、经舟骨骨折不愈合、舟骨骨折月骨周围脱位等腕关节损伤具有重要作用。本章节从多角度介绍了腕关节数字可视化解剖，为腕关节损伤修复提供理论支撑。

【关键词】腕关节损伤；数字化解剖；腕骨内滋养血供

一、引言

腕关节是人体最重要且最复杂的关节之一，位于前臂（桡骨和尺骨）和掌骨之间，由8块形状不规则的腕骨及周围软组织组成，其中近排腕骨（proximal carpal row，PCR）包括从桡侧到尺侧的舟骨、月骨、三角骨和豌豆骨；远排腕骨（distal carpal row，DCR）包括从桡侧到尺侧的大多角骨、小多角骨、头状骨和钩骨（图2-1A～D）。近排腕骨相邻骨之间存在显著的运动，整体以相同的方向移动，在腕关节屈曲和背伸

时与远排腕骨一起移动，但在腕关节桡偏和尺偏时，近排腕骨则同样存在屈曲和背伸运动；而远排腕骨间通过更加紧密的韧带相连，基本上形成了一个整体的运动功能单元，因此国外学者亦将近排腕骨描述为尺桡关节和远排腕骨之间的插入体。我们通过micro-CT扫描腕关节三维重建，展示腕部诸骨的大体解剖形态（图2-1A～D）；X线上腕骨的解剖位置。

腕部诸骨复杂的解剖结构特点与其脆弱的血供，极易发生骨折后的愈后不良并导致骨不连或坏死，出现严重的腕关节功能障碍。腕关节血供由尺、桡动脉分支在腕背侧及掌侧相互吻合形成复杂的血管网供养。其掌侧血供主要由桡动脉腕掌支与尺动脉掌侧支构成的腕掌动脉网供养，腕掌动脉网为桡动脉在旋前方肌的远端发出腕掌侧支，于腕骨前方走向尺侧，尺动脉发出腕掌侧支向桡侧走行，两者吻合，与来自近端的骨间掌侧动脉分支和来自远端的掌深弓回返支组成掌侧动脉网，主要供应尺桡骨远端、腕骨及腕关节掌面。桡动脉腕掌支作为腕关节掌侧的重要血供来源，其特点为在桡骨末端前面发自桡动脉，在桡骨下端近腕掌侧面，向内横行在拇长屈肌腱后方，与尺动脉腕掌支形成横行吻合。此横行吻合支与骨间前动脉和掌深弓返支间构成纵支吻合，形成一个十字形腕掌弓形血管网，该弓距桡腕关节面5～8mm，其下行分支分布于桡腕关节附近。同时，桡侧腕掌支与尺侧腕掌支相吻合并形成腕掌弓，其分支滋养桡骨远端，血管吻合丰富。腕掌侧动脉网，由骨间前动脉掌侧支、桡动脉腕掌支和尺动脉腕掌支等7支动脉吻合组成，位于腕部关节囊的掌侧面，即紧贴桡腕关节掌侧及腕管底部，被旋前方肌和腕管筋膜覆盖。组成腕掌侧动脉网的动脉有3支恒定存在：桡动脉腕掌支、骨间前动脉掌侧支和尺动脉腕掌支，它们的管径比较粗，分支间形成了众多吻合点，是腕掌侧网的主要动脉来源。腕关节背侧血供由腕背动脉网构成，腕背侧血管网由桡动脉腕背支、尺动脉腕背支及骨间前动脉终末支桡尺侧分支构成；其中桡动脉于鼻烟壶内发出腕背侧支，尺动脉在豌豆骨上发出腕背侧支，在尺侧腕屈肌深面向后绕行，两者在腕骨背侧、指伸肌腱深面相互吻合而成腕背动脉弓；加上骨间掌侧动脉背侧支与从掌深弓发出的穿支，形成腕背动脉网，供应腕关节背侧的血供。桡动脉腕背支为血管网构成主要血管，是三者中管径最粗的部分，是桡动脉腕背支。腕部的掌侧和背侧有多条动脉进行了广泛吻合，构成了腕部动脉网。按照其分布与腕部关节囊和腕肌支持带的关系，将腕掌侧区分为浅、深两层动脉网，腕背侧区分为浅、中、深三层动脉网。其中比较恒定的是位于腕关节囊表面的浅层腕掌侧动脉网和中层腕背侧动脉网。

简言之，腕部各动脉网的血管来源于腕的掌、背两面和三个方向，即掌侧的桡动

脉腕掌支、尺动脉腕背支和骨间前动脉掌侧支；背侧的桡动脉腕背支、上穿动脉上支；骨间前动脉背侧支。尽管腕部各动脉网的血管来源丰富，其血供多由腕骨间韧带系统进入骨内，其血供一旦受损，则很难恢复。我们通过明胶氧化铅腕关节标本灌注，micro-CT扫描后显示腕关节的血管网（图2-1E～H）。

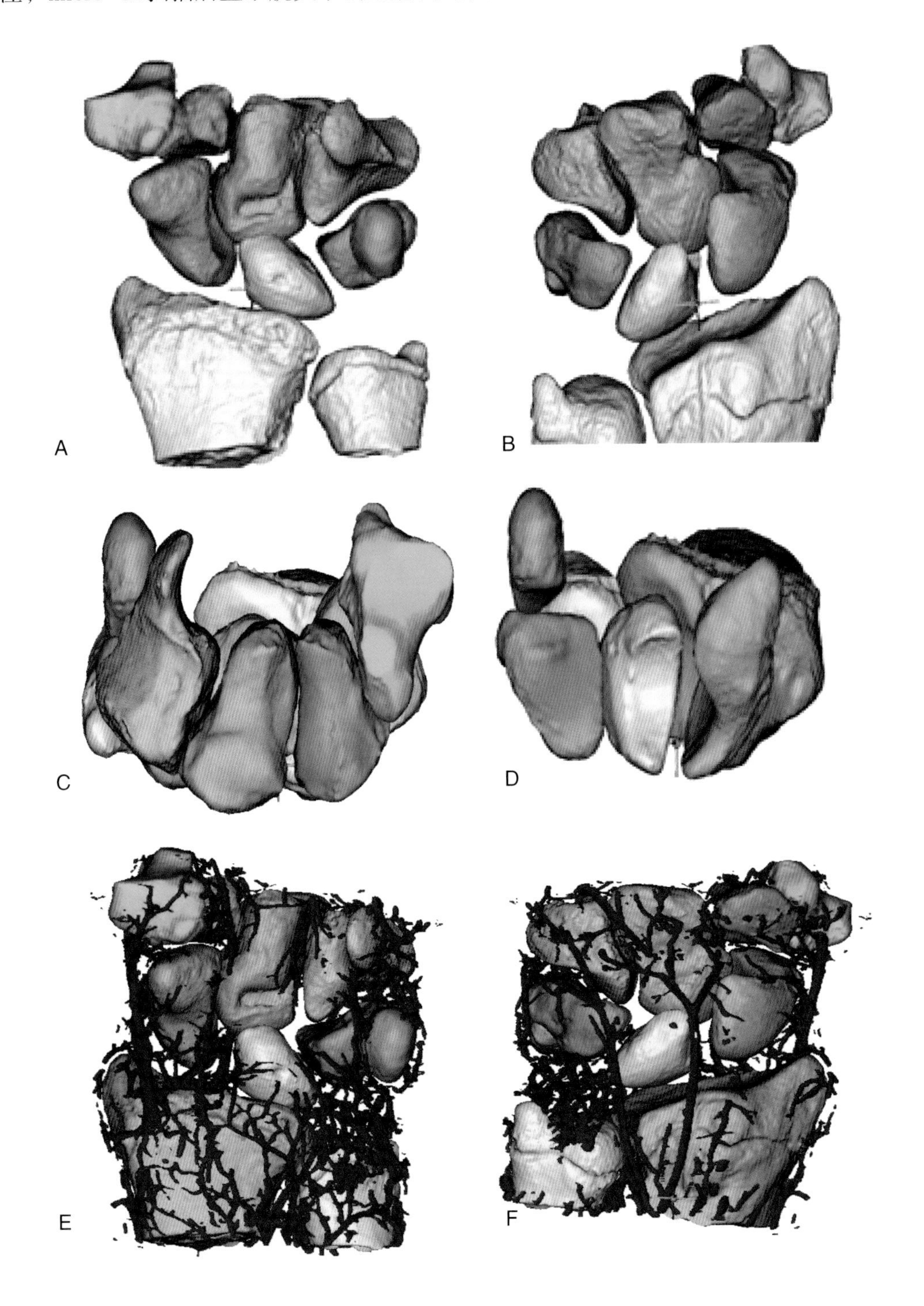

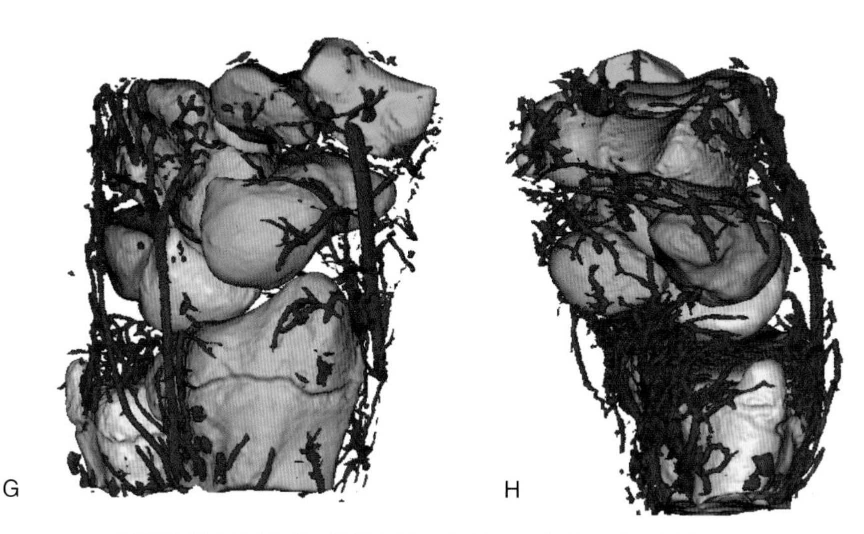

图 2-1　A ～ D. 近排腕骨（桡骨到尺骨的舟骨、月骨、三角骨和豌豆骨）和远排腕骨（桡骨到尺骨的大多角骨、小多角骨、头状骨和钩骨）解剖形态；E ～ H. 通过明胶氧化铅腕关节标本灌注，micro-CT 扫描后三维重建显示腕关节的微血管网

二、腕骨的解剖及血供特点

（一）舟骨

1. 舟骨的大体解剖形态

舟骨是腕关节近排腕骨中体积最大且形态最复杂的腕骨，其长轴内角在冠状面约为40°，在矢状面约为30°，舟骨表面70%～80%有软骨覆盖，近端隆起成三角形，与桡骨的舟骨窝相关节，同时有舟月骨间韧带连接月骨桡侧面；远端以舟骨嵴分为内、外两部分，分别与小多角骨和大多角骨相关节，远端掌侧面有舟骨结节，为腕横韧带与拇短展肌的附着部；舟骨腰部尺侧面有头舟关节面，表面有关节软骨附着，舟骨大体解剖形态如图2-2所示。

2. 舟骨的血供特点

舟骨远端具有独特的逆行血供系统，骨外的血管网，主要由桡动脉和尺动脉发出的分支，在掌侧和背侧各形成相互吻合的血管弓（图2-3），其掌侧一支由桡动脉腕掌弓处发出一分支经结节部入骨，另一支较大，发出近端和远端分支经腰部入骨。同时由于舟骨背侧嵴是一个狭窄的非关节区，将背侧和近端关节面与掌侧远端分开，表面分布血管滋养孔，血管经滋养孔灌注骨内，70%～80%的骨内血管和整个近端由桡动脉的分支通过此嵴进入骨内。徐达传等报道舟骨的滋养动脉分布特点，可分为背侧组和

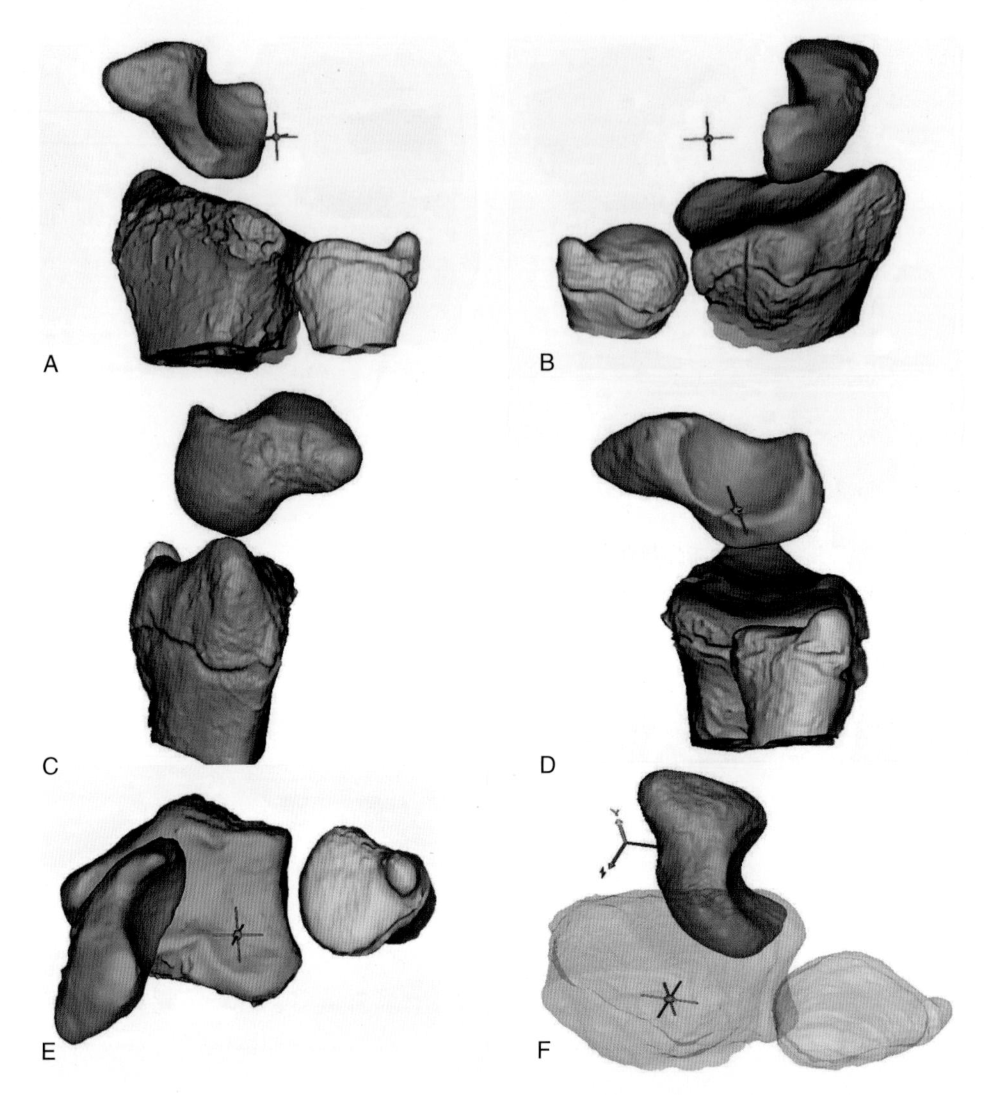

图 2-2 **舟骨大体解剖形态**

A. 掌面；B. 背面；C. 桡面；D. 尺面；E. 顶面；F. 底面

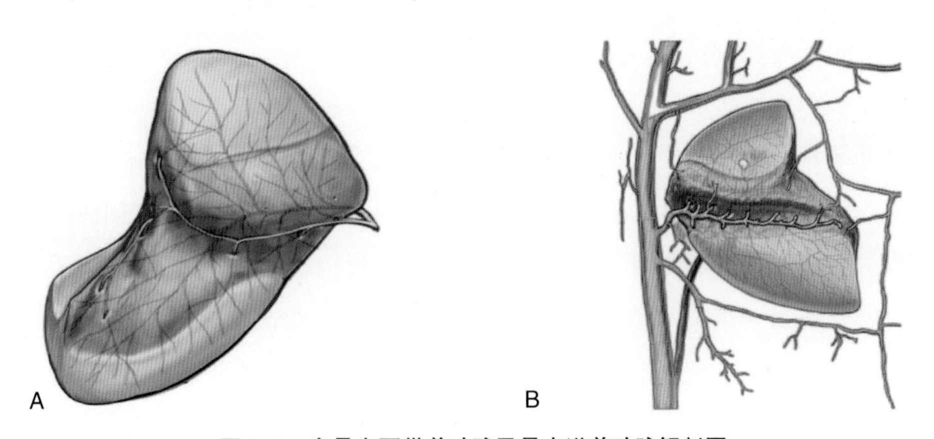

图 2-3 **舟骨主要供养动脉及骨内滋养动脉解剖图**

掌侧组，背侧组从背侧嵴（舟骨腰部的背侧）的远端2/3、桡腕背侧韧带附着处入骨，供应整个手舟骨的近端70%～80%。掌侧组从舟骨结节的外侧和掌侧，多经腕桡侧副韧带附着处入骨，供应舟骨的远端20%～30%，常局限于结节部和远端。我们通过腕关节血管灌注micro-CT扫描显示，舟骨内的血管分布呈网状，血管滋养口分布偏向舟骨的远端，舟骨滋养孔多沿舟骨腰部分布，主要分为掌侧部与背侧部（图2-4）。外部血供从腰部进入舟骨内，背侧分支血供滋养舟骨近端的大部分，在舟骨腰部以下靠近近端侧无其他滋养血管孔。掌侧分支主要滋养舟骨远端。背侧与掌侧分支进入骨内后形成血管网舟骨的滋养动脉，分为背侧组和掌侧组。滋养动脉的背侧组有3～5支从舟骨腰部背侧的远端2/3、桡腕背侧韧带附着处入骨，主要负责舟骨近极的血供；而掌侧的滋养血管分1～2支从舟骨结节的外侧和掌侧，经腕桡侧副韧带附着处入骨，负责舟骨的远端，掌侧滋养孔与背侧滋养孔的比例约为1：2。舟骨表面滋养血管孔分布的解剖见图2-5。

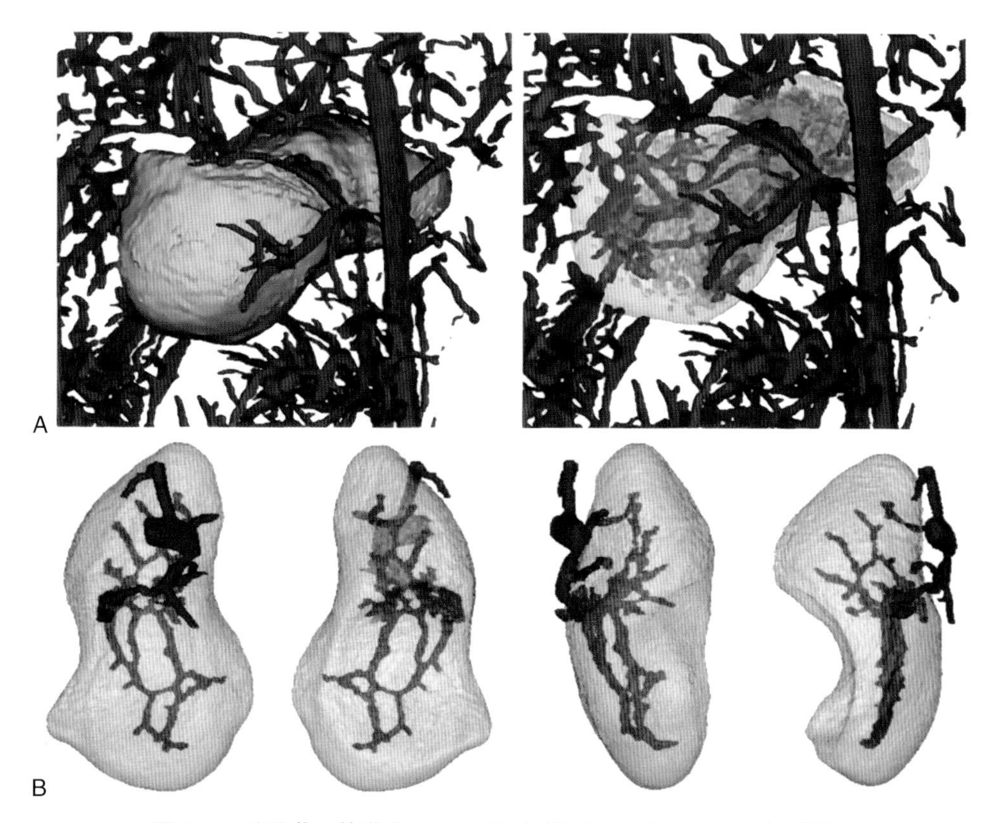

图 2-4　腕关节血管灌注 micro-CT 扫描显示，舟骨内、外的血管网

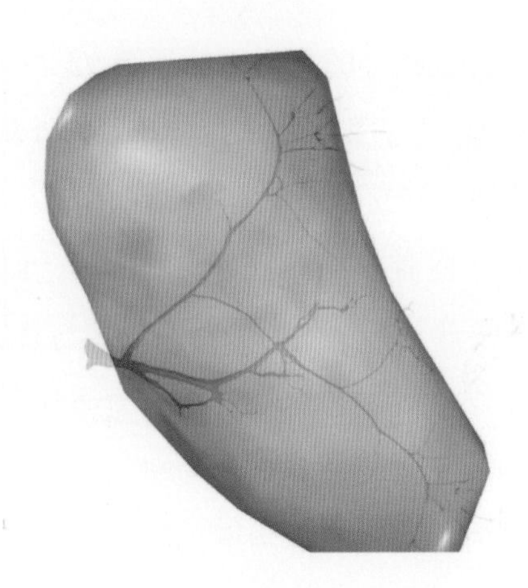

图 2-5　**舟骨表面滋养血管孔分布**

3. 舟骨损伤的血供影响

舟骨作为近排腕骨中与桡骨相关节的面积大的腕骨，受腕部纵向压力传导最集中，因此骨折发生率较高，约占腕骨骨折的71.2%，且因其特殊的血供模式，极易发生骨不连或缺血性坏死。同时，舟骨扁长的舟状形态，导致骨折多发生于舟骨腰部，约占70%，远端骨折占10%～20%，近端骨折占5%，结节骨折占5%。Russe将舟骨骨折分为水平斜形型、横断型和垂直斜形型（图2-6）。Herbert将骨折分为稳定型急性、不稳定型急性，延迟愈合和不愈合（图2-7）。通过计算机模拟3种常用舟骨内固定装置（克氏针、Herbert螺钉、镍钛记忆合金钉脚固定器）对舟骨骨折的血供影响，结果显示，不同的内固定对舟骨的固定及血供影响各有特点（图2-8，图2-9）。

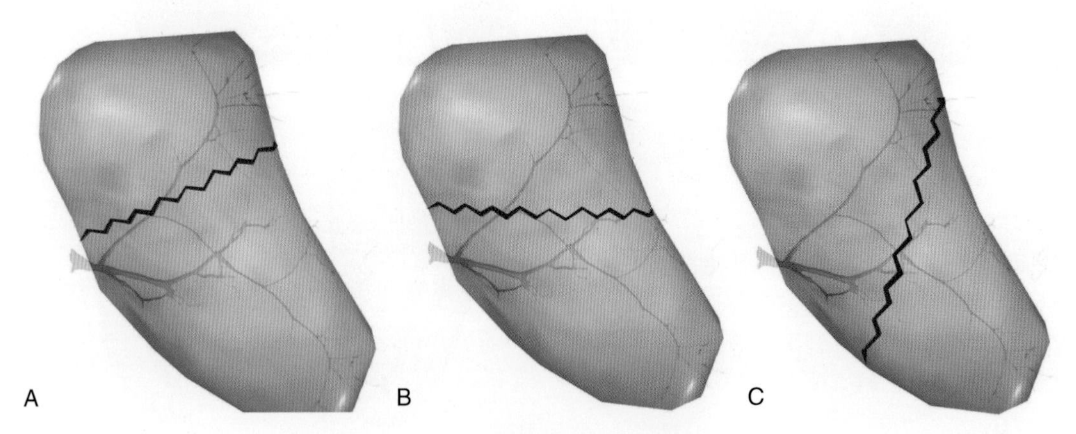

图 2-6　**舟骨骨折 Russe 分型**

A. 水平斜形型；B. 横断型；C. 垂直斜形型

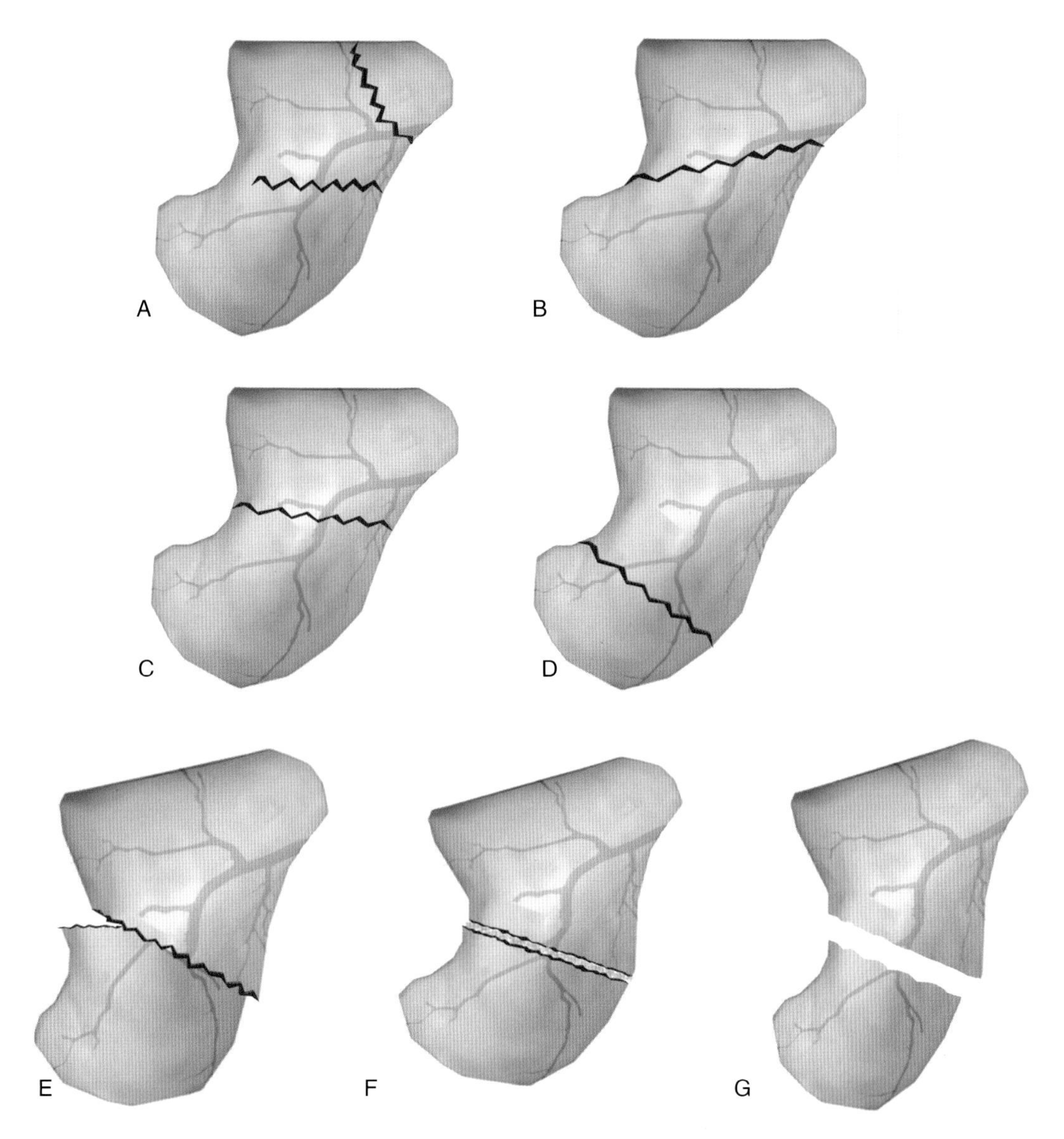

图 2–7　**舟骨骨折 Herbert 分型**

A. Herbert A1 ～ A2（结节或腰部不完全骨折）；B. Herbert B1（远端斜形完全骨折）；C. Herbert B2（穿腰部完全骨折）；D. Herbert B3（近端完全骨折）；E. Herbert B4（经舟骨月骨周围脱位）；F. Herbert C（舟骨骨折延迟愈合）；G. Herbert D（舟骨骨不连）

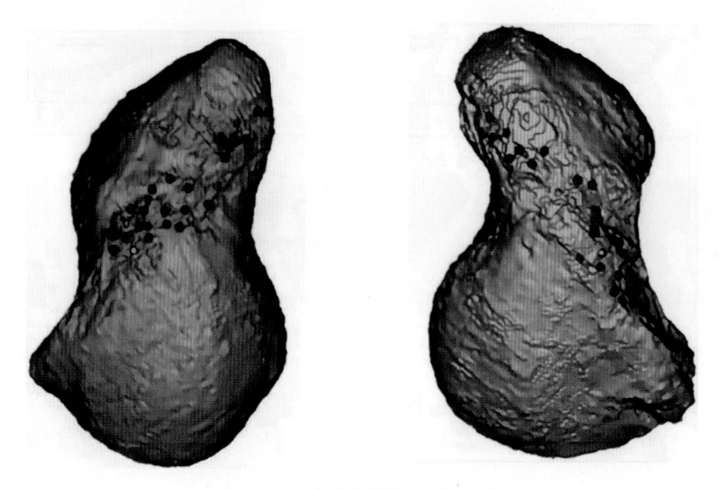

图 2-8 舟骨滋养孔分布图

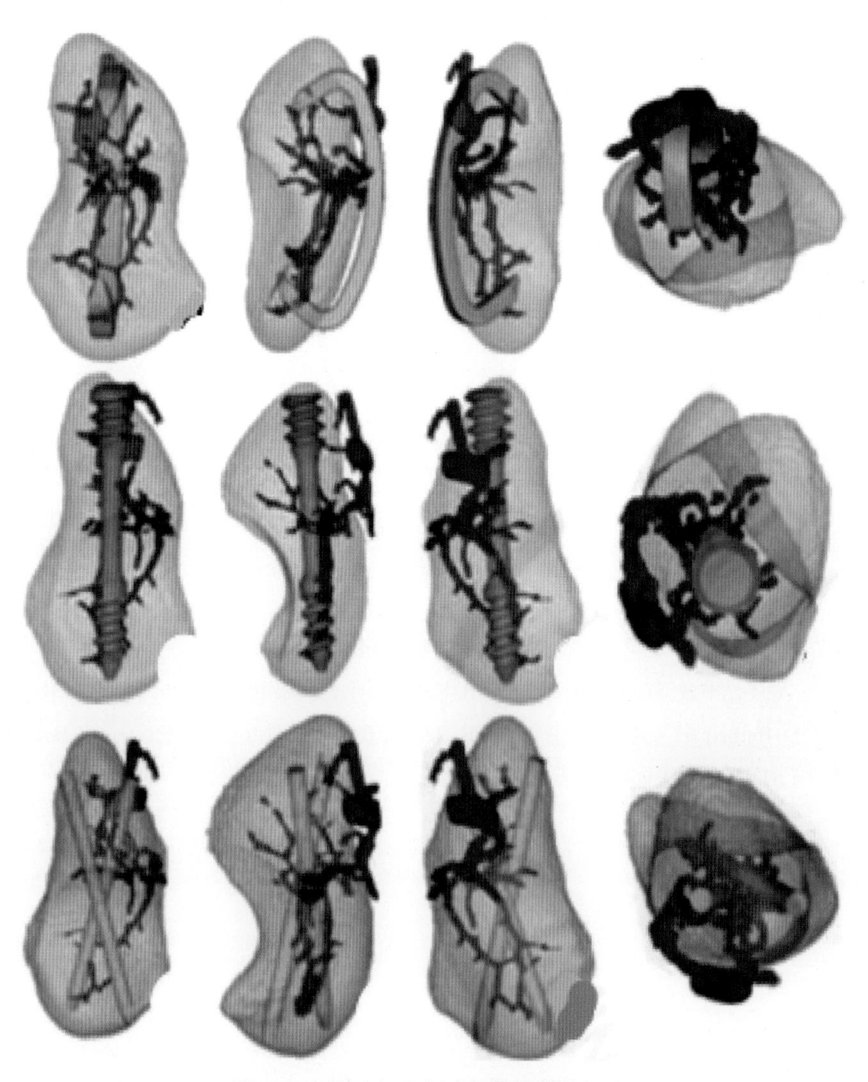

图 2-9 不同内固定对舟骨血供的影响

4. 临床应用要点

舟骨正常为一块，在发育异常时舟骨为两块，称为二分舟骨，其分离部位多在中部，与舟骨骨折部位极为相近，需要特别注意识别（图2-10，图2-11）。在标准腕关节后前位片上，由于舟骨长轴远端向掌侧倾斜，与X线不平行，因此，显示缩短，骨折线常不能很好地显示而漏诊。腕舟骨位可以较好地显示骨折线，同样骨折线锐利，而二分舟骨的相对缘平行且光滑，另外舟骨骨折的压痛点在鼻烟窝部，二分舟骨则可能在原发损伤部位。还有一个鉴别点就是可以拍摄对侧腕关节片，因为二分舟骨多为双侧变异。如果实在还不能区别，可以暂时给予外固定，2周后拍片复查，如果是舟骨则骨折线更为明显，局部压痛依旧，而二分舟骨则局部压痛消失或明显减轻，二分舟骨的形态无变化。CT三维重建可以提供更多的信息来鉴别。

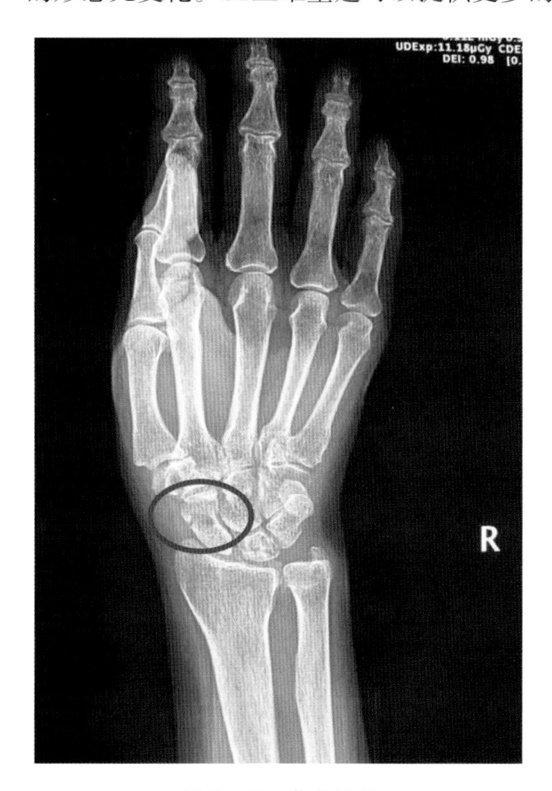

图 2-10　**舟骨骨折**

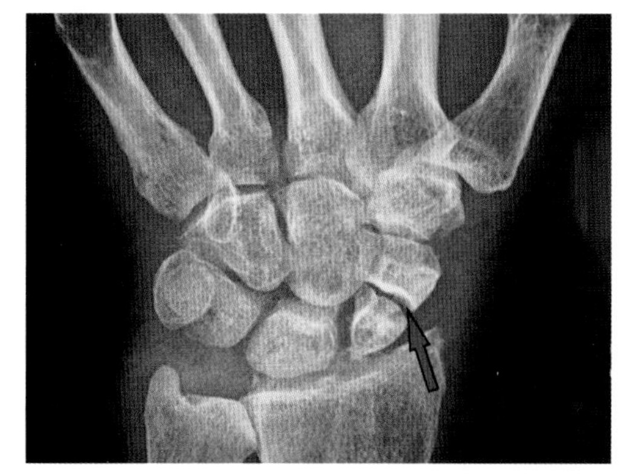

图 2-11　**二分舟骨**

（二）月骨和舟月骨间韧带

月骨作为腕关节运动的桥梁分为内、外两部分，分别与头状骨、钩骨相关节，其解剖形态复杂而不规则，个体差异较大，且月骨血供主要来源于周围韧带内的滋养血管。因此，慢性反复的月骨周围韧带的机械性损伤可导致月骨周围血供被破坏，进而发展成月骨缺血性坏死。尽管目前针对月骨缺血性坏死（Kienböck病）的病因学机制一直存在争议，主流观点仍认为月骨的滋养动脉损伤和静脉回流不畅是造成月骨坏死的主要原因之一。目前，临床上针对II～Ⅳ期的月骨坏死的手术方法较多，包括：月骨切除带血管蒂复合组织移植术、腕骨局限融合术（STTF融合术）、近排腕骨切除术、全腕关节融合术；对于Ⅲ～Ⅳ期月骨坏死的患者，则有STTF融合术、近排腕骨切除术、全腕关节融合术等。

1. 月骨的大体解剖形态

月骨掌面为四方形，侧面为新月形，近端与桡骨相关节，远端与头状骨相关节。作为腕关节中轴线，月骨是腕骨中唯一掌侧宽而背侧窄的骨。Viegas等基于其形态最早描述月骨外形的分类，即Ⅰ型仅有一个单一的头月关节面：Ⅱ型有两个中腕关节面，一个与头状骨相关节，另一个与钩骨相关节，Ⅰ型和Ⅱ型月骨约占27%和73%（图2-12）。Galley等根据头状骨到三角骨的最短距离（C-T距离）来对月骨形态进行分型，结果显示即C-T距离≤2mm为Ⅰ型月骨，占15.1%；2mm＜C-T距离≤4mm为Ⅱ型月骨，占84.9%。Ⅱ型月骨比Ⅰ型月骨有更大的C-T距离，且月骨间韧带的损伤与更大的C-T距离相关。同时，远端尺桡关节的倾斜度与月骨桡侧形态之间存在统计学上的显著相关性，尺骨变异也随月骨的桡骨侧形态不同而变化。国外研究显示月骨的形态与许多腕关节疾病相关，如Ⅱ型月骨更容易发生尺骨卡压综合征，这与Ⅱ型月骨存在更多的远端尺桡关节变异有关。因此，腕月骨作为腕关节运动的桥梁，其形态复杂而不规则。我们通过micro-CT扫描三维重建月骨大体形态，如图2-13所示。

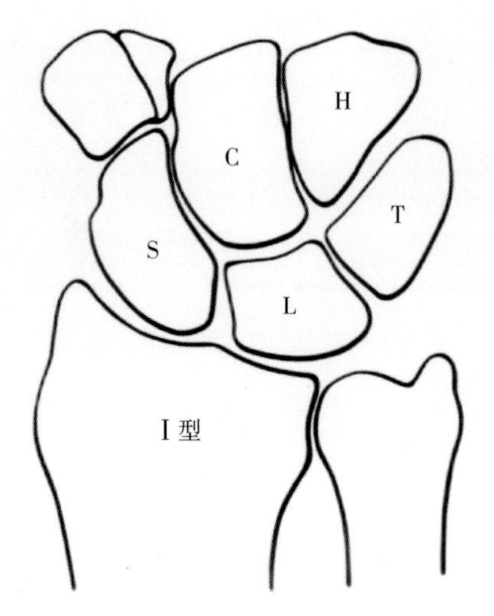

Ⅰ型月骨（无钩骨关节面）

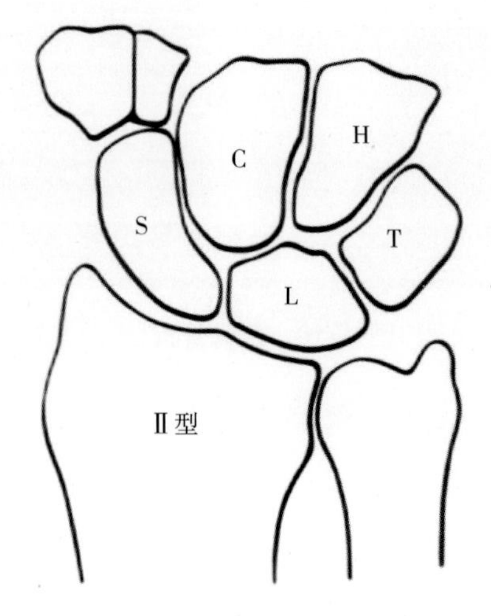

Ⅱ型月骨（有钩骨关节面）

图 2-12　月骨 Viegas 解剖分型

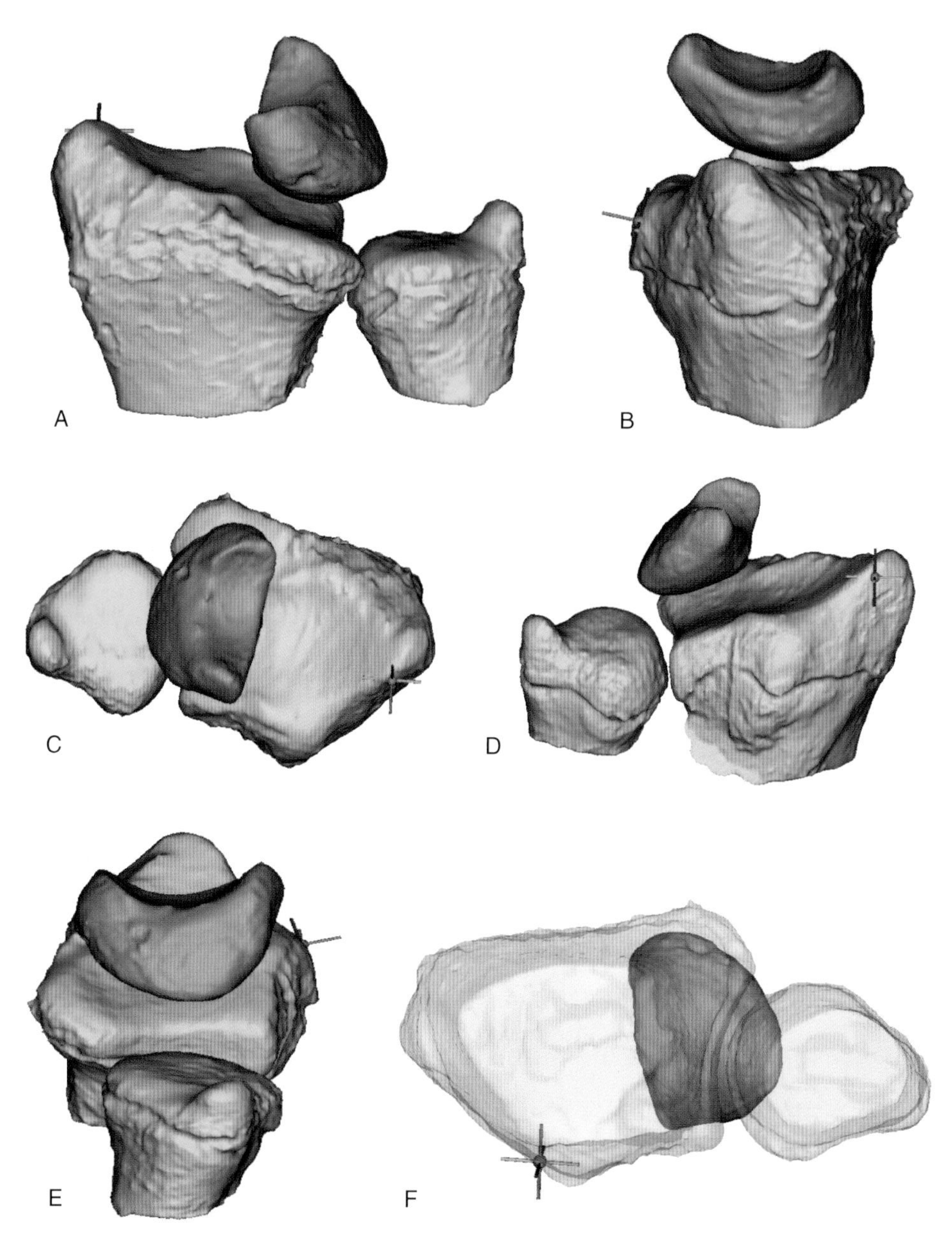

图 2–13　**月骨大体形态**

A. 掌侧；B. 背侧；C. 桡侧；D. 尺侧；D. 顶面；F. 底面

2. 月骨的血供特点

月骨的骨内动脉分布形态在骨化初期中心处分支形成球形血管丛，位于该骨的中央。随着月骨骨化的不断进行，骨内的球状血管丛消失，演变成链状或树枝状分支，直达关节软骨下。Gelberman等将月骨内血管走行分为Y（59%）、I（31%）和

X（10%）3种模式并统计出其分布情况（图2-14）。月骨的滋养血管来自不同的韧带，通过月骨的背极和掌极进入月骨内。背侧腕间弓和桡腕弓从位于月骨背侧正上方的血管丛向月骨供血，滋养血管通过1～3个孔进入月骨背侧：掌侧则有1～5条营养血管通过桡舟月韧带、腕背韧带、尺月三角韧带进入骨内。目前对月骨的掌侧与背侧血供来源的比较结果报道不一，目前多认为月骨掌侧因韧带附着较多，且掌侧滋养血管孔较多，其掌侧血供较背侧丰富。Kulhawik等的临床报道显示，月骨缺血坏死的病因中，血管韧带的急性或慢性、创伤性或非创伤性损伤，特别是由于月骨滋养动脉的结构和走行，舟月骨间韧带的位置，均在月骨坏死中具有重要作用。Van Alphen等通过14例上肢注射铅造影剂并使用显微计算机断层扫描仪将月骨内血管合并成三维图像显示，掌侧平均血管数为2～3个，直径118.1 μm；背侧平均血管数为1.4个，直径为135.8 μm。月骨的长轴在轴位和侧位都显示出最高的血管，在尺侧背侧象限和尺侧掌侧象限，观察到较低的血管密度。Xiao等报道采用明胶氧化铅注射法和显微CT三维重建对6例月骨内滋养动脉形态进行了研究，将正常月骨内动脉形态分为3类：掌侧为主，背侧为主，双侧吻合。我们通过Micro-CT扫描显示滋养血管通过所有标本的背侧和掌侧的滋养孔进入月骨内（图2-15），三维重建月骨骨内滋养血供可见每个月骨有1～2条贯穿月骨掌侧和背侧的主干滋养血管供血（图2-16），其骨内血供模式符合“X”、“Y”和“I”3种类型骨内滋养血管（图2-17）。月骨掌侧滋养血管经韧带内穿入骨内，包括桡舟骨月韧带、桡月韧带、尺月韧带和舟月骨间韧带；多数标本的月骨掌面尺侧近端或桡侧近端可观察到1～2条粗大的滋养动脉穿入。月骨滋养孔主要分布在掌侧和背侧非关节面区域（图2-18）。月骨背侧血供主要来源于桡动脉腕背弓的分支及骨间前动脉背侧支，而尺动脉腕部分支较少提供月骨血供。

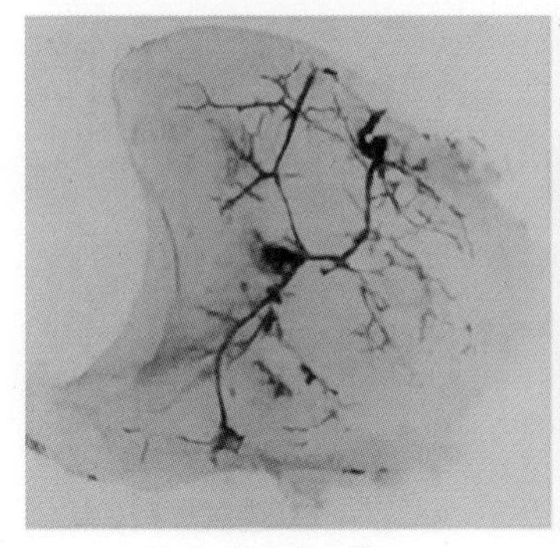

“Y”型骨内血供

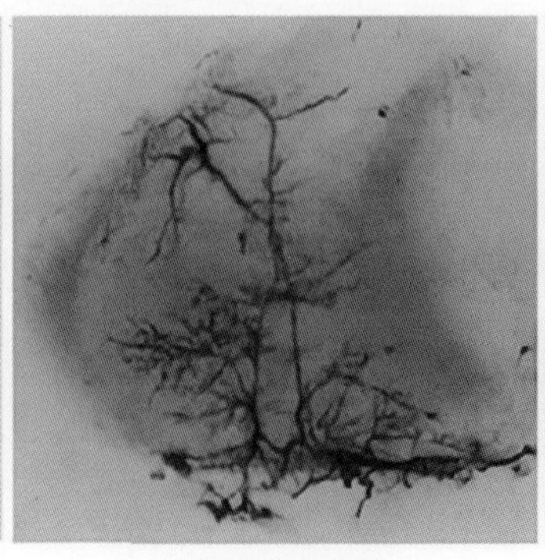

“X”型骨内血供

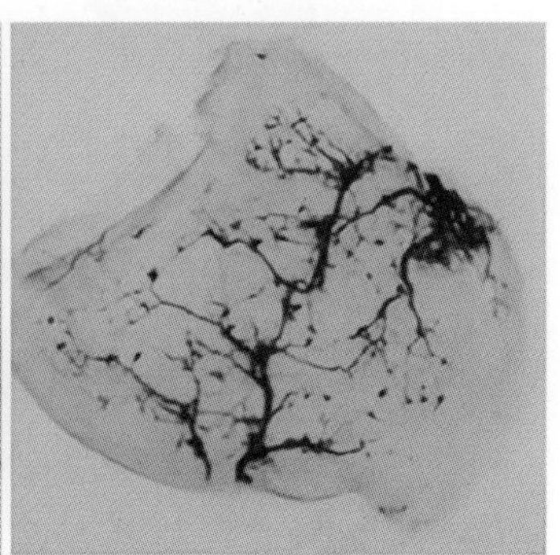

“I”型骨内血供

图 2-14　**月骨骨内滋养血管 Gelberman 分型（石墨灌注）**

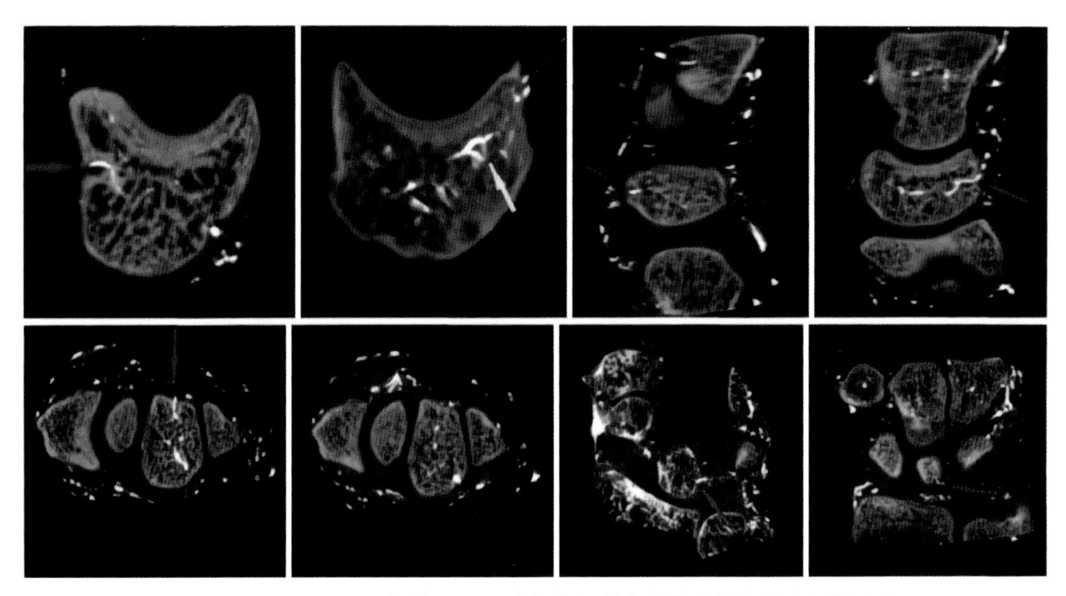

图 2–15　Micro–CT 扫描显示明胶氧化铅灌注月骨滋养血管（红箭头）

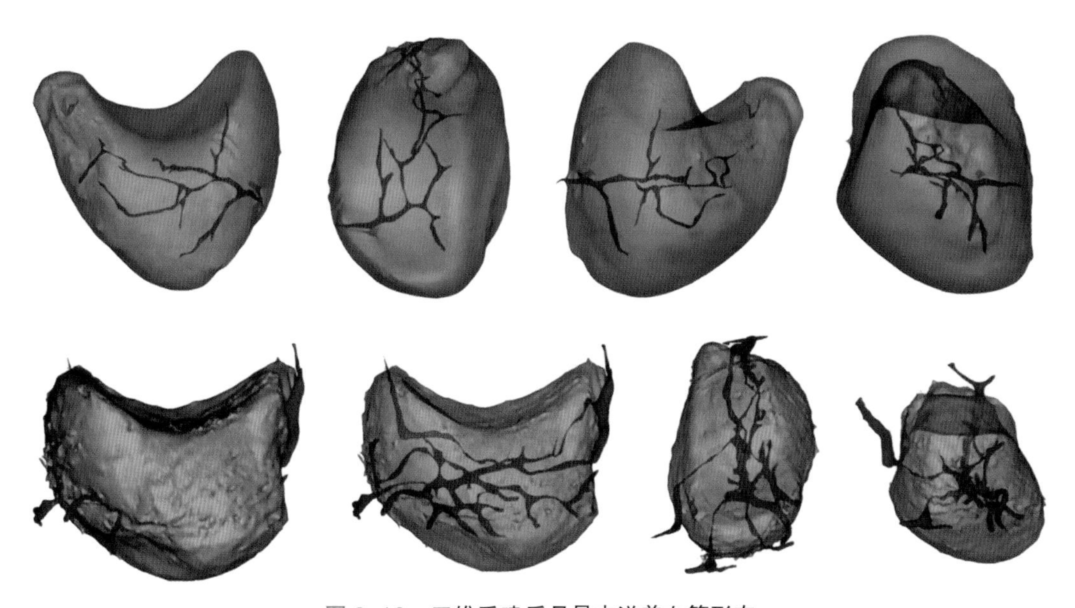

图 2–16　三维重建后月骨内滋养血管形态

3. 舟月骨间韧带的血供特点

舟月骨间韧带（scapholunate interosseous ligament, SLIL）是维持腕关节稳定性至关重要的结构，其正常解剖形态呈“C”形附着于舟月腕骨间关节边缘表面，其韧带结构包括3个亚区：背侧、近端和掌侧（图2–19）。韧带掌侧与背侧亚区均为由胶原纤维束构成的结缔组织，但是其韧带走行却不同，掌侧为斜形排列，背侧为横行排列，其韧带内均有丰富的滋养血管分布；而近端韧带则以纤维软骨为主，其内无神经、血管分布。

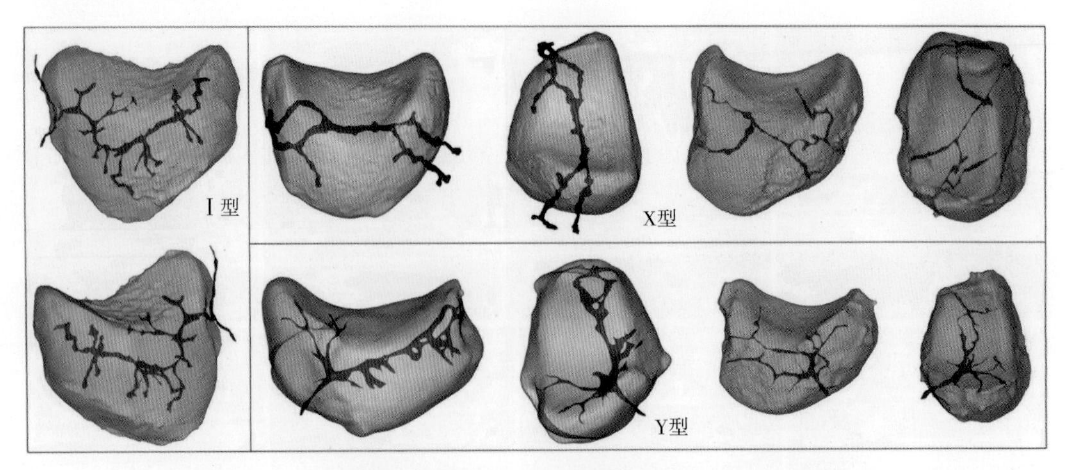

图 2-17 三维重建后月骨骨内滋养血管与 Gelberman 分型相似

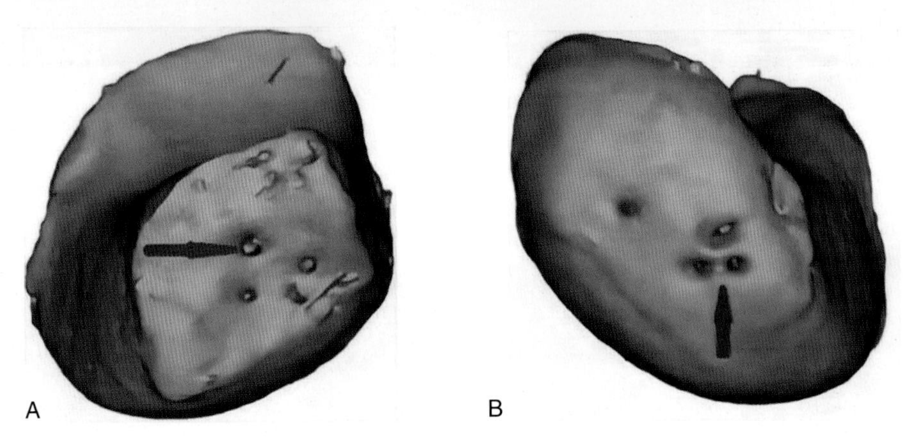

图 2-18 月骨掌、背面滋养血管孔形态与分布

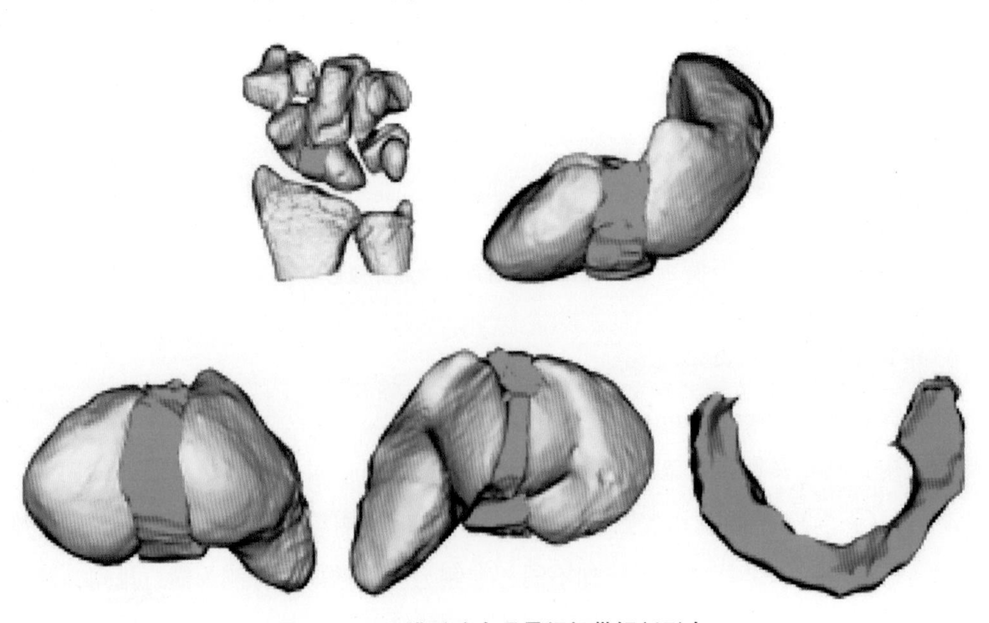

图 2-19 三维重建舟月骨间韧带解剖形态

由于SLIL的组织学特性，使得舟月骨间关节成为一种微动关节，临床上常因SLIL损伤后出现舟骨旋转及月骨背伸，导致腕关节不稳定，进而导致舟月分离、舟骨旋转半脱位，甚至发展为舟月骨坏死等腕部疾病。从血供角度观察，掌侧和背侧的SLIL内有滋养血管经附着处进入舟月骨内与骨内血供形成吻合，而韧带近端内无滋养血管分布，在舟骨面与月骨面SLIL附着处有多个滋养血管孔分布，侧面反映了SLIL掌侧与背侧面存在丰富的血供。同时，SLIL的掌侧与背侧亚区内的血供相近，滋养血管通过韧带与舟月骨的附着处进入骨内形成吻合，其掌侧滋养血管部分来自桡舟月韧带，损伤后易影响舟月骨的血供；且SLIL掌侧的部分血供来源于长桡月韧带，这两条韧带内的滋养血管存在丰富的吻合。我们通过对舟月骨间韧带三维重建可见其舟月关节面掌背侧边缘亦有较多滋养孔分布，SLIL不仅具有稳定舟月骨的作用，还贡献了部分舟月骨的血供，其舟月骨内微血管与韧带掌背侧内的滋养血管形成吻合，其韧带损伤是导致舟月不稳及坏死的重要原因之一（图2–20）。因此，临床上SLIL损伤后常出现舟月骨坏死及渐进性腕关节塌陷，其通常是腕部生理性力学结构改变与血供破坏等多种因素导致。

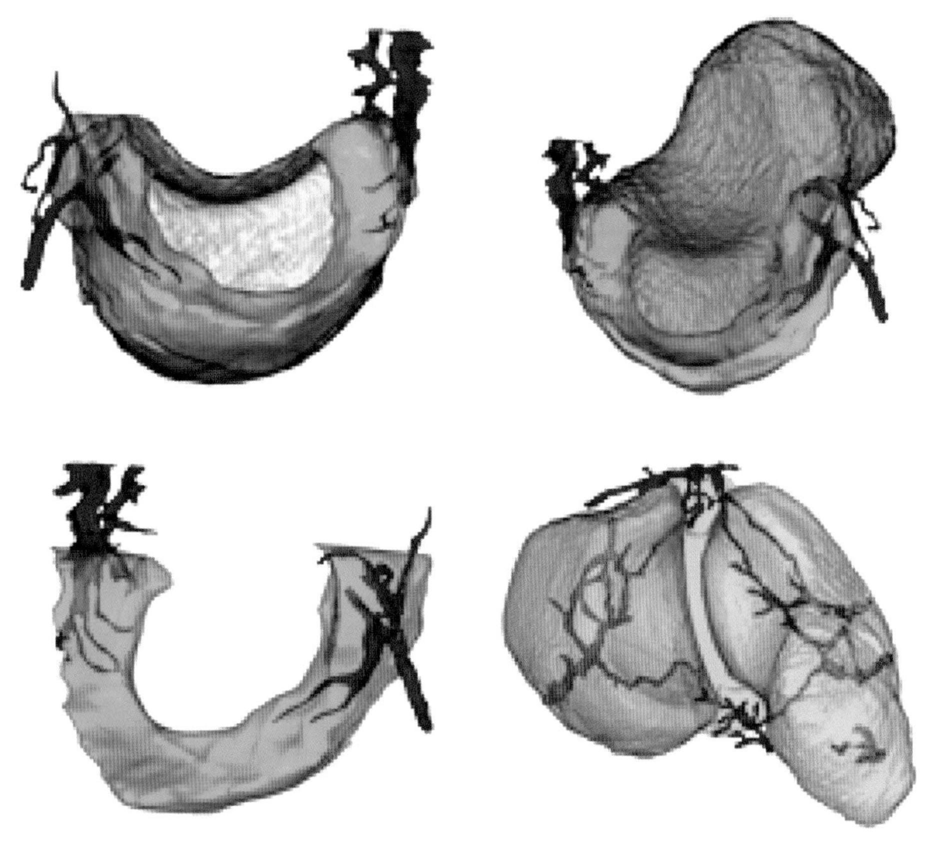

图 2–20　**舟月骨间韧带血供分布**

4. 月骨缺血坏死的血供机制

月骨缺血坏死（Kienböck病）的病因学一直存在争议，目前研究认为其坏死机制与月骨滋养血管的损伤有密切关系，月骨作为近排腕骨中腕部的压力载荷中心，承受腕关节的掌屈与背伸运动的主要负荷，较其他近排腕骨有更大的骨疲劳和应力断裂风险；同时反复的背伸运动使得腕部关节囊压力升高导致月骨掌侧和背侧的关节囊静脉回流淤滞，当月骨掌侧韧带的反复牵拉张力挤压韧带内滋养动脉，容易导致月骨掌侧滋养动脉的损伤和静脉回流不畅，引起血供障碍而发生月骨的缺血坏死，而月骨背侧的动脉并不容易受到损害，因此月骨掌侧的动脉损害可能是月骨缺血性坏死的主要原因。月骨的滋养血管均通过周围韧带进入其掌侧和背侧滋养孔，其中月骨掌侧面特别是近端内侧区滋养孔分布密集，是桡月韧带和桡舟月韧带止点附着处，为月骨提供掌侧的主要血供。而桡舟月韧带为“Y”形，部分与舟月骨间韧带的掌侧相交叉，其韧带内血管亦通过舟月骨间韧带的掌侧缘为月骨提供营养；月骨掌面尺侧缘滋养孔分布密集，有尺月韧带止点附着，滋养血管通过尺月韧带进入月骨，是月骨掌侧面供血的重要韧带，其中尺月韧带内滋养血管主要来源于三角纤维软骨复合体内血管分支，因此上述周围韧带和三角纤维软骨复合体的损伤会影响月骨掌面的血供。舟月骨间韧带和月三角骨间韧带的掌面近端缘亦有滋养血管分布，其滋养血管孔主要分布于月骨舟月面、月三角面的掌面近端，因此这两条韧带的断裂不仅可导致舟月骨不稳定，同时也影响月骨掌面的部分供血。目前临床上对月骨缺血性坏死的分期以Lichtman分期为主要参考（图2–21），不同分期的月骨坏死其治疗选择亦不相同，参考表2–1。同时，Bain关节镜分级系统描述了月骨矢状关节面的状态，对临床有一定的指导作用（表2–2）。

（三）三角骨

三角骨位于近排腕骨尺侧，呈锥形，基底朝外上，尖朝内下，近端与腕关节盘相关节，远端与钩骨相接，掌侧面有卵圆形关节面与豌豆骨关节，由于形态类似于三角体，所以称作三角骨（图2–22）。临床上三角骨骨折时有发生，占所有腕部损伤的3.5%。三角骨骨折经常伴有其他腕部损伤，而三角骨孤立性骨折则较为少见；三角骨骨折可分为3种类型：背侧骨皮质撕脱骨折（＞90%）、掌侧皮质骨骨折和三角骨体骨折。目前临床上对三角骨的骨折机制及治疗方案仍存有一定争议，两种理论被普遍接受：第一，背侧软骨及韧带嵌塞导致骨折，插入三角骨背侧韧带由内（腕骨间背侧）和外（尺桡侧背侧和桡腕背侧）韧带组成；第二，韧带撕脱型骨折。国外学者通过MRI

发现三角骨背侧骨折和腕背韧带损伤之间存在关联。治疗上，背侧三角骨骨折的治疗包括短臂石膏固定3～6周以缓解疼痛，由于血管供应丰富，缺血性坏死是较为少见的并发症；若三角骨体部骨折骨不连及撕脱骨折遗留慢性尺侧痛等并发症，同时伴有三角形纤维软骨复合物损伤，应考虑手术内固定+部分三角纤维软骨复合体切除术。

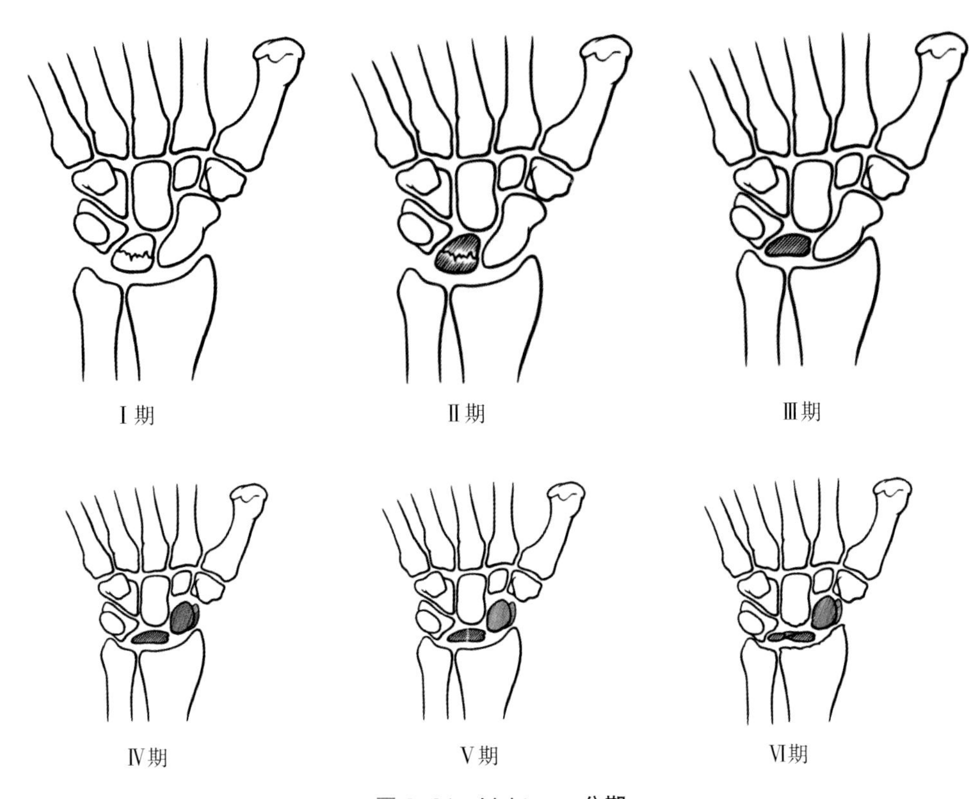

图 2-21 Lichtman 分期

Ⅰ期：月骨形态正常，骨内骨折，骨小梁断裂；Ⅱ期：月骨骨内骨折伴硬化；Ⅲ期：月骨塌陷；Ⅳ期：月骨塌陷伴舟骨向掌侧旋转屈曲；Ⅴ期：月骨塌陷伴冠状位骨折，舟骨掌侧旋转屈曲；Ⅵ期：腕关节塌陷

表 2-1 月骨缺血坏死 Lichtman 分期及治疗方案

分期	X 线表现	MRI 表现	治疗方案
Ⅰ	正常	T1 降低；T2 改变	制动
Ⅱ	月骨密度增加；广泛硬化	T1 降低；T2 改变	尺骨负向变异：桡骨截骨短缩、髓芯减压；尺骨正向变异 / 正常：头状骨短缩截骨术、髓芯减压
Ⅲ a	月骨塌陷，但腕骨排列和高度正常；桡舟角＜ 60°	T1 降低；T2 改变	带血管蒂骨组织移植重建血供

续表

分期	X 线表现	MRI 表现	治疗方案
Ⅲ b	月骨塌陷，舟骨掌侧旋转屈曲；桡舟角＞ 60°	T1 降低；T2 降低	带血管蒂骨组织移植重建血供
Ⅲ c	月骨塌陷伴冠状位骨折，舟骨掌侧旋转屈曲	T1 降低；T2 降低	STT 融合术
Ⅳ	桡腕关节塌陷、中腕关节退变	T1 降低；T2 降低	近排腕骨切除

表 2–2 **月骨缺血坏死 Bain/Begg 关节镜分级系统**

分级	关节改变	推荐治疗
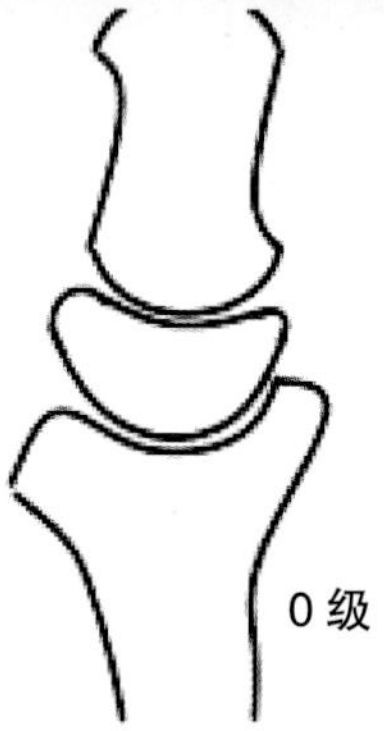 0 级	0 级：所有关节面均正常	关节成形 + 带血供骨瓣移植
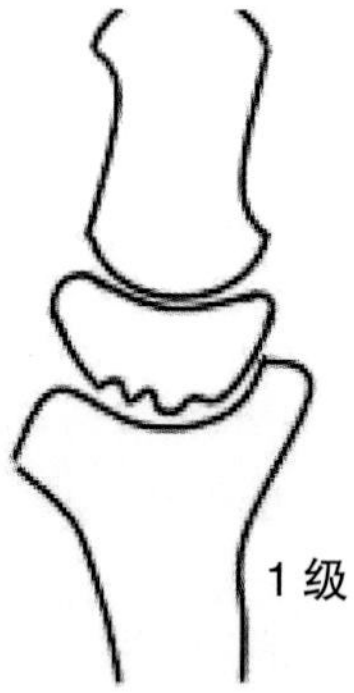 1 级	1 级：一个关节面病变，通常是月骨近端关节面	RSL 关节融合术；近排腕骨切除术；骨软骨移植
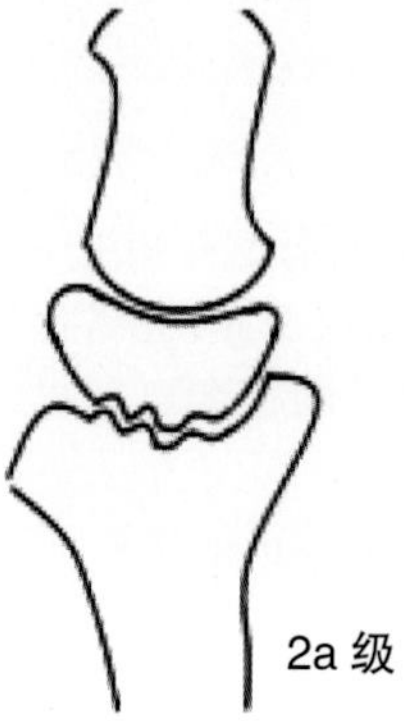 2a 级	2a 级：两个关节面病变，通常是月骨近端关节面和桡月关节面	RSL 关节融合术

续表

分级	关节改变	推荐治疗
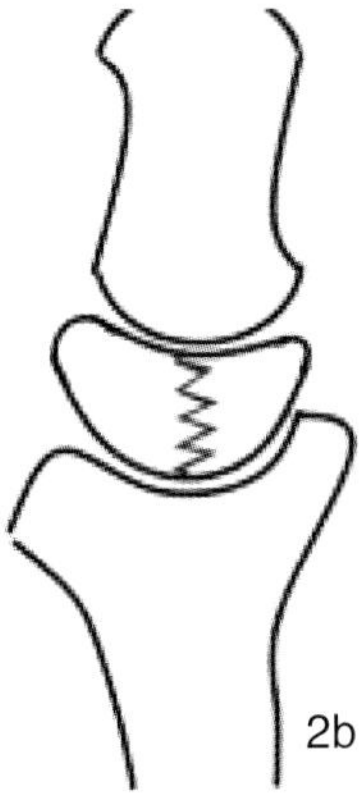 2b 级	2b 级：两个关节面病变，通常是月骨近端和远端关节面	近排腕骨切除术；月骨切除，头状骨延长术
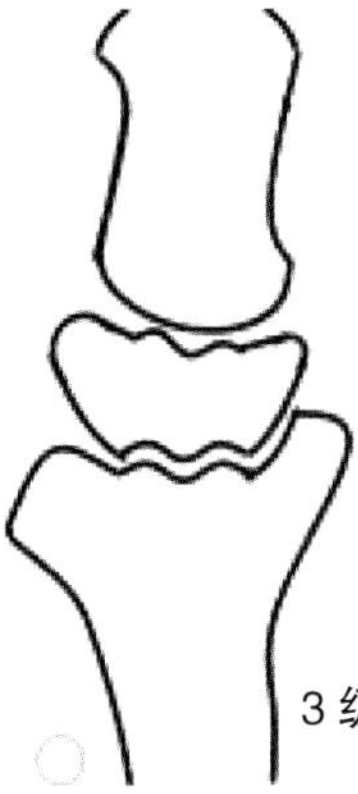 3 级	3 级：三个关节面病变，仅头状骨远端关节面正常	半腕关节成形术
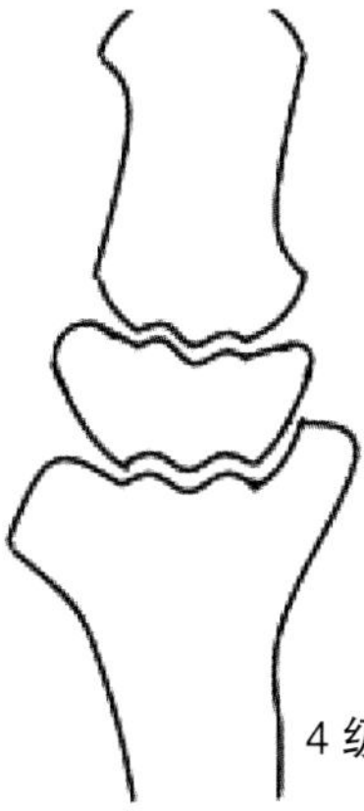 4 级	4 级：四个关节面均出现病变	全腕关节融合术；全腕关节成形术

RSL：radioscapulolunate fusion，桡舟月关节融合术

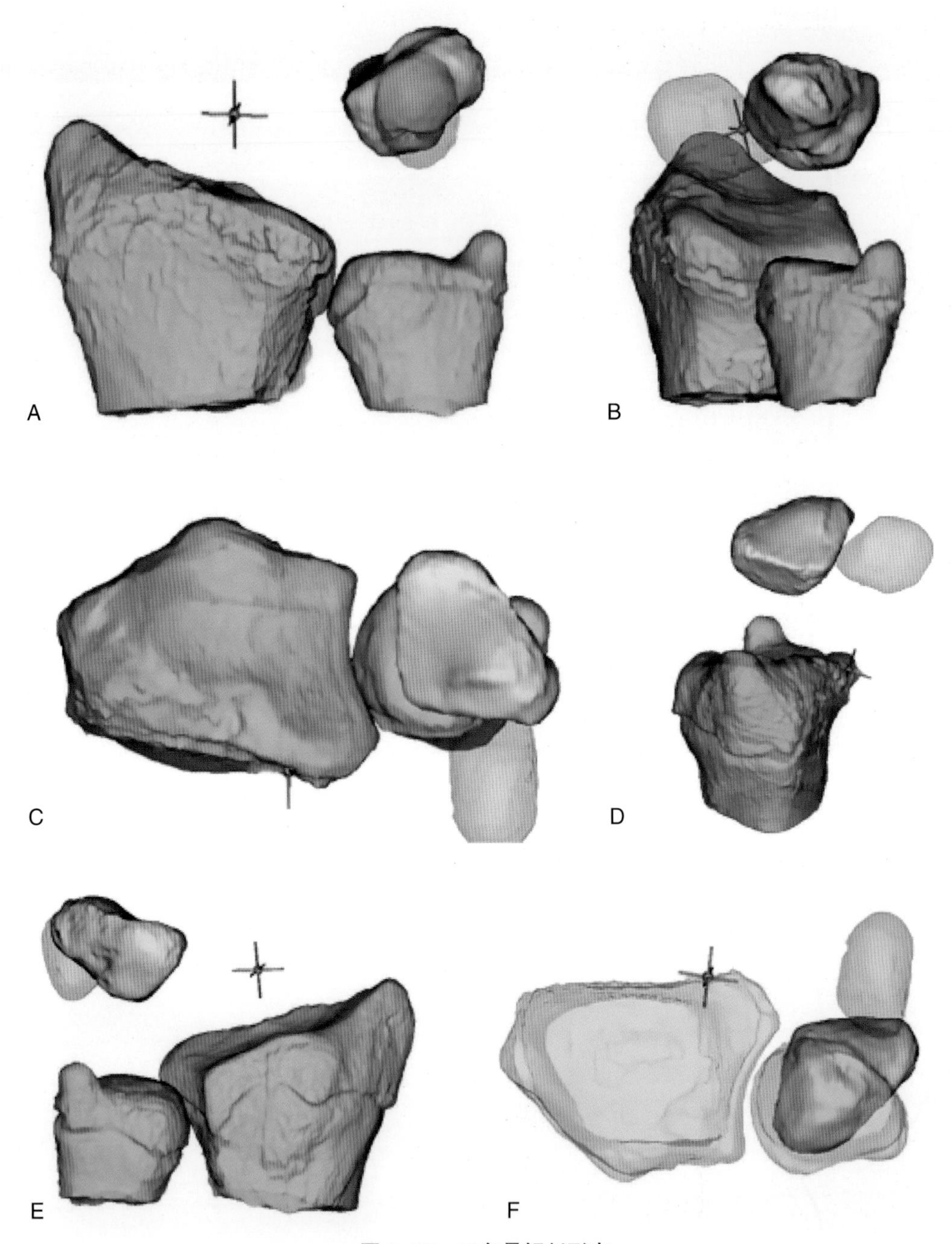

图 2-22 **三角骨解剖形态**

A. 掌侧；B. 尺侧；C. 顶面；D. 背侧；E. 桡侧；F. 底面

1. 三角骨的解剖结构及血供特点

三角骨骨小梁于掌侧缘较紧密，逐渐向背侧延展后可见其垂直三角骨的长轴，靠近滋养孔出皮质骨明显减少，骨小梁减少并连续性降低，靠近背侧月骨侧可见骨小梁明显减少（图2-23A）；矢状位显示背侧可见骨小梁由远端向近端平行，但靠近背侧骨性凸起，肌腱附着处后骨小梁减少并不连续（图2-23B）；断层扫描上可见骨小梁交错，连续性可，但背侧靠近月骨一侧的骨小梁仍明显减少并平行于骨性凸起的切线（图2-23C）。三角骨表面滋养血管孔较少，其中较恒定的滋养孔位于近端掌侧、体部尺背侧及远端背侧（图2-24）。滋养血管经周围附着韧带进入骨内，其中近端掌侧垂直进入后基本平行于月骨侧关节面走行，有短粗的分支呈“Y”样分布，且骨内血管

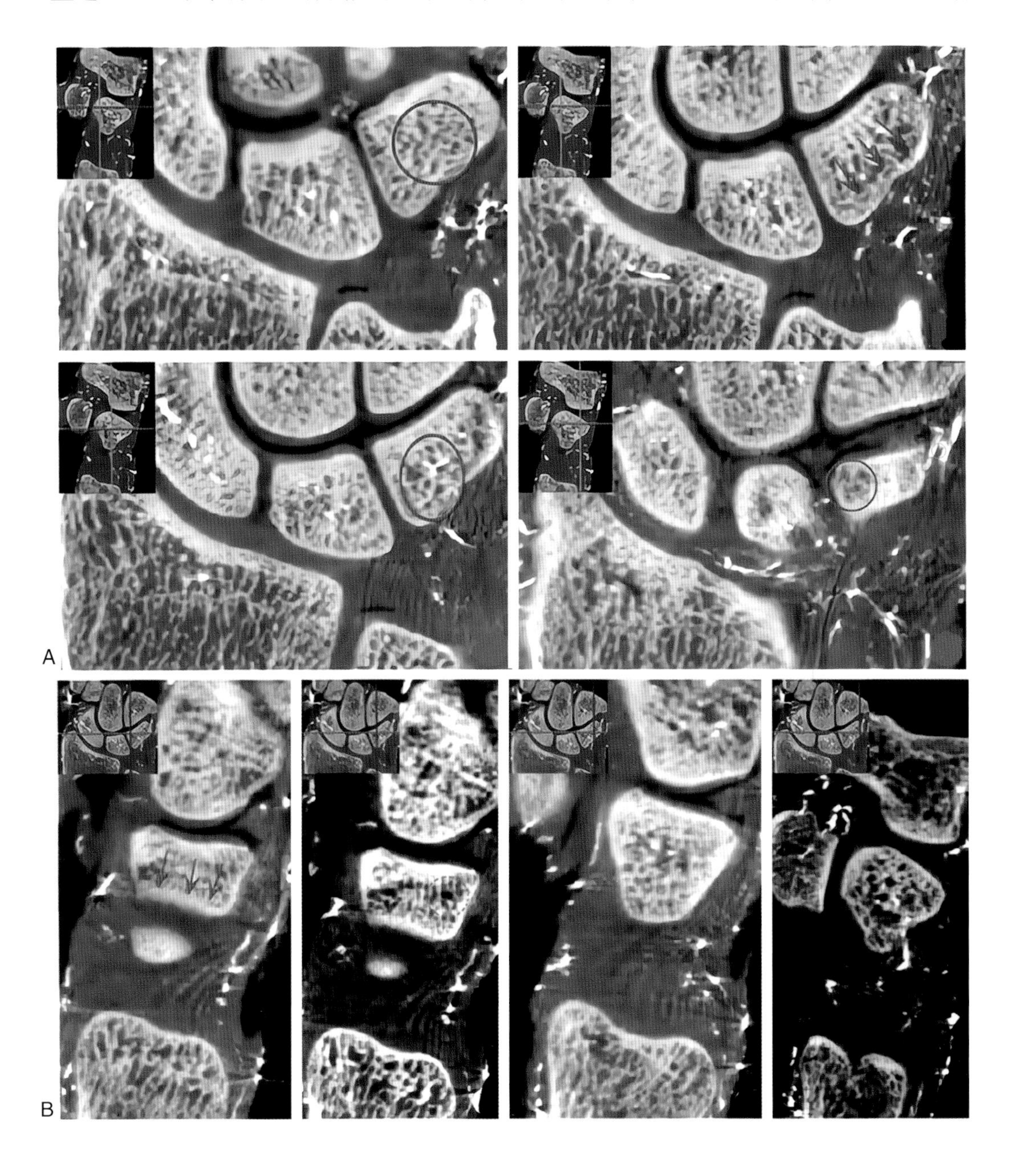

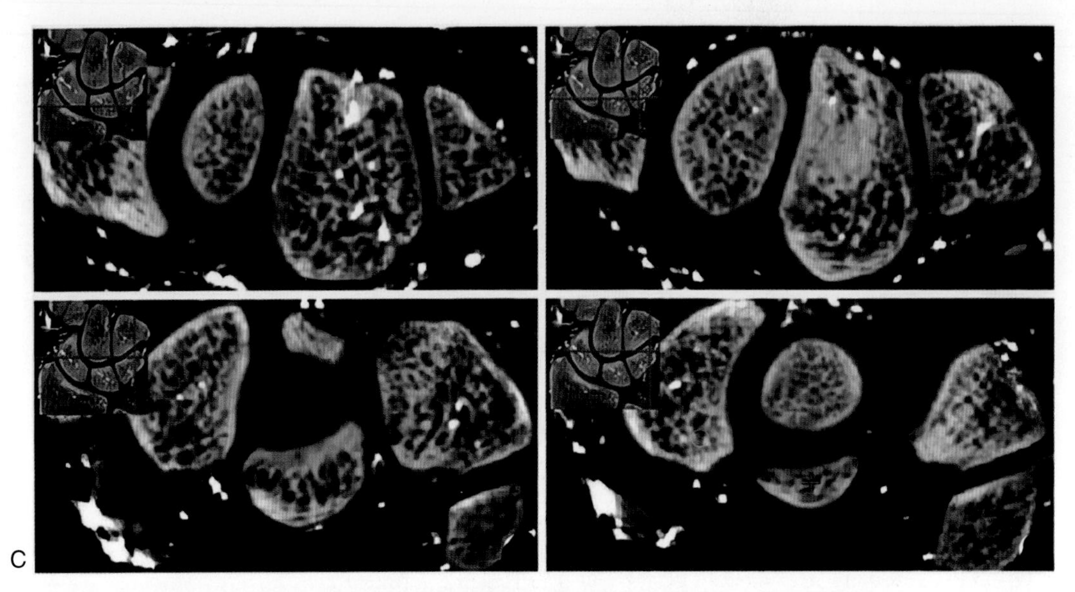

图 2-23　Micro-CT 扫描显示明胶氧化铅灌注三角骨滋养血管及骨小梁形态

直径较粗；体部尺背侧进入骨内的血管后为沿三角骨长轴走行，且分支少，以上两条滋养孔在骨内有部分相交通，共同构成了三角骨骨内的主要血管网；远端背侧则形成分散的短浅滋养孔进入骨内，且与前两者基本不相通，不构成主要的骨内滋养血管网（图2-25）。

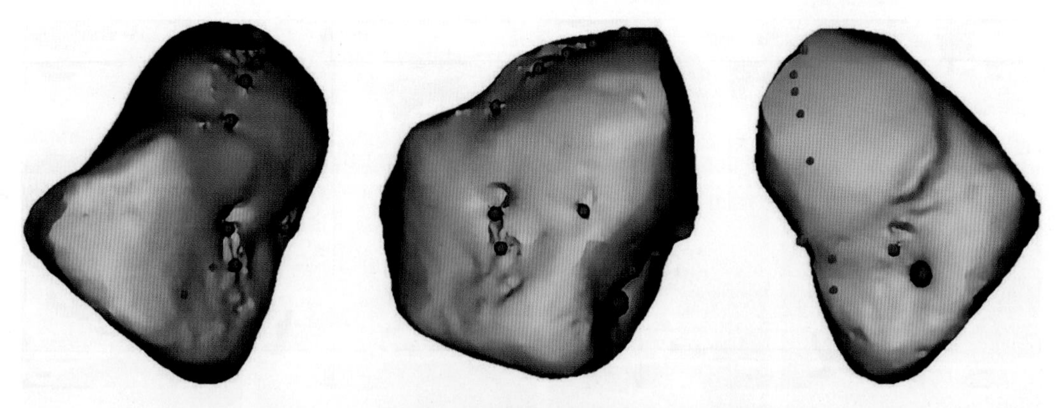

图 2-24　三维重建三角骨解剖形态及滋养血管孔分布

2. 三角纤维软骨复合体的解剖特点及损伤分级

三角纤维软骨复合体（triangular fibrocartilage complex，TFCC）是由关节盘、半月板同系物、掌侧和背侧尺桡韧带、尺侧腕伸肌腱鞘、尺侧副韧带、尺骨韧带和尺骨关节囊等结构共同组成，是稳定尺骨和桡尺骨远端关节的重要结构，能传递从腕骨到尺骨的应力负荷，是腕关节损伤后尺侧疼痛最常见的原因（图2-26）。TFCC的最主要结构是三角纤维软骨盘（triangular fibrocartilage disc，TFC），由纤维软骨组成，位于尺桡韧带远端背侧和掌侧之间，其与尺骨附着点形成关节盘，也称为三角韧带；它的外部边缘与表面由混合纤维组织构成，关节盘富含软骨细胞和软骨样基质，表明它的功能是吸收来自尺骨与骨间的应力。TFCC的血供主要来源于尺动脉和骨间前动脉的掌侧支和背侧支，其中心约80%的区域无血供，尤其关节盘中心是无血管化的，靠滑膜液营养，损伤后容易出现预后不良，外周15%～20%有滋养血管经韧带插入，是TFCC的主要血供来源（图2-27）。由于TFCC发挥稳定腕关节的作用，且在尺桡骨与腕骨间传递应力与旋转力，因此常受到各种创伤和退行性损伤，损伤后不易愈合并伴有长期的腕关节疼痛。Palmer根据TFCC的受损部分和程度，将TFCC的损伤分为创伤性（1级）和退行性（2级）病变，每级再进一步细分各种类型（表2-3）。

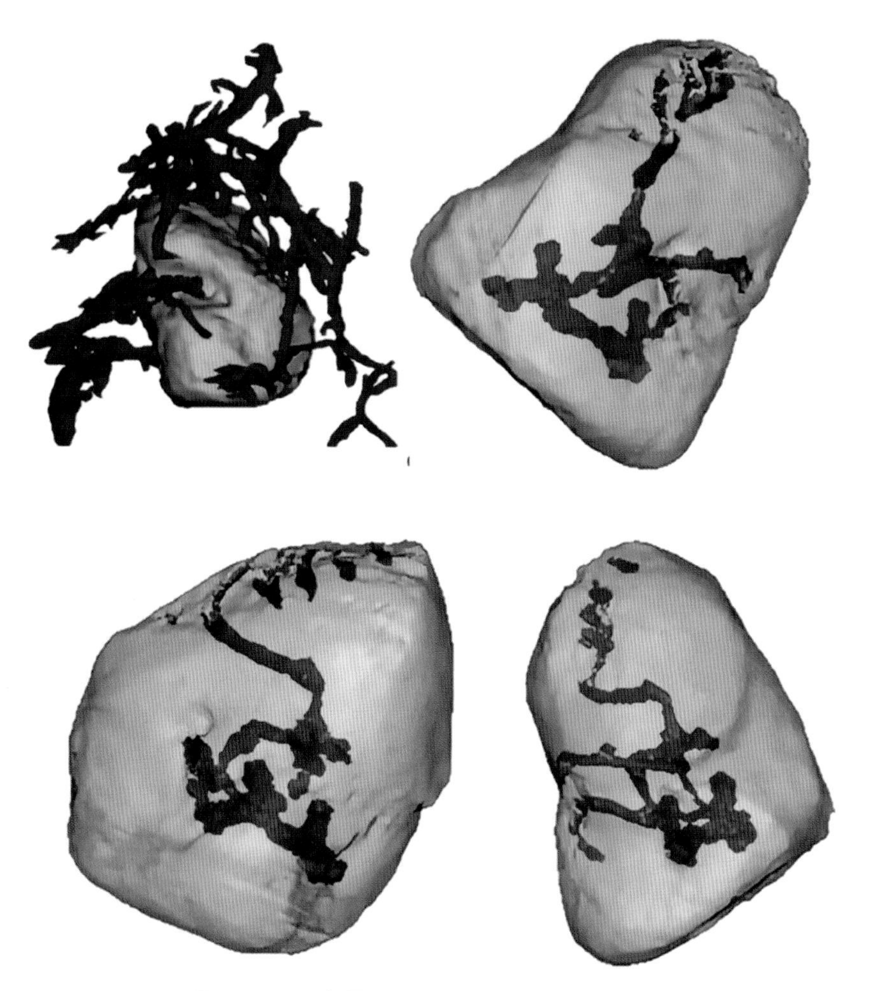

图 2-25　**三角骨周围血供及骨内滋养血供形态**

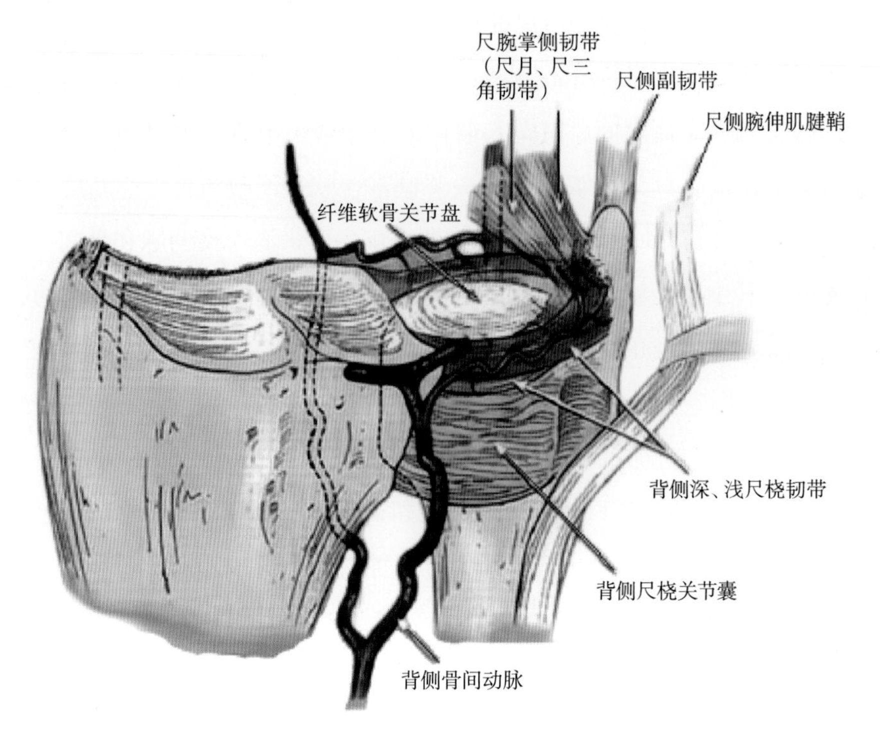

图 2–26 **三角纤维软骨复合体解剖特点**

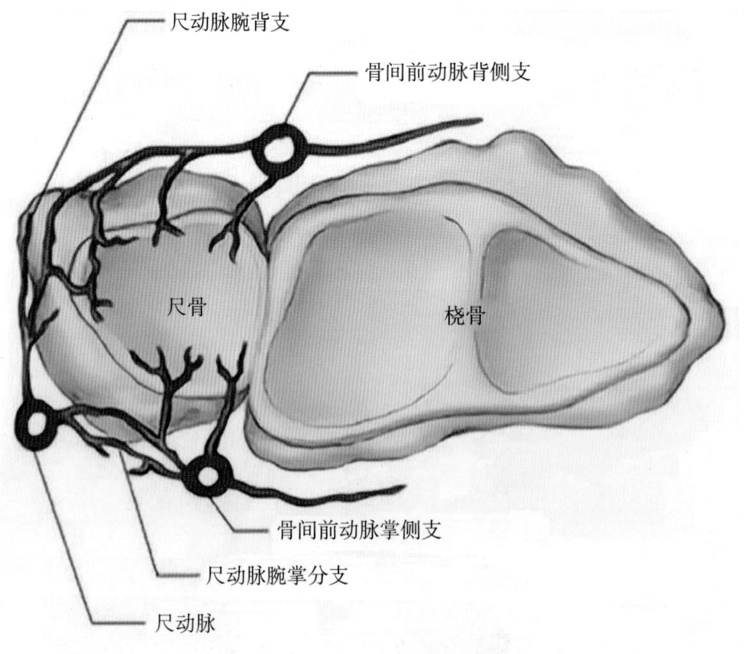

图 2–27 **TFCC 的血供来源**

表 2–3　TFCC 损伤 Palmer 分级

1 级创伤性	2 级退行性
A：TFCC 中央部穿孔	A：TFCC 变薄、磨损，但无穿孔
B：尺骨附着点撕脱（伴或不伴尺骨远端骨折）	B：TFCC 磨损与 A 级相同，但同时伴有月骨、三角骨和（或）尺骨远端骨软化
C：TFCC 远端撕脱，包括尺三角韧带和尺月韧带	C：退行性 TFC 穿孔，伴或不伴邻近骨的软骨软化症
D：桡骨附着缘撕脱，可伴或不伴有尺切迹骨折	D：退行性 TFC 穿孔，伴月骨、尺骨头的软骨软化症和月三角韧带撕裂
	E：退行性 TFC 穿孔，伴月骨、尺骨头的软骨软化症、月三角韧带撕裂和尺腕关节炎

（四）豌豆骨

豌豆骨位于腕关节近排最尺侧，背侧与三角骨相关节，为尺侧腕屈肌、小指展肌、腕横韧带、豆掌韧带和豆钩韧带附着点，形似豌豆，为腕关节中最小的腕骨，同时也是血供最丰富的腕骨。豌豆骨周围血供来源主要有尺动脉分支和周围附着韧带供血系统；尺动脉主干分支于豌豆骨桡侧发出滋养动脉进入骨内，腕上皮支及其降支于豌豆骨尺侧和近端发出滋养动脉进入骨内，掌深支返支于豌豆骨远端沿豆钩韧带进入骨内，这些动脉弓在豌豆骨周围形成一个血管环（图2–28）。此外，滋养血管通过豌豆骨周围软组织进入骨内后，也形成丰富的血管网。豌豆骨及关节囊周围密集的滋养血管环与骨内滋养血管网相吻合，构成了豌豆骨周围及骨内丰富的血供系统。通过对豌豆骨血管造影显示，豌豆骨近端、远端 、桡侧和尺侧均有直径不等的滋养孔进入骨内供养（图2–29），其中近端和尺侧的滋养血管较远端和桡侧密集，提示豌豆骨血供来源于近端和尺侧动脉网，以近端供血为主，主要来自腕上皮支及其降支的滋养血管分布。豌豆骨内主干滋养血管以近端为主，并与来自远端、桡侧及尺侧的滋养血管在骨内形成吻合，沿主干发出末梢分支向骨周围区域供血，滋养血管从近端血管蒂发出，在豌豆骨外周形成立体的吻合网（图2–30）。

（五）大、小多角骨

1. 大、小多角骨的大体解剖形态

大多角骨位于远排腕骨中最桡侧，与小多角骨之间形成关节面，大多角骨和小多角骨的近端分别与舟骨远端形成关节面（图2–31A），临床把舟骨、大多角骨和小多角

骨彼此之间形成的关节区域统称为STT（scaphoid-trapezium-trapezoid）关节，它是维持腕关节稳定性的重要结构，也是经典术式舟骨与大、小多角骨融合术进行骨融合的部位。大多角骨呈极不规则的五角状，分别与小多角骨 、第1掌骨 、第2掌骨及舟骨相关节形成4个关节面；在桡侧、背侧、掌侧则有3个非关节面，其骨面粗糙，其上有多条肌腱及韧带附着（图2–31B）。小多角骨为不规则的长楔状，背侧宽于掌侧，前后径较长，分别与大多角骨、头状骨、舟骨及第2掌骨形成关节；背侧和掌侧两个非关节面粗糙，有韧带附着（图2–31C）。

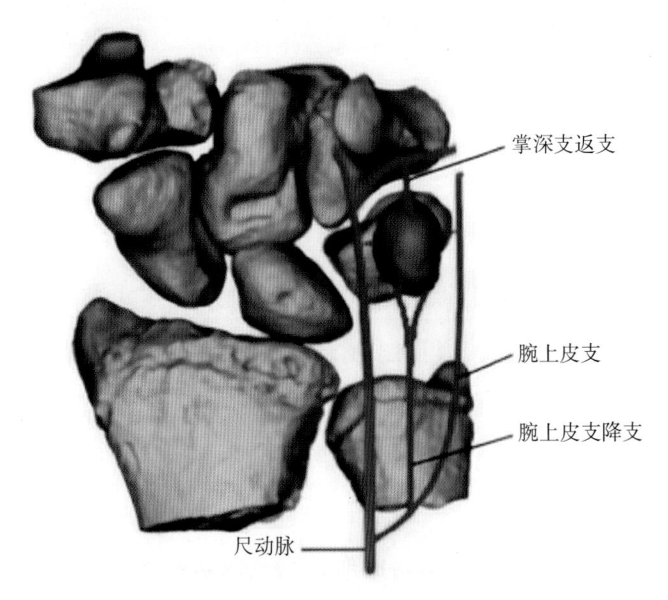

图 2–28 **动脉弓在豌豆骨周围形成的血管环**

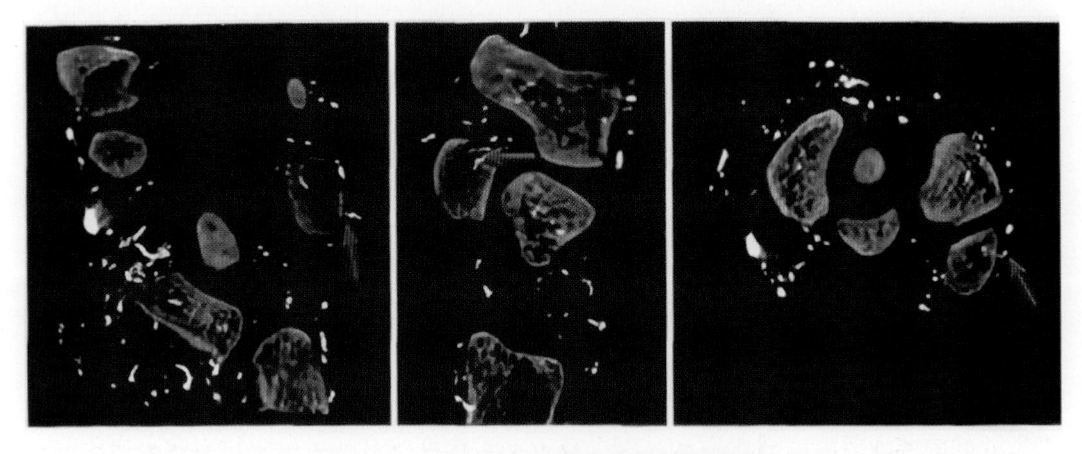

图 2–29 Micro–CT **扫描显示豌豆骨滋养孔**

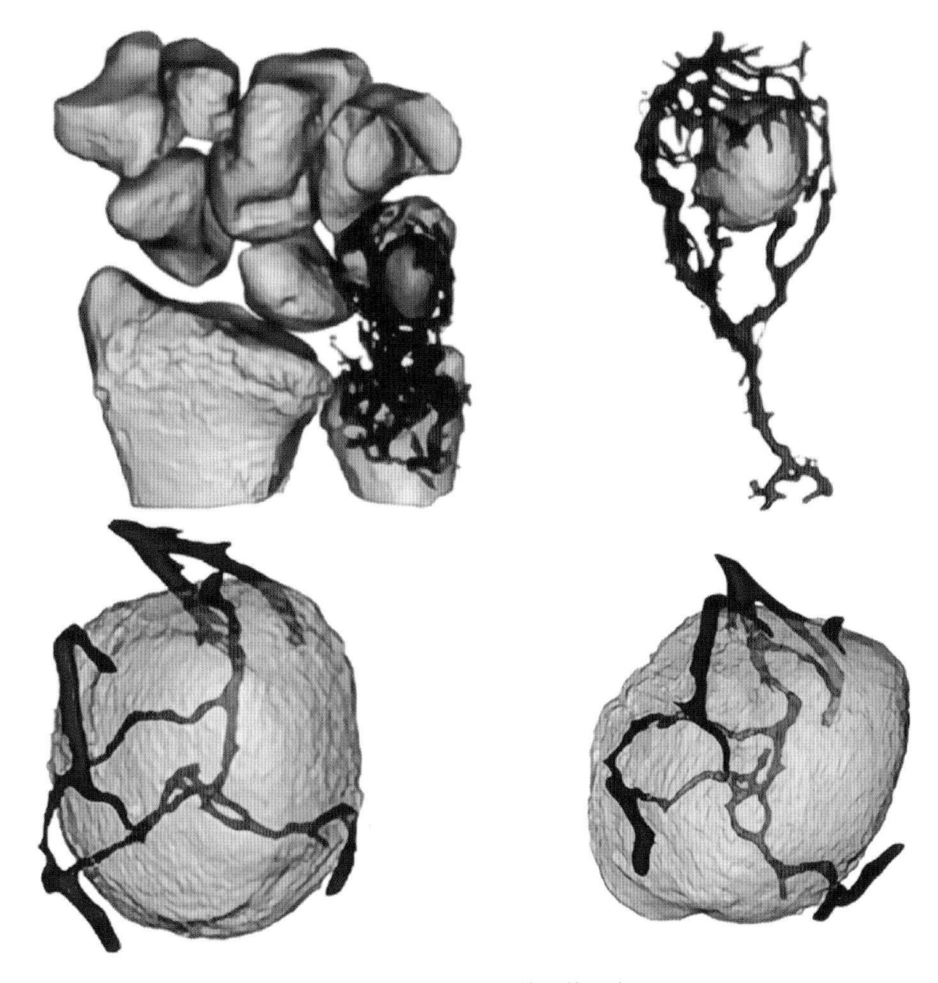

图 2-30　**豌豆骨周围的立体吻合网**

2. 大、小多角骨的血供特点

大多角骨背侧和桡侧由桡动脉和拇背侧动脉供应，掌侧由桡动脉掌浅支供应。大多角骨背侧有1～3条滋养血管由背侧非关节面中央部进入骨内提供其背侧血供，掌侧有1～3条滋养血管由中央部进入骨内，桡侧有3～6条较细的滋养血管由非关节面旁中央进入骨内（图2-32A）。小多角骨位于远排腕骨大多角骨与头状骨之间，来自掌深弓的桡侧返支和副桡侧返支供应其掌侧，2～3条滋养血管经掌侧非关节面中部进入骨内；来自腕骨间弓的动脉发出分支供应其背侧，3～4条滋养血管由背侧非关节面中心附近穿入骨内（图2-32B）。大多角骨骨内血供由桡侧、背侧、掌侧3个非关节面旁中央来源的滋养血管穿入骨内后有数级分支且相互广泛吻合，骨内血供主要来自背侧，少部分来自掌侧和桡侧（图2-32C）。小多角骨经背侧和掌侧非关节面旁中央来源的滋养血管穿入骨内后亦有数级分支，但其骨内存在的分支吻合不如大多角骨丰富，骨内血供主要来自背侧，少部分血供来自掌侧（图2-32D）。

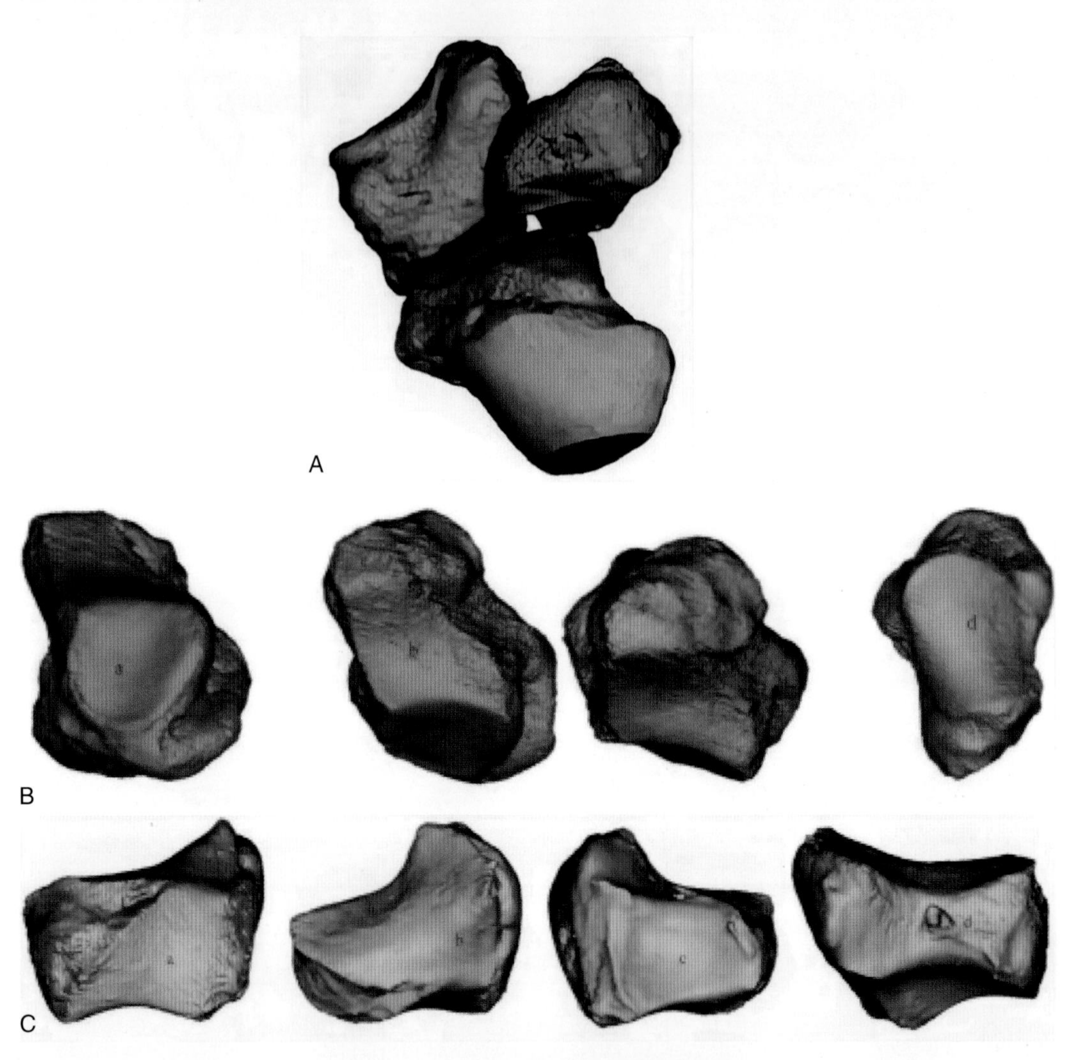

图 2-31　**大、小多角骨的大体解剖形态**

（六）头状骨

头状骨位于远排腕骨的中央，近远端分别与月骨和第3掌骨形成关节，是腕骨中体积最大的一块，其形态大致可分为两型，即F型，为水平方向（桡侧-尺侧）的月头骨间关节和纵向（近端-远端）的舟头骨间关节（图2-33A）；S型，为头状骨近端关节面呈球形，月头骨间关节和舟头骨间关节界限模糊（图2-33B）。腕关节的血管网主要由桡动脉、尺动脉和骨间前动脉的分支组成，并分别通过掌背侧弓的分支相互吻合。腕骨掌侧血供主要来源于由桡、尺动脉和骨间前动脉掌侧支构成的腕掌动脉网。腕骨背

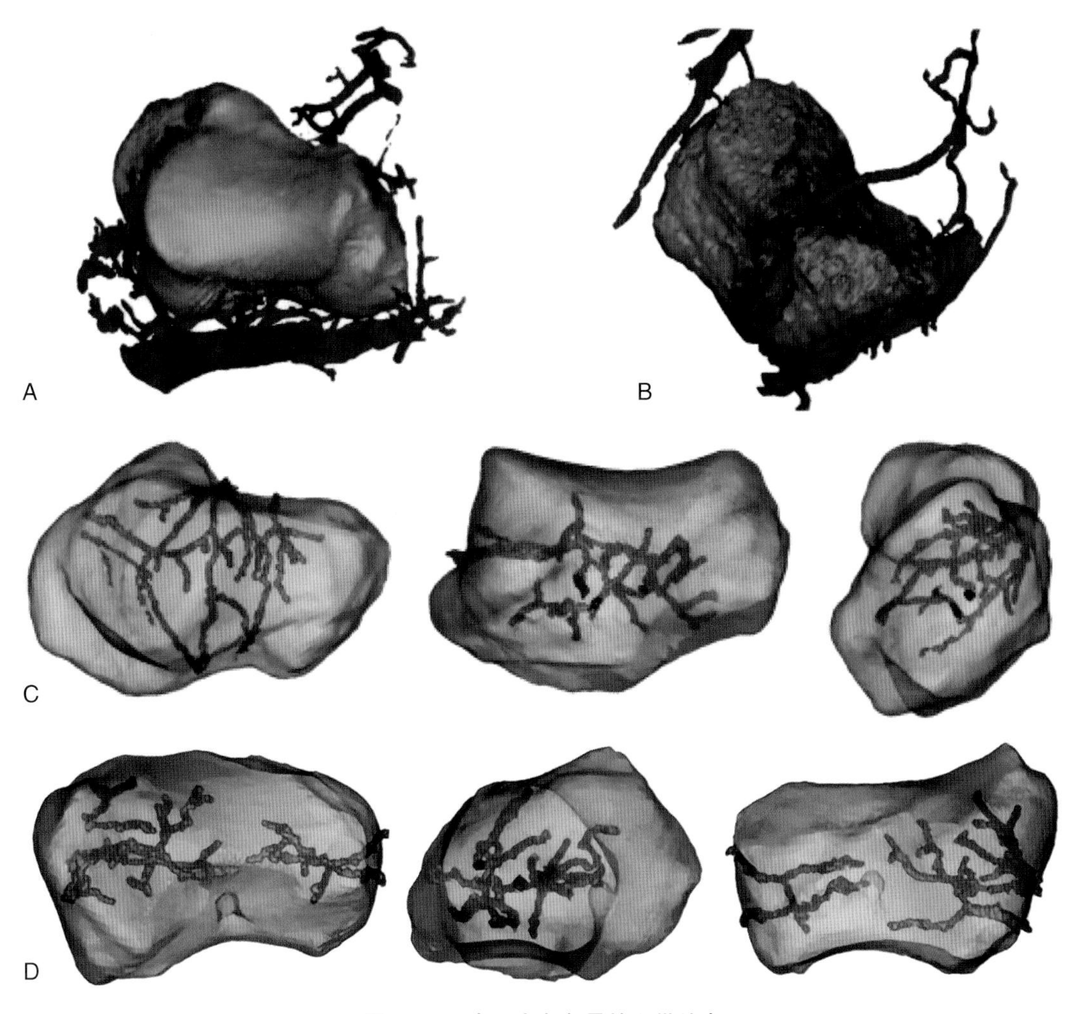

图 2-32　**大、小多角骨的血供特点**

侧血供则主要来源于由桡、尺动脉和骨间前动脉背侧支构成的腕背动脉，而头状骨血供类似于舟骨，其滋养血管是从远端进入，以逆行供血的方式对近端进行血液供应（图2-34）。头状骨的血供主要来源于掌侧和背侧动脉网，以背侧供血为主。掌侧滋养血管起源于掌深弓，由尺返动脉发出1～3条分支进入头状骨体下半部，逆行至头状骨近端；同时骨间前动脉沿桡骨背侧走行，通过腕背动脉网及其分支发出滋养血管，斜向进入头状骨远端和体部，逆行供养头状骨近端（图2-35）。血管造影剂灌注显示头状骨的滋养血管从远端掌侧或背侧进入，逆行至近端，止于关节软骨，1～2条主干血管贯穿整个头状骨内部，发出细小分支向各区域供血；头状骨近端以远端滋养血管逆行供血为主；而进入头状骨骨内的滋养血管分支主要来源于3条韧带，包括头钩骨间韧带、腕背横韧带和舟头骨间韧带（图2-36）。头状骨骨内血供分布由掌侧或背侧的滋养血管从远端进入头状骨体部，通过细小分支形成血管间吻合，再逆行至头状骨近端，头状骨大部分区域的血供仅由1条分支血管组成（图2-37）。

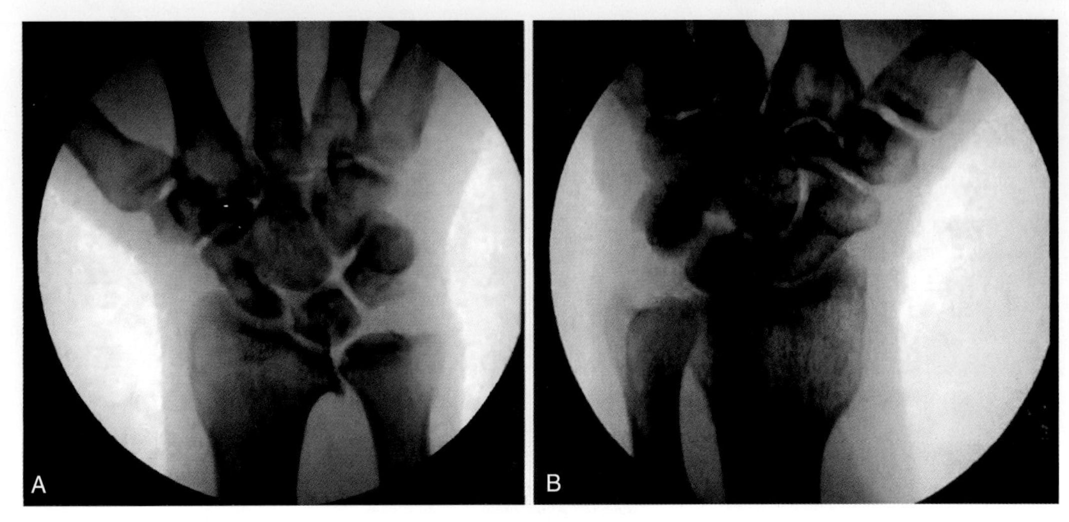

图 2-33　**正常头状骨的 X 线片下形态**

A. “F” 型；B. “S” 型

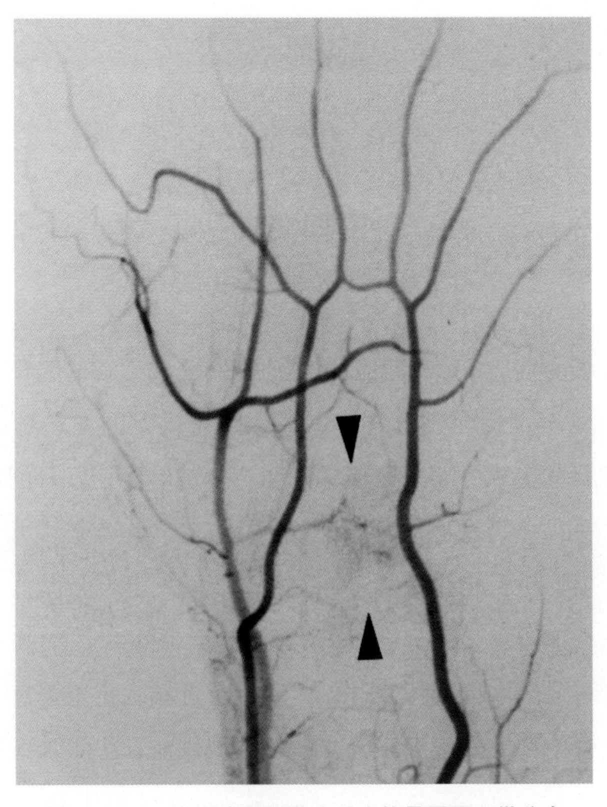

图 2-34　**X 线下造影剂灌注后头状骨周围血供分布**

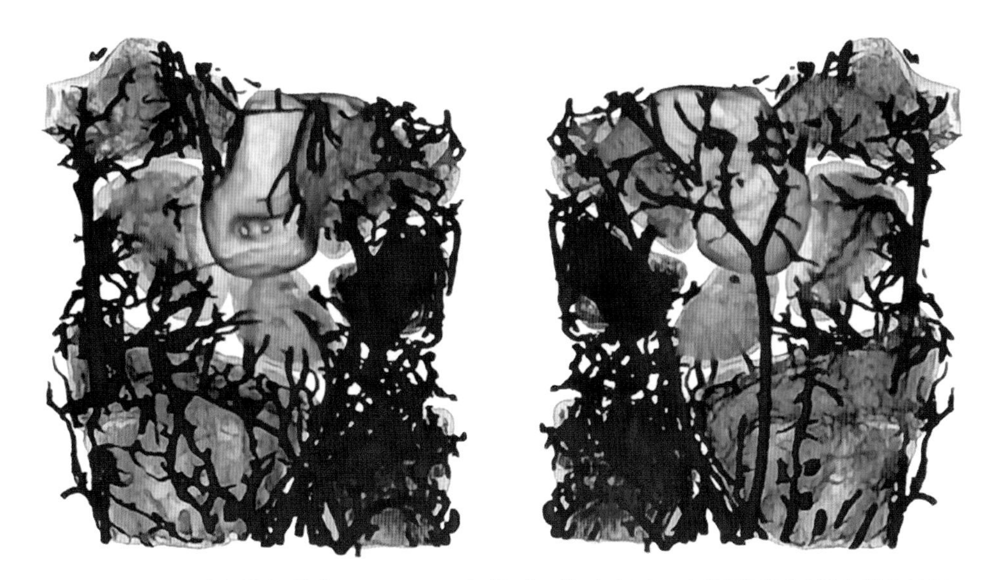

图 2-35　明胶氧化铅灌注，micro-CT 扫描后三维重建显示头状骨周围及骨内微血管网

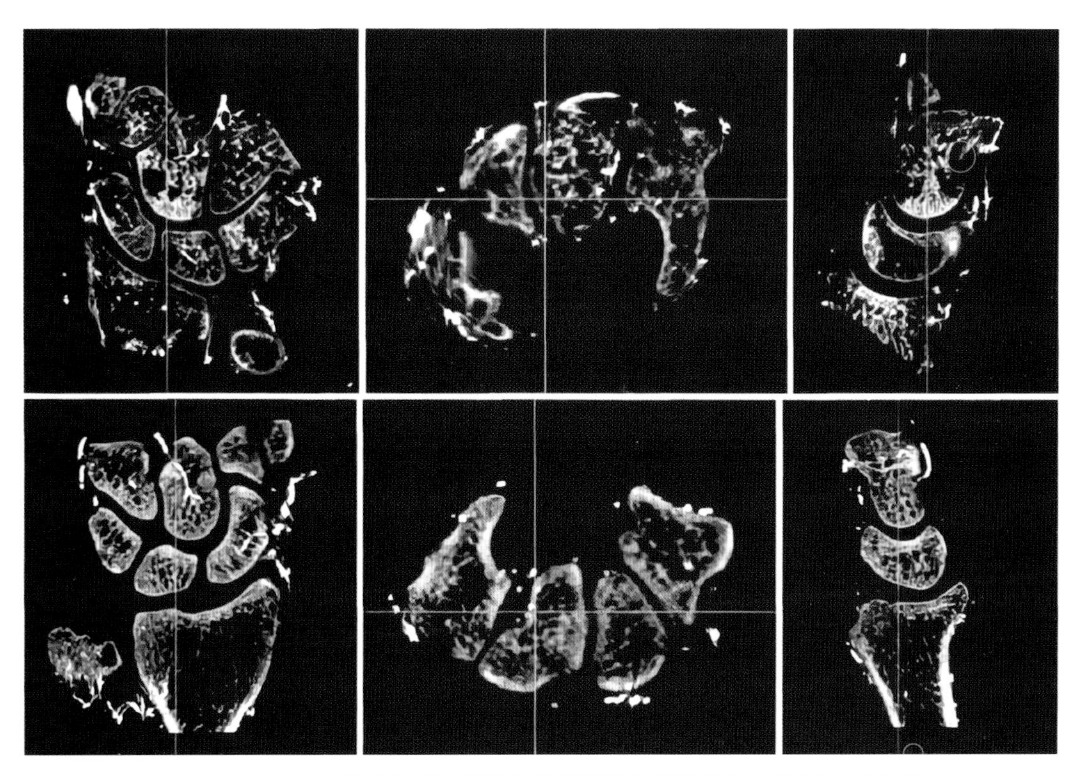

图 2-36　Micro-CT 扫描显示明胶氧化铅灌注头状骨滋养血管及骨小梁形态

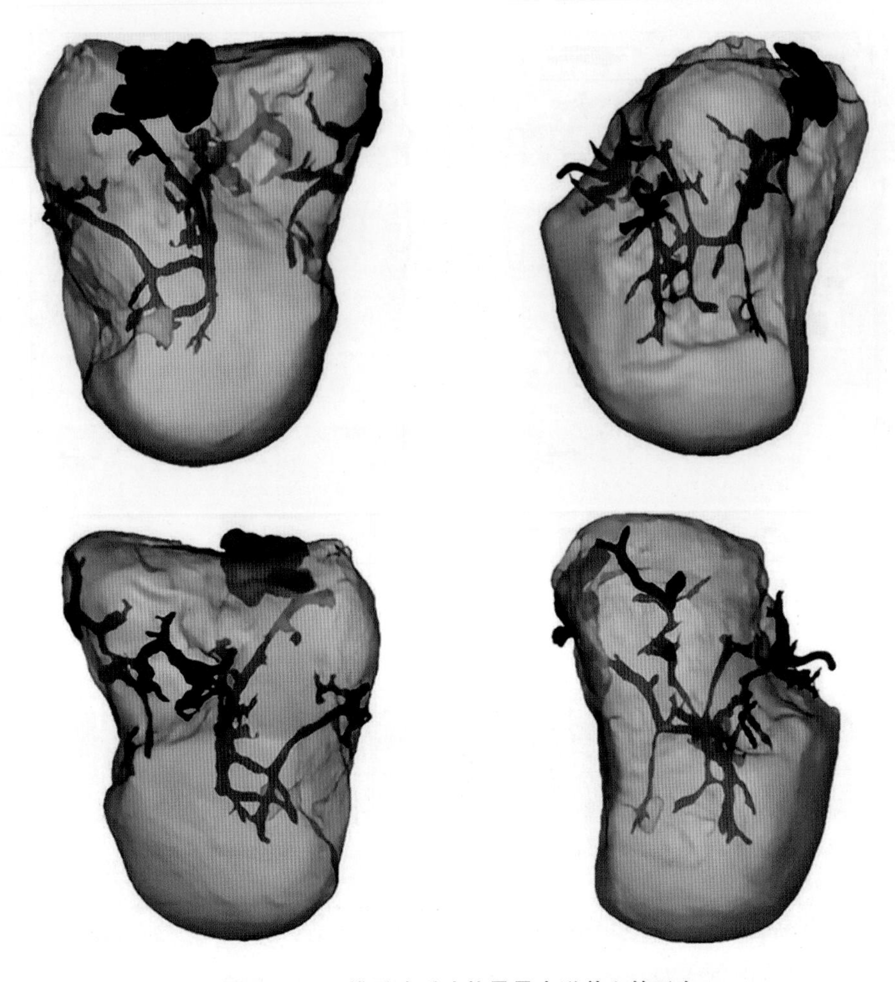

图 2–37 三维重建后头状骨骨内滋养血管形态

（七）钩骨

钩骨位于三角骨和头状骨之间，远端关节面与第4、5掌骨基底部形成腕掌关节，桡侧与头状骨形成关节，近端与三角骨形成关节。钩骨钩位于掌侧远端尺侧，方向为前后方突向掌侧。钩骨钩于掌弯曲向外侧突出，钩骨钩与钩骨体移行处即为钩骨钩基底部（图2–38）。在钩骨背侧非关节面由微小动脉网分支成数根滋养血管进入钩骨体，大部分滋养血管进入点分别是钩骨体背侧、基底部桡侧及钩骨钩顶端，少数经尺侧进入（图2–39）。血管造影显示钩骨体和钩骨钩血供来源及骨内分支吻合，其滋养血管从钩骨体背侧进入并在骨内分支走行，在钩骨钩基底部桡侧滋养血管进入并分支与钩骨体背侧进入分支相互吻合提供钩骨体血供，且分支向钩骨钩走行，与从钩骨钩顶端进入的滋养血管骨内分支相互吻合提供钩骨钩血供，少数滋养血管经尺侧经钩骨钩基底部进入骨内（图2–40）。三维可视化模型下观察钩骨骨内血管走行，滋养血管由背侧非关节面进入钩骨体骨内，并在各方向分支供应钩骨体血供；在掌侧非关节面钩骨体钩骨钩移行处，即钩骨钩基底部桡侧滋养血管进入骨内，并分别向钩骨体及钩骨钩内走行；钩骨钩顶端有单独的小血管进入并在骨内分支；钩骨钩基底部桡侧滋养血管骨内分支分别与由钩骨体背侧及钩骨钩顶端滋养血管骨内分支相互吻合；钩骨钩基底部尺侧出现滋养血管由此进入骨内并向钩骨钩内分支走行（图2-41）。

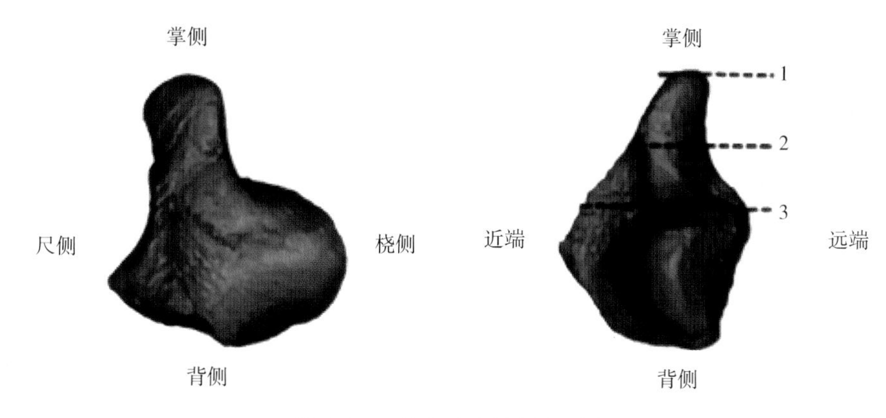

图 2-38　**钩骨的大体解剖形态**

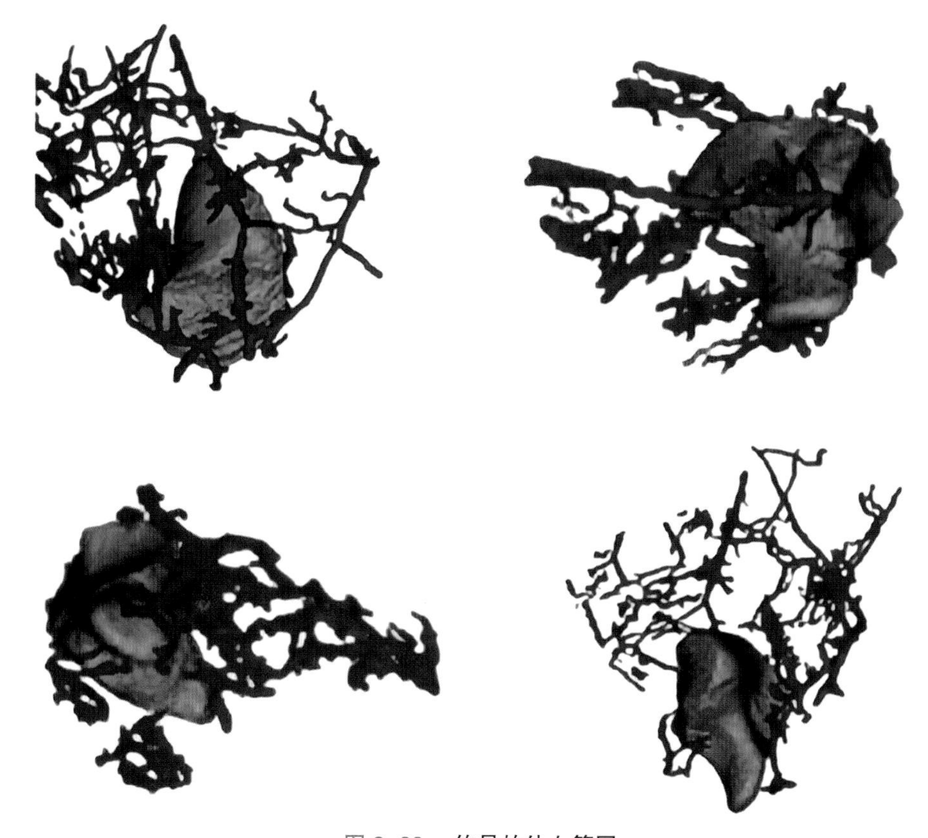

图 2-39　**钩骨的外血管网**

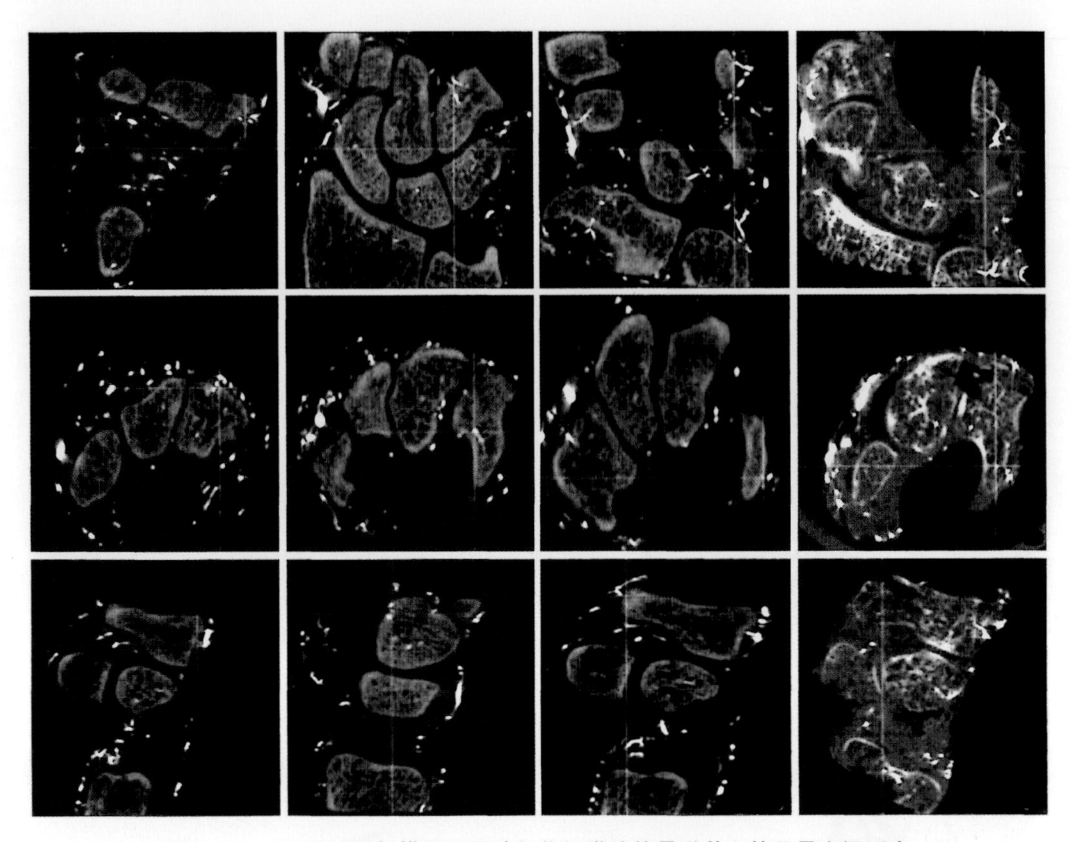

图 2-40 Micro-CT 扫描显示明胶氧化铅灌注钩骨滋养血管及骨小梁形态

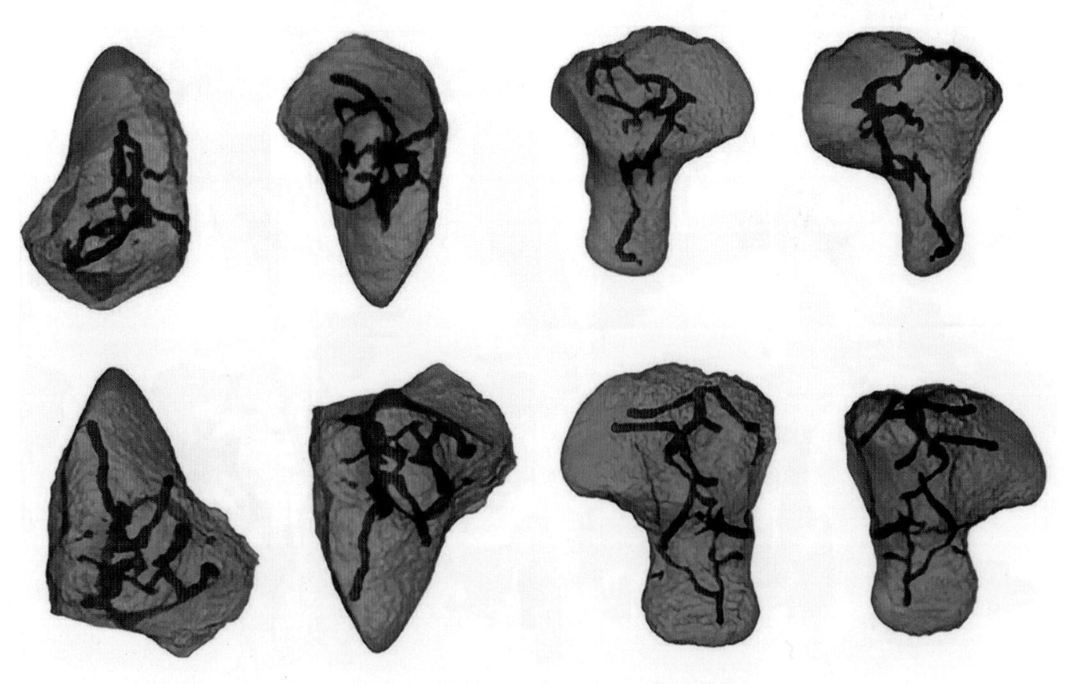

图 2-41 三维重建后钩骨骨内滋养血管形态

三、腕骨的测量及骨化特点

（一）腕骨的X线测量

孙群慧等（1997）在16～23岁健康大学生143人（男75人，女68人）双侧手部后前位X线片测量了各腕骨的长径和短径，结果显示：男女间无侧别差异，但各项测量值均具有非常明显的性别差异（t=8.41～18.10，P<0.001）（表2–4）。

表 2–4　**腕骨的 X 线片测量（mm）**

腕骨	性别	侧数	长径		短径	
			均值	标准差	均值	标准差
舟骨	男	150	24.57	2.264	13.65	1.311
	女	136	21.04	2.010	11.65	1.194
月骨	男	150	19.70	1.693	13.13	1.334
	女	136	16.90	1.971	11.59	1.076
三角骨	男	150	15.63	1.423	10.50	0.933
	女	136	14.13	1.156	9.19	0.852
豌豆骨	男	150	10.57	0.980	10.56	0.960
	女	136	11.56	1.307	9.41	1.089
大多角骨	男	150	19.36	1.219	17.08	1.356
	女	136	16.94	1.076	15.18	1.145
小多角骨	男	150	12.68	1.370	10.89	1.302
	女	136	11.19	1.104	9.71	1.078
头状骨	男	150	24.07	1.312	14.81	1.346
	女	136	21.49	1.246	13.11	1.298
钩骨	男	150	23.90	1.649	16.32	1.492
	女	136	21.53	1.491	14.54	1.155

1. 腕骨角的X线测量

舟骨、月骨和三角骨近端缘相邻切线间的夹角为腕骨角。龚少兰等（2000）在174人（男91人，女83人）16～23岁大学生双手后前位X线片上测量了腕骨角，男性为136.96°、女性为134.20°，侧别没有差异，但性别差异显著。阳性腕骨征出现率为

2.59°，与美国白人和日本人有差异。

2. 腕骨沟的X线测量

腕骨沟由大多角骨、舟骨、头状骨、钩骨和豌豆骨组成。外侧为大多角骨嵴，内侧为钩骨钩。Takechi等（1993）采用水平连续切片放射片测量了腕骨沟不同平面的宽和面积。将腕区分为6个平面：①桡尺远端关节面；②腕骨近端面；③腕骨中间面；④腕骨远端面；⑤第1腕掌关节面；⑥掌骨底面。腕骨沟的宽度入口处35mm，出口处32mm，中部面积达39mm^2。腕部骨骼骨小梁有4种排列：①与各关节面垂直；②与各关节面平行；③不规则网状；④与骨外周平行。第1、2种所有骨均有，第3种见于舟骨、头状骨、大多角骨的中央部及第1掌骨基底部，第4种见于舟骨、大多角骨的外侧部和三角骨、豌豆骨和钩骨的内侧部，这正是形成腕骨沟的内、外侧界部分。第1掌骨底切面可见骨小梁最大的特征，即第1种骨小梁从大多角骨到小多角骨、头状骨、钩骨，呈连续的横弓。

3. X线片舟骨和月骨比率的测量

舟骨和月骨在X线片后前位和前后位测量的不同比率，可能对腕关节不稳定的诊断有用。其比率分别为1.41和0.66。

4. 腕骨间隙的X线测量

手部后前位X线片腕骨间隙值如下：头月间隙1.86mm，舟大多角间隙1.71mm，舟头间隙1.67mm，月三角间隙1.57mm，钩三角间隙1.48mm，头钩间隙1.21mm，头小多角间隙1.06mm，桡腕关节2.04mm，腕掌关节1.47mm，第1腕掌关节1.60mm，第2腕掌关节1.16mm，第3、4腕掌关节1.43mm，第5腕掌关节1.42mm。

5. 腕高率

腕高率等于腕骨总高除以第3掌骨长，对诊治Kienböck病有意义。X线片测量为0.56 ± 0.04。

6. 腕高指数

腕高指数等于优势侧腕高率除以非优势侧腕高率。男、女性分别为1.00 ± 0.03、0.98 ± 0.03。

（二）腕骨的骨化

出生时，所有腕骨骨化中心仍未出现（图2-42），随后头状骨骨化，此后约每年出现1个腕骨骨化中心。1～2岁时钩骨出现骨化中心，3～4岁时出现三角骨及月骨的骨化中心，5岁时出现手舟骨的骨化中心，6～7岁出现大、小多角骨的骨化中心，10岁

（6～12岁）出现豌豆骨的骨化中心（图2-43）。腕骨的骨化中心顺序出现，如同自头状骨开始沿腕骨绕一圆周。有的每块腕骨可有两个骨化中心。

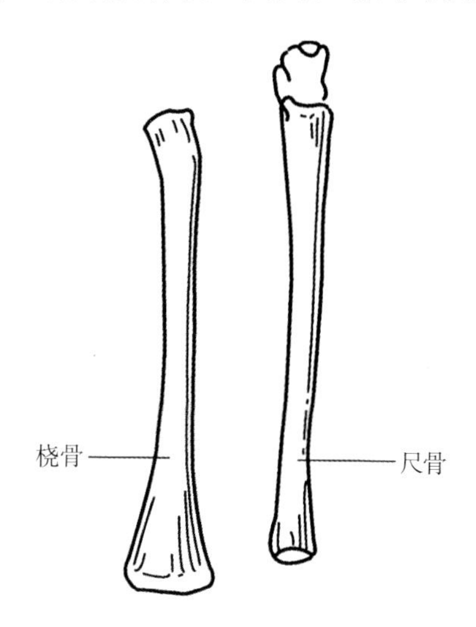

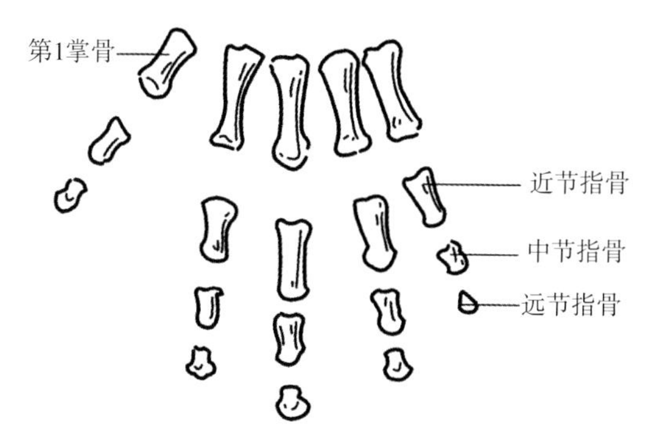

图 2-42　**出生时腕骨尚未出现骨化中心**

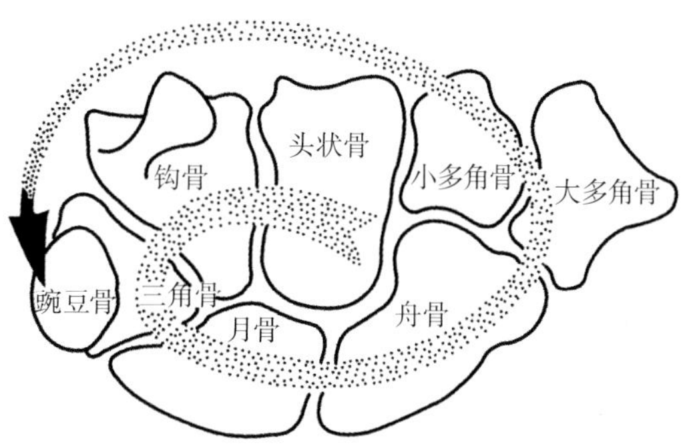

图 2-43　**腕骨骨化中心出现的次序**

腕部骨骼发育规律如下：①女性骨骼发育多早于男性。由于各骨发育超前时间不等，有的骨骼均值相差最长者可达2年以上，仅少数骨骺出现均值男女相等。②男性正常值范围较女性大。③与美国Gann资料相比，我国儿童骨骺的出现时间较美国人延迟。必须说明，除头状骨、钩骨以外，其他各骨骨化中心的出现，可以有先后的改变。男性腕骨骨化中心的出现及骨骺愈合的时间皆晚于女性1～2年。

人体骨骼在发育过程中要经过结缔组织、软骨及骨几个阶段。在成年人不存在膜化骨的任何原始部分，但在成长过程中软骨是在多数骨骼上能见到的。利用X线检查可以正确地判断软骨于骨骼上存在时期的长短、软骨内骨化中心出现及干骺闭合的时期，根据这些骨的发育情况来推测被检查者的年龄，称为骨龄测定。根据骨骼的发育年龄与患者的实际年龄作比较，可判断发育是否过早或迟。

在临床上，一般多选择手、腕和肘部作为估计骨龄的代表。通常在7岁以前主要观察腕部，腕骨在7岁以前平均每年出现1个骨化中心；7岁以后观察肘部。正常人骨龄因个体、性别、种族和地区有所不同，因此骨龄的估计可能存在一定的误差，因为同年龄的健康儿童的骨化速度并不完全相同；男性骨化中心的出现及骨骺闭合的时间均晚于女性1～2岁。正常儿童左右手只有半数是对称的，两侧肢体的骨化中心的出现亦非完全对称，但骨骺闭合则绝大多数是两侧对称。因此在进行摄片时，需要摄双侧腕关节以便进行对照。

四、腕部软组织

（一）腕掌侧结构

1. 腕管

（1）腕管的形态结构：腕管是由腕骨沟和腕横韧带共同形成的骨性纤维性隧道。腕骨沟是由于腕骨在形态结构上掌面窄而背面宽，形成向掌侧的凹陷。腕骨沟加上由舟骨结节、大多角骨结节形成的腕桡侧隆起，和由豌豆骨、钩骨钩形成的腕尺侧隆起而加深，腕骨沟和腕横韧带（屈肌支持带）围成腕管。腕骨沟是腕前向掌侧凹的弓，对固定屈肌腱运动时不致移位有重要作用。当腕骨沟整复时，保持其原有的解剖形态非常重要。

腕管略似椭圆形，腕横韧带是腕前最为坚厚的纤维组织板，近似梯形，厚0.2cm，面积为3.9cm^2（图2-44）。

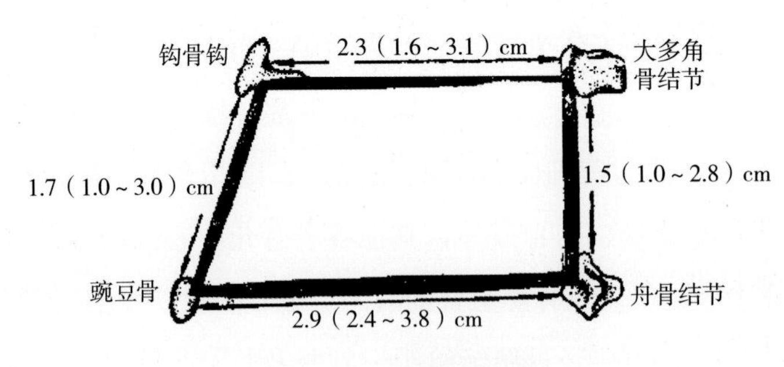

图 2-44 **腕横韧带度量**

（2）腕管的内容：通过腕管内有9条屈肌腱和1条正中神经。其各结构的截面积是：拇长屈肌0.7cm^2；指浅屈肌腱的示指肌腱0.9cm^2，中指肌腱0.5cm^2，环指肌腱

0.5cm^2，小指肌腱0.2cm^2；指深屈肌腱的示指肌腱1.2cm^2，中指肌腱1.6cm^2，环指肌腱0.9cm^2，小指肌腱0.5cm^2；正中神经0.9cm^2。9条屈肌腱和1条正中神经面积总和为7.9cm^2，与腕管面积之比为1∶3.3，腕管的面积为腕管内容物的活动提供了一定的空间。

（3）腕管内容物的局部关系：9条肌腱分浅、深层排列，并被两个腱滑液鞘所包绕，即腕桡侧滑囊和尺侧滑囊。拇长屈肌腱位于桡侧，位置较为恒定。浅层的指浅屈肌腱排列有两种形式：一是较为常见的示、小指腱偏后，中、环指腱靠前；另一种情况是小指腱至示指腱依次部分重叠，肌腱多以扇形为主。位于深层的指深屈肌腱，主要依腕管半椭圆形排列，由示指至小指，部分相重叠，其中示指腱似扁形，紧贴拇长屈肌腱，与中指腱重叠较少，中指、环指、小指腱则近似椭圆形，复瓦状排列明显（图2–45）。

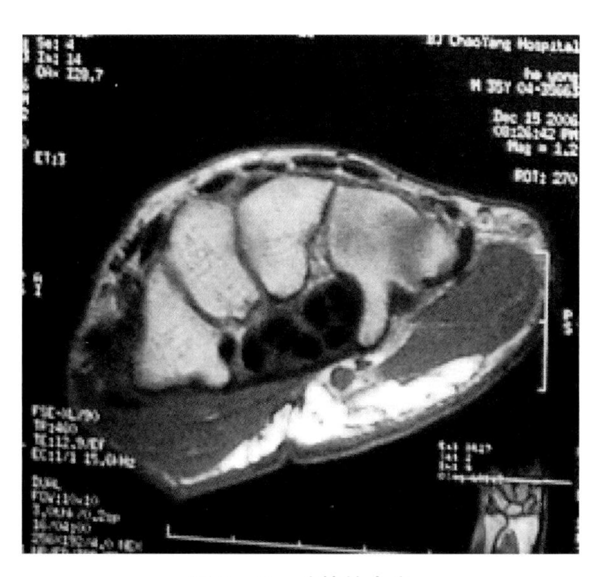

图 2–45　**腕管的内容**

正中神经在指浅屈肌腱浅面，位置较恒定，其中位于中环指腱浅面者多见，也可在中指腱或示指腱浅面。但不管其局部位置如何，正中神经总是直接与腕横韧带相接触，这一特定的局部位置关系，以及腕横韧带又是较为坚韧的纤维组织，弹力纤维少，所以任何病变引起腕横韧带变性，必将增加正中神经与腕横韧带的接触面而引起正中神经痛，尤其在腕背伸时更为明显，即腕管综合征，因此腕横韧带是引起正中神经受压的主要解剖因素之一。正中神经在腕管内分成两股者仅占4.8%，而绝大多数在腕横韧带远端缘分成2支。其中鱼际肌支（正中神经返支）多数在腕横韧带远端缘

0.4cm处分出，腕管内分出者少见。在桡侧滑囊等滑液鞘做切口时，应止于距腕横韧带远端缘1拇指幅宽以内，以避免损伤鱼际肌支，也符合解剖位置。

2. 腕尺侧管

腕尺侧管又称为Guyon管，主要由腕横韧带的尺侧段与腕掌侧韧带的远端部共同构成。其前壁为腕掌侧韧带及掌短肌，后壁为腕横韧带及豆钩韧带，内侧壁为尺侧腕屈肌腱、豌豆骨及小指展肌，外侧壁为腕横韧带和钩骨钩。腕尺管长约2cm，宽和高各6～7mm，其内容纳尺神经、尺动脉和尺静脉。这些结构通常平行排列，从内向外分别为尺神经和尺动、静脉。腕尺管综合征的病因多由腱鞘囊肿、腕掌侧韧带增厚、小鱼际肌近端形成腱弓、腕尺管内异常肌肉、肌腱及钩骨骨折等引起。

3. 腕掌侧肌腱

前臂前群肌下行至腕部时，除旋前方肌外，均移行为肌腱。依其位置，可分为浅、中、深层（图2-46）。

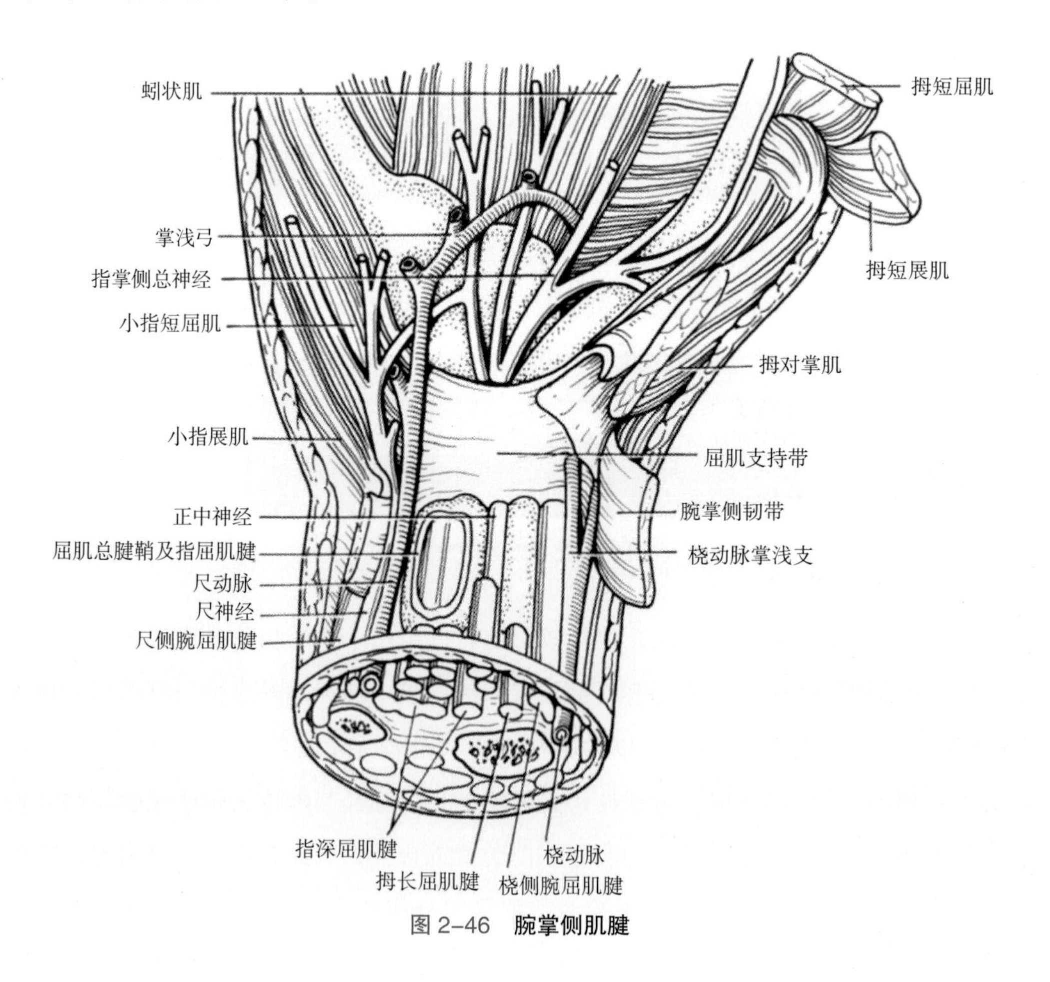

图 2-46　**腕掌侧肌腱**

（1）腕掌侧浅层肌腱：均为屈肌腱，自桡侧向尺侧，依次为桡侧腕屈肌腱、掌长肌腱和尺侧腕屈肌腱。

A.桡侧腕屈肌腱：桡侧腕屈肌于前臂中部移行为长腱，穿屈肌支持带桡侧端的腕桡侧管，沿大多角骨沟至手掌，止于第2、3掌骨底的掌侧面。肌腱在经过大多角骨沟时，被桡侧腕屈肌腱鞘包绕。桡侧腕屈肌腱的止点可有变异，可部分或全部止于大多角骨，也可止于第3、4掌骨及舟骨。其作用为屈腕，在抓握动作时，可协助桡侧腕伸肌使手外展。桡侧腕屈肌受正中神经（C_6、C_7）支配。

B.掌长肌腱：经腕横韧带的浅面至手掌，连于掌腱膜。掌长肌腱最常见的变异为缺如，约占4%。当掌长肌缺如时，掌腱膜直接起自腕横韧带。其他变异很多，常见的有：①起点异常，可起于桡侧腕屈肌、指浅屈肌或肱二头肌腱；②止点异常，可止于鱼际筋膜或腕骨；③掌长肌的腱性部分在上，肌性部分在下；④掌长肌上、下两端为腱性部分，肌性部分居中；⑤腱分裂；⑥双掌长肌腱。掌长肌的作用为屈腕和紧张掌腱膜，受正中神经（C_7、C_8）支配。

C.尺侧腕屈肌腱：尺侧腕屈肌在前臂中下部移行为肌腱，附着于豌豆骨，并续于豆钩韧带和豆掌韧带。此肌在其止点处，常有一小滑液囊，称尺侧腕屈肌囊。此肌腱的作用为屈腕，并使腕内收。它接受尺神经（C_7～T_1）支配。其变异有两种：①与腕掌侧韧带及掌腱膜相连；②尺侧腕屈肌部分肌束单独起于尺骨，止于豌豆骨，被称为尺侧腕屈短肌。

（2）腕掌侧中层肌腱：仅为指浅屈肌腱。指浅屈肌在前臂中、下1/3段交界处移行为4条扁腱，在腕部这些肌腱排列成两层，浅层至中指和环指的肌腱，深层至示指和小指的肌腱。4条肌腱经腕管和手掌，分别进入示指、中指、环指和小指的骨性纤维鞘管内。各腱在各指的近节指骨中部变扁并开始分成两股，止于中节指骨体的两侧。此肌腱的主要作用是屈掌指关节和近端指间关节，并协助屈肘和屈腕运动。它受正中神经（C_7～T_1）支配。

（3）腕掌侧深层肌及肌腱：腕掌侧深层肌为旋前方肌，肌腱为指深屈肌腱和拇长屈肌腱。

A.旋前方肌：位于拇长屈肌和指深屈肌的深面，紧贴桡、尺骨远端1/4的前面。肌纤维起自尺骨，止于桡骨。其收缩时使前臂旋前，受正中神经（C_6～C_8）支配。

B.指深屈肌腱：指深屈肌可分为两部分，外侧部较小，为半羽状肌，肌腱向远端至示指，因此示指活动有较大的独立性；内侧部较大，呈羽状，向远端移行为中指、环指和小指肌腱。指深屈肌腱位于指浅屈肌腱的深面，经过腕管时与指浅屈肌腱包于同一指总屈肌腱鞘内，经过手掌后分别进入第2～5指的屈肌腱鞘，在鞘内穿经指浅屈肌腱两股之间，止于远节指骨底，作用为屈示指至小指的远端指间关节、近端指间关节、掌指关节和屈腕。指深屈肌桡侧半受正中神经支配，尺侧半受尺神经支配。一般情况下，正中神经支配至示指和中指的肌纤维，而尺神经支配至环指和小指的肌纤维。

C.拇长屈肌腱：拇长屈肌为半羽状肌，紧贴桡骨的前面，其内侧为指深屈肌。肌纤维向远端移行为长腱，通过腕管至手部。在拇短屈肌浅头与深头和拇收肌之间进入拇指的骨性纤维鞘管，止于拇指远节指骨底的掌面。在腕管内包被于拇长屈肌腱鞘中。其作用为屈拇指和协助屈腕。拇长屈肌受正中神经（C_6～C_8）支配。

4. 动脉和神经

（1）腕掌侧的动脉

A.桡动脉：在腕部，桡动脉下行于肱桡肌腱与桡侧腕屈肌腱之间，其浅面为前臂深筋膜，深面为拇长屈肌和旋前方肌及桡骨下端。平桡骨茎突水平，桡动脉发出一掌浅支，向下穿过大鱼际肌，进入手掌，与尺动脉分支吻合形成掌浅弓。桡动脉的本干在桡骨茎突的下方，斜越拇长展肌腱和拇短伸肌腱的深面至手背，达解剖学鼻烟窝，至手背第1掌骨间隙的近端，以后穿经第1骨间背侧肌两头间至手掌，分出拇主要动脉后，即与尺动脉的掌深支吻合成掌深弓。桡动脉的走行往往发生变异，有的在较高部位即斜越至腕背，并不走行在桡骨远端前外侧，形成所谓“反关脉”。

B.尺动脉：尺动脉下行于指浅屈肌与尺侧腕屈肌之间，与尺神经伴行。初行于腕掌侧韧带的深面，以后包被于屈肌支持带浅面形成的腕尺侧管中，在尺神经的外侧达手掌。在豌豆骨的外下方，尺动脉发出掌深支，穿过小鱼际肌与桡动脉的末支吻合成掌深弓，其本干经屈肌支持带浅面入手掌，与桡动脉的掌浅支吻合成掌浅弓。在腕部，紧靠豌豆骨，尺动脉只被皮肤、皮下组织、掌短肌及掌腱膜覆盖，容易遭受损伤，发生栓塞，引起指端缺血。尺动脉在腕部如走行于掌浅横韧带与屈肌支持带之间，由于该处纤维组织肥厚，可发生尺动脉阻塞，引起中指、示指和小指尖缺血。

桡动脉与尺动脉在腕部尚发出较细的腕掌支及腕背支，彼此形成腕掌网和腕背网。前者位于腕部屈肌腱的深面，后者位于第2列腕骨的平面，在伸肌腱的深面。腕部的血管吻合非常丰富，必要时结扎桡动脉或尺动脉，尚不致引起肢端的坏死。腕掌网细小，常呈丛状，由桡、尺动脉的腕掌支、骨间前动脉的掌侧终支及掌深弓的返支共同吻合形成。腕掌网分支供应桡骨远端、腕骨和腕关节囊。桡动脉的腕掌支（腕横动脉）在距桡骨茎突上方5～20mm处，经桡侧腕屈肌腱深面横行至旋前方肌下缘。腕横动脉在桡骨下端有一组恒定的正中支。

（2）腕掌侧的神经

A.正中神经：正中神经在腕部位于桡侧腕屈肌腱及掌长肌腱之间，或在掌长肌腱的深面、指浅屈肌腱的外侧，向下经腕管进入手掌。正中神经在屈肌支持带的远端分为桡侧支及尺侧支，在桡骨茎突远端19～60mm，也可高至屈肌支持带近端5cm。第1指掌侧总神经沿拇长屈肌腱走行，发出正中神经返支，至大鱼际诸肌。正中神经的变异表现在支配指深屈肌及蚓状肌的分支数目及分布情况，有时分支可走行于屈肌支持带之间，而非在其深面。

正中神经的掌皮支在正中神经自指浅屈肌桡侧穿出处的前外侧发出，此处正中神经的横切面上，掌皮支的纤维占整个横切面积的2%。掌皮支发出后，与神经本干紧贴下行16～25mm，以后行于正中神经与桡侧腕屈肌之间的间隙内，贴于前臂筋膜的深面。当桡侧腕屈肌腱走行于屈肌支持带深浅层之间的隧道时，正中神经掌皮支也在其尺侧穿行于屈肌支持带的隧道内，但行程仅为9～16mm。在此隧道内或其远端，掌皮支分为1个大的桡侧支和1个或多个小的尺侧支。桡侧支走向鱼际区，尺侧支在掌长肌腱与掌腱膜愈合处穿入屈肌支持带的纵行及斜行的纤维层中，以后越过大鱼际皱褶走入手掌中部的皮下组织内。

根据正中神经及其分支的走行情况，腕部横切口或因腕管综合征患者纵行切开屈肌支持带时，可能损伤正中神经掌皮支或其分支，引起掌部疼痛或不适，故手术时应在腕尺侧做弯形切口，将皮肤、皮下组织及屈肌支持带一起向外翻转。在腕部，由于屈肌腱和神经的位置相当紧密，在神经损伤时常伴有肌腱损伤，但是单独的肌腱损伤也非少见，这种情况在前臂下1/3、手掌和手指也是如此。

正中神经在腕部位于桡侧腕屈肌腱和掌长肌腱之间，做正中神经腕部阻滞前，可使患者用力屈腕，以使两个肌腱明显突出。注射时先在尺骨茎突的水平画一横线，在上述两腱之间和腕部横纹之上垂直刺入皮肤，当注射针通过屈肌支持带后，可缓慢前进，边进针边注射，如此时患者手部有异感，表示针头已触到正中神经。

B.尺神经：尺神经在尺侧腕屈肌二头之间下行，位于指浅屈肌腱与尺侧腕屈肌腱之间，尺动脉在其外侧，以后经腕尺侧管，即在屈肌支持带的浅面入掌位于豌豆骨外侧的肌膜性管内，最后分为浅、深两末支（图2-47）。尺神经在腕以上有的发出一较长的吻合支，加入正中神经。

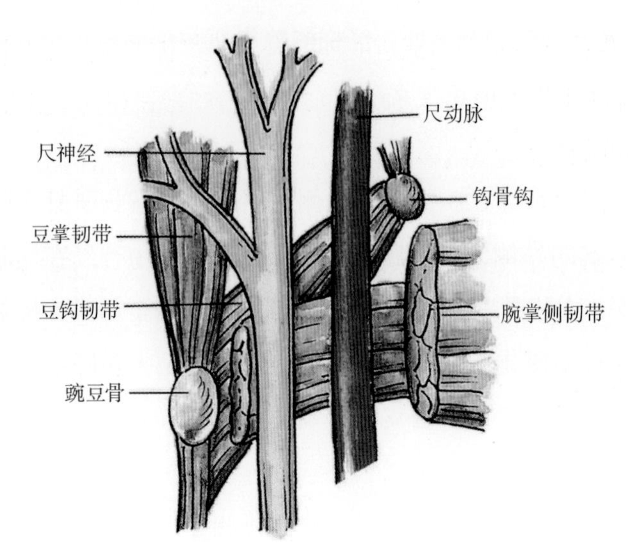

图 2-47 **尺神经及其分支**

尺神经深支行程可分为4段。①豆钩管段：位于豌豆骨的外侧缘与钩状骨钩内侧缘之间，在豆钩韧带的浅面并经其前缘向内下入于小鱼际肌；②小鱼际肌段：多行于小指对掌肌与第5掌骨底之间，与后者关系尤为密切，亦可行于小指对掌肌间隙，或小指对掌肌与小指短屈肌之间；③掌中段：与掌深弓伴行，尺神经深支可位于掌深弓浅面或深面，由此段发出至第4、3、2骨间肌及至第3、4蚓状肌肌支；④终末段：一般分出4支，分别至拇收肌横头、斜头，拇短屈肌深头和第1骨间背侧肌。

尺神经的深支支配小鱼际诸肌、骨间肌，第3、4蚓状肌，拇收肌及拇短屈肌深头，并发出节支至桡腕关节，一旦损伤，严重影响手的功能。尺神经深支在行程中，豆钩管内仅有筋膜组织充填，豌豆骨及钩状骨钩骨折及豆钩韧带撕裂所致增生粘连均可造成神经受压。在小鱼际肌段，第5掌骨基底骨折也可损伤神经、尺神经深支，还可因屈肌支持带增厚、腱鞘囊肿等引起腕尺侧管综合征，表现为小鱼际肌、拇收肌及骨间肌萎缩或麻痹、肌力下降。

进行尺神经腕部阻滞时，使患者手掌向上，在尺骨茎突水平所画横线处，摸出尺侧腕屈肌腱，注射针在此肌腱桡侧垂直进入，如针头触及尺神经，患者小指即有异感；如针头已达深筋膜下，患者小指尚未出现异感，可将针头略微拔出，转向尺侧腕屈肌腱之后注入。

C. 桡神经的浅支：桡神经的浅支在桡骨茎突上一掌宽处离开桡神经，经肱桡肌腱的深面进入腕背，分为4～5支指背神经。此浅支主要为感觉神经，支配手背外侧及外侧两个半指背的皮肤，拇指达甲根，示指达中节指骨中部，中、环指不超过近端指间关节。

桡神经浅支在行经腕部处分为内、外侧支，皆由解剖学鼻烟窝通过。做桡神经腕部阻滞时，使患者的腕部放在既不旋前也不旋后位置，拇指伸直并略向外展。这样解剖学鼻烟窝的界限即变为明显，用注射针先在鼻烟窝前界（拇短伸肌腱）皮下注射麻醉液少许，以后由鼻烟窝的前界至后界在皮下注射麻醉液，在鼻烟窝即形成1个麻醉墙，如此通过鼻烟窝的桡神经的内、外侧支的痛觉传导即被阻滞。

（二）腕背侧结构

1. 腕背侧肌腱和腱滑液鞘

（1）腕背侧韧带：又称为伸肌支持带，是前臂背侧深筋膜的增厚部。其外侧附着于桡骨远端的外侧缘及桡骨茎突，斜行向内侧至尺骨茎突及其远端，附着于豌豆骨及三角骨，位置较腕横韧带略高。从腕背侧韧带向深面发出5个纤维隔，至桡、尺骨的背面，构成6个纤维骨性管道，供前臂后群肌的肌腱及腱鞘通过。它们通过腕背时，与桡腕关节囊紧相连。桡腕关节的关节囊背面只有背侧桡三角韧带加强，而其他部分非常薄弱，桡腕关节的滑膜易从这些肌腱间疝出，形成腱鞘囊肿。

在伸肌支持带下有9条肌腱，经过6个纤维骨性管达手背。每个管内均衬以腱滑膜鞘，即腕伸肌腱滑膜鞘。从桡侧向尺侧计有：第1鞘通过拇长展肌腱与拇短伸肌腱；第2鞘通过桡侧腕长、短伸肌腱；第3鞘通过拇长伸肌腱；第4鞘通过指伸肌腱和示指伸肌腱；第5鞘通过小指伸肌腱；第6鞘通过尺侧腕伸肌腱。上述6个腱鞘中，拇长伸肌腱鞘经常与桡侧腕伸肌腱鞘相互交通，故平常只有5个独立的腱滑膜鞘。这些管内的滑膜鞘如发生慢性炎症或粘连，往往影响肌腱的运动。最常见者发生于第1鞘，拇长展肌腱与拇短伸肌腱的狭窄性腱鞘炎较为常见，也称为桡骨茎突狭窄性腱鞘炎。

临床应用要点：桡骨茎突狭窄性腱鞘炎的炎症部位在桡骨茎突处，此部位有明确的压痛点，局部可有小的隆起，皮肤无红肿，使拇长展肌腱与拇短伸肌腱伸展的动作可使局部疼痛明显加重，因为这些动作可以刺激炎症腱鞘而诱发症状。

（2）腕背侧肌腱

A.浅层肌腱：多起于肱骨外上髁的伸肌总腱，由外向内为以下肌腱。

肱桡肌腱：通常止于桡骨茎突的基部，也可止于第3掌骨、舟骨或大多角骨。肱桡肌为有力的屈肘肌。此外，当前臂旋前时，该肌有旋后作用，而当前臂旋后时，又有旋前作用。

桡侧腕长伸肌腱：止于第2掌骨底，副腱的出现率为22.4%。此肌的主要作用为伸腕，同时协助屈肘和使手外展，并有使前臂旋后的作用。

桡侧腕短伸肌腱：大多数同时止于第2、3掌骨底，而止于第3掌骨底者仅占13%。其副腱出现率为11%。罕见情况下，桡侧腕长、短伸肌腱可融合为一腱。此肌有伸腕并协助使手外展的作用。

指总伸肌腱：为4个并排的长腱，与示指伸肌腱共同通过伸肌支持带深面的骨性纤维管至手背，止于第2～5指的中节和远节指骨底。此肌有伸腕和伸指的作用。

小指伸肌腱：与指伸肌至小指的腱相连合，止于小指中节和远节指骨底的背面。小指伸肌腱可分叉，其桡侧的腱可止于环指。此肌的作用为伸小指。

尺侧腕伸肌腱：止于第5掌骨底的尺侧。此腱的止点变异较少，少数具有一细小额外腱条，占11.8%。其作用为伸腕并使手内收。

B.深层肌腱：

拇长展肌腱：拇长展肌起自尺骨和桡骨中部的背面及两骨间的骨间膜，其肌腱止于拇指第1掌骨底的外侧。此肌收缩时使拇指和全手外展，并使前臂旋后。

拇长展肌腱的止点有很多变异。止于第1掌骨底者仅占21.2%，其他7种情况为：①同时止于第1掌骨及大多角骨占49.0%；②同时止于第1掌骨、拇短展肌及大多角骨占12.6%；③同时止于第1掌骨及拇短展肌占12.8%；④同时止于第1掌骨及拇对掌肌占1.6%；⑤同时止于第1掌骨、大多角骨及拇对掌肌占1.4%；⑥同时止于桡骨茎突、腕掌侧韧带及拇指近节指骨占0.4%；⑦拇长展肌缺如，由拇短伸肌发出一副束止于第1掌骨占1%。

拇长展肌腱大多数有2～10mm宽的副腱，与主腱明显分开，在纤维骨性管的远端位于其尺侧，腱的起始处常有或多或少分开的肌腹。在纤维骨性管，副腱常占据主腱的鞘，但其止点5mm内偶有分开的鞘。副腱止点如下：①25%直接附着于拇短展肌的基底；②34%急剧转向尺侧，止于大多角骨，或止于第1腕掌关节的关节囊及邻近筋膜；③39%同时兼具上述两种情况，副腱展开，同时止于大多角骨、大鱼际筋膜、第1腕掌关节的关节囊及拇短展肌。

拇短伸肌腱：拇短伸肌在拇长展肌起点的下方起自桡骨背面及其邻近的骨间膜，其肌腱多数止于拇指近节指骨底的背侧，但有29%同时延伸于远节指骨底。拇短伸肌完全无肌腹和肌腱者占1.6%，无肌腹但由邻近结构分一肌腱以代替拇短伸肌腱者占9.2%，缺如时通常由拇长展肌分一副腱代替（69.6%）。拇短伸肌具一条副腱者占1.4%，多止于第1掌骨底。

拇长伸肌腱：拇长伸肌起于尺骨背面中1/3及邻近骨间膜，止于拇指远节指骨底的背面。拇长伸肌腱多同时止于拇指近节和远节指骨底（70.8%），而止于远节指骨底者仅占少数（29.2%）。

示指伸肌腱：示指伸肌起于尺骨后面的下部及邻近骨间膜，在拇长伸肌的远端，其腱在指伸肌至示指肌腱的内侧移行为指背腱膜。

2. 动脉

腕背动脉网（图2–48），由桡、尺动脉的腕背支、骨间前动脉后支与骨间后动脉末支形成，由此网向远端发出3个粗细不等的交通支较粗大，连于第2～4掌背动脉腕背网，常呈弓形，其组成形式较多。

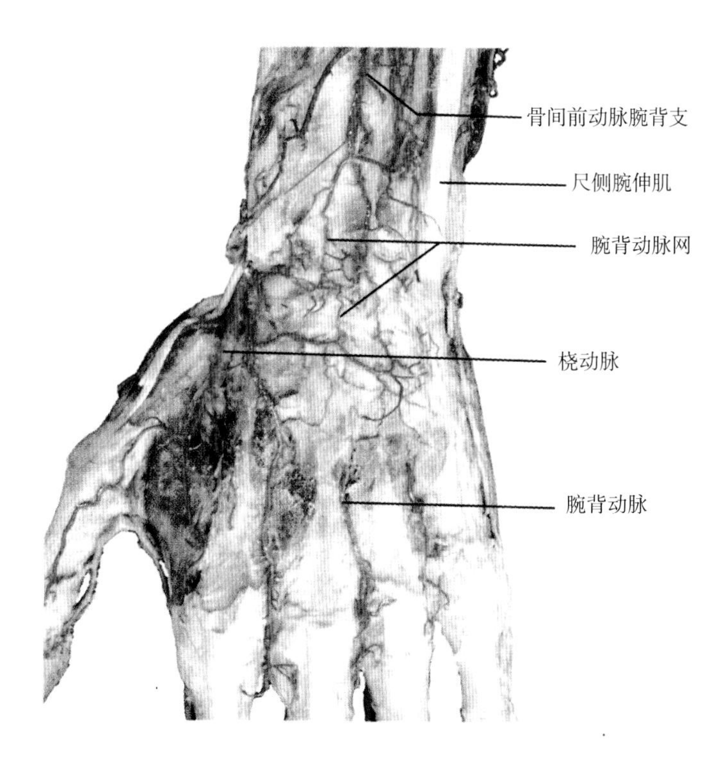

图 2–48　**腕背动脉网和掌背动脉**

腕背网可单独由桡动脉的腕背支形成，占58%。由腕背网发出3～4支细小的掌背动脉，经相应骨间背侧肌下行，分为指背动脉，分布到掌指关节囊和近节指骨背面小部分皮肤。在手背，有2条动脉，即由桡动脉发出的腕背支和由骨间后动脉发出的分支，供应手背皮肤，动脉间吻合丰富，可利用它切取手背轴型与感觉皮瓣。

骨间前动脉在旋前方肌上缘发出的背侧支，当其穿过骨间膜后即发出一皮支，沿拇短伸肌与指伸肌的间隙穿出，在入皮前尚发出一骨膜支，供应桡骨远端背侧骨膜。该皮支解剖恒定，长2cm，可连同背侧支主干作为血管蒂向远端逆转，形成岛状皮瓣或骨膜瓣，用于修复手背皮肤缺损或腕骨骨折不愈合及缺血坏死。

五、腕部的关节

（一）桡腕关节

桡腕关节为典型的二轴性椭圆关节，变异球窝关节。由舟骨、月骨和三角骨共同构成一椭圆形关节面，与桡骨远端的腕关节面及尺骨头下方的三角纤维软骨构成的关节窝共同连接组成。桡腕关节腔相对宽大，并且与桡尺远端关节和腕中关节之间，分别有三角纤维软骨及骨间韧带相隔，因此，彼此不通。但是，有的由于三角纤维软骨穿孔，致使桡腕关节腔与桡尺远端关节相通，或者骨间韧带不完整，致使桡腕关节腔与腕中关节腔相通。

1. 掌侧桡腕韧带

桡腕关节面周围的关节囊薄而松弛，有囊内、外韧带加强（表2–5）。与髋、膝等大关节不同，腕关节囊的纤维层和滑膜层没有明显的分界，纤维层是由胶原纤维形成的一薄层纤维囊，覆盖腕关节韧带的表面，纤维层内含有较多的血管；纤维层的深层纤维形成韧带外鞘，包绕腕关节的囊内韧带，此鞘较薄且平滑，并衬覆上皮细胞，为关节囊的滑膜层。

表 2–5　掌侧桡腕韧带的测量

	长（mm）	宽（mm）	厚（mm）
桡舟韧带	12.98 ± 2.31	5.87 ± 1.51	1.01 ± 0.32
桡舟头韧带	25.34 ± 3.07	6.36 ± 1.25	1.18 ± 0.21
桡月韧带	16.56 ± 2.30	7.17 ± 1.08	1.42 ± 0.29
桡舟月韧带	9.63 ± 1.96	5.98 ± 1.34	1.03 ± 0.18

（1）桡侧副韧带：亦称桡舟韧带，为掌侧桡腕韧带的最靠桡侧部分。它起自桡骨茎突尖偏背侧，斜向掌侧，止于舟骨结节、大多角骨及桡侧腕屈肌腱腱鞘底。其背尺侧与腕背关节囊相连，掌侧与桡舟头韧带相邻。组织学上，桡侧副韧带由排列较规整的胶原纤维束和大量的弹力纤维束组成。

（2）桡舟头韧带：起自桡骨茎突和桡骨掌侧唇，斜向尺侧，其向远端走行时仅为单束，后分成3个组成部分，最偏桡侧的部分止于舟骨腰部外侧，成为桡侧副韧带的一部分，其中间部分行经舟骨腰部的横凹，呈半环状止于舟骨的远极的近端面和桡侧腕屈肌腱鞘底上，最内侧的纤维走行在舟骨的近端极表面，横过舟骨和头状骨之间的腕中关节，在头状骨的头掌面和三角头韧带汇合，形成弓状韧带，仅有很少部分的桡舟头韧带纤维止到头状骨的体部。这一弓状韧带结构对头状骨起到悬吊的作用，对腕关节伸展过程中头状骨不至于在腕中关节脱位起重要作用。组织学上，桡舟头韧带是由纵行且粗大的胶原纤维束组成，束与束之间以束膜相隔，弹力纤维较少，不规则地分布在胶原纤维束之间。

（3）桡月韧带：紧邻桡舟头韧带的尺侧和桡骨远端桡腕关节面髁间嵴的桡侧，起自桡骨茎突掌面，向内侧行走越过舟骨近极和舟月骨间韧带的掌面及桡舟月韧带的末端，并与后两者有薄弱连接，然后以粗大的纤维束止于月骨掌面。Berger将其称为长桡月韧带（long radiolunate ligament，LRT），而将从桡骨的月骨窝的掌侧缘上发起并止于月骨掌侧隆凸的纤维束称为短桡月韧带（short radiolunate ligament，SRT）。SRT和LRT的分隔是桡舟月韧带，SRT的尺侧缘与TFCC的部分纤维交织。SRT实际为腕掌侧关节囊的局部增厚，无明显的韧带束可见。

从腕关节背面观，可见上述3条韧带排列紧密，桡舟韧带居桡侧缘，短且较为薄弱。桡舟韧带与桡舟头韧带两者界限不清，而桡舟头韧带与桡月韧带有纵行且向背侧开口的韧带间沟相隔。3条韧带中以桡月韧带最为粗大。组织学观察，桡舟头韧带与桡月韧带之间的韧带间沟被滑膜上皮所衬覆，并且桡月韧带中亦含有较为密集的胶原纤维束，大量的弹力纤维密集成束，较规则地分布于胶原纤维之间。

（4）桡舟月韧带：又称Testut韧带，位于桡月韧带的尺侧且位置较深，起自桡骨远端桡腕关节面髁间嵴的掌面，并沿髁间嵴向背侧稍微延伸，故起点呈一三角形，导致整个韧带亦呈底边位于掌面的三角形束膜样结构，几乎垂直前行，大部分纤维止于舟骨近极的掌面，同时也覆盖近端舟月间隙，与舟月骨间韧带相交织。韧带的尺侧缘有小部分止于月骨掌面的桡侧缘。从掌面观此韧带较平直，并且只有在将桡月韧带切断掀起后，才能全部暴露出来；从腕背侧观可见此韧带位居桡月韧带的背侧，往往多被覆滑膜皱襞，在行腕关节镜检查时，可以此作为标志。

从形态外观上，桡舟月韧带较为松弛，是桡腕韧带中最为薄弱的。Mayfield指出桡舟月韧带是腕掌侧韧带中弹性最大的，在最大应力之下张力最大，但最不强壮。徐永清等通过组织学研究证实，桡舟月韧带中胶原纤维束细小疏松，缺乏弹力纤维，更重要的特征是韧带中含有丰富的血管，与Berger和Blair的观察一致。因此，Mayfield所述的桡舟月韧带的弹力性能，其证据不足，不可能是弹力纤维造成的，可能与血管成分有关，或排列稀疏的胶原纤维束可能分散力的传导。

2. 背侧桡腕韧带

腕背侧关节囊较掌侧薄弱，其表面有腕背侧伸肌腱腱鞘底附着加强。将伸肌腱鞘底剥离后，可见腕关节囊纤维层形成2条主要韧带，即背侧桡三角韧带和背侧腕骨间韧带，均为关节囊韧带。背侧桡三角韧带和指伸肌与示指伸肌腱鞘底相融合，两者难以分离，通过腱鞘底可清晰看到韧带的走行纤维。

背侧桡三角韧带是唯一的背侧桡腕韧带，它起自桡骨茎突背面Lister结节的远端，几乎横行斜向尺侧，越过月骨及舟月和月三角关节的背面，止于三角骨背面的桡侧（图2-49），Smith通过傅立叶转换MRI三维重建技术，对25人正常志愿者的双侧腕关节韧带进行了观察和测量，测得背侧桡三角韧带的长、宽、厚度分别为24.4mm、3.49mm和2.2mm。徐永清等通过腕关节标本测量，其长、宽、厚度分别为24.84mm、4.42mm和0.55mm。背侧桡三角韧带不仅在形态上比较粗壮，并且在组织结构上亦较强韧，韧带内含有密集成束的弹力纤维，与掌侧相对应的桡月韧带的组织结构类似。

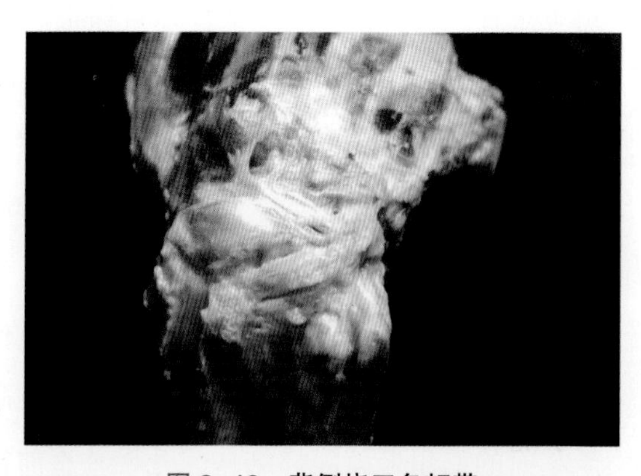

图 2-49 **背侧桡三角韧带**

Mizuseki和Ikuta根据桡三角韧带的起止纵行的不同变异，将其分为4型。Ⅰ型：为单一的桡三角韧带，起自Lister结节，止于三角骨的背面，占44%；Ⅱ型：除了Ⅰ型的桡三角韧带，外加一起自桡骨茎突背侧止于三角骨的三角形纤维束，占30%；Ⅲ型：与Ⅱ型基本相同，只是三角形纤维束中含有一明显的韧带；Ⅳ型：为2条分别独立的桡三角韧带，分别起自Lister结节和桡骨远端背面的尺侧，然后斜向尺侧，止于三角骨的背面，占12%。

（二）桡尺远端关节

桡尺远端关节呈“L”形，其垂直部位于桡、尺骨下端之间，横部在尺骨头下端与关节盘之间（图2-50）。

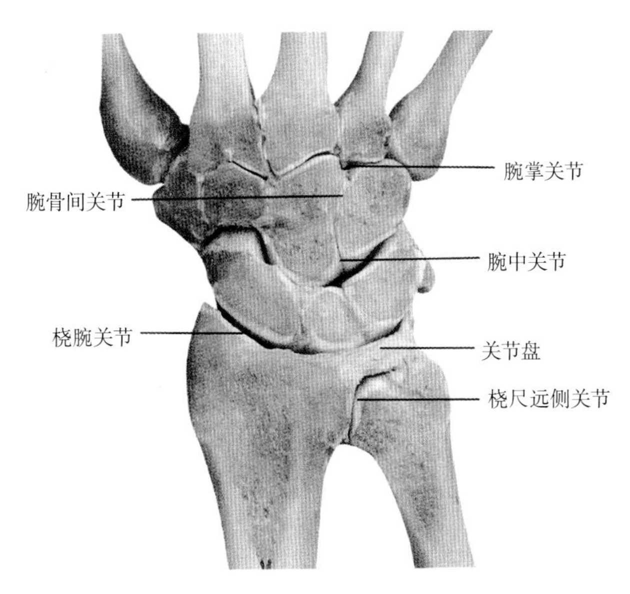

图 2-50　**桡尺远端关节的组成**

1. 桡尺远端关节的构成

桡尺远端关节由尺骨头环状关节面构成关节头，桡骨尺切迹及其自下缘至尺骨茎突根部的关节盘共同构成关节窝。腕关节盘或称三角纤维软骨，是一块位于尺骨头与三角骨之间狭长区域内的纤维软骨，远端平面略呈三角形。中央比周围薄，上下面呈双凹形。关节盘的中央厚3～5mm，但有的中央很薄，呈膜状，容易破裂，其近端较厚之尖端借纤维组织附着于尺骨茎突的桡侧及其基底小窝，一部分与尺侧副韧带相连。三角纤维软骨较薄的底附于桡骨的尺切迹边缘，与桡骨远端关节面相移行，形成桡腕关节尺侧的一部分，其掌侧及背侧与桡腕关节的滑膜相连。由于桡腕关节的关节囊下部与关节盘相融合，关节囊松弛无力，滑膜向上突出于桡、尺骨间并越过远端骨骺线形成囊状隐窝，容许作旋前和旋后运动。此关节盘除分隔桡尺远端关节与桡腕关节外，也是尺、桡骨下端相互拉紧与联系的主要结构。关节盘的下面光滑平坦，与桡骨腕关节面之间的分界并不明显，上面因有一部分附着处，故游离面较小，表面亦较粗糙不平。

Palmer把三角纤维软骨分为5个不同部分组成，即固有关节盘、桡尺掌侧和背侧韧带、半月板近似物及尺侧腕伸肌腱鞘。三角纤维软骨的厚度和发育取决于桡、尺骨的相对长度，在于使桡骨到尺骨茎突基底保持一个平滑的关节面，起到所谓尺腕“半月板”的作用。三角纤维软骨是腕尺侧的缓冲垫，是桡尺远端关节的主要稳定装置（图2-51至图2-54）。当前臂和腕处于中立位时，约40%通过关节的负荷经过关节盘和尺骨下端。因此，三角纤维软骨是一个容易发生退变的结构，约50%显示穿孔，使桡腕关节与桡尺远端关节相通。可伴有尺骨远端和月骨的磨损，约3/4有月骨三角骨韧带破裂。

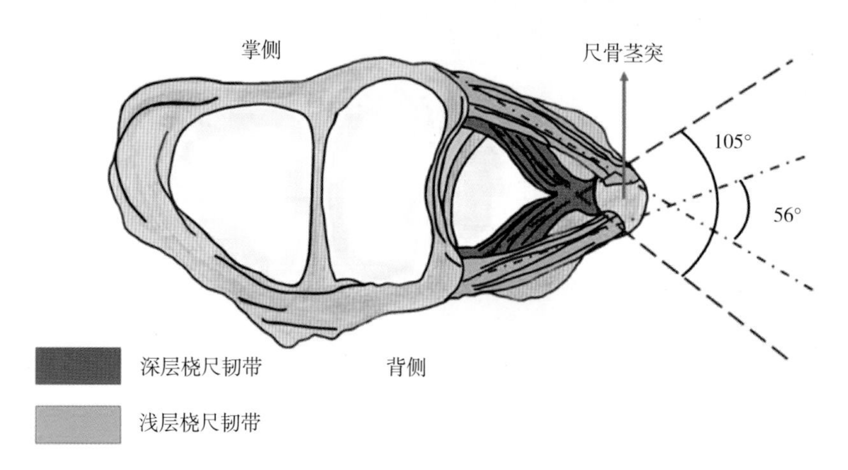

图 2-51 模式图说明了三角纤维软骨复合体的掌侧和背侧尺桡韧带深、浅纤维的分开附着于尺骨茎突和 RUL 1/4 尺桡韧带的纤维

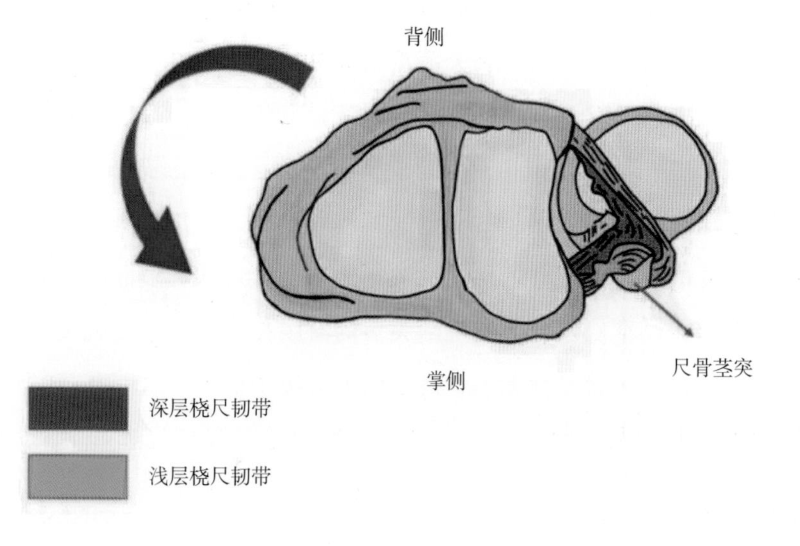

图 2-52 示意图展示了前臂旋前时，相互紧绷和松弛状态的三角纤维软骨复合体掌、背侧尺桡韧带的深层和浅层纤维

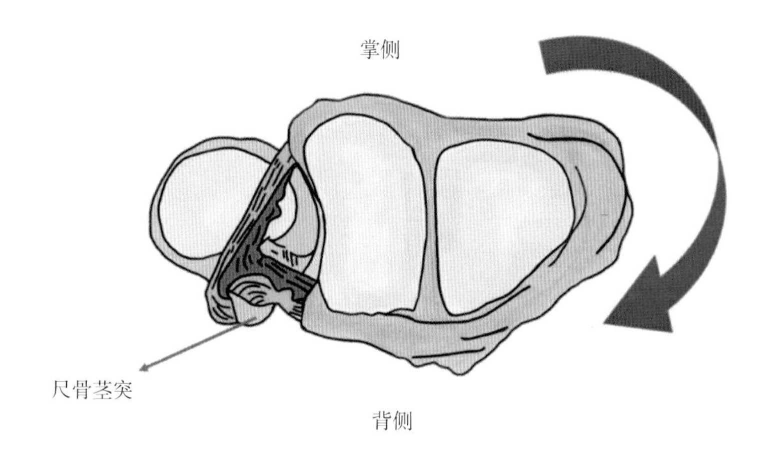

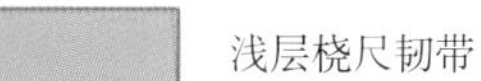

图 2-53　示意图展示了前臂旋后时，相互紧绷和松弛状态的三角纤维软骨复合体掌、背侧尺桡韧带的深层和浅层纤维

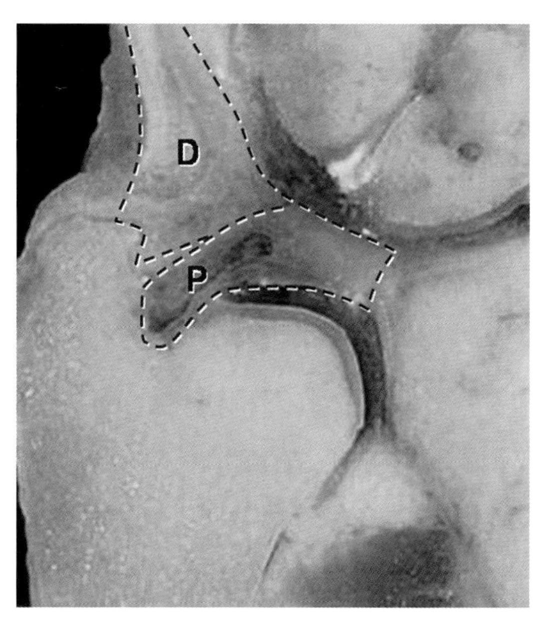

图 2-54　尺骨手腕的冠状位片，显示 TFCC。它由“TFCC 的远端部分”（D）及“近端部分”（P）组成，其中远端部分由尺副韧带和远端吊床结构组成，远端尺桡韧带起源于尺中央凹和基突，稳定远端尺桡关节

2. 桡尺远端关节的运动

桡尺远端关节的主要功能为作旋前、旋后运动，如拨表、夏日挥扇等均需要此种

运动。正常时，桡骨能围绕尺骨作150° 旋转运动。在桡骨远端骨折时，一般因桡骨远端向上，桡、尺骨远端间的关节盘往往受累，如不及时整复，则以后旋前、旋后的动作将受到影响。

3. 腕关节盘损伤

前臂旋转运动时，桡骨远端的尺切迹以尺骨头为轴心，在桡侧作弧形旋转，在旋转过程中，如腕掌部遭到阻力或掌部固定而前臂仍继续用力旋转，则其轴心将离开尺骨头而向桡侧方向移动，致使尺、桡骨的远端距离增加，再加上极度旋前或旋后时，关节盘的背侧或掌侧紧张度增大，从而造成关节盘撕裂。转动改锥、扣排球、旋转机器摇把等前臂极度用力旋转的动作，均可以引起关节盘破裂。

一般桡腕关节在工作中多呈旋前位，桡腕关节尺偏背伸时，三角骨的近端面紧压关节盘的腕侧关节面，并在一定程度上限制了它的活动；同时在关节盘的尺骨面则因随同桡骨旋转，需要在尺骨头上滑动，如此在同一关节盘的上下两面出现了动与不动的矛盾。当前臂旋前、桡腕关节尺偏、背伸及手被固定时可发生关节盘撕裂。临床表现为局部肿胀、疼痛，尺骨头向背侧移位，桡尺远端关节有异常活动。在手部固定并前臂旋转时，旋转应力以手部为杠杆而作用于桡骨，同时旋转中心不再是尺骨，这种情况可使桡尺远端关节发生异常活动，如旋转力过大，则能引起关节盘破裂。

对腕关节盘损伤的患者可施行腕关节造影，穿刺部位在尺骨茎突内侧及局部皮下浅静脉的外侧，当针尖穿过腕背侧韧带及关节囊进入关节腔时，可有明显的减压感。正常时造影剂仅充盈于关节盘远端的桡腕关节腔中，但当关节盘发生破裂时，则造影剂可通过破裂缝隙进入桡尺远端关节及其囊状隐窝中。有30%～50%的患者，由于退行性变而出现关节盘中心部穿孔，必须与外伤性撕裂相鉴别。穿孔大小1～14mm。已往的临床研究发现，对于三角纤维软骨复合体近端深层断裂，仅修复三角纤维软骨复合体远端浅层是不行的。Atze发现只有修复三角纤维软骨复合体近端深层断裂结构，才能恢复桡尺远端关节的旋转功能。

4. 桡尺远端关节与桡尺近端关节的比较

（1）相同点：① 尺骨头如同桡骨头，除内侧的茎突外，大部分形成一个圆盘，关节面占圆周的2/3，与桡骨下端内侧的尺切迹相接，桡骨尺切迹即围绕它旋转；② 桡尺远端关节不负重，由手部来的暴力并不经过它而经过桡腕关节传达至尺骨干，负重亦极轻微；③ 尺、桡骨上下端的骨骺线均位于关节囊内，桡骨上、下骺分离时，均有可能进入关节囊，在一定程度上影响旋前、旋后运动；④ 关节囊内的滑膜显得很松弛，向上超越关节上约0.5cm，形成一袋形隐窝，与桡尺近端关节相似，可保证在运动上有较大便利。此隐窝前为旋前方肌所覆盖，因此前臂前侧的深部化脓性病变可影响桡尺远端关节，而以后由于滑膜的融合，病变亦可波及桡腕关节。

（2）不同点：① 桡尺远端关节有2个韧带，1个起自尺骨茎突，至三角骨及豌豆骨，甚为坚强，如同枢轴；另1个为围绕桡尺远端关节的疏松关节囊韧带，附于桡、尺骨相对关节面的边缘，称为桡尺掌、背侧韧带，当桡骨围绕尺骨旋前、旋后时，关节囊韧带亦跟随摆动。② 桡尺远端关节主要靠关节盘和桡尺掌、背侧韧带维持稳定，不像桡尺近端关节有环状韧带环抱桡骨颈，因此在解剖结构上比较不稳定。腕背伸摔跌时，可使桡尺掌、背侧韧带断裂而引起桡尺远端关节脱位，尺骨头向桡背侧移位。③ 桡尺近端关节与肘关节相通。正常情况下，桡尺远端关节与桡腕关节并不相交通，其间因有关节盘存在而互相隔绝。但在某些情况下，关节盘前、后留有窄缝或者甚至穿孔，这样桡尺远端关节就与桡腕关节互相交通。④ 桡尺近端关节为一在环状韧带内桡骨头自身转动的真正枢轴关节，而桡尺远端关节在正常活动情况下尺骨不动，仅系桡骨的尺切迹围绕尺骨头并以其为轴心，作150° 左右的弧形旋转，其周围并无桡尺近端关节所具有的环状韧带，而仅以关节盘直接相连。

（三）腕中关节

腕中关节亦称为腕横关节，位于远近两排腕骨之间，略呈一横置的“S”形。从广义讲，它是腕关节的一个组成部分。在正常情况下，腕中关节和桡腕关节是不通的，如果创伤和退行性病变造成连接近排腕骨的韧带撕裂，则两个关节腔就会相通。腕中关节是一个双动关节，是由形态特征明显不同的两个部分组成：①滑动关节，即腕中关节的桡侧半，由舟骨与大、小多角骨相关节，故又称舟大小多角关节，关节活动范围小；② 髁状关节，即腕中关节的尺侧半，由头状骨和钩骨的近端面形成一髁状，与舟骨、月骨和三角骨形成的凹面相关节，关节活动范围大。

1. 腕中关节的组成

（1）腕中关节的近端面

① 舟骨：其远端端有两个微凸的光滑面，一个在外与大多角骨关节，一个在内与小多角骨相关节，两者之间隔以从桡背侧走向尺掌侧、呈45° 斜角的关节面间嵴。舟骨内侧面呈凹状，与头状骨关节。

② 月骨：远端面有一深凹，分为外侧的大部和内侧的小部，大部与头状骨相关节，小部与钩骨相关节。Viegas根据月骨远端的关节面，将月骨分为Ⅰ型和Ⅱ型。Ⅰ型

远端面只与头状骨形成单一关节面，Ⅱ型远端面与头状骨和钩骨分别相关节，以Ⅱ型多见。

③ 三角骨：外侧面为一大的类椭圆形面，中央少凸，两边微凹，与钩骨的螺旋状关节面相关节。

（2）腕中关节的远端面

① 大、小多角骨：其近端面分别与舟骨远端面的两个小关节面相关节。

② 头状骨：近端面与月骨的凹面及舟骨内侧面相关节。

2. 腕中关节的韧带连接

（1）豆钩韧带：由于豌豆骨只与三角骨相关节，并不参与腕中关节的组成，所以严格讲，豆钩韧带不属于腕中关节的韧带。它起自豌豆骨远端的桡侧，止于钩骨的近端尺侧，连接远近两排腕骨，和三角钩韧带共同维持腕中关节的尺侧稳定。

（2）三角钩韧带：位置较深，需要切开自头状骨体部至豌豆骨桡侧的纤维束及豆钩韧带，才能在掌面暴露出此韧带，或切开腕背侧关节囊，并剔除三角骨与钩骨之间背侧间隙的滑膜组织，同时，使近排腕骨掌屈，也可以从腕尺侧显示此韧带。它起自三角骨远端的尺侧，豆三角关节的远端，行向外下方，止于钩骨内侧缘的掌面。此韧带较为宽厚坚韧，约长80mm、宽9mm、厚1.25mm。

（3）三角头韧带：韧带起自三角骨掌面的桡侧远端，斜向桡远端，越过钩骨近端，止于头状骨体掌面尺侧的近端。接近头状骨时，三角头韧带与桡舟头韧带的末端部分相融合，形成一弓状韧带，亦称为拱形韧带、三角韧带或放射韧带。

由于头、月骨之间没有韧带相连，并且掌侧桡腕韧带的桡舟头韧带和桡月韧带在头月关节的掌面相互分开而形成一间隙，称为Poirier间隙，是腕中关节不稳的潜在因素，而弓状韧带恰位于头月关节及Poirier间隙之上，对于保护该间隙及维持头月关节的稳定有重要作用。

（4）舟大小多角韧带复合体：由3个部分组成。①舟大多角韧带，又称为桡侧部，位于STT关节的桡侧，起自舟骨结节桡侧的尖端，然后分为两束，一小束直行远端，止于大多角骨的背侧，称为背侧束；大部分斜向桡掌侧，止于大多角骨结节近端和桡侧腕屈肌腱鞘底，称为桡侧束，为该韧带的主要部分，最为坚韧粗大，厚度约1.4mm。②舟大小多角韧带，又称为掌侧部，短而薄弱，无明显的韧带可见，因其位于桡侧腕屈肌腱腱鞘底，只有将桡侧腕屈肌腱及其腱鞘底仔细剥离后，才能显露清楚，它起自舟骨远端的掌面尺侧，止于大、小多角骨相邻部分的近端。③舟头韧带，又称为尺侧部，起自舟骨内侧面最远端，斜向尺远端，止于头状骨颈和体中部桡侧的掌面。此韧带近端与桡舟头韧带、远端与头大多角韧带相邻。

（5）背侧腕骨间韧带：位于远近两排腕骨之间，可分为4类。I型：占14%，起自三角骨背面的远端，横行走向桡侧，并逐渐增宽，最后呈扇形止于舟骨和大多角骨；Ⅱ型，最多见，占44%，起自三角骨背面的远端，横行走向桡侧，越过头状骨的背面后，分为两束，分别止于舟骨和大多角骨；Ⅲ型：占38%，背侧腕骨间韧带为2条大小一样的韧带，即三角舟韧带和三角大多角韧带，分别起自三角骨的背面，并排走行于腕中关节的背面，然后各自止于舟骨和大多角骨；Ⅳ型：占4%，与Ⅲ型同，只是三角大多角韧带比三角舟韧带明显粗大。

（四）腕骨间关节

1. 近排腕骨间关节

近排腕骨间关节除豌豆骨与三角骨之外，舟骨与月骨和三角骨之间均没有独立的关节囊和关节腔，相邻骨之间借韧带相连（图2-55）。

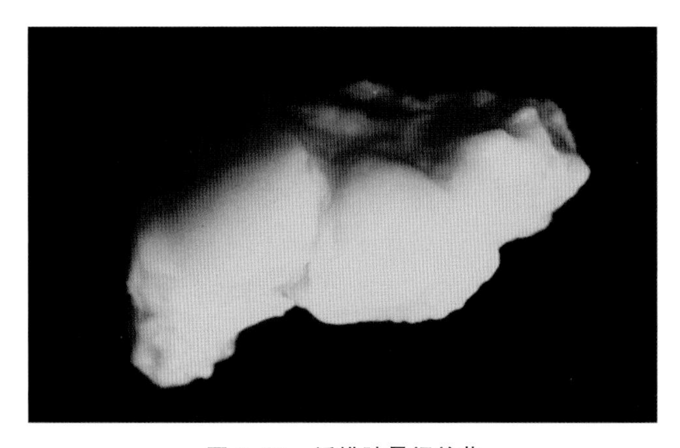

图 2-55　**近排腕骨间关节**

（1）舟月关节：是由舟骨近端的内侧面与月骨的外侧面组成的关节，两个关节面呈半月形，经额状切面，舟骨和月骨尽管均呈楔形，但是楔形的方向不同，从而导致舟骨和月骨的运动方向是彼此分开的。舟月关节通过舟月骨间韧带相互连接，该韧带由背侧、近端和掌侧3个部分组成。经舟月关节间隙的矢状切面，显示舟月骨间韧带为向远端开口的“C”形，所以，舟月关节的远端无韧带相连。

① 背侧部分：位于舟骨近端内侧面的背侧和月骨外侧面的外侧角之间，为横行的致密胶原纤维束，厚度为3mm，宽度为5mm。其背面有背侧腕关节囊相连；其远端与

背侧三角舟韧带相融合；近端过渡为舟月骨间韧带的近端部分，过渡区的特征是胶原纤维束侧部分的致密变为近端部分的疏松。

② 近端部分：位于舟月关节的近端，韧带与舟月的连接处同关节软骨相融合，以致难于确定关节软骨和韧带纤维软骨的分界线。其掌侧与桡舟月韧带相融合，后者是舟月骨间韧带近端部分与掌侧部分的分界线。近端部分的组织学特征是两端含有纤维软骨，中央和浅层为纵行的胶原纤维。与桡舟月韧带融合处变为含有神经血管的疏松结缔组织，成为明显的分界区。

③ 掌侧部分：位于舟月关节面的掌侧，从尺近端斜向桡远端，为薄层胶原纤维，比背侧部分薄弱，其厚度仅为1mm。与其浅面的桡月韧带分界明显，在远端与桡舟头韧带的部分纤维相交织。大部分被桡月韧带及其表面的滑膜皱襞所遮挡。

（2）月三角关节：由月骨的内侧面与三角骨的底面组成。通过月三角骨间韧带相互连接。月三角骨间韧带由背侧、近端和掌侧3个部分组成。经月三角关节间隙的矢状切面，显示月三角骨间韧带亦为向远端开口的“C”形，所以，月三角关节的远端无韧带相连。月三角关节除了月三角骨间韧带的相互连接外，还有来自腕掌侧的月三角韧带，它起自月骨掌面的尺侧，向尺侧横行，越过月三角关节掌侧面，并与月三角骨间韧带的掌侧部分相连，然后止于三角骨掌面的桡侧，亦有部分为桡月韧带延续而来，故有时称月三角韧带为桡月三角韧带或桡月韧带。另外，有背侧三角舟韧带和背侧桡三角韧带越过月三角关节的背侧。

（3）豆三角关节：由三角骨的掌侧面与豌豆骨背侧组成，关节囊松弛，但周围有韧带、肌腱，许多软组织的附着而得以加强。关节囊的外侧薄弱，但其前、后面分别有腕横韧带和腕掌侧韧带加强；关节囊的内侧有横行纤维穿过，形成一10mm × 1mm大小的囊韧带结构，此结构可以维持关节的内侧稳定，如有损伤，可引起豌豆骨的内侧不稳和腕尺侧痛；关节囊的近端和远端也相对薄弱，近端有TFCC的尺腕半月板附着，远端有豆钩韧带和豆掌韧带附着，但两者之间的形成裂隙成为关节囊的最薄弱处。

① 尺侧腕屈肌腱：止在豌豆骨的前面，而不是将豌豆骨包绕其内。所有腕骨中唯独豌豆骨有肌腱附着。尺侧腕屈肌腱的前、外侧有腕横韧带，后侧有伸肌支持带予以加强，共同形成豌豆骨的稳定结构。

② 腕横韧带：不但连于豌豆骨的桡侧和豆三角关节关节囊的桡前侧，还止于钩骨、豆钩韧带和尺侧腕屈肌腱。腕横韧带主要是维持腕弓的稳定。Seradge对腕管减压后所导致的豆三角疼痛综合征进行了报道，腕横韧带松解后，可能引起了豌豆骨的移

位，改变了豆三角关节的排列关系。

③ 小指展肌：起自豌豆骨的远端面和内侧面，止于小指近节指骨基底的尺侧缘。

④ 豆掌韧带：位于小指展肌的深面，起自豌豆骨远端的后面，远端止于第5掌骨基底。豆掌韧带长10mm，厚1.5mm。

⑤ 豆钩韧带：位于豆掌韧带的桡侧，起自豌豆骨的远端，止于钩骨钩。从钩骨钩的顶部发出一腱弓样结构向内侧和近端跨行至豌豆骨，形成Guyon管远端出口的顶壁，后壁则为豆钩韧带，两壁之间有尺神经和尺动脉通过。此腱弓可造成尺神经的卡压。

豆钩韧带比豆掌韧带厚，大小为8mm × 6mm。豆钩韧带和豆掌韧带在PTJ关节囊的起点处，多数情况下是相互分开的，两者之间形成一V形裂隙，成为关节囊的最薄弱处。V形裂隙处含有被脂肪组织包绕的尺神经和尺动脉的分支。Yamaguchi根据豆钩韧带和豆掌韧带在豌豆骨的起点不同，分为3类：Ⅰ型：豆钩韧带和豆掌韧带分别起自豌豆骨的掌侧，此型最多见，占52.5%；Ⅱ型：占41.3%，豆钩韧带起自豌豆骨的桡侧，豆掌韧带起于豌豆骨的掌侧；Ⅲ型：占6.2%，同Ⅱ型，另外还有一束韧带起自钩骨钩的远端止于豆掌韧带。

创伤和退行性改变均可以造成PTJ骨关节炎，成为腕尺侧痛的原因之一，以退行性改变更为多见。PTJ的退行性改变多发生在豌豆骨和三角骨关节面的远端、桡侧及桡远端，另外也可见于三角骨关节面的尺侧。

在正常情况下，有多方向的动力作用于豌豆骨，引起PTJ的大量活动。PTJ本身是一个很不稳定的平面关节，但是起止于豌豆骨和PTJ关节囊的肌腱和韧带，对豆三角关节的稳定有重要的作用。由于尺侧腕屈肌腱的牵拉，豌豆骨的近端和内侧不断受力，为了达到平衡，豌豆骨远端和外侧的结构，包括腕横韧带、腕掌侧韧带、豆掌韧带和豆钩韧带就变得坚实。在腕关节屈曲时，作用于豌豆骨的力，通过尺侧腕屈肌腱传递到豆掌韧带和豆钩韧带，所以，尺侧腕屈肌腱及豆掌韧带和豆钩韧带对豌豆骨和PTJ的稳定起一个平衡的作用，一旦这种平衡被打乱，就会引起PTJ的功能紊乱，导致豌豆骨的脱位和继发PTJ的退行性病变。所以，在进行Guyon管减压时，除了切除真正的病变以外，要尽量保护该关节周围的组织结构，如豆钩韧带等。

豌豆骨除了参与组成豆三角关节外，还是尺侧腕屈肌腱、韧带等软组织的附着点，起一个杠杆作用，类似髌骨，并有利于腕尺侧的稳定。豌豆骨被切除后，虽然腕关节的活动范围和功能没有多大改变，但可降低腕关节的握力。因此，尽量不要将其轻易切除，如有必要切除时，必须行骨膜下切除，并且重建豌豆骨周围的软组织，尤其是不要改变尺侧腕屈肌腱的止点。

2. 远排腕骨间关节

远排腕骨间关节由大多角骨、小多角骨、头状骨和钩骨通过其相邻的骨间韧带连接而成，包括大小多角骨间韧带、小多角头状骨间韧带和钩头骨间韧带。每一骨间韧带均分为3个部分：背侧、掌侧和深部，其中深部强韧。钩头骨间韧带起自头状骨内侧面的体、颈交界处，斜向尺远端，止于钩骨外侧面远端1/3的掌侧半，韧带止点处向内凹陷，形成一韧带窝，使钩骨外侧面呈一头向下的“鞋底”形状。此外，钩头关节内还有一条连接于第4掌骨和钩头骨间的纵行骨间韧带，它主要连接第4掌骨和头状骨。

起止于头状骨的腕骨间及桡腕和腕掌韧带，以头状骨为中心向四周辐射，从而使头状骨牢固地固定在腕骨中央，确立了头状骨为腕骨活动轴心的解剖依据。

由于远排各腕骨紧密连接，各关节间隙很小，腕骨之间几乎没有相对运动，骨间韧带短而坚韧，很少发生撕裂和退行性改变，所以，可以把远排腕骨视为一个运动单位。

（五）腕关节的运动

1. 腕关节休息位

腕关节休息位，同时亦为手休息位，为手指不受肌力作用时的自然半屈曲位。小指尖距掌横纹2～3cm，各指屈曲程度递减，拇指尖接近示指尖，拇指与桡骨纵轴一致。腕背伸15° 左右、稍尺偏。各肌腱处于自然平衡状态（图2-56）。

2. 腕关节功能位

腕关节功能位为手握拳、用力握紧时，腕关节所处的位置为背伸15° ～25° 、尺偏10° 左右（图2-57）。

腕关节的运动有屈、伸、桡偏及尺偏。通常以解剖位前臂、掌指均伸直为0° ，即中立位0° 测量法，测关节各方向运动所达角度。旋转运动主要是桡尺骨之间的旋转带动腕与手旋转（图2-58）。

3. 掌屈

掌屈为前臂伸直时手掌向前运动之角度。以肱骨外上髁与桡骨茎突之连线为基准，测量第3掌骨背面与基线形成的角度。正常为50° ～70° ，日常活动为40° 。

4. 背伸

背伸亦称为后伸，为手掌向背伸运动之角度。以肱骨外上髁与桡骨茎突之连线为基准，测量第3掌骨背面与其形成的角度，正常为35° ～60° 。相当于拇指垂直外展时与手指夹角的平分角度，分角线与前臂长轴一致。日常活动为30° （图2-59）。

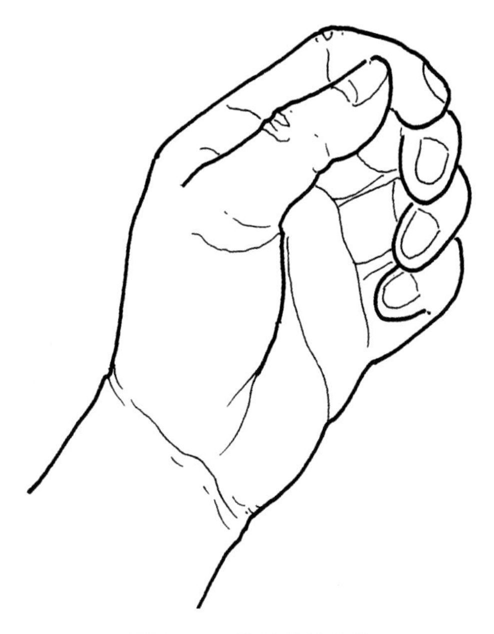

图 2-56　腕关节休息位

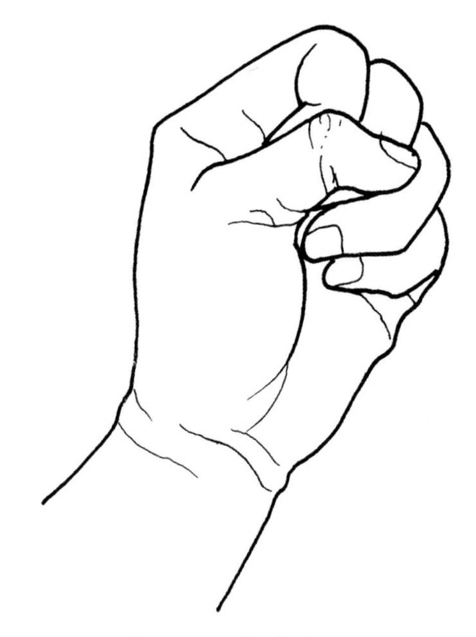

图 2-57　腕关节功能位

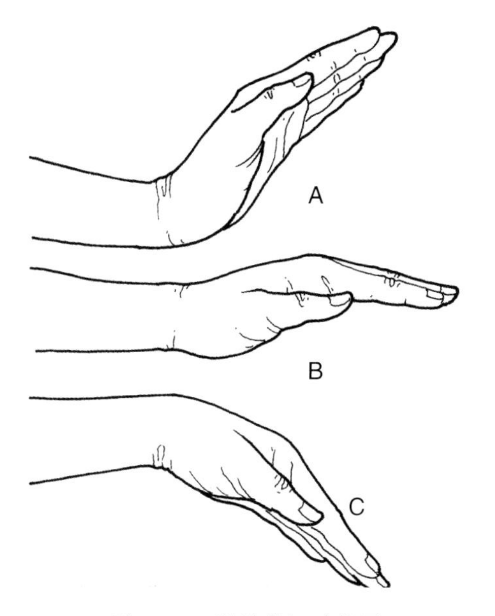

图 2-58　腕关节运动范围

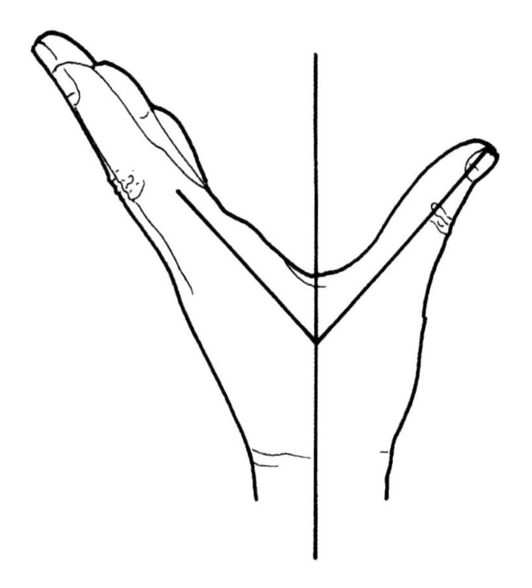

图 2-59　拇指垂直外展

（六）桡偏

桡偏为手掌向桡侧倾斜之角度。以肱骨外上髁与Lister结节内侧缘及月骨背侧突外缘连线为基准，测量第3掌骨长轴与此基线形成的角度（图2-60）。正常为20°，日常活动为10°。

（七）尺偏

尺偏为手掌向尺侧倾斜之角度。以肱骨外上髁与Lister结节内侧缘及月骨背侧突外缘连线为基准，测量第3掌骨长轴与此基线形成的角度，相当于拇指伸直水平外展时与手指夹角的平分角度（图2-60），分角线与前臂长轴一致。正常为30° ～40° ，日常活动为15° 。

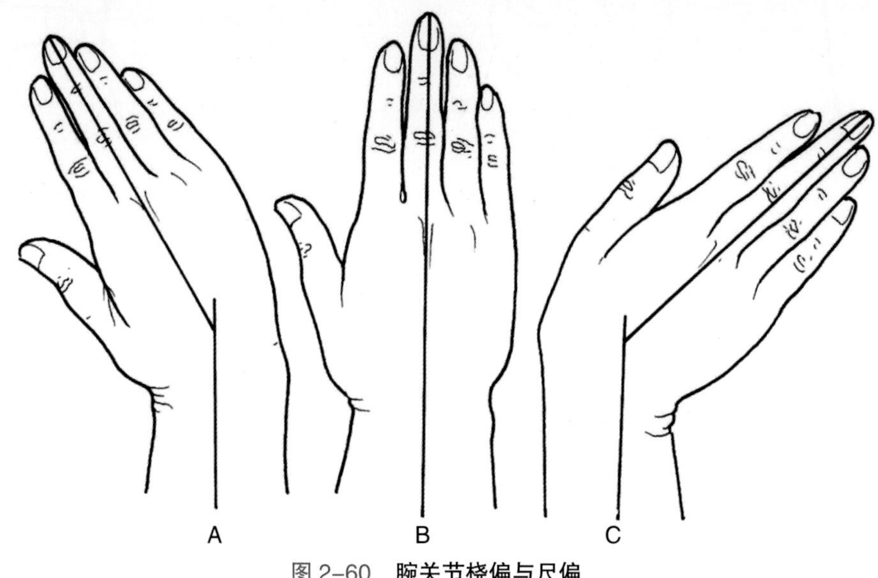

图 2-60　**腕关节桡偏与尺偏**

六、腕关节镜解剖学

腕关节有11个标准入路，包括桡腕关节5个，腕中关节4个，桡尺远侧关节2个（图2-61）。在入路中应熟悉掌握腕关节的表面解剖，避免对跨越腕关节的复杂和重要的解剖结构造成医源性损伤，如肌腱和神经的损伤。用拇指尖仔细触诊，标记所有入路。

（一）桡腕关节入路

此关节入路取名于相关的伸肌腱分隔和相互联系，有5个常用的入路，依次命名为1/2、3/4、4/5、6R和6U。

1. 1/2入路

位于桡侧腕长伸肌肌腱的桡侧和桡骨远端的远端。由于邻近鼻烟窝内的桡动脉和桡神经浅支，使此路有误伤这些结构的危险，故较少应用（图2-62）。防止这些并发症的技巧是切口尽可能靠近腕伸肌腱。这一入路主要用于以下情况：① 背侧腱鞘囊肿的切除；②掌侧腱鞘囊肿的切除；③穿入硬膜外针来修复TFCC Ⅰb型周边撕裂；④穿入克氏针固定舟月不稳；⑤桡骨茎突切除术。

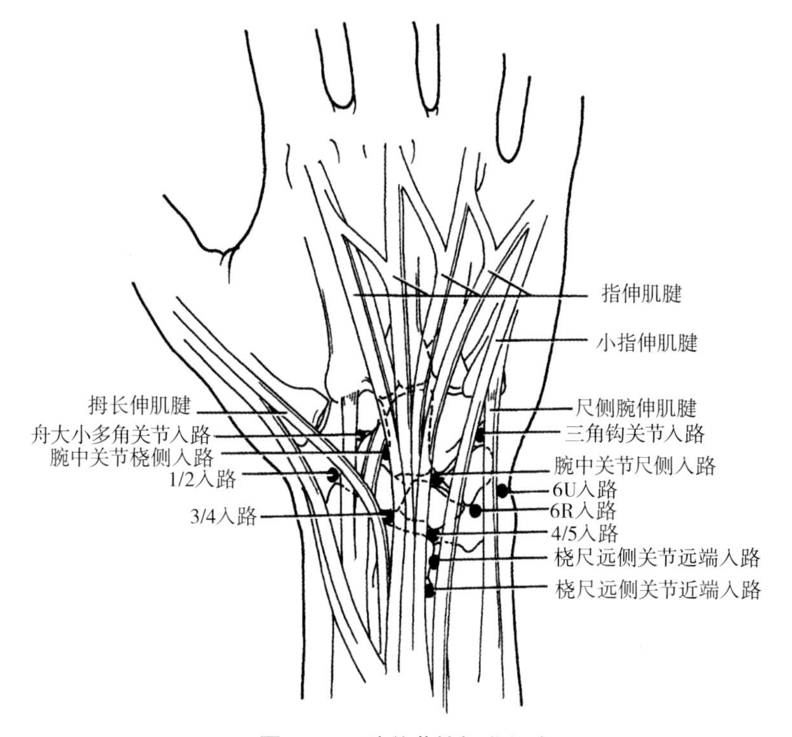

图 2-61　**腕关节镜标准入路**

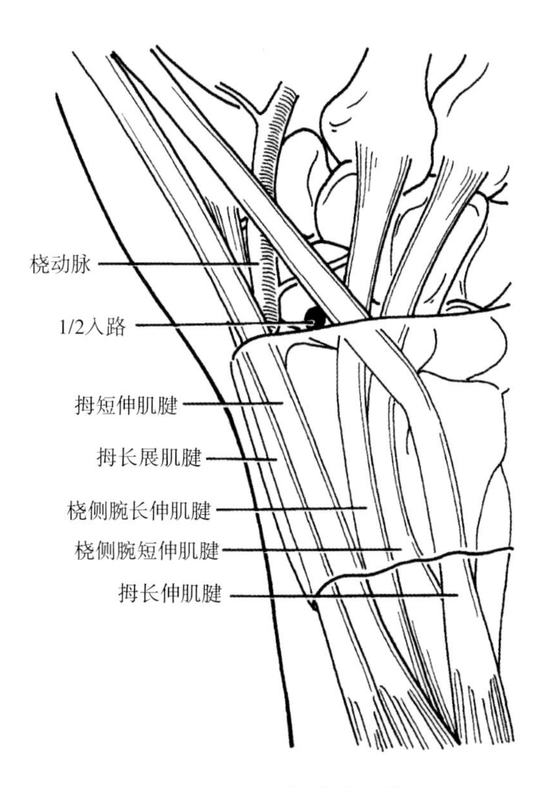

图 2-62　**1/2 入路与桡动脉的关系**

2. 3/4入路

位于拇长伸肌腱和指伸肌腱之间，Lister结节远端。操作中，套管针应向掌侧倾斜10° ～15° ,与关节倾斜面相适应。这一入路可直接观测到舟-月连接处，其明显的标志性结构为桡舟月韧带，又称Testut韧带。这是最常用最方便的入路，除了远端的尺侧结构如月三角韧带外，它几乎能到达桡腕关节的任何区域。

3. 4/5入路

位于指伸肌腱和小指伸肌腱之间。此入路的触诊在桡腕关节的各种入路中最困难，因为它被覆盖着较厚的伸肌腱而触摸不清。定位的要点是：首先旋转前臂确定桡尺远侧关节（DRUJ），在DRUJ远端窝内寻找入路。这一入路非常便于关节内操作，因为手术器械能够到达桡腕关节的桡侧和尺侧。

4. 6R入路

位于手背第6间隔、尺侧腕伸肌腱的桡侧。触诊此肌腱和尺骨头的交界点即可确定此入路。应注意勿损伤尺神经的手背支和TFCC。较安全地建立6R和4/5入路，可在直视下操作，前提是当插入关节镜后能够透照到桡腕关节尺侧，它能很好地观测到TFCC和月三角韧带。由于这一入路有穿过尺侧腕伸肌肌腱腱鞘的底部（TFCC的一部分）的可能性，除非对桡腕部包括TFCC的背部进行了彻底的诊断检查，排除了背部TFCC的撕裂，才常规应用此入路。

5. 6U入路

位于尺侧腕伸肌肌腱之尺侧，该入路直达尺骨茎突前隐窝，通常用作出水道，也可用于关节镜下修复Ⅰb型TFCC周围撕裂。要注意勿伤及尺神经的手背支。

（二）腕中关节入路

命名来自关节的位置，包括下列入路：腕中关节桡侧（MCR）、腕中关节尺侧（MCU）、舟大小多角关节（STT）和三角钩关节（TH）。

1. 腕中关节桡侧入路（MCR）

此入路位于3/4入路远端1cm、第3掌骨桡侧缘连线上。这一软组织窝对应着腕中关节中舟月关节的凹面和头状骨的凸面的连接。另一技巧是触摸第2掌骨基底和Lister结节，入路位于这两个明显标志连线的中点。同3/4入路相比，套管针的方向应垂直于掌背侧，向掌侧插入并稍偏向中线，这样可以进入舟骨近端、月骨和头状骨之间的较大空间，而不是舟骨腰部和头状骨之间的较窄间隙。为适应腕骨的形状和相对狭小的空间，减少关节软骨的医源性损伤，套管针的前端以钝圆锥状为佳。此入路是腕中关节诊断检查最常用的路径，而且也适用于舟骨病变的关节镜下骨移植术。

2. 腕中关节尺侧入路（MCU）

此入路位于4/5入路远端1cm与第4掌骨的连线上，位于月骨、三角骨、钩骨和头状骨四骨的相连接处，与MCR入路在同一水平线。这一入路尤其适用于创伤或类风湿关节炎致腕关节僵硬时，因为腕中关节尺侧较少被累及，所以有较大空间。一般此路径用作导水口或探针及手术器械进入处。

3. 舟大小多角关节入路（STT）

位于腕中桡侧入路的稍偏桡远端1cm，拇长伸肌腱（EPL）的尺侧，舟骨和大、小多角骨连接处，注意勿伤EPL桡侧的桡动脉。此入路适宜作导水口和处理舟骨病变。由于腕中关节的气泡容易停留在STT关节区域，故此路也适合于针头排气。一般来说，即使牵引拇指使关节松弛，从此入路也难以观测到腕掌侧韧带。

4. 三角钩关节入路（TH）

由于解剖结构紧密，此入路很少应用。通过触诊ECU肌腱，并向远处滑动，直至能触到钩骨，它位于ECU肌腱和钩骨之间的窝内。为导水口的备用入路。

（三）桡尺远端关节入路

因为桡尺远侧关节间隙狭窄和治疗手段的局限性，临床上不常规应用此入路施行桡尺远端关节镜检查。一般需要较小型号的关节镜，如直径1.9mm。但是类风湿关节炎的患者因其滑膜炎性增生而使关节囊扩张，故相对容易进入。将前臂完全旋后直接触诊桡尺远端关节可定位。有两个入路：①桡尺远端关节近端入路，位于桡骨的尺切迹与尺骨头之间的窝内；②桡尺远侧关节远端入路，在桡尺远侧关节远端TFCC背侧的张力结构的近端。在穿孔的TFCC患者中，可通过4/5及6R入路实施DRUJ入路的操作。

（四）其他入路

桡腕关节的掌侧入路用于关节囊挛缩的关节镜松解术。此入路需要通过桡侧腕屈肌腱（FCR）腱鞘的底部，从而避开桡动脉和正中神经。

七、腕部的X线解剖学

（一）正常X线解剖

1. 腕部

常规X线片包括腕部后前位及侧位片（图2-63）。为了检查舟骨，可拍摄舟骨位片；为了显示腕管部骨骼，可照腕部轴位像。

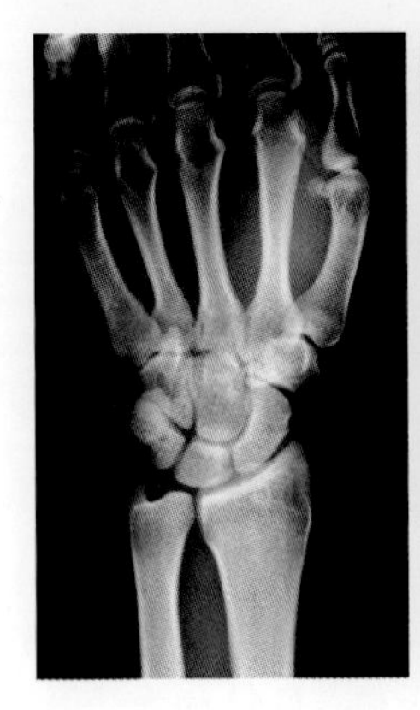
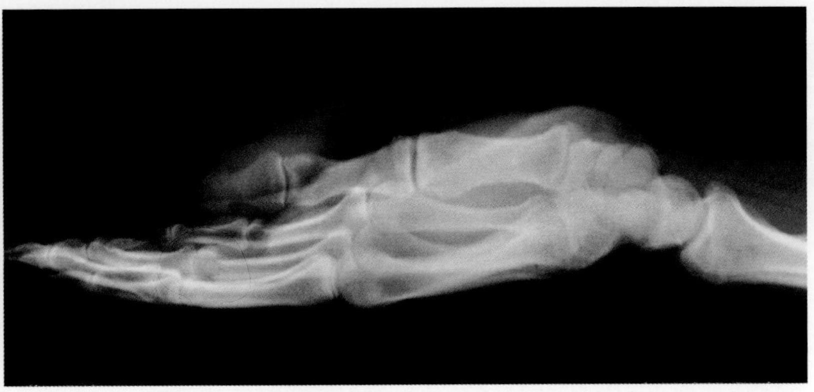

图 2-63 腕部正侧位片

2. 舟骨

标准后前位片上，由于舟骨长轴远端向掌侧倾斜，与X线不平行，因此，显示缩短。照腕部尺偏像，可以显示其实际长度。舟骨长而弯，凸面在近端及桡侧，凹面朝向头状骨，远端与大多角骨，近端内端与月骨构成关节。伸腕侧位片，舟骨远端斜向掌侧，略膨大，为舟骨结节，中部略窄为舟骨腰部，近端与月骨等相重合。侧位片上舟骨结节的远端是大多角骨，关节间隙清晰。

3. 月骨

后前位片上月骨呈不等边四边形。侧位片上显示半月形：凹面在远端与头状骨相关节，凸面在近端与桡骨远端月骨窝相关节，画桡骨轴线的延长线，应通过月骨和头状骨。后前位片上，月骨近端的内侧部分与三角纤维软骨相关节，因三角纤维软骨不显影，故呈一透亮的三角间隙。月骨还和三角骨、钩骨相关节。月骨共和5块骨有关节。

4. 三角骨

后前位片上呈楔形，尖指向远端。它和月骨、钩骨及三角纤维软骨相关节。侧位片上三角骨靠背侧，其掌面与豌豆骨构成独立的腕关节。

5. 大、小多角骨

均为不规则骰状骨块，在后前位片上两者部分重叠。多角骨和第1掌骨底构成另一独立的关节腔，关节面呈鞍状，间隙略大。侧位片上大多角骨偏向掌侧，与钩骨的钩突相重合。小多角骨与第2掌骨底构成腕掌关节，还和头状骨相关节。

6. 头状骨

后前位片及侧位片均能显示，它和7块骨相关节，即小多角骨、舟骨、月骨、钩骨及第2、3、4掌骨底。

7. 钩骨

后前位片上呈三角形，底朝掌骨，和第4、5掌骨底相关节。另外和头状骨、月骨、三角骨有关节。钩骨的特征是其掌面有钩突，正位片上为卵圆环状影，与钩骨本身重叠。侧位片显示钩突在远端的掌侧，和大多角骨相重合。

腕部复杂，但可把桡腕关节和腕中关节作为一个合成关节看待。把近排腕骨看成“骨性半月板”，其特征，一是无肌腱附着，二是远、近端腕关节运动时，这一排腕骨可固定不动。腕骨的屈、伸、收、展及旋转运动，都是由这两处关节共同参与完成的。X线片上可以测定各种形式的运动范围或角度，但更应了解的是腕部处于不同姿势时，可以改变腕骨的形状和位置。如在标准后前位片上，头状骨轴线是居中的，钩骨长轴外斜，当腕关节桡偏时，头状骨轴线倾斜，钩骨长轴变直，舟骨极度缩短；当腕关节尺偏时，头状骨也倾斜，钩骨更斜，舟骨变长，位置外移，月骨几乎完全和桡骨远端相关节。因此，作骨关节的测量必须以标准片为准，特殊情况应注明。

（二）正常X线变异

腕关节可发生一些类似异常的X线征象，称为正常变异。多见于发育期，有时变异随生长而消失，有时持续存在，可为双侧或单侧，一般不引起临床症状。有些变异颇似病变，如不熟悉，极易误诊，因此认识腕骨的正常变异对诊断具有重要意义。

（三）腕关节X线测量

腕关节功能指标的X线测量，对许多腕关节疾患如Kienböck病、腕关节不稳等的诊断具有重要的临床意义。因此，通过对腕关节一系列常用功能指标的检测，得出腕关节功能指标的正常值范围，为诊断腕关节疾患提供客观的指标。

1. 腕高比率

L_1-代表第3掌骨的长度，即由该骨头中点到近端基底中点的长度。L_2-代表腕骨高度，即由第3掌骨基底中点到桡骨远端关节面的长度。L_3-代表腕尺距离，即尺骨纵轴线到腕关节旋转轴（位于头状骨头的中心）的距离。其正常值：L_1为6cm；L_2为3.1cm；L_3为2.2cm。由此可计算出腕高比率$L_2/L_1=0.516$。在正常情况下，无论是腕关节桡偏还是尺偏，腕骨高度和腕尺距离都是恒定不变的，如果患者患有Kienböck病，则腕高比率变小。

2. 腕尺距离比

腕尺距离（L_3）与第3掌骨长度（L_1）比为0.30，称为腕尺距离比。在腕骨尺侧移位时，此值变小，桡尺远端关节分离时此值变大。

3. 舟月间距

舟月关节面中央部位骨间距离称为舟月间距。舟月间距大于3mm才有诊断意义，多见于舟月分离。

4. 尺骨变异

通过桡骨远端关节面尺侧缘做桡骨中轴的垂线，尺骨远端关节面至此线的最小距离即为尺骨变异值。若尺骨远端长于桡骨远端，称为正向尺骨变异，记做（+）；若尺骨远端短于桡骨远端，称为负向尺骨变异，记做（-）；若桡尺骨远端长度相等，则为中性尺骨变异，记做（0）。负向尺骨变异者易出现月骨缺血性坏死和腕关节不稳定，正向尺骨变异者易发生尺腕撞击综合征。

5. 桡尺远端关节间隙

可分为3型：重叠型、接触型和分离型。但后者的间隙在腕关节后前位1.94mm，所以桡尺远端关节间隙正常不得大于2.5mm。

6. 腕骨角

分别从舟、月两骨及三角骨、月骨两骨的近端缘各画一线，两线的夹角值为130°。马德隆（Madelung）畸形时，此角度变小。若此角＜117°，可怀疑有桡骨远端发育不全。

7. 桡骨茎突长度

自桡骨远端关节面的尺侧缘向桡侧做桡骨纵轴线的垂线，桡骨茎突尖至该线的距离，正常为8～18mm。

8. 尺骨茎突长度

尺骨茎突尖至尺骨腕关节面的距离。两者间的距离一般不超过5mm。

9. 尺、桡骨茎突长度差

分别过桡、尺骨茎突尖做桡骨中轴线的垂线，两线间距为两茎突长度差。正常值为1.0～1.5 cm。

10. 头月角

头状骨背侧皮质切线与月骨前后两极连线的垂线之间的夹角。正常值不大于20°。

11. 桡舟角

桡骨中轴线与舟骨掌侧切线之间的夹角。正常值为58°。

12. 舟月角

舟骨远近两极掌侧缘切线与月骨前后极连线的垂线之间夹角，称舟月角。正常值为30°～60°，如大于70°表示有舟骨旋转性半脱位。

13. 桡骨-月骨-头状骨中轴线

正常人的X线片，月骨多呈掌屈态，平均12°，有少数人（11%）的月骨-桡骨中轴线可以迭合。头状骨多呈背伸态，只有少数人（11%）的月骨-头状骨中轴线可以迭合，这和以往的观点不同。

14. 桡骨远端内倾角（尺倾角）

腕关节正位像，桡骨远端关节面与桡骨纵轴垂线的夹角。正常为20°～35°。

15. 尺腕角

腕关节正位像，月骨及三角骨尺侧缘的切线与尺骨腕关节面切线的夹角。正常为21°～51°。

16. 桡骨远端前倾角

腕关节侧位像，桡骨远端关节面与桡骨纵轴垂线的夹角。正常为9°～20°。

17. 腕关节Shenton线

手舟骨、月骨及三角骨的近端关节面与远端关节面的连线，可分别形成两条弯曲的弧线，而头状骨与钩骨的近端关节面的连线亦可形成一弯曲的弧线，且相互嵌合。

18. 腕骨位置

（1）正位像：月骨呈不等边四边形，月骨脱位时呈三角形。远排腕骨顺序自桡侧编号1～4，恰与1～4掌骨顺序相对应，第5掌骨也与第4腕骨相对应，否则说明腕关节复杂脱位。

（2）侧位像：腕骨互相重叠不易区分，但桡骨纵轴线通过月骨和头状骨，在此线稍前方（掌侧）为小多角骨及舟骨，前方为豌豆骨，再前方为大多角骨。线的后方（背侧）是钩骨和三角骨。正确认识各腕骨的位置，对于诊断月骨脱位、舟骨结节骨折很有价值，但须注意豌豆骨可因腕部屈伸而引起位置变化，不要将正常所见误为豌豆骨脱位。当月骨向掌侧脱位时，月骨窝状关节面向前，头状骨移至月骨的后方。

（3）Ståhl指数（或月骨变形商数）：腕骨侧位像，分别测量月骨的厚度及长度，Ståhl指数=厚度，长度×100%。正常范围在50%以上。若小于50%，即为月骨扁平变形。

（徐永清 许育健）

参考文献

[1] Berger RA. The anatomy and basic biomechanics of the wrist joint[J]. J Hand Ther, 1996, 9(2):84-93.

[2] Chim H. Hand and wrist anatomy and biomechanics: a comprehensive guide[J]. Plast Reconstr Surg, 2017, 140(4):865.

[3] Russe O. Fracture of the carpal navicular. Diagnosis, non-operative treatment, and operative treatment[J]. J Bone Joint Surg Am, 1960, 42-A:759-768.

[4] Herbert TJ, Fisher WE. Management of the fractured scaphoid using a new bone screw[J]. J Bone Joint Surg Br, 1984, 66(1):114-123.

[5] Kijima Y, Viegas SF. Wrist anatomy and biomechanics[J]. J Hand Surg Am, 2009, 34(8):1555-1563.

[6] Galley I, Bain GI, McLean JM. Influence of lunate type on scaphoid kinematics[J]. J Hand Surg Am, 2007, 32(6):842-847.

[7] Gelberman RH, Panagis JS, Taleisnik J, et al. The arterial anatomy of the human carpus. Part I: The extraosseous vascularity[J]. J Hand Surg Am, 1983, 8(4):367-375.

[8] Kulhawik D, Szałaj T, Grabowska M. Avascular necrosis of the lunate bone (Kienböcks disease) secondary to scapholunate ligament tear as a consequence of trauma - a case study[J]. Pol J Radiol, 2014, 79:24-26.

[9] van Alphen NA, Morsy M, Laungani AT, et al. A three-dimensional micro-computed tomographic study of the intraosseous lunate vasculature: implications for surgical intervention and the development of avascular necrosis[J]. Plast Reconstr Surg, 2016, 138(5):869e-878e.

[10] Xiao ZR, Zhang WG, Xiong G, et al. Three-dimensional intralunate arteries visualization with red lead (Pb_3O_4) angiography[J]. Chin Med J (Engl), 2017, 130(21):2575-2578.

[11] Lichtman DM, Pientka WF 2nd, Bain GI. Kienböck disease: moving forward[J]. J Hand Surg Am, 2016, 41(5):630-638.

[12] Bain GI, Begg M. Arthroscopic assessment and classification of Kienböcks disease[J]. Tech Hand Up Extrem Surg, 2006, 10(1):8-13.

[13] Palmer AK, Werner FW. The triangular fibrocartilage complex of the wrist--anatomy and function[J]. J Hand Surg Am, 1981, 6(2):153-162.

[14] 徐永清, 钟世镇, 徐达传, 等. 腕关节韧带的解剖学研究[J]. 创伤外科杂志, 2006, 8(1):52-54.

[15] 徐永清, 钟世镇, 徐达传, 等. 腕关节韧带解剖及组织学特性研究[J]. 中华创伤骨科杂志, 2005, 7(12):1147-1151.

[16] 徐永清, 钟世镇, 徐达传. 腕关节韧带解剖学及神物理学特性研究进展[J]. 中国临床解剖学杂志, 2000, 18(3): 280-281.

[17] 朱跃良, 徐永清, 杨军, 等. 腕和足韧带解剖学比较研究[J]. 解剖与临床, 2008, 13(6): 387-390.

[18] 靳安民, 汪华侨. 骨科临床解剖学[M]. 济南: 山东科学技术出版社, 2010.

[19] 丁自海, 裴国献. 手外科解剖与临床[M]. 济南: 山东科学技术出版社, 1993.

[20] 于胜吉, 蔡锦方. 腕关节外科[M]. 北京: 人民卫生出版社, 2002.

[21] 王启华, 孙博. 临床解剖学丛书四肢分册[M]. 北京: 人民卫生出版社, 1991.

[22] 张旭林, 徐永清, 何晓清, 等. 手舟骨骨内动脉的数字解剖学研究及其临床意义[J]. 中国临床解剖学杂志, 2020, 38(3):259-262.

[23] 张旭林, 徐永清, 何晓清, 等. 三种内固定装置对腕舟骨血供的影响——基于计算机辅助研究[J]. 中华手外科杂志, 2020, (1):47-50.

[24] 许育健, 徐永清, 何晓清, 等. 三维重建Micro-CT扫描下月骨滋养血管的临床解剖学研究[J]. 中国临

床解剖学杂志, 2020, 38(1):19-24.

[25] 张旭林, 徐永清, 何晓清, 等. 手舟骨腰部骨折3种内固定方式的有限元分析[J]. 中国临床解剖学杂志, 2019, 37(5):553-558.

[26] Atzei A, Rizzo A. Arthroscopic foveal repair of triangular fibrocartilage complex peripheral lesion with distal radioulnar joint instability[J]. Techniques in Hand & Upper Extremity Surgery, 2008, 12(4):226-235.

[27] Altman E. The ulnar side of the wrist: Clinically relevant anatomy and biomechanics[J]. J Hand Ther, 2016, 29(2): 111-122.

第3章　腕关节生物力学

【摘要】腕关节生物力学（wrist biomechanics）包括：①腕关节的运动范围；②腕掌关节的运动范围；③附加运动；④前臂的旋前–旋后；⑤腕的稳定性；⑥腕和手运动的相互影响。另外腕关节的动力学，腕关节的运动方向：桡腕关节是典型的椭圆关节，可以绕两个轴运动。可做屈、伸、外展、内收及环转运动。手腕是一个极其复杂的解剖结构，提供大量的关节活动度和负荷并从手传递到前臂。手腕的正常功能很容易受到损伤或疾病的影响，可导致严重的腕关节功能障碍；反过来，腕关节的功能障碍又不仅影响手腕的活动，还影响手的活动，甚至是整个上肢、整个人。任何希望治疗手腕疾病的医生都必须要基于对腕关节正常解剖学和力学的合理理解。随着实验室里计算机功能的开发，人们更容易接触到材料性能、运动学和动力学等复杂的测试。此外，随着计算机建模变得更加复杂，使研究者能够模拟各种各样的实验条件，对手腕关节系统可完成精确的分析研究，为临床医生提供更有效的治疗方案。

【关键词】腕关节；生物力学；功能分析；运动

一、引言

腕关节是人体最复杂的力学关节之一，桡腕关节及腕中关节（由近排腕骨及远排腕骨之间的关节组成）的相对运动，构成了腕关节复杂的运动。腕关节的主要运动方向为掌屈、背伸、尺偏、桡偏4个方向。通过掌屈/背伸、尺偏/桡偏方向上活动的组合，构成了旋转运动，而这些旋转运动的中心都集中于头状骨的腰部。虽然少部分的旋转运动功能由腕骨间的相对运动及桡腕关节的相对运动实现，但大多数的旋转运动来自下尺桡关节的活动。

徐永清等对24具新鲜上肢标本采用直接测量法及计算机立体视觉分析法研究了腕关节在屈伸和桡、尺偏活动时，远排腕骨及近排腕骨的运动轨迹。研究发现，腕关节屈伸运动时，近排腕骨活动角度相差很大，其中舟骨屈伸角度最大，三角骨次之，月骨角度最小。而远排腕骨的角度运动很相近，可直接看作一个运动单位。腕关节做桡尺偏运动时，舟骨和月骨运动相近，而三角骨的尺桡偏最大。在桡偏的同时，近排腕骨有轻度的背伸和旋转，在尺偏的同时，近排腕骨有轻度的屈曲旋转。徐永清团队中的樊志强等使用CT三维重建的方法，研究了正常腕关节在屈伸、桡尺偏运动时各腕骨的三维运动学，发现腕关节在冠状面运动时各腕骨有较大的非平面运动，腕关节在矢状面运动时，各腕骨运动主要为屈伸运动，非平面运动较小。远排腕骨之间运动学相近，可视作一个整体；近排腕骨运动相差较大。杨勇等通过MRI扫描12名健康志愿者腕关节15个不同体位下腕关节的运动规律，分析舟骨、月骨和三角骨分别相对于桡骨在横断面、矢状面和冠状面的运动规律，结果发现桡腕关节的运动是在空间中的三维复合运动，以矢状面的运动最为显著。舟骨在矢状面上的运动幅度明显大于月骨和三角骨，近排腕骨间存在显著的适应性运动。

腕关节的运动学较其他关节复杂，但在进行全腕关节置换后，经过腕骨截骨后，一部分舟骨、大多角骨、小多角骨通过腕骨螺钉固定为一个整体，三角骨、钩骨通过另一枚腕骨螺钉固定，头状骨则与第3掌骨通过腕骨组件的固定臂固定。通过截骨后的腕骨与掌骨之间基本上无相对运动，腕骨组件与桡骨组件可看作两个独立运动的整体。腕关节的生物力学可以通过讨论材料特性、运动学和动力学来简化。材料特性主要与腕韧带的材料特性有关。运动学处理的是一种不考虑力的运动描述，而动力学则引入了横跨腕关节的力。

二、腕关节韧带的生物力学特性

Weaver对腕关节部分掌侧韧带的张力，在不同运动状态的变化做过研究，发现掌侧韧带总是处于张力状态，即使腕关节在中立位没有负重。中立位时，三角头韧带和桡舟头韧带远侧部分受力；桡偏时，桡月韧带受力；尺偏时，尺月韧带受力；旋前时，桡舟头韧带近端部分受力；旋后时，尺月韧带受力；背伸时，尺月韧带、桡月韧带和桡舟头韧带受力。无论在任何位置，一些韧带的张力要比另一些韧带张力大。桡月韧带、尺月韧带和桡舟头韧带的张力最大，而月三角韧带和舟大小多角头状骨韧带的张力最小。

Savelberg对腕关节运动时部分掌侧和背侧韧带的长度变化做过研究。掌侧桡舟头韧带和背侧桡三角韧带，屈腕时的最大长度变化较尺桡偏时大。最大桡偏时较中立位没有韧带明显伸长。最大尺偏时，桡舟头韧带、桡月韧带、三角头韧带的近端部分和背侧腕关节韧带较中立位时明显伸长。最大背伸时，桡舟头韧带、桡月韧带的远端部分和三角头韧带的近端部分伸长明显，背侧腕关节韧带明显缩短。最大屈腕时，只有背侧腕关节韧带轻度伸长，其余韧带无明显伸长，桡舟头韧带、桡月韧带和三角头韧带明显缩短。掌侧月三角韧带，无论手腕做任何运动，其长度都没有明显变化。同时还注意到宽韧带的近、远两端的长度变化是不同的。如尺偏时，桡月韧带的远侧伸长，而近侧部分无变化；三角头韧带的远侧部分缩短，而近侧部分无变化。背伸时，三角头韧带的近侧部分伸长，而远侧部分无变化。

Crison在活体上研究了锻炼活动对腕关节韧带刚度的影响，发现手腕的锻炼活动可以明显降低腕关节韧带的刚度，腕骨的位移活动度增加。休息1小时后，腕关节韧带的刚度部分恢复到活动前的水平。24小时后与活动前一样。说明了锻炼活动腕关节，可以降低腕关节韧带的刚度，增加了腕关节的松弛度，可以减少运动引起的损伤。

腕关节韧带损伤后引起的腕关节不稳定，如舟月骨间分离、月三角骨不稳定等，治疗的方法很多，但效果有时不能肯定。Shin比较了舟月骨间韧带背侧部分与Lister结节处的第3伸肌支持韧带的生物力学特性和组织学特性，虽然第3伸肌支持韧带的断裂强度较舟月骨间韧带的背侧部分小许多，但单位面积上的断裂强度两者相差不大，两者的组织学特性相近。Weiss在临床上用两端带桡骨的第3伸肌支持韧带移植治疗舟月骨间分离19例患者，其中14例动力型舟月骨间分离，12例疼痛消失，2例腕关节重体力活动时疼痛；而5例静力型舟月骨间分离，2例疼痛消失，1例腕关节重体力活动时疼痛，2例仍持续疼痛。笔者认为用两端带桡骨的第3伸肌支持韧带移植治疗动力型舟月骨间分离的效果是可以的，而治疗静力型舟月骨间分离的效果差，其原因是第3伸肌支持韧带的强度不够。能否找到两端带骨、切取方便、韧带强度与腕部断裂韧带相近的更好供区，需要行进一步的研究。

徐永清等对部分腕关节韧带的最大拉伸力和刚度进行了测试，结果见表3-1。本研究结果显示，近排腕骨韧带最大拉伸力的刚度明显大于掌侧桡腕和尺腕韧带。在近排腕骨间韧带中，舟月骨间韧带的最大拉伸力和刚度较月三角骨间韧带的小。在桡尺骨远端与腕骨连接的韧带中，尺月韧带的最大拉伸力和刚度最大，尺三角韧带和尺侧囊结构的最大拉伸力和刚度最小。

表 3–1 腕关节部分韧带最大拉伸力和刚度（$\bar{x} \pm s$）

部位	样本（侧）	最大拉伸力（N）	刚度（N/mm²）
桡舟韧带	8	65.7 ± 16.2	33.6 ± 14.8
桡舟头韧带	8	105.7 ± 32.9	24.6 ± 8.6
桡月韧带	8	92.7 ± 10.2	40.7 ± 7.8
尺月韧带	8	219.2 ± 55.4	65.5 ± 19.6
尺三角韧带	8	54.0 ± 25.5	17.8 ± 6.0
尺侧囊结构	8	58.7 ± 17.6	13.4 ± 4.7
舟月骨间韧带	8	286.1 ± 90.8	95.5 ± 40.0
月三角骨间韧带	8	375.3 ± 52.6	179.0 ± 39.0

徐永清教授团队曾对正常腕关节运动学进行过研究，发现在近排腕骨中，相对于桡尺骨而言，舟骨的运动幅度最大，三角骨次之，月骨最小；但相对于月骨，则舟骨的运动幅度较三角骨大。这些都和韧带的最大拉伸力和刚度有关，即连接骨与骨间韧带的最大拉伸力和刚度越大，两骨之间的相对运动幅度则越小。

上述结果说明，在掌侧桡腕韧带和尺腕韧带中，以尺月韧带的强度和刚度为最大，而桡侧的桡舟韧带，尺侧的尺三角韧带和尺侧囊结构则比较小。以往对掌侧桡腕韧带和尺腕韧带的研究认为桡月韧带的刚度和强度为最大，对尺月韧带的强度和刚度却未做测试。月骨由强韧的尺月韧带和桡月韧带在掌侧成倒“V”形固定，背侧又有背侧桡尺三角韧带限制，所以在近排腕骨中月骨的运动幅度最小。手背伸是一种防御性姿势，跌倒时手掌着地，腕呈强有力的背伸位。在此过程中，首先引起桡舟头韧带、桡舟韧带紧张，继而引起桡舟月韧带和尺月韧带紧张。由于桡舟韧带、桡舟月韧带比较薄弱，易发生断裂并可同时伴有桡舟韧带、桡舟月韧带断裂。舟月骨间韧带与月三角骨间韧带相比，其强度要小一些，在腕关节极度背伸和尺偏时，舟月骨间韧带的力臂较月三角骨间韧带的要长，故容易引起舟月骨间韧带断裂，造成舟月骨间分离。如果腕背伸尺偏再继续，则会引起月三角骨间韧带断裂，造成月三角骨间分离。这些都是临床上常见的腕关节不稳定的原因。另外，尺三角韧带和尺侧囊结构比较薄弱，腕背伸和桡偏时也容易引起它们的损伤，也是引起腕部尺侧疼痛的原因之一。

三、腕关节不同载荷状态下舟月骨间韧带应力分布分析

腕关节的解剖结构相对于其他关节更为复杂。目前国内外针对腕关节韧带的解剖学和生物力学已有较多的研究，但关于腕关节韧带损伤机制的研究仍较少。徐永清教授团队通过建立腕关节三维有限元模型以分析腕关节不同运动中腕关节韧带的受力情况，为研究其损伤机制提供参考。而本研究正是通过建立腕关节三维有限元模型模拟腕关节韧带损伤中较常见的SLIL在腕关节不同运动中受力情况，为阐明临床上SLIL损伤发生机制提供参考。

选取无手腕部外伤史和手术史，经影像学检查无骨折、畸形等异常情况的健康青年志愿者1名，并获得志愿者知情同意。根据该志愿者提供的CT扫描得到的图像导入到 Mimics 软件，在二维图像中进行组织的分割，分别得到各骨的实体模型及SLIL（图3-1A、B）。再根据腕骨韧带的解剖结构并参考《桡骨远端骨折畸形愈合后腕关节的生物力学变化》，参考文中腕关节坐标系统建立腕部韧带结构，具体方法是：Z轴设置为正常桡骨的中轴，X轴为通过桡骨茎突和尺骨茎突的连线，Y轴为通过两者在桡腕关节面的交点做X-Z平面的垂线。按照人体解剖结构由经验丰富的骨科医师和软件工程师参考腕骨及腕关节韧带的解剖一起应用Mimics19.0软件手动绘制腕骨间韧带及掌侧和背侧等部位的主要韧带模型结构，并导入Geomagic Studio 2015进行光顺，然后导出STP文件。将STP 文件导入Hypermesh14.0 对模型进行网格化，得到 SLL 及其邻近腕骨的整体的有限元模型（图3-1C、D），总节点数61 552，总单元数311 559。骨骼、软骨、韧带单元类型均为：C3D4。

人体腕关节结构复杂、组织众多，除骨骼外，还有韧带、软骨、肌肉、肌腱等。本研究重点为静态载荷下腕舟骨的受力情况（主要为舟、月骨与桡骨接触面的接触应力分布情况），同时从减少计算量的角度，参考部分学者的方法，模型中仅考虑了骨骼、软骨、关节盘及韧带材料。为了对结果进行有效的验证，腕关节内各结构的力学材料属性均取既往文献。模型的材料属性一般来讲，生物组织属于各向异性的非线性体。由于相关的力学实验和基础研究尚不能准确提供各种组织的本构方程，骨和软骨组织有限元分析在生物力学领域的应用大多建立在各向同性，均质连续的线弹性体的假设前提下。本书主要为研究 SLIL 在腕关节运动过程中的应力变化情况，故假设腕部骨骼和关节软骨均为各向同性均匀的线弹性材料，并将骨骼单元的弹性模量统一设置为10 000MPa，泊松比0.30；软骨的杨氏模量和泊松比分别取10MPa和0.45；关节盘的杨

氏模量和泊松比分别取294MPa和0.40（表3-2）。

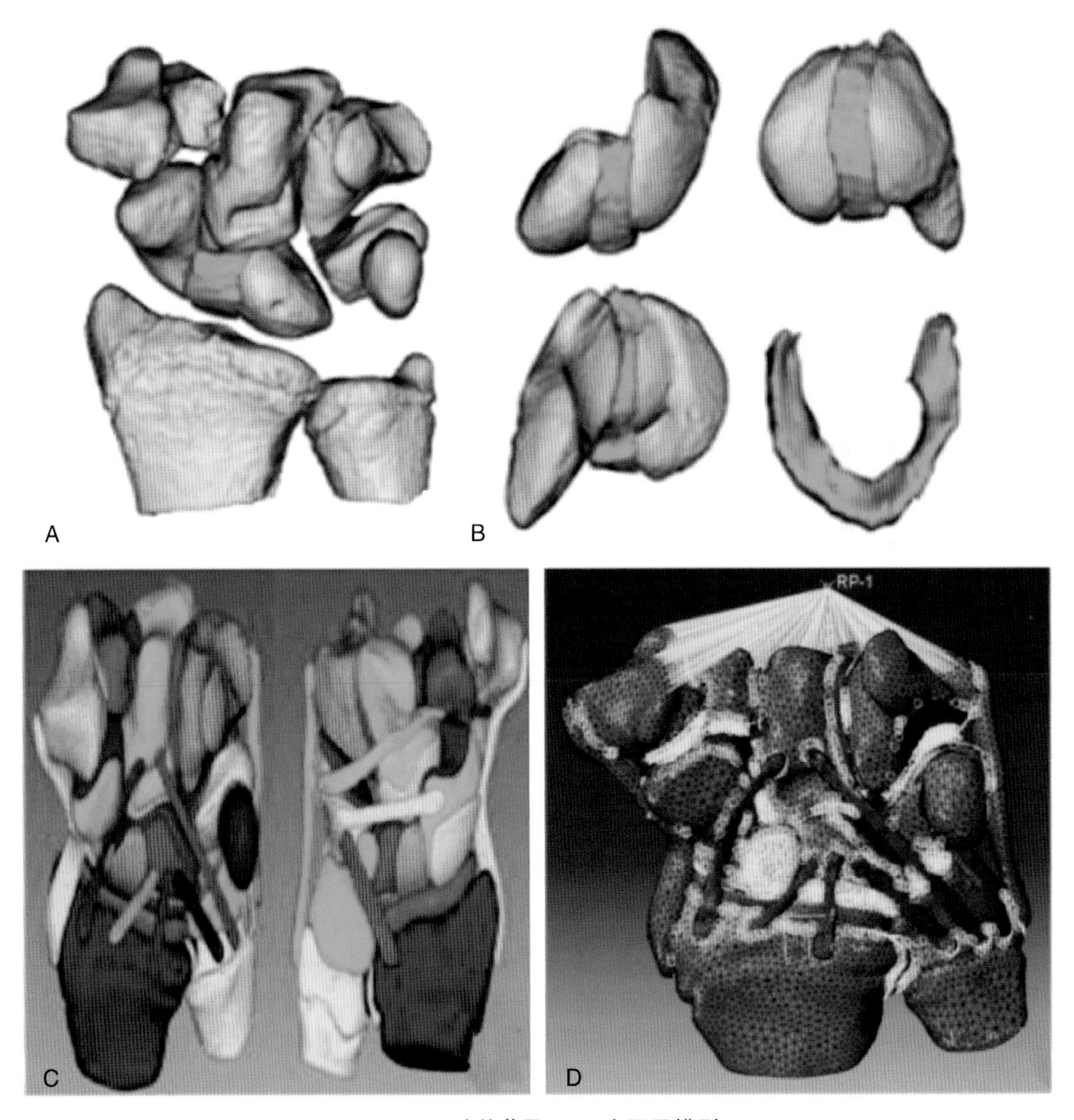

图 3-1　腕关节及 SLIL 有限元模型

A. 腕骨模型；B.SLIL 模型；C. 腕骨及韧带模型；D. 模型整体的约束范围示意图

表 3-2　骨、软骨、关节盘材料力学属性

组织	杨氏模量（MPa）	泊松比
骨骼	10 000	0.30
软骨	10	0.45
关节盘	294	0.40

腕部韧带由于现有研究中没有找到对韧带材料力学性质的实验测试，以下根据相关的研究数据，假设腕部所有韧带定义为超弹性材料。本章选用 Neo –Hookean超弹模型，Neo–Hookean函数如下： $U = C_{10}(\bar{I}_1 - 3) + \frac{1}{D_1}(J^{et} - 1)^2$ 。用韧带的实验数据计算本构模型的参数（表3–3）。

表 3–3　**韧带材料力学属性**

	C1	D
韧带	1.95	0.00 683

边界条件定义如下：模型（图3–1D）中桡骨的近端在X、Y、Z 3 个方向上完全约束，即保持桡骨近端无位移，腕关节面设定滑动接触对，其他接触均定义为绑定。

对腕关节不同运动方向进行载荷加载，如图3–2，腕关节背伸载荷加载，即在腕骨上绕X轴分别加载–30° 、–60° 、–90° 的角位移；腕关节掌屈载荷加载，即在腕骨上绕X轴分别加载 30° 、60° 、90° 的角位移；腕关节尺偏载荷加载，即在腕骨上绕Y轴加载–25° 的角位移；腕关节桡偏载荷加载，即在腕骨上绕Y轴加载25° 的角位移；腕关节横向桡侧及尺侧受力载荷加载，即在尺侧受力载荷，在腕骨上沿 X轴方向施加20N的横向载荷；桡侧受力载荷，即在腕骨上沿X轴方向施加–20N的横向载荷。

既往腕关节生物力学实验主要为动态载荷下测量 SLIL 的最大拉伸力，而本模型主要为静态载荷下研究SLIL所受应力。为对比验证本模型有效性，仅将SLIL所受应力峰值进行对比。本研究中在腕关节背伸90° 时SLIL所受应力最大1.4MPa（约140N）。Shin等研究报道SLIL极限载荷（185.3 ± 87.0）N。李秀忠等研究报道，SLIL背侧亚区极限载荷（170.2 ± 35.1）N，掌侧亚区极限载荷（193.1 ± 42.3）N，两者比较差异无统计学意义。如表3–4，通过与上述生物力学实验结果对比，本研究所得SLIL背伸90° 时最大应力1.4MPa（约140N），与生物力学实验所得SLIL极限载荷下断裂所受应力峰值较为接近，从而验证本模型的有效性。

腕关节做背伸动作时，由于舟骨和月骨的相对运动使得 SLIL 的应力也产生变化，当背伸角度为30° 时，SLIL受到的最大应力为0.2439MPa；背伸角度增加到60° 时，SLIL受到的最大应力增加了4倍，达到0.9906MPa；背伸角度增加到90° 时，SLIL的最大应力增加了接近5.6倍，达到1.3787MPa。说明 SLIL 的应力随着背伸幅度的增加而增加，但是当背伸幅度超过60° 后，应力的增加幅度也逐步变缓（图3–3至图3–5）。

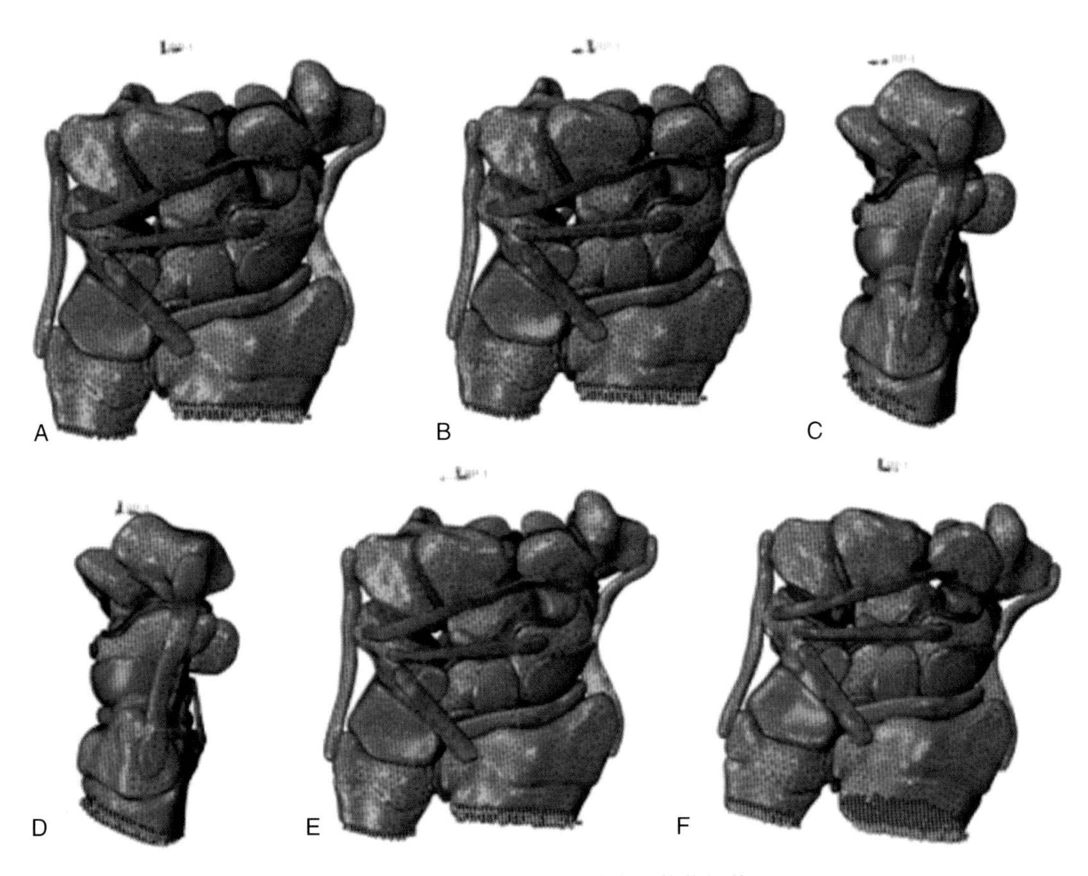

图 3–2　**腕关节不同运动方向载荷加载**

A. 背伸载荷加载；B. 掌屈载荷加载；C. 尺偏载荷加载；D. 桡偏载荷加载；E. 横向桡侧及尺侧受力载荷加载；F. 桡侧受力载荷

表 3–4　**本模型实验结果与既往生物力学实验结果对比（$\bar{x} \pm s$）**

	SLIL 应力峰值
本研究	1.4MPa
Shin 等研究	（185.3 ± 87.0）N
李秀忠等研究	背侧亚区（170.2 ± 35.1）N
	掌侧亚区（193.1 ± 42.3）N

腕关节做掌屈动作时，由舟骨和月骨的相对运动使SLIL的受力产生变化，当掌屈角度为30° 时，SLIL受到的最大应力为0.1596 MPa；掌屈角度增加到 60° 时，SLIL受到的最大应力为0.1594 MPa，基本没有变化；掌屈角度增加到 90° 时，SLIL的最大应力增加到了0.2452 MPa。说明 SLIL 随着掌屈幅度的增加所受应力的变化不大，掌屈

30° ～60° 的SLIL所受最大应力变化基本一致，但是当掌屈幅度超过60° 后，随着掌屈幅度的增加，SLIL 所受应力才逐步增大（图3–6至图3–9，表3–5）。

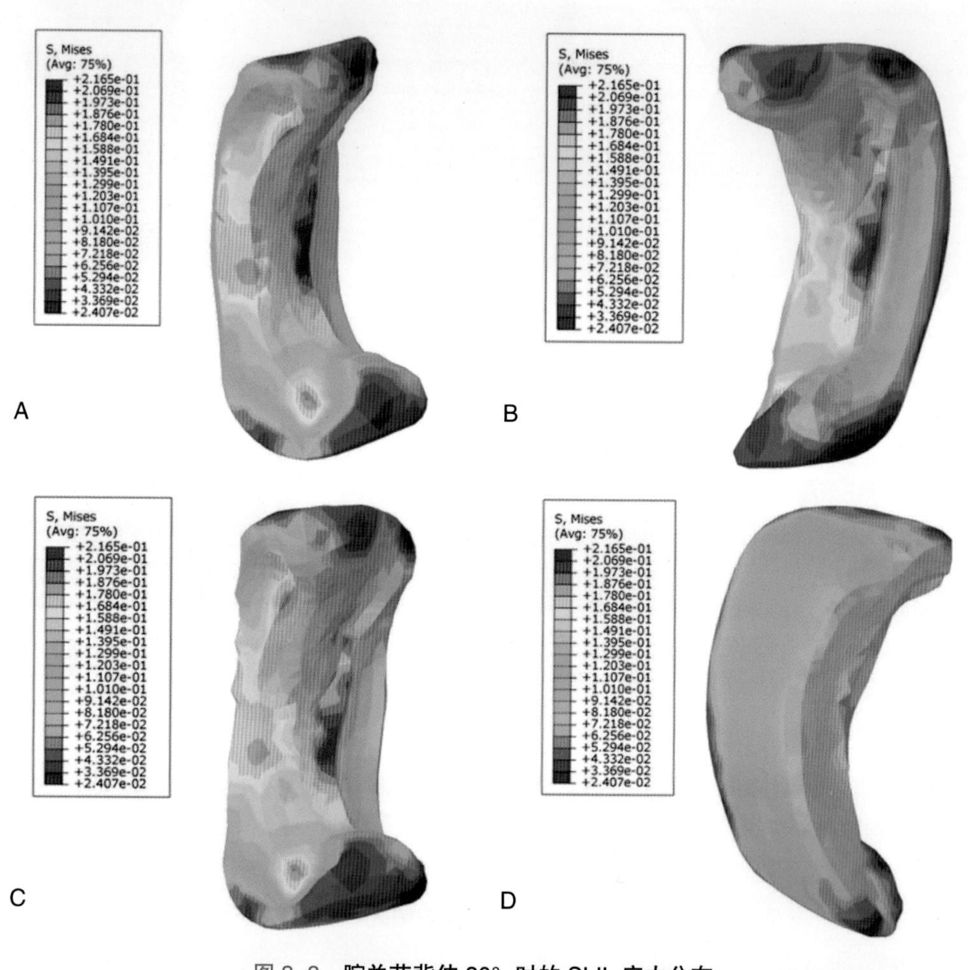

图 3–3 **腕关节背伸 30° 时的 SLIL 应力分布**

A. 侧面；B. 侧面；C. 掌侧面；D. 背侧面

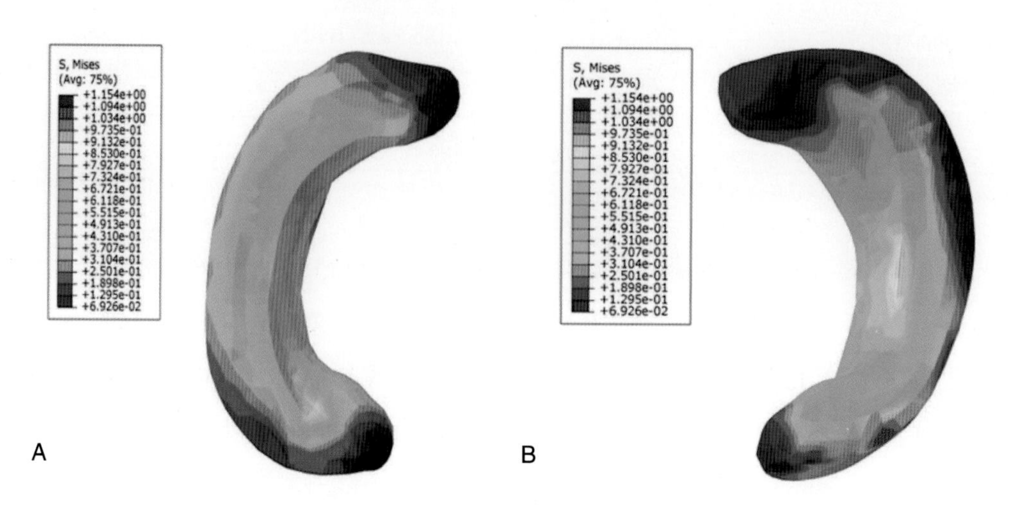

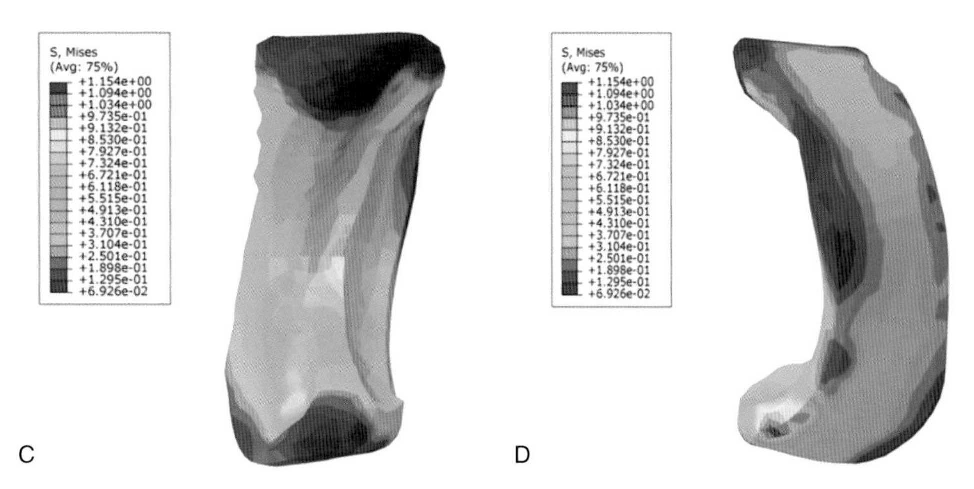

图 3–4　**腕关节背伸 60° 时的 SLIL 应力分布**

A. 侧面；B. 侧面；C. 掌侧面；D. 背侧面

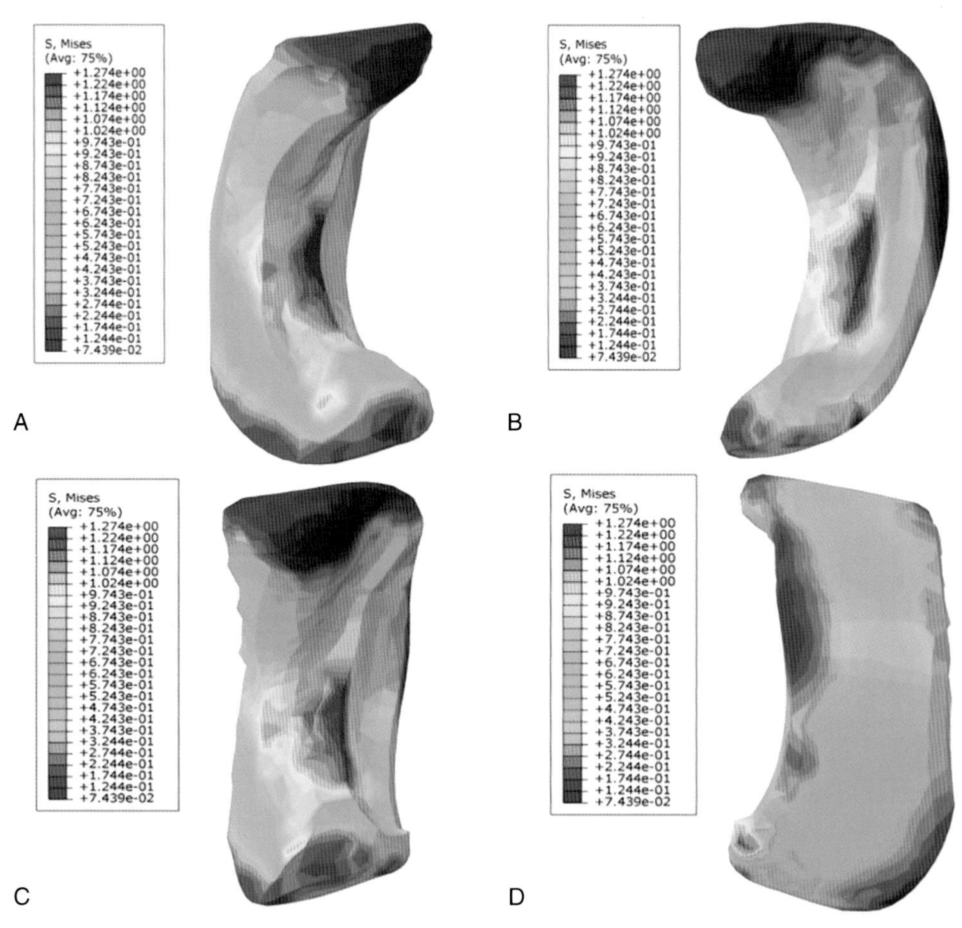

图 3–5　**腕关节背伸 90° 时 SLIL 应力分布**

A. 侧面；B. 侧面；C. 掌侧面；D. 背侧面

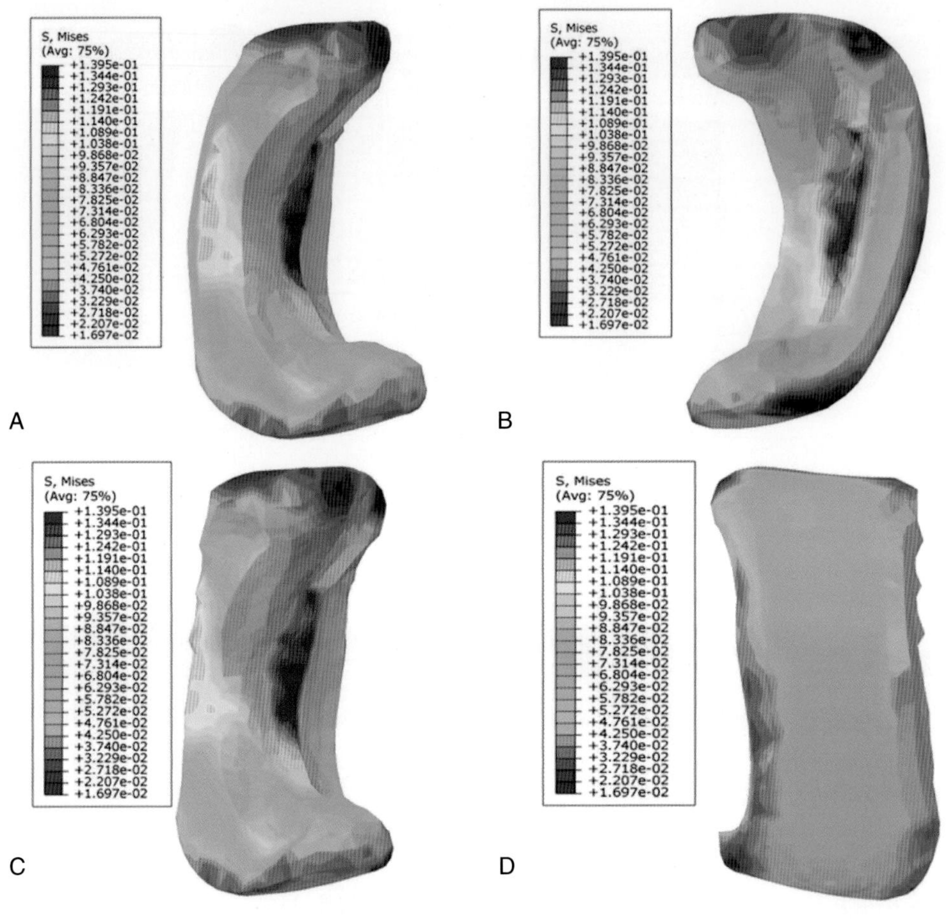

图 3–6 **腕关节掌屈 30° 时的 SLIL 应力分布**

A. 侧面；B. 侧面；C. 掌侧面；D. 背侧面

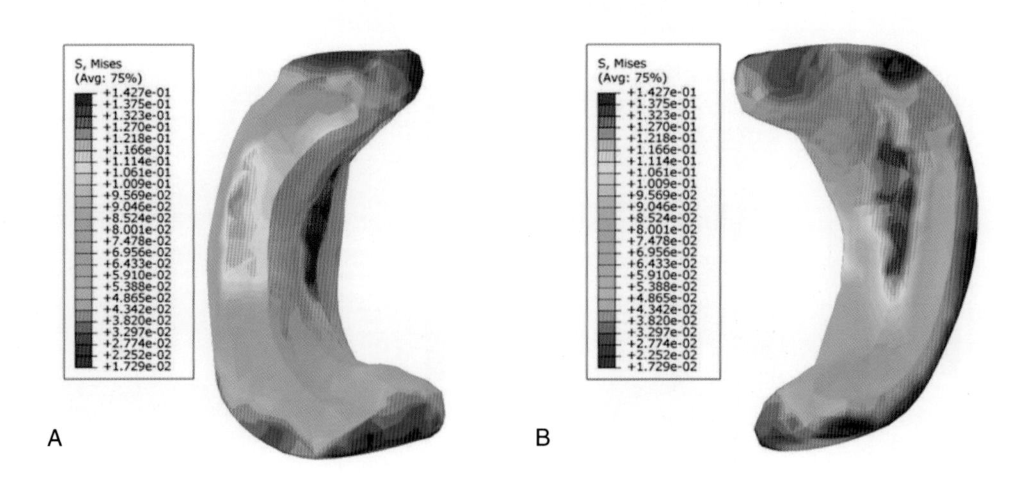

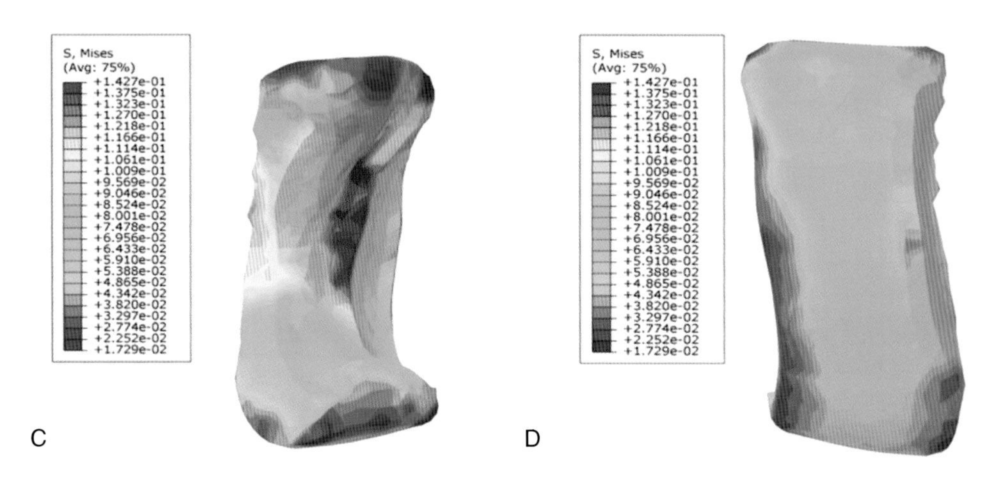

图 3–7　**腕关节掌屈 60° 时的 SLIL 应力分布**

A. 侧面；B. 侧面；C. 掌侧面；D. 背侧面

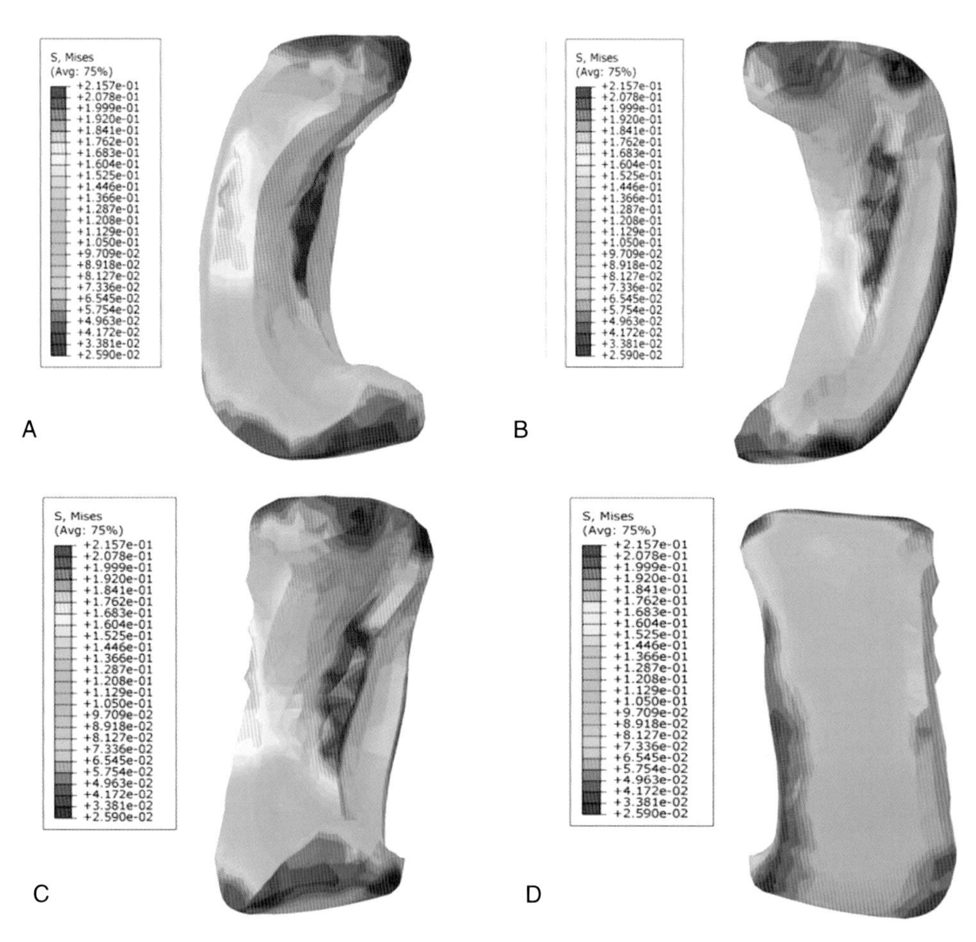

图 3–8　**腕关节掌屈 90° 时的 SLIL 应力分布**

A. 侧面；B. 侧面；C. 掌侧面；D. 背侧面

表 3-5　**背伸和掌屈状态下 SLIL 应力数据对比（MPa）**

角度	30°	60°	90°
背伸应力	0.2439	0.9906	1.3787
掌屈应力	0.1596	0.1594	0.2452

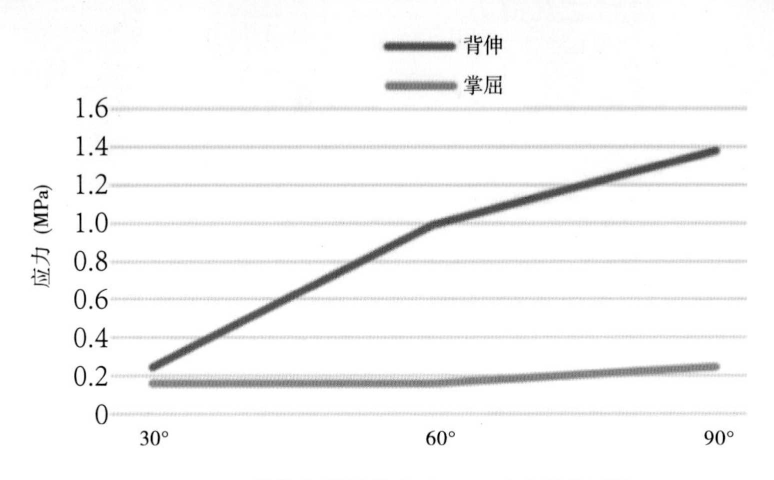

图 3-9　**背伸和掌屈状态下 SLIL 应力数据对比**

腕关节做尺偏、桡偏动作时，由于舟骨和月骨的相对运动不同，SLIL 的受力情况也不尽相同，当桡偏25° 时，SLIL 受到的最大应力为 0.8145MPa；尺偏 25° 时，SLIL 受到的最大应力则为 0.1356MPa。说明腕关节在做尺偏、桡偏动作时，相同偏转角度下，SLIL桡偏时最大应力是尺偏时最大应力的 6 倍左右，桡偏状态时 SLIL 的受力相较于尺偏会更加明显（图3-10，图3-11）。

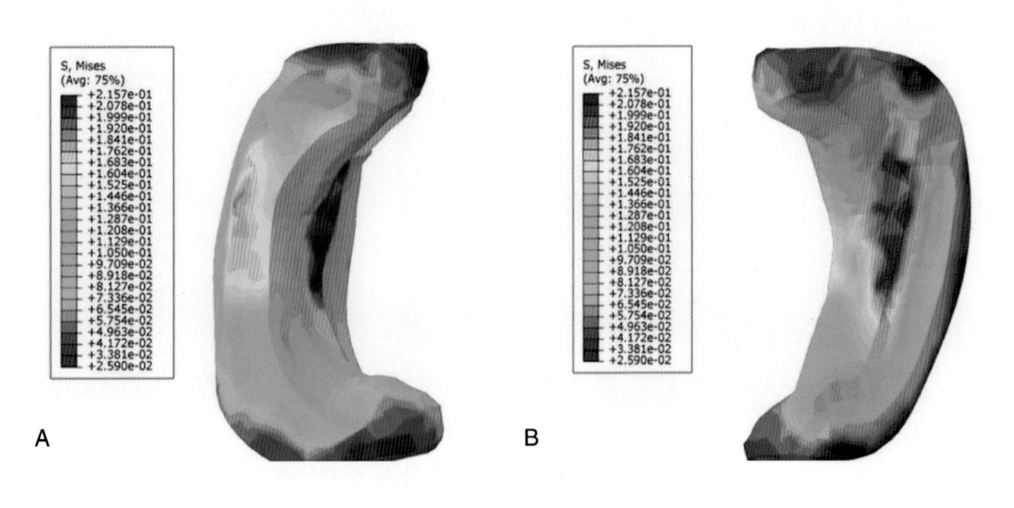

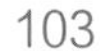

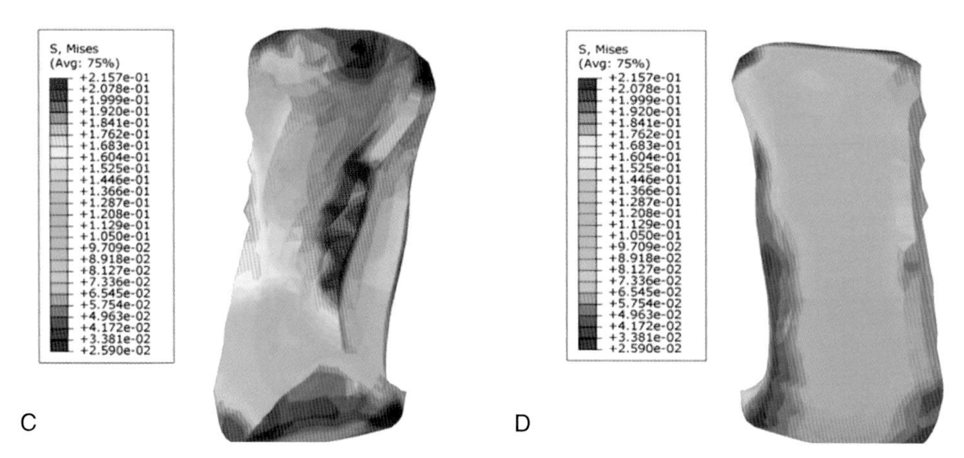

图 3–10　**腕关节尺偏 25° 时的 SLIL 应力分布**

A. 侧面；B. 侧面；C. 掌侧面；D. 背侧面

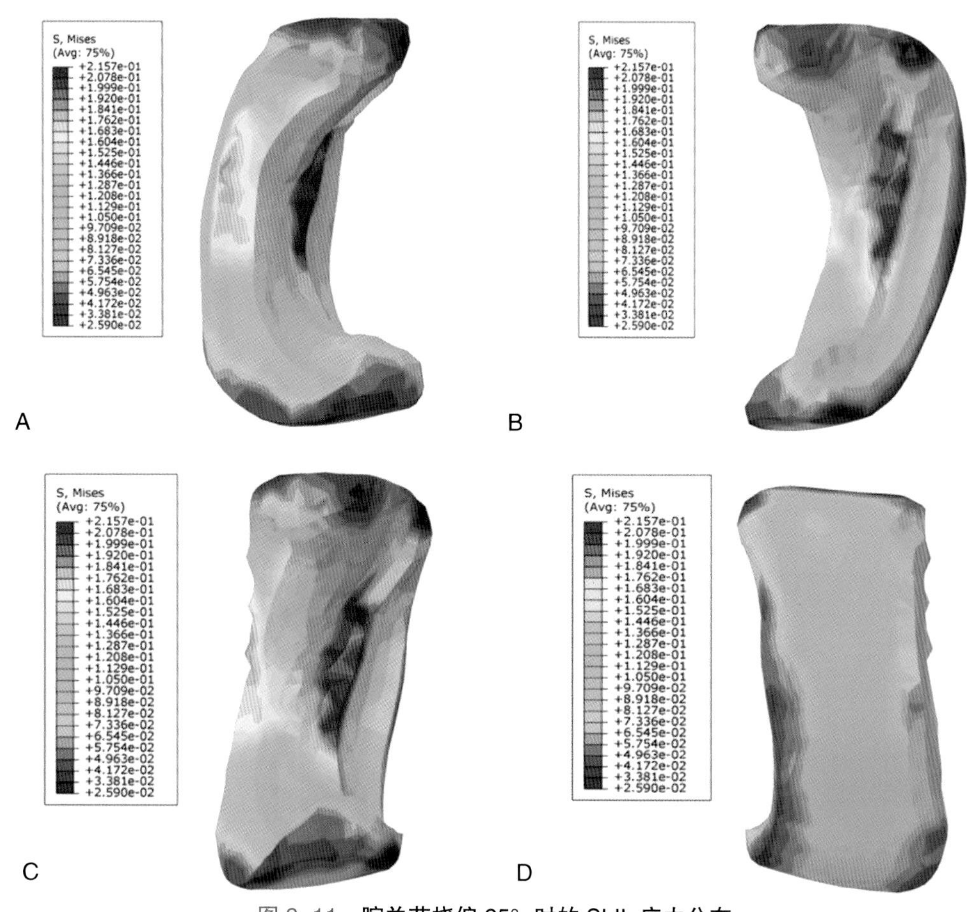

图 3–11　**腕关节桡偏 25° 时的 SLIL 应力分布**

A. 侧面；B. 侧面；C. 掌侧面；D. 背侧面

腕关节做桡侧受力20N 时，SLIL受到的最大应力为0.4465MPa；尺侧受力20N时，

SLIL受到的最大应力为0.4635MPa。说明腕关节在尺侧、桡侧受20N载荷的状态下，SLIL所受的最大应力相差在0.017MPa 左右，基本一致（图3-12，图3-13）。

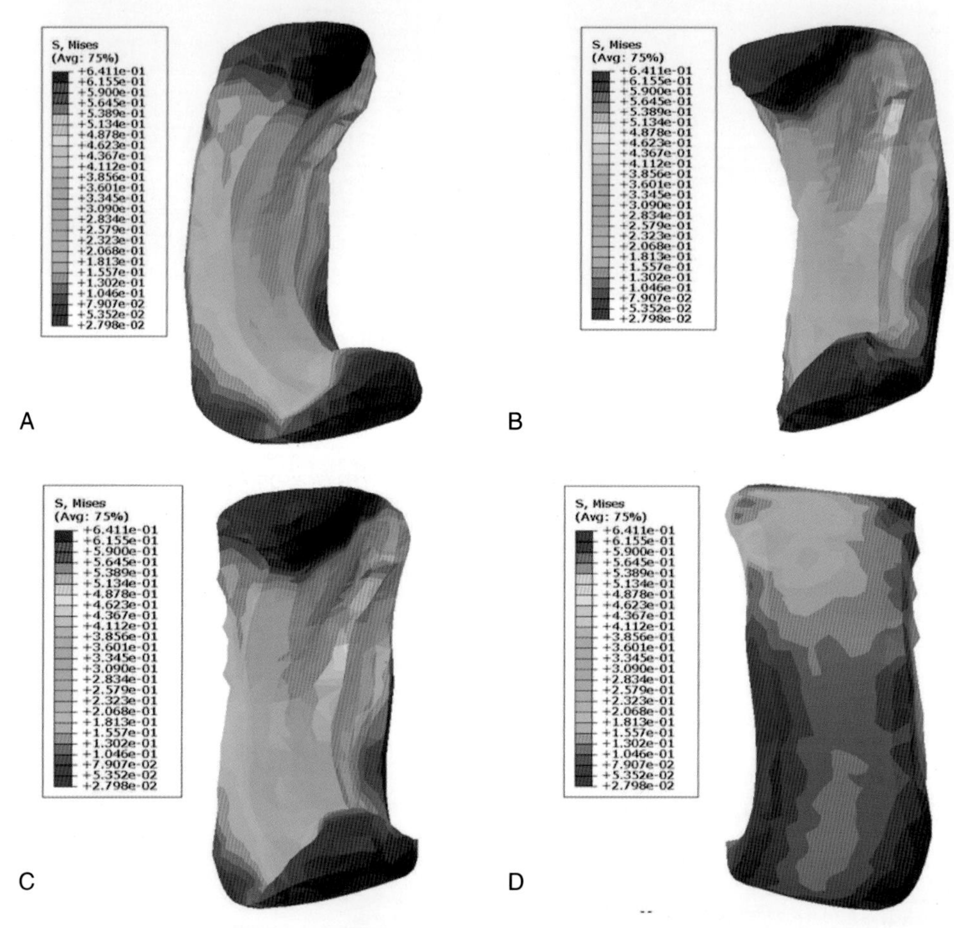

图 3-12 **腕关节尺侧受力 20N 时的 SLIL 应力分布**

A. 侧面；B. 侧面；C. 掌侧面；D. 背侧面

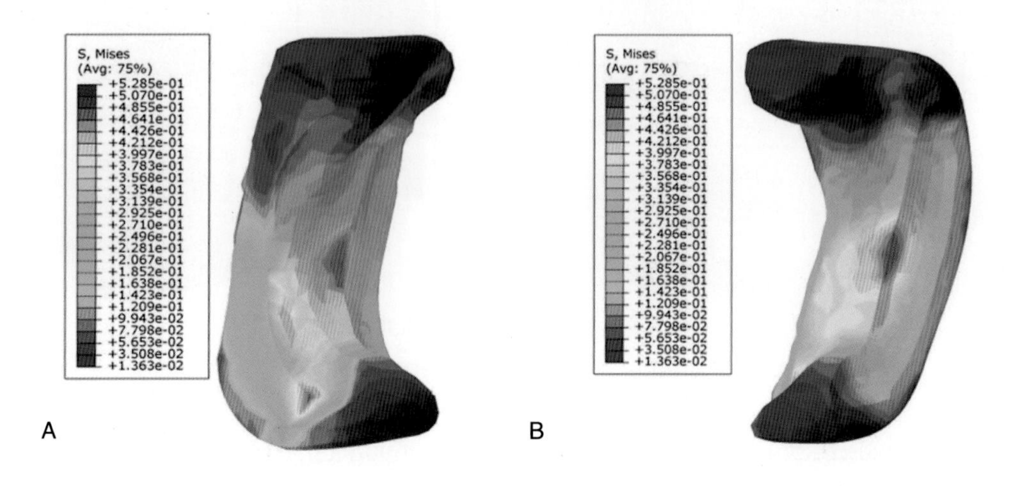

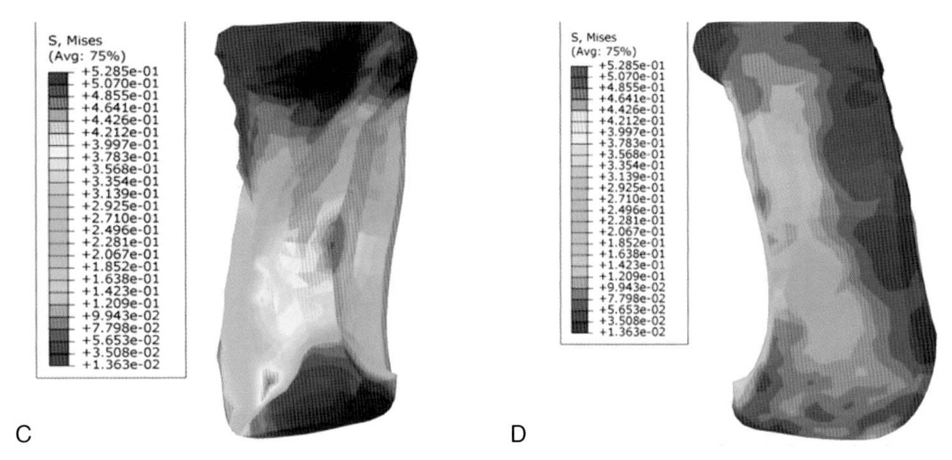

图 3–13　**腕关节桡侧受力 20N 时的 SLIL 应力分布**

A. 侧面；B. 侧面；C. 掌侧面；D. 背侧面

有限元分析（finite element analysis，FEA）是利用数学近似的方法对真实物理系统进行模拟。利用简单而又相互作用的元素，就可以用有限数量的未知量去逼近无限未知量的真实系统。有限元法最初被称为矩阵近似方法，应用于航空器的结构强度计算。1972 年，Rybicki 等将有限元分析方法引入骨科领域。因髋关节、膝关节等解剖结构及力学传导相对腕关节和膝关节等小关节相对简单，因此利用有限元分析方法较多应用于髋关节、膝关节等大关节中。目前因腕关节解剖学上的复杂性及腕骨力学传导的特殊性，腕关节生物力学研究方面的应用较少。Gíslason等通过构建人体腕关节三维有限元模型，提出了怎样构建一个稳定的腕关节三维有限元模型，文中描述韧带需要使用超弹性材料分析，这与本模型定义韧带为超弹性材料一致。Gíslason 通过对整体骨块和韧带及软骨的约束说明，从而验证整体模型的构建是否合理，而本模型的分析是从局部出发点考虑，不做其他韧带联动的情况下，添加局部约束，最后得出 SLIL的受力情况。本模型在数据提取方面，骨骼的重建主要通过 CT 数据以 Dicom 格式输出，经仔细对照与鉴别确定其无手腕部疾患后导入 Mimics 软件中，调整CT 图像阈值以选择全部骨组织，并经过区域增长、三维建模及表面光滑处理后，完成手腕部骨组织粗糙模型的重建。而韧带的重建主要是按照人体解剖结构，由经验丰富的骨科医师和软件工程师参考腕骨及腕关节韧带的解剖一起应用 Mimics19.0 软件手动绘制腕骨间韧带及掌侧和背侧等部位的主要韧带模型结构。再将全部数据以点云格式输出，并导入 Geomagic Studio 2015 进行光顺，然后导出 STP 文件。将 STP 文件导入Hypermesh14.0 对模型进行网格化，得到 SLIL 及其邻近腕骨的整体的有限元模型。已有相关文献报道利用本模型所用方法重建腕关节骨骼及韧带三维有限元模型，说明本模型构建的合理性。有研究表明 在腕关节极度背伸过程中极易损伤 SLIL，与本研究中所得在腕关节背伸过程中 SLIL应力最大这一结论相符合，故结合这两点可说明本模型构建的有效性。

腕关节不稳是临床腕关节常见疾病之一，已有相关研究显示 SLIL 损伤是导致腕关节不稳的常见原因。而本研究目的是基于 Mimics 软件建立腕关节三维有限元模型来探索研究腕关节 SLIL 在腕部不同运动中的应力分布，通过有限元模型模拟腕关节在背伸、掌屈、尺桡偏及腕关节尺桡侧受力时 SLIL 受力情况，为后期三维重建腕关节韧带生物力学分析提供一定的参考。SLIL 连接于舟骨和月骨之间，对维持舟骨月骨正常位置起到至关重要的作用。已有相关生物力学研究表明，SLIL 的最大拉伸力和刚度在腕骨间韧带中是相对较小的，在腕骨的运动中舟骨相对于月骨的运动幅度明显较大，这也符合了 SLIL 最大拉伸力较小，在腕关节极度背伸中容易损伤。在人体摔倒的过程，手掌伸直腕关节背伸尺偏是一种习惯性姿势，本研究显示腕关节做背伸动作时，由于舟骨和月骨的相对运动使得 SLIL 的应力也产生变化，如图 3-5 和图3-9 所示，当背伸角度从 30° 递增到 90° 过程中，SLIL 的应力随着背伸幅度的增加而增加；当背伸角度在 30° ～60° 时随着背伸角度增加，SLIL 所受应力增加最快；当背伸角度为 30° 时，SLIL 所受应力为 0.2439MPa；当背伸角度急剧增加到 60° 时，SLIL所受应力为 0.9906MPa，SLIL 所受应力增大了4 倍；而当背伸角度 60° ～90° 时，SLIL 所受应力增加幅度减缓；当背伸角度达到 90° 时 SLIL 受到的应力最大，相对于 30° 增加了近 5.6 倍。说明当腕关节在背伸过程中 SLIL 所受应力变化规律是由在 60° 前急剧增加，之后增加较缓慢，至极度背伸的情况下（背伸 90° ），SLIL 受到的应力是最大的。而 SLIL 相对薄弱，导致在这种极度背伸的过程中极易发生损伤或断裂。如图3-9 所示，在腕关节掌屈过程中 SLIL 所受应力较小，且增加幅度基本较缓和。故本实验研究结果正好符合临床患者 SLIL 损伤较多发生在受伤至腕关节极度背伸过程中，而掌屈时较少发生 SLIL 损伤，从一定程度上反映了本模型的有效性。如图3-10、图3-11和表3-5所示当腕关节桡偏 25° 时，SLIL 受到的最大应力为 0.8145MPa；尺偏 25° 时，SLIL 受到的最大应力则为 0.1356MPa。相同偏转角度下，SLIL 桡偏时最大应力是尺偏时最大应力的 6 倍左右。本组结果说明在摔倒过程中，手掌着地，腕关节极度背伸伴桡偏时 SLIL 所受应力最大。这也是导致 SLIL 损伤同时伴有舟骨骨折的原因。如图3-12和图3-13结果所示，腕关节尺侧受力和桡侧受力时SLIL所受应力基本一致，说明在腕关节损伤过程中，腕关节向桡侧或尺侧位移对 SLIL 产生相同的应力。

相关研究显示 腕关节常见损伤形式为舟月不稳定，舟月不稳定常见因素是 SLIL 损伤，SLIL 损伤机制常是摔倒时腕关节极度背伸导致，这与本研究结果显示的腕关节背伸桡偏过程中 SLIL 所受应力逐渐增大，至极度背伸时达到最大应力相一致。

因腕关节解剖结构复杂性，腕关节骨骼运动三维有限元分析已有相关研究证实其有效性，但目前国内外对其韧带生物力学研究仍处于动物实验阶段。本研究通过构建腕关节有限元模型模拟腕关节不同运动中 SLIL 受力情况。研究所得结果可为临床 SLIL 损伤机制提供一定的理论基础，同时为后期临床进一步研究腕关节韧带生物力学分析三维有限元模型提供一定的理论参考。

本研究的不足之处：第一，已有研究显示 SLIL 由掌侧、背侧、近端3个部分组成，而本研究未细致地根据该韧带的 3 个亚区进行各个部分生物力学测量；第二，本研究只进行了数个特殊角度及受力情况下SLIL 受力情况，而现实中腕关节是连续的活动，且腕关节损伤过程中是多方面复杂因素导致的，本研究只进行 SLIL 单独生物力学测定，与现实情况可能存在一定差异。在今后的研究中，可以添加完善腕关节其他韧带、肌肉等组织使其更接近人体真实情况，更深入地研究腕关节韧带生物力学。

四、近排腕骨切除术后桡腕关节的解剖学及生物力学变化

作为全腕关节融合前的一种替代和挽救手术，近排腕骨切除术的适应证涵盖了严重桡腕关节炎、舟月进行性腕塌陷、难以复位的陈旧性经月骨周围脱位、Ⅳ期月骨缺血性坏死等桡腕关节的晚期病变。但是该术式从提出伊始就遭到质疑，原因就是手术破坏了正常的桡腕关系，术后相对延长的腕部肌腱会导致肌力减弱，且头状骨和桡月窝形成的关节接触不可靠。临床报道也有争议，但总体效果偏好，且和各种部分腕骨融合术接近。关于其解剖和生物力学的基础研究较少，徐永清教授团队从近排腕骨切除术后形成的新的桡腕-桡头关节的解剖学和生物力学变化的角度探索了该术式的优劣，旨在进一步帮助临床对该术式的理解。

（一）实验材料、主要设备和准备

经福尔马林固定和新鲜成人上肢标本各 6 只, 左右不限，为南方医科大学解剖学教研室提供，X 线片检查确认前臂和腕部解剖结构正常。新鲜标本去除部分软组织后以聚甲基丙烯酸甲酯包埋标本的远近两端。压敏片为日本富士公司生产，按腕关节尺寸制作后用聚乙烯封塑，桡背端留出一三角形尾巴，便于钳夹。置入4℃冰箱备用。MTS（material testing system, 双轴液压材料测试系统 858 型，美国）为南方医科大学生物力

学重点实验室提供。

（二）实验方法

在福尔马林标本上模拟标准的经腕关节背侧入路近排腕骨切除术，在腕关节各种活动下观察头状骨近端关节面和桡月窝匹配，以及和桡骨茎突的碰撞情况，测量相关角度；然后横行离断腕关节，仔细观察头状骨近端关节面构造、照相和用印泥拓图、绘图；直接矢状面和冠状面（各3只）剖开月骨、头状骨和桡骨的远端，直接拓下桡月关节和桡头关节的匹配；新鲜制备标本在腕中立、掌屈5°、背伸30°、桡偏10°、尺偏15°五个腕关节基本功能活动体位下用压敏片测出 100N下腕关节受力情况，模拟近排腕骨切除术后，按同法测试。

（三）分析数据

压敏片所得数据在实验室自行处理，计算出受力面积和单位面积负荷，所得各数据用 SPSS11.5 统计软件进行统计处理，以均数 ± 标准差（$\bar{x} \pm s$）描述，数据之间显著性检验用配对t检验；取 $P<0.05$ 为差异有显著性。

（四）解剖学特点

近排腕骨切除术后，在有压力的情况下桡头关节的匹配整体远不如桡月关节面顺畅，切开观察的结果:新的桡腕关节主要由桡头关节组成，小部分由尺钩关节组成，在矢状面上，头状骨近端的关节面弯曲度不同于月骨近端关节面，见拓下的桡头关节和桡月关节的匹配图（图3–14至图3–17）；在冠状面上，新桡腕关节分为尺、桡两部，尺部基本吻合，桡部不吻合, 桡骨远端的桡月窝、尺骨远端关节面与头状骨尺侧部、钩骨近端关节面基本吻合（图3–16），但头状骨近端尖部的桡侧部分在各个角度下无法与桡月窝软骨接触形成关节。头骨的近端关节面由桡、尺、背、掌4个方块交融而成，在中立位施压下，能和桡尺骨远端接触的只是这4个方块的交汇面，大致成菱形且不光滑，压敏片面积分析显示约只有 0.33cm^2（图3–18，图3–19）；由于桡骨远端的掌倾角和尺偏角，垂直施压下，头骨近端接触面有向桡月窝掌侧和尺侧滑移的趋势。该趋势受到桡舟头韧带的约束。在中立位时，尺骨远端关节面的桡侧部与头状骨近端接触，其尺侧部（为三角纤维软骨覆盖）与钩骨近端关节面接触。桡偏（5.0 ± 1.2）° 时桡骨茎突即与大多角骨的桡侧缘（非软骨面）碰撞，人为将远排腕骨旋前（15.0 ± 3.4）° 和旋后（10.0 ± 2.2）° 及腕桡偏（20.0 ± 3.7）° 时才发生碰撞。

（五）生物力学变化

近排腕骨切除术后，压敏片显示中立位下桡头接触面积更小，压力增加（图3–19）。

两组的配对t检验F值为7.591，P值为0.015（$P<0.05$），差异具有统计学意义。

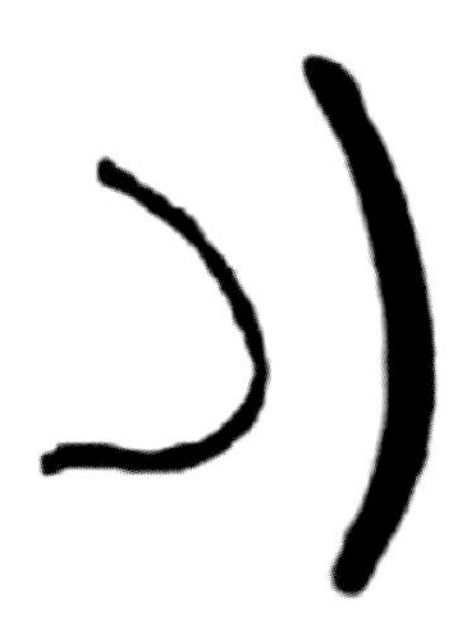

图 3-14　**右腕中立位矢状面上桡月关节匹配**

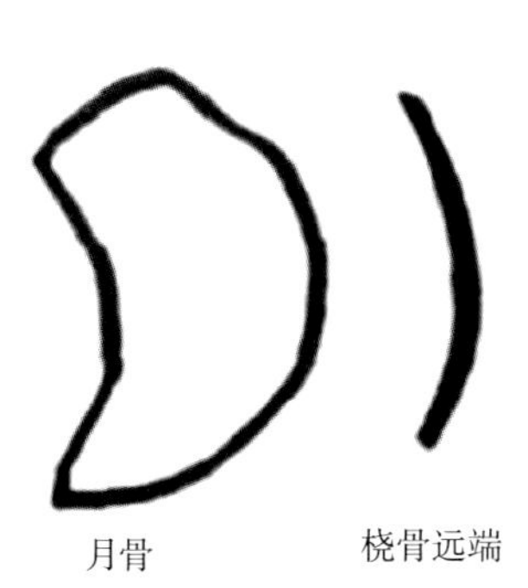

图 3-15　**右腕中立位矢状面上桡头关节匹配**

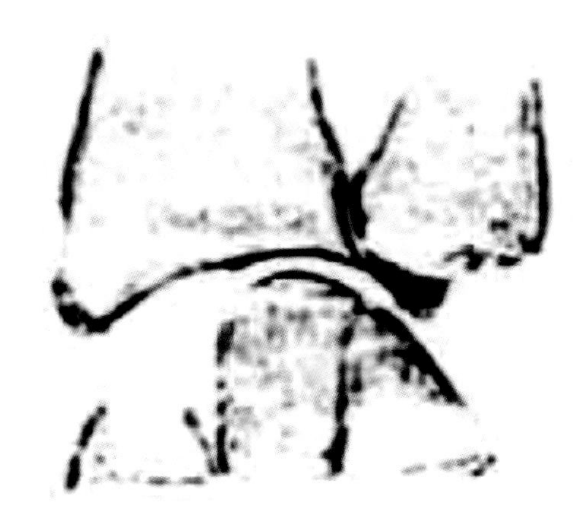

图 3-16　**右腕中立位冠状面上正常腕关节匹配**

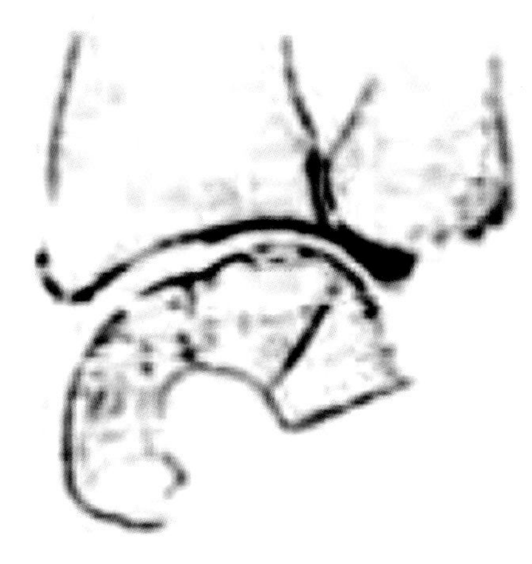

图 3-17　**右腕中立位矢状面上近排腕骨切除术后腕关节匹配**

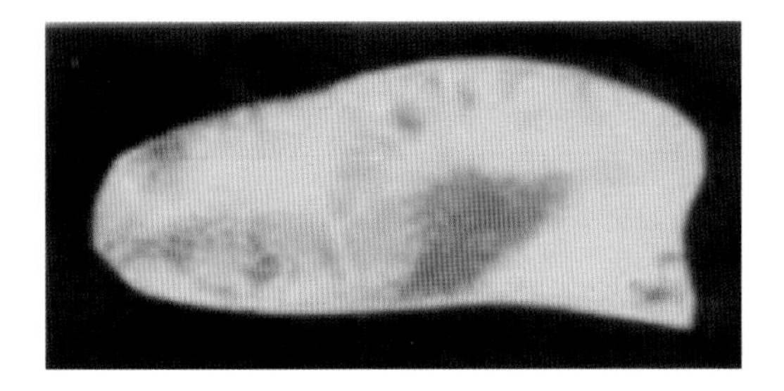

图 3-18　**正常桡腕关节中立位下压力分布**

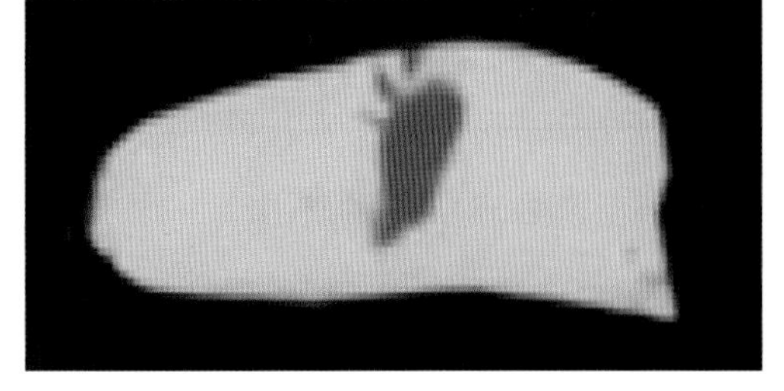

图 3-19　**近排腕骨切除术后中立位下桡头关节压力分布**

在腕的5个体位下，桡月窝在背伸30°时压强最大，桡偏10°时最小。而近排腕骨切除术后背伸30°时压强最小，中立位反而最大，具有明显的反生理性（表3-6）。

表 3-6 腕关节各个活动角度下桡月窝的单位面积负荷（N/cm）（$\bar{x} \pm s$）

测试状态	中立位	掌屈 5°	背伸 30°	桡偏 10°	尺偏 15°
正常	23.2 ± 3.2	20.4 ± 7.3	28.3 ± 5.7	17.3 ± 1.4	26.4 ± 8.3
近排腕骨切除术	136.4 ± 30.7	117.3 ± 18.5	92.4 ± 36.8	89.9 ± 58.2	102.6 ± 49.2

从第一例手术到2007年5月，近排腕骨切除术已经经历了近70年。长期随访和对照研究的满意结果决定了该术式在腕关节重建中的重要地位。在应用和研究的过程中，该术式的适应证在不断扩大，现几乎可以应用于一切腕关节晚期退变，缓解疼痛，增强握力和腕活动度，避免了全腕关节融合。但对于该术式的生物力学研究却落后于临床报道。王云亭等认为桡头关节面在大致的曲率上和桡月关节面是一致的，本实验的观察部分地证实了这种观点，比如新形成的桡腕关节尺侧部位的基本匹配，但是仔细的观察提示仍然有许多不同的地方，比如新桡腕关节桡侧的不匹配和头状骨近端关节面组成的复杂，这些不同点很有助于临床医师对该术式后果的理解，从而慎重选择。Hogan等的研究证实了桡头关节和原桡腕关节在生物力学上有许多不同，和本实验结果相互印证。

虽然术后腕的活动度都有不同程度的下降，但患者满意率比较高，这似乎和本实验的结果有所不同，我们分析原因可能为：①部分病例同时进行了骨间掌侧、背侧神经腕关节支的切断术，这对缓解疼痛很有帮助；②腕关节的活动复杂多样，本实验重点对新桡腕关节的关节面匹配和在 100N压力下的压强做了研究，但实际生活中腕可以在压力下活动，也可以在提拉重物时发生作用，某些活动桡头关节面软骨接触，某些可能不需要直接的接触。应该注意到本实验和其他生物力学实验的局限，有助于客观评价。

而临床对于桡头关节有退变的患者已经不是绝对禁忌证。当术中发现桡骨远端和头状骨近端关节面有明显退变，则有3种办法：①软组织间置术，尽可能从远处剥下关节囊，可行桡侧和尺侧纵行切口，形成一以近侧为蒂的关节囊瓣，将其用可吸收线通过近排腕骨切除后的间隙缝合到掌侧关节囊和掌侧腕韧带，或自体筋膜、异体筋膜间置；②可切除修整部分近端头状骨以增加匹配；③切除短头状骨近端后用克氏针维持近排腕骨切除后的间隙，做牵引切除成形术。这些方法的应用进一步巩固了临床效果，而将生物力学的不利影响减至最低。

五、5种治疗腕塌陷术式的生物力学比较

腕舟骨骨不连、月骨缺血性坏死、类风湿关节炎等均可导致腕部正常结构和生物力学机制的破坏最终引起腕关节退变性关节炎、腕高度下降形成腕塌陷。手术是目前主要的治疗手段。常用术式有部分腕骨融合术和近排腕骨切除术。各种手术方法治疗后的疗效报道不一。但各术式对腕生物力学的影响已经成为临床选择治疗手段的一个重要参考依据。徐永清教授团队通过本实验研究评价了以上部分术式的桡腕关节生物力学改变，为临床提供最佳术式的选择。

（一）标本的准备

挑选6侧新鲜完好的上肢标本，左右不限。X 线片检查确认前臂和腕部解剖结构正常。近端在桡骨粗隆下1cm 水平处锯断，远端在掌指关节处离断。剔除前臂除旋前方肌外所有的屈伸肌和相关肌腱，保留骨间膜。同时剔除第3掌骨中点水平以远的所有软组织。前臂中立位时，以交叉克氏针固定桡尺骨近端和第2、3掌骨头，以聚甲基丙烯酸甲酯包埋标本的远近两端。

（二）压敏片的准备

取大中小3个不同的腕关节标本，沿桡尺骨远端关节面剪出相应的纸板模。模的桡背端留出一个三角形尾巴，便于钳夹。以这3种纸板模剪出压敏片，用聚乙烯封塑，以防止组织液的浸染。

（三）MTS 机测压

标本正常的测试：将包埋好的标本固定在MTS机上，远端位于MTS的底盘上。将底盘上的角度调为0° 。置标本于中立位。在鼻烟窝处做一横行切口，以镊子将压敏片送入腕关节。操纵MTS机，以10N/S 的速率加载至100N，该力维持1分钟后，取出压敏片。重复至少3片压敏片的测试。中立位测试完毕后参照Palmer等对腕关节功能范围的定义，调整 MTS 机底盘上的刻度。分别以同法在腕掌屈5° 、背伸30° 、桡偏10° 、尺偏15° 位时测出相应的压敏片。5种术式后的测试：取下标本，将腕舟骨腰部以远咬除，将腕舟骨近端和头骨、月骨之间分别以1.2mm克氏针做非平行固定，模拟腕舟骨远端切除+近端和头月骨融合术（A组）。先将标本固定在脊柱三维运动分析仪上，在100N 压力加压下，如未见各骨之间的相对位移即证实融合模拟的可靠性。再将标本放到MTS 机上，重复正常组的测试法。完毕后，以同样的方法和步骤顺序模拟腕舟骨完全切除+头月骨融合术（B 组）、四角融合术（C组）、舟三角骨切除+头月骨融

合术（D 组），进行压敏片的测试。最后将月骨切除（腕舟骨和三角骨已在前术中切除），模拟近排腕骨切除术（E 组），测试压敏片。

（四）压敏片分析

将压敏片图像扫入计算机。用日本富士压敏片分析软件确定腕关节桡舟窝、桡月窝和三角纤维软骨复合体（TFCC）3个范围。计算选定范围内的面积、灰度值和各级灰度值所对应的象素数量。根据灰度值—压强对应关系曲线，计算出压力。将相关数值用 EXCEL 和 SPSS 分析软件分析。

正常组和5种治疗术式手术后，腕关节在中立位时各接触面的单位面积负荷见表3–7。

表 3–7 腕关节在中立位时各接触面的单位面积负荷（$\bar{x} \pm s$，N/cm²）

组别	标本数	桡舟窝	桡月窝	TFCC	腕关节总压
正常组	6	23.0 ± 5.6	23.2 ± 3.2	4.6 ± 10.0	22.9 ± 4.3
A 组	6	17.1 ± 0.8	16.1 ± 5.5	—	16.8 ± 2.6
B 组	6	—	19.7 ± 6.2	24.7 ± 10.9	20.0 ± 5.4
C 组	6	—	29.0 ± 8.8	35.4 ± 12.1	29.4 ± 8.5
D 组	6	—	103.2 ± 37.2	—	103.2 ± 37.2
E 组	6	—	136.4 ± 30.7	—	136.4 ± 30.7

注：A ～ E 组分别为舟骨远端切除 + 近端和头月骨融合术组、舟骨切除 + 头月骨融合术组、四角融合术组、舟三角骨切除 + 头月骨融合术组和近排腕骨切除术组。

正常组中立位的压敏片分析显示桡舟窝、桡月窝、TFCC 3 个接触面的单位面积负荷几乎相同。腕舟骨远端切除+近端和头月骨融合术后，通过桡舟窝的压力减少了6%，桡月窝压力增加了7%。腕舟骨切除+头月骨融合术后，正常情况下占腕总压 71%的桡舟应力中的 64%分配到桡月窝，7%分配到 TFCC。桡月窝的单位面积负荷仍只有（19.7 ± 6.2）N/cm²。四角融合术后，平均腕的单位负荷面积增大至（29.4 ± 8.5）N/cm²。舟三角骨切除+头月骨融合术和近排腕骨切除术后，其单位面积负荷开始大幅度上升，分别为（103.2 ± 37.2）N/cm²和（136.4 ± 30.7）N/cm²。尤其是近排腕骨切除术后的负荷，和正常组、舟骨切除+头月骨融合术组、舟三角骨切除+头月骨融合术组、四角融合术组相比差异都有显著意义（F=7.59、5.09、6.49、4.73，P＜0.05）。

腕关节在各功能位状态下，正常组和4种融合术组在腕关节背伸30° 位时桡月窝单位面积负荷最高；近排腕骨切除术组在中立位时最高。总体分析，随着桡腕关节接触面积的减少，压力分布的不均匀，应力集中呈急剧上升趋势。

（五）中立位下各术式的压敏片变化

正常组中立位通过腕关节的单位面积负荷极为均匀，是进化过程中人体关节形成的最佳效率的表现，也是以下各种术式在术后判断腕关节生物力学变化优劣的主要对比依据。从生物力学上分析，结构形式的改变必然会导致应力分布的变化。行腕舟骨远端切除+近端和头月骨融合术后，由于腕舟骨的远端已经被去除，这使得原本从大小多角骨垂直传向腕舟骨近端的力必须经过头状骨再向桡舟、桡月、三角纤维软骨3个腕接触面再分配。实验结果显示部分压力从桡舟窝向桡月窝转移，极小部分向TFCC处转移。但由于接触面积也发生了相应的变化，故腕的平均单位面积负荷仍十分均匀。行腕舟骨切除+头月骨融合术后，正常情况下占腕总压71%的桡舟应力中的64%分配到桡月窝，但同样由于桡月接触面积的相应扩大，起到了代偿作用，单位面积负荷和正常组相比无显著差别（$P<0.05$）。

腕舟骨切除+头月骨融合术后，将三角骨和钩骨一并固定起来，就成了四角融合术。在桡月窝受到的转移应力相似的状况下，单位负荷面积却增大。我们认为原因有两个，一是术后TFCC处几乎完全不受力，所有垂直应力通过桡月窝；二是这四骨融合后，各骨之间原来借助韧带微调的功能丧失，使得桡月接触不能发生微适应而增大接触面积。舟三角骨切除+头月骨融合术和近排腕骨切除术后，主要由于桡月窝接触面积的减少，其单位面积负荷开始大幅度的上升。尤其是近排腕骨切除术后，具有最高的单位面积负荷。

（六）其他各位置下各术式的压敏片变化

Tomanio 等和 Watson 等认为月骨背伸位融合后的患腕，术后腕关节背伸大受影响，故而在术中纠正月骨过伸十分重要。但他们没有解释引起这一现象的进一步原因。正常情况下，从头状骨传来的纵向压力就有导致月骨背伸的趋势，该背伸趋势受到舟月韧带的有力遏制。本实验的结果显示各融合术后桡月接触在腕背伸30° 时最不均匀，应力负荷也最高。至少从生物力学的角度印证了月骨背伸位融合术后的不良后果。

和其他各组不同，近排腕骨切除术后在中立位的桡腕关节面反而最小，单位面积负荷最大，和许多临床报道不符。这促使我们仔细观察了头状骨的近端关节面，结果发现有以下3个原因：① 无论是冠状面还是矢状面，头状骨近端的关节面曲率都远大于月骨近端关节面；② 头状骨的近端关节面由桡、尺、背、掌4个方块交融而成，在中立位施压下，能和桡尺骨远端接触的只是这4个方块的交汇面，大约只有0.33cm^2；③由于桡骨远端的掌倾角和尺偏角垂直施压下，头状骨近端接触面有向桡月窝掌侧和尺侧滑移的趋势，该趋势受到桡舟头韧带的有力牵制。如果术中破坏了该韧带，桡头接触非常不稳。这种桡头接触的反生理性有助于我们对术后相关并发症的理解。

（七）临床意义

舟骨远端切除+近端和头月骨融合术、舟骨切除+头月骨融合术后腕关节的应力影响和正常相比不大。四角融合术、舟三角骨切除+头月骨融合术、近排腕骨切除术后原腕关节的3个接触面都只剩1个，而且有相同的适应证。本实验显示此3法中以四角融合术对腕关节的应力影响最小，为首选。反之，对近排腕骨切除术的使用要慎重。各组术式后桡月窝承担主要的转移应力。提示临床 X 线片重点观察目标是桡月窝关节面，而且要有术后长期的随访。实验中各术式下月骨背伸位时桡腕应力最不均匀，再次强调腕骨融合术中纠正月骨的背伸或背伸趋势的重要性。

（宋慕国　徐永清）

参考文献

[1] 杨勇, 陈山林, 李忠哲, 等. 桡腕关节的在体MRI三维运动学研究[J]. 中国骨与关节杂志, 2016, 5(009):669-673.

[2] Mayfield JK, Williams WJ, Erdman AG, et al. Biomechanical properties of human carpal ligaments[J]. Orthop Trans, 1979, 3:143-144.

[3] Nowak MD, Logan SE. Strain-rate-dependent permanent deformation of human wrist ligaments[J]. Biomed Sci Instrum, 1988, 24:61-65.

[4] Schuind F, An KN, Berglund L, et al. The distal radio-ulnar ligaments: A biomechanical study[J]. J Hand Surg Am, 1991, 16:1106-1114.

[5] Weaver L, Tencer AF, Trumble TE, et al . Tensions in the palmar ligaments of the wrist. I. the normal wrist [J]. J Hand Surg, 1994, 19A:464.

[6] Savelberg HHCM, Kooloos JGM , Lange AD, et al. Human carpal ligament recruitment and three-dimensional carpal motion[J]. J Othop Res, 1991, 9:693.

[7] Crisco JJ, Chelikani S, Brown RK, et al. The effects of exercise ligamentous stiffness in the wrist[J]. J Hand Sung, 1997, 22A:44.

[8] Shin SS, Moore DC, McCovem RD, et al. Scapholunate ligamnent reconstruction using a bone-retinaculum-bone autograft ; A biomechanic and histologic study[J]. J Hand Sung, 1998, 23A:216.

[9] Weiss A-PC. Scapholunate ligament reconstruction using a bone-retinaculum-bone autograft[J]. J Hand Surg, 1998, 23A :205.

[10] 刘波. 腕关节损伤治疗相关争议问题探讨[J]. 中华创伤杂志, 2018, 34(9):769-772. DOI: . 3760/cma. j. issn. 1001-8050. 2018. 09. 001.

[11] Berger RA. The gross and histologic anatomy of the scapholunate interosseous ligament[J]. J Hand Surg Am, 1996, 21(2):170-178. DOI: 10. 1016/S0363-5023(96)80096-7.

[12] 韩利军. 手舟月骨间韧带和月三角骨间韧带的解剖学特点[J]. 中国组织工程研究与临床康复, 2009, 13(37):7318-7321. DOI: 10. 3969/j. issn. 1673-8225. 2009. 37. 024.

[13] 李秀忠, 蔡锦方, 张元信, 等. 近侧列腕骨间关节及韧带的应用解剖学观察[J]. 中国临床解剖学杂志, 2012, 30(1):22-25. DOI: 10. 13418/j. issn. 1001-165x. 2012. 01. 005.

[14] 徐永清, 钟世镇, 徐达传, 等. 腕关节韧带解剖及组织学特性研究[J]. 中华创伤骨科杂志, 2005, 7(12): 1147 - 1151. DOI: 10. 3760 / cma. j. issn. 1671-7600. 2005. 12. 013.

[15] 陈延荣. 桡骨远端骨折畸形愈合后腕关节的生物力学变化 [D]. 苏州: 苏州大学, 2013.

[16] 何川, 李彦林, 张振光, 等. 不同屈曲状态下膝关节韧带生物力学的有限元分析[J]. 中国运动医学杂志, 2015, 34(7): 662 - 669. DOI: CNKI:SUN:YDYX. 0. 2015-07-009.

[17] 艾登超. 腕关节三维有限元精细模型的建立及其验证 [D]. 天津: 天津医科大学, 2017.

[18] Shin SS, Moore DC, McGovern RD, et al. Scapholunate ligament reconstruction using a bone-retinaculum-bone autograft: a biomechanic and histologic study[J]. J Hand Surg Am, 1998, 23(2): 216-221. DOI:10. 1016/S0363-5023(98)80116-0.

[19] 李秀忠, 赵卫东, 钟世镇, 等. 舟月骨间韧带的解剖及生物力学研究[J]. 中华骨科杂志, 2005, 25(4): 214-217. DOI: 10. 3760/j. issn:0253-2352. 2005. 04. 007.

[20] Rybicki EF, Simonen FA, Weis Jr EB. On the mathematical analysis of stress in the human femur[J]. J Biomech, 1972, 5(2): 203-215. DOI: 10. 1016/0021-9290(72)90056-5.

[21] Sun J, Yan S, Jiang Y, et al. Finite element analysis of the valgus knee joint of an obese child[J]. Biomed Eng Online, 2016, 15(Suppl 2):158-158. DOI: 10. 1186/s12938-016-0253-3.

[22] Ren D, Liu Y, Zhang X, et al. The evaluation of the role of medial collateral ligament maintaining knee stability by a finite element analysis[J]. J Orthop Surg Res, 2017, 12(1): 64-64. DOI: 10. 1186 / s13018-017-0566-3.

[23] Shriram D, Praveen Kumar G, Cui F, et al. Evaluating the effects of material properties of artificial meniscal implant in the human knee joint using finite element analysis[J]. Sci Rep, 2017, 7(1): 6011-6011. DOI: 10. 1038/s41598-017-06271-3.

[24] Gíslason MK, Stansfield B, Nash DH. Finite element model creation and stability considerations of complex biological articulation: The human wrist joint[J]. Med Eng Phys, 2010, 32(5): 523-531. DOI: 10. 1016/j. medengphy. 2010. 02. 015.

[25] 朱海波, 朱建民, 马南, 等. 基于软骨和韧带的全腕关节有限元模型建立和舟状骨生物力学研究[J]. 上海医学, 2014, 37(7):602-605+541. DOI: CNKI:SUN:SHYX. 0. 2014-07-018.

[26] 徐永清, 钟世镇, 赵卫东, 等. 部分腕关节韧带生物力学特性的研究[J]. 中华手外科杂志, 2003, 19(1): 33 - 35. DOI: 10. 3760 / cma. j. issn. 1005-054X. 2003. 01. 015.

[27] 刘国峰. 自体骨-韧带-骨移植治疗慢性舟月不稳定的临床效果[J]. 河北医科大学学报, 2018, 39(3): 289-292. DOI: 10. 3969/j. issn. 1007-3205. 2018. 03. 010.

[28] 唐春晖, 姚高文, 王林, 等. 切开复位内外固定结合锚钉修复腕骨间韧带治疗月骨周围损伤[J]. 中国骨伤, 2018, 31(9): 863 - 866. DOI:10. 3969/j. issn. 1003-0034. 2018. 09. 016.

[29] 李秀忠, 蔡锦方, 张元信, 等 . 舟月骨间韧带在舟月骨屈伸运动中的作用[J]. 中华创伤杂志, 2011, 27(10):919-923. DOI: 10. 3760/cma. j. issn. 1001-8050. 2011. 10. 017.

[30] 朱小弟, 王利, 李文庆, 等. 切开复位加压空心螺钉内固定治疗经舟骨月骨周围骨折-脱位[J]. 中国

临床解剖学杂志, 2012, 30(3):353-355. DOI: 10. 13418/j. issn. 1001-165x. 2012. 03. 029.

[31] 刘国峰. 腕关节舟月不稳定临床研究[J]. 中国药业, 2018, 27(A01):241-242.

[32] Krakauer JD, Bishop AT, Cooney WP, et al. Surgical treatment of scapholunate advanced collapse[J]. J Hand Surg, 1994, 19 : 751-759.

[33] Imbriglia JE, Broudy AS, Hagberg WC, et al. Proximal row carpectomy: clinical evaluation[J]. J Hand Surg, 1990, 15:426-430 .

[34] Neviaser RJ. On resection of the proximal row[J]. Clin Orthop, 1986, 20: 12-15.

[35] Wyrick JD, Stern PJ, Kiefhaber TR, et al. Motion-precerving procedures in the treatment of scapholunate advanced collapse wrist: proximal row carpectomy versus four-corner arthrodesis[J]. J Hand Surg, 1995, 20: 965-970.

[36] 黄继锋, 徐永年, 赵卫东, 等. 三角纤维软骨复合体水平部分不同程度的切除对尺骨载荷功能的影响[J]. 中华骨科杂志, 2001, 21: 486-488.

[37] 朱跃良, 徐永清, 汪新民等. 五种治疗腕塌陷术式的生物力学比较[J]. 中华手外科杂志, 2004, 20: 8-10.

[38] Palmer AK, Werner F, Murphy D, et al. Functional wrist motion: a biomechanical study[J]. J Hand Surg, 1985, 10:39-46.

[39] 王云亭, 洪光祥, 李子荣, 等. 近排腕骨切除术后关节面适合度的测量[J]. 中华手外科杂志, 1997, 13: 157-159.

[40] Hogan CJ, McKay PL, Degnan GG. Changes in radiocarpal loading characteristics after proximal row carpectomy [J]. J Hand Surg [Am], 2004, 29:1109-1113.

[41] 裴福兴, 杨志明, 饶书诚, 等. 近排腕骨切除腕关节成形术远期疗效[J]. 中华骨科杂志, 1994, 14: 407-409.

[42] DiDonna ML, Kiefhaber TR, Stern PJ. Proximal row carpectomy: study with a minimum of ten years of follow-up[J]. J Bone Joint Surg (Am), 2004 , 86:2359-2365.

[43] 陈振兵, 洪光祥, 王发斌, 等. 近排腕骨切除加骨间掌侧、背侧神经切断治疗退行性腕关节炎[J]. 中华手外科杂志, 2005, 25: 227-229.

[44] Krakauer JD, Bishop AT, Cooney WP. Surgical treatment of scapholunate advanced collapse[J]. J Hand Surg(Am), 1994, 19: 751-759·

[45] 刘卢魁, 朱鸣镝. 头、月、三角、钩骨局限性融合术治疗舟月骨进行性塌陷[J]. 中华手外科杂志, 2003, 19: 5-7.

[46] 徐永清, 钟世镇, 朱青安, 等. 部分腕骨融合术或切除术对腕关节运动影响的实验研究[J]. 中华手外科杂志, 2000, 16:178-180.

[47] Palmer AK, Werner FW, Murphy D , et al. Functional wrist motion : a biomechanical study[J]. Hand Surg(Am), 1985 , 10: 39-46.

[48] Douqlas DP, Peimer CA, Koniuch MP. Motion of the wrist after simulated limited intercarpal arthrodeses[J]. J Bone Joint Surg(Am), 1987, 69: 14131418.

[49] Tomaino MM, Miller RJ, Burton RI, et al. Scapholunate advanced collapse wrist: proximal row carpectomy or limited wrist arthrodesis with scaphoid excision[J]? J Hand Surg(Am), 1994, 19: 134-142.

[50] Watson HK, Weinzweig J, Ashmead D, et al. Scaphotrapeziotrapezoid arth rodesis. A follow-up study[J]. J Hang Surg(Am), 2003, 28: 397-404.

[51] Imbriglia JE, Broudy AS, Hagberg WC, et al. Proximal row carpectomy: clinical evaluation[J]. J Hand Surg (Am),1990, 15: 426-430.

[52] Wyrick JD, Stern PJ, Kiefhaber TR, et al. Motion precerving proceduresin the treatment of scapholunate advanced collapse wrist : proximalowcarpectomy versus four corner arthrodesis[J]. J Hand Surg (Am), 1995 , 20: 965-970.

[53] Ashmead D 4th, Waston HK, Damon C, et al. Scapholunate advanced collapse wrist salvage[J]. J Hand Surg(Am) , 1994, 19: 741-750.

第4章　腕关节疾病的影像学

【摘要】腕关节疾病主要包括炎症、外伤和肿瘤3种情况。其中炎症最常见的是类风湿性腕关节炎，病情主要累及关节滑膜、神经、血管等，若持续进展会出现关节僵硬、肿胀、活动障碍，甚至畸形、残疾。月骨无菌性缺血坏死，又称为Kienböck病，主要表现为腕部疼痛，尤其是剧烈活动时出现疼痛。

腕关节外伤包括韧带、滑膜损伤、关节软骨及骨皮质的损伤和创伤引起的骨髓病变，对患者的手功能影响较大。手部骨折在肢体损伤中非常常见，约占所有骨折的18%，其中腕骨骨折约占手部骨折的8%以上。舟骨骨折是最常见的腕骨骨折，占所有手部骨折的10%左右，在所有腕骨骨折中占60%～70%。其次为三角骨骨折，随后是大多角骨、钩骨、头状骨和小多角骨骨折，其中豌豆骨骨折最为罕见。

腕关节肿瘤比较少见，良性的有骨囊肿、骨内腱鞘囊肿等，骨内腱鞘囊肿（intraosseous ganglion）又称为邻关节骨囊肿（juxta-articular bong cyst），是一种很少见的骨的良性肿瘤样病变。有文献报道的国外病例约200多例，国内报道的发生在腕骨的仅有几十例。恶性的偶见于骨转移性肿瘤。

目前，X线平片、CT、MRI 和其他影像学检查方法在腕部损伤的诊断中起着重要作用，虽然 X 线平片因其成本效益高、辐射剂量低且普遍可用的特点成为骨折诊断的主要手段，但该检查仅对有明显骨折断线和骨折断端可清晰显示，对部分骨折而言，由于解剖位置原因造成影像重叠导致细微骨折线被覆盖显示不清。多层螺旋CT 检查扫描时间短，不受腕关节重叠和桡骨窝凹陷的影响，但常规 CT 的厚度容易导致轴向骨折线的漏诊，也难以鉴别腕骨移位，骨折通常会导致周围软组织肿胀、损伤。MRI 除了具备 CT 扫描的优点以外，还具有极高的对比度分辨率，能将骨骼伪影与软组织清楚地显示出来，适用于评价骨髓、隐匿性骨折、骨坏死、周围软组织损伤，如肌腱、韧带、肌肉和三角纤维软骨复合体损伤，同时还可以预测骨的血供和恢复情况。

徐永清教授团队长期从事腕关节疾病的诊治工作。现将多年积累的腕关节疾病的相关影像学结果根据病种进行归纳整理，并将最典型的在此章节呈现给大家，以供广大临床医生互相交流学习。目前关于正常腕关节影像学及数字成像的书籍及文献很多，笔者将不再赘述。

【关键词】腕关节；影像学；数字成像；计算机

一、类风湿性腕关节炎

类风湿关节炎（rheumatoid arthritis，RA）是多发性、非特异性的慢性关节炎症。其主要表现为全身性疾病，多发于20～40 岁女性，通常自掌指关节及腕关节等小关节开始，以后侵及大关节，常为多发性、对称性，病理改变由滑膜改变开始，然后是血管翳形成，随后血管翳覆盖骨面，干扰正常营养，引起软骨破坏消失，纤维关节强直，最后骨性关节强直，直至功能丧失。

《2018中国类风湿关节炎诊疗指南》建议应在条件允许的情况下，恰当使用影像学技术进行辅助诊断。RA早期X线平片检查的主要表现是关节间隙狭窄、骨质侵袭和周围软组织肿胀等。X线平片在早期是国际公认的诊断RA的标准，但X线平片不能发现早期病变。CT检查能够清晰显示X线平片不能显示的骨质侵袭病变，但其无法用于炎性滑膜炎的检测。MRI检查是目前诊断早期RA最好的检查方法，可将X线平片和CT图像不能显示的关节积液、滑膜炎、滑膜增生表现出来，图像上表现出的骨髓水肿是患者预后判断的指标之一。

由于该病患者早期多就诊于风湿免疫科，徐永清团队于2019年在国内率先开展了自主研发的3D打印微孔钛全腕关节假体置换术，所以该病晚期对腕关节功能有强烈保留意愿的患者才就诊骨科，故我们以下展示的类风湿性腕关节炎患者的影像学检查多十分典型。

【典型病例】

病例1：患者，女性，47岁，右侧类风湿性腕关节炎8年，见图4-1至图4-3。

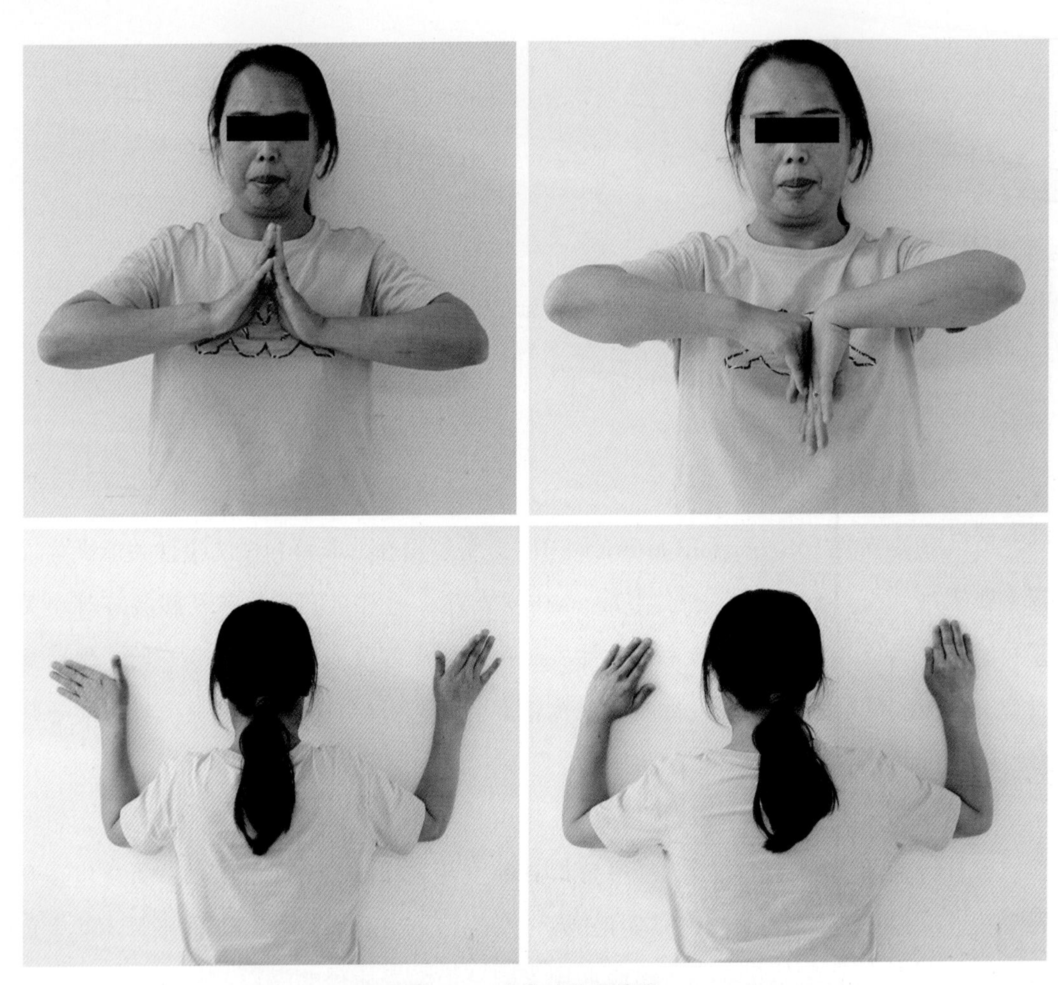

图 4-1　患者功能及外观

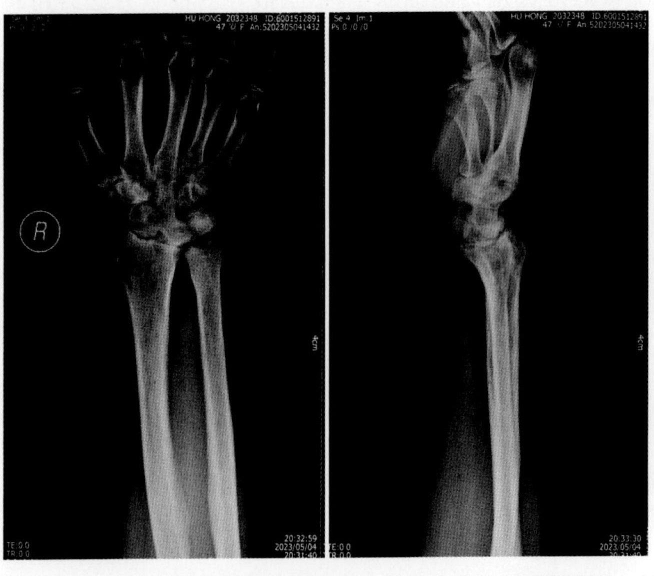

图 4-2　X 线片显示腕掌关节、腕骨间关节及桡腕关节间隙变窄、消失

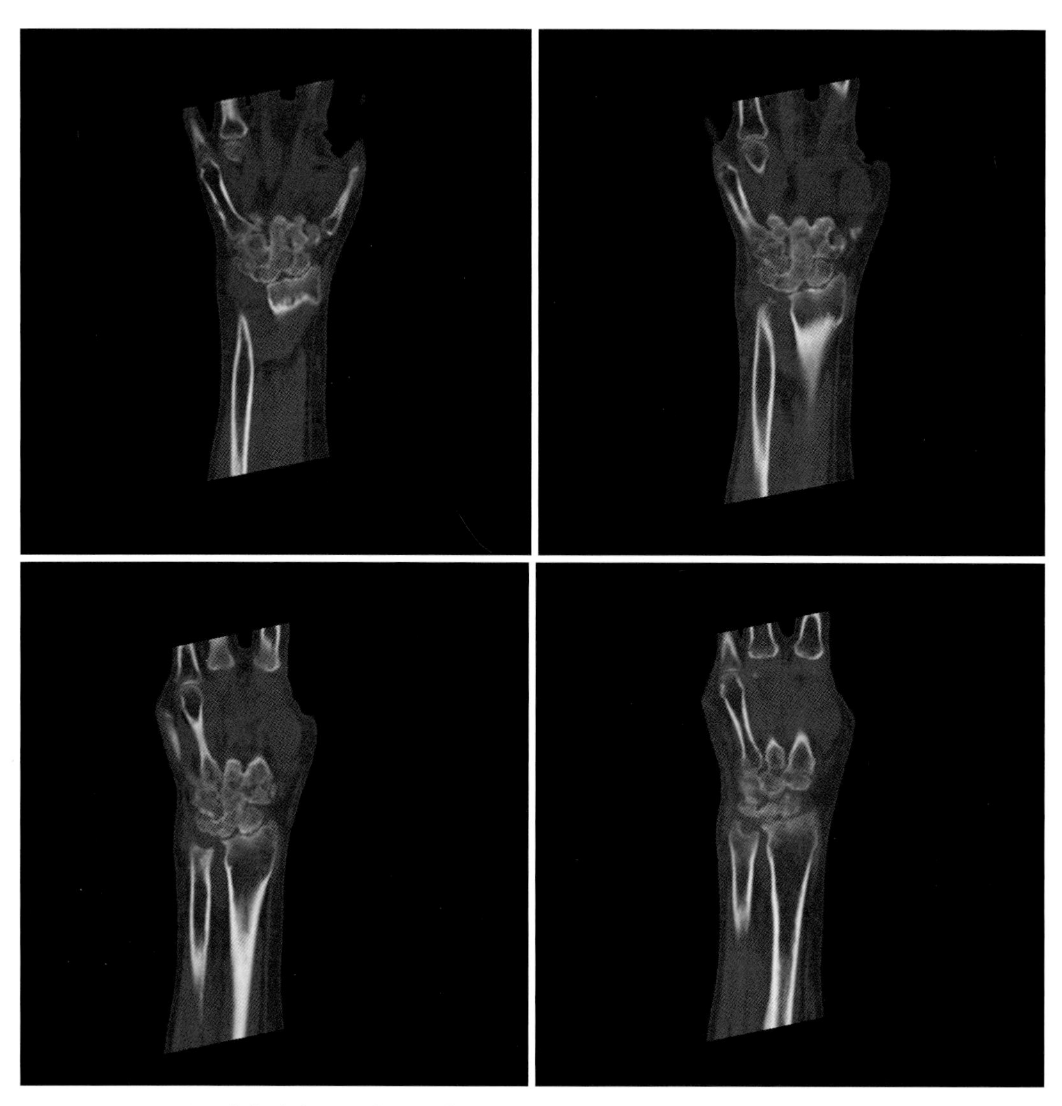

图 4-3　CT 可以更清晰地发现组成腕关节的骨质的软骨破坏严重，腕掌关节、腕骨间关节及桡腕关节间隙变窄、消失，部分腕骨间关节融合

病例2：患者，女性，52岁，双侧类风湿性腕关节炎10年，见图4-4至图4-6。

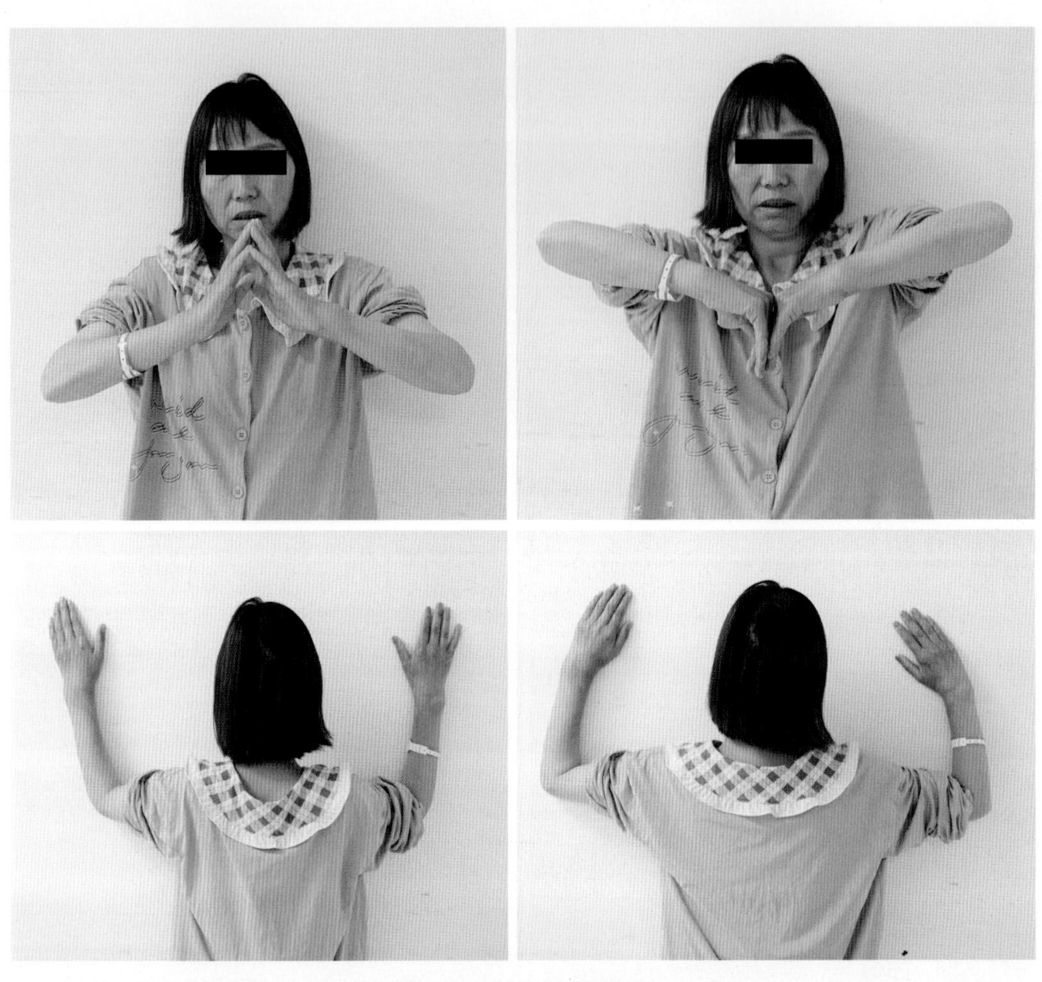

图 4–4　**患者功能及外观**

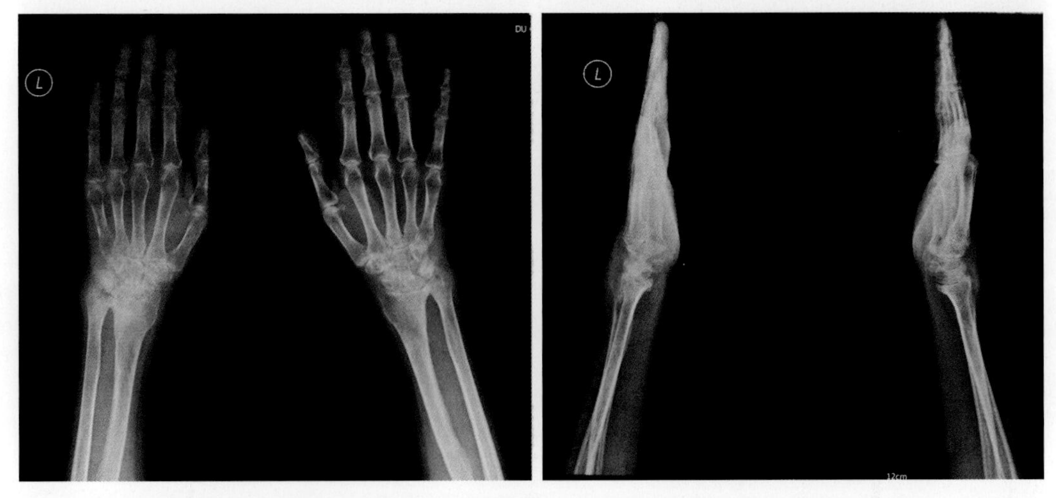

图 4–5　**X 线片显示关节周围软组织呈轻度梭形肿胀，关节间隙变窄明显、部分间隙消失，骨质边缘可见侵蚀现象**

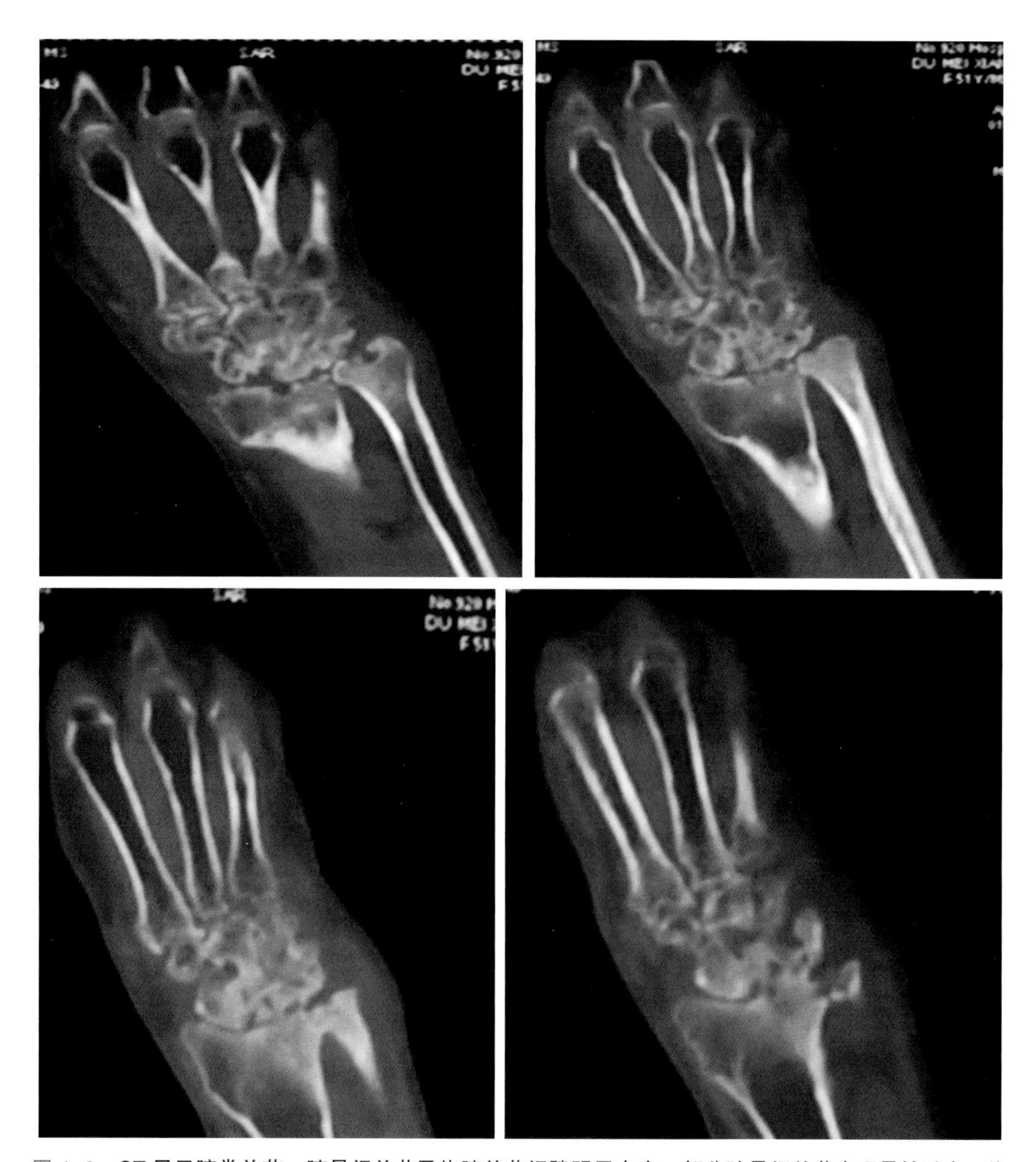

图 4-6　CT 显示腕掌关节、腕骨间关节及桡腕关节间隙明显变窄，部分腕骨间关节出现骨性融合，桡尺骨远端及腕骨骨质边缘侵蚀现象严重

二、腕关节结核

腕关节结核常继发于肺结核，是结核分枝杆菌通过淋巴结进入血液，血行播散感染腕关节所致，其发病率在骨关节结核中较低。该病可引起腕关节肿胀、疼痛、脓肿、窦道形成，腕关节骨质破坏可造成畸形，严重者将导致手部功能障碍甚至完全丧

失。单纯的腕关节结核极少伴有典型的全身结核中毒症状，多以腕关节局部肿胀、疼痛症状首诊。腕关节结核起病隐匿、进展缓慢，症状及检查缺乏特异性，容易导致漏诊或误诊，从而耽误治疗。腕关节结核早期，病灶单纯局限于滑膜或骨质，检查显示骨关节结构较好的患者，以及无法耐受手术的老弱患者，可就诊专科采取非手术治疗，除规范抗结核药物治疗外，还可辅助石膏或支具固定等。值得注意的是，非手术治疗无法彻底根除病灶，改善腕关节功能。目前腕关节结核的主要治疗手段仍是手术，手术方式主要包括病灶清除、功能重建或关节融合。

X线平片目前仍是诊断腕关节结核最常用的影像学方法之一，典型的腕关节结核可以出现Phemister三联征，即关节周围骨质疏松、关节边缘部位骨质破坏及渐进性的关节间隙狭窄，其最大特点是骨破坏胜于骨生成。有时为了早期明确诊断，可行双侧腕关节摄片对比观察。早期的单纯滑膜型腕关节结核常表现为软组织肿胀、腕骨骨质疏松，边缘模糊骨质破坏，腕骨轮廓不完整。骨破坏最先发生于关节面周边部分, 此时关节间隙尚无狭窄,这种关节间隙保存而非持重部分的骨质破坏是滑膜结核的最大特点。骨结核病灶多数自桡骨远端开始，继而累及腕骨，继发于尺骨的极少。骨质缺损病灶多发，呈虫蚀样或类圆形。病变晚期，腕骨骨质破坏严重，轮廓模糊、变小，甚至可侵犯掌骨基底部骨质，并发关节畸形，其内可见钙化影像。

据报道，骨关节结核的X线表现阴性期约为3个月，滑膜型腕关节结核早期X线表现可无异常改变或仅表现为关节周围软组织轻度肿胀，诊断困难，易被漏诊。CT薄扫具有较高的密度分辨率，及时行CT扫描非常必要。CT能更敏感地发现溶骨性骨质破坏、死骨、脓肿，以及关节间隙的变化。由于腕关节结构复杂且各个关节间互有交通，一旦结核分枝杆菌进入关节后可迅速扩散，极易导致严重的全腕关节结核。因此，及早发现并积极治疗格外重要。MRI具有出色的骨骼和软组织对比度，有助于将该疾病与其他疾病（如炎性关节炎、色素沉着绒毛结节性滑膜炎、痛风或软组织肿瘤）区分开来。腕关节结核感染通常首先累及腱鞘，然后延伸至关节或骨骼。MRI检查对于软组织病变优于X线平片及CT检查，其对腕关节结核的早期诊断更有价值。增强MRI在区分增厚的腱鞘与液体和周围结构及确定病变范围方面特别有用。据报道，腕关节结核性滑膜炎最常累及屈肌腱鞘和桡尺骨滑囊，由于桡尺骨滑囊延伸穿过腕管，已有结核性滑膜炎引发腕管综合征的报道。

【典型病例】

病例1：患者，男性，35岁，右腕关节结核，见图4-7至图4-9。

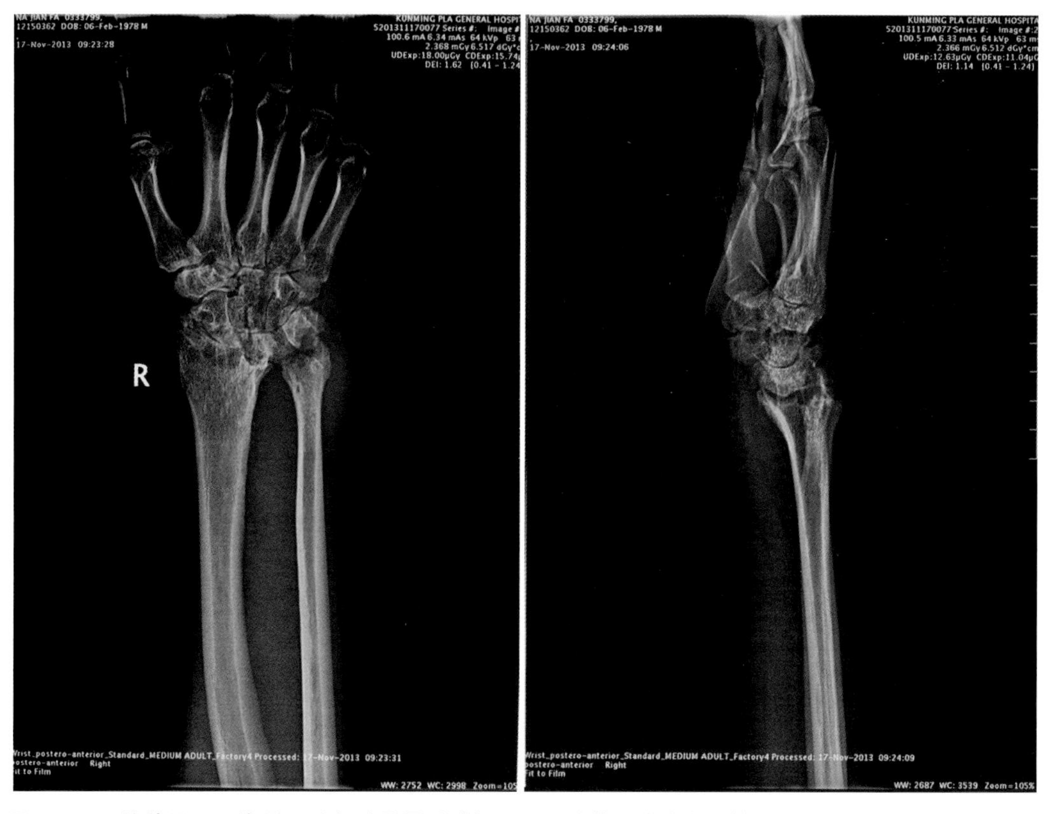

图 4-7　X 线片显示尺桡骨远端与腕骨骨质破坏明显，关节间隙消失，第 2、3 掌骨基底部亦侵蚀破坏

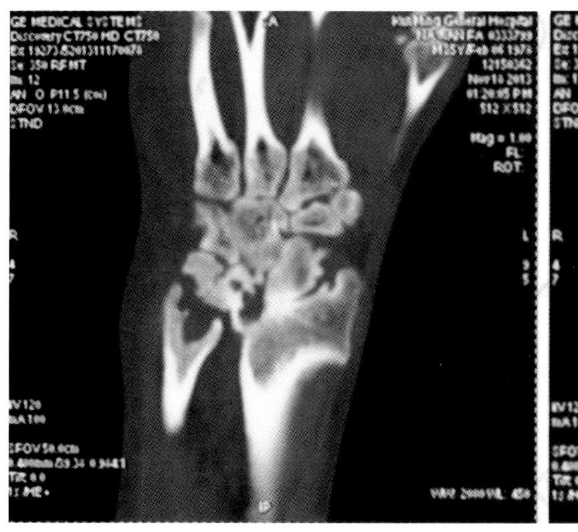

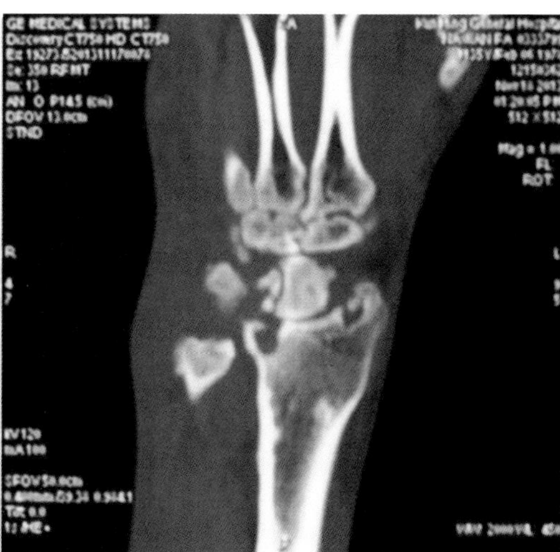

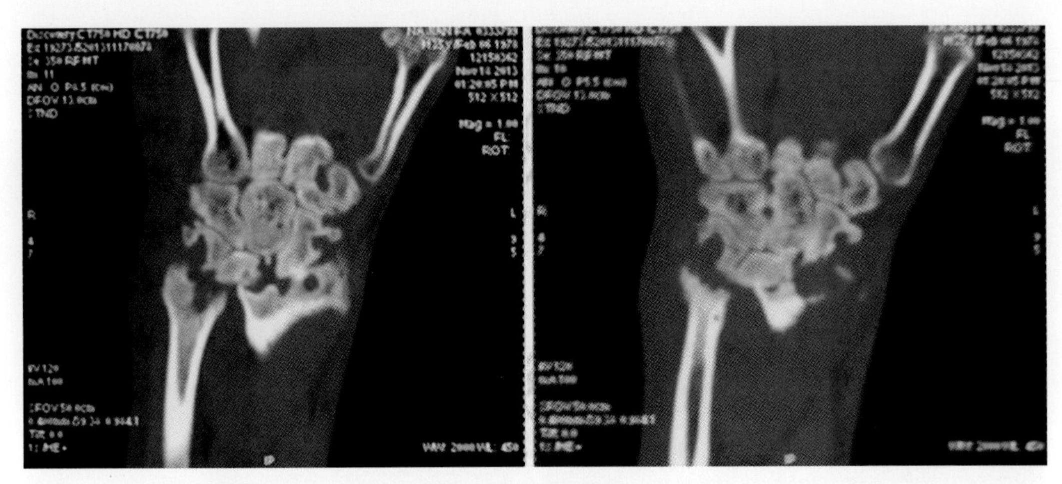

图 4–8 CT 显示腕骨骨质疏松，骨小梁模糊，腕骨轮廓模糊、形态变小，腕关节间隙明显变窄或消失，桡骨远端及腕骨可见多发的呈虫蚀样或类圆形骨质缺损区

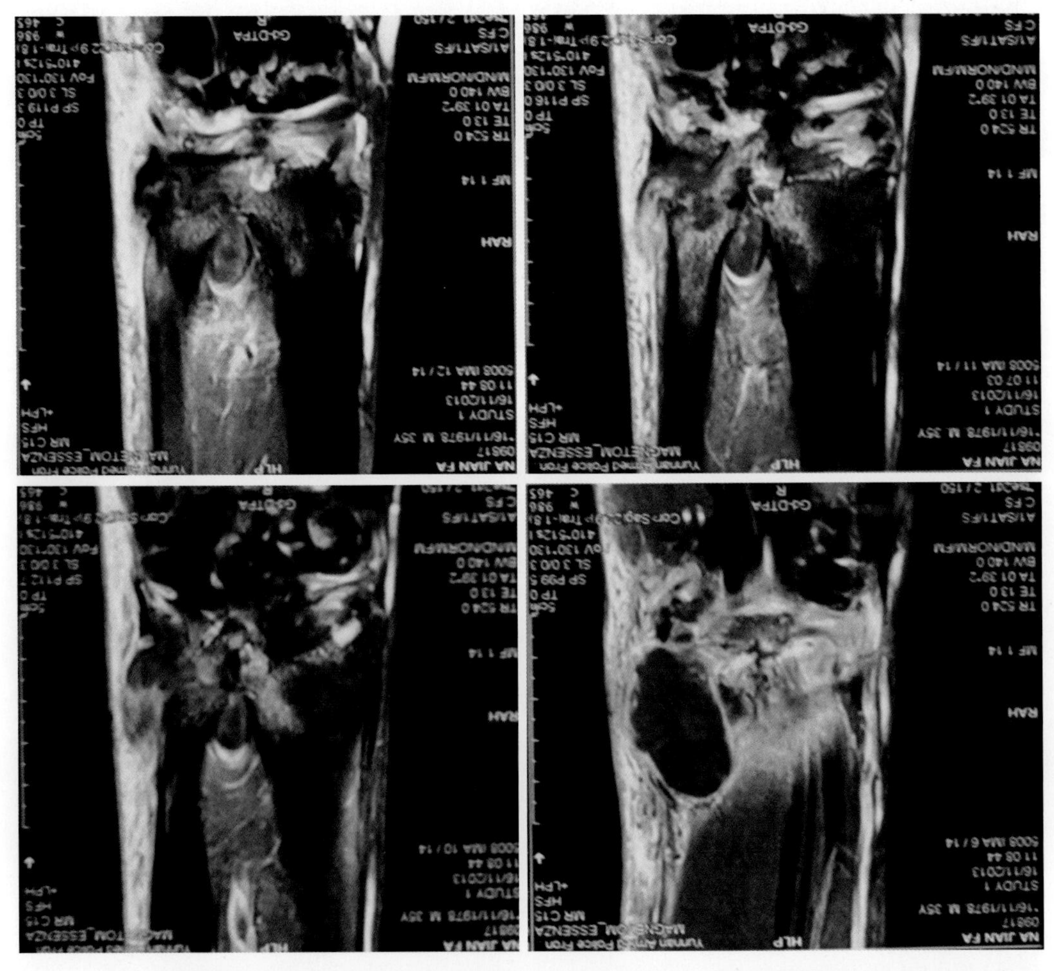

图 4–9 MRI 显示腕骨、尺桡骨关节面多发骨质破坏，关节间隙变窄，关节滑膜增厚及软组织肿胀、破坏，腕关节周围软组织关系紊乱

病例2：患者，女性，77岁，右腕关节结核，见图4-10至图4-13。

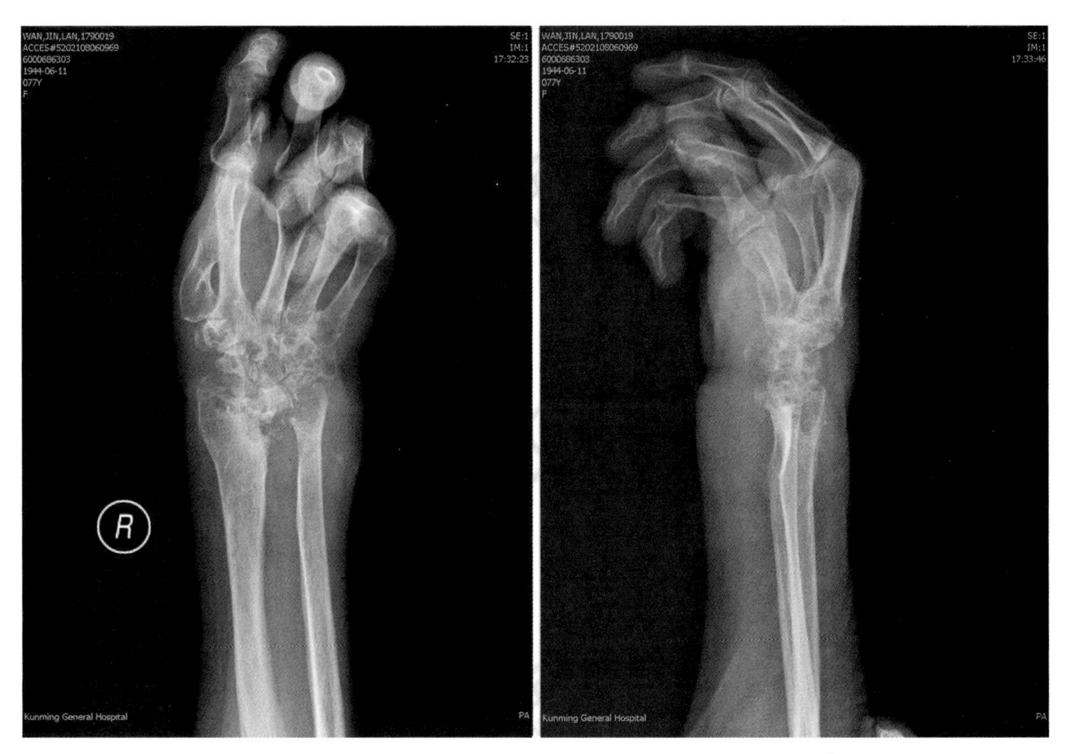

图 4-10　X 线片显示尺桡骨远端与腕骨骨质破坏明显并伴有严重缺失，关节间隙消失，解剖关系紊乱

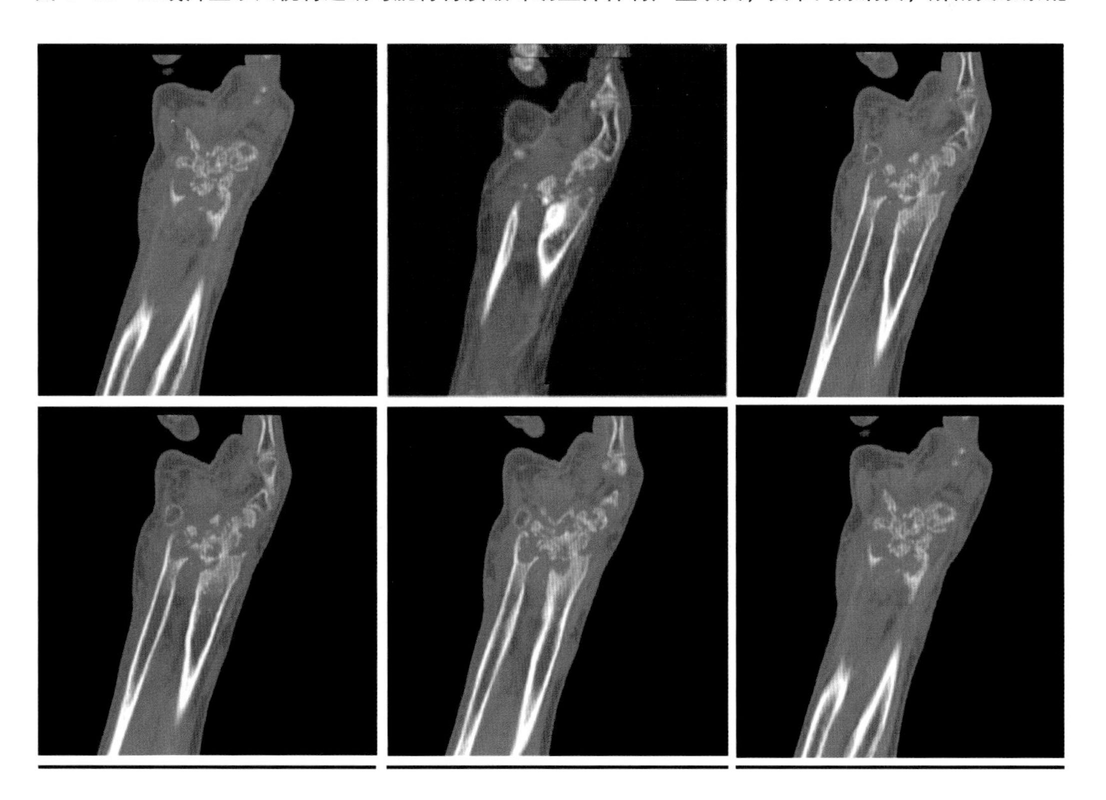

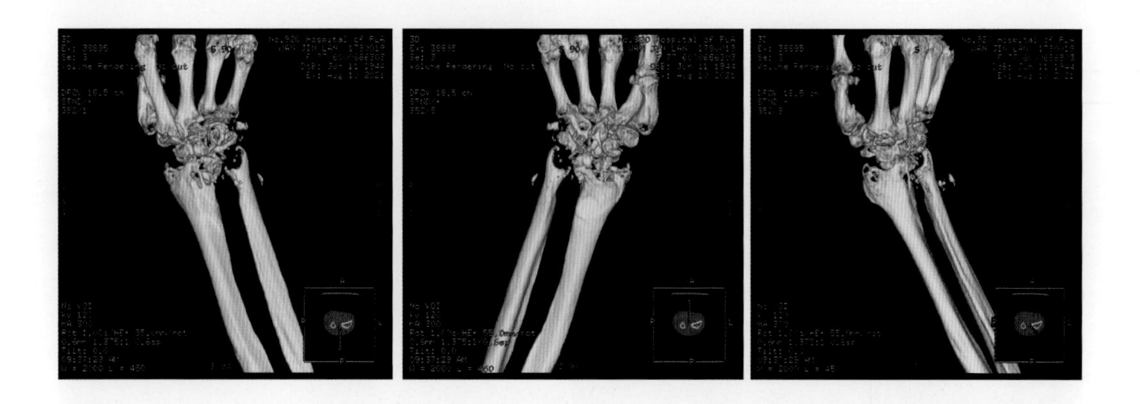

图 4-11 CT 显示尺桡骨远端与腕骨骨质破坏并伴有严重缺失，关节间隙消失

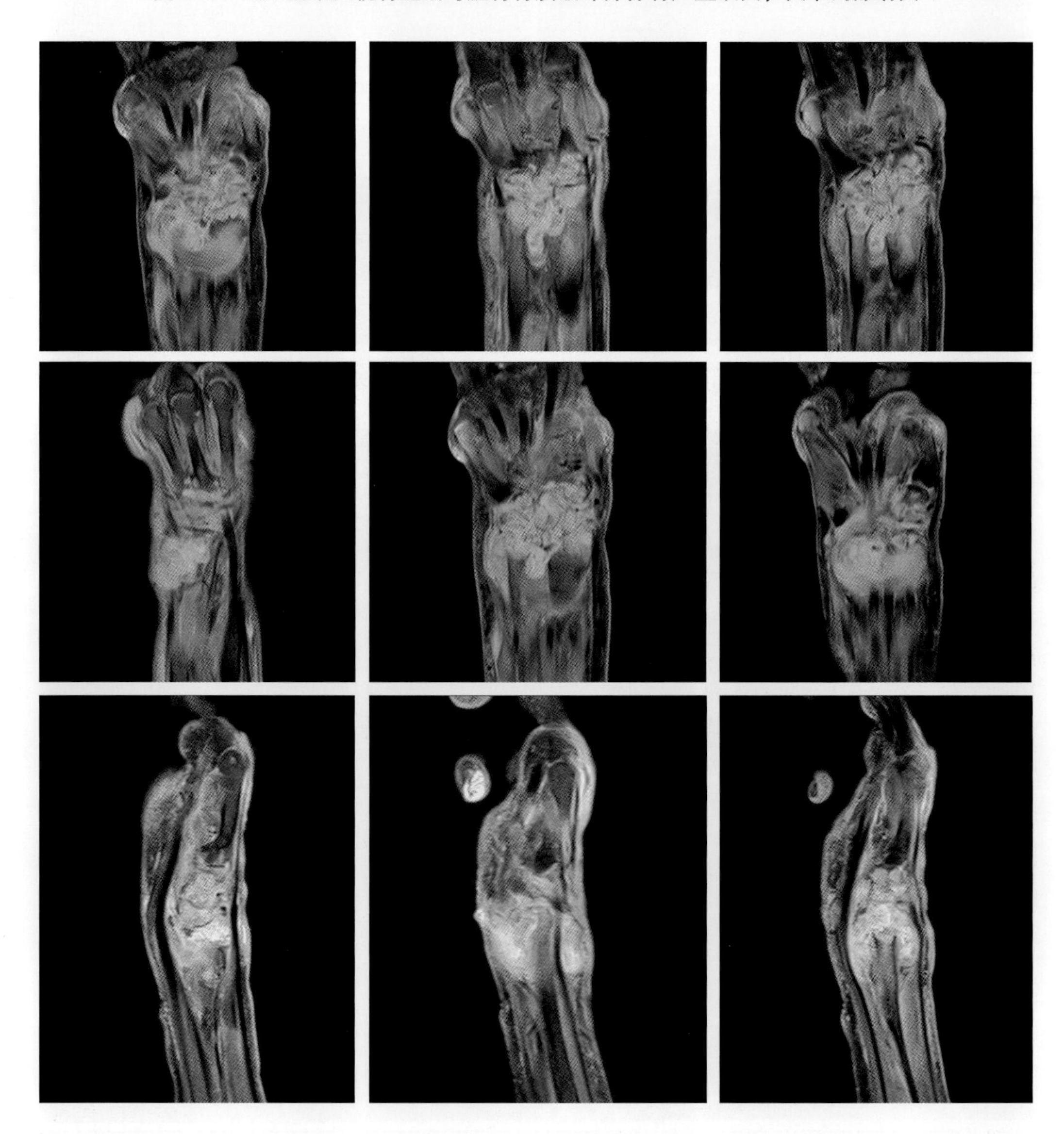

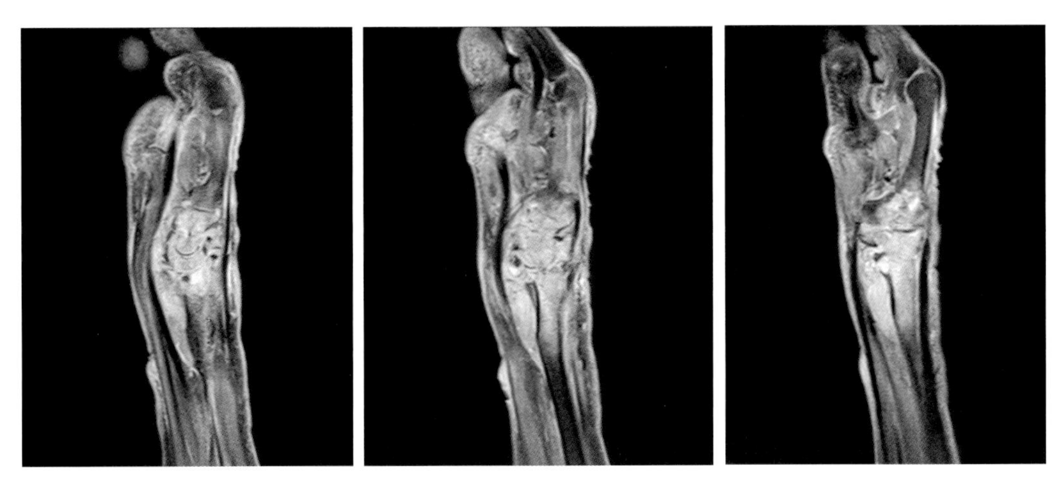

图 4–12　MRI 显示腕骨、尺桡骨关节面骨质破坏严重，关节间隙消失，关节滑膜增厚及软组织肿胀、破坏

病例3：患者，女性，57岁，右腕关节结核，见图4–13至图4–15。

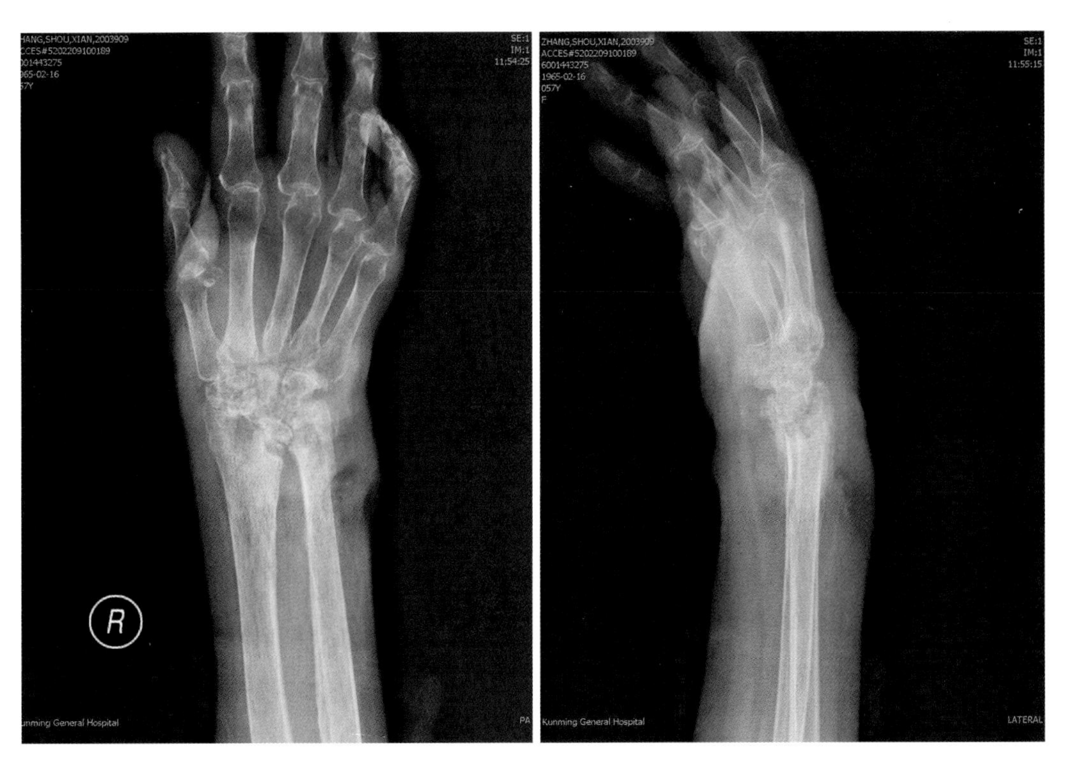

图 4–13　X 线片显示尺桡骨远端与腕骨骨质破坏明显并伴有严重缺失，关节间隙消失，解剖关系紊乱

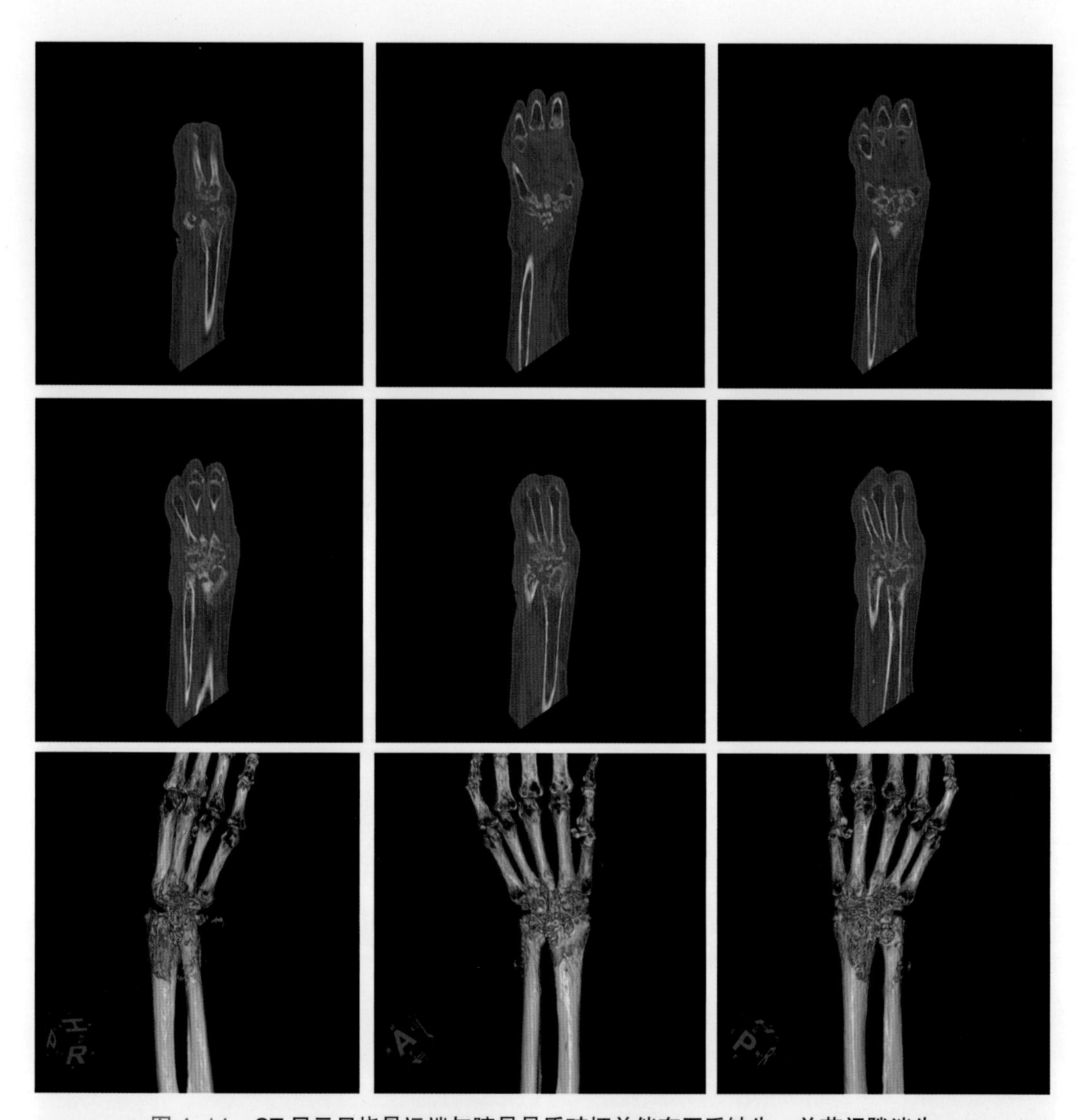

图 4–14　CT 显示尺桡骨远端与腕骨骨质破坏并伴有严重缺失，关节间隙消失

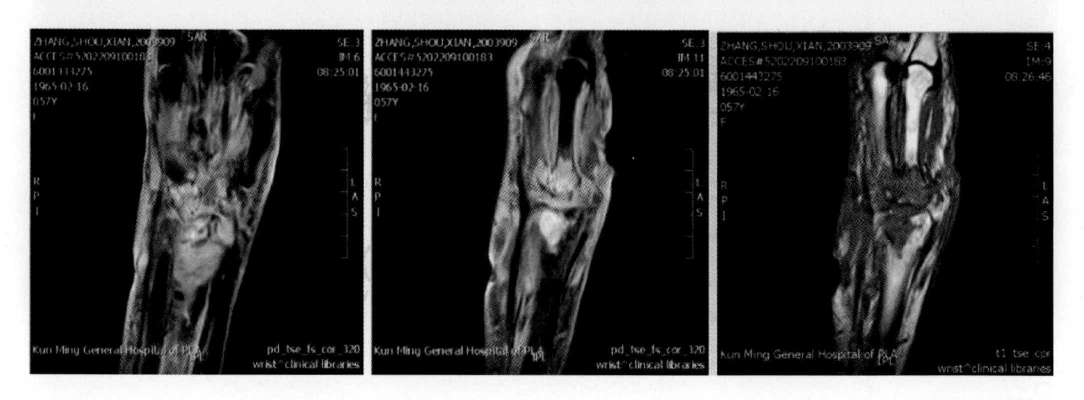

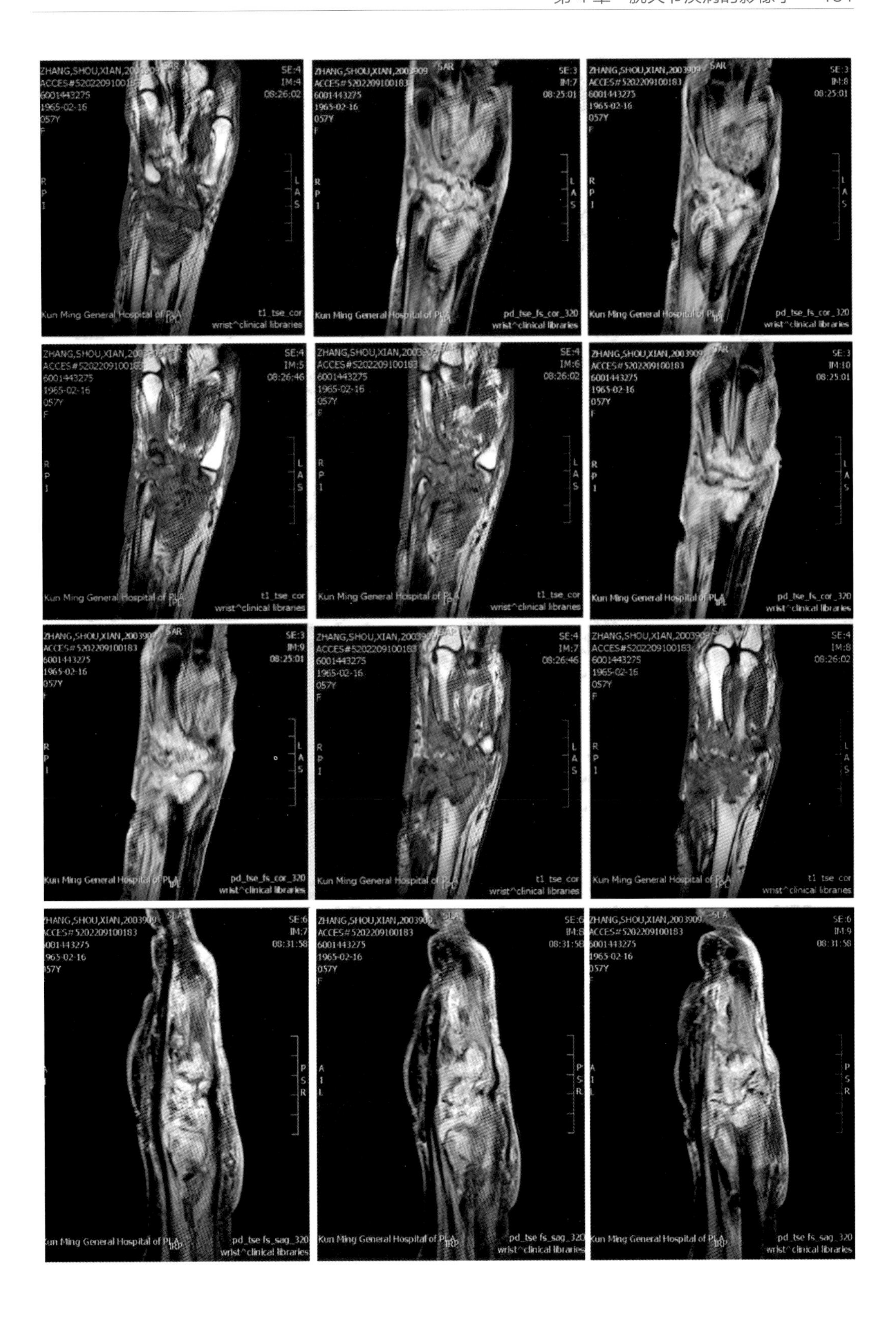
ZHANG,SHOU,XIAN,2003909
ACCES#5202209100183
6001443275
1965-02-16
057Y
F
SE:4
IM:4
08:26:02
Kun Ming General Hospital of PLA
t1_tse_cor
wrist^clinical libraries
ZHANG,SHOU,XIAN,2003909
ACCES#5202209100183
6001443275
1965-02-16
057Y
F
SE:3
IM:7
08:25:01
Kun Ming General Hospital of PLA
pd_tse_fs_cor_320
wrist^clinical libraries
ZHANG,SHOU,XIAN,2003909
ACCES#5202209100183
6001443275
1965-02-16
057Y
F
SE:3
IM:8
08:25:01
Kun Ming General Hospital of PLA
pd_tse_fs_cor_320
wrist^clinical libraries
ZHANG,SHOU,XIAN,2003909
ACCES#5202209100183
6001443275
1965-02-16
057Y
F
SE:4
IM:5
08:26:46
Kun Ming General Hospital of PLA
t1_tse_cor
wrist^clinical libraries
ZHANG,SHOU,XIAN,2003909
ACCES#5202209100183
6001443275
1965-02-16
057Y
F
SE:4
IM:6
08:26:02
Kun Ming General Hospital of PLA
t1_tse_cor
wrist^clinical libraries
ZHANG,SHOU,XIAN,2003909
ACCES#5202209100183
6001443275
1965-02-16
057Y
F
SE:3
IM:10
08:25:01
Kun Ming General Hospital of PLA
pd_tse_fs_cor_320
wrist^clinical libraries
ZHANG,SHOU,XIAN,2003909
ACCES#5202209100183
6001443275
1965-02-16
057Y
SE:3
IM:9
08:25:01
Kun Ming General Hospital of PLA
pd_tse_fs_cor_320
wrist^clinical libraries
ZHANG,SHOU,XIAN,2003909
ACCES#5202209100183
6001443275
1965-02-16
057Y
F
SE:4
IM:7
08:26:46
Kun Ming General Hospital of PLA
t1_tse_cor
wrist^clinical libraries
ZHANG,SHOU,XIAN,2003909
ACCES#5202209100183
6001443275
1965-02-16
057Y
F
SE:4
IM:8
08:26:02
Kun Ming General Hospital of PLA
t1_tse_cor
wrist^clinical libraries
SE:6
IM:7
08:31:58
pd_tse_fs_sag_320
wrist^clinical libraries
ZHANG,SHOU,XIAN,2003909
ACCES#5202209100183
6001443275
1965-02-16
057Y
F
SE:6
IM:8
08:31:58
Kun Ming General Hospital of PLA
pd_tse_fs_sag_320
wrist^clinical libraries
ZHANG,SHOU,XIAN,2003909
ACCES#5202209100183
6001443275
SE:6
IM:9
08:31:58
pd_tse_fs_sag_320
wrist^clinical libraries

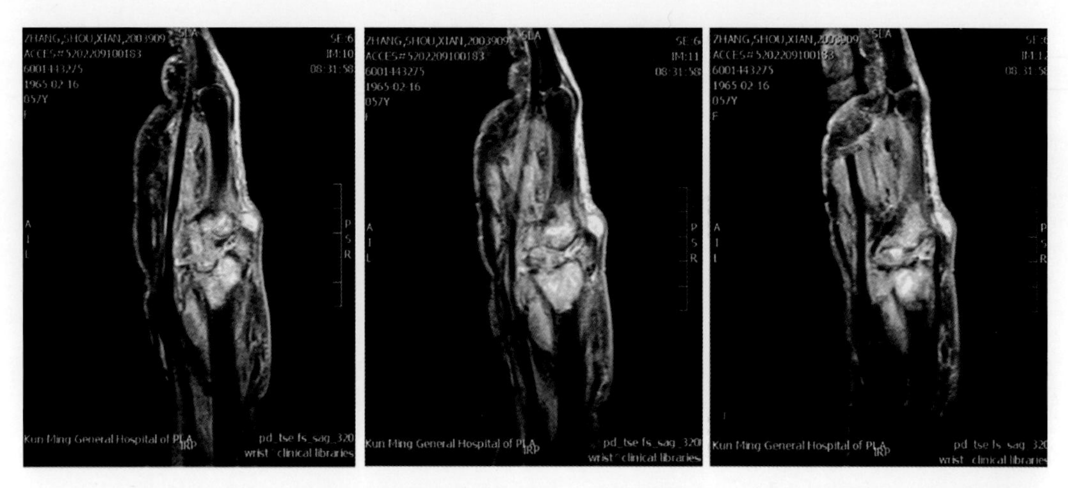

图 4–15　**MRI 显示腕骨、尺桡骨关节面骨质破坏严重，关节间隙消失，关节滑膜增厚及软组织肿胀、破坏**

三、月骨无菌性缺血坏死

月骨无菌性缺血性坏死又称为Kienböck病。大家普遍认为1843年Peste首先发现了该病，其实他报道的是一例外伤性月骨骨折的尸检病例，而不是真正意义上的月骨坏死和腕骨塌陷。1910年奥地利放射学家Robert Kienböck对月骨无菌性缺血性坏死的影像学表现进行了系统阐述，故该病被命名为Kienböck病。月骨缺血被认为是Kienböck病的主要发病因素。虽然月骨通常有掌侧和背侧两套血供，但20%～26%的月骨可能仅有单一的掌侧血供，从而增加了患骨坏死的风险。腕关节活动频繁如冲击钻操作者，工作时月骨受到长期的震荡或冲击力的作用，引起腕关节囊及韧带内的小血管受损、闭塞，最终导致月骨血供受损出现无菌性缺血坏死，坏死的月骨髓腔内压力增高，进一步引起月骨血供受阻，导致其缺血坏死愈发加重，形成一恶性循环。Schuind 等估计穿过桡舟关节（RS）、桡月关节（RL）和三角纤维软骨复合体的相对力传递分别为55%、35%和10%，所以月骨生物力学和载荷的改变被认为是Kienböck病的额外因素。月骨形态的变异也可能导致Kienböck病。头状骨近端的形态也被认为与Kienböck病有关，Yazaki等描述了3种不同的头状骨形态：扁平型（64%）、球形（21%）和V形（14%），他们认为 V 形头状骨可能是增加桡月关节载荷的一个危险因素。总之，目前Kienböck病的机制尚未完全阐明，目前广泛认为它是血管灌注改变、重复性微创伤、月骨解剖变异、载荷和运动学改变，以及潜在的全身性疾病之间相互作用的结果。

1947年Stahl根据放射学和病理学对Kienböck病进行了分期，1977年David Lichtman为了能够对该病做出更好的治疗决策，对Stahl分期进行了修改。 Lichtman后来将他们的分期法描述为“事后分期法”，并且“没有期望该分期系统最终会成为原始论文中唯一的分期法”。目前Lichtman分期法已成为Kienböck病最常用的分期法（表4-1），根据该分期法可以选择相应的治疗策略。

表 4-1　Lichtman 分期

Ⅰ期	X 线片显示月骨形状和密度正常，MRI 和 CT 显示月骨弥漫性低信号和核素浓聚，表明月骨已出现缺血性改变
Ⅱ期	X 线片上可见月骨弥漫性骨硬化，密度增高，可有骨折线，但骨的形状和关节面完整
Ⅲ期	在Ⅱ期的基础上可见月骨塌陷
ⅢA 期	月骨与周围腕骨的对应关系正常
ⅢB 期	月骨塌陷、舟骨旋转、头状骨近端移位和腕骨高度变化，典型 X 线表现为“舟骨环形征”的出现
Ⅳ期	在ⅢB 期的基础上进一步加重，出现了桡腕关节骨性关节炎表现，如关节间隙变窄、关节面硬化等。可出现整个腕中关节、桡腕关节或两者均有广泛退行性改变

注：ⅢA 期和ⅢB 期非常难以区分，有学者建议以桡舟角 60° 为界进行区分，大于 60° 为ⅢB 期。

通过对Kienböck病关节镜显像下的研究，作为对Lichtman分期的补充，2006年Bain和Begg提出了关节镜分期。根据月骨关节面受累情况分为0～4期，共5期。

0期：月骨的各个关节面均正常（19%）。

1期：月骨近端关节面变软，形成可被压缩的“假层”（20%）。

2a期：月骨近端关节面和桡骨的月骨窝关节面受累发生病变。

2b期：月骨远端骨折并累及腕中关节。

3期：月骨3个关节面受累。

4期：月骨4个关节面受累。

Kienböck病早期临床症状不典型，不易引起重视，X线片显示月骨形状和密度正常，若不行CT或MRI检查，极易漏诊。多数患者就诊时已是Ⅱ期及以上，临床症状为较典型的“三联征”：腕关节顽固性疼痛、月骨区压痛、腕关节功能明显障碍和手的握力降低。辅助体征是腕部软组织肿胀、第三掌骨轴向叩痛。此时，结合X线片、CT及MRI检查，较易明确诊断。

Lichtman等认为，15岁以下甚至20岁的青少年患者和70岁以上的老年患者，首选前臂石膏托长时间固定非手术治疗，但对于腕关节活动频繁的成年人，非手术治疗成功率极低。由于Kienböck病是一个不断发展的过程，Lichtman和Degnan认为长期制动并不能阻止腕关节的塌陷。手术治疗适用于Kienböck病的Ⅱ～Ⅳ期及Ⅰ期非手术治疗无效的患者。具体手术方法非常多，笔者大概将其归纳为以下几类：①重建月骨血供术；②改变月骨受力术；③月骨切除替代术；④近排腕骨切除术；⑤全腕关节融合术；⑥全腕关节置换术；⑦姑息性手术。由于病情分期不同、可选择术式多，根据国内外文献报道的随访结果，目前没有一种堪称完美的手术术式。

【典型病例】

病例1：患者，男性，26岁，右侧月骨缺血坏死，见图4-16至图4-19。

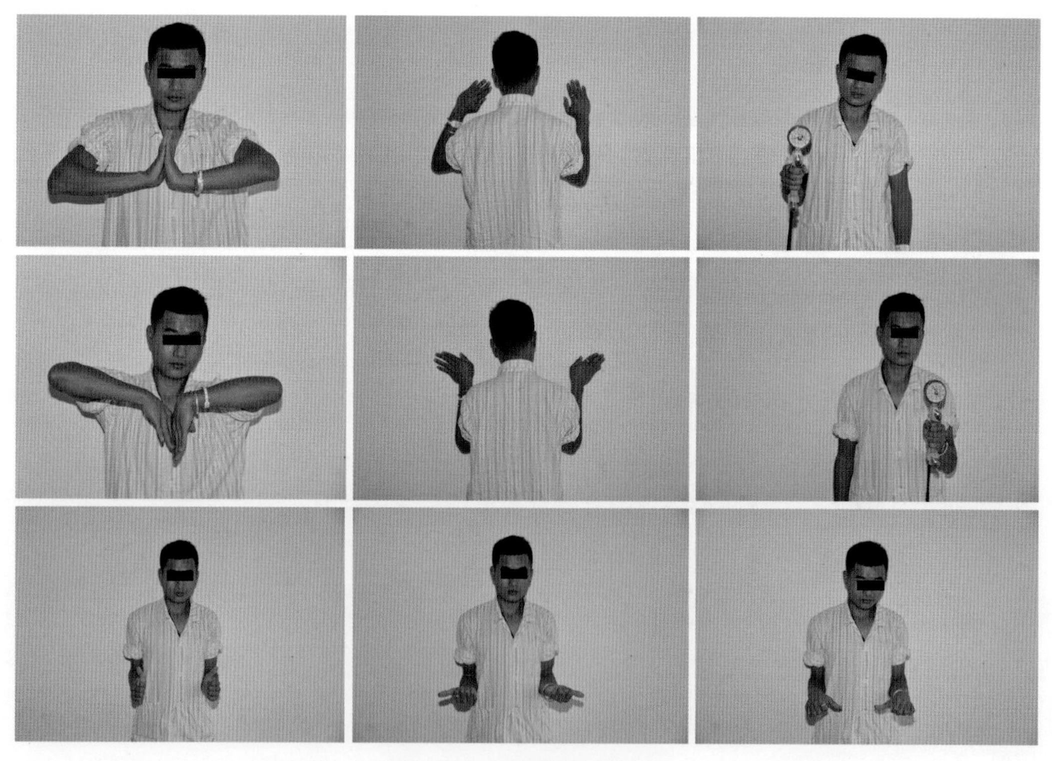

图 4-16　**患者功能及外观**

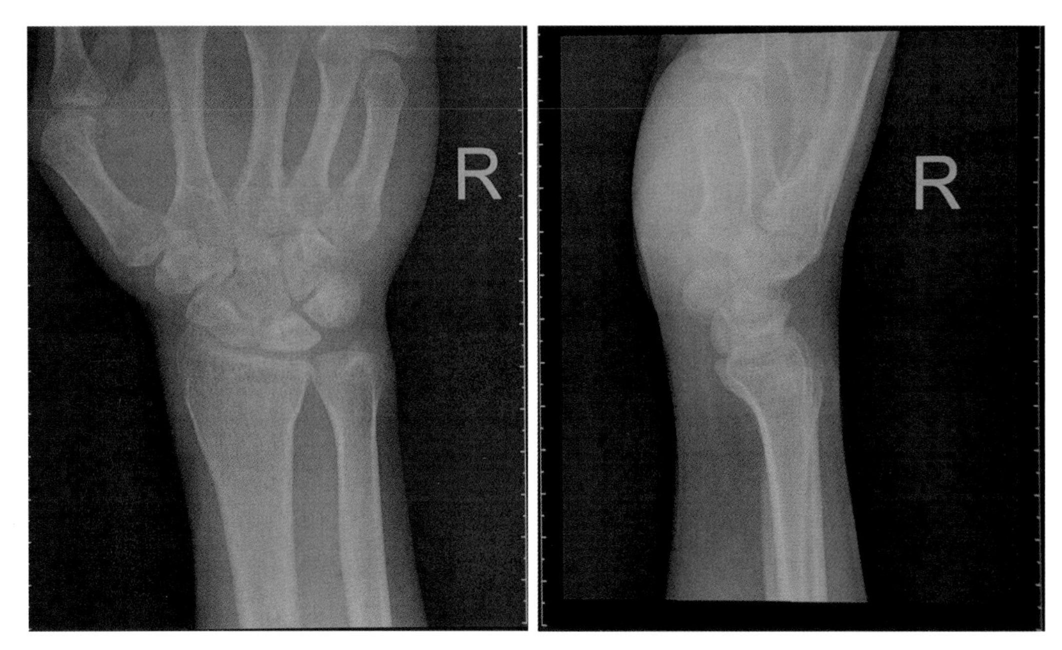

图 4–17　X 线片显示右腕月骨硬化、密度增高，月骨轻度塌陷，舟骨旋转，舟月角明显增大

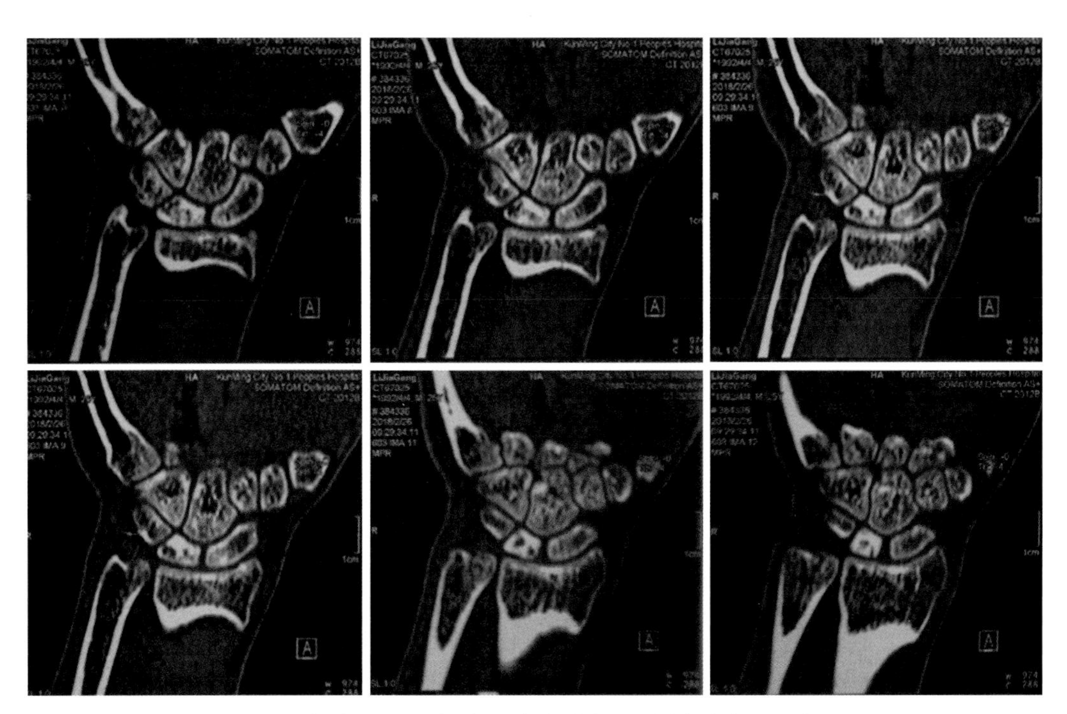

图 4–18　CT 显示右腕月骨骨质硬化、密度增高，月骨高度部分丢失，可见骨折线

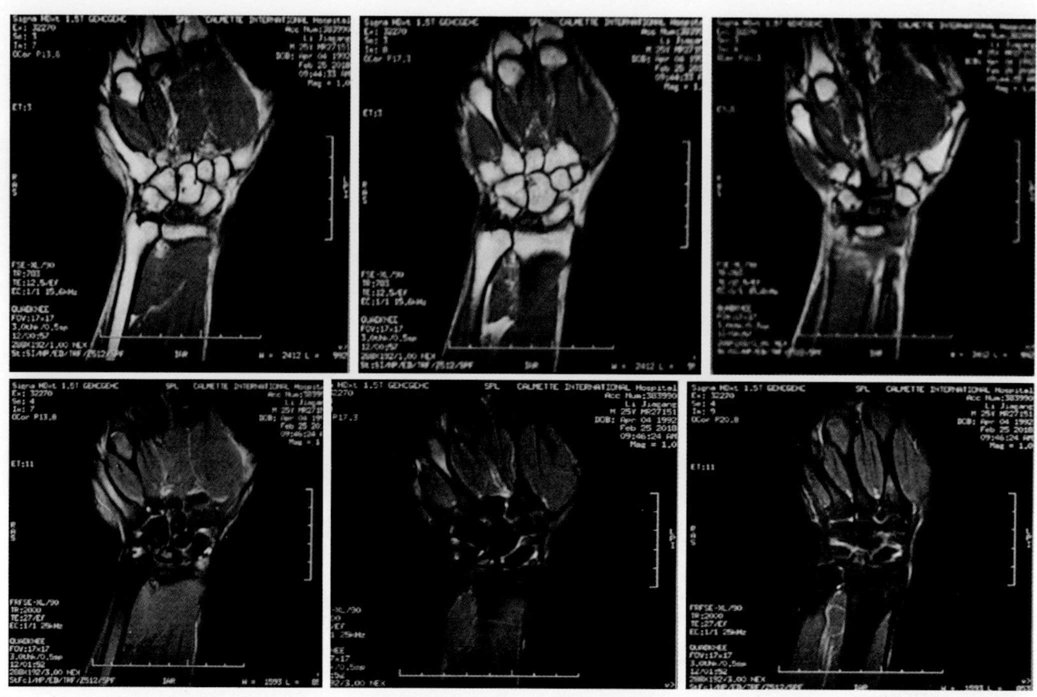

图 4-19　**MRI 显示 T1 加权像上，月骨信号强度低于周围骨组织；在 T2 加权像上，月骨信号强度高于周围骨组织**

病例2：患者，女性，42岁，右侧月骨缺血坏死，见图4-20至图4-23。

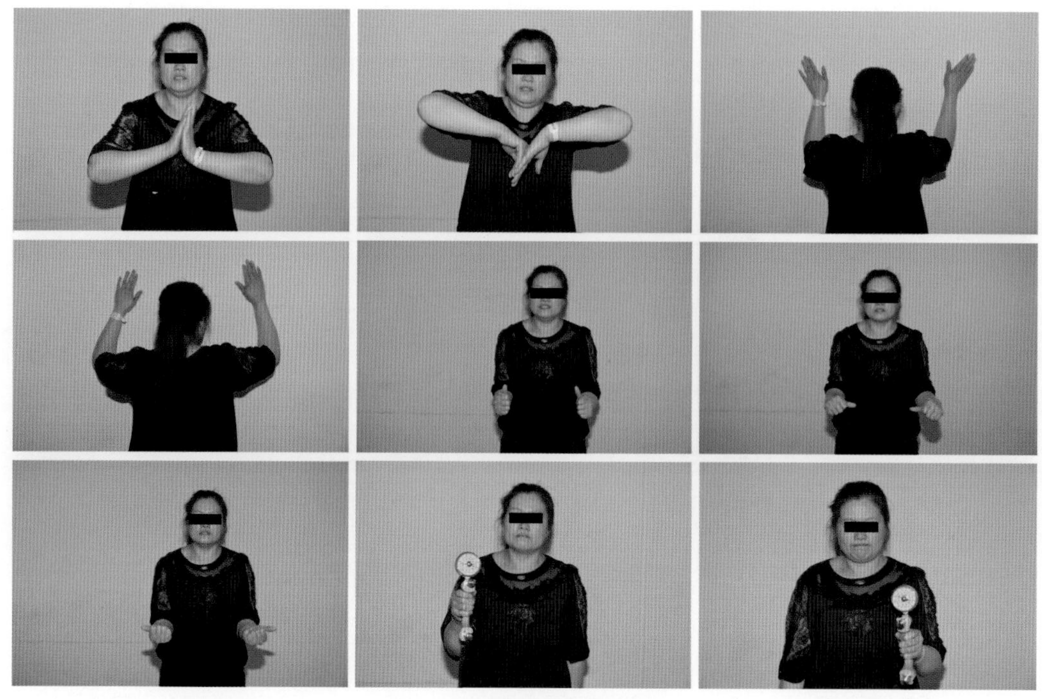

图 4-20　**患者功能及外观**

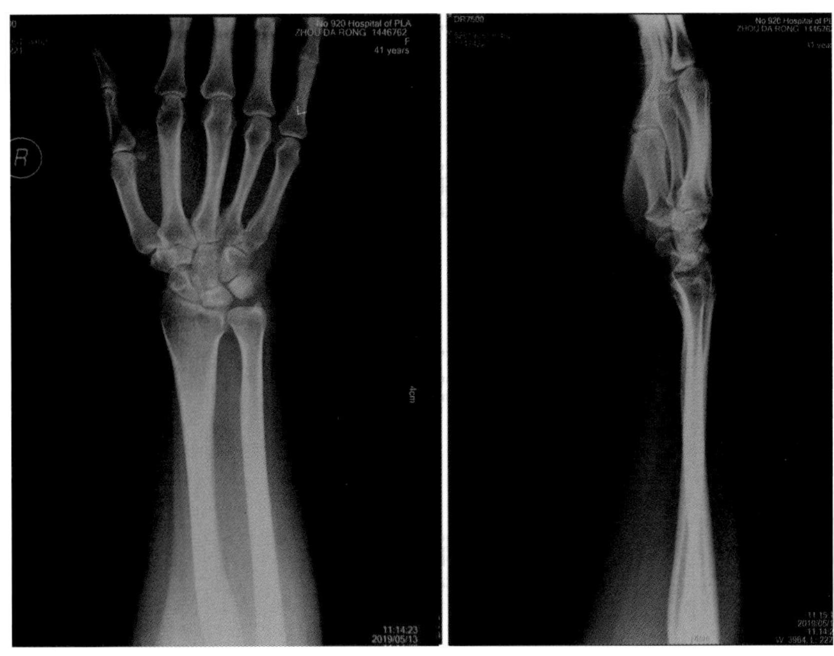

图 4-21　X 线片显示右腕月骨硬化、密度增加，高度塌陷，背侧见碎骨块影，舟骨旋转，舟月角增大

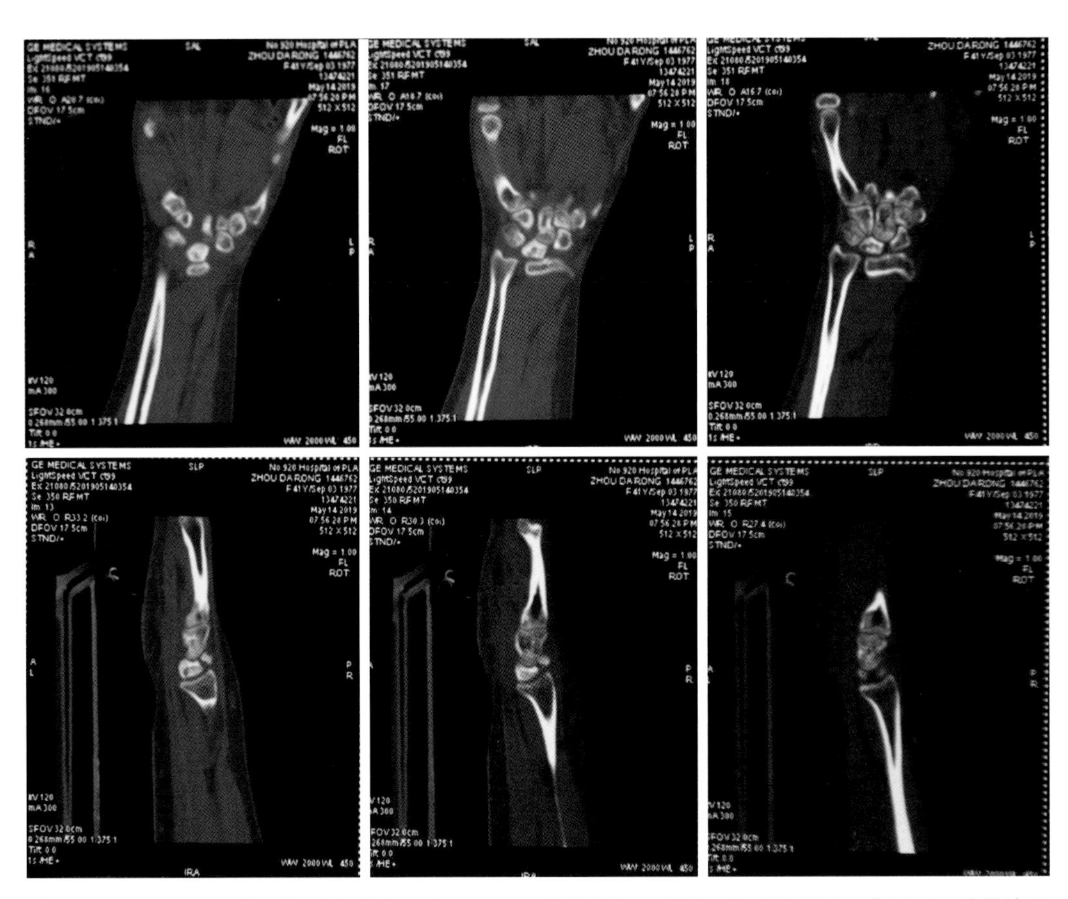

图 4-22　CT 显示右腕月骨骨质硬化、密度增高，月骨塌陷、碎裂，骨折线明显，背侧可见碎骨块影

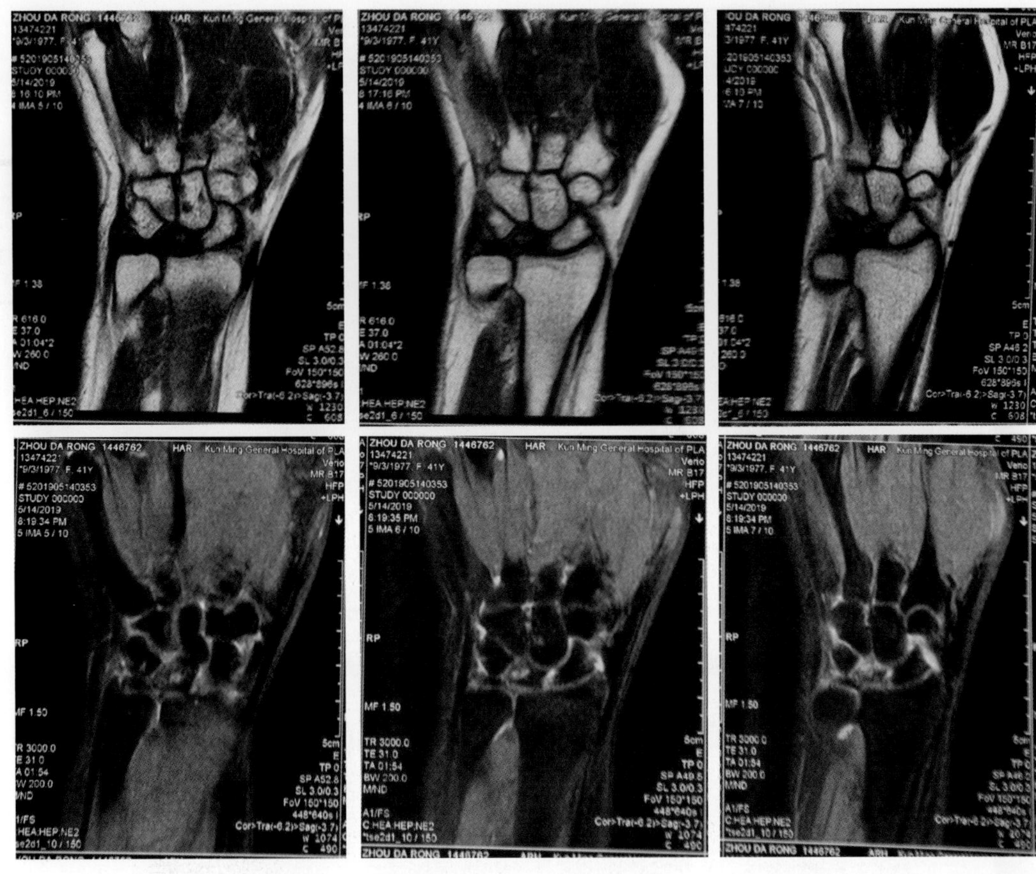

图 4-23　MRI 显示 T1 加权像上，月骨信号强度低于周围骨组织；在 T2 加权像上，月骨信号强度高于周围骨组织

病例3：患者，男性，40岁，左侧月骨缺血坏死，见图4-24至图4-27。

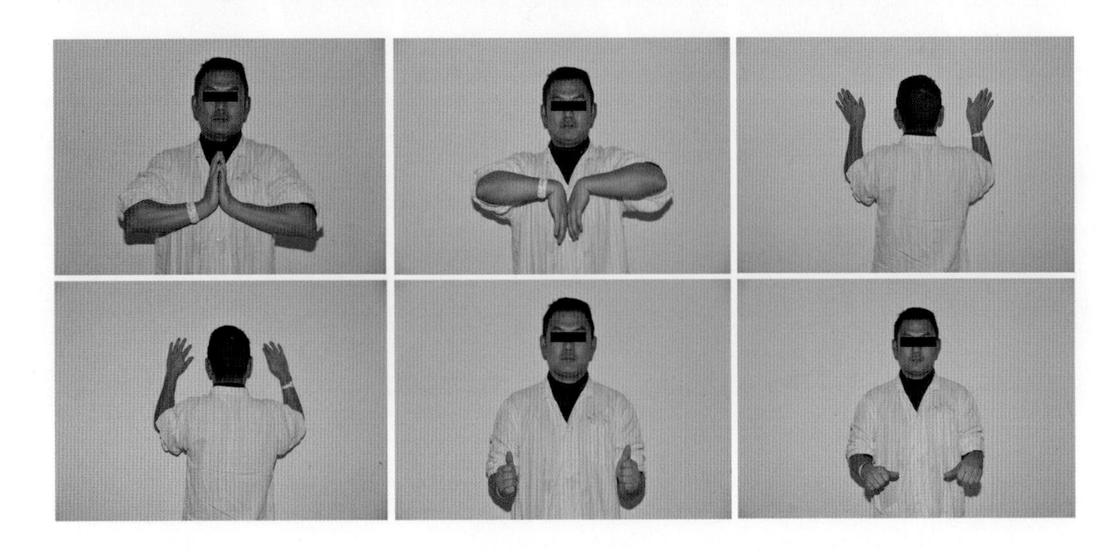

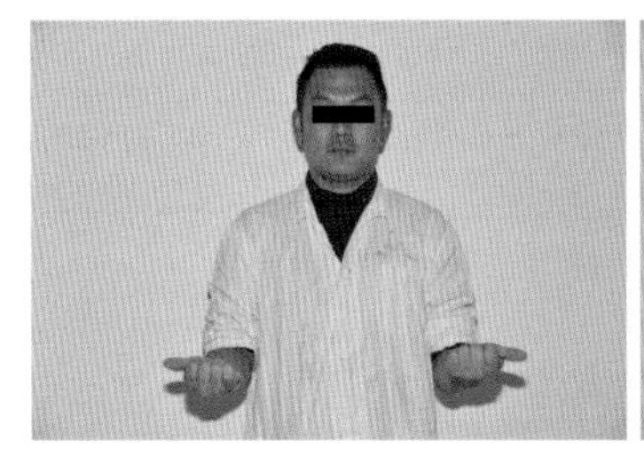
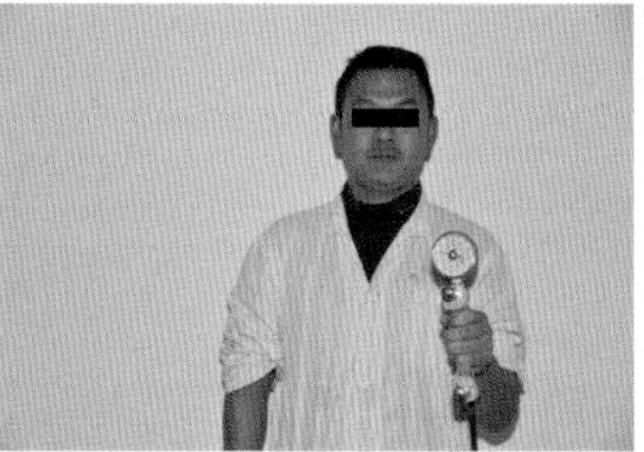
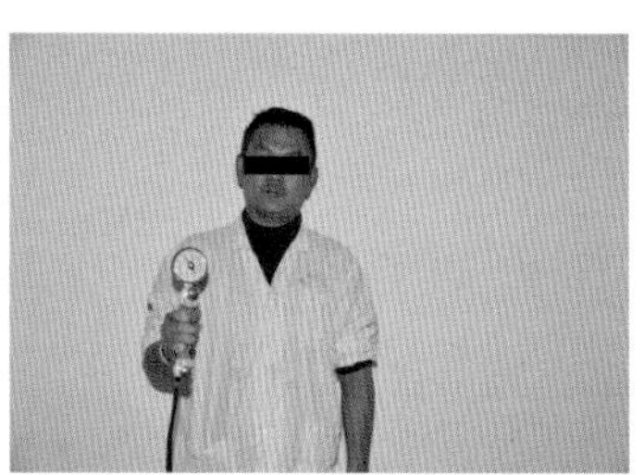

图 4-24　患者功能及外观

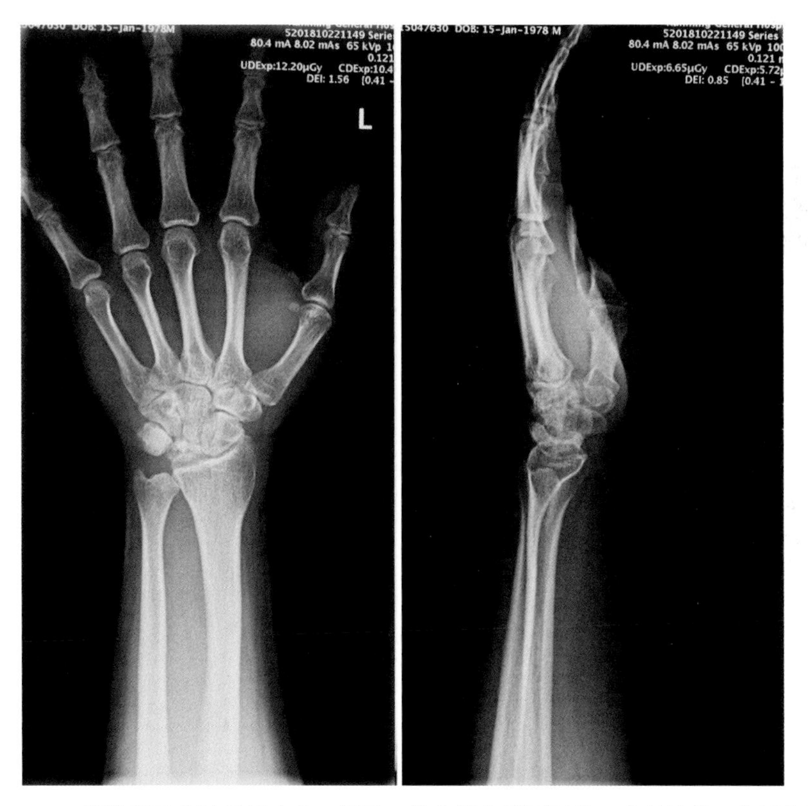

图 4-25　X 线片显示左腕月骨变扁、塌陷，其内部分骨质吸收，舟骨旋转，舟月角增大

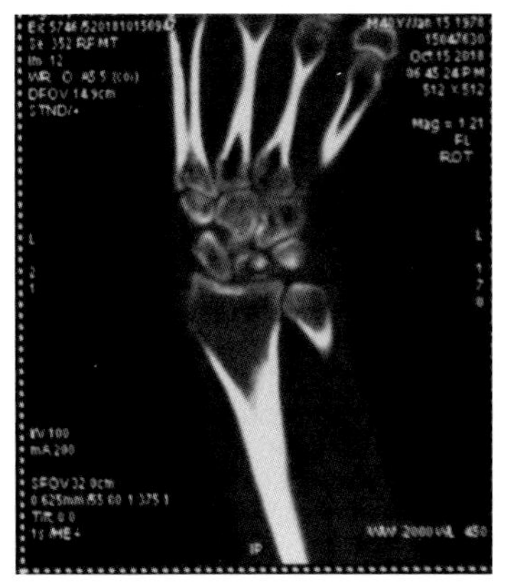
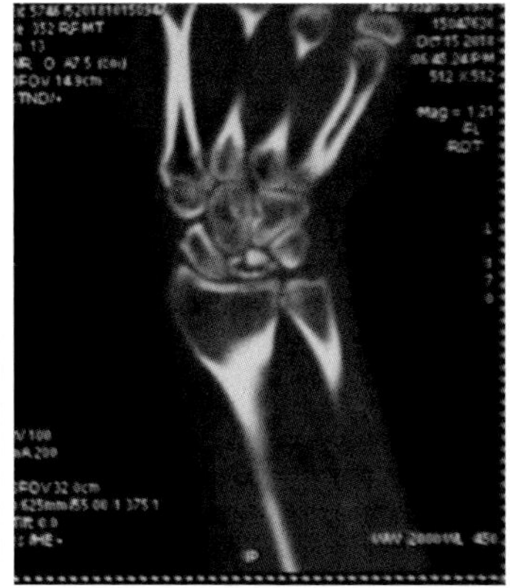
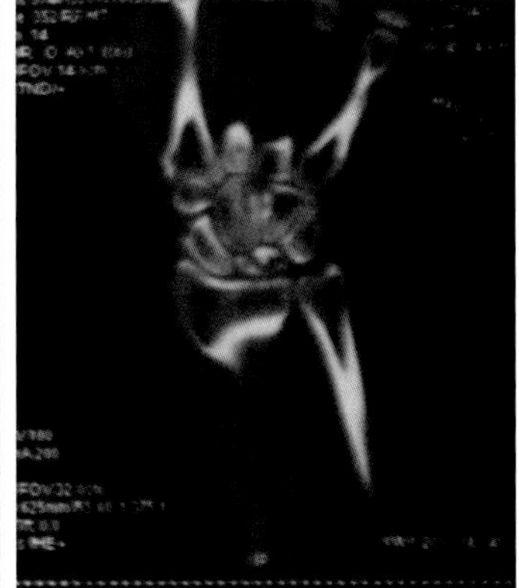

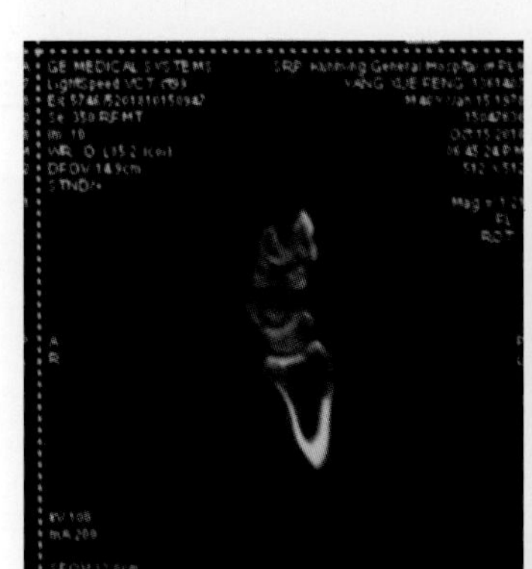
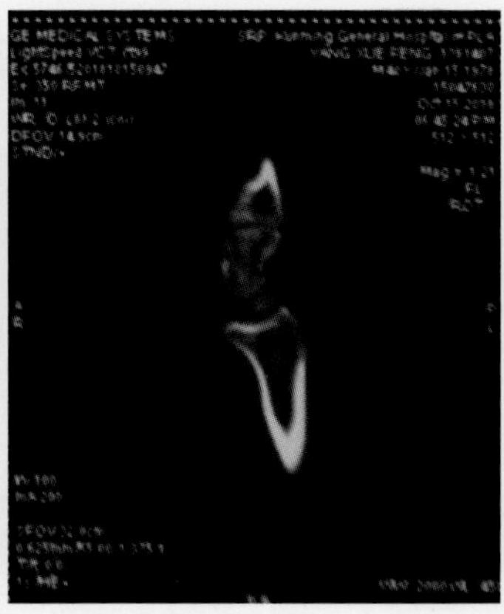
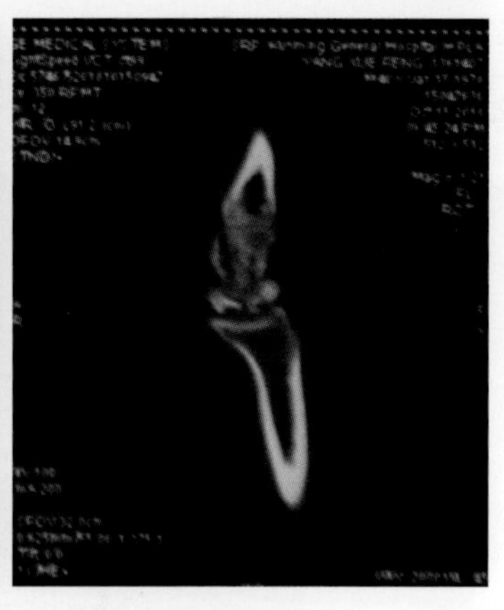

图 4–26　CT 显示左腕月骨高度塌陷变扁，边缘骨质硬化、密度增高，中央骨质碎裂、吸收，骨折线明显

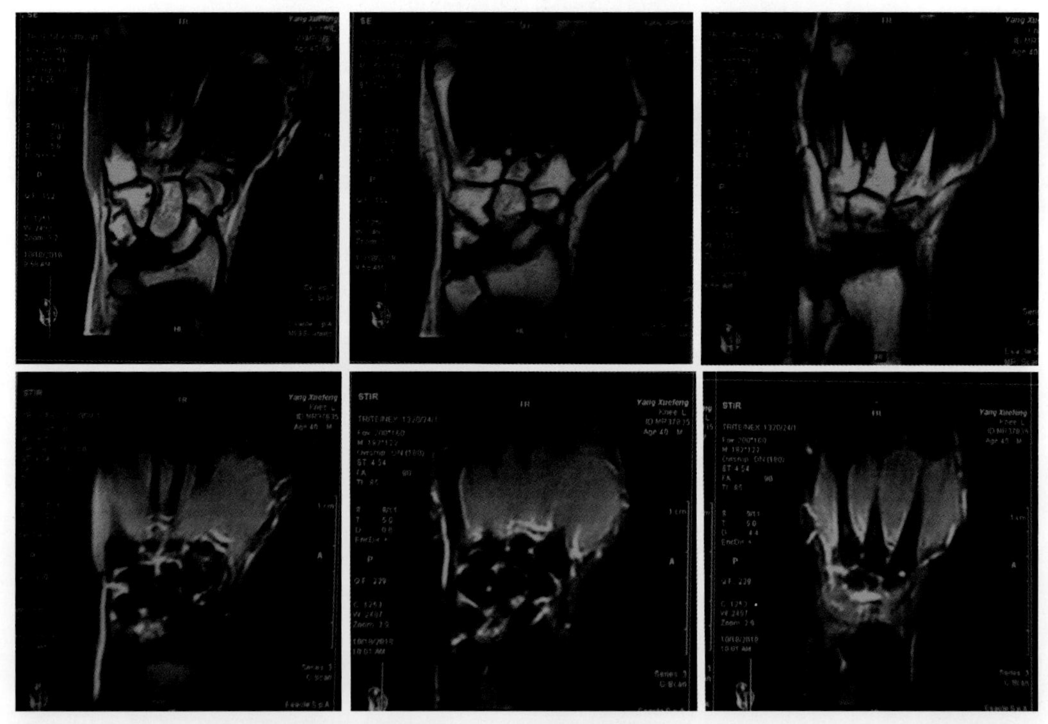

图 4–27　MRI 显示月骨轮廓不清；T1 加权像上，月骨信号强度低于周围骨组织；在 T2 加权像上，月骨信号强度高于周围骨组织

四、马德隆畸形

马德隆畸形是一种罕见的前臂及腕部畸形，也有学者称其为先天性腕关节半脱位。1834年，Dupuytren在巴黎医院关于临床外科的演讲中记录了该病首个病例的观察结果，但未对其详细解释。1855年，法国外科医生Malgaigne也对该病进行过描述。1878

年4月在柏林举办的德国外科学大会上，德国外科医生马德隆（图4–28）对该病进行了详细的描述，并提出了病因和治疗方案，因此该病后来被命名为“马德隆畸形”，所有关于该病的早期著作都是德语或法语。

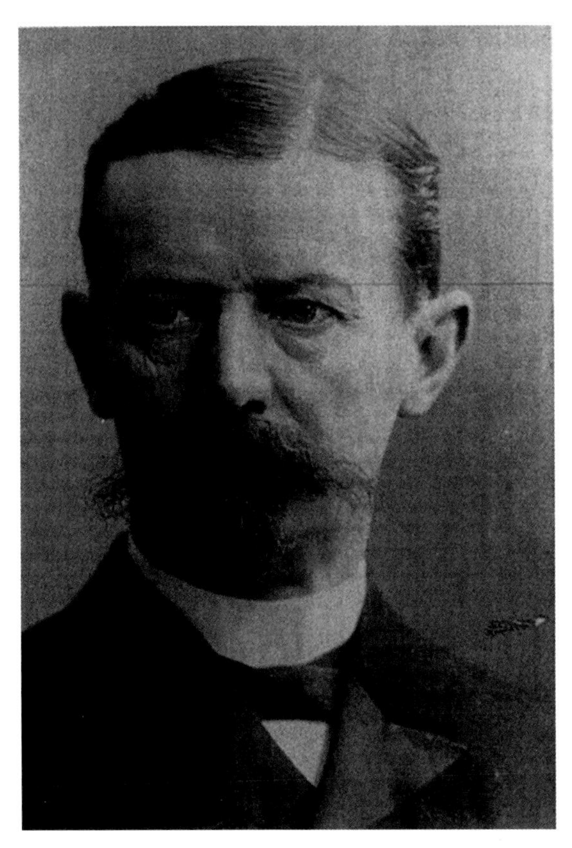

图 4–28　马德隆医生（1846—1926）的照片 [引自：Arora AS, Chung KC, Otto W. Madelung and the recognition of Madelung’s deformity[J]. J Hand Surg Am, 2006,31（2）:177–182.]

患者由于桡骨远端尺侧和掌侧的骨骺发育障碍，但外侧骨骺及尺骨发育正常，致使桡骨变短弯曲，下尺桡关节脱位、继发性腕骨排列异常等，导致前臂及腕部畸形。Madelung等发现女性畸形的发生率是男性的2倍，并且出现症状的平均年龄为13岁，大多数病例为双侧发病，单侧患病者少见。Nielsen在查阅文献和他自己对26名患者进行的后续研究后表明，仅当外伤是致病因素时才会发生单侧畸形。现在已知该病部分患者具有常染色体显性遗传的特征。除遗传因素外，目前还认为该病与外伤、骨骺发育异常、营养障碍性发育不良等因素有关。依据病因可将其分为：创伤性、发育不良性、遗传性和特发性。也有学者将其分为真性型和假性型。真性型多为遗传性与特发性，对称性发病；假性型主要为其他疾患的后遗症和并发症，多单侧发病。

马德隆畸形的诊断并不困难，通过普通X线检查即可做出诊断。正位X线平片上，桡骨远端关节面极度倾斜，尺桡骨远端正常的弧形关节面变为成角的关节面，腕骨呈“倒金字塔形”排列，月骨位于锥形顶端，挤于尺桡骨之间。侧位X线平片上，前臂和手呈刺刀状改变，同时手向桡侧偏斜。依据X线平片上桡骨远端关节面内倾角、前倾角的测量结果，结合临床症状，先天性马德隆畸形可分为3型。Ⅰ型：症状较轻，腕部畸形不明显。桡骨远端关节内倾角＜30°，前倾角＜20°。Ⅱ型：症状较重，腕部畸形较明显。桡骨远端关节内倾角＞31°，＜45°，前倾角＞20°，＜30°。Ⅲ型: 症状严重，有典型腕部畸形。桡骨远端关节内倾角＞45°，前倾角＞30°。

X线片对马德隆畸形的早发现早诊断具有重要意义，术前可以协助指导手术方案的制订、预测畸形可纠正的程度，术后可定量比较前后变化等。国内关于马德隆畸形MRI表现的报道较少，国外研究发现MRI对马德隆畸形诊断有一定价值，可以显示X线检查所不能显示的一些韧带及骨骺畸形。MRI上发现的Vicker韧带、掌桡三角韧带及三角纤维软骨复合体弥漫增厚等畸形可以对临床诊断及治疗提供一些新的思路及方法。

【典型病例】

病例1：患者，女性，15岁，双侧马德隆畸形，图4-29。

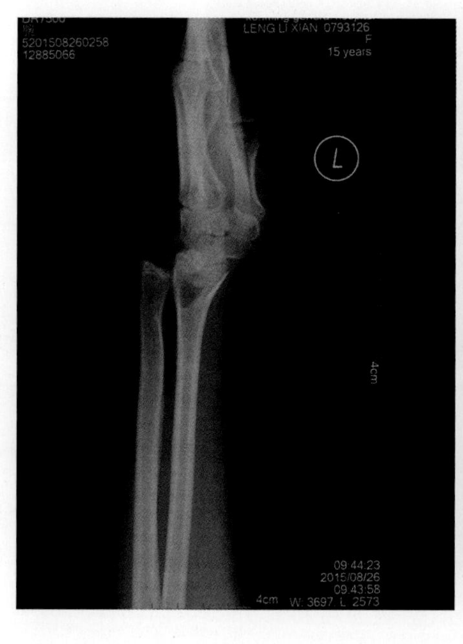

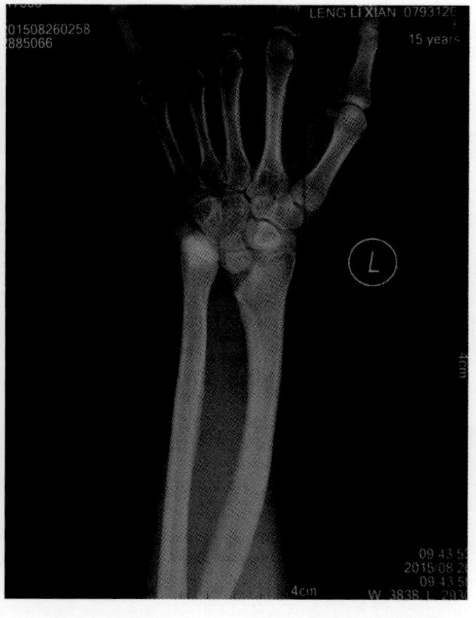

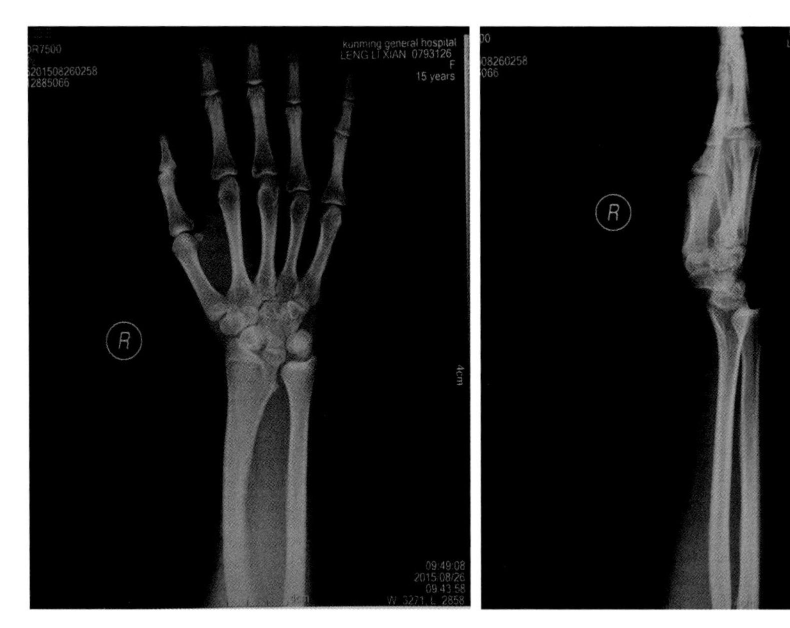

图 4–29 X 线片显示双侧桡骨变短，远端关节面尺倾、掌倾加大。双侧尺骨茎突突出（左侧更显著），尺桡骨间隙增宽（左侧增宽更明显），尺桡远端关节轻度背侧半脱位。月骨向桡侧半脱位。桡尺骨远端关节之间的角度变为锐角。近排腕骨失去正常弧度，呈“倒三角”排列，月骨位于顶端，腕骨角变小（左侧尤为明显）

病例2：患者，女性，30岁，右侧马德隆畸形，图4–30至图4–31。

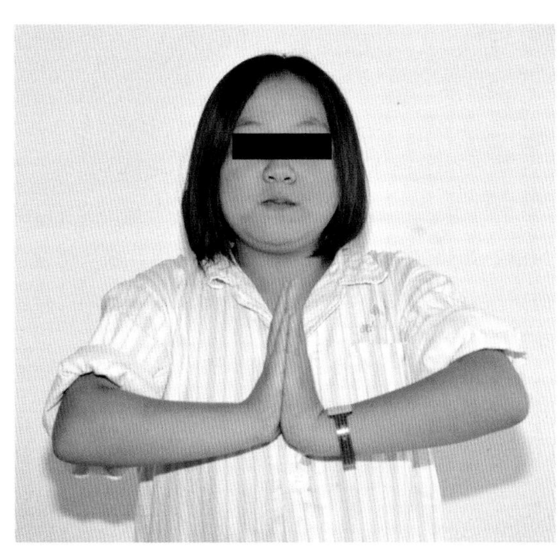

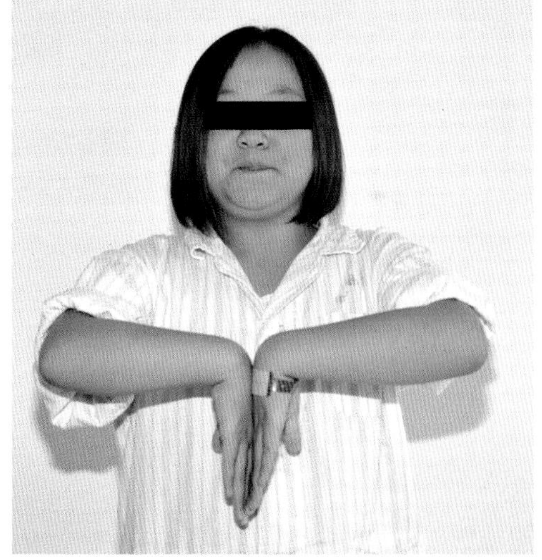

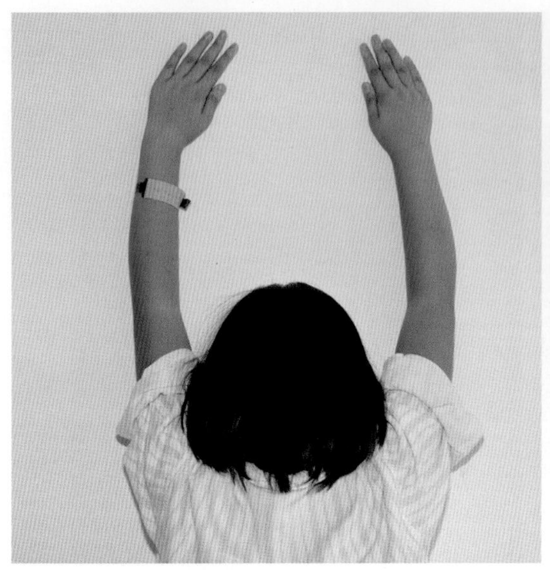
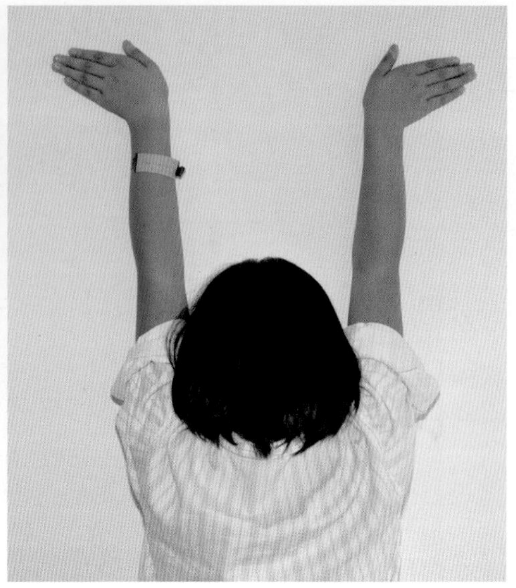

图 4–30 患者功能及外观

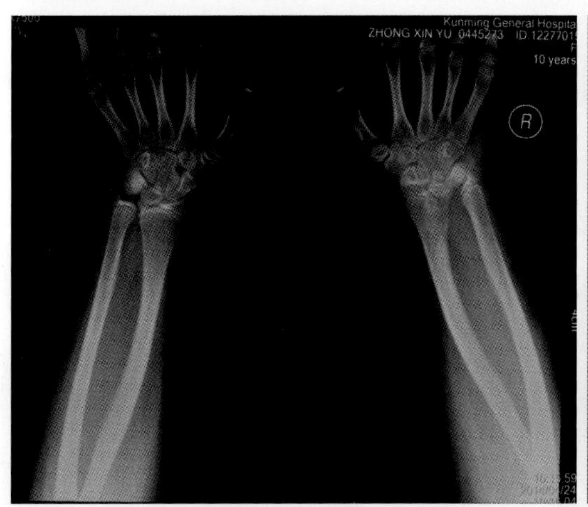

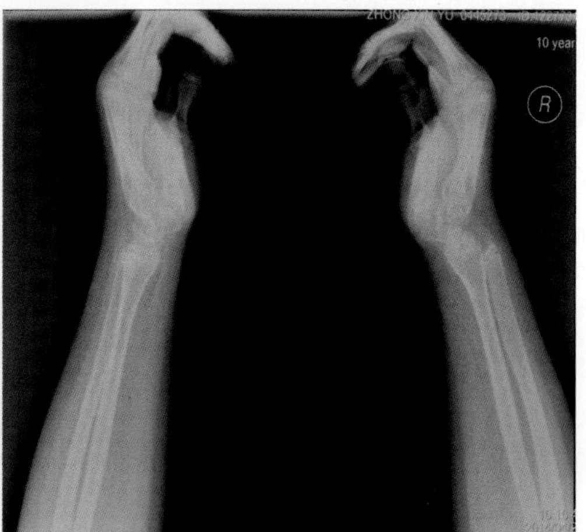

图 4–31 X 线片显示右侧桡骨变短，远端关节面尺倾、掌倾加大。右尺骨茎突显著突出，右尺桡骨间隙增宽，右尺桡远端关节背侧半脱位。右桡尺骨远端关节之间的角度变为锐角。右侧近排腕骨失去正常弧度，呈“倒三角”排列，月骨位于顶端，腕骨角变小

病例3：患者，女性，13岁，右侧马德隆畸形，图4-32至图4-33。

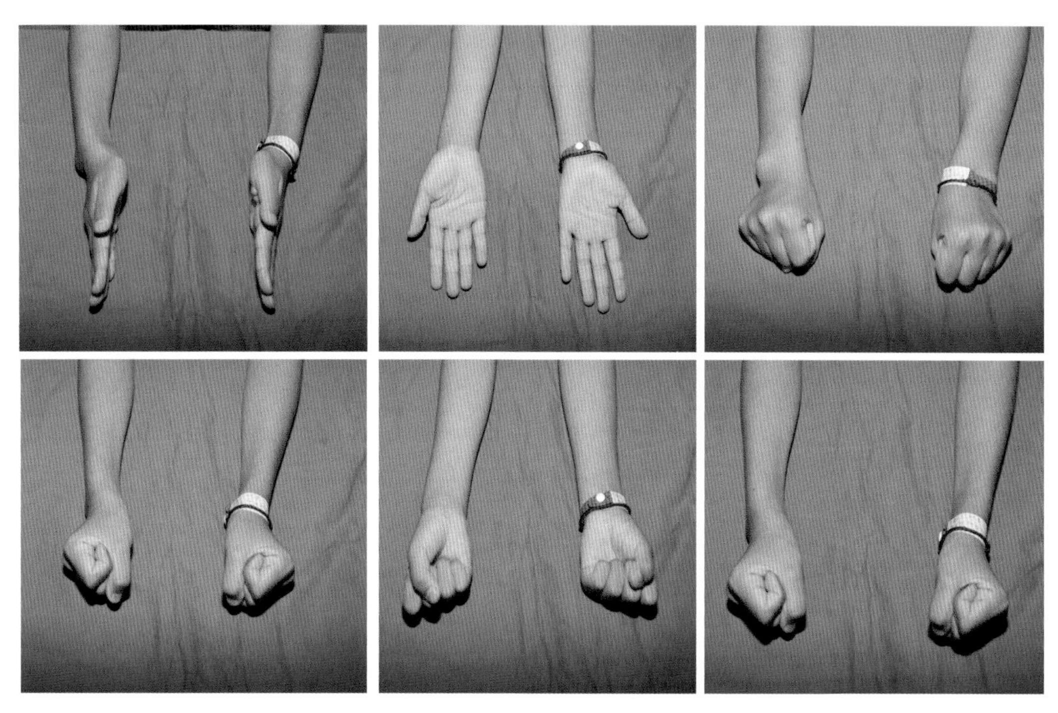

图 4-32　患者功能及外观

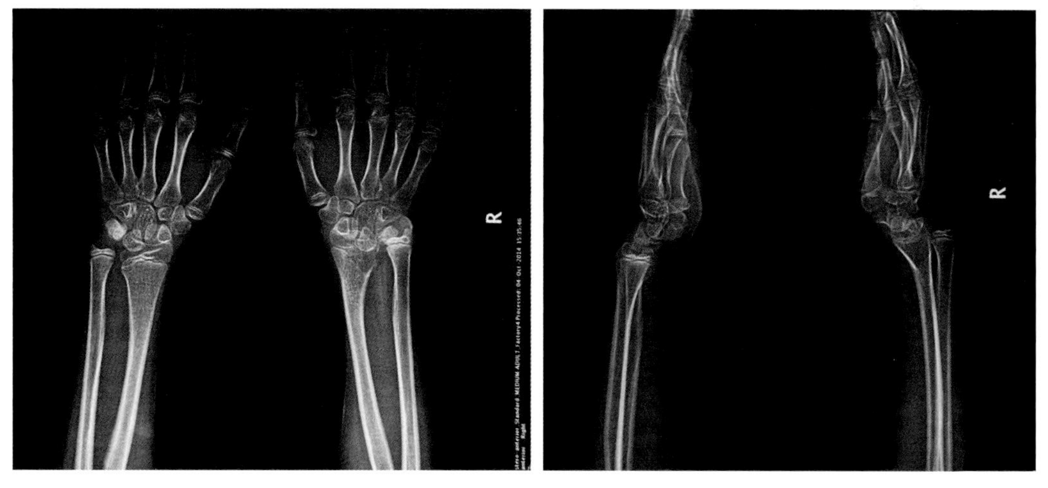

图 4-33　X 线片显示右侧桡骨变短，远端关节面掌倾加大明显。右尺骨茎突显著突出，右尺桡骨间隙增宽，右尺桡远端关节背侧半脱位。右侧近排腕骨失去正常弧度，月骨位于顶端，腕骨角变小

五、尺骨撞击综合征

尺骨撞击综合征（ulnar impaction syndrome，UIS）是引起腕关节尺侧疼痛的重要原因，通常是一种慢性退行性疾病。这是由于尺骨头、尺骨茎突与三角纤维软骨复合体（TFCC）、月骨及三角骨之间发生反复撞击造成骨软骨损伤，或腕关节尺侧负荷过重而引起腕部尺侧的软组织血供和滑液营养障碍，使韧带及三角纤维软骨复合体磨损进而导致月骨及三角骨发生退变而引起腕部尺侧疼痛及功能障碍的一组综合征。Cerezal等认为尺骨撞击综合征为腕关节尺侧撞击综合征里面的一种病因，其他还包括尺骨创伤综合征、继发于尺骨茎突骨不连的尺侧腕部撞击综合征、尺骨茎突撞击综合征及钩月撞击综合征等。

尺骨撞击综合征的病因包括以下几个方面。①尺骨正向变异:尺骨远端关节面与桡骨乙状切迹的关系，若超过为尺骨正向变异，相等为零变异，短于为负向变异；②三角纤维软骨复合体（TFCC）发育薄弱；③TFCC变性；④慢性劳损，腕关节尺侧长期撞击。尺骨正向变异可以是先天性的，也可是后天获得的。后天获得的多与创伤有关，如桡骨远端骨折短缩畸形愈合。尺骨正向变异包括静态变异和动态变异。动态变异是指前臂在旋转时会改变尺骨的相对变异状态，旋前时，桡骨远端以桡骨近端为基点围绕尺骨翻转，引起桡骨长度相对变短，尺骨出现相对的正变异。换言之，中立位的尺骨零变异或负向变异，在前臂旋前时可能会变成正变异。在某些尺骨正向变异的患者中，这动态变化会导致尺骨头向背侧半脱位，反而使得腕关节尺侧的应力减低。这也就解释了并不是所有的尺骨正向变异者都会发生尺骨撞击，反而尺骨零变异及负向变异者会患此病。

中立位时，尺骨吸收了18%的腕关节轴向载荷，如果尺骨负向变异2.5mm，则该值降至4.3%；如果尺骨正向变异2.5mm，则该值增至42%（图4-34）。这种过大的载荷会导致TFCC退行性穿孔、月三角韧带磨损，以及月骨、三角骨和尺骨头的软骨表面磨损。前臂旋前时，尺骨如果发生相对正向变异，此时尺骨的轴向载荷将会明显增加。

尺骨撞击综合征患者的主要临床表现为腕关节尺侧疼痛，且随重复用力抓握活动、前臂旋前或腕尺偏时疼痛可明显加剧。通过尺骨撞击试验、TFCC压迫试验可提高尺骨撞击综合征的诊断率，被动尺偏腕关节给予轴向负荷，旋前旋后腕关节挤压TFCC，如出现疼痛或捻发音即TFCC试验阳性，该试验的阳性率较高，但需要除外伤性TFCC损伤和月三角韧带损伤等。

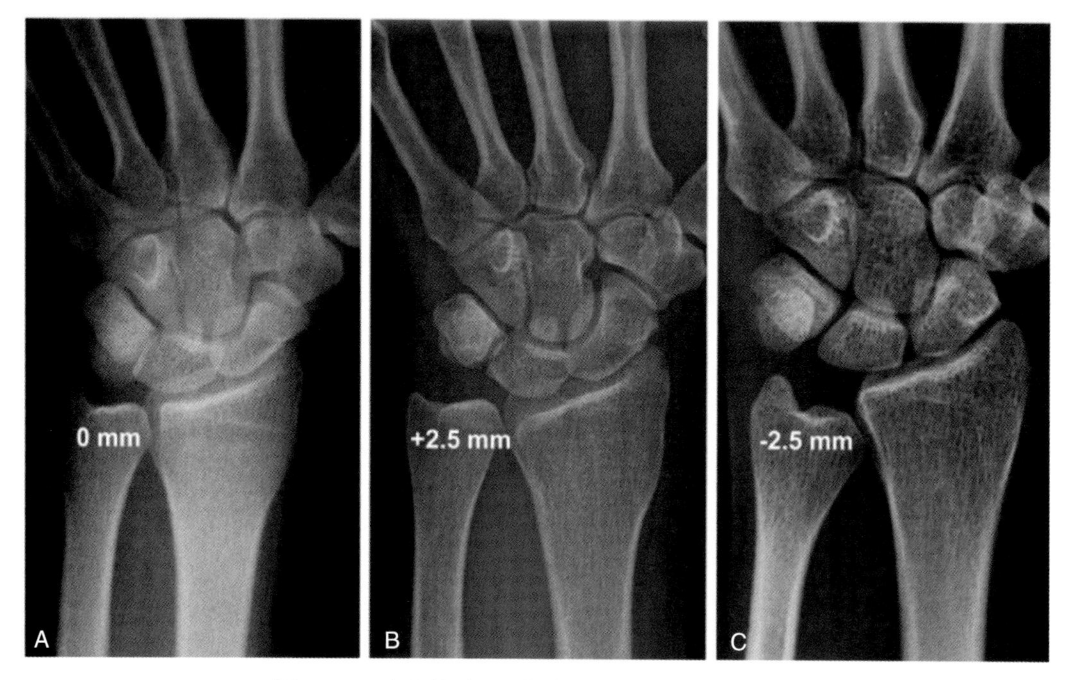

图 4–34　**中立位时，尺骨变异对腕关节载荷的影响**

A. 零变异时，尺骨吸收了 18% 的腕关节轴向载荷。B. 正向变异 2.5mm 时，载荷增加到 42%。C. 负向变异 2.5mm 时，负荷降至 4.3%。[引自：Shin EK. Impaction syndromes about the wrist[J]. Curr Rev Musculoskelet Med, 2023,16（1）:1–8.]

尺骨撞击综合征首选X线检查，X线正位片上可见尺骨零变异或正向变异，月骨近端关节面尺侧半不光滑或有小凹陷，软骨下骨硬化或囊性变，尺骨小头相对关节面下软骨硬化或小囊变。CT检查可显示骨质的细微变化，但与常规X线一样，仍不能显示尺骨撞击综合征患者腕骨缺血坏死的早期改变。MRI被用于尺骨撞击综合征的早期诊断，能在X线片和CT异常改变出现之前就显示月骨早期微小的退变，可清晰、准确地显示月骨尺侧面、三角骨桡侧面及尺骨关节软骨、软骨下骨不同程度的损伤、退变，TFCC形态的不规则、变薄或消失。典型表现是信号变化位于月骨尺侧部分近端和三角骨腰部，以月骨变化为主，早期显示骨髓水肿，随后呈透镜样改变，晚期呈不典型的双环或双线征。

【典型病例】

病例1：患者，女性，54岁，右侧尺骨撞击综合征，图4–35至图4–36。

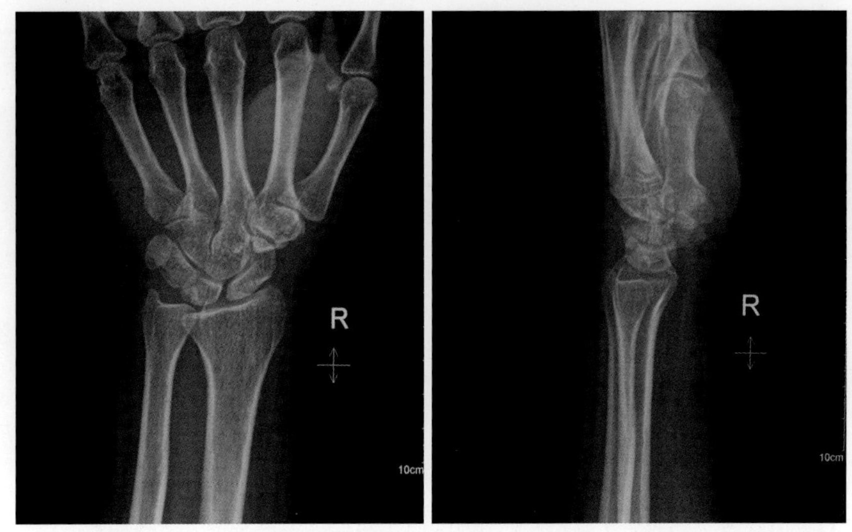

图 4–35　X 线片显示右尺骨正向变异，月骨局部出现囊性改变

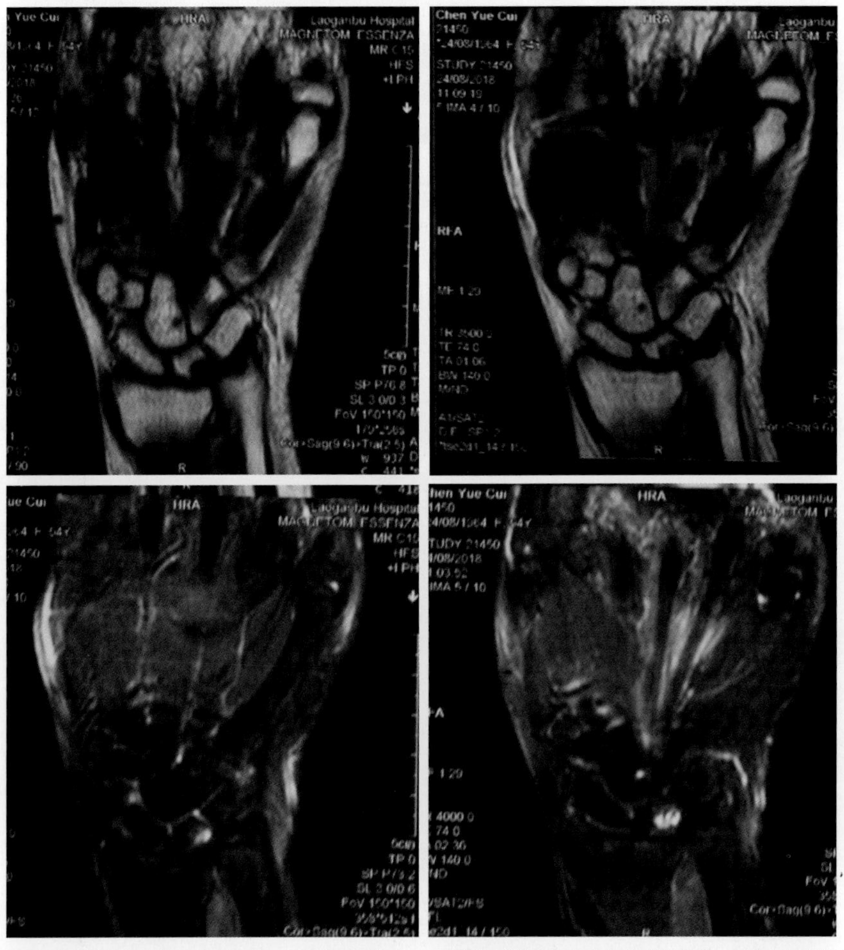

图 4–36　MRI 显示右尺骨正向变异。T1 加权像上，月骨囊性变区域信号强度低于周围骨组织；在 T2 加权像上，月骨囊性变区域信号强度高于周围骨组织

病例2：患者，男性，46岁，左侧尺骨撞击综合征，图4-37至图4-39。

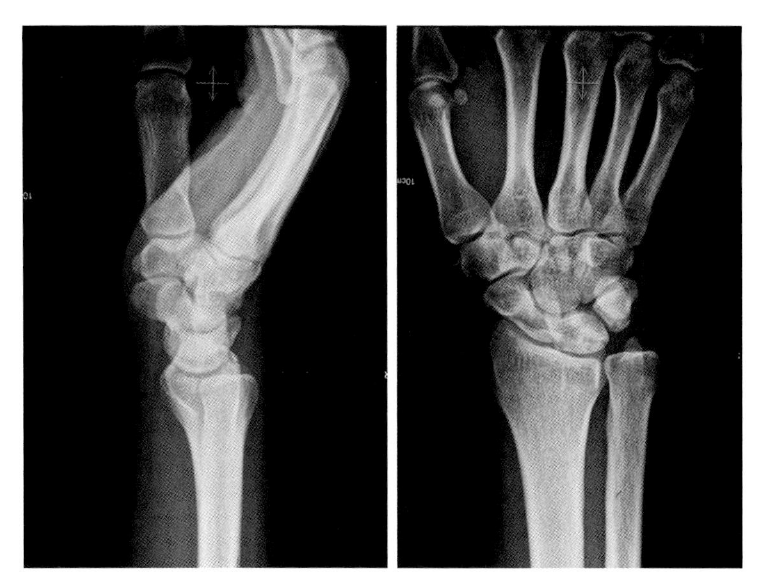

图 4-37　X 线片显示左尺骨正向变异，月骨局部囊性变，周围骨质密度增高

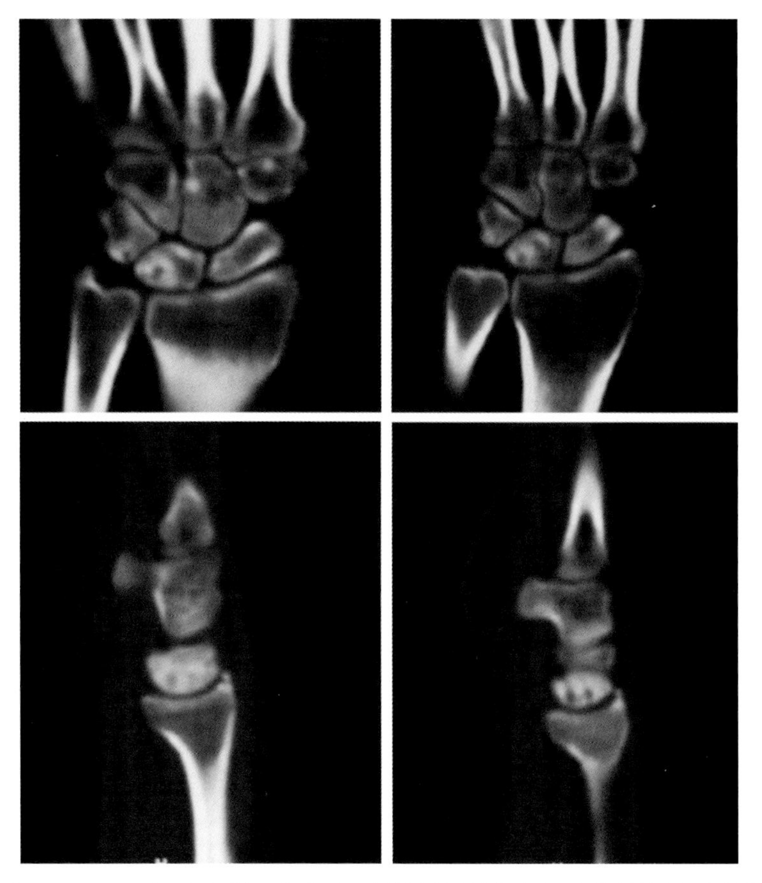

图 4-38　CT 显示左尺骨正向变异，月骨局部囊性改变，周围骨质密度增高

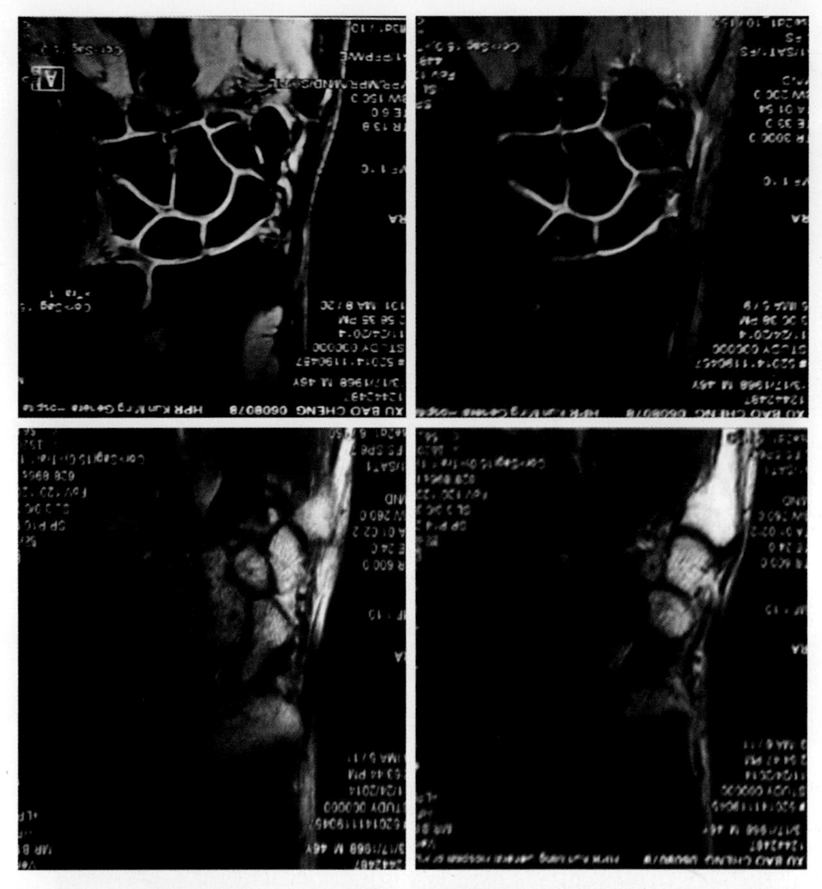

图 4-39　MRI 显示左尺骨正向变异。T1 加权像上，月骨囊性变区域信号强度低于周围骨组织；在 T2 加权像上，月骨囊性变区域信号强度高于周围骨组织

病例3：患者，男性，52岁，右侧尺骨撞击综合征，见图4-40至图4-41。

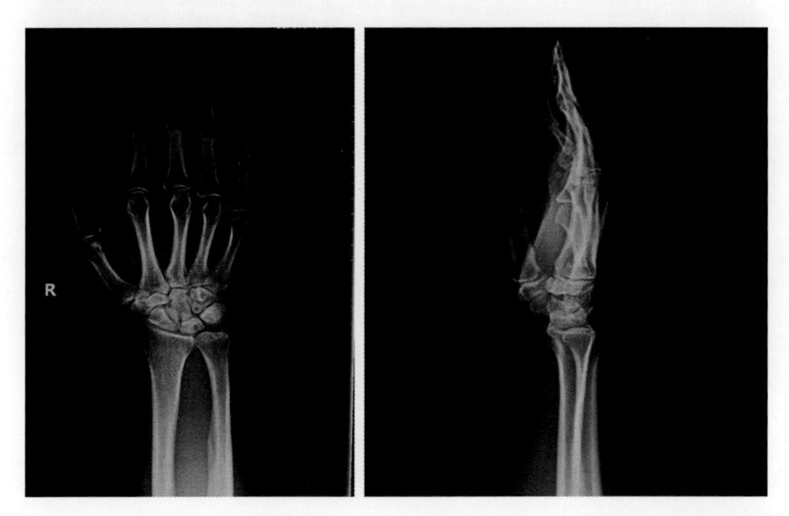

图 4-40　X 线片显示右尺骨正向变异，钩骨、月骨、三角骨均出现囊性改变

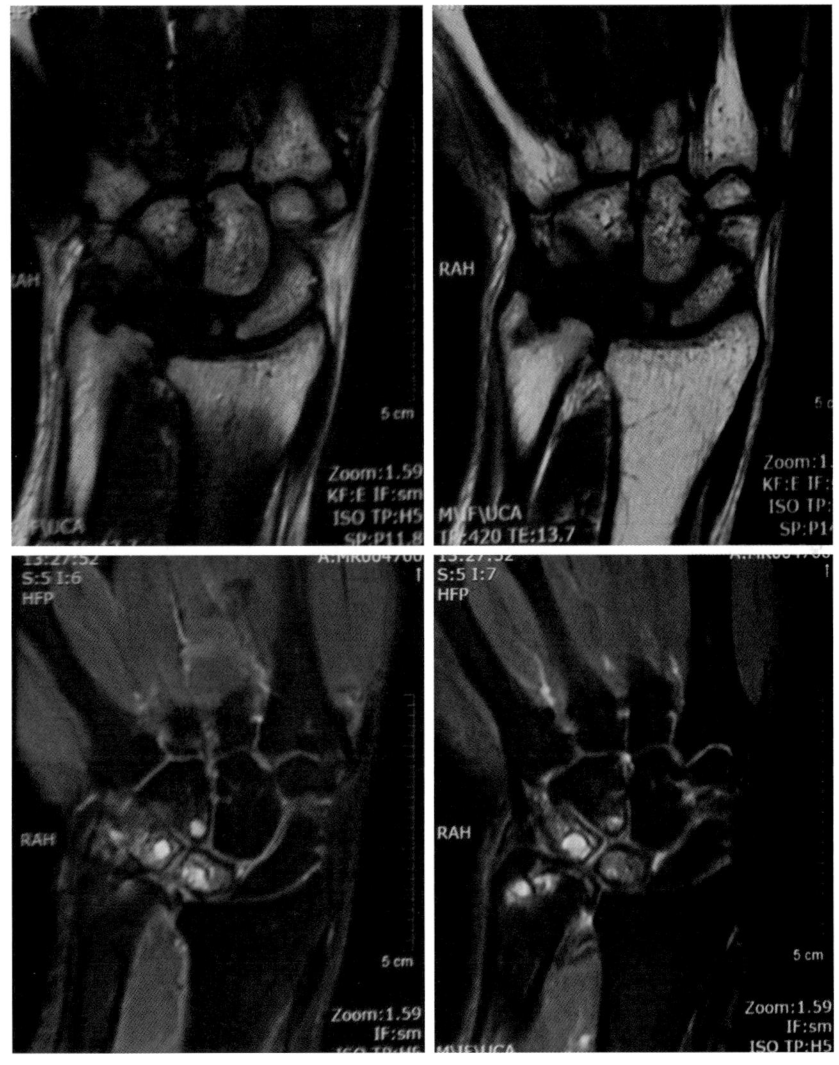

图 4–41　MRI 显示右尺骨正向变异。T1 加权像上，钩骨、月骨、三角骨囊性变区域信号强度低于周围骨组织；在 T2 加权像上，钩骨、月骨、三角骨囊性变区域信号强度高于周围骨组织

六、腕舟骨骨折

1905年，Peltier首次描述了腕舟骨骨折。腕舟骨位于近排腕骨最桡侧，大小多角骨和桡骨远端之间，同时也是近排腕骨中体积最大的一块，解剖形态独特、生物力学特殊，在腕关节的组成骨中，其骨折发生率仅次于桡骨远端。腕舟骨骨折在8块腕骨骨折中的占比在各文献中报道不一，可能与地区人口特点、经济发展情况及统计方法不同有关，但均在60%以上，舟骨腰部骨折占所有舟骨骨折的2/3，其中大多数（60%～85%）未移位。舟骨远端⅓的骨折占舟骨骨折的25%，而近端1/3骨折占

5%～10%。舟骨骨折的一个常见临床症状是腕部“鼻烟窝”压痛，对舟骨骨折的敏感性为87%～100%，但特异性低。由于其特殊的解剖结构，常规的正侧位 X 线片存在重叠影，早期常容易被漏诊，加上该部位血供差，骨折不愈合的发生率较高，严重影响患者的日常活动及生活质量。临床上治疗腕舟骨骨折的方法很多，但尚无统一的标准。

舟骨骨折的分型方法有Russe 分型、AO 分型、Herbert分型、Rockwood-Green分型、Mayo分型等。目前最常用的是Herbert分型，它主要是根据骨折的稳定性进行分类。

Herbert分型见表4-2。

表 4-2　**Herbert 分型**

A 型：新鲜稳定型骨折	A1 结节部骨折
	A2 腰部骨折
B 型：新鲜不稳定型骨折	B1 远 1/3 无移位斜形骨折
	B2 腰部骨折
	B3 近端骨折
	B4 经舟骨月骨周围骨折脱位
C 型：延迟愈合	
D 型：不愈合	D1 纤维性愈合
	D2 假性愈合

X线片作为常规检查，对腕舟骨骨折的判定起着非常重要的作用。由于舟骨解剖形状特殊，常规腕关节正侧位 X 线片上影像互相重叠，对某些骨折线较难识别，建议加摄舟骨轴位X线片。文献研究表明，X线片在识别腕骨骨折方面的敏感性和特异性较低，尤其是月骨、三角骨、头状骨和钩骨的骨折。

众所周知，高级成像技术（CT、MRI）在诊断疑似舟骨骨折方面具有更高的诊断准确性。高分辨率CT薄层扫描三维重建技术可以全面观察复杂骨折情况，舟骨骨折后在腕部力量的作用下远端骨块易向掌侧移位，CT斜矢状位检查更易明确移位情况。CT对腕舟骨骨折的判定明显优于X线片。合理利用X线片与CT 薄层扫描三维重建技术结合可以准确判定腕舟骨骨折的情况，从而给临床提供明确的诊断，避免误诊、漏诊，延误骨折的治疗，同时还可以提高影像科医师对该病的诊断水平。

MRI检查可以直观、清晰地显示腕舟骨解剖形态，及其相邻组织的解剖关系，能有效发现细微损伤，甚至可以对陈旧性骨折的愈合情况作出准确判断，针对腕关节损伤的患者行MRI检查，可以对腕舟骨骨折出具更高效、更准确的诊断，并对骨折分型和治疗方式的选择有重要参考价值。2020年，国外有相关研究报道，在腕舟骨骨折患者初次就诊时，立即使用更昂贵的MRI检查， 可以提高诊断准确性。尽早使用该检查可以提前明确部分患者的显著损伤，反过来减少了后续其他检查的需要，从而可以降低总的医疗成本支出。

【典型病例】

病例1：患者，男性，42岁，左侧腕舟骨骨折，见图4-42至图4-45。

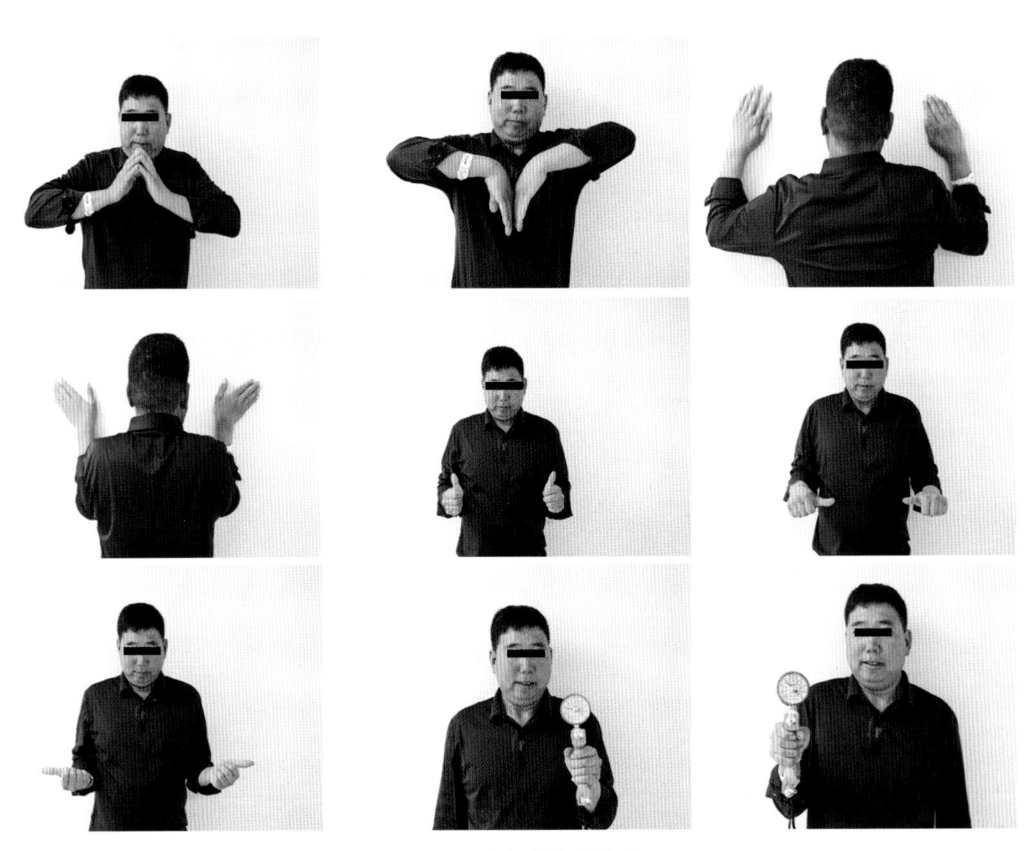

图 4-42 **患者功能及外观**

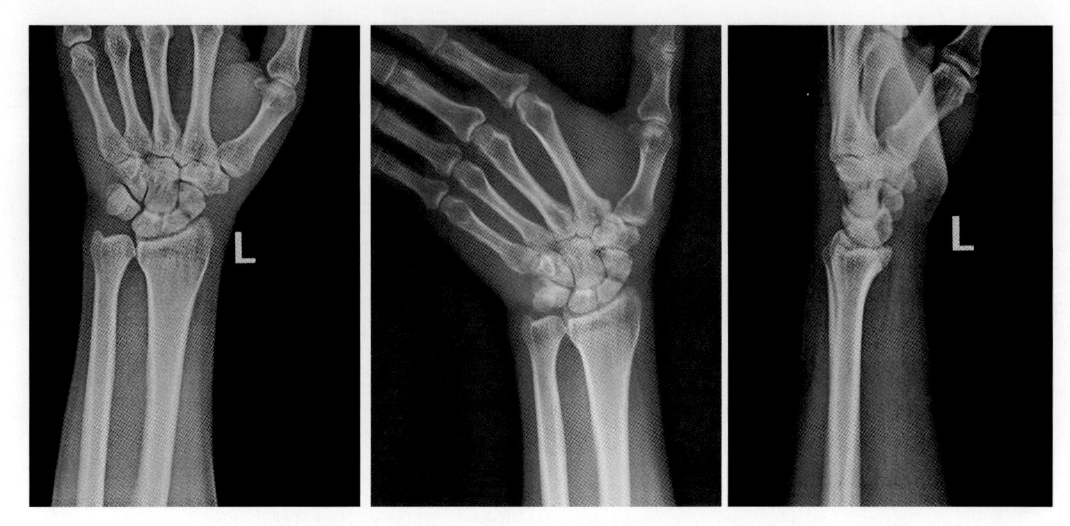

图 4-43　X 线片显示左腕舟骨腰部骨折，骨折线清晰，骨折断端对位对线可

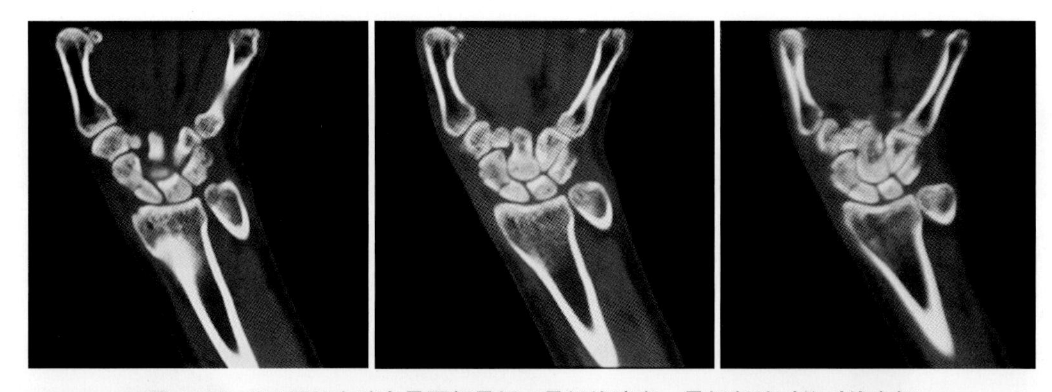

图 4-44　CT 显示左腕舟骨腰部骨折，骨折线清晰，骨折断端对位对线良好

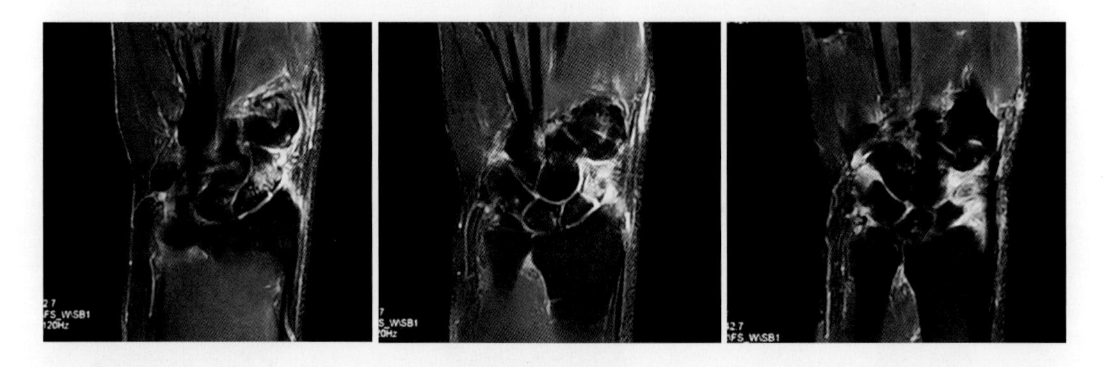

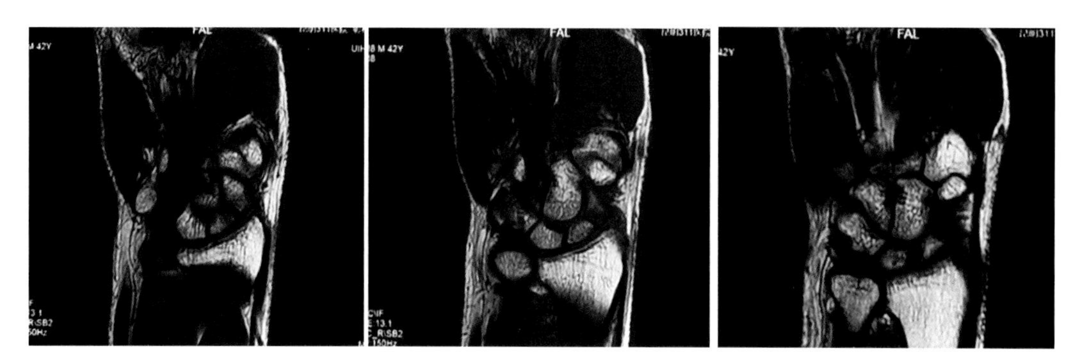

图 4-45　MRI 显示左腕舟骨腰部骨折。T1 加权像上，舟骨骨折远端信号强度低于周围骨组织；T2 加权像上，舟骨骨折远端信号强度高于周围骨组织

病例2：患者，男性，25岁，右侧腕舟骨骨折，见图4-46至图4-49。

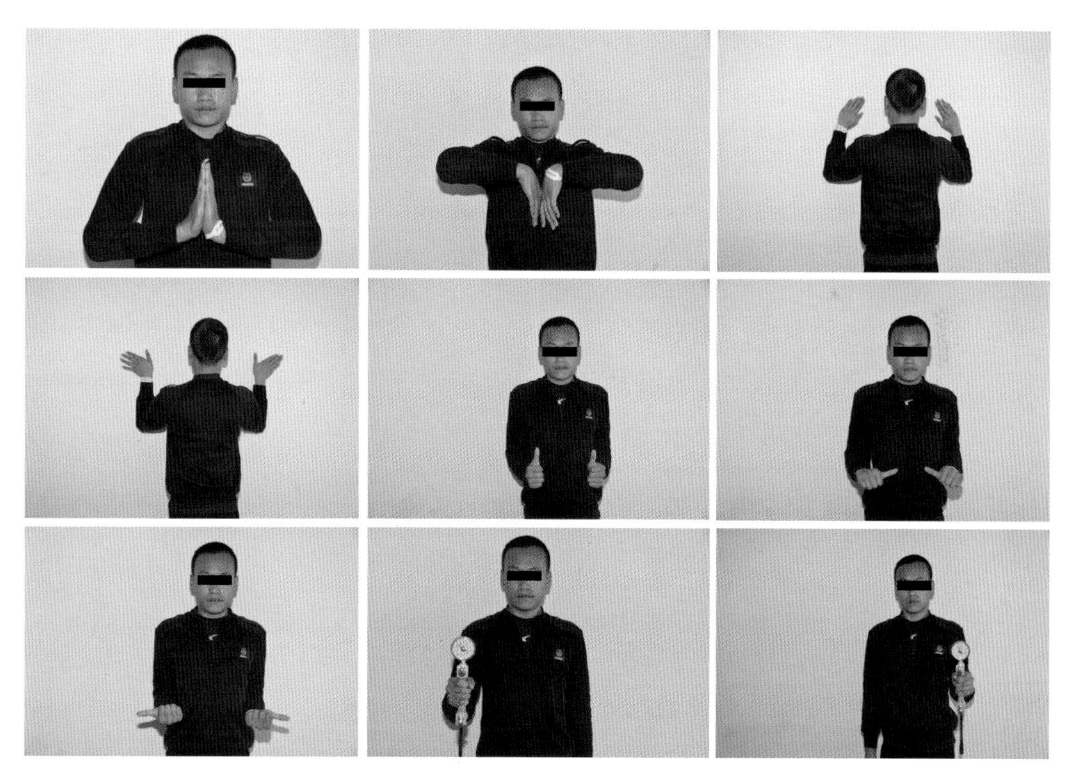

图 4-46　患者功能及外观

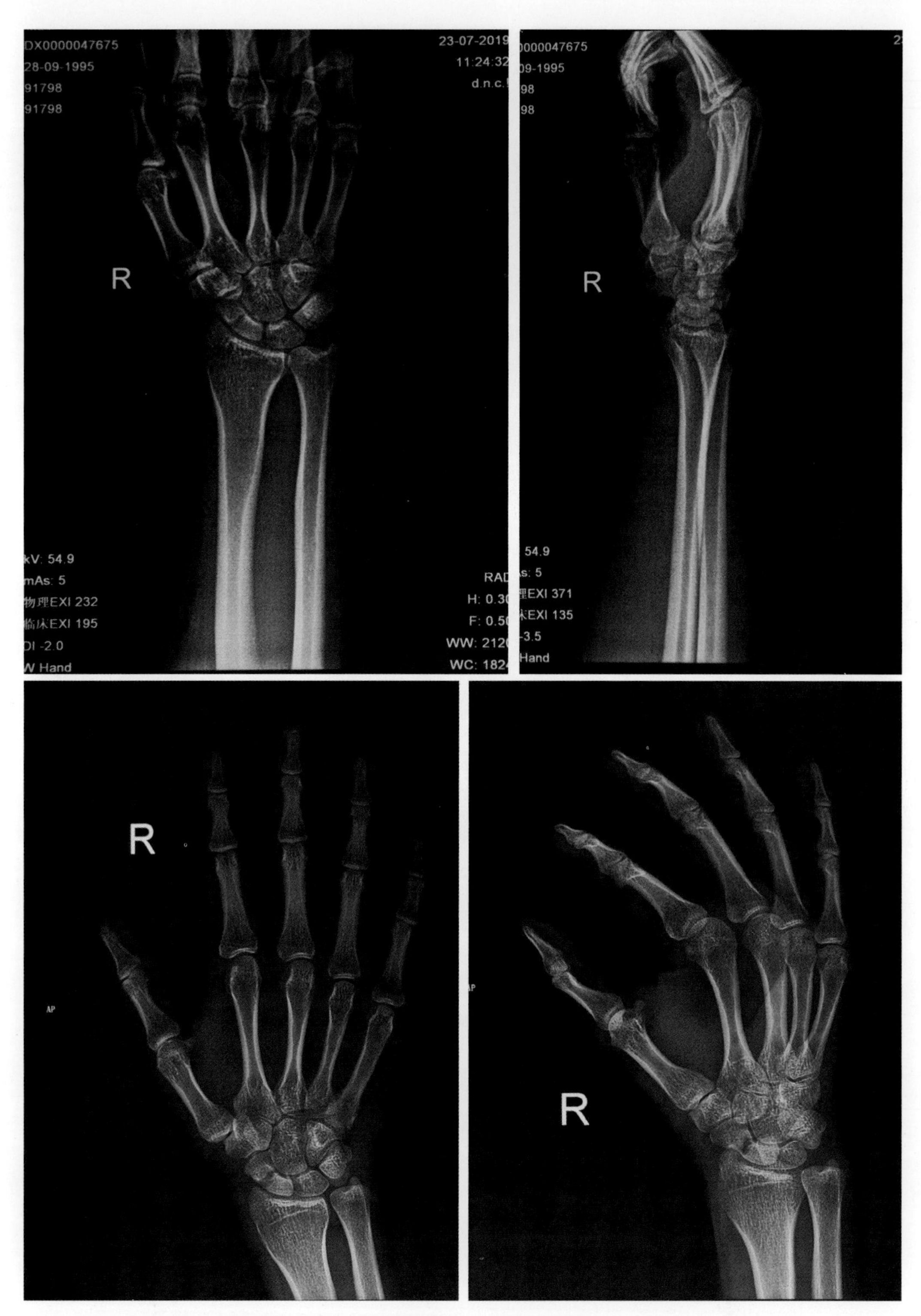

图 4-47　X 线片显示右腕舟骨腰部骨折，骨折线清晰，骨折断端对位对线可

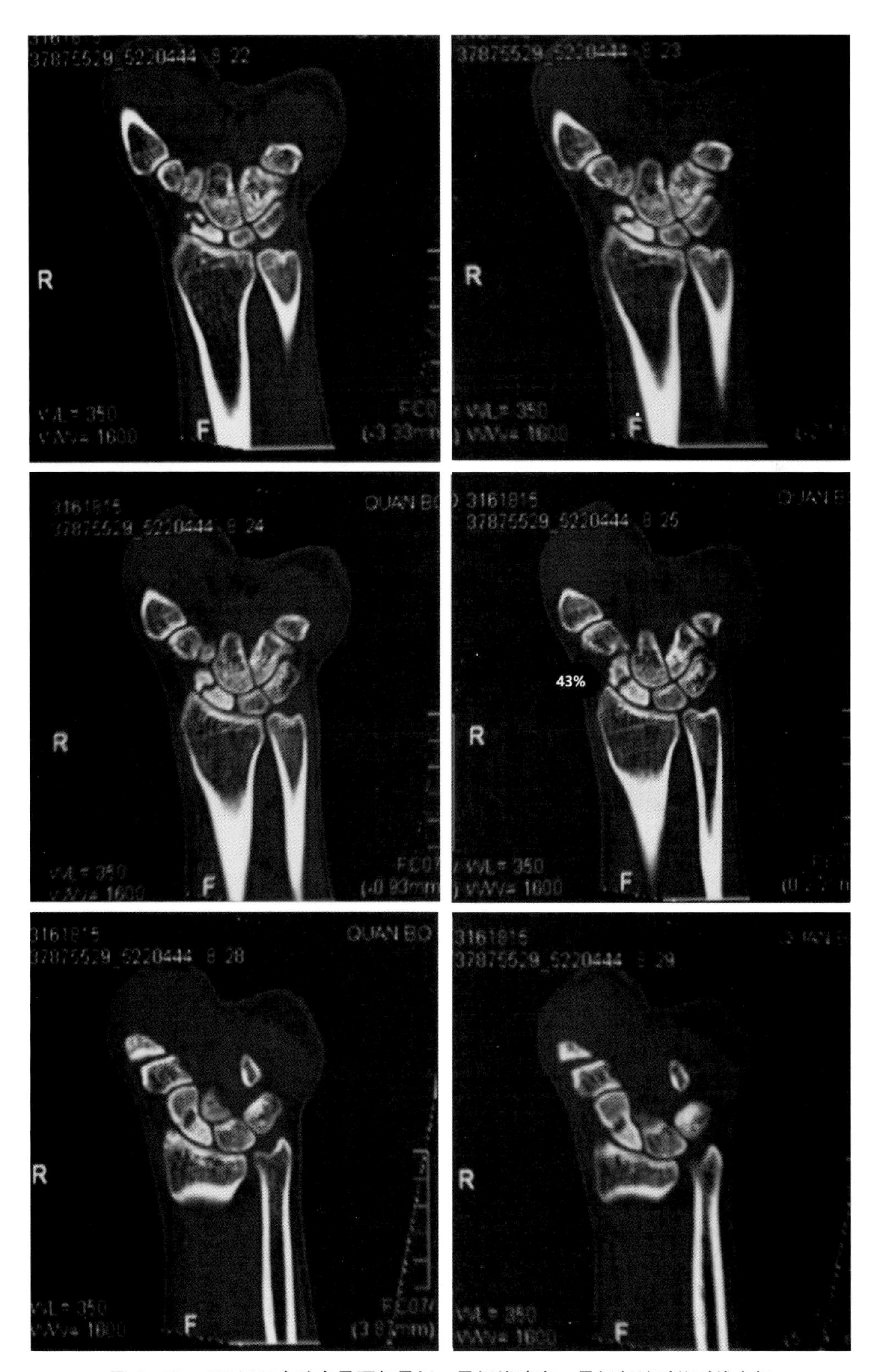

图 4–48　CT 显示右腕舟骨腰部骨折，骨折线清晰，骨折断端对位对线良好

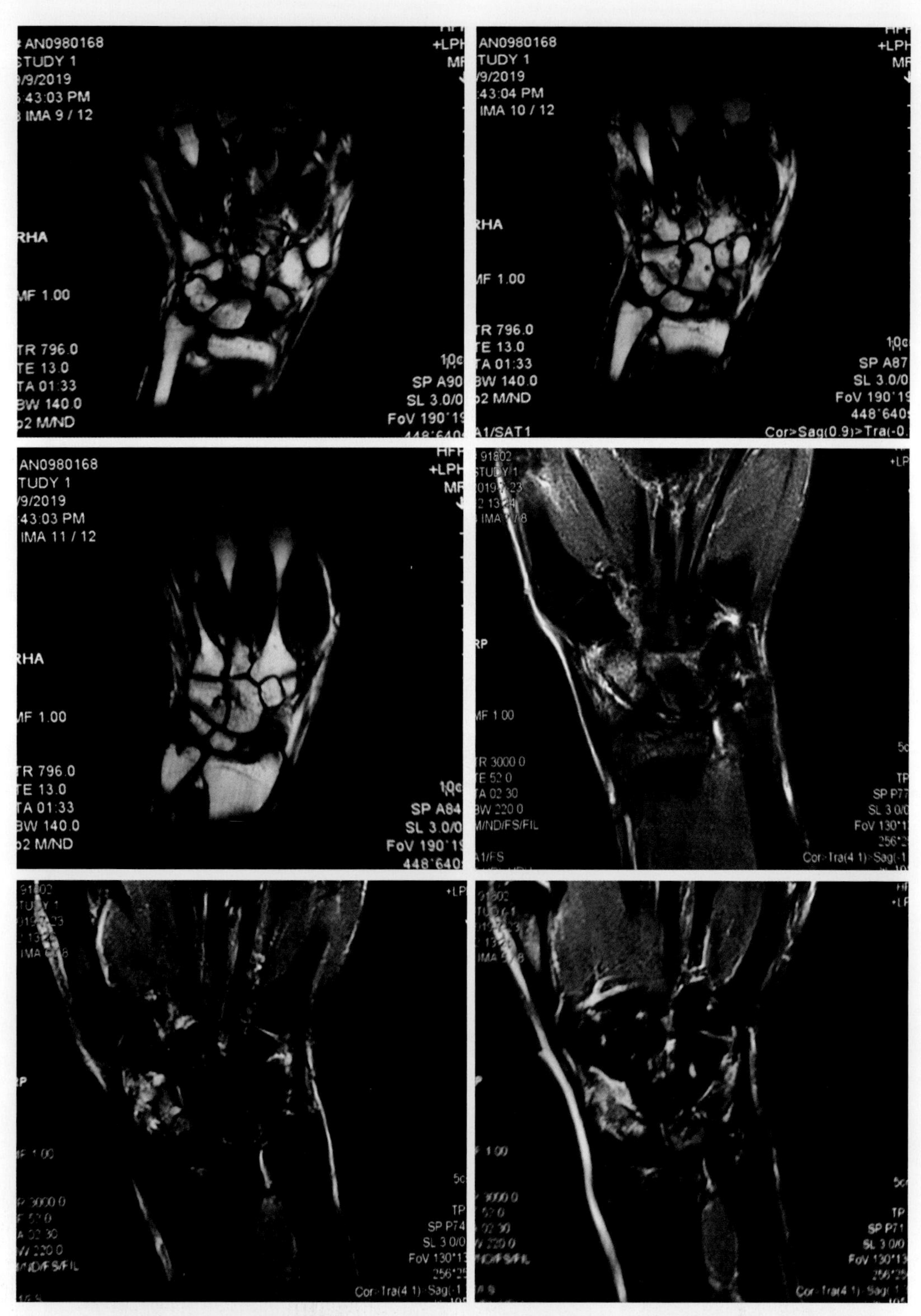

图 4-49 MRI 显示右腕舟骨腰部骨折。T1 加权像上，舟骨腰部及骨折近端信号强度低于周围骨组织；T2 加权像上，舟骨信号强度明显高于周围骨组织

病例3：患者，男性，28岁，右侧腕舟骨骨折，见图4-50至图4-53。

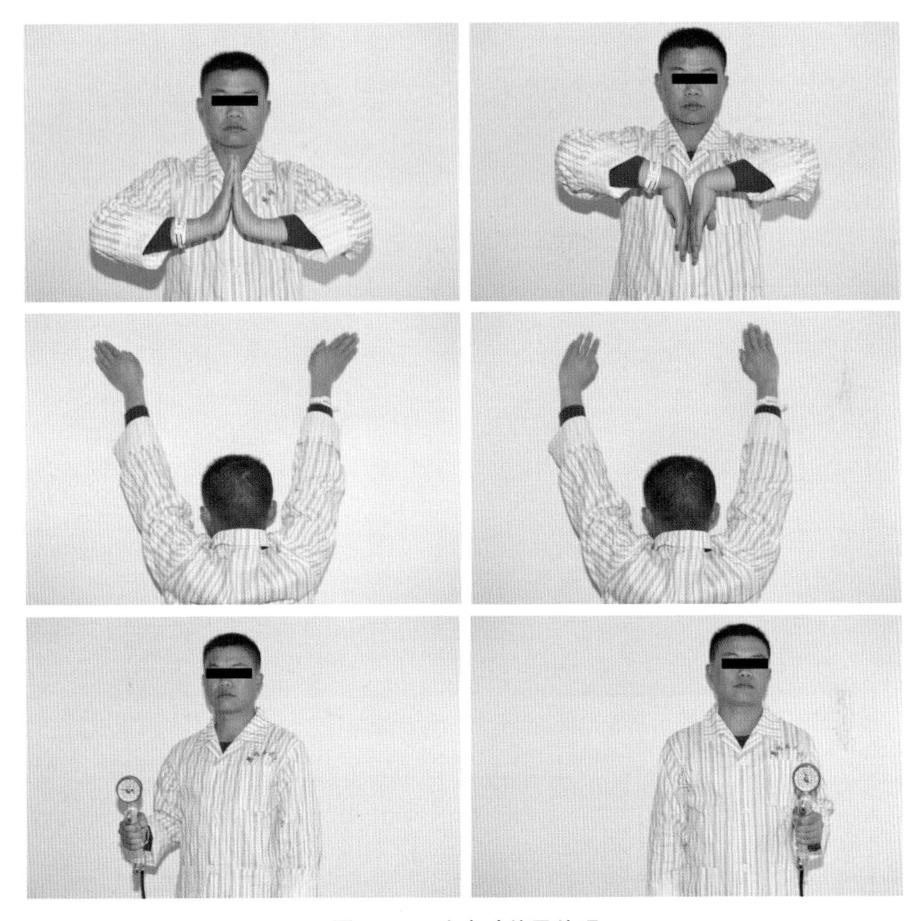

图 4-50　患者功能及外观

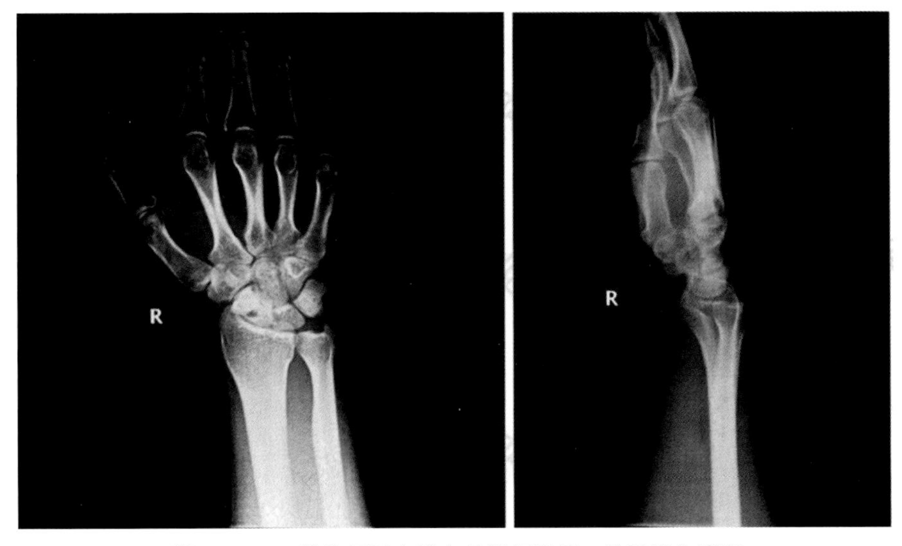

图 4-51　X 线片显示右腕舟骨腰部骨折，骨折线欠清晰

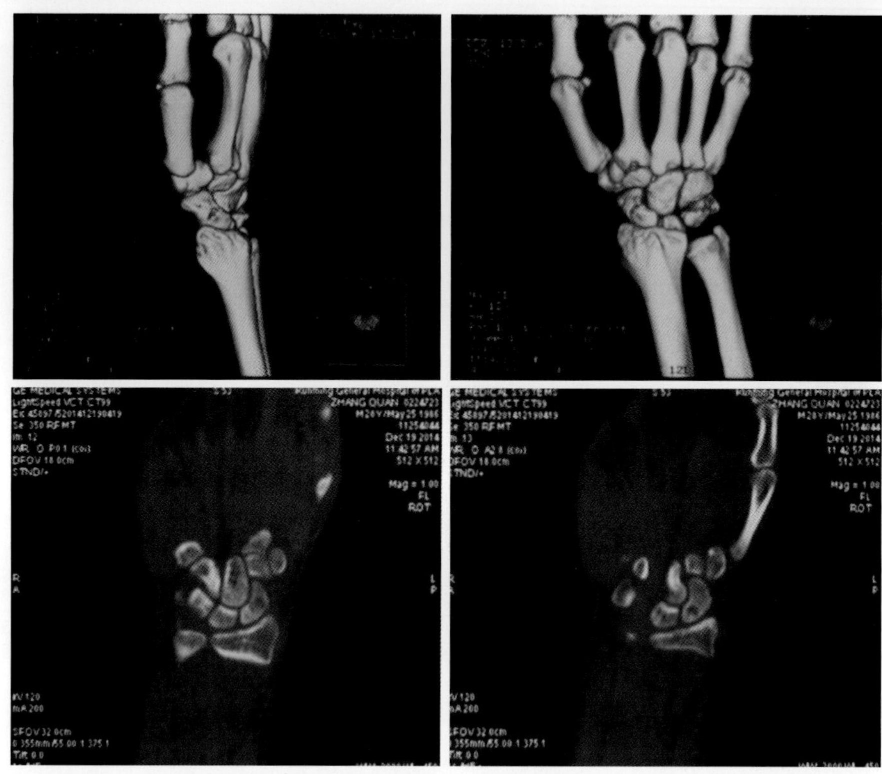

图 4-52 CT 显示右腕舟骨腰部骨折，骨折线明显，骨折断端对位对线可

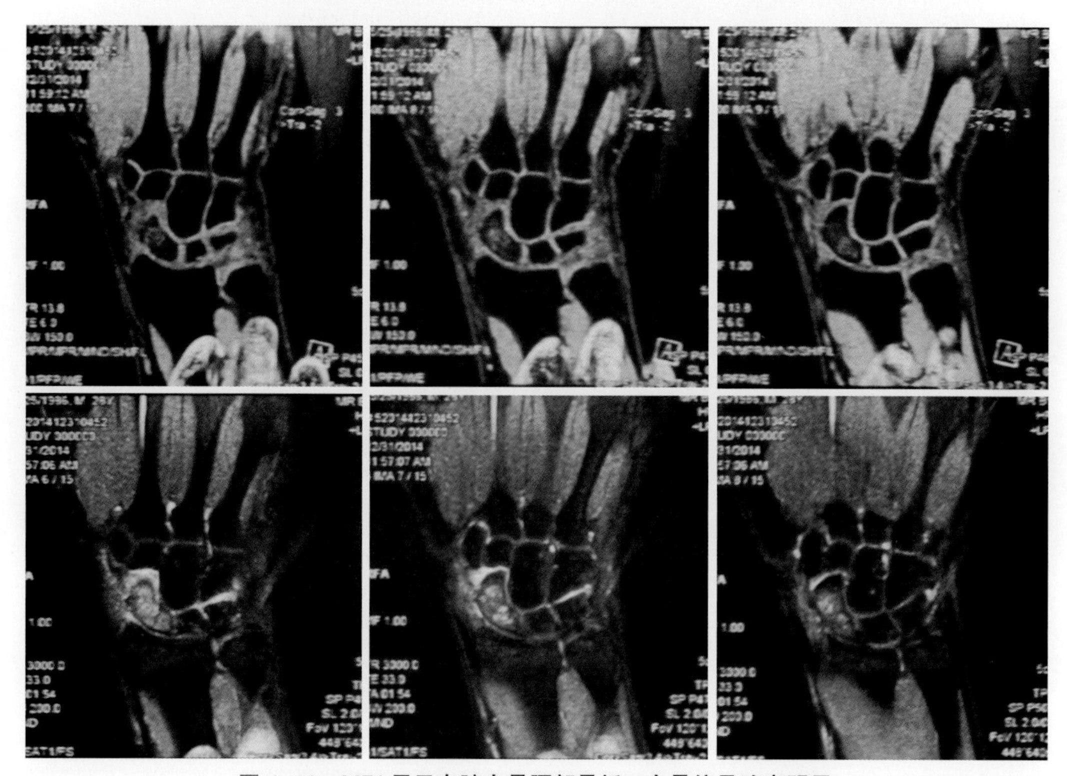

图 4-53 MRI 显示右腕舟骨腰部骨折，舟骨信号改变明显

病例4：患者，男性，45岁，左侧腕舟骨陈旧性骨折（4年），见图4-54至图4-57。

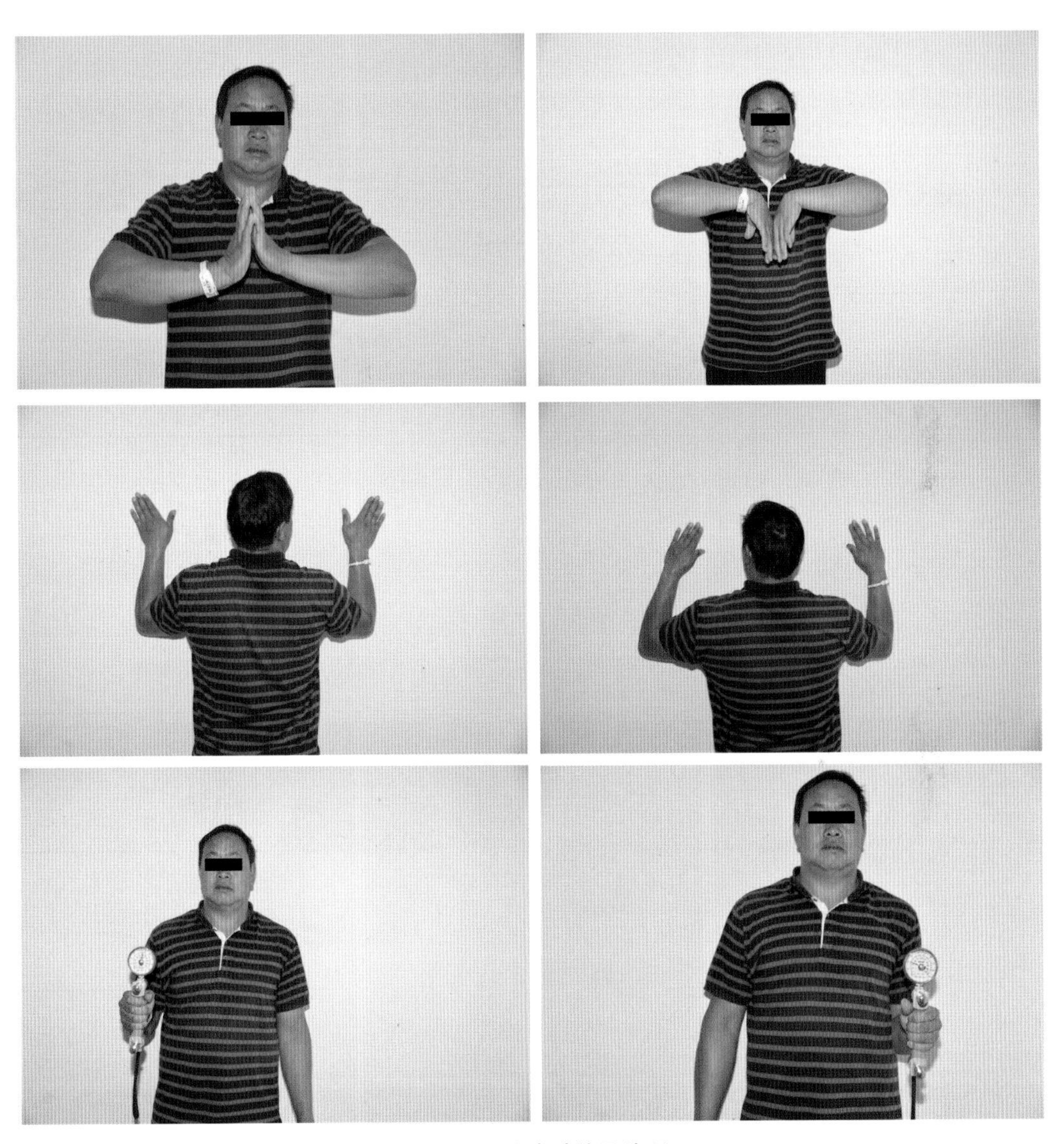

图 4-54　**患者功能及外观**

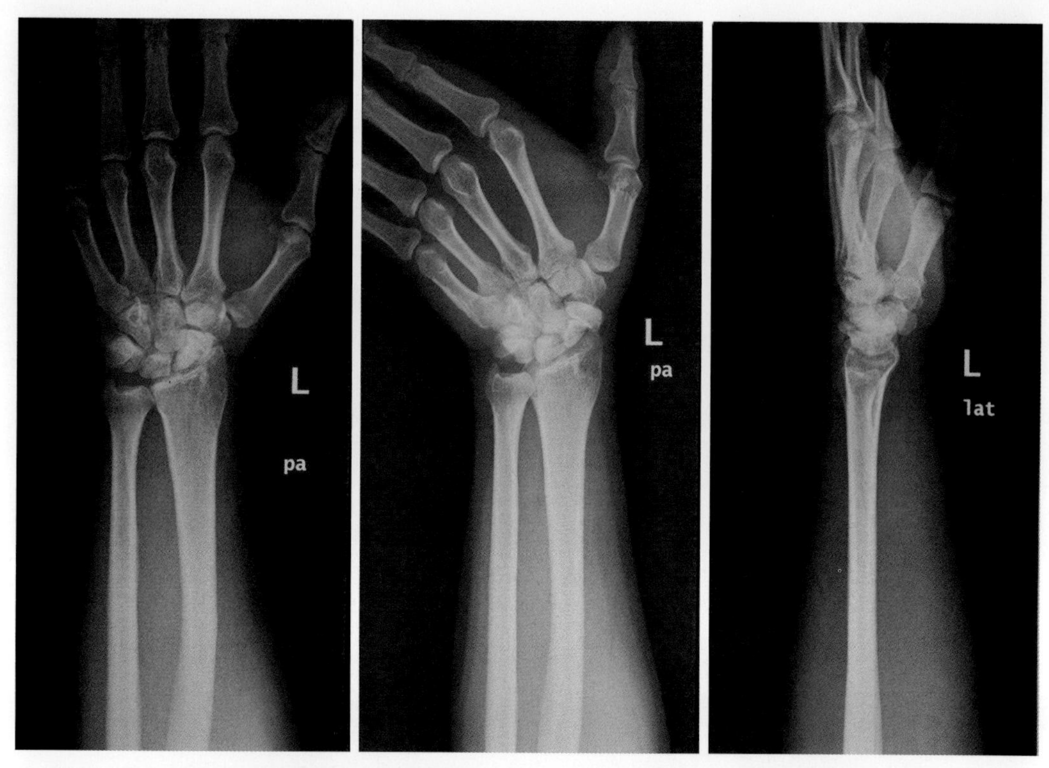

图 4–55 X 线片显示左腕舟骨陈旧性骨折，骨折远端旋转，骨折近端密度增高

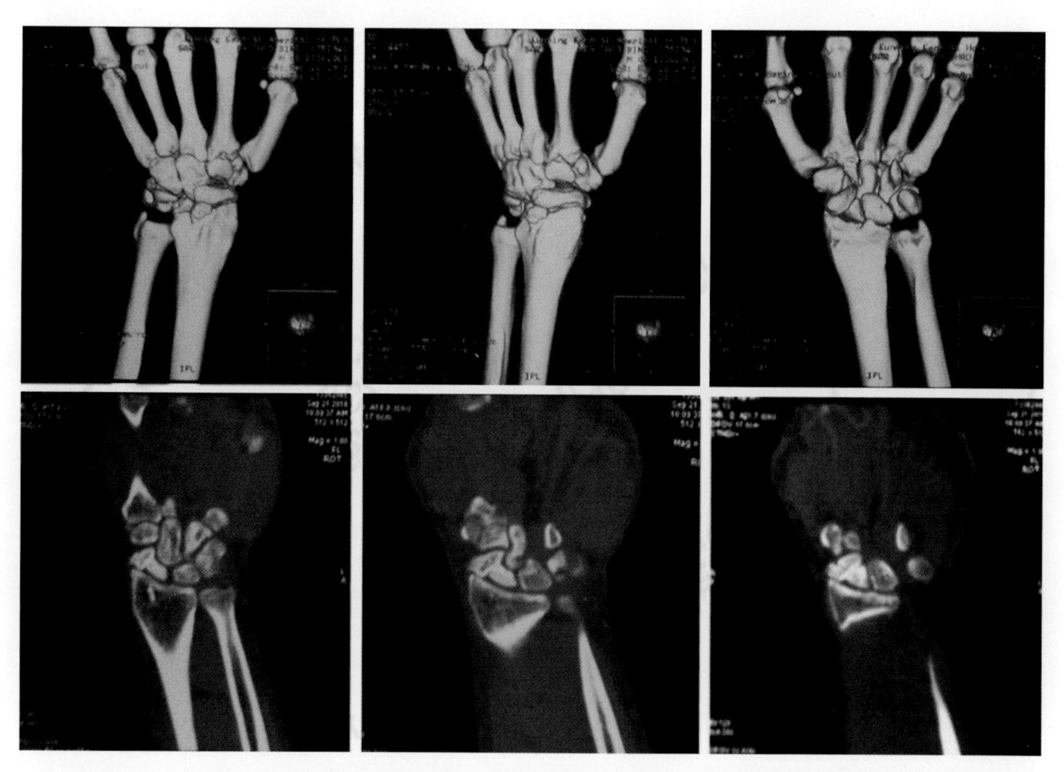

图 4–56 CT 显示左腕舟骨陈旧性骨折，骨折远端完全旋转，骨折近端密度增高，骨质硬化

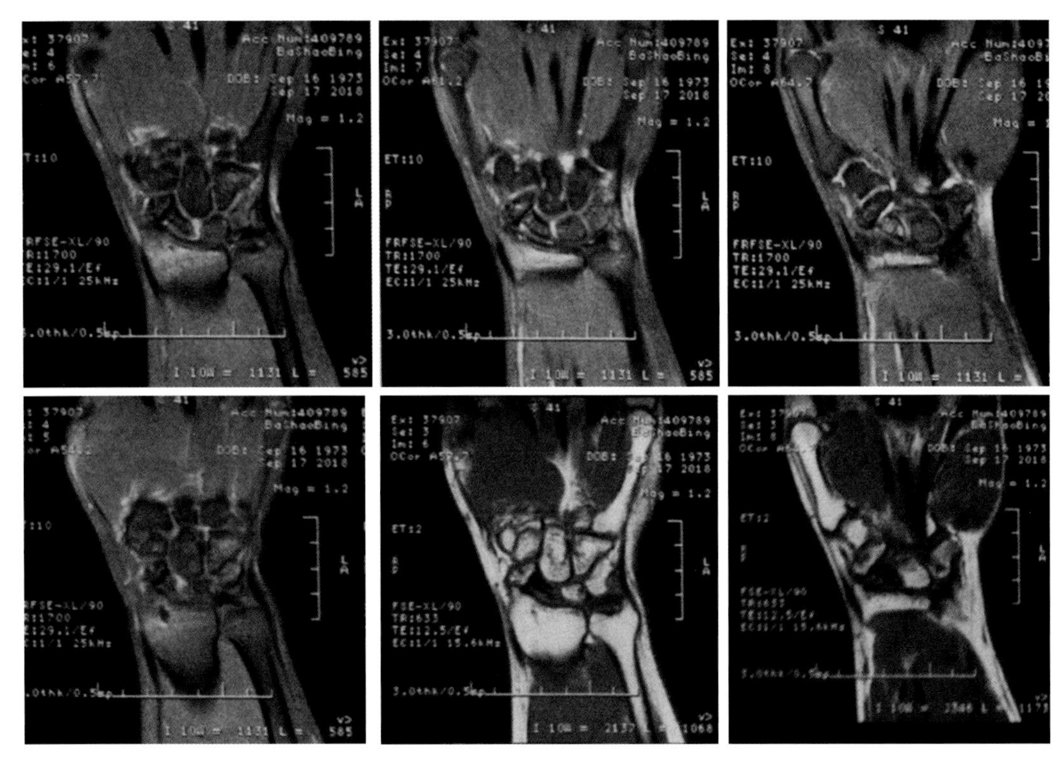

图 4–57　MRI 显示左腕舟骨陈旧性骨折，骨折远端完全旋转，骨折近端信号改变明显

病例5：患者，男性，28岁，左侧腕陈旧性舟骨骨折（2年），见图4–58至图4–61。

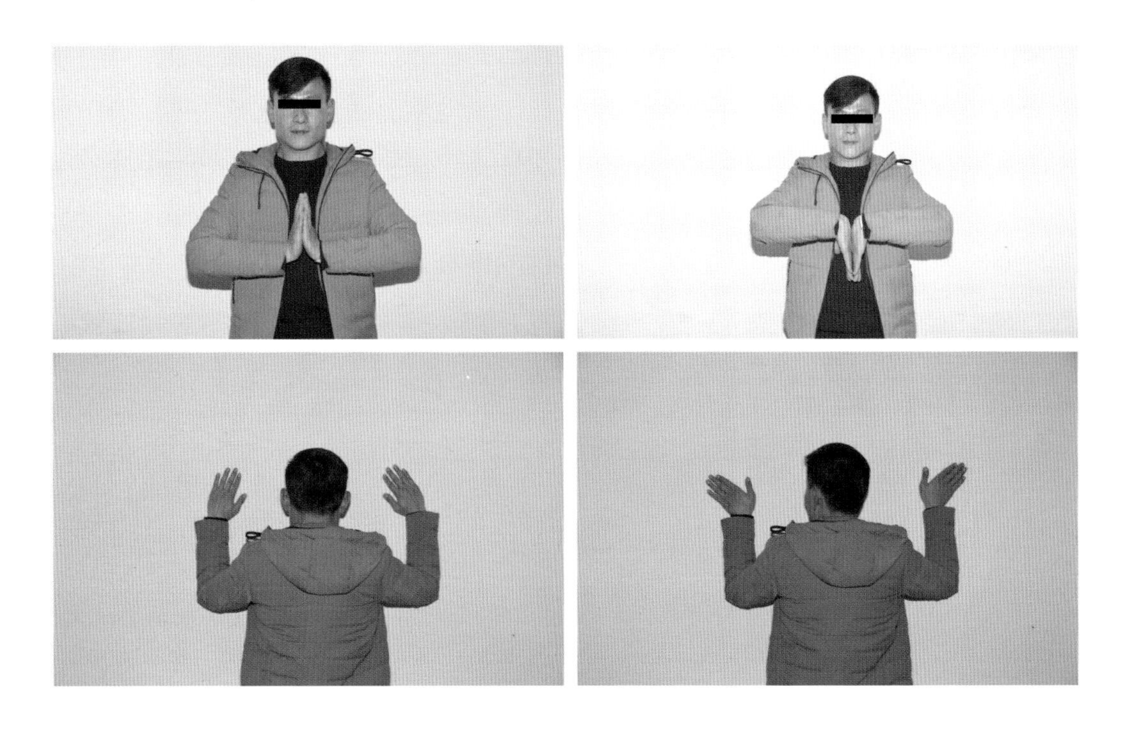

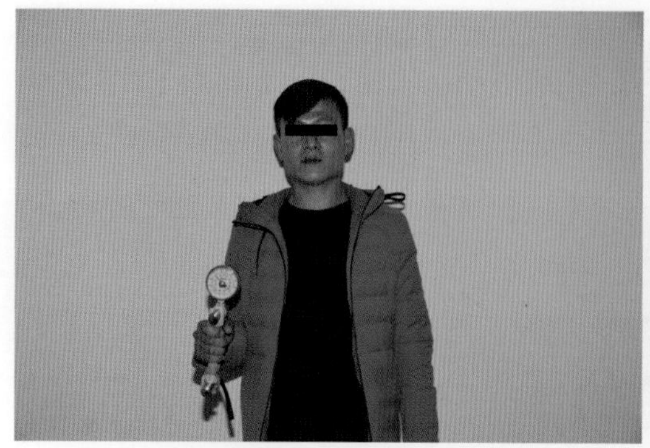
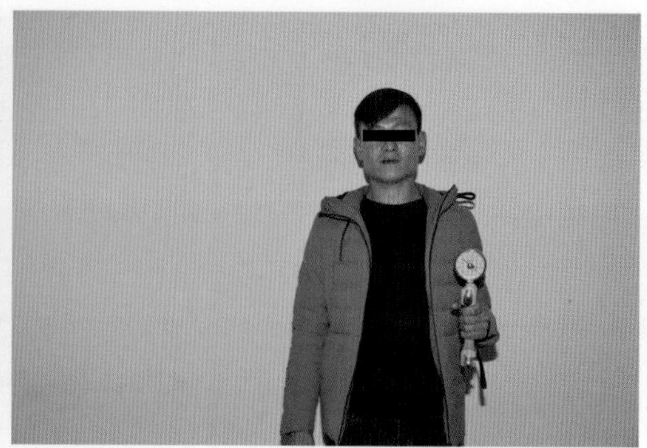

图 4-58　**患者功能及外观**

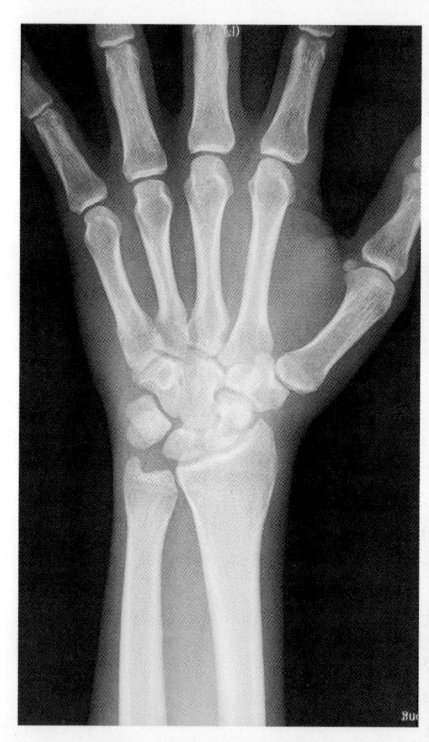
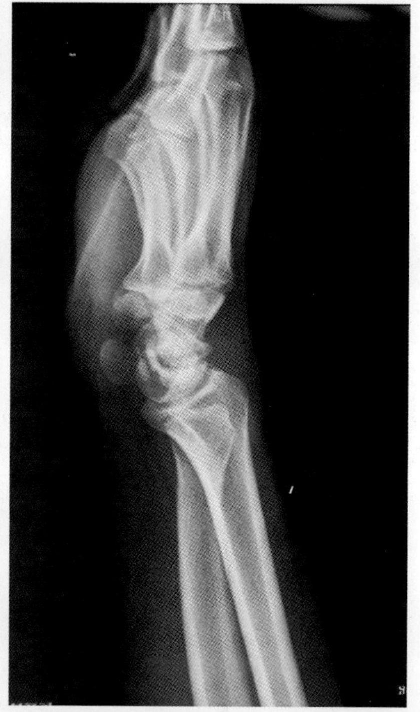

图 4-59　**X 线片显示左腕舟骨陈旧性骨折，骨折断端周围骨质密度增高，局部骨质吸收**

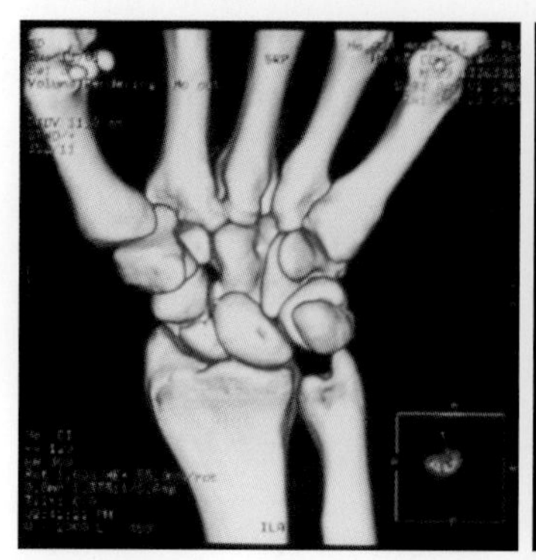
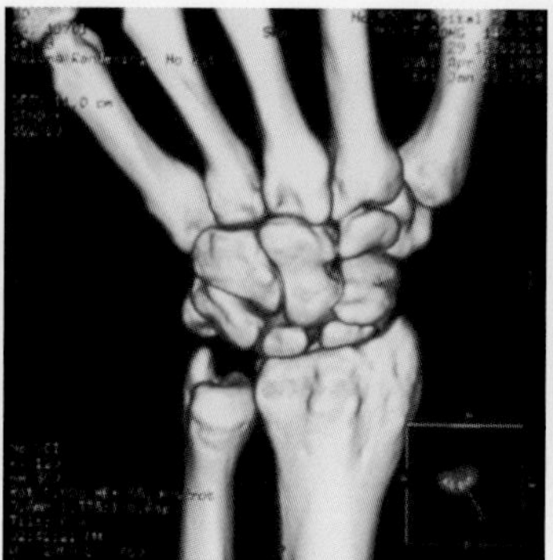
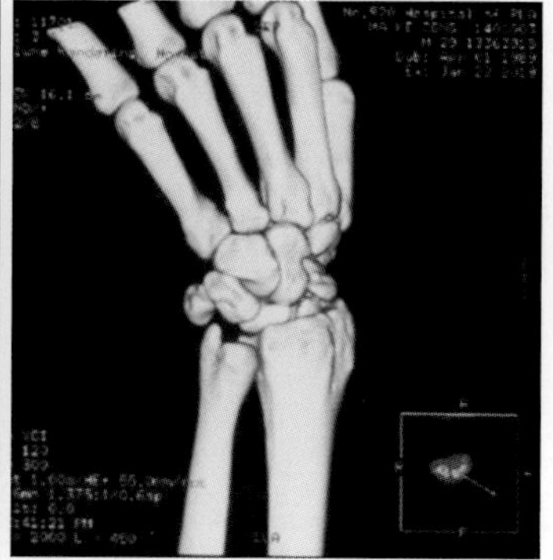

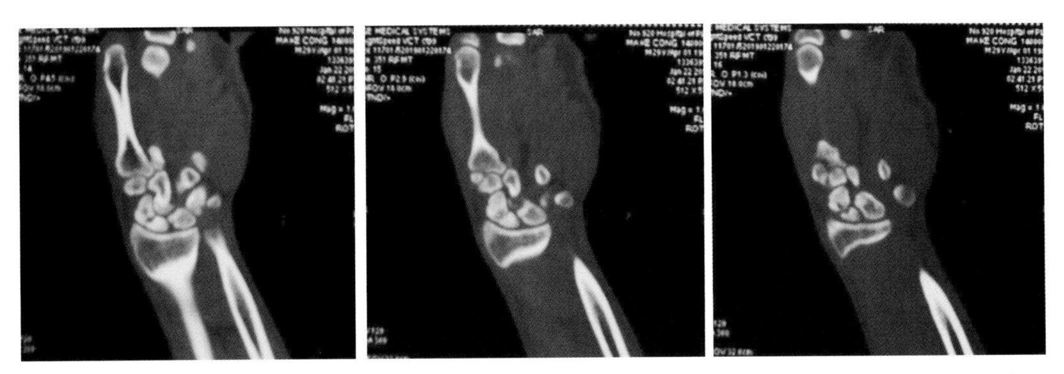

图 4-60　CT 显示左腕舟骨陈旧性骨折，驼背畸形，骨折断端周围骨质密度增高，局部骨质吸收

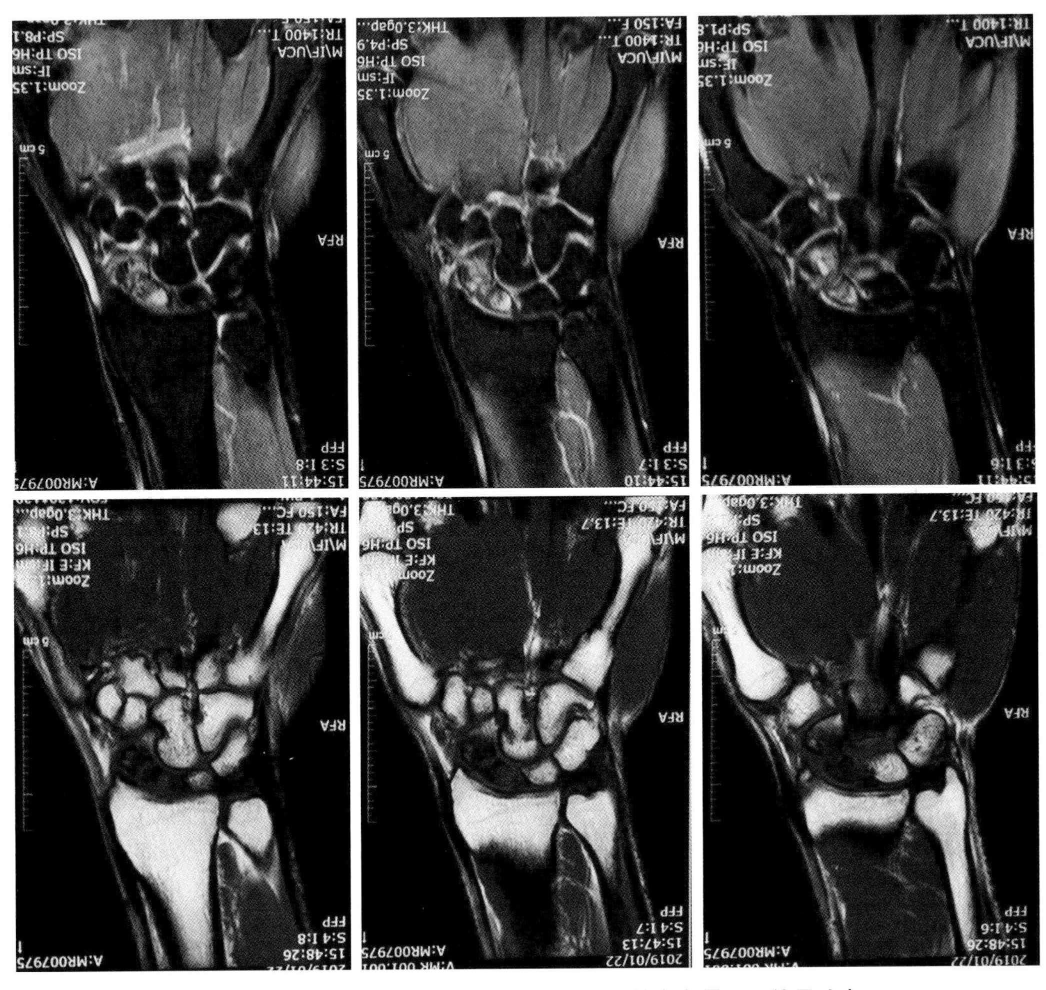

图 4-61　MRI 显示左腕舟骨陈旧性骨折，整个舟骨呈现信号改变

病例6：患者，女性，27岁，右侧腕陈旧性舟骨骨折（1年），见图4-62至图4-65。

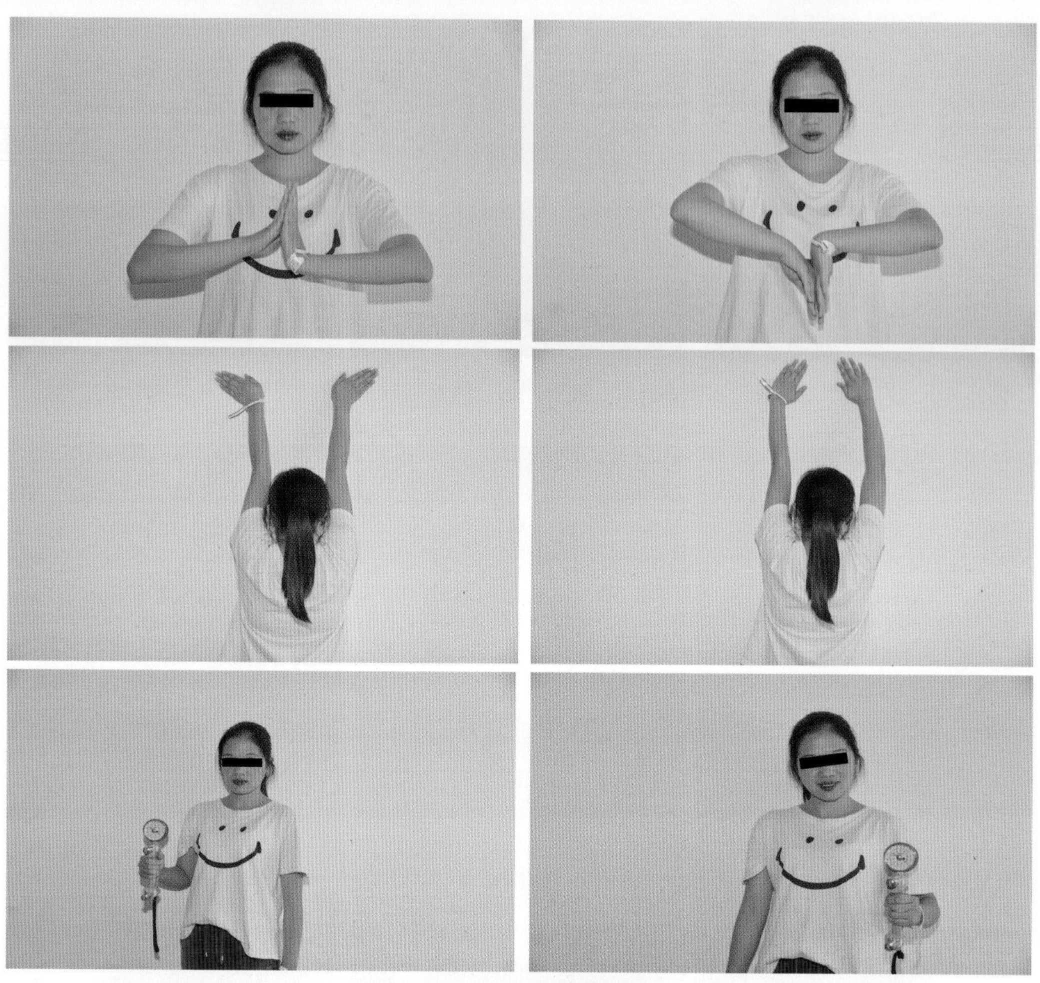

图 4-62 患者功能及外观

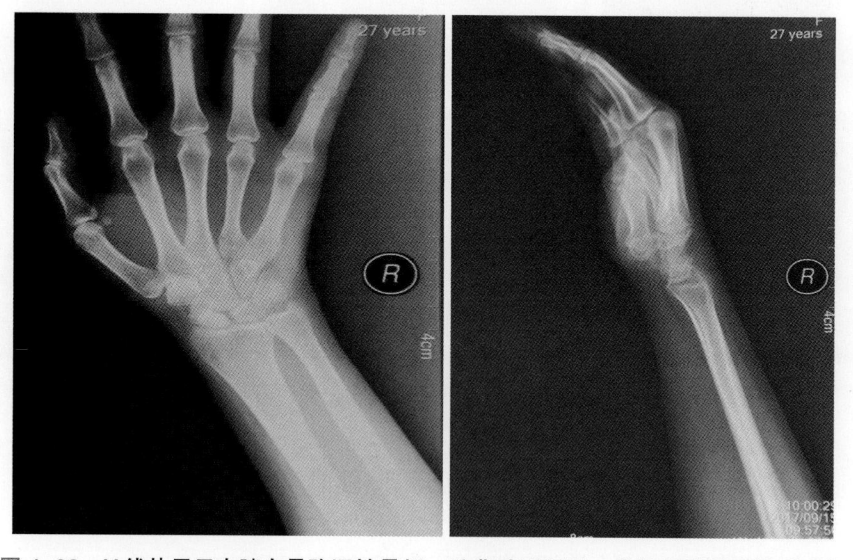

图 4-63 X 线片显示右腕舟骨陈旧性骨折，驼背畸形明显，骨折断端周围骨质硬化

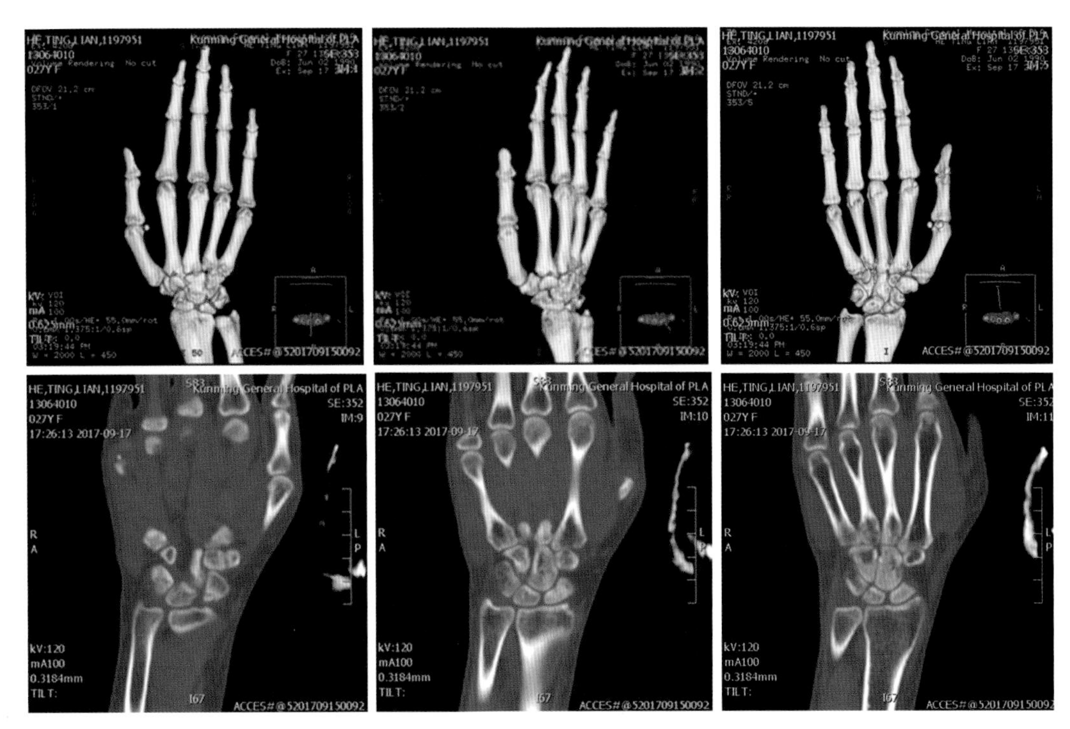

图 4–64　CT 显示右腕舟骨陈旧性骨折，驼背畸形，骨折断端周围骨质硬化

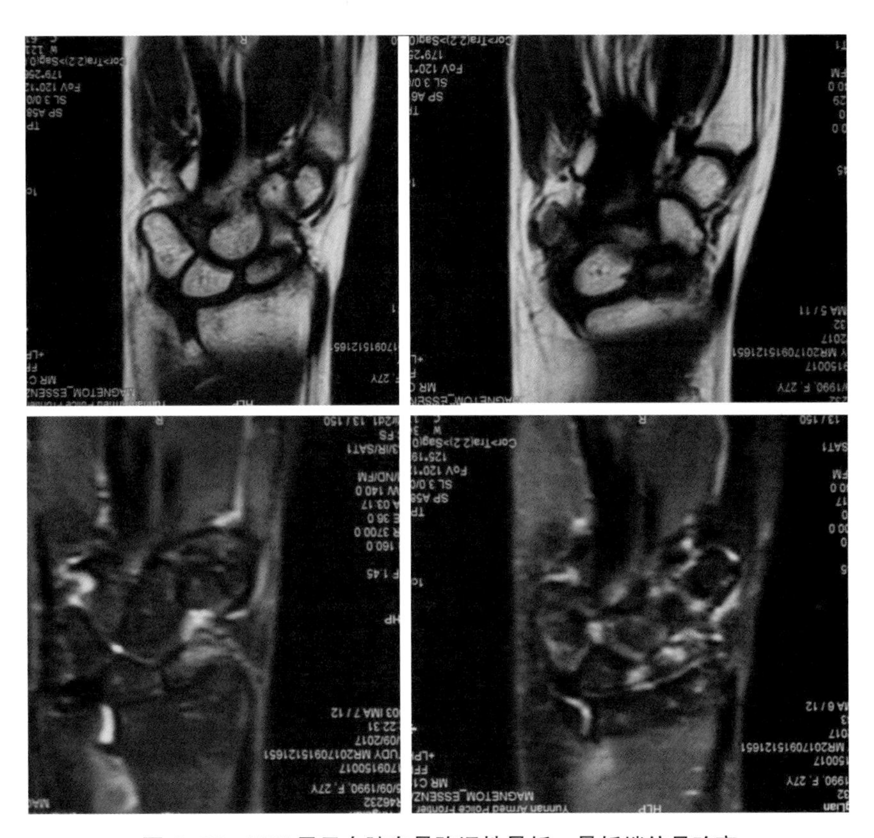

图 4–65　MRI 显示右腕舟骨陈旧性骨折，骨折端信号改变

病例7：患者，女性，20岁，左侧腕陈旧性舟骨骨折（4个月），见图4-66至图4-69。

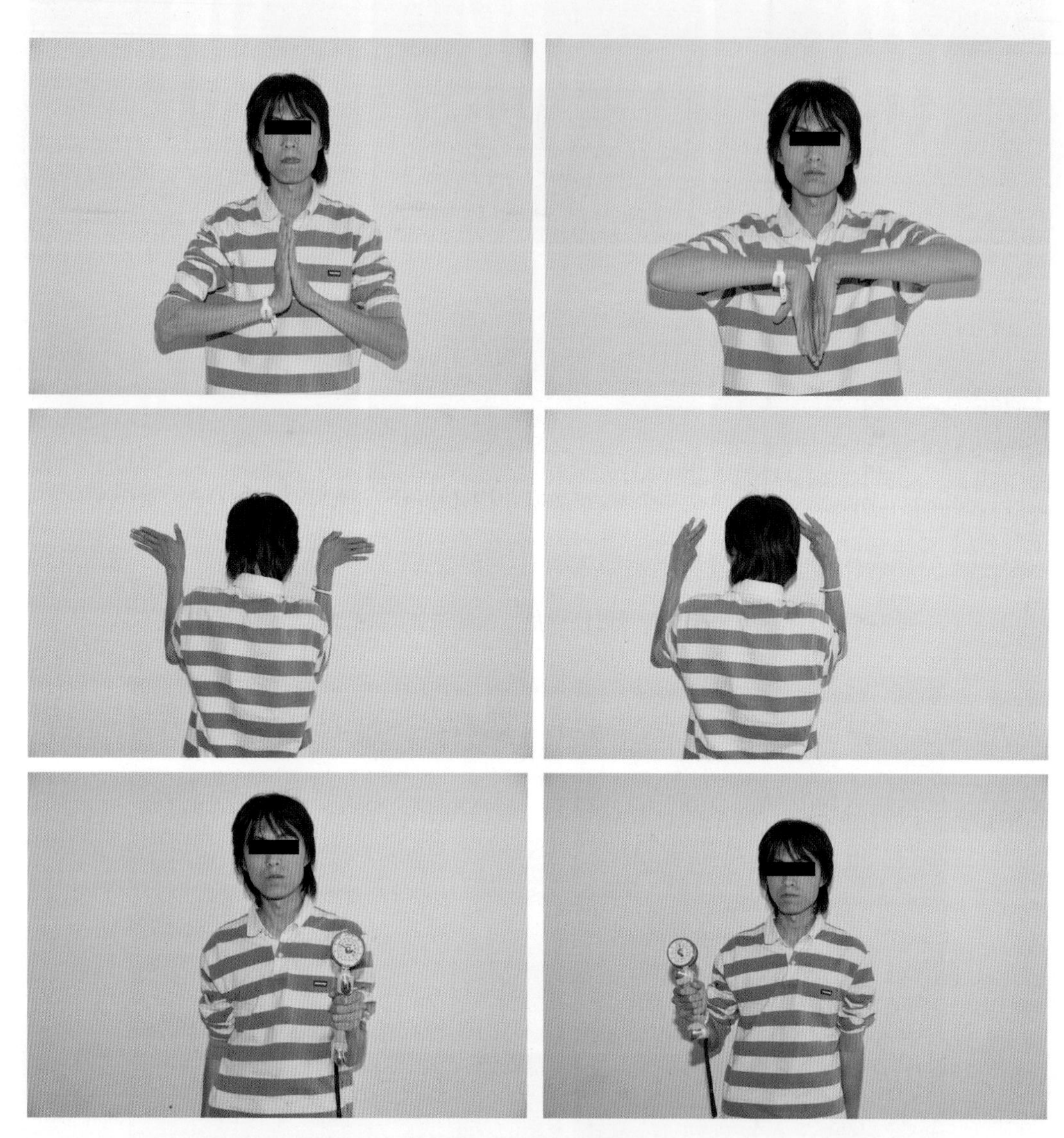

图 4-66 **患者功能及外观**

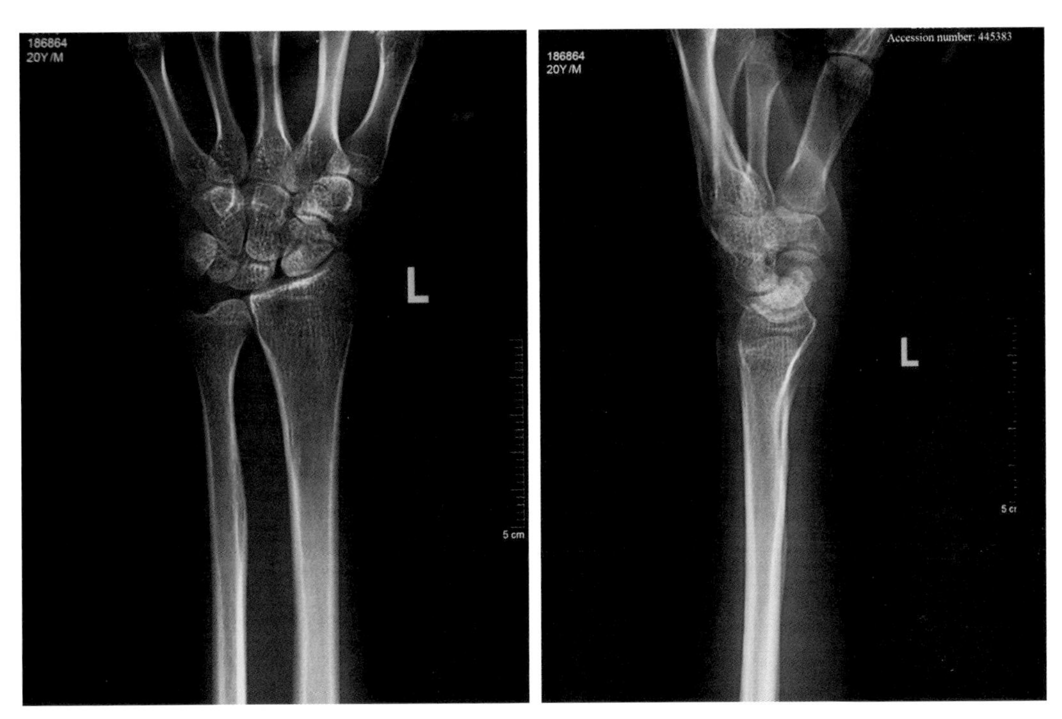

图 4-67　X 线片显示左腕舟骨陈旧性骨折，驼背畸形，骨折断端骨质有吸收表现

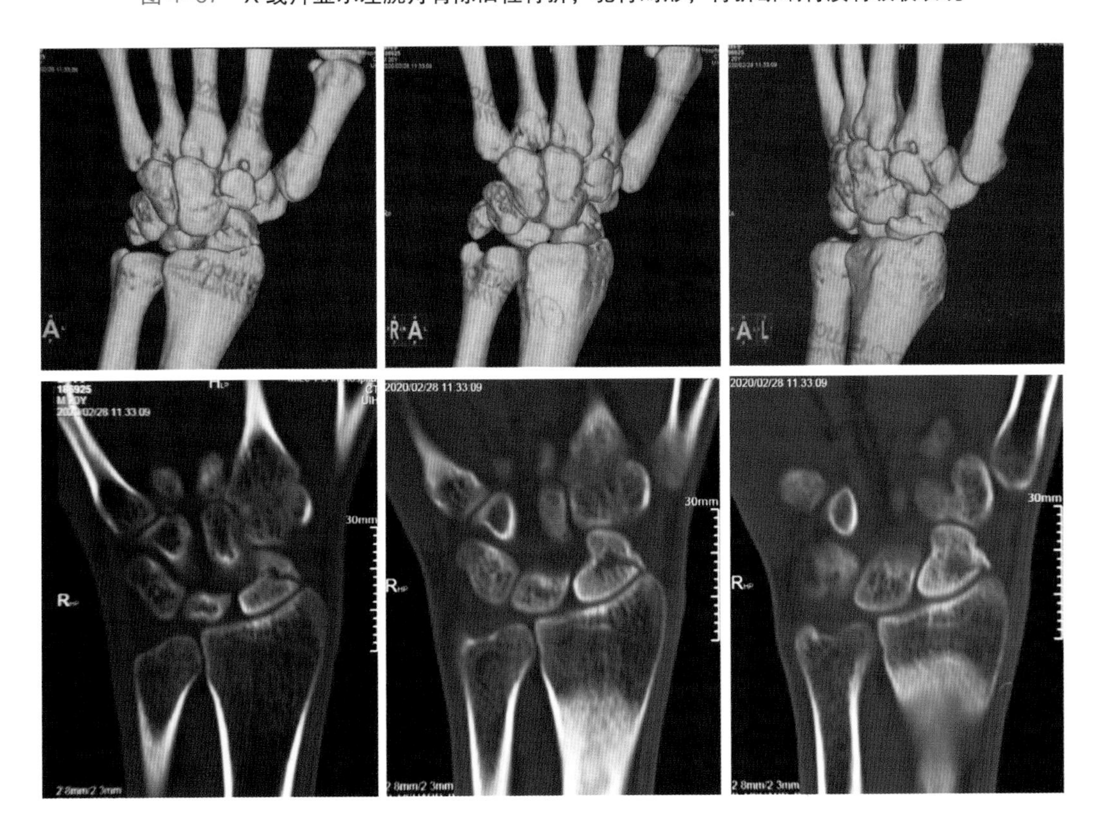

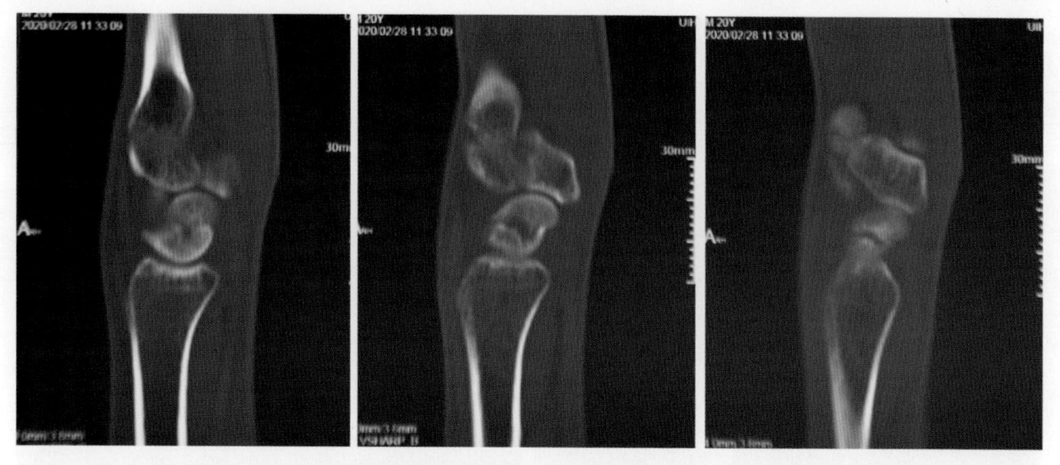

图 4-68　CT 显示左腕舟骨陈旧性骨折，驼背畸形明显，骨折断端骨质吸收

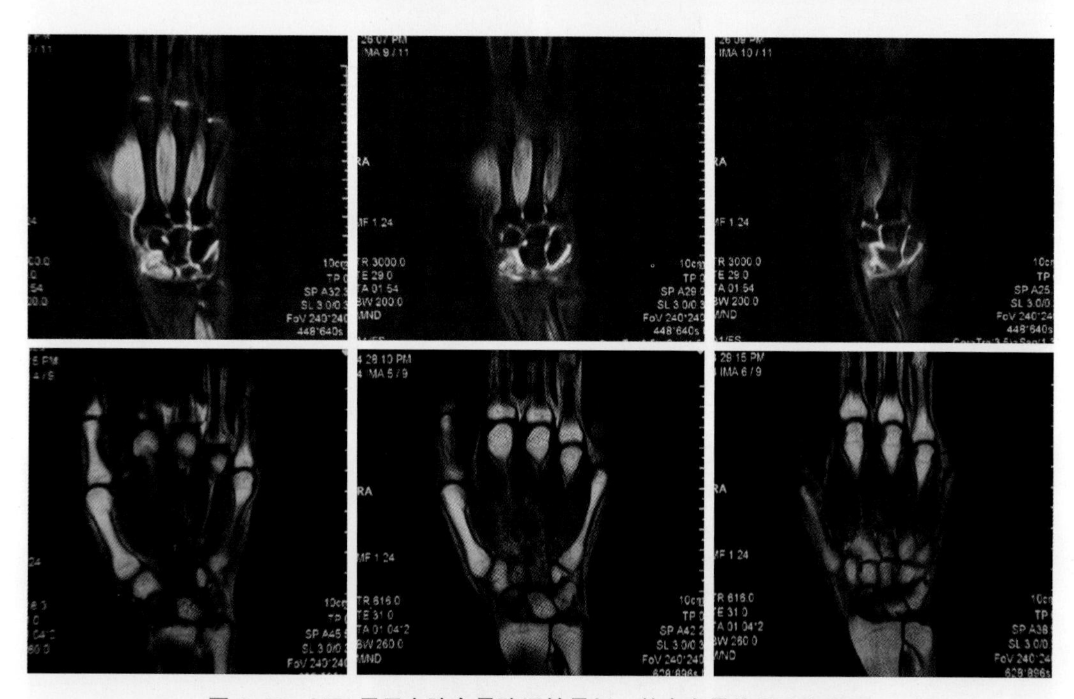

图 4-69　MRI 显示左腕舟骨陈旧性骨折，整个舟骨信号改变明显

病例8：患者，男性，44岁，右侧腕陈旧性舟骨骨折（2年），见图4-70至图4-73。

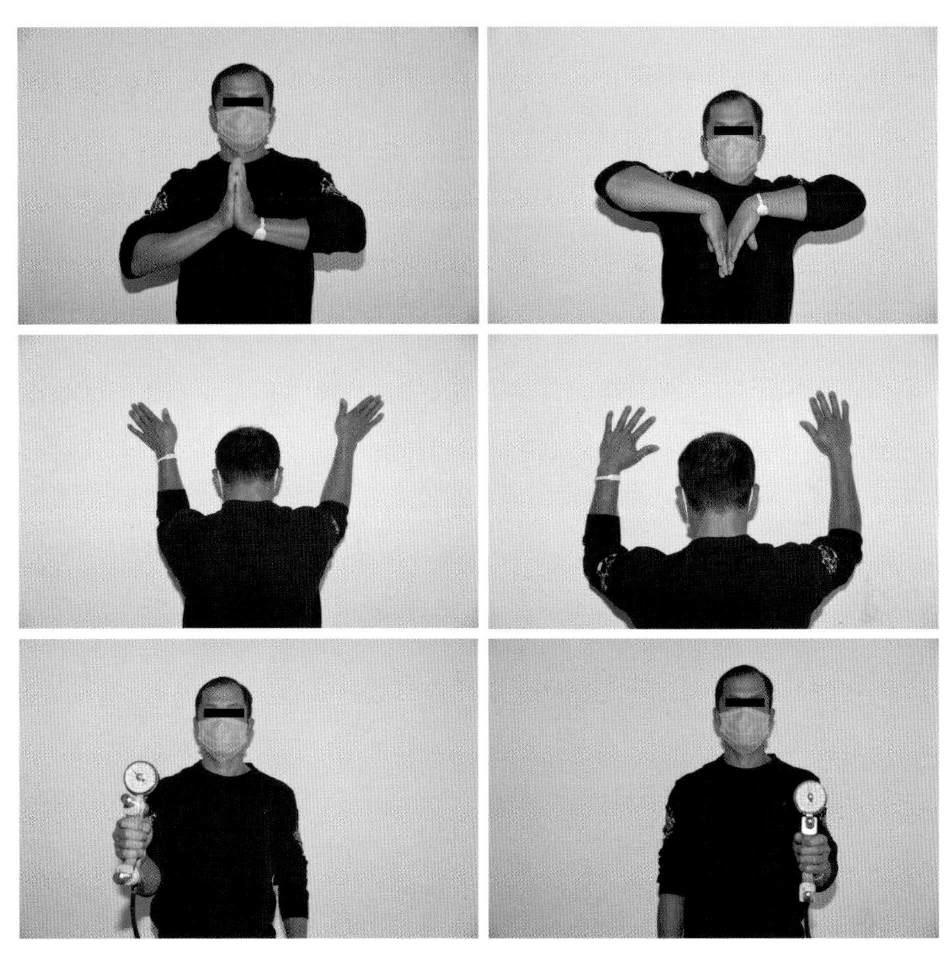

图 4–70　**患者功能及外观**

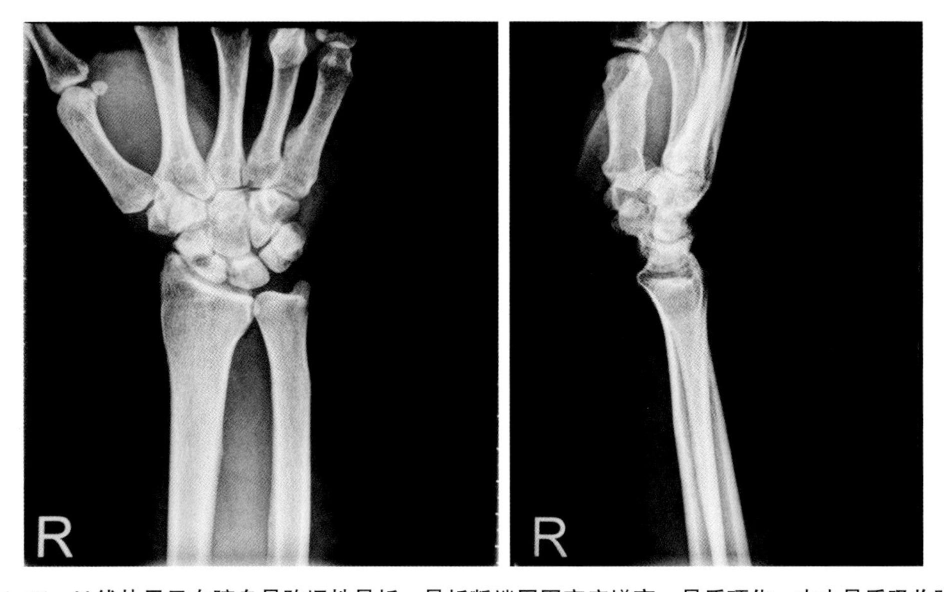

图 4–71　**X 线片显示右腕舟骨陈旧性骨折，骨折断端周围密度增高、骨质硬化，中央骨质吸收明显**

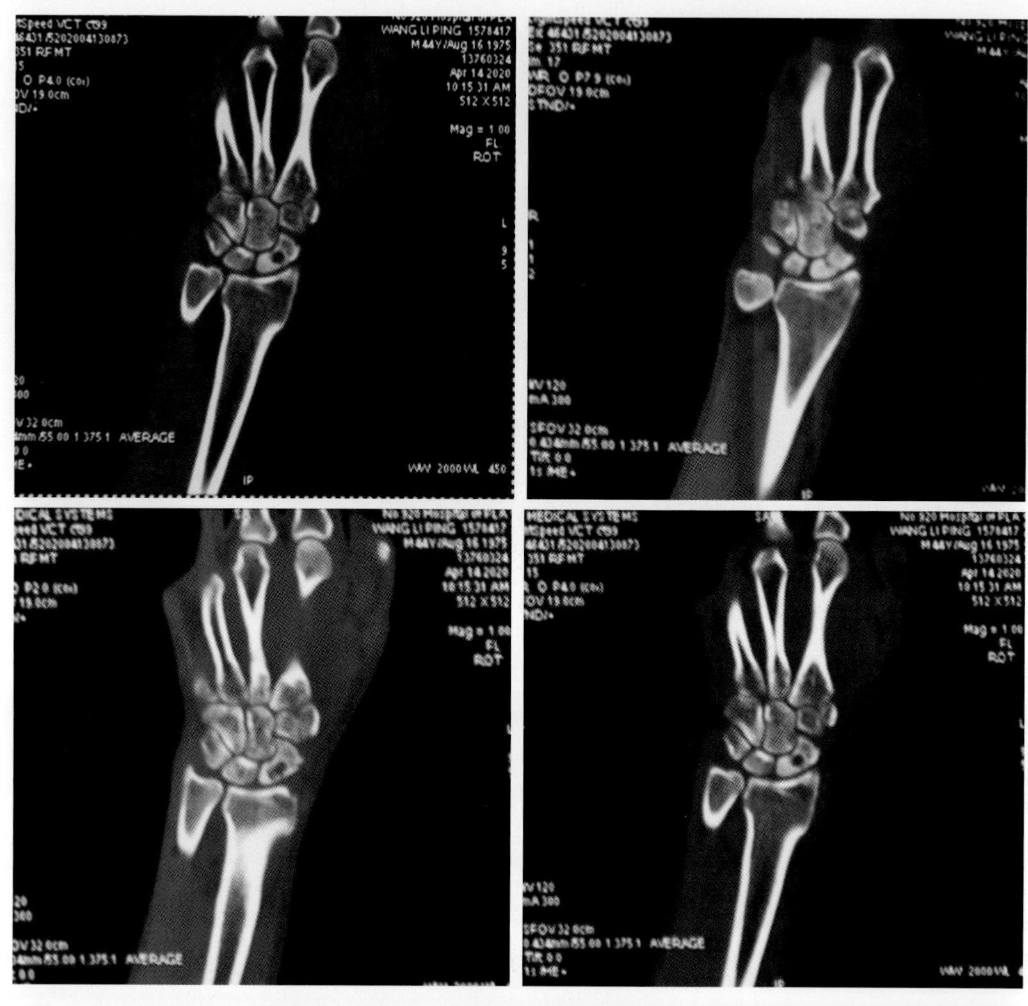

图 4–72　CT 显示右腕舟骨陈旧性骨折，骨折断端周围密度增高、骨质硬化，中央骨质吸收明显

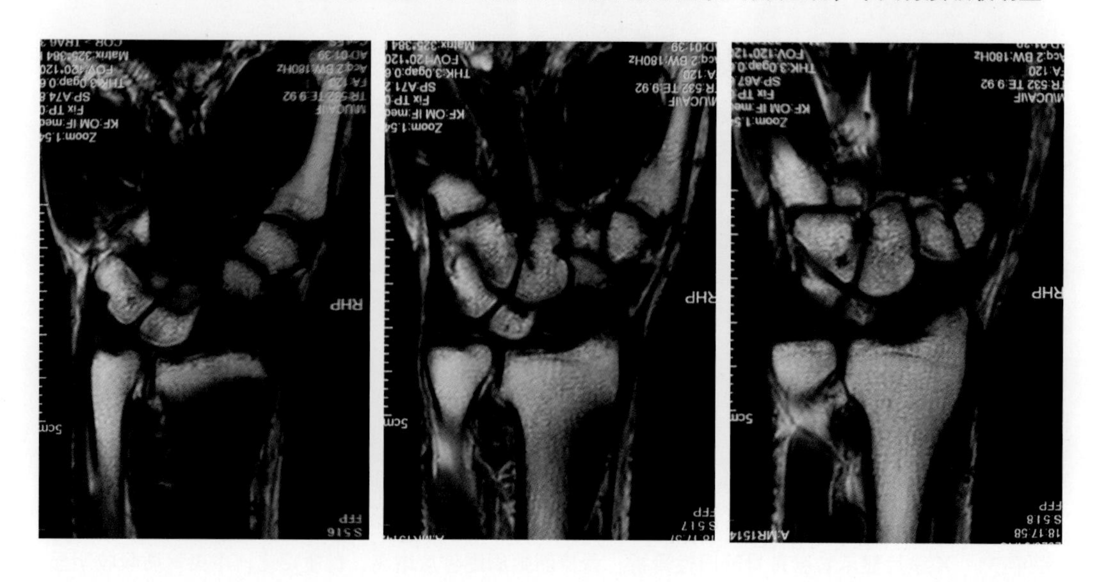

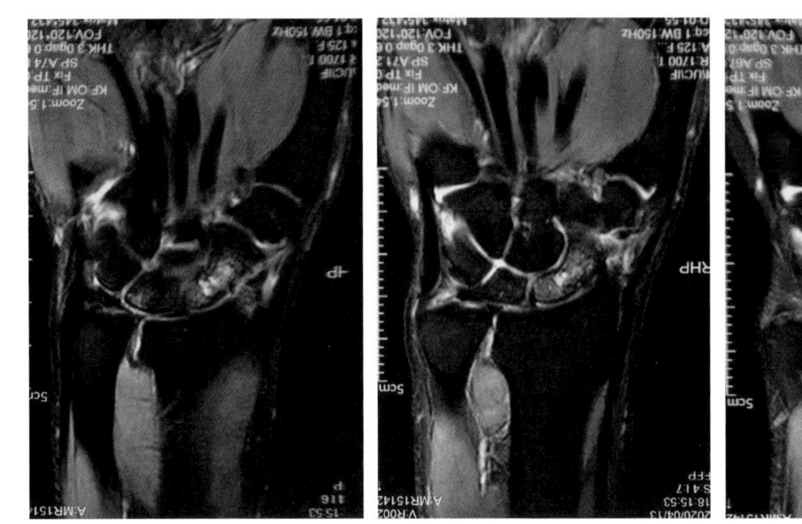
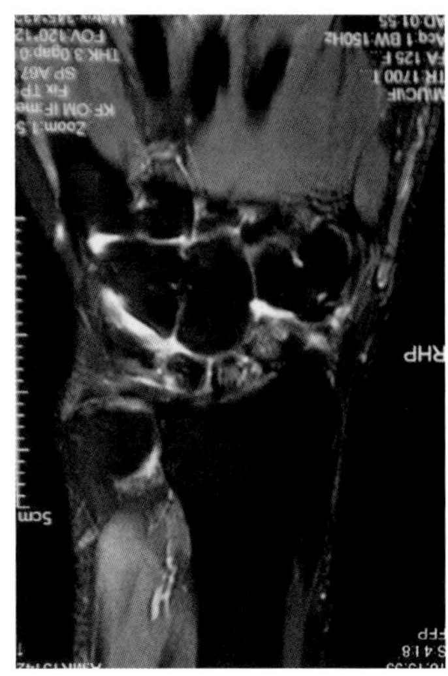

图 4–73　MRI 显示右腕舟骨陈旧性骨折，骨折端周围及近端骨质信号改变明显

七、月骨周围脱位

当我们跌倒时，习惯性的保护动作是用手撑地，这一常见的保护动作会导致从指尖到前臂远端，甚至整个上肢的多种损伤，损伤的具体部位和严重程度取决于手撑地时受力的大小和方向。虽然月骨周围脱位和月骨骨折–脱位都非常少见，但损伤的后果却非常严重。这类损伤多见于青壮年，特别容易继发正中神经损伤、腕关节不稳、创伤性腕关节炎等，从而遗留严重的关节功能障碍。月骨周围脱位的主要损伤机制是高能量创伤导致腕关节过度背伸，如车祸、运动、高处跌落等。受伤时暴力在腕部的传导途径对损伤的形式起决定性作用，因此，高能量暴力最后呈现的损伤形式多种多样。月骨周围脱位大部分都是背侧脱位，而且大约2/3的脱位伴有骨折（绝大多数是舟骨骨折）。

1855年，Melsom和Leslie对月骨周围脱位进行了最早的描述，后来，Cousins、Destot、de Quervain等也对其进行了描述。1980 年，Mayfield等通过对尸体的解剖结构和生物力学研究，按照损伤顺序，将月骨周围脱位分成了4期。Mayfield Ⅰ期，损伤暴力传导至舟骨和月骨之间，舟月韧带损伤，引起舟骨旋转脱位，但未累及月头关节。Mayfield Ⅱ期，在Ⅰ期损伤的基础上，暴力继续传导并破坏了月头关节和桡舟头韧带，导致头状骨脱位，而月骨则仍然保持在桡骨的月骨窝内。其中，头状骨的脱位程度受桡舟头韧带损伤程度的限制。Mayfield Ⅲ期，在Ⅱ期损伤的基础上，暴力传递到月骨和三角骨之间，造成月三角韧带损伤或三角骨骨折，引起月三角关节不稳或三角骨脱位。在Mayfield Ⅰ期到Ⅲ期损伤中，月骨始终都位于桡骨远端的月骨窝内。Mayfield Ⅳ期损伤中，月骨与舟骨、头状骨和三角骨之间的关系都遭到破坏，月骨从桡骨远端的月骨窝内脱出，形成了真正意义上的月骨脱位。

除了Mayfield分类方法之外，Johnson在20世纪80年代提出了腕关节中“腕骨弓”的概念。Mayfield分类方法中提及的月骨周围骨折脱位其实只是众多种腕关节损伤中的一部分，即“小弧区（小腕骨弓）”损伤。这种脱位形式依赖于经腕骨传导的暴力的大小和方向。“小弧区（小腕骨弓）”损伤其实是月骨周围的韧带性损伤，而当暴力经舟骨而不是经舟月韧带传导时，就会产生骨折-脱位，也称之为“大弧区（大腕骨弓）”损伤。当暴力作用于舟骨时，有可能在传导时损伤韧带结构，产生经舟骨月骨周围脱位（相当于Mayfield Ⅱ期或Ⅲ期的骨折脱位）。在极少数情况下，会产生混合型的骨折脱位类型，既不符合“小弧区（小腕骨弓）”损伤的特点，也不像“大弧区（大腕骨弓）”损伤。Bain等将这种损伤称为“经月骨弓”损伤，是一种腕关节的高能量损伤。他们描述了所有月骨周围损伤的类型和月骨骨折的类型，腕关节的高能量损伤会加重腕骨的不稳定，复位时要首先恢复月骨的自身稳定，然后再恢复其余腕骨与月骨的对应关系。Bain等建议将月骨周围损伤分为3类：大弧区（大腕骨弓）损伤（任何经骨性结构的损伤）、小弧区（小腕骨弓）损伤（单纯经韧带损伤）和经月骨弓损伤（月骨的任何骨性损伤）。

根据治疗开始的时间，Herzberg等将月骨周围脱位分为3期：治疗在伤后1周内开始为急性期，伤后7～45天为延迟期，45天以上则为慢性期。

为明确诊断，应当拍摄标准的正位和侧位X线片。但是，正确的诊断依赖于阅片者的丰富经验：如果不是专业的手外科医师，单纯普通X线片检查易漏诊月骨周围损伤。Gilula等提出了3条“Gilula线”（图4-74）以帮助发现腕关节韧带和骨性损伤后腕骨排列顺序的异常。“Gilula线”分别标示了近排腕骨弓近端（Ⅰ）和远端的边界线（Ⅱ），以及远排腕骨弓近端的边界线（Ⅲ），阅片时应注意这3条相互平行的曲线。侧位片上，“Gilula线Ⅰ”经过桡骨凹侧关节面和月骨凸侧关节面之间，正位片上同样如此。经桡骨茎突骨折脱位时，在正位和侧位X线片上，会发现这条曲线明显不连续。侧位片时，“Gilula线Ⅱ”位于月骨和头状骨的头部之间，正位片时，该线位于腕中关节之间。在月骨周围脱位或骨折脱位的X线片上，“Gilula线Ⅱ”存在明显中断。阅读X线片时，通过仔细观察“Gilula线”连续的完整性，可以很容易识别月骨周围损伤。

即使在有明显退变的腕关节X线片上，仍能进行准确诊断。

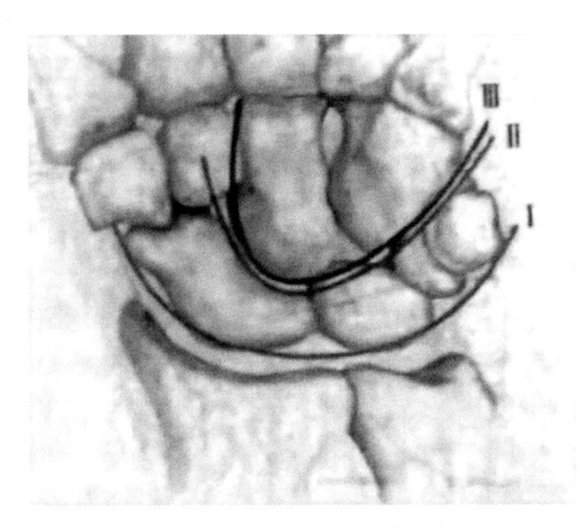

图 4–74　Gilula 线

（引自：Schmit R and Lanz U. Bildgebende diagnostik der hand. Verlag: Stuttgart Hippokrates 1996）

临床上当月骨周围损伤合并有复杂骨折时，建议行CT检查，因为CT可以更好地明确腕骨损伤的具体情况，并协助指导手术方案的制订。MRI对急性月骨周围损伤的评估方面没有太多的价值，主要是因为检查时患者无法将受伤的手臂放置到线圈中的正确位置，这会严重影响MRI的图像质量。

【典型病例】

病例1：患者，男性，30岁，左腕经舟骨骨折月骨周围脱位，见图4–75至图4–77。

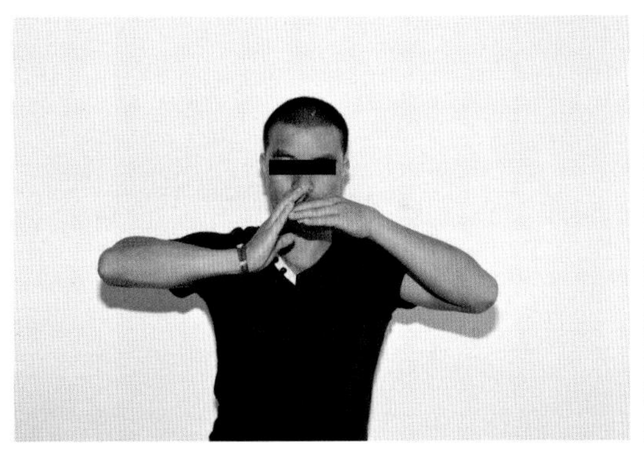

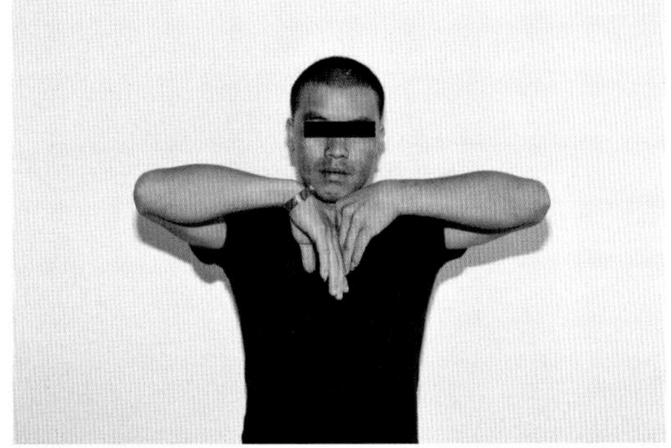

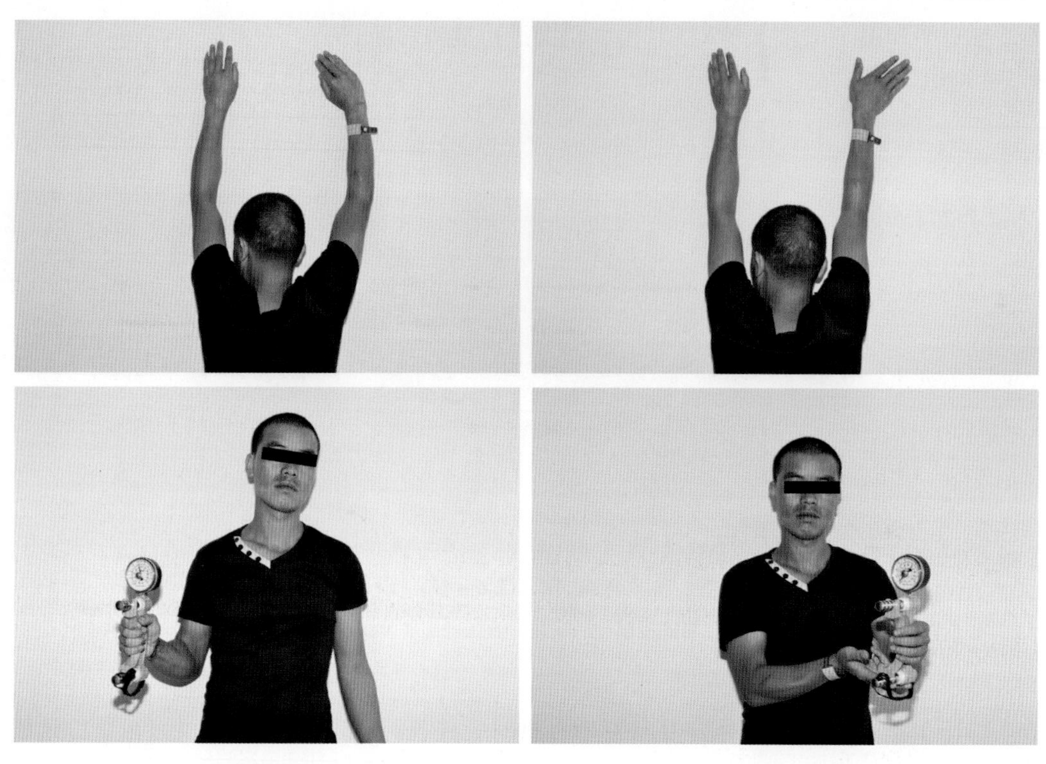

图 4–75　患者功能及外观

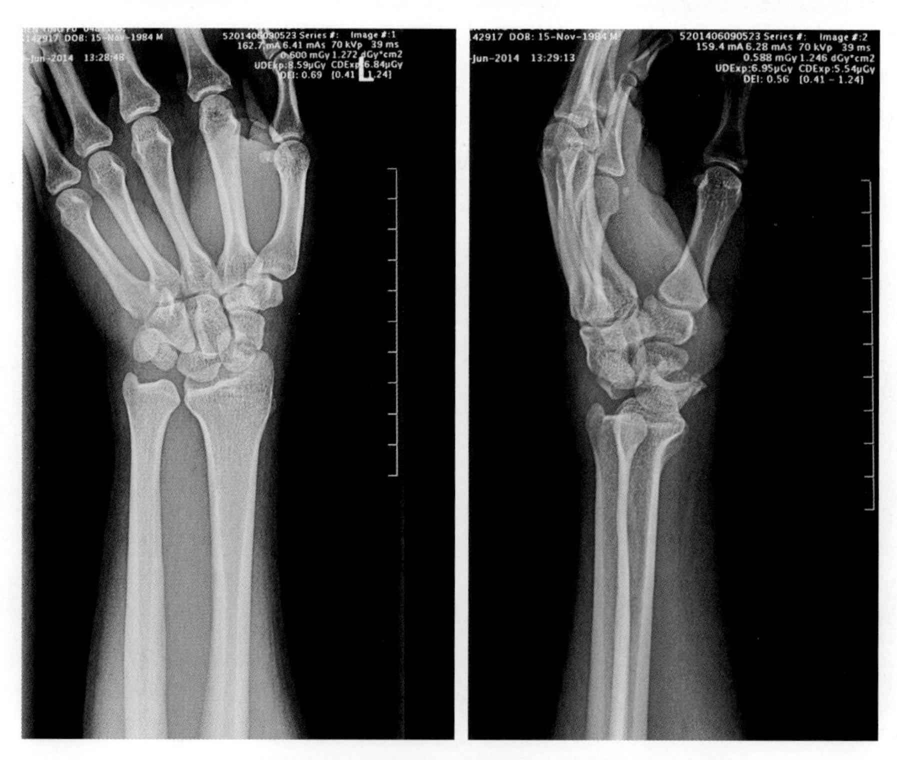

图 4–76　X 线片显示左腕舟骨腰部骨折，月骨周围背侧脱位

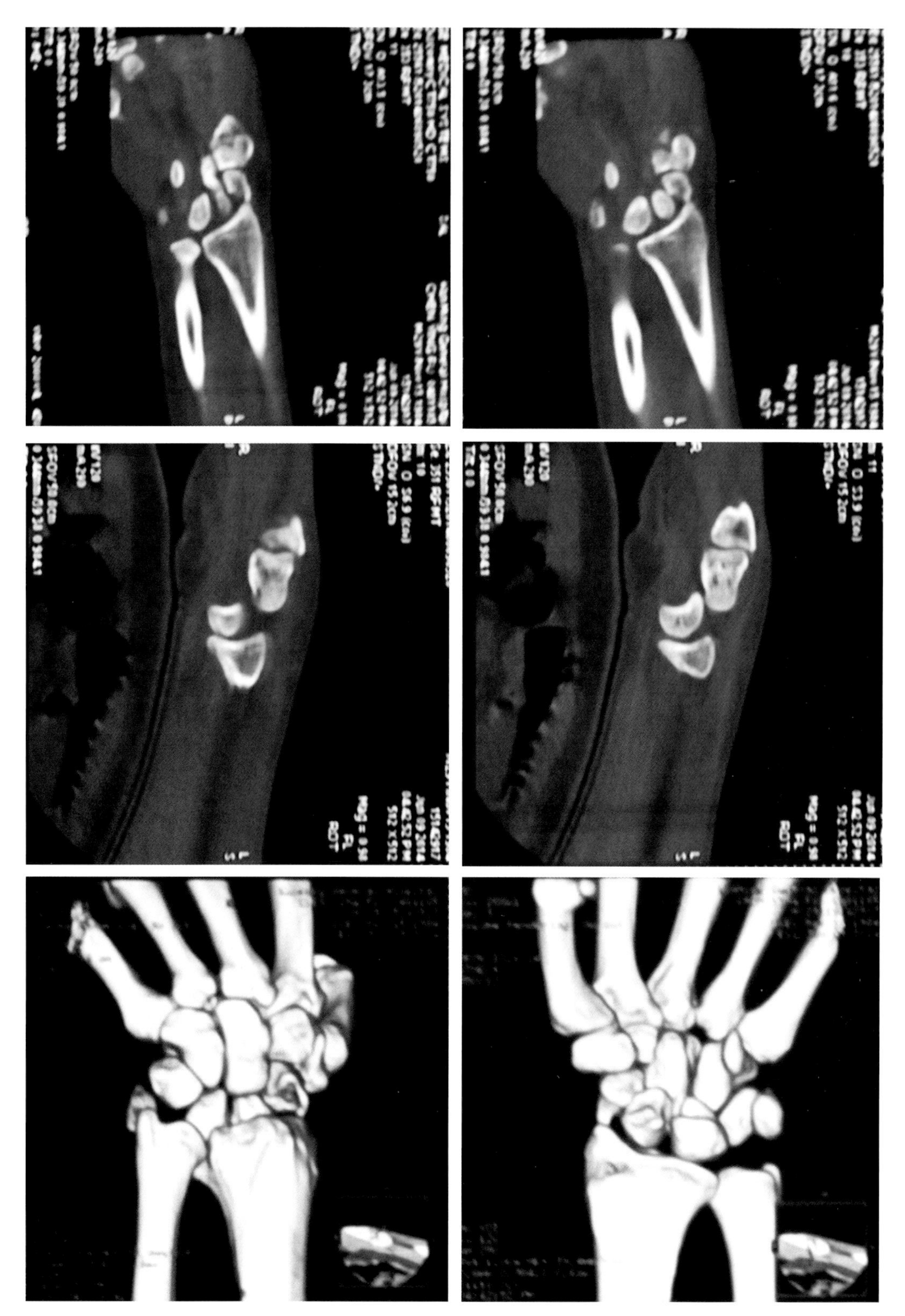

图 4–77　CT 显示左腕舟骨腰部骨折，月骨周围背侧脱位

病例2：患者，男性，44岁，右腕经舟骨骨折月骨周围脱位，见图4-78至图4-80。

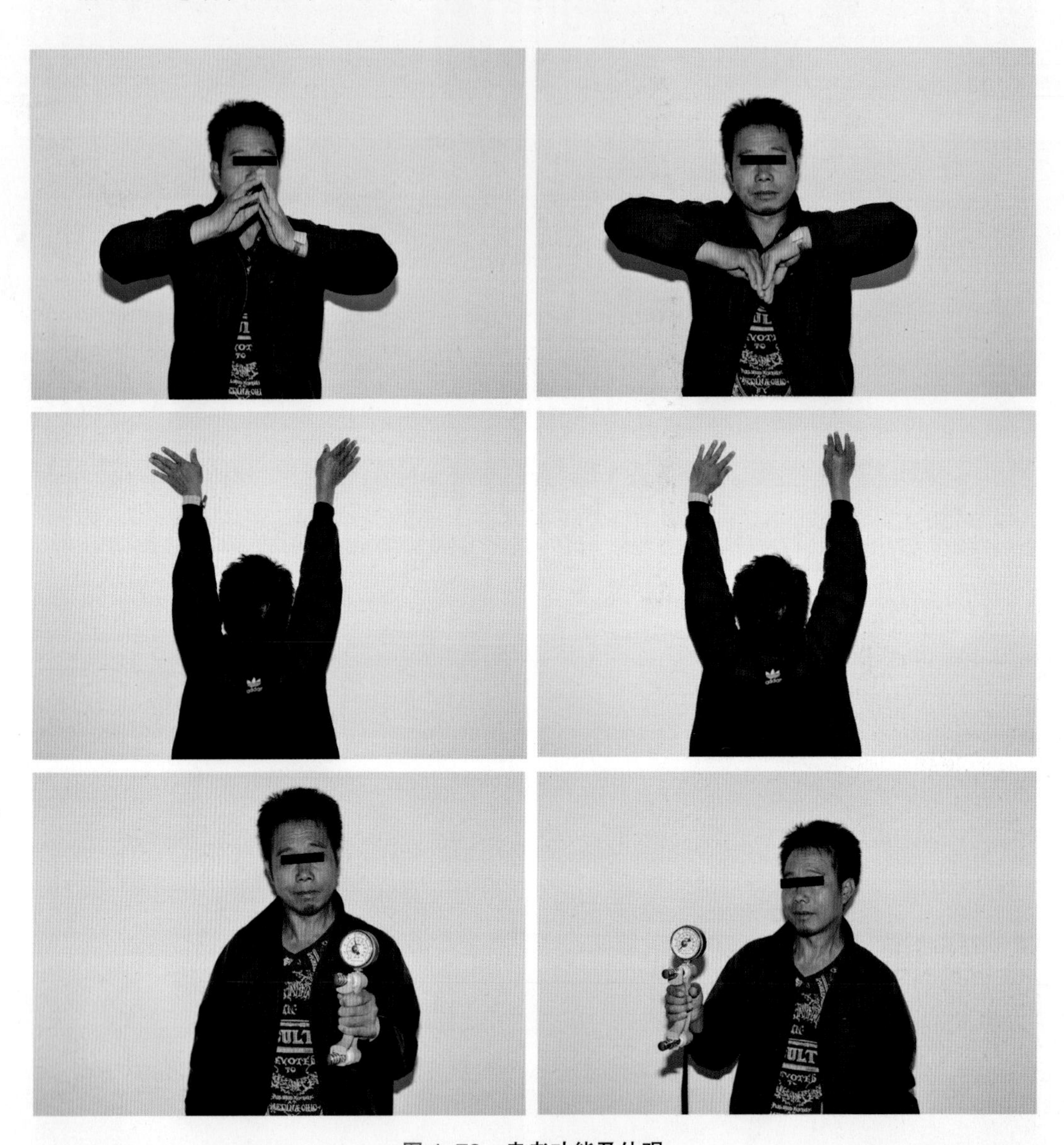

图 4-78　**患者功能及外观**

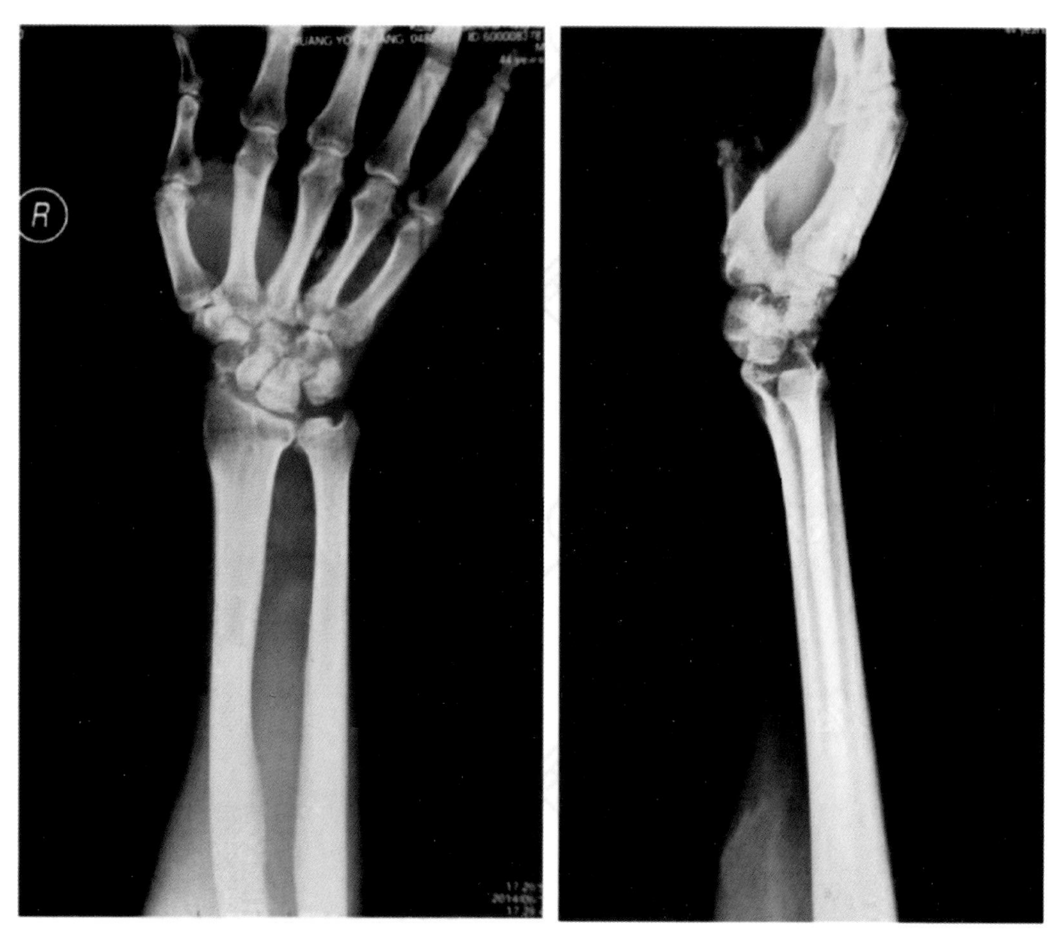

图 4–79　X 线片显示右腕舟骨腰部骨折，月骨周围背侧脱位

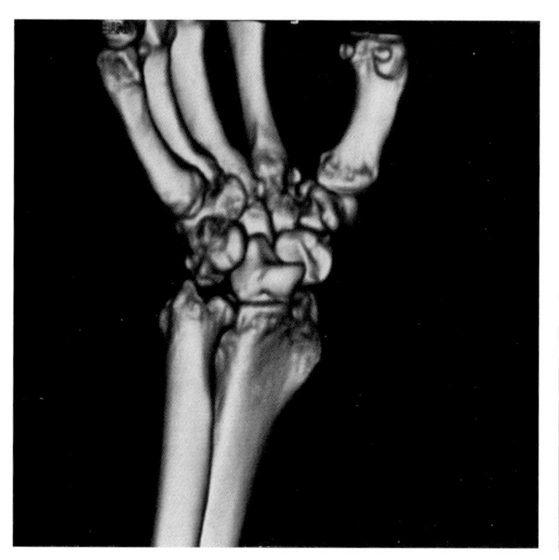

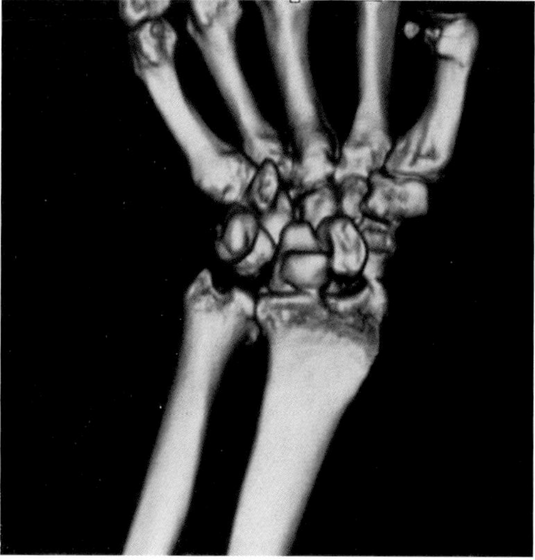

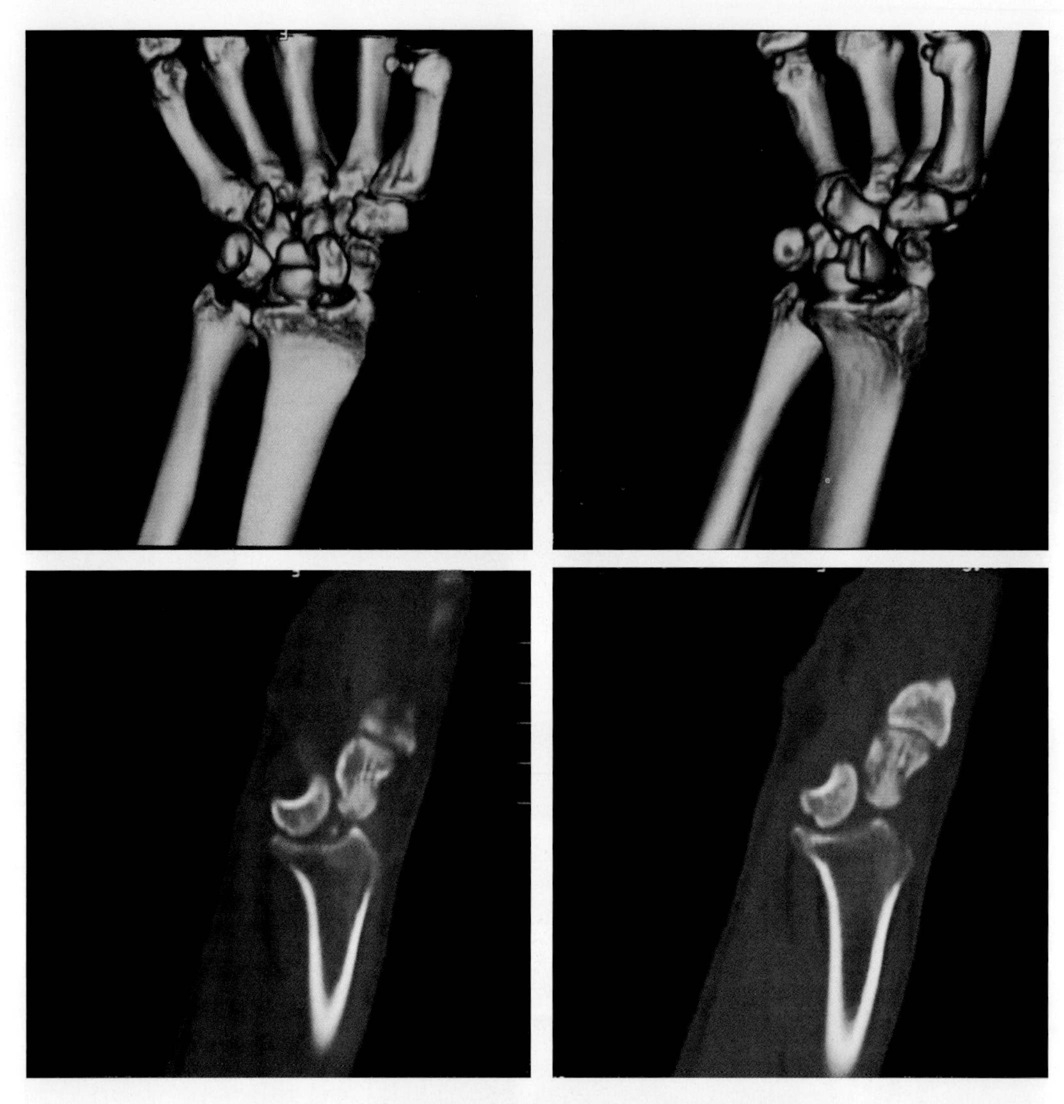

图 4-80 CT 显示右腕舟骨腰部骨折，月骨周围背侧脱位

病例3：患者，男性，25岁，右腕经舟骨骨折月骨周围脱位，见图4-81至图4-83。

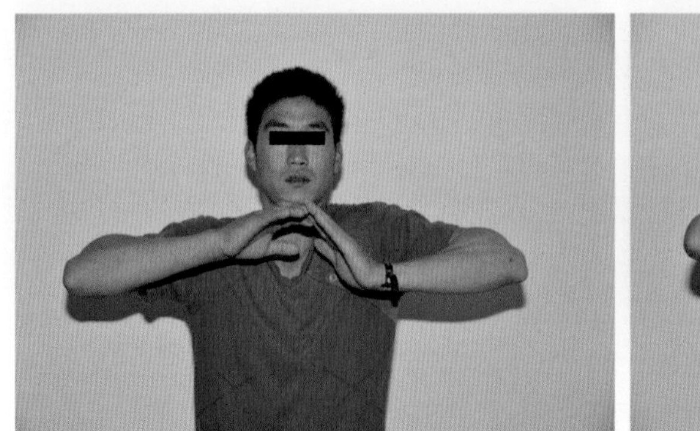
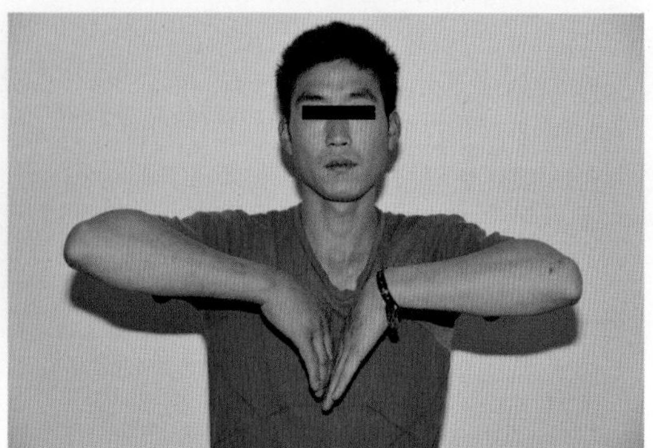

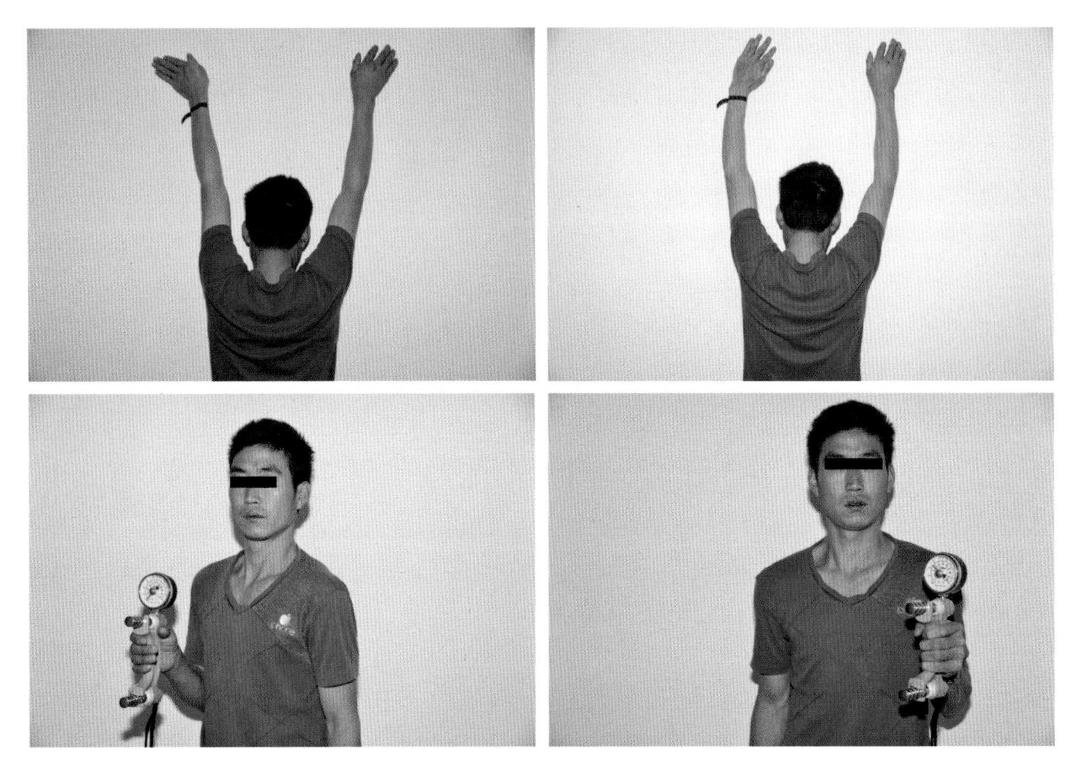

图 4-81　患者功能及外观

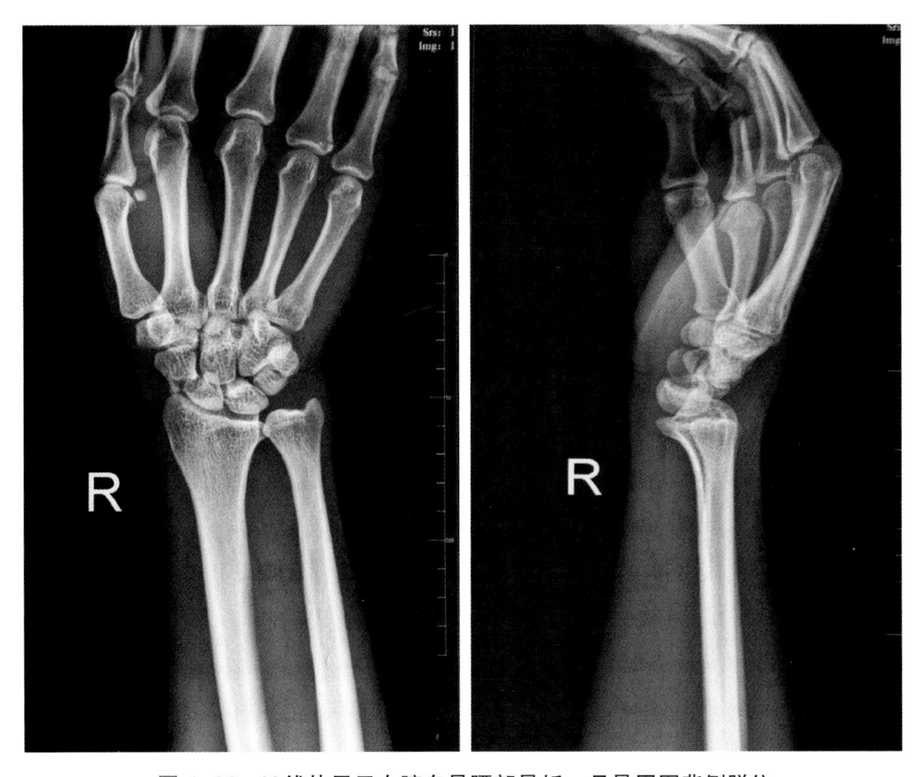

图 4-82　X 线片显示右腕舟骨腰部骨折，月骨周围背侧脱位

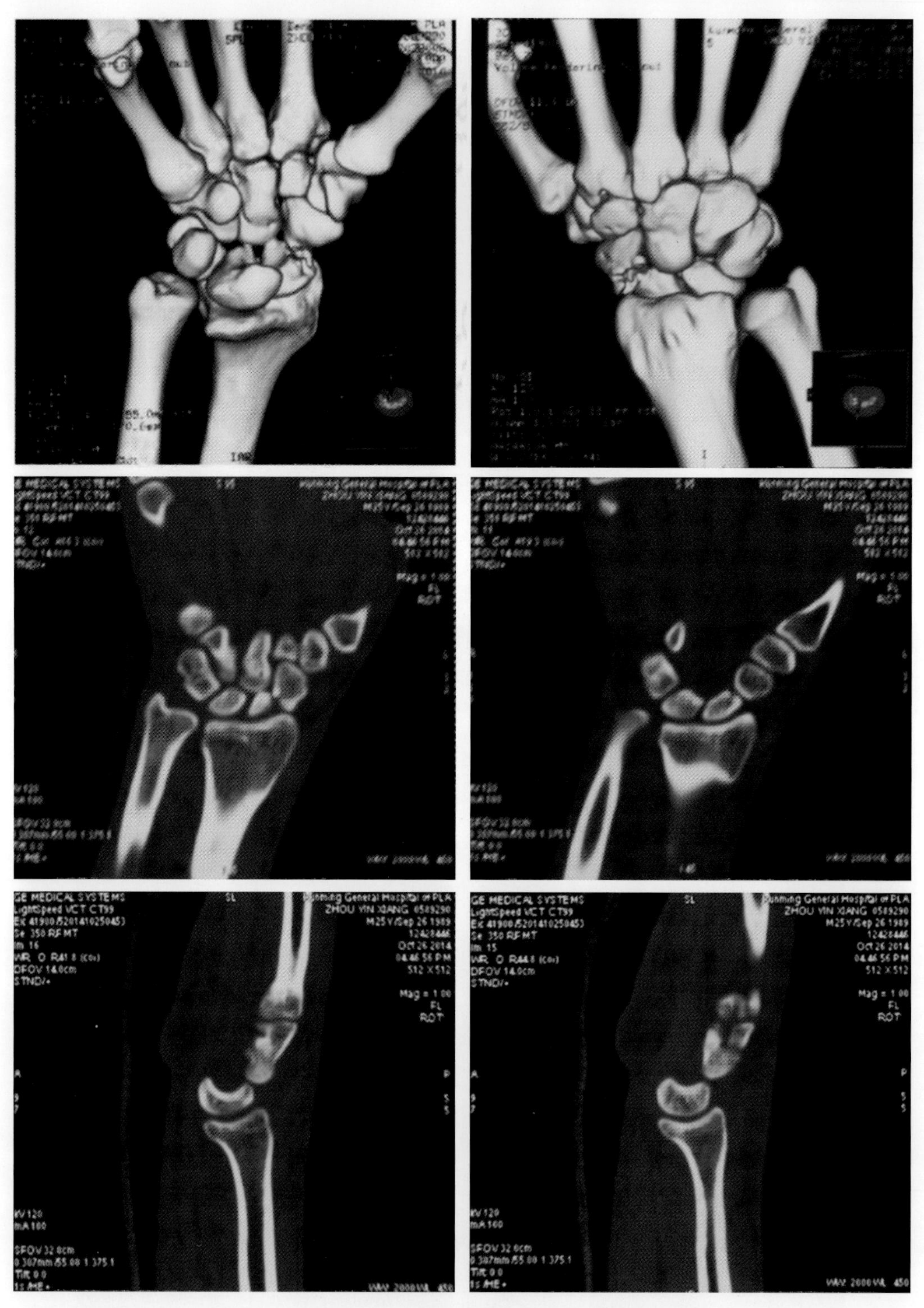

图 4-83　CT 显示腕舟骨腰部骨折，月骨周围背侧脱位

病例4：患者，男性，47岁，左腕经桡骨茎突骨折月骨周围脱位，见图4-84至图4-86。

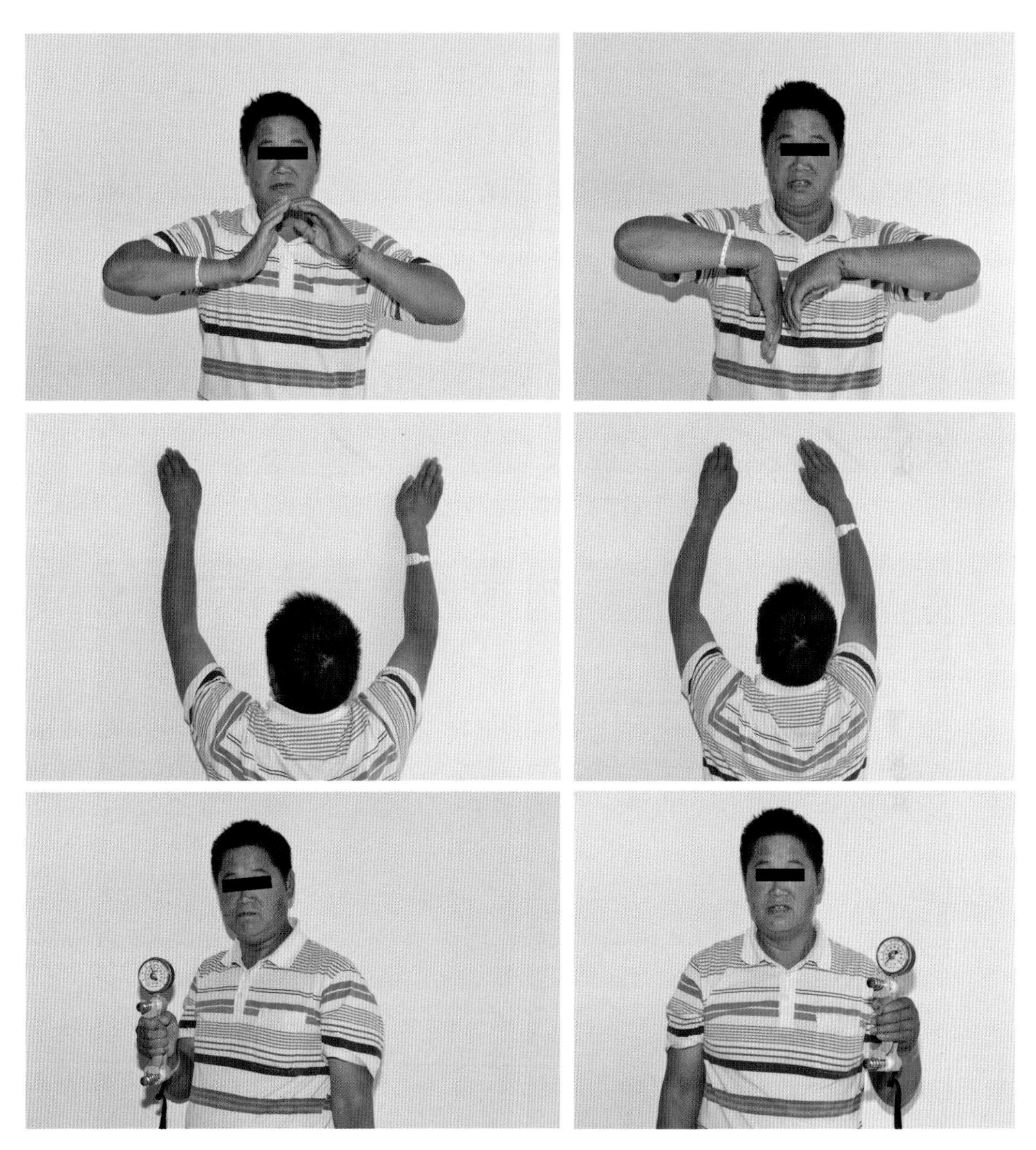

图 4-84　**患者功能及外观**

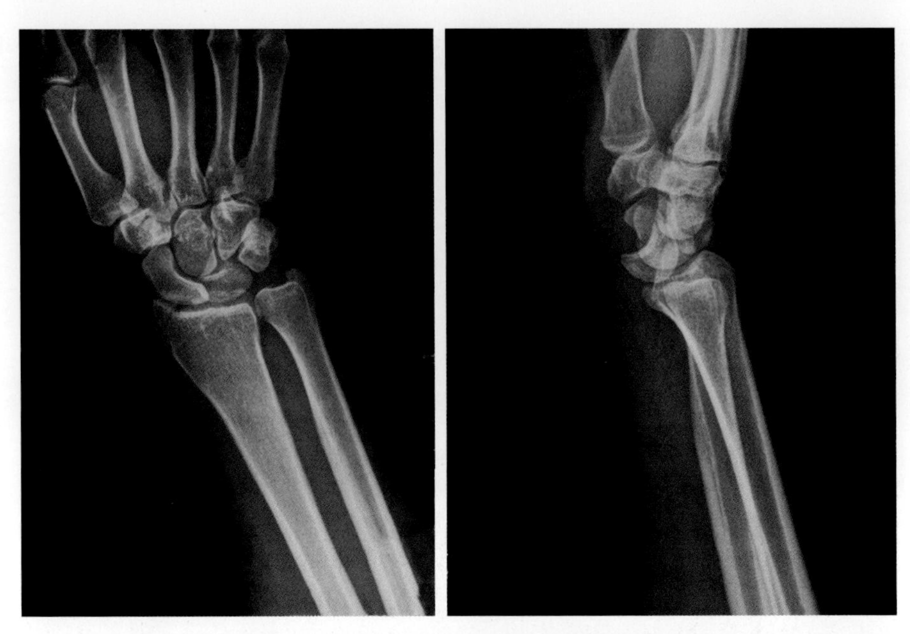

图 4-85 X 线片显示左桡骨茎突骨折，月骨周围背侧脱位

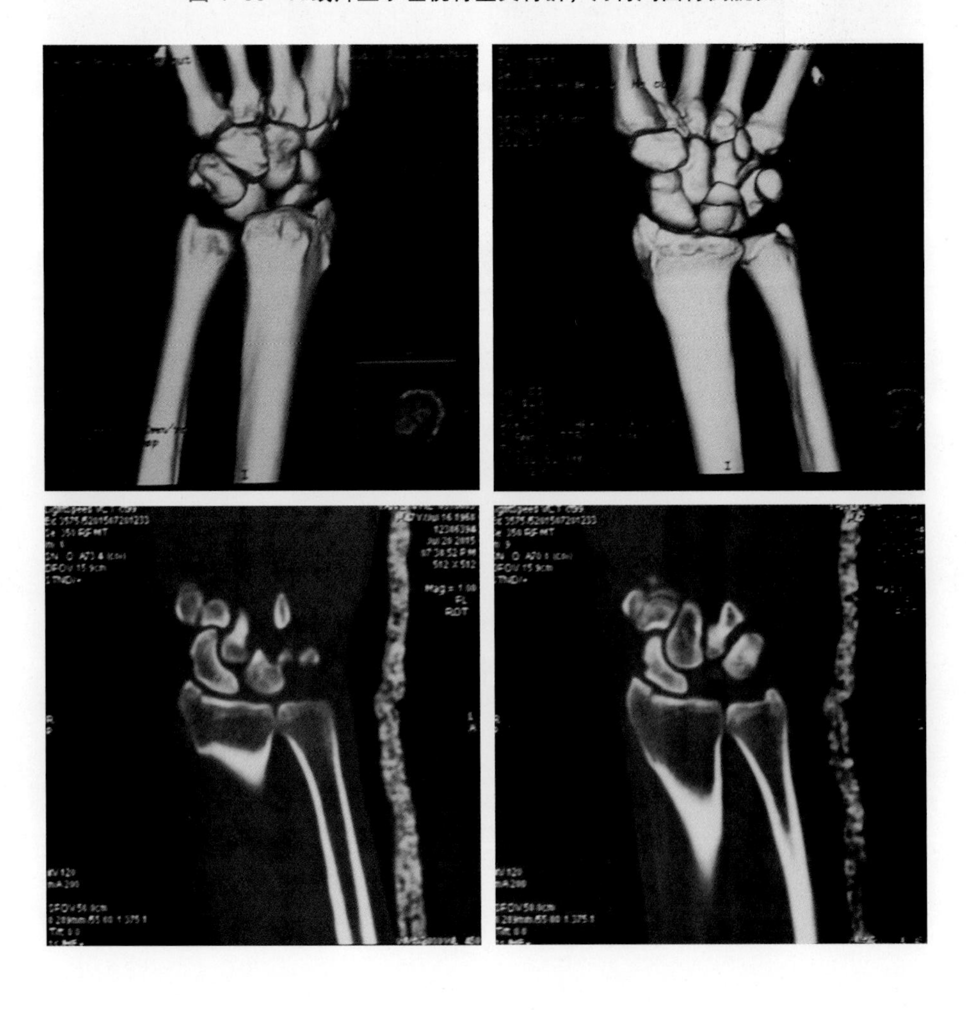

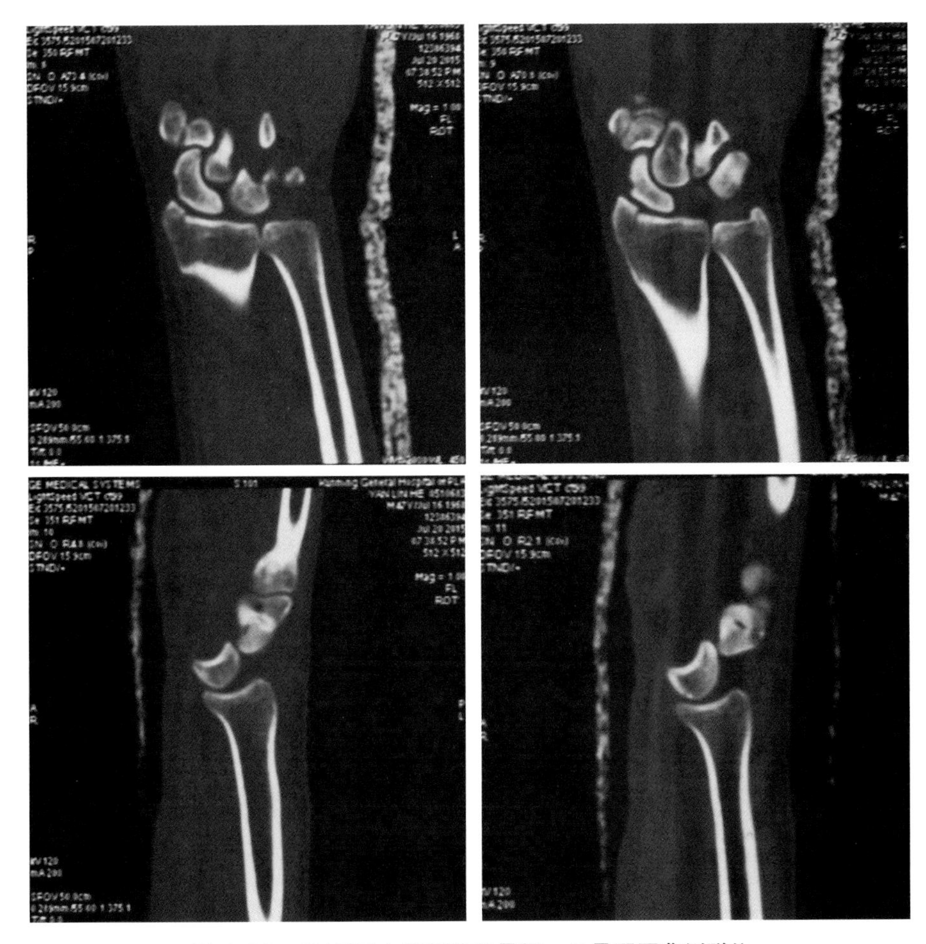

图 4-86　CT 显示左桡骨茎突骨折，月骨周围背侧脱位

病例5：患者，男性，42岁，右腕经桡骨茎突舟骨骨折月骨周围脱位，见图4-87至图4-89。

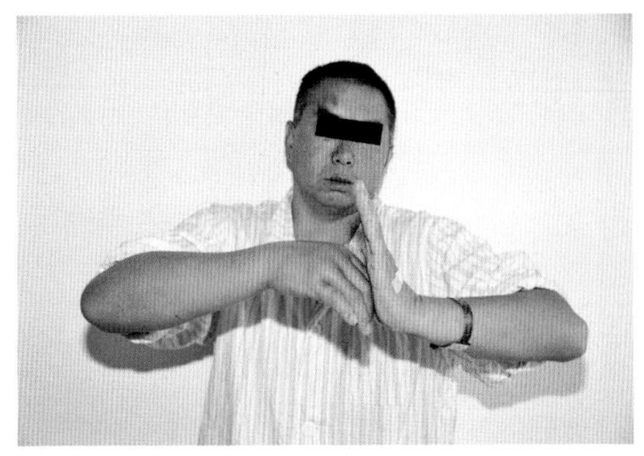

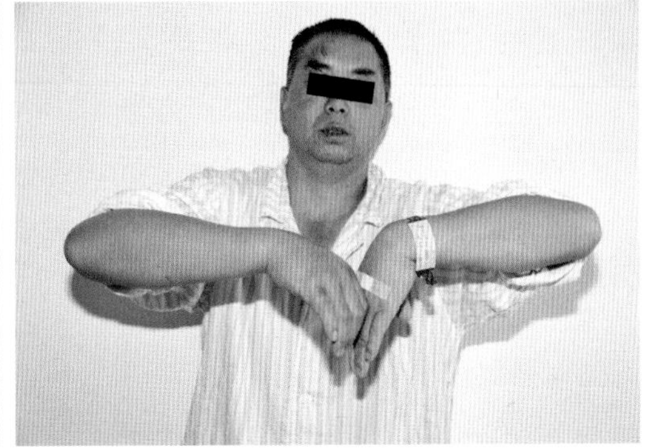

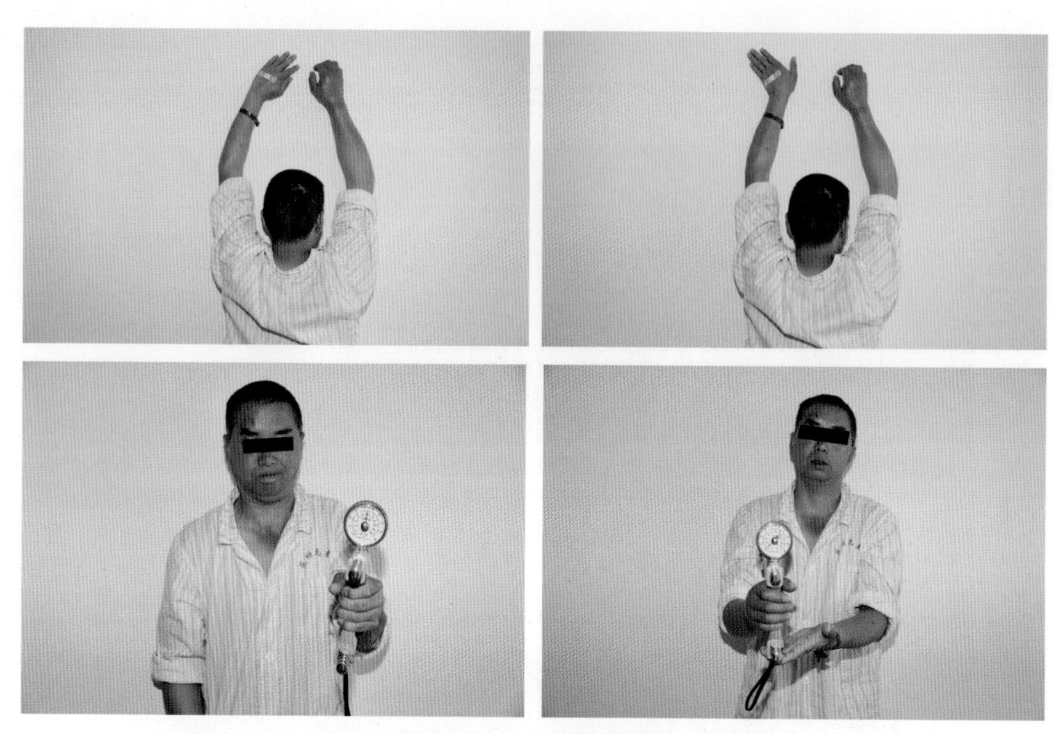

图 4-87 患者功能及外观

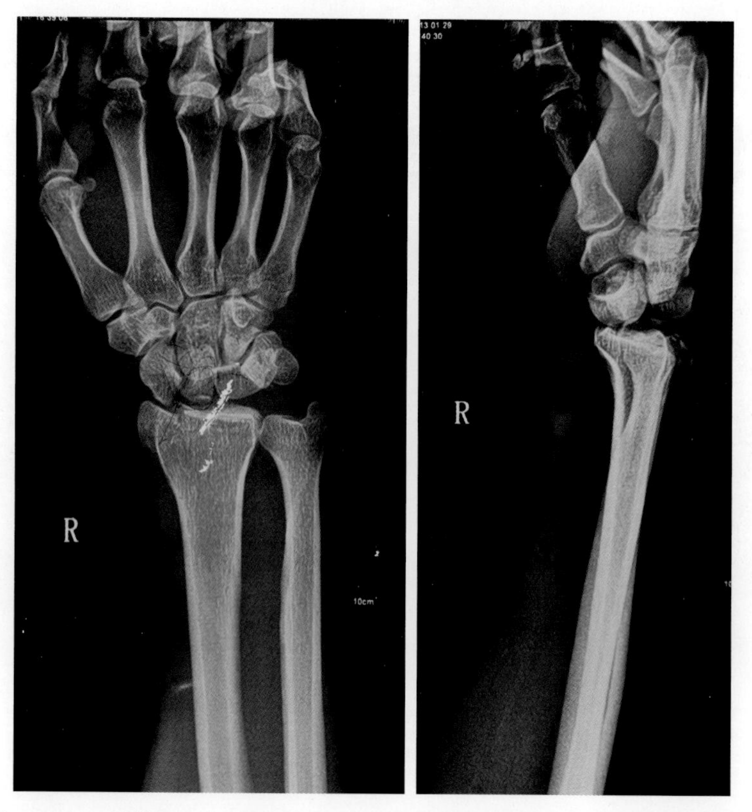

图 4-88 X 线片显示右桡骨茎突骨折，右舟骨腰部骨折，月骨周围背侧脱位

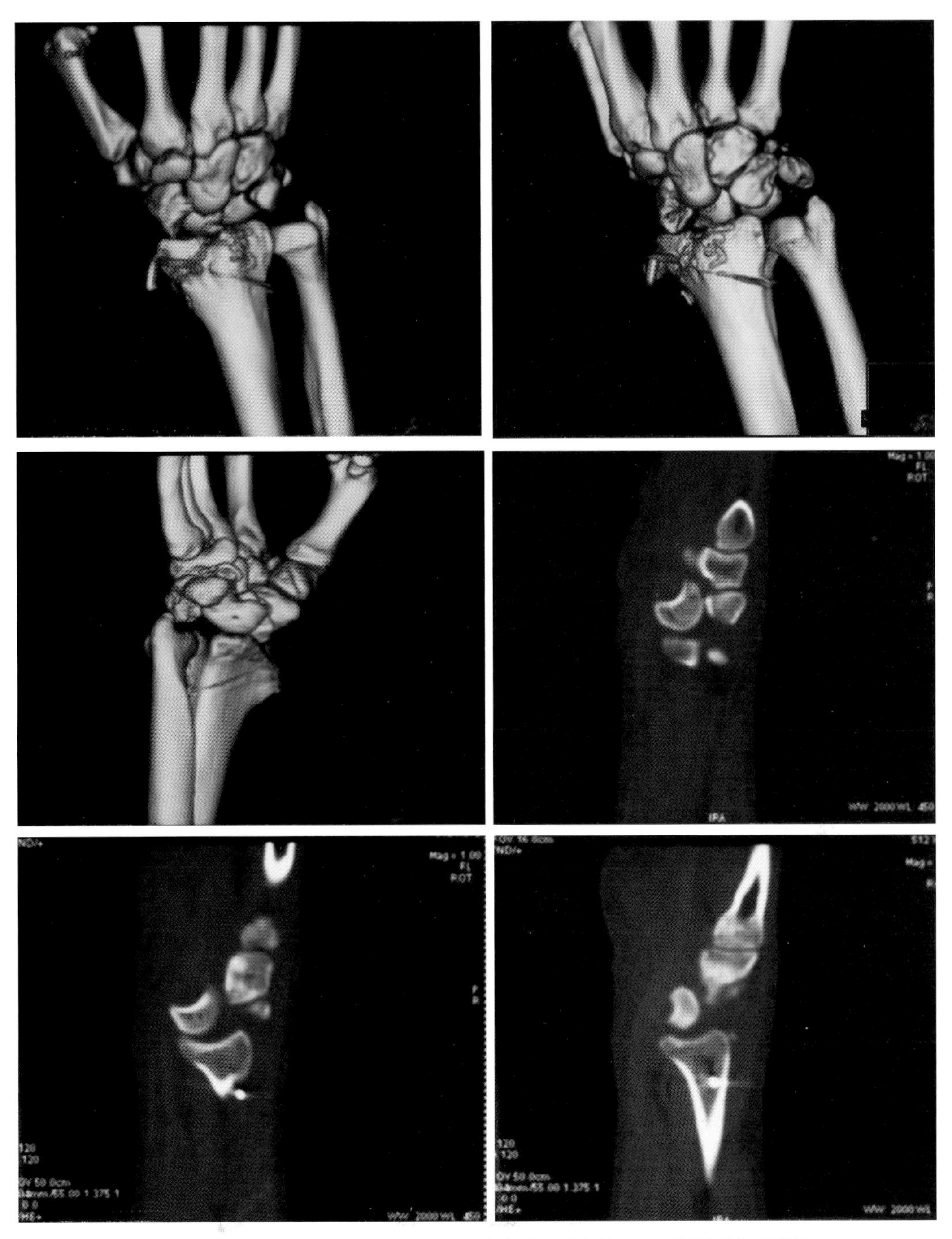

图 4–89　CT 显示右桡骨茎突骨折，右舟骨腰部骨折，月骨周围背侧脱位

病例6：患者，男性，31岁，右腕陈旧性经桡骨茎突舟骨骨折月骨周围脱位，见图4–90至图4–92。

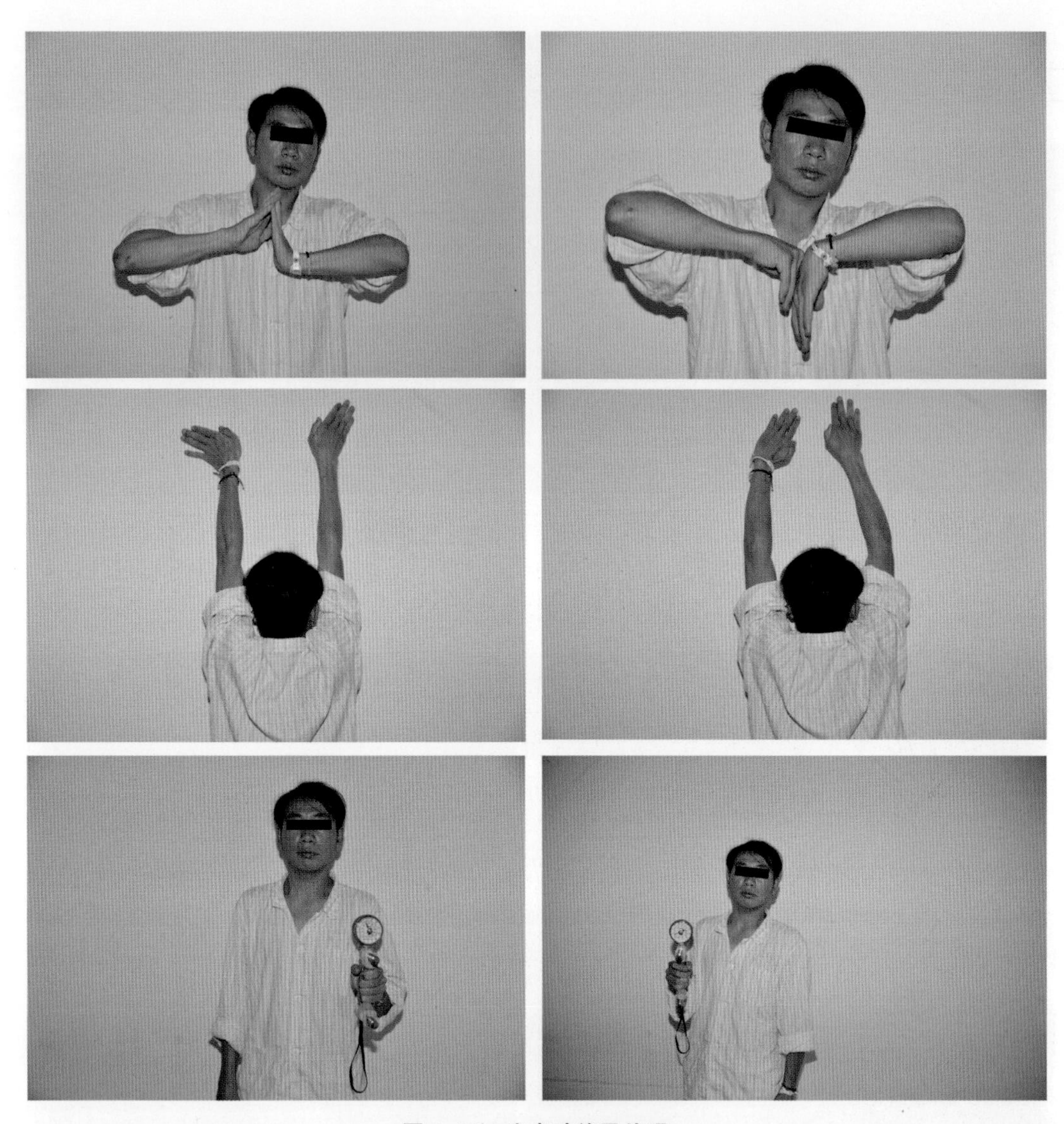

图 4–90　**患者功能及外观**

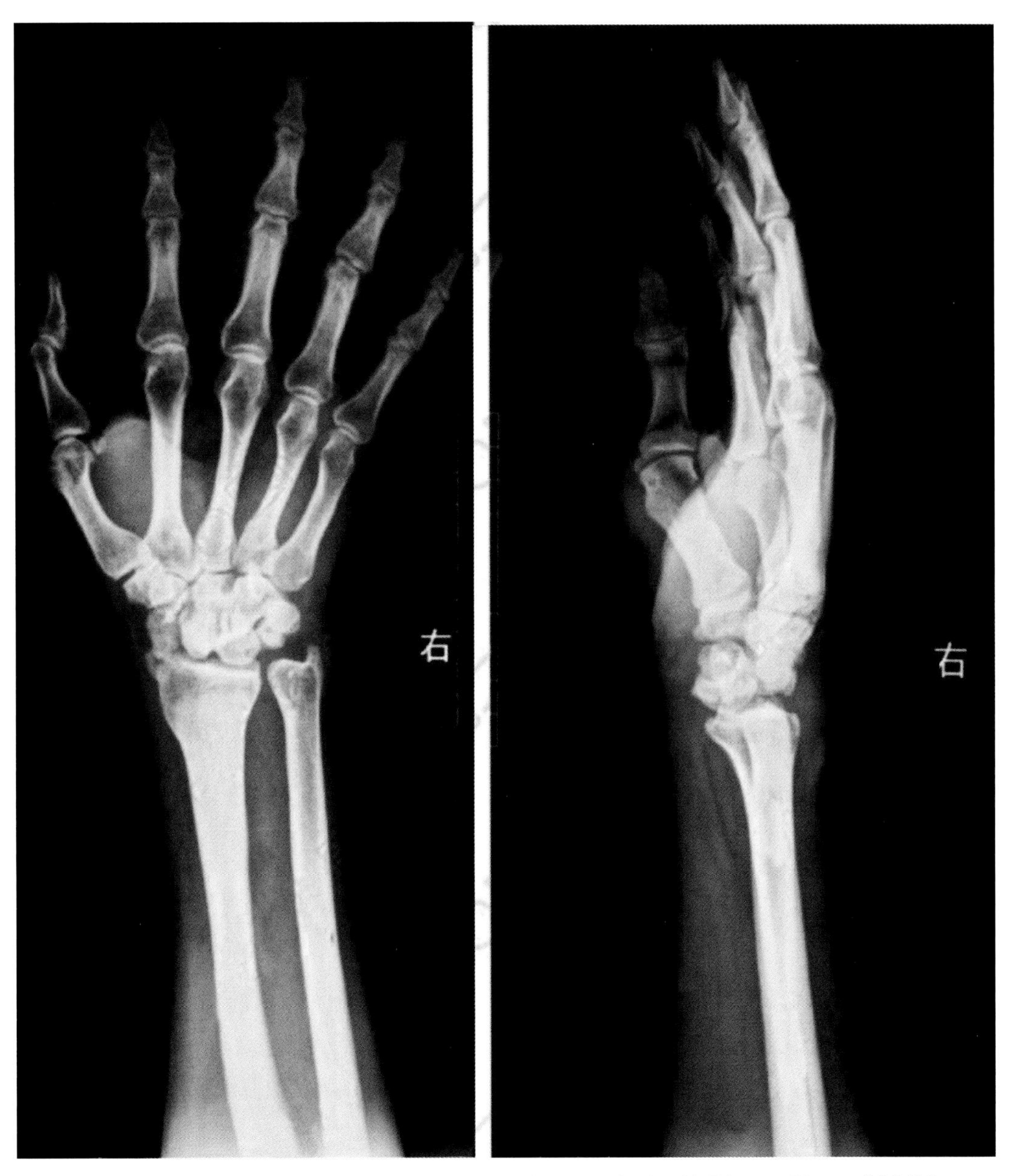

图 4-91　X 线片显示右桡骨茎突陈旧性骨折，右舟骨腰部陈旧性骨折，月骨周围背侧脱位

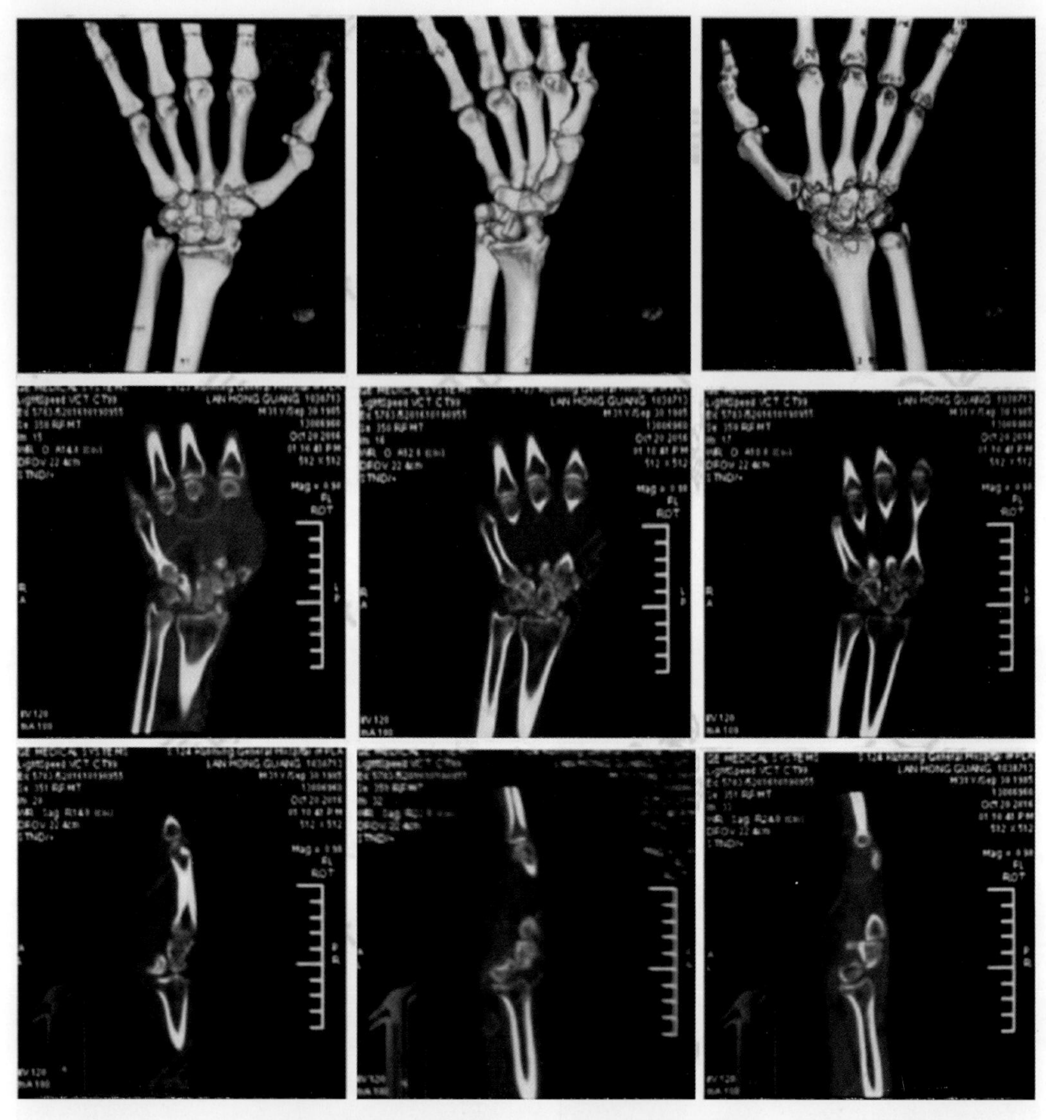

图 4–92　CT 显示右桡骨茎突陈旧性骨折，右舟骨腰部陈旧性骨折，月骨周围背侧脱位

（宋慕国　徐永清）

参考文献

[1] Kienbock R. Uber traumatische Malazie des Mondbeins und ihre Folgezustande: Entartungs for men und Kompressionsfrakturen Fortshr Roentgenstr, 1910, 16. 77-103

[2] Atroshi I, Tadjerbashi K, MCCABE S J, et al. Treatment of carpal tunnel syndrome with wrist splinting: study protocol for a randomized placebo-controlled trial[J]. Trials, 2019, (20): 531.

[3] Van Onselen EB, Karim RB, Hage JJ, et al. Prevalence and distribution of hand fractures[J]. J Hand Surg Br, 2003, 28:491.

[4] Urch EY, Lee SK. Carpal fractures other than scaphoid[J]. Clin Sports Med, 2015, 34:51.
[5] Duckworth AD, Jenkins PG, Aitken SA, et al. Scaphoid fracture epidemiology[J]. J Trauma Acute Care Surg, 2012, 72(2): E41-E45.
[6] Alshryda S, Shah A, Odak S, et al. Acute fractures of the scaphoid bone: Systematic review and meta-analysis[J]. Surgeon, 2012, 10:218.
[7] Balci A, Basara l, Cekdemir EY, et al. Wrist fractures: sensitivity of radiography, prevalence and patterns in MDCT[J]. Emerg Radiol, 2015, 22:251.
[8] Hey HW, Chong AK, Murphy D. Prevalence of carpal fracture in Singapore[J]. J Hand Surg Am, 2011, 36:278.
[9] Welling RD, Jacobson JA, Jamadar DA, et al. MDCT and radiography of wrist fractures:radiographic sensitivity and fracture patterns[J]. AJR , 2008, 190:10.
[10] 武轶非, 张凤翔. 骨内腱鞘囊肿的核磁共振表现及鉴别诊断[J]. 内蒙古医学杂志, 2022, 54(1):76-77.
[11] 杨文江, 林明强. 骨内腱鞘囊肿影像诊断[J]. 世界最新医学信息文摘, 2015, 15(A1):188-191.
[12] 彭涛, 樊长姝, 肖秀云, 等. 骨内腱鞘囊肿的影像诊断[J]. 佛山科学技术学院学报(自然科学版), 2014, 32(04):43-45.
[13] 刘坤, 田文, 刘波, 等. 腕关节骨内腱鞘囊肿的诊断与治疗[J]. 中国骨与关节杂志, 2014, 3(03): 180-183.
[14] 葛建华, 罗雷茗, 鲁晓波, 等. 5例腕骨骨内腱鞘囊肿的诊治分析[J]. 重庆医学, 2013, 42(14): 1675-1677.
[15] 卢志勇, 吴明玉, 庄天阳, 等. 骨内腱鞘囊肿的影像学表现[J]. 中国中西医结合影像学杂志, 2012, 10(02): 118-119+122.
[16] 张赟, 谢传淼, 沈静娴, 等. 腕骨骨内腱鞘囊肿的影像学表现[J]. 中国医学计算机成像杂志, 2010, 16(1):3.
[17] 陈平有, 陈学强, 陈文. 骨内腱鞘囊肿的发病机制及临床和影像学表现研究[J]. 医学影像学杂志, 2011, 21(11):5.
[18] 杨文江, 姚占成, 连业钦. 骨内腱鞘囊肿的影像学诊断[J]. 医学影像学杂志, 2009, 19(8):3.
[19] 周恩平, 魏雪峰, 杨敏洁, 等. 骨内腱鞘囊肿的影像学诊断[J]. 中国实用医药, 2008, 3(30):2.
[20] 钟贵彬, 侯春林, 陈爱民, 等. 骨内腱鞘囊肿-附腕舟骨腱鞘囊肿一例[J]. 中华手外科杂志, 2007(5):268-268.
[21] 陈山林, 田光磊, 胡溱, 等. 腕关节骨内腱鞘囊肿的诊断与治疗[J]. 中华骨科杂志, 2003, 23(5): 279-282.
[22] 冯佳, 宋启斌, 彭敏. 原发性肺癌并手骨转移二例[J]. 中华肿瘤杂志, 2017, 39(6):2.
[23] 余丽芳, 高建飞, 饶智国, 等. 肺癌左侧第2掌骨及腕骨转移1例[J]. 华南国防医学杂志, 2012, 026(001):98.
[24] 龙德云, 华荣国, 陈明安. 肺癌桡腕骨转移2例[J]. 浙江医学, 1998, 03:68-68.
[25] 孟昭信, 欧中定, 石津生. 肾癌腕骨转移一例[J]. 空军医学杂志, 1986, 000(001):99998.
[26] Rachunek K, Springer F, Barczak M, et al. Analgorithmic diagnostic approach to scapholunate ligament injuries based on comparison of X-ray examinations and arthroscopy in 414 patients[J] . J Plasti Reconstr Aesth Surg, 2022, 75(9): 3293-3303.
[27] Foster B, Joshi AA, Borgese M, et al. WRIST: a wrist image segmentation toolkit for carpal bone delineation from MRI[J]. Comput Imaging Graph, 2018, 63: 31-40.
[28] Taljanovic MS, Omar IM, Weaver JS, et al. Post treatment imaging of the wrist and hand: update 2022[J]. J Semina Musculoskel Radiol, 2022, 26(3): 295-313.

[29] Mcinnes IB, Schett G. Pathogenetic insights from the treatment of rheumatoid arthritis[J]. The Lancet, 2017, 389(10086)2328-2337

[30] 白人驹. 医学影像诊断学[M]. 2版. 北京: 人民卫生出版社, 2005: 747.

[31] 中华医学会风湿病学分会. 2018中国类风湿关节炎诊疗指南[J]. 中华内科杂志, 2018, 57(4): 242-251.

[32] 张建新, 李俊峰, 王峻, 等. MRI对早期类风湿性关节炎手、腕部关节的诊断价值[J]. 中国医学影像技术, 2007, 23(5):731-736.

[33] 王嵩. 腕关节病变影像学诊断[J]. 中国临床医生杂志, 2023, 51(5):4.

[34] 张涛. 类风湿性关节炎腕关节病变的影像学分析:X线, CT和MR影像对比观察[J]. 中国医药指南, 2015, 13(36):1.

[35] 靳朝国, 陈振兵, 李华, 等. VSD技术联合外固定治疗全腕关节结核的临床疗效[J]. 实用手外科杂志, 2023, 37(1):5.

[36] Prakash J, Mehtani A . Hand and wrist tuberculosis in paediatric patients – our experience in 44 patients[J]. J Pediatr Orthop B, 2017, 26(3):1.

[37] 孙晓晨, 鲍玉成, 唐亮. 封闭式负压引流技术治疗腕关节结核[J]. 继续医学教育, 2019(4):88-90.

[38] Pigrau-Serrallach C, Rodiguez-Pardo D. Bone and joint tuberculosis[J]. Eur Spine J, 2013, 22(suppl 4):556-566.

[39] 相大勇, 裴国献, 余斌, 等. 手腕部结核性腱鞘滑膜炎 12 例诊治体会[J]. 广东医学, 2009, 30(7): 1110-1112.

[40] 王力. 手腕部结核的诊疗特点及进展[J]. 感染.炎症.修复, 2018, 19(3):4.

[41] 徐尚胜, 秦世炳, 范俊, 等. 病灶清除植骨联合外固定治疗腕关节结核的疗效分析[J]. 中国防痨杂志, 2019, 41(12): 1258-1262.

[42] Gluck R, Riou JP, Margolis IB, et al. Tuberculosis of the hand and wrist[J]. N Y State J Med, 1991, 91(6):262-265.

[43] Chattopadhyay A, Aman S, Kirti G, et al. The Phemister triad[J]. Lancet (London, England), 2018, 391(10135): e20.

[44] 廉宗澂. X 线诊断学基本功[M]. 天津: 天津科学技术出版社, 1995: 294- 295.

[45] 孟代英. X 线诊断学[M]. 济南: 山东科学技术出版社, 1984: 449-450.

[46] 李景学, 孙鼎元. 骨关节 X 线诊断学[M]. 北京: 人民卫生出版社, 1999: 224- 234.

[47] 徐爱德主编. 骨关节 CT和 MRI诊断学 [M]. 济南: 山东科学技术出版社, 2002: 303.

[48] Hsu CY, Lu HC, Shih TT. Tuberculous infection of the wrist: MRI features[J]. AJR , 2004, 183(3): 623-628.

[49] Leung PC. Tuberculosis of the hand[J]. Hand. 1978, 10:285–291.

[50] Steindler A. Tuberculous tenosynovitis of the wrist[J]. J Iowa Med Soc, 1936, 26:142–144.

[51] Sueyoshi E, Uetani M, Hayashi K, et al. Tuberculous tenosynovitis of the wrist: MRI ifindings in three patients[J]. Skeletal Radiol, 1996, 25:569–572.

[52] Jaovisidha S, Chen C, Ryu KN, et al. Tuberculous tenosynovitis and bursitis: imaging fifindings in 21 cases[J]. Radiology, 1996, 201:507–513.

[53] Lee KE. Tuberculosis presenting as carpal tunnel syndrome[J]. J Hand Surg Am, 1985, 10:242–245.

[54] Hayasaka K, Kawai Y, Saitoh Y, et al. A case of tuberculous tenosynovitis[J]. Jpn J Clin Radiol, 1993, 38:741-744.

[55] Rioux-Forker D, Shin AY. Osteonecrosis of the lunate: Kienböck disease[J]. J Am Acad Orthop Surg, 2020, 28(14):570-584.

[56] Freedman DM, Botte MJ, Gelberman RH. Vascularity of the carpus[J]. Clin Orthop Relat Res, 2001, (383): 47-59.
[57] Gelberman RH, Bauman TD, Menon J, et al. The vascularity of the lunate bone and Kienböck' s disease[J]. J Hand Surg Am, 1980, 5:272-278.
[58] Bain GI, Maclean SB, Yeo CJ, et al. The etiology and pathogenesis of Kienböck disease[J]. J Wrist Surg, 2016, 5(4): 248-254.
[59] Schuind F, Cooney WP, Linscheid RL, et al. Force and pressure transmission through the normal wrist. A theoretical two-dimensional study in the posteroanterior plane[J]. J Biomech, 1995, 28:587-601.
[60] Rhee PC, Jones DB, Moran SL, et al. The effect of lunate morphology in Kienböck disease[J]. J Hand Surg Am, 2015, 40:738-744.
[61] Haase SC, Berger RA, Shin AY. Association between lunate morphology and carpal collapse patterns in scaphoid nonunions[J]. J Hand Surg Am, 2007, 32:1009-1012.
[62] Viegas SF, Wagner K, Patterson R, et al. Medial (hamate) facet of the lunate[J]. J Hand Surg Am, 1990, 15:564-571.
[63] Yazaki N, Burns ST, Morris RP, et al. Variations of capitate morphology in the wrist[J]. J Hand Surg Am, 2008, 33:660-666.
[64] Stahl F. On lunatomalacia (Kienböck' s disease). A clinical and roentgenological study, especially on its pathogenesis and the late results of immobilization treatment[J]. Acta Chir Scand, 1947, 95:1.
[65] Lichtman DM. An unlikely marriage: life as a wrist surgeon and career officer in the US Navy[J]. J Wrist Surg, 2013, 2(4): 288-293.
[66] Lichtman DM, Mack GR, MacDonald RI, et al. Kienböck's disease: the role of silicone replacement arthroplasty[J]. J Bone Joint Surg Am, 1977, 59:899-908.
[67] Kennedy C, Abrams R. In Brief: The lichtman classification for Kienböck disease[J]. Clin Orthop Relat Res, 2019, 477(6):1516-1520.
[68] Yesiloz M, Louis M, DeVerbizier J, et al. Kienböck's disease: Role of cross-sectional imaging in treatment choice and patient follow-up[J]. Eur J Radiol, 2018, 105:269-282.
[69] Bain GI, Begg M. Arthroscopic assessment and classification of Kienböck' s disease[J]. Tech Hand Up Extrem Surg, 2006, 10(1):8-13.
[70] Fontaine C. Kienböck' s disease[J]. Chir Main, 2015, 34(1):4-17.
[71] 屈晓龙, 陈天逸, 郑博, 等. 月骨无菌性缺血坏死(Kienböck病)的发病机制及临床治疗进展[J]. 中国组织工程研究, 2020, 24(03):401-407.
[72] 路来金, 贾晓燕. 腕月骨无菌性坏死的临床进展[J]. 遵义医学院学报, 2016, 39(04):333-339.
[73] Lichtman DM, Pientka WF 2nd, Bain GI. Kienböck disease: A new algorithm for the 21st century[J]. J Wrist Surg, 2017, 6(1):2-10.
[74] Lichtman DM, Degnan GG. Staging and its use in the determination of treatment modalities for Kienböck' s disease[J]. Hand Clin, 1993, 9(3):409-416.
[75] Madelung OW. Die spontane subluxation de hand nach vorne[J]. Verh Dtsch Ges Chir, 1878, 7:259–276.
[76] Arora AS, Chung KC, Otto W. Madelung and the recognition of Madelung' s deformity[J]. J Hand Surg Am, 2006, 31(2):177-182.
[77] Dupuytren G. Lecon orale de clinique chirurgicale, faitesàl' Hotel Dieu de Paris[J]. Med Chir Rev, 1834, 21(42): 289-330.

[78] Malgaigne J. Traite des fractures et des luxations[J]. Paris, 1855, 2:259-276.
[79] Nielsen JB. Madelung's deformity. A follow-up study of 26 cases and a review of the literature[J]. Acta Orthop Scand, 1977, 48:379-384.
[80] Paus B. Madelung's deformity: 27 cases in 6 generations[M]. Oslo: Kommisjon Hos Jacob Dybwad, 1941:8.
[81] Schmidt-Rohlfifing B, Schwobel B, Pauschert R, et al. Madelung deformity: clinical features, therapy, and results[J]. J Pediatr Orthop B, 2001, 10:344–348.
[82] A·H·克伦肖. 坎贝尔骨科手术大全[M]. 上海: 上海翻译出版公司, 1991: 219.
[83] Dickson JK, Williams D, Standley D. Traumatic injury to a wrist with incidental Madelung's deformity[J]. Orthop Traumatol Surg Res, 2010 M, 96(3):323-324.
[84] 李景学, 孙鼎元. 骨关节X线诊断学[M]. 北京: 人民卫生出版社, 1982:88.
[85] 郑龙, 李林. 马德隆畸形的研究进展[J]. 吉林医学, 2014, 35(10):2199-2201.
[86] 郑军, 洪云飞, 康智, 等. 探讨先天性桡骨远端马德隆畸形的分型和治疗方法[J]. 中华手外科杂志, 1998(03):16-17.
[87] Jr MC , James MA , Iii WLN , et al. Madelung's deformity: quantitative assessment of X-ray deformity[J]. J Hand Surg, 2005, 30(6):1211-1220.
[88] 王锐, 曾庆玉, 金光暐. 马德隆畸形X线及MRI诊断进展[J]. 中国医学影像学杂志, 2014, 22(1):3.
[89] Shin EK. Impaction syndromes about the wrist[J]. Curr Rev Musculoskelet Med, 2023, 16(1):1-8.
[90] 马炜, 田文. 尺骨撞击综合征诊断与治疗[J]. 中国骨与关节杂志, 2014, 3(03):213-215.
[91] 宋海涛, 田万成, 卢全忠, 等. 尺骨撞击综合征的特点及早期诊断[J]. 中华创伤骨科杂志, 2006(08):706-709.
[92] Cerezal L, del Piñal F, Abascal F, et al. Imaging findings in ulnar-sided wrist impaction syndromes[J]. Radiographics, 2002, 22(1):105-121.
[93] 王植, 田德润, 宫可同, 等. 尺骨撞击综合征的MRI表现[J]. 天津医科大学学报, 2010, 16(03):499-501+505.
[94] Nishiwaki M, Nakamura T, Nagura T, et al. Ulnar-shortening effect on distal radioulnar joint pressure: a biomechanical study[J]. J Hand Surg Am, 2008, 33(2):198-205.
[95] Palmer AK, Werner FW. Biomechanics of the distal radioulnar joint[J]. Clin Orthop Relat Res, 1984, 187:26-35.
[96] 王澍寰, 田光磊. 手外科学[M]. 3版. 北京: 人民卫生出版社, 2011:286-288.
[97] Nakamura R, Horii E, Imaeda T, et al. The ulnocarpal stress test in the diagnosis of ulnar-sided wrist pain[J]. J Hand Surg Br, 1997, 22(6):719-723.
[98] 史瑞明. 尺骨撞击综合征的诊断和治疗进展[J]. 医学理论与实践, 2016, 29(09):1144-1145+1148.
[99] 郑炜, 熊革. 尺骨撞击综合征腕骨囊性变的转归及临床分析[J]. 中华手外科杂志, 2014, 30(4):243-245.
[100] 张雪峰. 尺骨撞击征的临床与X线分析[J], 中国临床医学影像杂志, 2014, 25(4):286-288.
[101] Crosby NE, Greenberg JA. Ulnar-sided wrist pain in the athlete[J]. Clin Sports Med, 2015, 34(1):127–41.
[102] Roh YH, Kim S, Gong HS, et al. Prognostic value of clinical and radiological findings for conservative treatment of idiopathic ulnar impaction syndrome[J]. Sci Rep, 2018, 8(1):9891.
[103] Imaeda T, Nakamura R, Shionoya K, et al. Ulnar impaction syndrome: MR imaging findings[J]. Radiology, 1996, 201(2):495–500.
[104] 韩悦, 廉宗澂, 刘志强. 尺骨撞击综合征的MRI表现[J]. 中华放射学杂志, 2000, (7):46-48.

[105] 陈维娟, 赵飞, 李润根, 等. 尺骨撞击综合征的MRI诊断价值[J]. 影像研究与医学应用, 2019, 3(17):52-54.

[106] 赵勤志. 尺骨撞击综合征的X线、MRI表现对临床诊断的价值[J]. 中国冶金工业医学杂志, 2013, 30(4):423-424.

[107] Peltier LF. The classic. Injuries of the wrist. A radiological study. By Etienne Destot. 1926[J]. Clin Orthop Relat Res, 1986, (202):3-11

[108] Geissler WB , Adams JE , Bindra RR , et al. Scaphoid fractures: what's hot, what's not[J]. J Bone Joint Surg Am, 2012, 94(2):169-181.

[109] Pillai A , Jain M. Management of clinical fractures of the scaphoid: results of an audit and literature review[J]. Eur J Emerg Med, 2005, 12(2):47-51.

[110] Clementson M, Björkman A, Thomsen NOB. Acute scaphoid fractures: guidelines for diagnosis and treatment[J]. EFORT Open Rev, 2020, 5(2):96-103.

[111] Ko JH, Pet MA, Khouri JS, et al. Management of scaphoid fractures[J]. Plast Reconstr Surg, 2017, 140(2):333E-346E.

[112] 陆裕朴, 胥少汀, 葛宝丰, 等. 实用骨科学[M]. 北京: 人民军医出版社, 1991: 626.

[113] Garala K, Taub NA, Dias JJ. The epidemiology of fractures of the scaphoid: impact of age, gender, deprivation and seasonality[J]. Bone Joint J, 2016, 98-B:654-659.

[114] Mallee WH, Henny EP, van Dijk CN, et al. Clinical diagnostic evaluation for scaphoid fractures: a systematic review and meta-analysis[J]. J Hand Surg Am, 2014, 39:1683-1691.

[115] Jernigan EW , Morse KW , Carlson MG . Managing the athlete with a scaphoid fracture[J]. Hand Clinics, 2019, 35(3):365-371.

[116] 李玉香, 袁慧敏, 张凯凯, 等. 腕舟骨骨折的诊断与治疗进展[J]. 中医正骨, 2017, 29(9): 34-37, 41.

[117] Ten Berg PW, Drijkoningen T, Strackee SD, et al. Classifications of acute scaphoid fractures: A systematic literature review[J]. J Wrist Surg, 2016, 5(2):152-159.

[118] Russe O. Fracture of the carpal navicular. Diagnosis, non-operative treatment, and operative treatment[J]. J Bone Joint Surg Am, 1960, 42-A:759-68.

[119] Marsh JL, Slongo TF, Agel J, et al. Fracture and dislocation classification compendium - 2007: Orthopaedic Trauma Association classification, database and outcomes committee[J]. J Orthop Trauma, 2007, 21(10 Suppl):S1-133.

[120] Herbert TJ, Fisher WE. Management of the fractured scaphoid using a new bone screw[J]. J Bone Joint Surg Br, 1984, 66(1):114-123.

[121] Filan SL, Herbert TJ. Herbert screw fixation of scaphoid fractures[J]. J Bone Joint Surg Br, 1996, 78:519-529.

[122] Rockwood CA, Green DP, Bucholz RW, et al. Fractures in Adult[M]. 4th ed. Philadelphia:Lippincott-Raven Publishers, 1996.

[123] Cooney WP, Dobyns JH, Linscheid RL. Fractures of the scaphoid: a rational approach to management[J]. Clin Orthop Relat Res, 1980, 149: 90-97.

[124] Cooney WP, Linscheid RL, Dobyns JH, et al. The wrist diagnosis and operative treatment[M]. St. Louis, MO: Mosby, 1998.

[125] Welling RD, Jacobson JA, Jamadar DA, et al. MDCT and radiography of wrist fractures: radiographic sensitivity and fracture patterns[J]. AJR, 2008, 190(1):10-16.

[126] You JS, Chung SP, Chung HS, et al. The usefulness of CT for patients with carpal bone fractures in the emergency department[J]. Emerg Med J, 2007, 24(4):248-250.

[127] Yin ZG, Zhang JB, Kan SL, et al. Diagnosing suspected scaphoid fractures:A systematic review and Meta-analysis[J]. Clin Orthop Res, 2010, 468(3):723-734.

[128] 陈振兵, 洪光祥, Germann G. 高分辨率CT在舟骨骨折诊断和治疗中的应用价值[J]. 中华手外科杂志, 2004(03):24-25.

[129] Munk PL, Lee MJ, Logan PM, et al. Scaphoid bone waist fractures, acute and chronic: imaging with different techniques[J]. AJR, 1997, 168(3):779-786.

[130] Sanders WE. Evaluation of the humpback scaphoid by computed tomography in the longitudinal axial plane of the scaphoid[J]. J Hand Surg Am, 1988, 13(2):182-187.

[131] 朱芬, 朱芳. 磁共振成像在腕舟骨骨折中的诊断价值[J]. 实用医技杂志, 2022, 29(08):852-855.

[132] Rua T, Gidwani S, Malhotra B, et al. Cost-effectiveness of immediate magnetic resonance imaging in the management of patients with suspected scaphoid fracture: results from a randomized clinical trial[J]. Value Health, 2020, 23(11):1444-1452.

[133] Rockwood CA, Greenp DP. et al. Fractures in adults[M]. 2nd ed. Philadelphiac: JB Lippincott, 1984:411-509.

[134] Herzberg G. Perilunate and axial carpal dislocations and fracture-dislocations[J]. J Hand Surg Am, 2008, 33(9):1659-1668.

[135] Apostolides JG, Lifchez SD, Christy MR. Complex and rare fracture patterns in perilunate dislocations[J]. Hand(NY), 2011, 6(3):287-294.

[136] Herzberg G, Comtet JJ, Linscheid RL, et al. Perilunate dislocations and fracture-dislocations: a multicenter study[J]. J Hand Surg Am, 1993, 18(5):768-779.

[137] Melsom DS, Leslie IJ. Carpal dislocations[J]. Curr Orthop, 2007, 21:288–297.

[138] Mayfield IK, Johnson RP, Kilcoyne RK. Carpal dislocations:pathomechanics and progressive perilunar instability[J]. Hand Surg Am, 1980, 5:226-241.

[139] Johnson RP. The acutely injured wrist and its residuals[J]. Clin Orthop Relat Res, 1980, 149:33-44.

[140] Mayfield JK. Mechanism of carpal injuries[J]. Clin Orthop Relat Res, 1980, 149: 45-54.

[141] Bain GI, McLean JM, Turner PC, et al. Translunate fracture with associated perilunate injury: 3 case reports with introduction of the translunate arc concept[J]. J Hand Surg Am, 2008, 33(10):1770-1776.

[142] Gilula LA, Destouet JM, Weeks PM, et al. Roentgenographic diagnosis of the painful wrist[J]. Clin Orthop Relat Res, 1984, 187:52-64.

[143] Sochart DH, Birdsall PD, Paul AS. Perilunate fracture-dislocation: a continually missed injury[J]. J Accid Emerg Med, 1996, 13(3):213-216.

[144] Kardashian G, Christoforou DC, Lee SK. Perilunate dislocations[J]. Bull NYU Hosp Jt Dis, 2011, 69(1):87-96.

第 5 章　腕关节影像学及数字成像

【摘要】腕关节是一个具有特殊解剖结构及生物力学特性的复杂关节，充分理解其特性对于准确评估腕关节的疾病是极其重要的。检查的关键点在于将患者的主诉与受伤机制、解剖结构及物理检查结果有机结合。部分腕关节疾患可以基于临床检查而确诊，而有些疾患可能需要结合诊断性检查、影像学检查及物理检查进一步明确相关问题。腕关节的临床评估需要详细的病史采集和物理检查，其中包括腕关节的视诊、触诊、活动范围、诱发试验以确定疼痛的位置及异常的活动。在检查腕关节之前，需要对整个上肢，自头部、颈椎至指端进行详细全面的检查，以排除其他引起患者临床症状的病因。

【关键词】腕关节；桡骨茎突狭窄性腱鞘炎；腕管综合征；月骨无菌性坏死；三角软骨复合体损伤；爪形手。

一、引言

腕部疾患众多，建立一个标准的体格检查方法尤为重要。通过视、触、动等基本检查我们能够发现许多重要的临床体征。

二、腕关节休息位与功能位

腕关节休息位为手指不受肌力作用时的自然半屈曲位：拇指尖接近食指尖，拇指与桡骨纵轴一致，腕背伸15°，稍尺偏，各手指屈曲程度递减；各肌腱处于平衡状态（图5-1）。腕关节功能位是指手用力握紧时，腕关节所处的位置：腕关节背伸20°，尺偏10°（图5-2）。

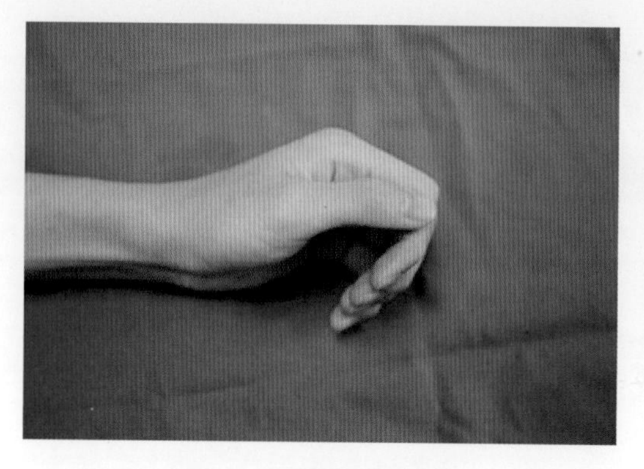

图 5-1 **腕关节休息位**

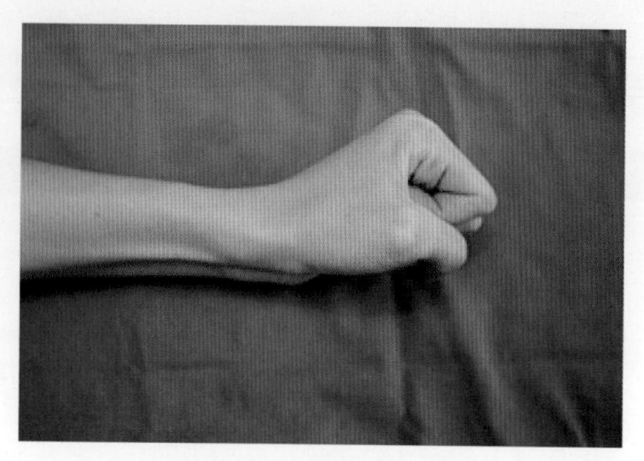

图 5-2 **腕关节功能位**

三、腕关节运动范围测量

腕关节的运动有：屈、伸、桡偏及尺偏。通常以解剖位前臂、掌指均伸直为0°，即中立位0°测量法（图5-3），测关节各方向运动所达角度。旋转运动主要是桡尺骨之间的旋转带动腕与手旋转。

（一）背伸

背伸为手掌向背伸运动之角度。以肱骨外上髁与桡骨茎突之连线为基准，测量第3掌骨背面与其形成的角度（图5-3A），正常为35°～60°。相当于拇指垂直外展时与手指夹角的平分角度，分角线与前臂长轴一致（图5-4），日常活动为30°。

（二）掌屈

掌屈为前臂伸直时手掌向前运动之角度。以肱骨外上髁与桡骨茎突之连线为基准，测量第3掌骨背面与基线形成的角度（图5-3C），正常为50°～70°，日常活动为40°。

（三）桡偏

桡偏为手掌向桡侧倾斜之角度。以肱骨外上髁与Lister结节内侧缘及月骨背侧突外缘连线为基准，测量第3掌骨长轴与此基线形成的角度（图5-5A），正常为20°，日常活动为10°。

（四）尺偏

尺偏为手掌向尺侧倾斜。以肱骨外上髁与Lister结节内侧缘及月骨背侧突外缘、第3掌骨长轴与此基线形成的角度（图5-5C），相当于拇指伸直水平外展时与手指夹角的线与前臂长轴一致，正常为30°～40°，日常活动为15°。

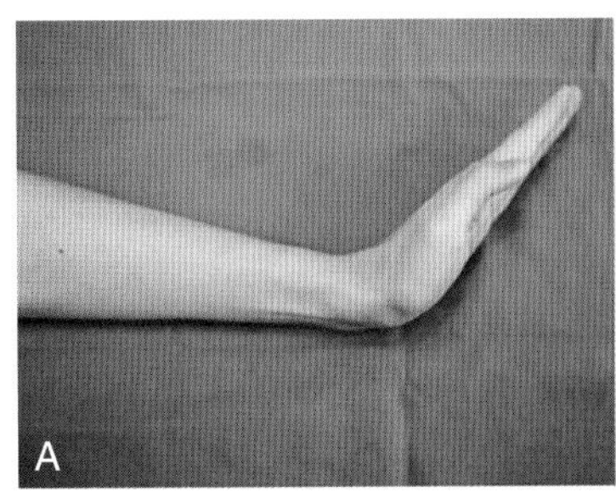

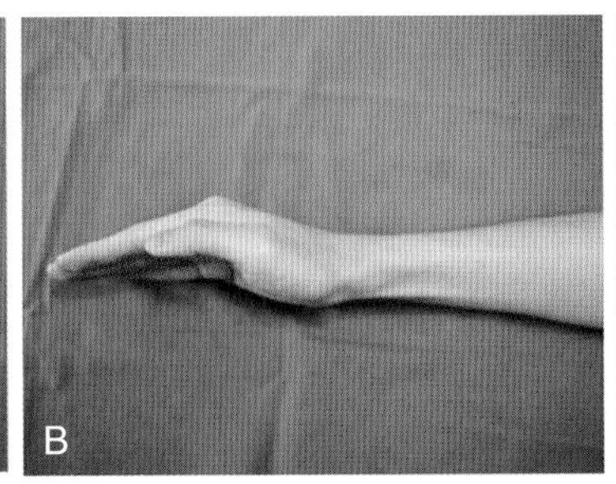

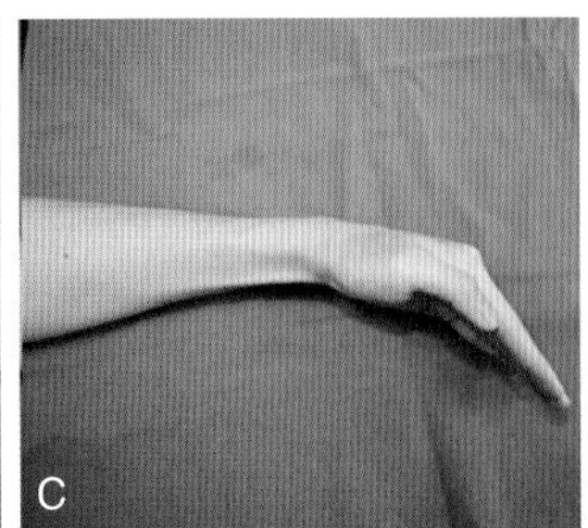

图 5-3　**腕关节运动范围**

A. 背伸位；B. 中立位；C. 掌屈位

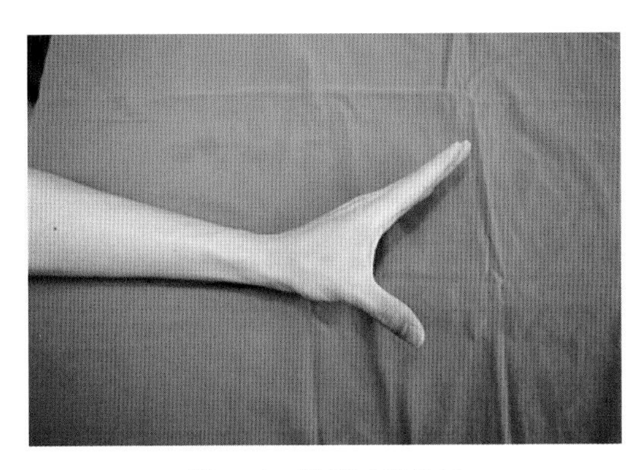

图 5-4　**拇指垂直外展**

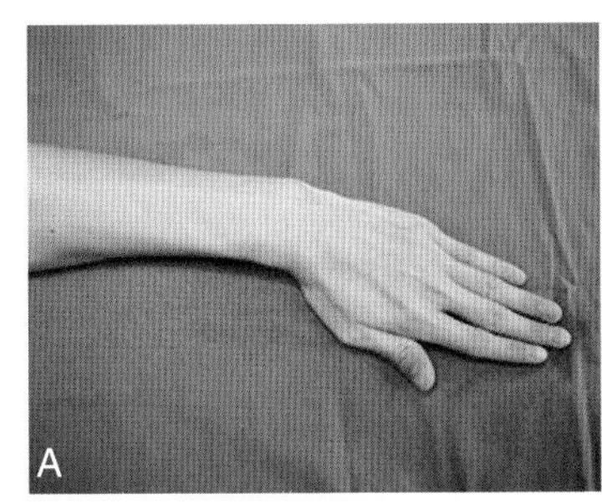

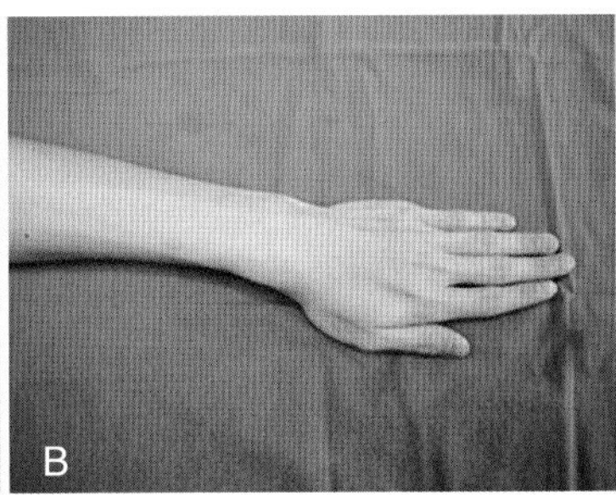

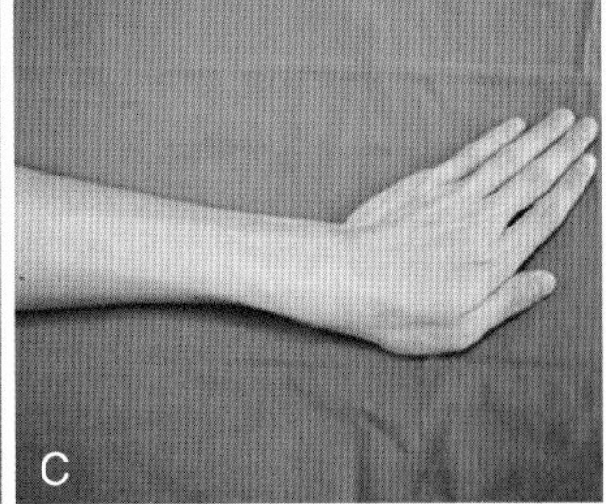

图 5-5　**腕关节**

A. 桡偏；B. 中立位；C. 尺偏

四、腕部肌力测量

所有支配手指的长肌均可带动腕关节运动。单纯止于腕部的肌肉有：桡侧腕屈肌，尺侧腕屈肌，桡侧腕长、短伸肌，尺侧腕伸肌及相对止于腕部的掌长肌。肌力按国际统一的6级法测量。

（一）桡侧腕屈肌

检查时手指处于休息位，按住鱼际近端，抗阻力向桡侧屈腕。可见桡侧腕屈肌腱隆起于腕前面中部，与其尺侧的掌长肌腱并列（图5-6），并可触到肌腱紧张。

（二）掌长肌

手指休息位抗阻力屈腕，可见掌长肌腱紧张于腕前皮下组织（图5-7）。

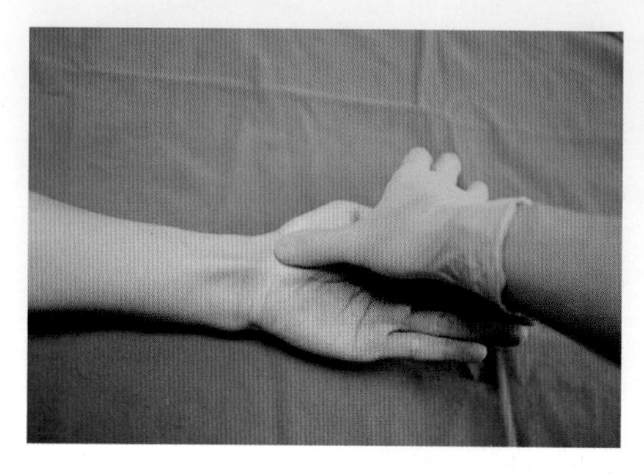

图 5-6 **桡侧腕屈肌肌力测试**

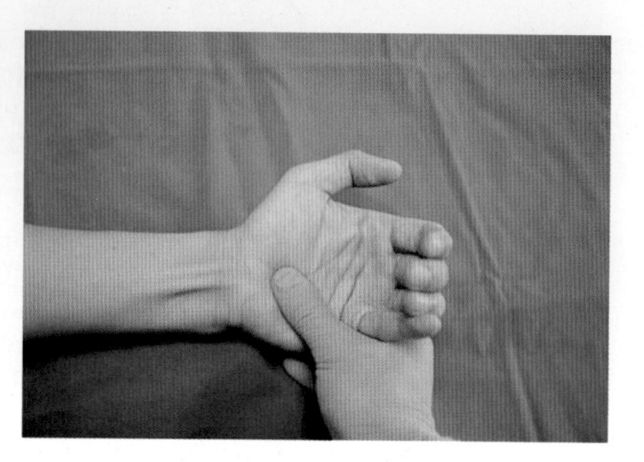

图 5-7 **掌长肌肌力测试**

（三）尺侧腕屈肌

手指处于休息位，按住手掌尺侧缘，抗阻力向尺侧屈腕。于小鱼际近端、豌豆骨近侧可触及紧张的尺侧腕屈肌腱（图5-8）。

（四）桡侧腕长、短伸肌

手指伸直位，按住第2掌骨背侧，向桡侧抗阻力伸腕，于第2掌骨基底近侧可触及伸肌腱（图5-9）。

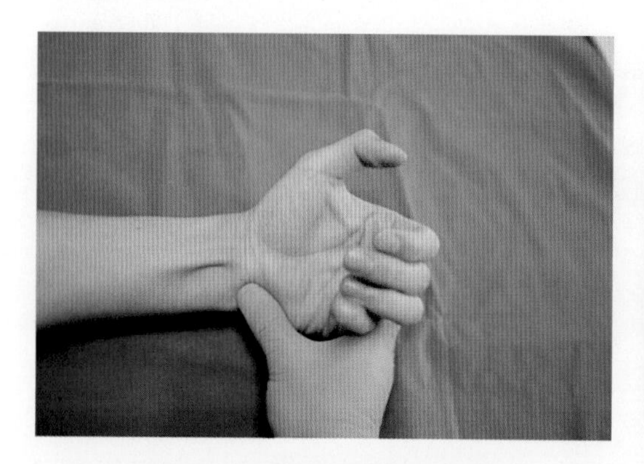

图 5-8 **尺侧腕屈肌肌力测试**

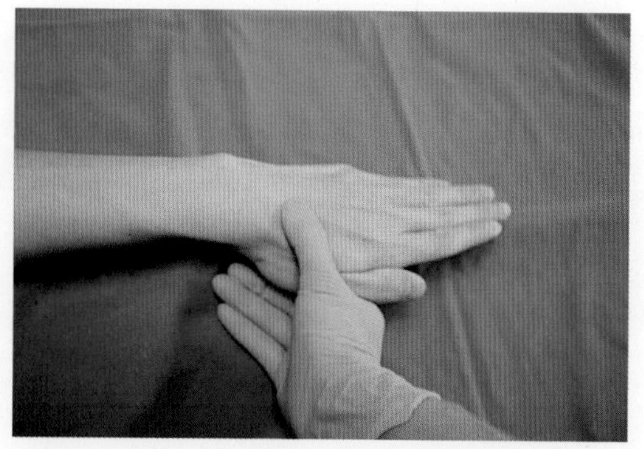

图 5-9 **桡侧腕伸肌肌力测试**

（五）尺侧腕伸肌

手指伸直，抗阻力尺侧伸腕。可于尺骨茎突远侧触及紧张的尺侧腕伸肌腱（图5-10）。

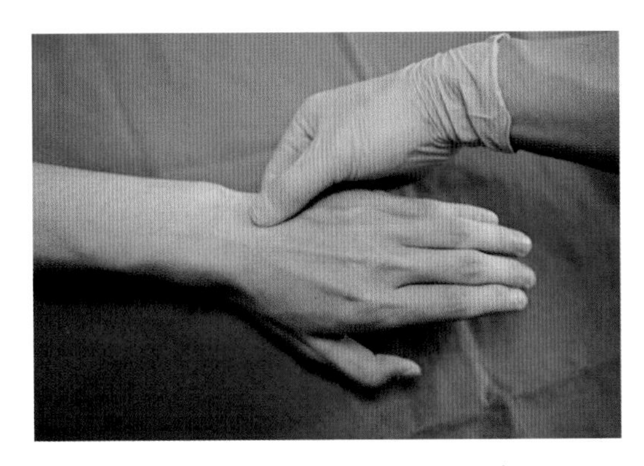

图 5-10　**尺侧腕伸肌肌力测试**

五、腕部望诊

望诊主要是观察腕部外形有无异常与运动功能情况，要注意与健侧对比。腕关节的正常解剖形态是桡骨远端长于尺骨远端。桡骨茎突与尺骨茎突连线，与前臂长轴垂直线，或肱骨外上髁与桡骨Lister结节连线的垂线，有20°～25°尺偏角。桡骨远端向掌侧倾斜10°～15°。腕背侧呈微凸的浅弧形，最高点是月骨背侧突。掌侧在鱼际和小鱼际近端部分形成纵行浅沟。腕骨近端与桡尺骨相接处皮肤有横纹，称掌侧腕横纹与背侧腕横纹。正常手掌微向尺侧倾斜。望诊中先要观察皮肤颜色，有无瘢痕、溃疡、浅静脉扩张。有异常隆起或结节时，应区别腱鞘囊肿、骨性隆起、结石（如痛风石）及肿瘤等。急性炎症存在时，可有局限红肿，亦可有关节积液。必要时可行穿刺检验。慢性炎症时，可有弥漫性肿胀，亦可有积液。腕部骨折与脱位后可出现畸形，如桡骨远端骨折；亦可有先天性畸形，如Madelung畸形。桡尺远侧关节分离或半脱位时，尺骨远端凸起。月骨向背侧脱位时，腕背明显隆起。腕掌关节背侧可因长期慢性挤压刺激而出现骨性增生隆起。月骨缺血性坏死晚期出现月骨塌陷，可导致第3掌骨回缩，掌指关节高度减低。痛风后期，痛风石压迫皮肤破溃，可有“豆渣样”物质溢出。关节结核后期，亦可破溃形成窦道及继发化脓感染。在前臂缺血性挛缩出现爪形手时，腕部有相应的畸形表现。桡神经损伤时，有腕下垂畸形。尺神经与正中神经损伤时有“爪形手”与“猿手”等畸形。

在功能活动中，可由于炎性肿胀与疼痛影响，致运动范围减少。骨折畸形等亦可限制活动范围。必要时可行两侧对比观察，如将手掌对拢观察腕背伸，将两手背对合观察腕掌屈，以及拇指手指背伸检查、伸指功能及虎口情况等功能情况（图5-11）。

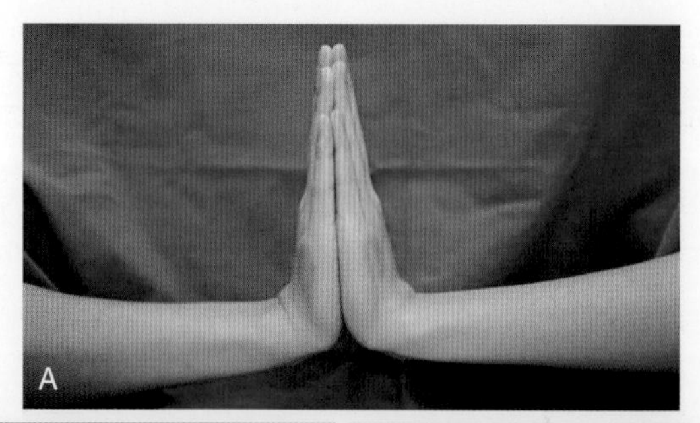

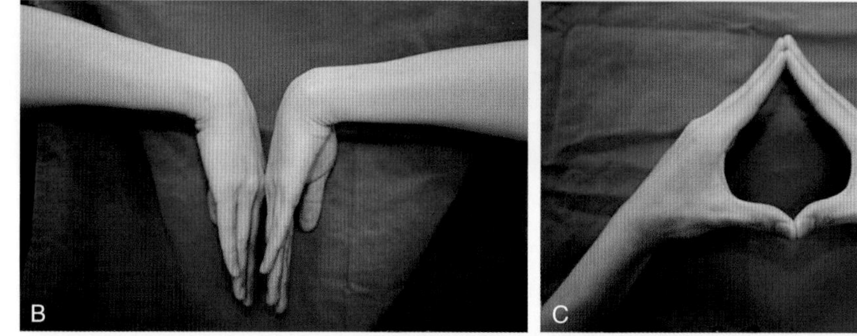

图 5-11 **腕关节对比观察**

A. 腕关节背伸；B. 腕关节掌屈；C. 拇指手指背伸

六、腕部触诊

腕部除掌侧鱼际与小鱼际近端部分外，皮下软组织很少。通常有压痛的部位就是病变所在。如有异常突起亦容易摸到。也可借触诊检查皮肤温度、干燥与湿润情况，皮肤的痛觉情况等。

腱鞘囊肿患者在腕背侧常可见圆形隆起，触之较软，张力大时，触之较坚硬，注意与骨性隆突鉴别，可行X线检查，亦可行穿刺检查。

腕背月骨背侧明显凸起，可能为脱位，有压痛时可能有月骨坏死，也可能为月骨骨折。应结合病史并行X线检查。桡侧在鼻烟窝内有压痛，可能有腕桡侧副韧带损伤或舟骨骨折。第1掌骨基底的周围压痛可能有大多角骨骨折。第1掌骨基底处明显凸起时，可能有骨折和/或半脱位。桡骨茎突处肿胀并有明显压痛时，可为桡骨茎突狭窄性腱鞘炎。有腕掌关节病损时，压迫相应的掌骨头引起病变处疼痛。由于第2、3掌骨不活动，在头状骨或月骨病损时，压迫第3掌骨头可引起病损处疼痛。

尺骨头与腕骨不直接接触，但在腕部病损中可累及桡尺远侧关节或三角纤维软骨，从而影响腕关节活动功能。桡尺远侧关节半脱位时，同时捏住桡尺骨远端，加压时可出现挤压痛。用两手分别捏住桡尺骨远端，前后移动，可试出该关节较松弛并有压痛。三角纤维软骨破裂时，在尺骨头远侧有压痛。有时破裂的软骨盘突向掌侧，则掌侧腕横纹尺侧可摸到凸起的软骨边缘，并有压痛。在尺侧鼻烟窝中可摸到三角骨，若有骨折损伤可出现压痛。掌侧腕横纹尺侧远端，小鱼际近端尺侧缘，可摸到明显的豌豆骨，若有损伤或有病变时可出现明显压痛。按压尺骨头，轻微旋转前臂，可试出尺侧腕伸肌腱有前后滑动，若同时出现弹响与疼痛，则为腕尺侧支持带破裂的表现。腕管狭窄时于手掌侧腕横纹远侧、鱼际间沟中用拇指按压，可引起正中神经分布区手指麻木、刺痛感。鱼际近端的骨性隆起为舟骨结节，舟骨有病损时可出现局部压痛。在掌侧腕横纹处也可出现腱鞘囊肿，可摸到圆滑且有一定弹性的突起。

七、腕部叩诊

腕部检查中叩诊较少使用，主要应用触诊，但在外形无明显改变、触诊亦无明显异常时，可用叩诊辅助诊断，如月骨坏死时纵向叩击第3掌骨头，可引起月骨疼痛。头状骨有病变时亦可用同法查出，为间接叩痛。叩击月骨背侧突、桡骨茎突或尺骨茎突，如有病变时，局部出现异常叩痛。此外，叩诊可用于检查骨传导音。

八、腕部听诊

可仔细听取或扪试腱鞘滑膜的细微捻发音，关节滑膜炎症或积液时可出现类似的音响。腕骨骨折时，活动腕关节可能出现骨磨擦音。叩击尺骨茎突或桡骨茎突，于尺骨鹰嘴处置听诊器，如桡尺骨远端有病损，可听出骨传导音减弱，但须与健侧对比。腕部有肿瘤时，血管增生，血流丰富，可听到血管杂音，除动静脉瘘等血管疾病外，也常见于恶性肿瘤。

九、腕部的肌腱检查

作用于手指的长肌的肌腱均经过腕关节，并加强了腕关节的运动，腕部的损伤也可同时累及这些肌腱。腕部肌腱的损伤可依下述方法检查：

（一）拇长屈肌腱

用拇指与示指捏住患者拇指近侧指节，另一手的示指抵住拇指尖前面，嘱患者用力屈曲拇指远侧指节，在该肌腱完全断裂时则不能屈曲拇指（图5-12）。

（二）拇长伸肌腱

用拇、示两指捏住患者拇指近侧指节，另一手示指压拇指指甲远侧使指间关节屈曲，或拇指自然不加阻力，嘱患者用力伸直远侧指节，在拇长伸肌腱完全断裂时，则不能伸直远侧指节（图5-13）。

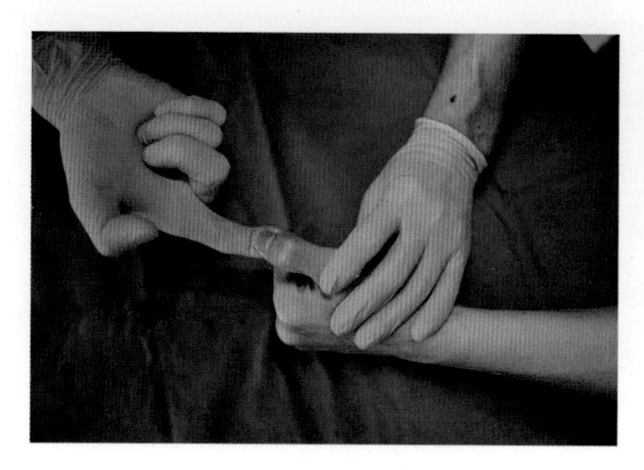

图 5-12 **拇长屈肌检查**

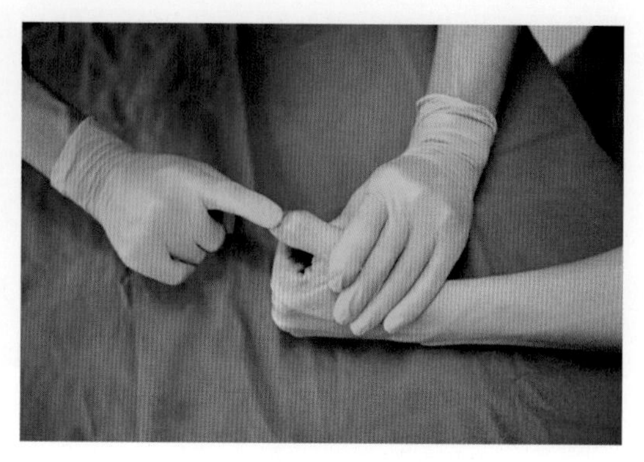

图 5-13 **拇长伸肌检查**

（三）拇短伸肌腱

捏住第1掌骨，嘱患者用力伸直拇指掌指关节，阻力施加于近侧指节背侧。

（四）拇长展肌腱

腕处于中立位，嘱患者张开虎口，并使拇指尽量与掌面垂直，阻力加于拇指近侧指节桡侧（图5-14）。

（五）指浅屈肌、指深屈肌腱

腕及手指位于中立位，嘱患者屈曲各指，向掌心聚拢，可见近侧与远侧指间关节皆有屈曲动作（图5-15）。

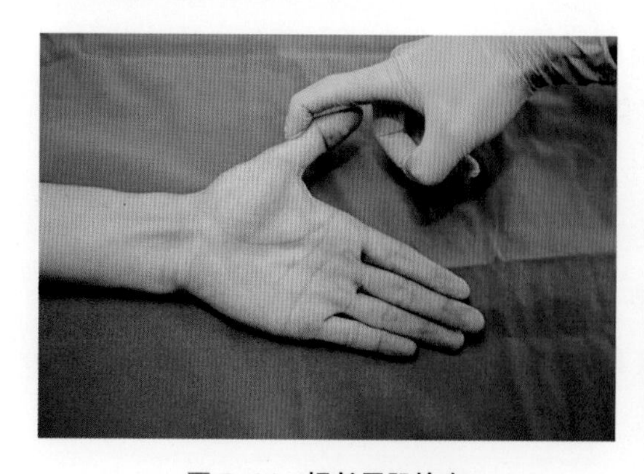

图 5-14 **拇长展肌检查**

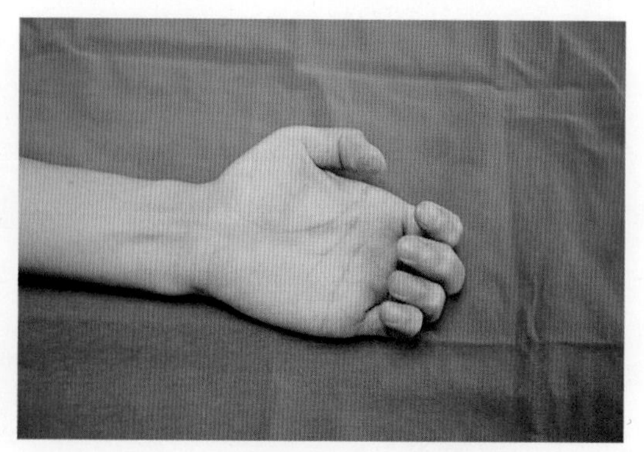

图 5-15 **指浅屈肌、指深屈肌检查**

（六）检查各手指指浅屈肌腱

腕手中立位，握持不受检查的手指于伸直位，嘱患者屈曲检查的手指，可见近侧指间关节屈曲，而远侧指间关节仍处伸直位（图5–16）。可用另一手给阻力。

（七）检查各手指指深屈肌腱

腕手处于中立位，用拇、示两指固定被检查的手指，将拇指指腹抵于中间指节前面，示指抵住近侧指间的关节背面，嘱患者屈曲远侧指间关节（图5–17）。可用另一手施加阻力。

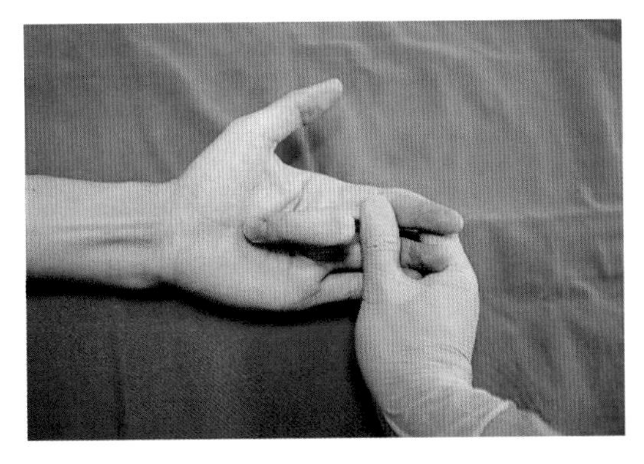

图 5–16　**指浅屈肌检查**

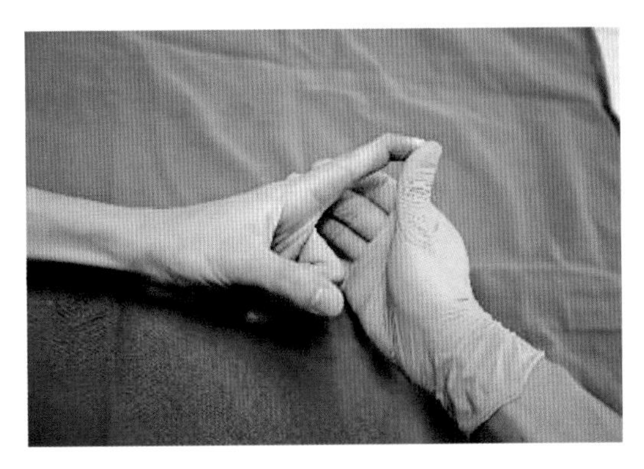

图 5–17　**指深屈肌检查**

十、腕部血管的检查

腕部主要供血血管为桡动脉与尺动脉，皆经腕关节进入手掌，在手掌中会合形成掌浅弓与掌深弓，发支分布于各指。动脉供血不足时，皮肤颜色苍白、指腹萎陷、张力低、温度低、动脉搏动减弱或消失，毛细血管反应迟缓或消失，并伴麻木与刺痛感。

于桡侧腕屈肌腱的桡侧、掌侧腕横纹近侧，可摸到桡动脉的搏动。除个别人外，一般摸不到尺动脉的搏动，其解剖位置在尺侧腕屈肌腱的桡侧。

一般检查手部血供可按压甲缘使甲床缺血，随即解除压迫，观察甲床毛细血管充盈的情况与速度。对桡动脉与尺动脉的检查可采用Allen试验，方法如下：①于掌侧腕横纹近侧用双手拇指分别压迫桡动脉与尺动脉。②嘱患者做握拳放松动作若干次，以驱除手部的血液，然后再放开手于松弛位。③单独放开桡动脉。若手掌及5个手指能迅速充盈，表明桡动脉血流通畅，与尺动脉间有良好的侧支循环，否则提示桡动脉狭窄或阻塞。④重复①、②的动作，单放尺动脉，判断方法同桡动脉（图5–18）。

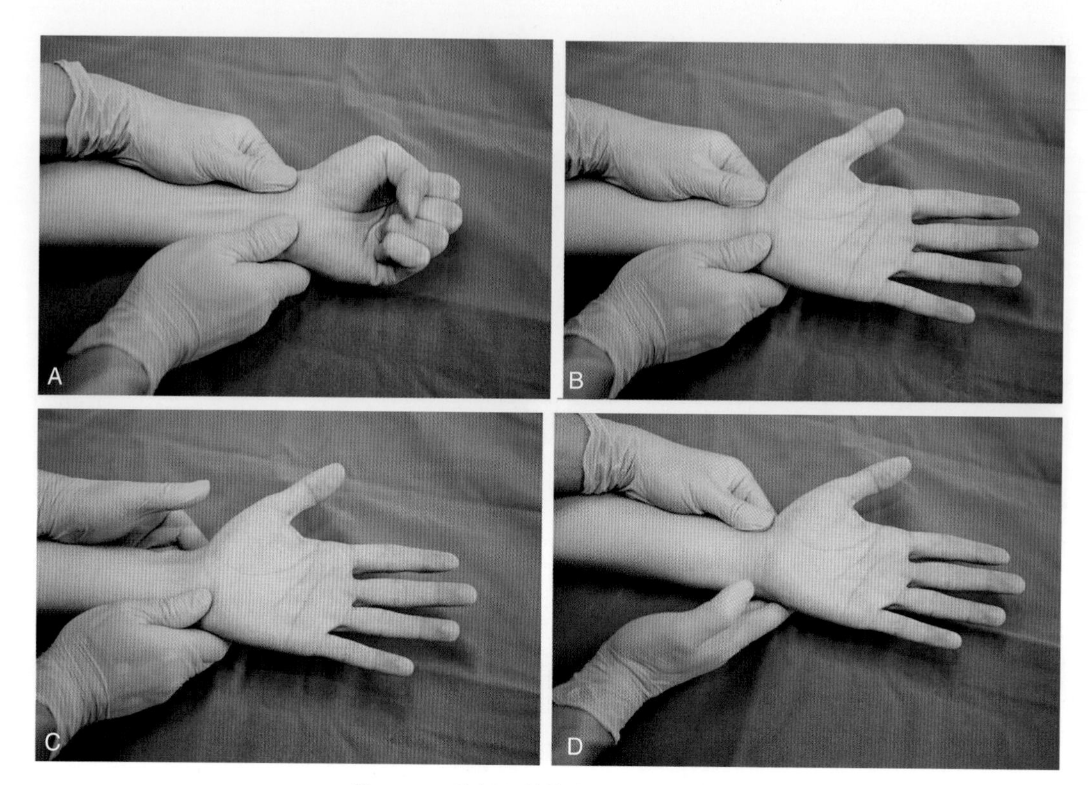

图 5–18　**腕部血管检查（Allen 试验）**

A. 压迫桡尺动脉做握拳动作；B. 压迫桡尺动脉做放松动作；C. 压迫尺动脉做握拳放松动作；D. 压迫桡动脉做握拳放松动作

对手部微小血管可用多普勒血流探测仪检查血流情况。其操作简单，可作为诊断及术前的常规检查。

十一、腕部神经的检查

通过腕部分布至手与指的神经为正中神经与尺神经。桡神经的终末支，即浅支，在腕部只分布于腕背和虎口背面的皮肤。正中神经与尺神经的运动支分布到手的内在肌，感觉支则以环指中线为界分布于掌及指的皮肤。其中，示指远侧指节为正中神经的固有感觉区，小指远侧指节为尺神经的固有感觉区，虎口背侧为桡神经的固有感觉区。

观察手指的某些精细动作可了解神经的运动功能。测试痛觉、触觉、温度觉、两点分辨觉与图形感觉，可了解感觉功能。检查的方法如下：

（一）夹纸试验

取一片厚纸或叠成3、4层的薄纸，嘱患者将其夹于指缝间，用力夹住，试行抽出，看能否夹紧（图5–19）。不能夹紧或夹不住，为掌侧骨间肌无力或瘫痪，示尺神经损伤。

（二）分指试验

平伸手指，5指向外张开，检查者用拇、示两指施加阻力于任两指的侧方，可分别试验相邻两指（图5–20）。分指无力或不能，为背侧骨间肌功能障碍，示尺神经病损。

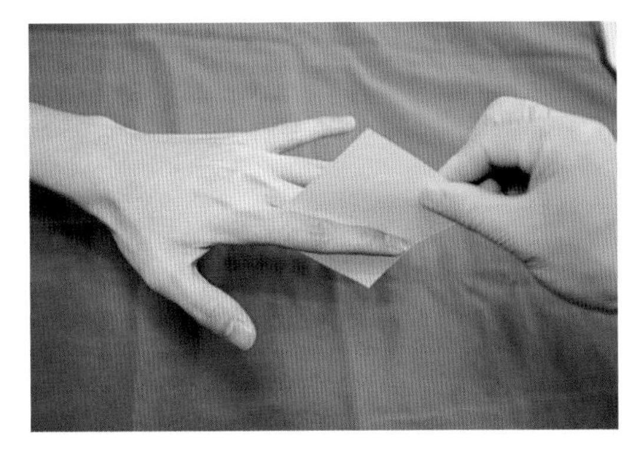

图 5–19　**夹纸试验**

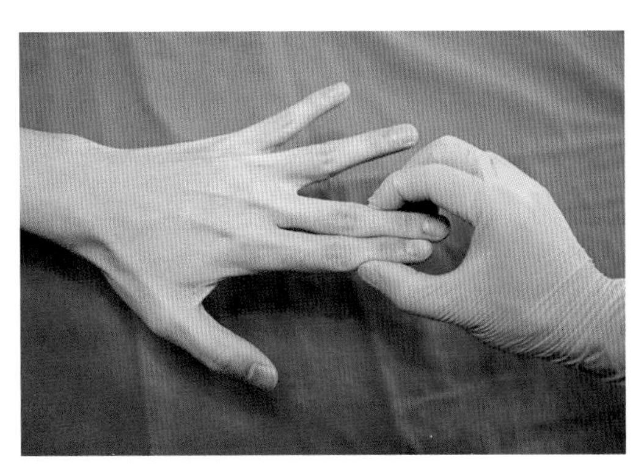

图 5–20　**分指试验**

（三）捏持试验

用拇指与示指用力捏一小物件，如针、纸片时，正常时拇指指间关节与掌指关节均呈屈曲状。如出现掌指关节过伸为阳性（图5–21）。可见于拇短屈肌瘫痪。

（四）拇对掌试验

拇对掌试验亦称对指试验，主要检查拇指对掌功能。拇外展后向掌侧屈曲，正常时，拇指指腹能够触及其余4指的指腹。否则，示有正中神经损害（图5–22）。

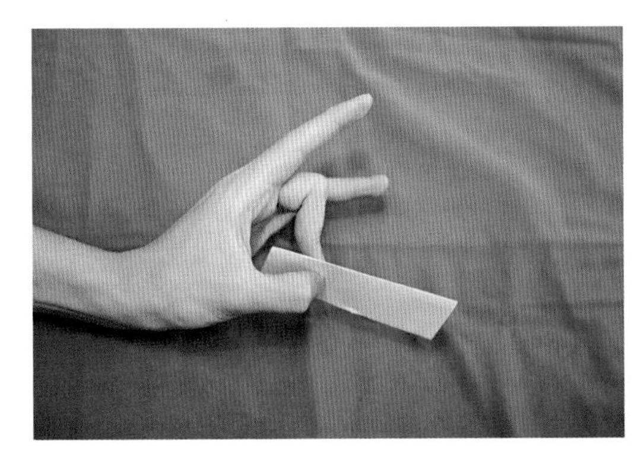

图 5–21　**捏持试验**

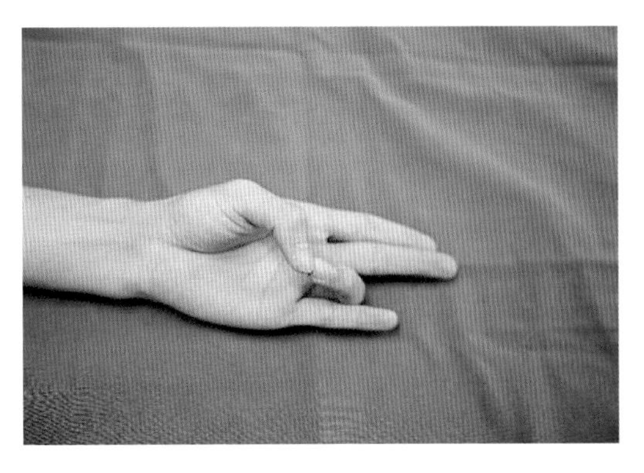

图 5–22　**拇对掌试验**

（五）腕管压迫试验

用拇指压迫鱼际间沟、掌侧腕横韧带处（图5–23）。引起正中神经分布区麻木、刺痛者，示有腕管综合征存在。

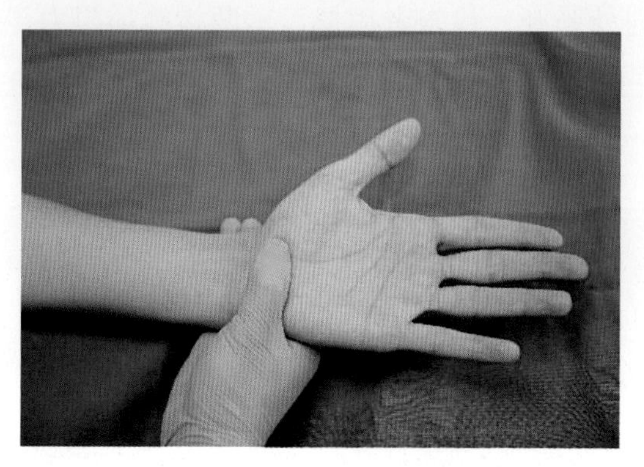

图 5–23 **腕管压迫试验**

十二、腕部特殊检查

（一）神经营养障碍

手指萎缩，皮肤色红、发亮、变薄，温度较低，有感觉障碍，可出现难以愈合的溃疡。

（二）指尖聚拢试验与杯口试验

是整个手与指的运动功能综合检查，包括第1掌骨与第4、5掌骨，以及各手指的内聚及对指功能。在聚拢动作之半程，腕手可呈高脚杯状。指尖完全聚拢后，尖端像五瓣小花（图5–24）。有功能障碍时，不能迅速完成此动作。

（三）腕挤压试验

以手掌按于桌面或桌沿，肘关节伸直位用力按下，使腕背伸，腕关节受挤压（图5–24）。如出现腕尺侧痛，可为三角纤维软骨破裂或桡尺远侧关节不稳。腕中间痛可为月骨病损，桡侧痛可为舟骨病损。

（四）屈腕试验

屈腕试验亦称Phalen试验，主要用于腕管综合征的检查。方法：患者双肘置桌面上，前臂上举并与桌面垂直，腕与手自然屈向掌侧。静待1～3分钟，观察正中神经分布区是否出现麻木与刺痛（图5–25）。阳性者提示有腕管综合征存在。

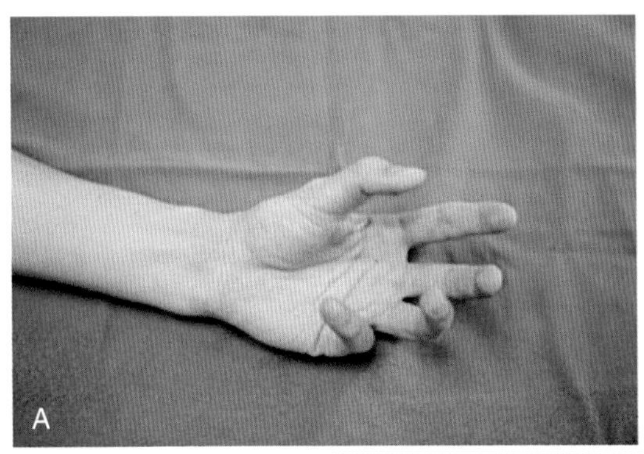

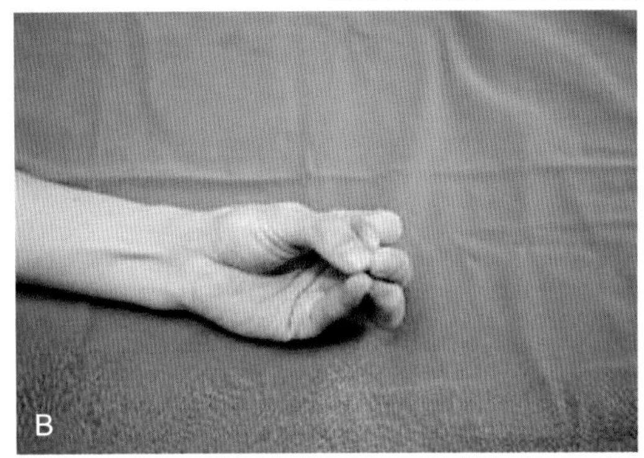

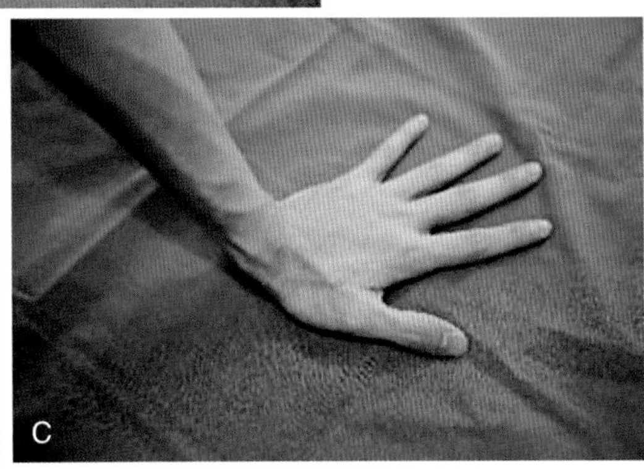

图 5-24　**A. 杯口试验；B. 指尖聚拢试验；C. 腕关节挤压试验**

（五）握拳尺偏试验

握拳尺偏试验亦称Finkelstein试验。方法：嘱患者握拳并将拇指握于掌心中，然后做腕尺偏的动作（图5-26），此时若在桡骨茎突处发生剧痛，示有桡骨茎突狭窄性腱鞘炎，重者，仅将拇指握于掌心即可引起疼痛。

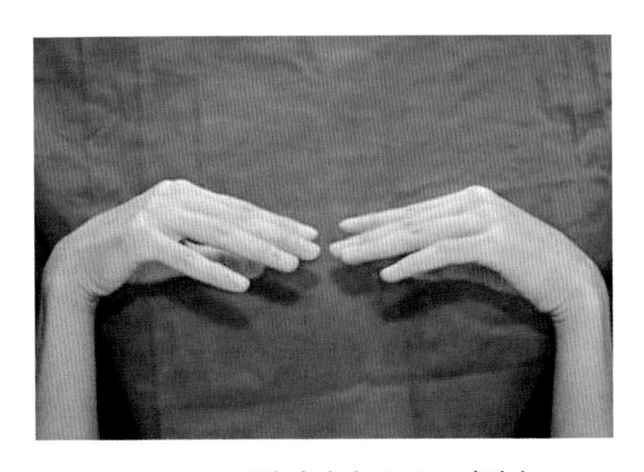

图 5-25　**屈腕试验（Phalen 试验）**

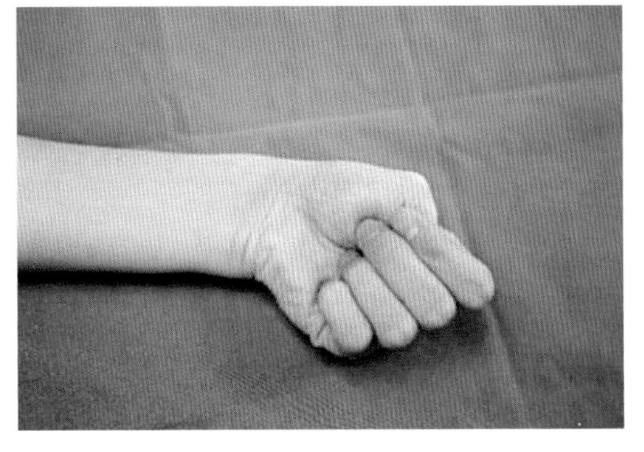

图 5-26　**握拳尺偏试验（Finkelstein 试验）**

（六）神经干叩击试验

神经干叩击试验即Tinel试验。叩击神经干时，远端神经分布区出现麻木、刺痛，示神经干受激惹，亦用于检查神经恢复情况。

（七）腕关节握力疼痛情况评定

双手（腕）握力采用Jamar测力计测量，测握力时肘关节屈曲90° ，腕关节处于中立位，尽最大力量紧握测力计，测量3次取平均值，每次间隔休息5分钟（图5-27）。腕关节疼痛程度（分休息和负重两种状态）采用VAS评分表进行评估，疼痛值为0分即为无任何疼痛，10分为腕痛最为严重。

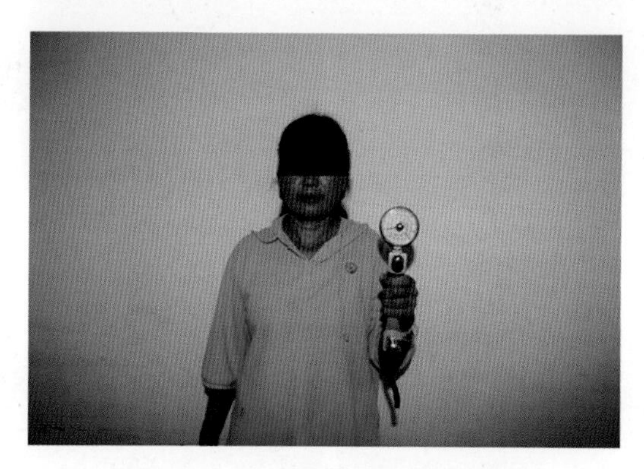

图 5-27 **手（腕）关节握力测量**

（八）腕关节功能评分（Krimmer评分）

见表5-1。

表 5-1 **腕关节功能评分（Krimmer 评分）**

患者握力（为对侧力量的%）（评分）	腕关节活动范围			疼痛（评分）	相应 Analogskala 疼痛分级（评分）	患手使用情况（评分）
	屈 / 伸（评分）	尺桡偏（评分）	旋前 / 旋后（评分）			
＜25（0分）	＜30°（0分）	＜10°（0分）	＜80°（0分）	极度疼痛，难以忍受（0分）	4（76～100）（0分）	日常生活极度受限（0分）
＞25~50（10分）	31°～60°（10分）	11°～35°（10分）	81°～110°（10分）	静息并腕用力时均疼痛（10分）	3（51～75）（10分）	明显受限（10分）
＞50~75（20分）	61°～100°（15分）	36°～50°（15分）	110°～140°（15分）	腕用力时疼痛（15分）	2（26～50）（15分）	轻微受限（20分）
＞75分（30分）	＞100°（20分）	＞50°（20分）	＞140°（20分）	无疼痛（20分）	1（0～25）（20分）	正常（30分）

（九）快速DASH评分

见表5-2。

表 5-2 **快速 DASH 评分**

请将你上周完成下列活动的能力评分，在合适选项的数字上画圈	无困难	轻度困难	中度困难	非常困难	无法完成
打开一个紧的 / 新的瓶子	1	2	3	4	5
做重家务活（清洗墙壁、地板）	1	2	3	4	5
拿购物袋或文件夹	1	2	3	4	5
洗后背	1	2	3	4	5
用刀切食物	1	2	3	4	5
做会用你的手臂、肩膀或手承受力或冲击的娱乐活动（如打高尔夫球、抡锤子、打网球）	1	2	3	4	5
	完全没有	轻度	中度	相当	极度
上周，你的手臂、肩部或手的问题影响你正常的社会活动（与你的家人、朋友、邻居或团体）到了什么程度	1	2	3	4	5
	未受限	轻度受限	中度受限	非常受限	无法完成
上周，你的工作或其他正常每日活动中是否因你的手臂、肩部或手的问题受到了限制？	1	2	3	4	5
评估你上周下列症状的严重程度	无	轻度	中度	严重	极度
手臂、肩部或手疼痛	1	2	3	4	5
手臂、肩部或手的刺痛（针扎样）	1	2	3	4	5
	无困难	轻度困难	中度困难	非常困难	无法入睡
上周，由于手臂、肩部或手疼痛，你入睡有多困难？	1	2	3	4	5
快速 DASH 评分 =[（选项总分 / 选项数目）-1] × 25，当超过 1 项未完成时，无法计算快速 DASH 评分					

（李　川　徐永清）

参考文献

[1] Stirling PHC, Chan CCH, Cliff NJ, et al. A reference range of Dart-Thrower's motion at the wrist in a healthy adult population[J]. J Hand Surg Am, 2021, 46(6):519. e1-519. e6.

[2] Kassay AD, Daher B, Lalone EA. An analysis of wrist and forearm range of motion using the Dartfish motion analysis system[J]. J Hand Ther, 2021, 34(4):604-611.

[3] Scott KL, Skotak CM, Renfree KJ. Remote assessment of wrist Range of motion: inter- and intra-observer agreement of provider estimation and direct measurement with photographs and tracings[J]. J Hand Surg Am, 2019, 44(11):954-965.

[4] Mikkelsen S, Petersen R, Lund CB, et al. Reliability and validity of expert assessments of hand-wrist physical exposures[J]. Am J Ind Med, 2022, 65(2):132-142.

[5] Földvári-Nagy L, Takács J, Hetthéssy JR, et al. A de quervain-féle tendinopathia kezelése konzervatív módszerekkel [Treatment of De Quervain' s tendinopathy with conservative methods][J]. Orv Hetil, 2020, 161(11):419-424.

[6] Ijaz MJ, Karimi H, Ahmad A, et al. Comparative efficacy of routine physical therapy with and without neuromobilization in the treatment of patients with mild to moderate carpal tunnel syndrome[J]. Biomed Res Int, 2022, 2022:2155765.

[7] Wollstein R, Tsusukamato Y, Huang S, et al. Comparison of wrist motion and grip strength between Normal Caucasian, Southern Chinese and Japanese populations[J]. J Hand Surg Asian Pac Vol, 2022, 27(2):326-333.

[8] Prando BC, Carvalho C, Petrella M, et al. Test-retest reliability of isometric and isokinetic wrist strength[J]. J Orthop Sci, 2023, 28(1):138-142.

[9] Lee SH, Gong HS. Grip strength measurement for outcome assessment in common hand surgeries[J]. Clin Orthop Surg, 2022, 14(1):1-12.

[10] Leti Acciaro A, Garagnani L, Lando M, et al. Modified dome osteotomy and anterior locking plate fixation for distal radius variant of Madelung deformity: a retrospective study[J]. J Plast Surg Hand Surg, 2022, 56(2):121-126.

[11] Chojnowski K, Opiełka M, Piotrowicz M, et al. Recent advances in assessment and treatment in Kienböck's disease[J]. J Clin Med, 2022, 11(3):664.

[12] Zhang W, Feng Q, Gu J, et al. Carpal tunnel syndrome caused by tophi deposited under the epineurium of the median nerve: A case report[J]. Front Surg, 2023, 9:942062.

[13] Bauer B, Chaise F. Correction of ulnar claw hand and Wartenberg's sign[J]. Hand Surg Rehabil, 2022, 41S:S118-S127.

[14] Soubeyrand M, Melhem R, Protais M, et al. Anatomy of the median nerve and its clinical applications[J]. Hand Surg Rehabil, 2020, 39(1):2-18.

[15] Zinger G, Michailevich M, Bregman A, et al. Wrist ganglia in children: nonsurgical versus surgical treatment[J]. J Hand Surg Am, 2020, 45(6):551. e1-551. e5.

[16] Bezirgan U, Acar E, Özbek EA. Can headless screw used in fixation of the scaphoid proximal pole fracture be broken after wrist trauma? An unreported complication of scaphoid surgery[J]. J Dis Relat Surg, 2021, 32(3):779-785.

[17] Arabzadeh A, Vosoughi F. Isolated comminuted trapezium fracture: A case report and literature review[J]. Int J Surg Case Rep, 2021, 78:363-368.

[18] Suwannaphisit S, Suwanno P, Fongsri W, et al. Comparison of the effect of ketorolac versus

triamcinolone acetonide injections for the treatment of de Quervain's tenosynovitis: a double-blind randomized controlled trial[J]. BMC Musculoskelet Disord, 2022, 23(1):831.

[19] Quintero JI, Herrand MC, Moreno R. Vascularized bone grafting for the treatment of capitate avascular necrosis[J]. J Wrist Surg, 2021, 11(2):181-184.

[20] Kwon YW, Park JH, Choi IC, et al. Revisional triangular fibrocartilage complex (TFCC) repair using arthroscopic one-tunnel transosseous suture: preliminary results[J]. Arch Orthop Trauma Surg, 2022, 142(2):197-203.

[21] Padua L, Cuccagna C, Giovannini S, et al. Carpal tunnel syndrome: updated evidence and new questions[J]. Lancet Neurol, 2023, 22(3):255-267.

[22] Rodriguez Fontan F, Douleh D, Federer A, et al. Giant cell tumor of the wrist after fracture osteosynthesis: a case report[J]. Cureus, 2023, 15(1):e34110.

[23] Yeşiloğlu Aİ, Aksakal MF, Aydin G, et al. Isolated/partial rupture of the flexor pollicis longus tendon in an ex-pianist medical student[J]. Am J Phys Med Rehabil, 2022, 101(4):e65-e66.

[24] Aruma JF, Herickhoff P, Taylor K, et al. Spontaneous rupture of the extensor pollicis longus tendon in a lacrosse player[J]. Phys Sportsmed, 2022, 50(6):553-556.

[25] Yadav R, Gerrickens MWM, Teijink JAW,. Systolic finger pressures during an Allen test before hemodialysis access construction predict severe postoperative hand ischemia[J]. J Vasc Surg, 2021, 74(6):2040-2046.

[26] Cambon-Binder A. Ulnar neuropathy at the elbow[J]. Orthop Traumatol Surg Res, 2021, 107(1S):102754.

[27] Cambon-Binder A, Chammas M, Coulet B, et al. Palliative surgery for thumb involvement in ulnar paralysis[J]. Hand Surg Rehabil, 2022, 41S:S112-S117.

[28] Holbrook HS, Hillesheim RA, Weller WJ. Acute carpal tunnel syndrome and median nerve neurapraxia: a review[J]. Orthop Clin North Am, 2022, 53(2):197-203.

[29] Petermann-Rocha F, Gray SR, Forrest E, et al. Associations of muscle mass and grip strength with severe NAFLD: A prospective study of 333, 295 UK Biobank participants[J]. J Hepatol, 2022, 76(5):1021-1029.

[30] Ehrl D, Erne HC, Broer PN, et al. Painful thumb carpometacarpal joint osteoarthritis: Results of a novel treatment approach[J]. J Plast Reconstr Aesthet Surg, 2016, 69(7):972-976.

[31] Alnahdi AH. Validity and reliability of the Arabic quick disabilities of the arm, shoulder and hand (QuickDASH-Arabic)[J]. Musculoskelet Sci Pract, 2021, 53:102372.

第6章　腕关节功能评定

【摘要】桡骨远端骨折是骨科最常见的骨折。近些年由于高能量暴力致伤因素的增多，导致腕骨骨折、脱位的病患也日趋增多。由于风湿免疫系统疾病的增多，腕关节也成为骨病最多发的部位之一。目前对于腕关节疾病患者的评价多数是针对全身状况或生活质量的评价，其中多数利用上肢功能评定表（disabilities of the arm, shoulder and hand，DASH）进行评分。但是该评价标准涉及腕关节的条目不多，不能完整地反映其功能情况。以往，对腕关节的评价主要包括：生理或解剖结构上的异常（如X线表现），活动度和握力。前者是客观的，不受患者的主观影响，后者受患者配合程度的影响非常明显。临床医师主要凭借这些检查，初步评价患者腕关节的功能状况。

为进一步加强人身损伤程度鉴定工作的标准化、规范化，我国发布了《人体损伤程度鉴定标准》，并自 2014年1月1日起施行。其中也涉及了关于腕关节功能丧失程度的评价标准，让鉴定工作有了明确的法律依据。该评价标准，主要参考的是2000年中华医学会手外科学会腕关节功能评定试用标准的相关内容。

有研究认为，评价关节功能时97%的医师会要求患者拍摄X线片，但只有6%的医师认为X线片是评价关节功能最重要的客观指标。因此可以认为，X线片表现只能作为解剖结构受损的依据，不能反映功能状况。活动功能（functional activity）测试才是最可靠的评价手段。然而，什么样的活动功能测试才是理想的、标准的测试，尚未有明确定论。

腕关节评价涉及的疾病种类主要包括外伤导致的骨折脱位及韧带、软组织损伤（如桡骨远端骨折、腕舟骨骨折、月骨脱位、三角纤维软骨复合体损伤、腕骨间韧带损伤等），以及腕关节的骨病和软组织疾病等（如类风湿性腕关节炎、月骨无菌性坏死、尺骨正向变异、腕管综合征等）。目前没有一种可以适用于全部腕关节疾病的评价标准。

徐永清教授带领团队，参考前辈专家经验总结的积累，对国内外关于腕关节的评价进行了收集整理，形成该章节相关内容，以供相关专业领域人士或有需要的临床医师参考。

【关键词】腕关节损伤；功能评定；评分法

一、引言

既往，临床上治疗严重的腕关节炎常采用全腕关节融合术，该术术后可导致腕关节功能完全丧失，严重影响了患者的生活质量。徐永清团队深入研究了腕关节部分融合术，可保留部分腕关节功能，为此研发的记忆合金钉脚固定器，已获得中华人民共和国医疗器械注册证（注册证编号：国械注准20203130823），该产品目前已在临床推广应用，并得到了同行专家的广泛认同。目前，关于腕关节功能的检查主要包括腕关节外观、腕部疼痛程度、腕关节活动度、手部握力等。临床医师可询问患者获得患腕的实际使用情况，分为4级：工作正常、工作部分受限、可活动但无法工作、不能活动。其中客观功能评价指标包括腕关节的活动范围（量角器测量），握力（Jamar握力器测量），疼痛评分〔视觉模拟评分法（visual analogue scale/score，VAS）〕，腕关节功能评分（可采用Cooney评分表、Mayo评分表、Krimmer评分表等）。

二、腕关节功能丧失程度评价标准（引自：最高人民法院、最高人民检察院、公安部、国家安全部、司法部发布的《人体损伤程度鉴定标准》）

腕关节功能丧失程度等于相应关节所有轴位（如腕关节有两个轴位，见图6-1、图6-2）和所有方位（如腕关节有四个方位，见图6-1、图6-2）功能丧失值的之和再除以相应关节活动的方位数之和。例如：腕关节掌屈40°，背屈30°，桡屈15°，尺屈20°。查表得相应功能丧失值分别为30%、40%、60%和60%，求得腕关节功能丧失程度为47.5%。如果掌屈伴肌力下降（肌力3级），查表得相应功能丧失值分别为65%、40%、60%和60%。求得腕关节功能丧失程度为56.25%。

当关节活动受限于某一方位时，其同一轴位的另一方位功能丧失值以100%计。如腕关节掌屈和背伸轴位上的活动限制在掌屈10°～40°，则背伸功能丧失值以100%计，而掌屈以40°计，查表得功能丧失值为30%，背伸功能以100%计，则腕关节功能丧失程度为65%。

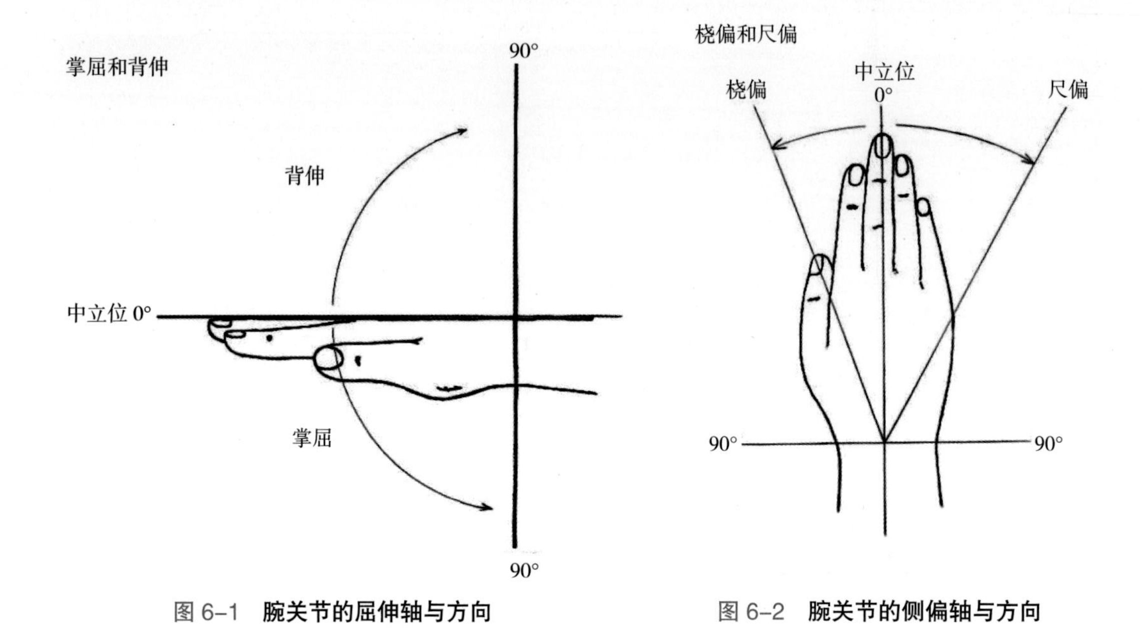

图 6–1 **腕关节的屈伸轴与方向**

图 6–2 **腕关节的侧偏轴与方向**

对疑有关节病变（如退行性变）并影响关节功能时，伤侧关节功能丧失值应与对侧进行比较，即同时用查表法分别求出伤侧和对侧关节功能丧失值，并用伤侧关节功能丧失值减去对侧关节功能丧失值即为伤侧关节功能实际丧失值。

由于《人体损伤程度鉴定标准》对于关节功能的评定已经考虑到肌力减退对于关节功能的影响，故在测量关节运动活动度时，应以关节被动活动度为准（表6–1）。

表 6–1 **腕关节功能丧失程度评定（%）**

	关节运动活动度（°）	肌力				
		≤ M1	M2	M3	M4	M5
掌屈	≥ 61	100	75	50	25	0
	51 ～ 60	100	77	55	32	10
	41 ～ 50	100	80	60	40	20
	31 ～ 40	100	82	65	47	30
	26 ～ 30	100	85	70	55	40
	21 ～ 25	100	87	75	62	50
	16 ～ 20	100	90	80	70	60

续表

	关节运动活动度（°）	肌力				
		≤ M1	M2	M3	M4	M5
掌屈	11 ～ 15	100	92	85	77	70
	≤ 10	100	95	90	85	80
背伸	≥ 61	100	75	50	25	0
	51 ～ 60	100	77	55	32	10
	41 ～ 50	100	80	60	40	20
	31 ～ 40	100	82	65	47	30
	26 ～ 30	100	85	70	55	40
	21 ～ 25	100	87	75	62	50
	16 ～ 20	100	90	80	70	60
	11 ～ 15	100	92	85	77	70
	≤ 10	100	95	90	85	80
桡偏	≥ 21	100	75	50	25	0
	16 ～ 20	100	80	60	40	20
	11 ～ 15	100	85	70	55	40
	6 ～ 10	100	90	80	70	60
	≤ 5	100	95	90	85	80
尺偏	≥ 41	100	75	50	25	0
	31 ～ 40	100	80	60	40	20
	21 ～ 30	100	85	70	55	40
	11 ～ 20	100	90	80	70	60
	≤ 10	100	95	90	85	80

三、中华医学会手外科学会腕关节功能评定试用标准〔引自：潘达德，顾玉东，侍德，寿奎水.中华医学会手外科学会上肢部分功能评定试用标准[J].中华手外科杂志,2000,16（3）:135.〕

腕关节损害的功能评定，由腕关节运动丧失或关节强直的程度所决定。正常腕关节运动时，掌屈、背伸两功能占腕关节功能的70%；而腕关节的桡偏、尺偏两者只占其功能的30%。腕关节屈伸的正常幅度是：从背伸60° 到掌屈60° （图6–3）；侧偏的功能位是0° ～10° ，腕关节侧偏的正常幅度是从桡偏20° 到尺偏30° （图6–4）。将因丧失背伸和掌屈能力而引起的功能减损值按图6–5计算，再乘以70%；桡、尺偏的损害值按图6–5计算，再乘以30%；这两个数值相加得出腕关节功能的全部减损值，其对整个肢体的功能损减情况只要再乘以60 %即可获得。

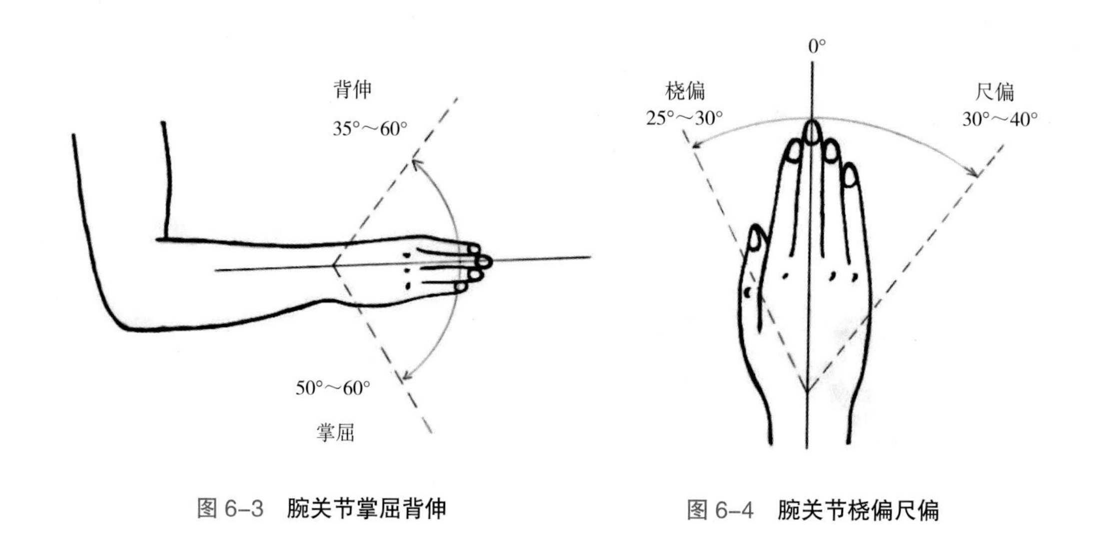

图 6–3　**腕关节掌屈背伸**　　图 6–4　**腕关节桡偏尺偏**

四、上肢功能评定表

关于上肢受伤治疗后功能恢复情况的评价，绝大多数由医师完成，然而，医师的评价和患者的自身评价并不完全一致。Hudak等为了从患者的角度来评价上肢外伤的治疗效果，对150项日常生活活动进行了反复筛选，最终确定了30项最能反映患者上肢运动功能的指标, 并完成了调查问卷形式的上肢功能评定表（DASH）。很多学者通过临床验证，证明该上肢功能评定表非常有效，并将其翻译成各自的本国语言进行广泛推广。其中来自我国华中科技大学同济医学院附属协和医院手外科的陈振兵、洪光祥和王发斌3位教授，于2004年11月15日在《中国修复重建外科杂志》发表了上肢功能评定表（DASH）德语版的中文译文。在此对3位教授做出的贡献表示深深的感谢！以下内容主要来自该译文，部分在该译文的基础上稍有改动，仅供广大同行参考。

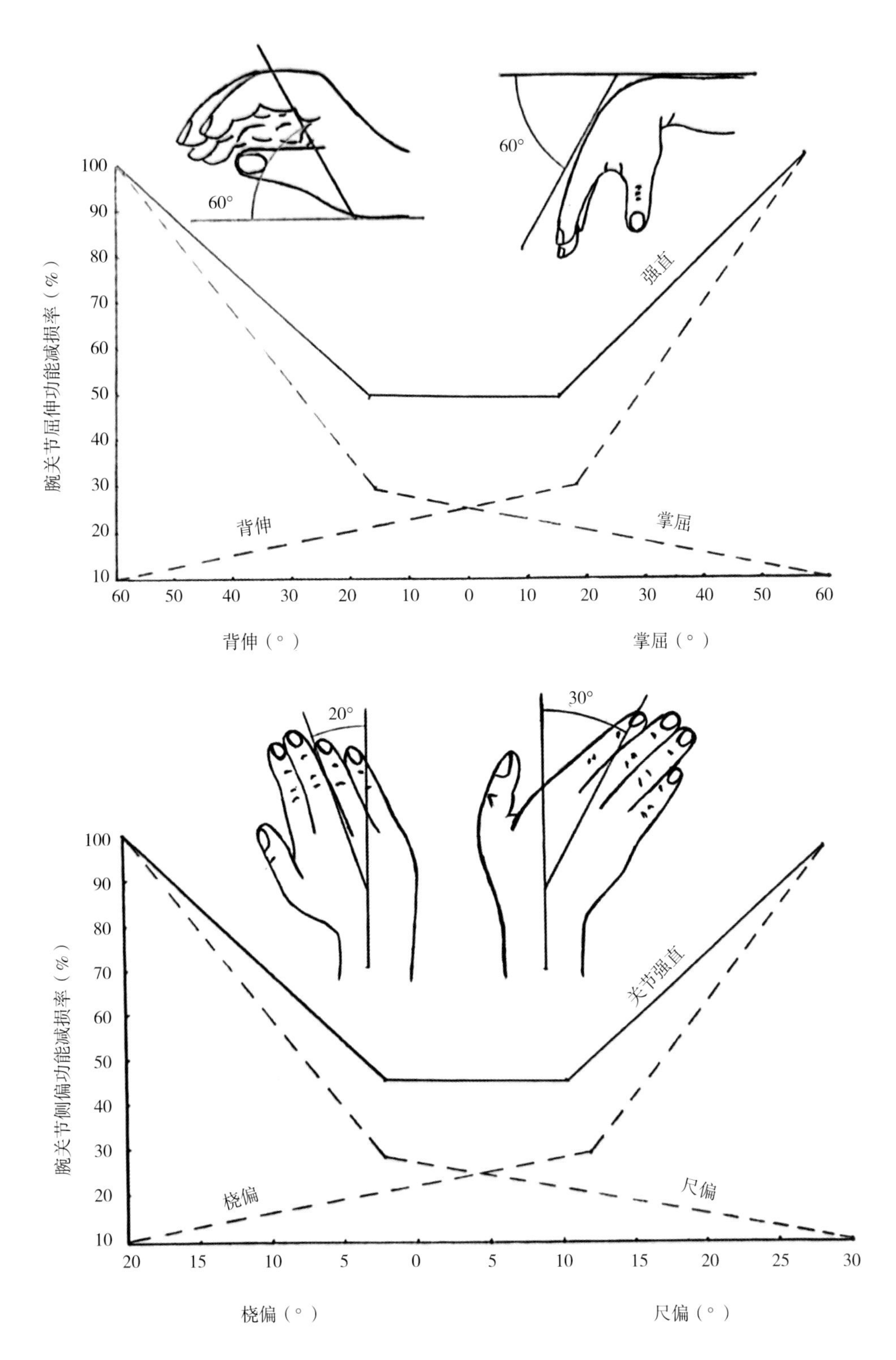

图 6–5　腕关节屈伸、侧偏功能减损百分率

译文内容如下：

上肢功能评定表（DASH）旨在了解您上肢的症状及从事日常活动的能力。

请您根据上一周内您的活动情况，在以下项目相应等级（1～5）的数字上画圈，并请您务必回答以下每一个问题。如果在上周您没有机会从事某项活动,请您设想一下，哪个项目与您的上肢功能状况最相符合，并在相应等级的数字上画圈。

请您注意：不管您是用哪只手完成的下列活动，也不管您是如何完成的，只要求您根据相应的能力回答问题。

A部分:

请您评估在上一周内，进行下列活动的能力，并请在相应等级的数字上画圈，见表6–2。

表 6–2 **A 部分内容**

项目	活动能力				
	无困难	有点困难	明显困难但能做到	很困难	不能
1. 拧开已拧紧的或新的玻璃瓶盖	1	2	3	4	5
2. 写字	1	2	3	4	5
3. 用钥匙开门	1	2	3	4	5
4. 准备饭菜	1	2	3	4	5
5. 推开一扇大门	1	2	3	4	5
6. 将物品放入头部上方的小柜子里	1	2	3	4	5
7. 繁重的家务劳动（擦地板、洗刷墙壁）	1	2	3	4	5
8. 花园及院子里的劳动(打扫卫生、松土、割草、修剪花草树木）	1	2	3	4	5
9. 铺床	1	2	3	4	5
10. 拎购物袋或文件箱	1	2	3	4	5
11. 搬运重物（超过 5kg）	1	2	3	4	5
12. 更换头部上方的灯泡	1	2	3	4	5
13. 洗发或吹干头发	1	2	3	4	5
14. 擦洗背部	1	2	3	4	5
15. 穿毛衣	1	2	3	4	5

续表

项目	活动能力				
	无困难	有点困难	明显困难但能做到	很困难	不能
16. 用刀切食物	1	2	3	4	5
17. 轻微体力的业余活动（打牌、织毛衣等）	1	2	3	4	5
18. 使用臂部力量或冲击力的业余活动（使用锤子、打高尔夫球、打网球等）	1	2	3	4	5
19. 灵活使用臂部的业余活动(如羽毛球、壁球、飞盘)	1	2	3	4	5
20. 驾驶、乘坐交通工具	1	2	3	4	5
21. 性功能	1	2	3	4	5
22. 影响您同家人、朋友、邻居及其他人群社会交往的程度	1	2	3	4	5
23. 影响您的工作或其他日常活动的程度	1	2	3	4	5

B部分：

请您评估在上一周下列症状的严重程度，在相应等级的数字上画圈，见表6–3。

表 6–3 B 部分内容

项目	活动能力				
	无困难	有点困难	明显困难但能做到	很困难	不能
24. 休息时肩、臂或手部疼痛	1	2	3	4	5
25. 活动时肩、臂或手部疼痛	1	2	3	4	5
26. 肩、臂或手部麻木、针刺样疼痛	1	2	3	4	5
27. 肩、臂或手部无力	1	2	3	4	5
28. 肩、臂或手部僵硬	1	2	3	4	5
29. 肩、臂或手部疼痛对睡眠的影响	1	2	3	4	5
30. 肩、臂或手功能障碍使您感到能力下降、缺乏自信	1	2	3	4	5

C部分：调查您的肩、臂或手功能障碍对您从事音乐或体育活动的影响。如果您使

用多种乐器或者从事多项体育活动，请您写出您认为最重要的乐器及体育活动项目。

请您根据上一周的活动能力，在相应等级的数字上画圈，见表6-4。

表 6-4 C 部分内容

项目	活动能力				
	无困难	有点困难	明显困难但能做到	很困难	不能
31. 用以往惯用的方式演奏乐器或进行体育运动	1	2	3	4	5
32. 肩、臂或手部疼痛影响演奏乐器或进行体育活动	1	2	3	4	5
33. 可以达到您要求的那样演奏乐器或进行体育活动	1	2	3	4	5
34. 能像以往一样长时间演奏乐器或者进行体育活动	1	2	3	4	5

五、PRWE（patient－rated wrist evaluation）评分表

该评分表是一款由加拿大MacDermid等于1998年开发的调查问卷，用于评估腕关节有问题的患者的手腕疼痛情况和功能情况，它主要观测两个级别的项目，即主观疼痛和基于活动的功能情况。它包含了15 项针对腕部损伤的调查问题，在这15 个项目中，有5个关于疼痛的问题归于“疼痛”子集下，有10个问题归于“功能”子集下。采用0～10 Likert量表的简单评分系统，总分100分，每个子集的小计为50分，见表6-5。因为该调查问卷具有良好的灵敏度，其英文原版已被翻译成多种语言，包括汉语、西班牙语、意大利语、德语和瑞典语等。

六、Cooney腕关节评分（改良的Green和O’Brien腕关节评分或Mayo腕关节评分）

传统的Green和O’ Brien腕关节评分内容包括主观评分和客观评分，是一个非常严格的评分系统，优秀的标准比较高，力量、活动度和功能都需要达到或接近正常，最初用于月骨周围脱位的放射学和临床评价。

1987年，来自梅奥诊所的Cooney等对Green和O’Brien腕关节评分进行了改良，删除了其中的放射学评价部分，使之成为一个适用于各种腕关节疾病的评价标准，故将此评分系统称之为Cooney腕关节评分（表6-6），也有学者将该方案称为“Mayo腕关节评分”。

表 6–5　PRWE 评分表

姓名 ________　　　　　　　　　　　　　　　　　　　　日期 ________

问卷说明：以下问题将有助于我们了解，您在过去的一周里的腕关节的功能障碍情况。请您将过去一周内的腕关节症状在 0 ～ 10 分内取值。请您务必对所有问题进行作答。如果您不能活动腕关节，请预估您的疼痛或活动障碍程度。如果您伤后从未活动过腕关节，可以空项不填。

1. 疼痛

请将过去一周内，最能体现您腕关节疼痛的数字从 0 ～ 10 中圈出来。0 表示一点儿也不痛，10 表示您经历过的最严重的疼痛，或者表示您因为疼痛而不能做这项活动。

	0	1	2	3	4	5	6	7	8	9	10
案例评分	0	1	2	3	4	5	6	7	8	9	10
	无痛										有史以来的最痛
您的疼痛情况：											
休息时	0	1	2	3	4	5	6	7	8	9	10
腕关节反复运动时	0	1	2	3	4	5	6	7	8	9	10
举重物时	0	1	2	3	4	5	6	7	8	9	10
最痛时	0	1	2	3	4	5	6	7	8	9	10
疼痛的频率	0	1	2	3	4	5	6	7	8	9	10
	从不疼痛										始终疼痛

2. 功能

A. 特殊活动

请评估过去一周内，您在完成下列每一项活动时所感到的困难程度。从 0 ～ 10 中圈出描述您困难程度的数字。0 表示没有任何困难，10 表示十分困难，您根本做不到。

	0	1	2	3	4	5	6	7	8	9	10
案例评分	0	1	2	3	4	5	6	7	8	9	10
	无困难										无法完成
用患手去拧门把手	0	1	2	3	4	5	6	7	8	9	10
用患手拿刀切肉	0	1	2	3	4	5	6	7	8	9	10
系衬衫扣子	0	1	2	3	4	5	6	7	8	9	10
用患手支撑从椅子上站起	0	1	2	3	4	5	6	7	8	9	10
用患手提 10 磅重的物品	0	1	2	3	4	5	6	7	8	9	10
用患手使用卫生纸	0	1	2	3	4	5	6	7	8	9	10

B. 日常活动

请评估过去一周内，在下列每一项活动中，为您日常活动中所遇到的困难程度评分，从 0 ～ 10 中圈出最能代表您的困难程度的数字。所谓“日常活动”，指的是在手腕出现问题之前进行的活动。0 表示没有任何困难，10 表示十分困难，以致无法干这些日常活动。

	0	1	2	3	4	5	6	7	8	9	10
日常护理活动（穿衣、洗漱）	0	1	2	3	4	5	6	7	8	9	10
家务劳动（打扫卫生、修缮）	0	1	2	3	4	5	6	7	8	9	10
工作（您的工作或日常工作）	0	1	2	3	4	5	6	7	8	9	10
娱乐活动	0	1	2	3	4	5	6	7	8	9	10

备注：PRWE 共包含 15 个项目，总分为 100。具体计算方法，10 个与活动和功能有关的小项得分之和除以 2（满分 50），加上疼痛各项的总分，这样可以得到一个 0 ～ 100 范围内的分值。分值越高，疼痛与功能障碍程度越高。

表 6-6　Cooney 腕关节评分（改良的 Green 和 O'Brien 腕关节评分或 Mayo 腕关节评分）

项 目	评 分
疼痛（25 分）	
无痛	25
轻度或偶尔疼痛	20
中度疼痛但可耐受	15
剧烈疼痛不可耐受	0
功能状况（25 分）	
恢复到平时工作状况	25
工作上受限制	20
能够坚持工作但未被聘用	15
因疼痛无法工作	0
活动度（正常的百分数，25 分）	
100%	25
75% ～ 100 %	15
50% ～ 75 %	10
25% ～ 50%	5
0 ～ 25%	0
握力（正常百分数，25 分）	
100%	25
75% ～ 99%	15
50% ～ 74%	10
25% ～ 49%	5
0 ～ 24%	0

注：优 91 ～ 100 分；良 81 ～ 90 分；可 65 ～ 80 分；差＜ 65 分。

七、Krimmer腕关节评分

2000年，德国教授Krimmer等在Cooney腕关节评分的基础上，主要改变了疼痛评估和功能状态。从患者的角度来看，轻中度疼痛不可能反复重现。此外，静息痛和用力时的疼痛之间有明显区别。关于功能状态，从实用性来看，增加了旋转活动，见表6-7。

表 6-7　Krimmer 腕关节评分

握力

为对侧的 %	评分
0 ～ 25%	0
> 25% ～ 50%	10
> 50% ～ 75%	20
> 75% ～ 100%	30

腕关节活动度

屈 / 伸	桡 / 尺偏	旋前 / 旋后	评分
≤ 30°	≤ 10°	≤ 80°	0
> 30° ～ 60°	> 10° ～ 35°	> 80° ～ 110°	10
> 60° ～ 100°	> 35° ～ 50°	> 110° ～ 140°	15
> 100°	> 50°	> 140°	20

疼痛

	相应的 Analogskala 疼痛分级（1 ～ 4）	评分
极度疼痛，难以忍受	4	0
静息时疼痛且腕用力时疼痛	3	10
腕用力时疼痛	2	15
无疼痛	1	20

患手日常生活使用情况

患手日常生活使用情况	评分
极度受限	0
明显受限	10
轻微受限	20
正常	30

最高分 100 对应的是正常。
活动度（ROM）可能仅受限于屈 / 伸（E/F）和桡 – 尺偏（R/U），旋前 – 旋后（P/S）无影响。
当旋前 – 旋后为 3 时，将屈 / 伸（E/F）和桡 – 尺偏（R/U）的结果相加后再除以 2 得到的结果视为评分结果。

续表

结果	评分
优	＞80～100
良	＞65～80
可	＞50～65
差	0～50

八、Wrightington腕关节功能评分

根据参考文献，可以明确该评分来自位于英国北部兰开夏郡的莱庭顿（Wrightington）医院，而不是来自位于英国伦敦的欧洲最大的私立医院惠灵顿（Wellington）医院。国内学者之前将其命名为“Wellington腕关节功能评分”，有待进一步考证商榷。

该评分（表6-8）总共包含8项内容，每项有4个分值，每个分值的意义是：1分，表示腕关节动作正常；2分，表示腕关节动作困难；3分，表示腕关节动作需要帮助；4分，表示腕关节不能完成动作。逐项确定分值，最后8项分值加在一起得到总分值。总分值越小，功能越好。正常为8分，最差为32分。

表 6-8 Wrightington 腕关节功能评分

共 8 项，每项得到一个分数；1 分表示正常，2 分表示困难，3 分表示需要帮助，4 分表示患者无法完成。总分最高 8 分，最差 32 分。	
从后裤兜取东西	拿起硬币
用手抓住并举起东西	做日常工作
腕关节支撑从椅子上站起来	搞个人卫生
用螺丝刀	抚摸脸

九、Lamberta腕关节置换评分标准

1980年，Lamberta 等报道了对19名Ⅲ期和Ⅳ期类风湿关节炎患者行Volz设计的全腕关节假体置换术前及术后随访的结果。他们评价时使用的是百分制腕关节评分表（one hundred point total wrist score sheet）（表6-9），该评分表在我国人民卫生出版社2005年9月出版的蒋协远等主编的《骨科临床疗效评价标准》一书中被命名为Lamberta腕关节置换评分标准。

表 6-9　Lamberta 腕关节置换评分标准

	范 围	评 分
平衡		
主动屈腕 – 伸腕（最大 15 分）		
优	0° ～ 20°	15
良	21° ～ 30°	10
可	31° ～ 40°	5
差	＞ 40°	0
主动尺偏 – 桡偏（最大 15 分）		
优	20° ～ 30°	15
良	0° ～ 19°	10
可	31° ～ 40°	5
差	＞ 40°	0
运动（屈腕和伸腕的总和，最大 25 分）		
优	70° ～ 90°	25
良	50° ～ 69°	20
可	15° ～ 49°	15
差	＜ 15°	0
疼痛缓解		
无疼痛		35
轻度疼痛		30
中度疼痛		7
严重疼痛		0
达到正常握力的百分比（最大 10 分）		
	＞ 75%	10
	50% ～ 75%	6
	5% ～ 49%	3
	＜ 5%	0

《骨科临床疗效评价标准》书中的第三章第七节介绍：该评分标准针对腕关节置换术后的腕关节，从平衡、运动和疼痛缓解3个方面对其进行评价。运动测量采用的是美国骨科医师学会（American Academy of Orthopaedic Surgeons, AAOS）的方法，其中关于平衡的最大分数是30分（屈/伸平面和尺/桡偏平面各为15分），计算方法为：主动屈腕度数减去主动伸腕度数，主动尺偏度数减去主动桡偏度数。越平衡的腕关节，得到的度数越少，分值越高。例如，一位患者屈腕45°、伸腕40°、尺偏25°、桡偏0°，那么他的屈/伸平面和尺/桡偏平面平衡得分各为15分，总分30分。

（宋慕国　徐永清）

参考文献

[1] 陈振兵, 洪光祥, 王发斌. 上肢功能评定表[J]. 中国修复重建外科杂志, 2004, 18(6):520-521.

[2] Hudak PL, Amadio PC, Bombardier C. Development of an upper extremity out come measure: the DASH (disabilities of the arm, shoulder and hand) [corrected]. The Upper Extremity Collaborative Group(UECG)[J]. Am J Ind Med, 1996, 29(6): 602.

[3] Germann G, Wind G, Harth A. The DASH (disability of arm-shoulder-hand)questionnaire-a new instrument for evaluating upper extremity treatment outcome[J] Handchir Mikrochir Plast Chir, 1999, 31(3): 149.

[4] Atroshi I, Gummesson C, Andersson B, et al. The disabilities of the arm, shoulder and hand(DASH) outcome questionnaire reliability and validity of the Swedish version evaluated in 176 patients[J]. Acta Orthop Scand, 2000, 71(6): 613.

[5] Dubert T, Voche P, Dumontier C, et al. The DASH questionnaire. French translation of a transcultural adaptation[J]. Chir Main, 2001, 20(4): 294-302.

[6] Veehof MM, Sleegers EJ, van Veldhoven NH, et al. Psychometric qualities of the Dutch language version of the disabilities of the arm, shoulder, and hand questionnaire(DASH-DLV)[J]. J Hand Ther, 2002, 15(4): 347.

[7] Rosales RS, Delgado EB, Diez de la Lastra-Bosch I. Evaluation of the Spanish version of the DASH and carpal tunnel syndrome health- related quality-of-life instruments cross cultural adaptation process and reliability[J]. J Hand Surg Am, 2002, 27(2): 334.

[8] MacDermid JC, Turgeon T, Richards RS, et al. Patient rating of wrist pain and disability: A reliable and valid measurement tool[J]. J Orthop Trauma, 1998, 12(8): 577-586.

[9] Wah JW, Wang MK, Ping CL. Construct Validity of the Chinese version of the patient-rated wrist evaluation questionnaire (PRWE-Hong Kong version)[J]. J Hand Ther, 2005, 19(1):18-26.

[10] Cooney WP, Bussey R, Dobyns JH, et al. Difficult wrist fractures. Perilunate fracture-dislocations of the wrist[J]. Clin Orthop, 1987, 214:138.

[11] Bradway JK, Amadio PC, Cooney WP. Open reduction and internal fixation of displaced, communited intra-articular fractures of the distal end of the radius [J]. J Bone Joint Surg Am, 1989, 1:839-847.

[12] Trousdale RT, Amadiao PC, Cooney WP, et al. Radio-ulner dissociation a review of twenty cases[J]. J

Bone Joint Surg Am, 1992, 74:1486-1497.
[13] Krimmer H, Wiemer P, Kalb K. Comparative outcome assessment of the wrist joint mediocarpal partial and total arthrodesis [J]. Handchir Mikrochir Plast Chir, 2000, 32(6):369-374.
[14] Van Den Abbeele KL, Loh YC, Stanley JK, et al. Early results of a modified Brunelli procedure for scapholunate instability[J]. J Hand Surg Br, 1998, 23:258-261.
[15] 蒋协远, 王大伟. 骨科临床疗效评价标准[M]. 北京:人民卫生出版社, 2005, 41-42, 48.
[16] Lamberta FJ, Ferlic DC, Clayton ML. Volz total wrist arthroplasty in rheumatoid arthritis. A preliminary report[J] J Hand Surg, 1980, 5:245-252.

第 7 章　自主研发创新型腕关节假体设计、生物力学实验研究

【摘要】本研究设计并制作了4种新型人工腕关节假体，包括外卡式记忆合金腕关节假体、倒刺型记忆合金腕关节假体、3D打印微孔钛腕关节假体和带有钛合金锁定板的腕关节假体。首先，详细阐述了腕关节的解剖结构、生物力学特点及相关疾病，为后续研究奠定理论基础。然后，运用计算机辅助设计，分别设计4种结构不同的新型腕关节假体。

在设计完成后,我们从体外和体内两个方面对3种新型假体的生物力学性能进行了全面的评估。体外试验包括球头顶出力测试、拉断强度测试、螺钉拔出力测试等;体内试验则通过活动度测试、压力测试、疲劳试验等方法进行。结果显示，几种新型假体的活动度范围基本符合人体生理需求，抗拉强度和抗疲劳性能较好，可以满足临床应用需求。

通过设计制作和多方位生物力学测试，本研究为4种新型腕关节假体的临床转化应用奠定了基础。但样本量有限，测试指标仍须继续完善。本研究为后续大样本临床研究提供了可靠的理论支持和技术基础。

【关键词】腕关节假体；计算机辅助设计；3D打印；生物力学测试；有限元分析

腕关节是上肢连接手掌和前臂的关键性复杂关节，其精细结构使人类手部得以执行精细灵活的活动。但腕关节也是人体最易损伤和致残的部位之一。腕关节疾病的高发严重影响了患者的生活质量。腕关节疾病主要包括外伤性、退变性、炎性和肿瘤性疾病。其中以类风湿关节炎最为常见，可导致腕关节严重畸形、疼痛和功能损伤。

对腕关节疾病的治疗长期以来主要包括非手术治疗、腕关节融合术和腕关节置换术。非手术治疗通过药物、物理治疗等方式暂时性缓解症状，但无法阻止病情进展。

腕关节融合术通过使腕关节永久粘连，可减轻疼痛，但牺牲了腕关节全部活动功能。相比之下，腕关节置换术可以在减轻患者疼痛的同时保留部分活动功能，深受患者欢迎。

腕关节置换术起源于19世纪，早期主要采用异物材料如象牙进行置换。20世纪60年代，Swanson采用硅胶置换体进行了第一例模拟人体腕关节解剖结构的置换手术。70年代，Meuli设计了第一款金属–聚乙烯球窝联合式置换体。随后几代置换体相继问世，但各有优劣。目前第四代置换体已成为主流，但仍面临假体易松动、活动度有限等问题。因此,研发新型腕关节置换体刻不容缓。

理想的腕关节置换体应模拟正常腕关节生物力学，实现与周围骨骼和软组织的牢固固定。同时要求有一定活动度，重建腕关节稳定性，耐磨性好，抗疲劳性能优异。目前研究热点包括：

1. 优化设计以提高初次稳定性。

2. 表面涂层以促进骨整合。

3. 新材料应用。

4. 为二次置换留余空间等。

计算机辅助设计和3D打印技术为设计定制化置换体提供了新的思路。利用图像学技术获取患者腕关节解剖数据，并通过软件设计个体化置换体。3D打印则可快速定制生产置换体。这既满足了个体差异，又可进行功能优化。新材料的应用也可获得更佳生物力学效果。

验证新型置换体的生物力学性能至关重要，需要从抗拉强度、抗扭转强度、抗疲劳性、摩擦学等多角度进行测试，确保其安全性和有效性。同时，动物实验和临床试验也非常必要，以便获得长期效果数据。只有通过全面的验证，优化设计的新型置换体才可实现临床转化。

本研究设计并制作了4种新型人工腕关节假体，包括外卡式记忆合金腕关节假体、倒刺型记忆合金腕关节假体、3D打印微孔钛腕关节假体和带有钛合金锁定板的腕关节假体。从体外和体内两个方面对4种新型假体的生物力学性能进行了全面的评估。结果显示，4种新型假体的活动度范围基本符合人体生理需求，抗拉强度和抗疲劳性能较好，可以满足临床应用需求。

本章通过计算机辅助设计，开发多种新型腕关节置换体，并采用各种体外体内试验对其生物力学性能进行评估，为设计定制化和功能优化的腕关节置换体奠定了基础。相信随着技术和材料的发展，新型置换体会使腕关节疾病患者受益。我们期待着功能更优异、个体化更精准的新一代腕关节置换体的问世，从而大幅提高患者的生活质量。

第一节 外卡式记忆合金腕关节假体的设计与生物力学验证

一、外卡式记忆合金腕关节假体的设计与装配

手是由骨、关节、韧带、肌肉和肌腱组成的，手的任何功能应用都脱离不了骨、关节、韧带、肌肉和肌腱这些结构共同而复杂的配合。腕关节是手掌和手臂的关键组织结构，是人体最灵活、最重要的关节，但是其组成也是相当复杂，由8块腕骨及其与尺桡骨和5根掌骨之间的关节组成。腕关节是人体应用频次非常高的关节，常在上肢支撑、推力等运动中承受较大负荷，是人体容易损伤和发生病变的关节。正是由于腕关节的独特作用，其临床治疗和保健是当前医学界研究的热点问题之一。腕关节生理结构及生物力学具有特殊性，只有深入地探索和研究腕关节生物力学原理及各种疾病的发生、发展原理，腕关节外科的整体理论深度和治疗水平才有可能得到进一步发展，从而更好地应用于临床治疗。

腕关节腕骨排列成两排，舟骨、月骨、三角骨和豌豆骨构成近端一排，大多角骨、小多角骨、头状骨和钩骨组成远端一排。腕关节腕骨复杂的排列结构有利于手部功能的发挥，能够形成很好的缓冲区域，减少劳损，保护腕关节，但是腕关节由于其功能的特殊性，仍然是一个比较容易受损伤的关节。类风湿关节炎多以手足小关节起病，常呈对称性，侵袭性关节炎症，是一种以慢性多关节炎症为主要表现的全身性疾病。腕关节和手的类风湿关节炎是手外科处理起来最困难的领域。它可涉及整个或部分的手与腕关节，以及其肌肉和肌腱，并可产生特定的畸形。对于类风湿性腕关节炎及腕关节严重受损等疾症的治疗，早期治疗方案大多以腕关节融合为主，随着医学和科技的发展，更多患者迫切希望能够在解决疼痛的同时保留其腕关节的活动功能。全腕关节置换术已成为那些对腕关节活动有特殊要求或对关节功能要求高的患者最合适的选择。近些年来，随着外科技术的发展和全腕关节假体设计的改进，在临床上也取得了一定的效果。新一代全腕关节假体应用于临床后经过长期的随访，假体松动、断裂及腕关节不稳等并发症较前明显降低，因此全腕关节置换术开始逐渐受到临床医师的重视。

探索和研究其生物力学原理是腕关节置换术研究的重要方向。人体生物力学以力学、解剖学、生理学等学科为理论基础，腕关节生物力学分析是对腕关节的力学问题

进行研究。腕关节生物力学的研究长期以来一直受到众多生物力学和康复工程专家的关注。有限元分析是一种借助计算机工具求解连续介质力学问题的数值计算和理论应力分析的方法，其核心思想是结构的离散化。首先将实际结构假想地离散为有限数目的规则单元组合体，并逐个研究每一个单元的力学性质，建立单元的刚度方程，然后根据给定的载荷条件，得到所有节点的位移并就此计算单元的应力，从而获得整个实体的响应。目前来说，有限元仿真分析已经成为研究腕关节生物力学特性的有效工具。

（一）材料

腕关节是人体中结构复杂、活动频率高的关节之一，也是病变和损伤频次较高的关节，因此腕关节假体的设计和临床应用时间非常的早。硅胶、磷灰石 / 聚酰胺、异丁烯酸甲酯骨水泥等材料被相继研发应用于腕关节假体。材料的选用对于减少术后并发症有着重要意义。选择的材料具体见表7–1–1，各组件见图7–1–1。

表 7–1–1　**新型腕关节材料**

序号	组件	材料
1	环抱器	TiNi 板
2	长螺钉	钛合金
3	固定螺钉	钛合金
4	基板	钛合金
5	椭球	聚乙烯
6	短螺钉	钛合金
7	桡骨环抱器	TiNi 板

根据表7–1–1可知，材料主要有TiNi板、钛合金和聚乙烯。TiNi合金是综合性能最好的形状记忆合金，具有优良的形状记忆效应、超弹性、力学性能稳定、耐腐蚀性好和良好的生物相容性等优点，选用其作为主要架构的板材能够降低骨的“应力遮挡”效应和对动脉的损伤。钛合金是一种应用十分广泛的医用材料，将其作为腕关节螺钉的应用材料，可以充分发挥其低弹性模量、耐腐蚀、高比强度和良好的生物相容性等优点，使得腕关节假体的固定和链接都更加紧凑和严密，从而获得更好的临床效果。目前这些材料在其他关节和部位的临床效果非常好。股骨已经取得的临床效果如图7–1–1所示。

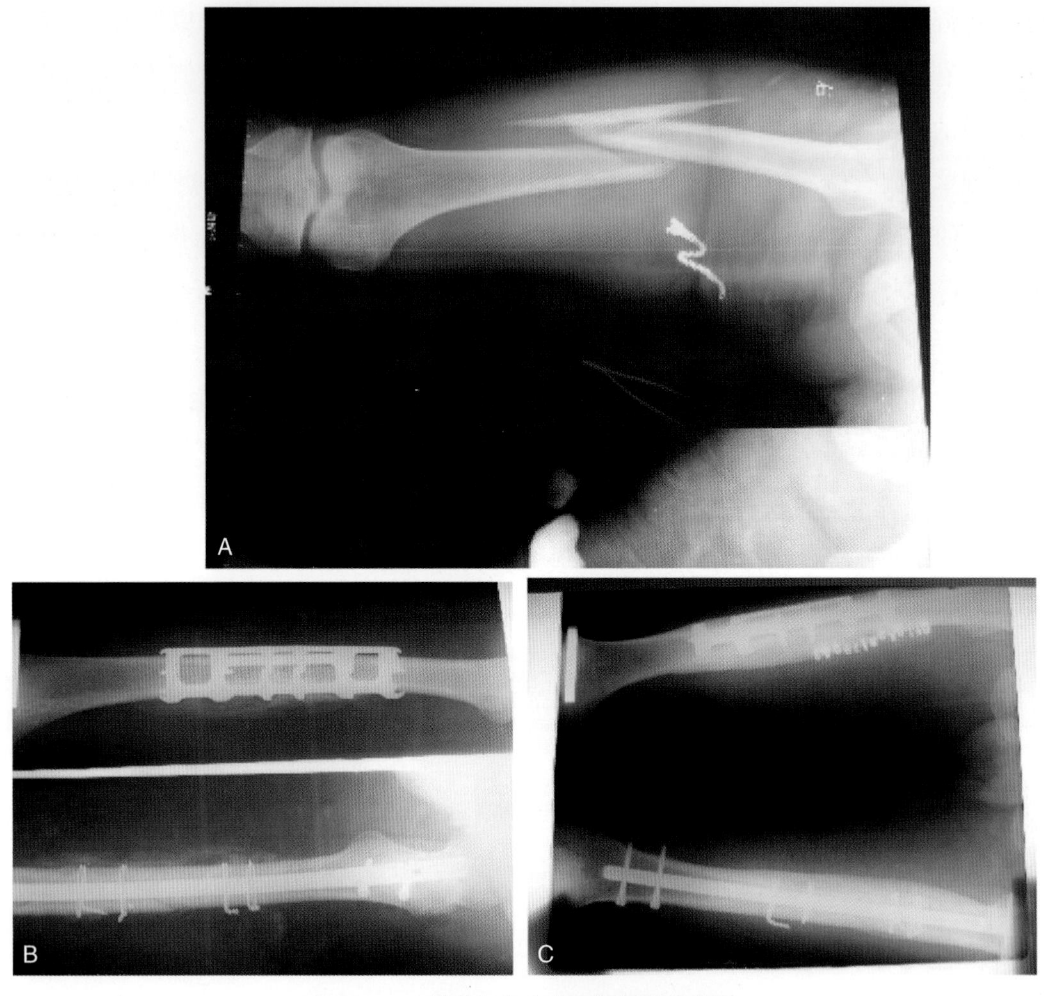

图 7-1-1　**镍钛记忆合金环抱器临床效果**

A. 术前；B. 术后 1 周；C. 术后 2 年

从图7-1-1我们可以看到，镍钛记忆合金环抱器已经完全嵌入患者的骨质中，它可以很好地诠释镍钛记忆合金材料具有良好的骨组织相容性，即骨整合性。因此，选择镍钛记忆合金作为环抱器设计材料能够有效地保障新型假体具备良好的骨整合性。

在完成新型假体设计后，需要进行装配试验，试验所用工具和材料如下（图7-1-2）：新鲜上肢标本（由昆明医科大学解剖教研室提供，冷冻保存，术前24小时常温解冻）、30～40℃温生理盐水250ml、0℃冰生理盐水250ml、手术刀柄、一次性手术刀片、弯血管钳、组织剪、持针器、医用缝合针、手术缝合线、软组织拉钩、骨膜剥离器、咬骨钳、骨锉、骨科电动摆锯、医用电钻、医用内六角螺丝刀、自主研发的外卡固定式全腕关节假体、尼康D800E相机。

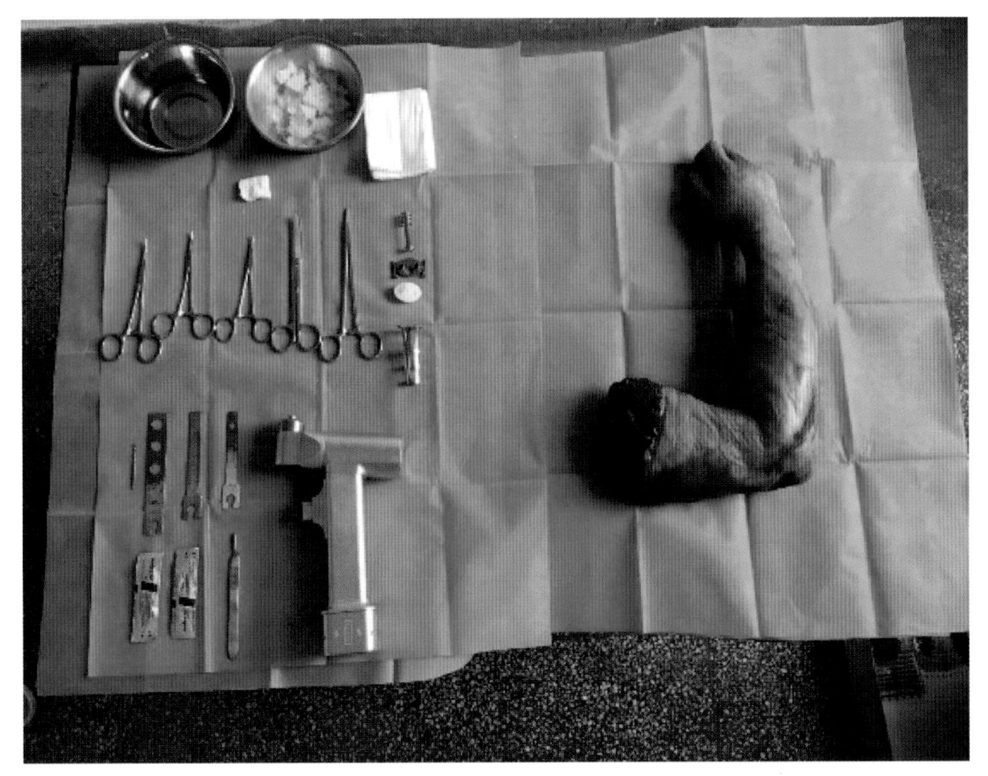

图 7-1-2　**装配工具图和标本**

（二）设计方法

CAD在工程制图方面应用广泛，能够直接转化成为加工制作数据，能够很好地帮助实现腕关节的设计工作。CAD制图软件是计算机辅助设计在医学领域假体设计最流行的软件之一。

（三）腕关节假体

腕关节假体主要由环抱器、长螺钉、固定螺钉、基板、椭球、短螺钉和桡骨环抱器所组成（图7-1-3）。新型假体各部分设计结果具体如下：

1.桡骨环抱器设计

桡骨环抱器主要作用是将桡骨和关节处进行固定和链接。桡骨环抱器主要设计如图7-1-4所示。环抱器的A-A和B-B示意图表示最近环抱臂的左、右侧视图。详细尺寸见图7-1-5。

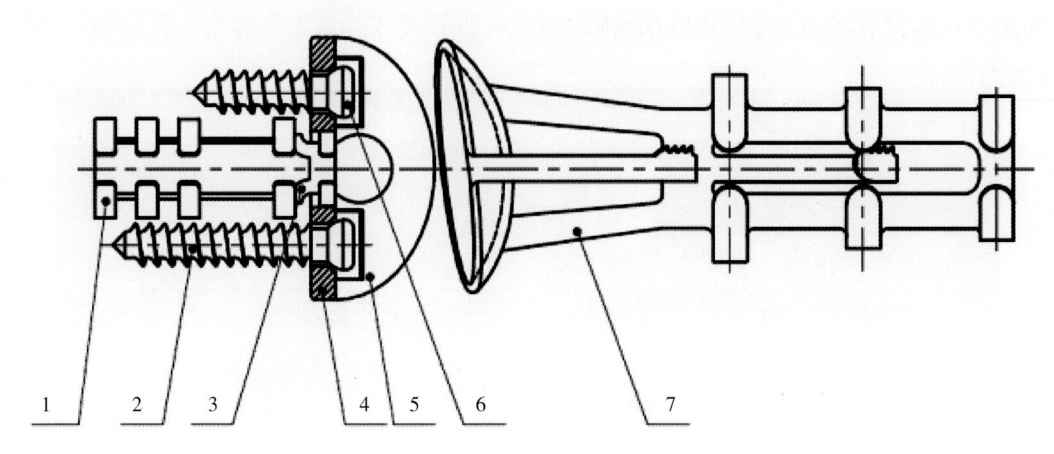

图 7-1-3　**腕关节设计剖面图**

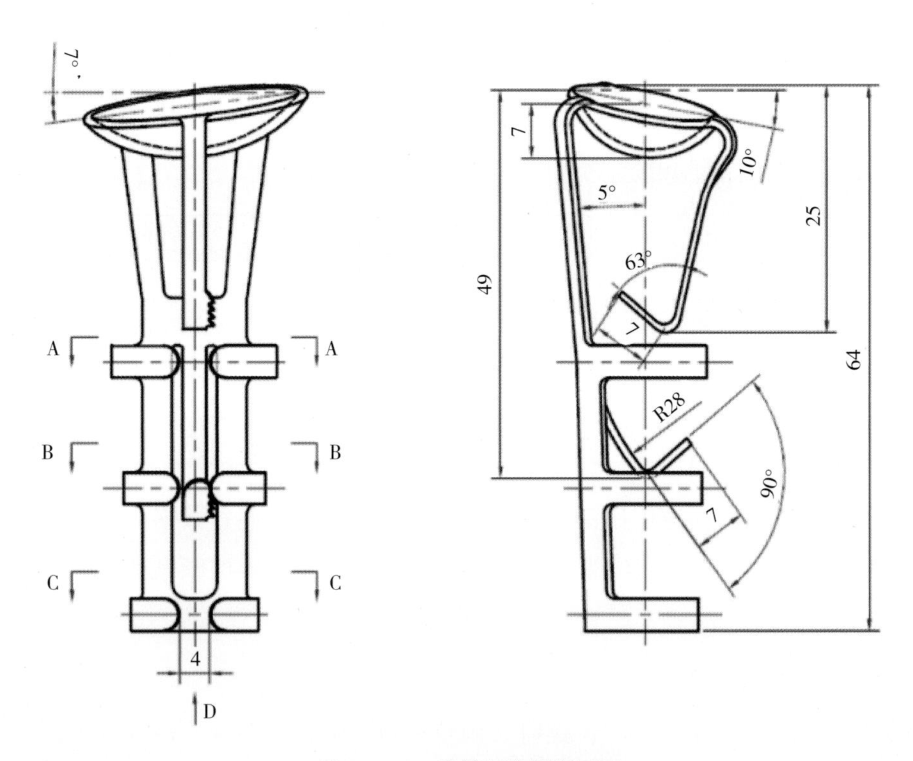

图 7-1-4　**桡骨环抱器剖面图**

指掌骨部分的固定采用如图7-1-6所示，采用指掌骨进行假体的链接，能够提升整个设计的强度，改善固定形式。

2.螺钉和固定钉设计

长螺钉的作用是将环抱器、基板、椭球和桡骨环抱器等进行固定，保障整个假体能够形成预定的活动范围和功能实现。长螺钉、短螺钉和固定钉的设计均是此目的，本章不一一进行重复阐述。固定螺钉和短螺钉设计尺寸和方案具体参见图7-1-7至图7-1-9所示。

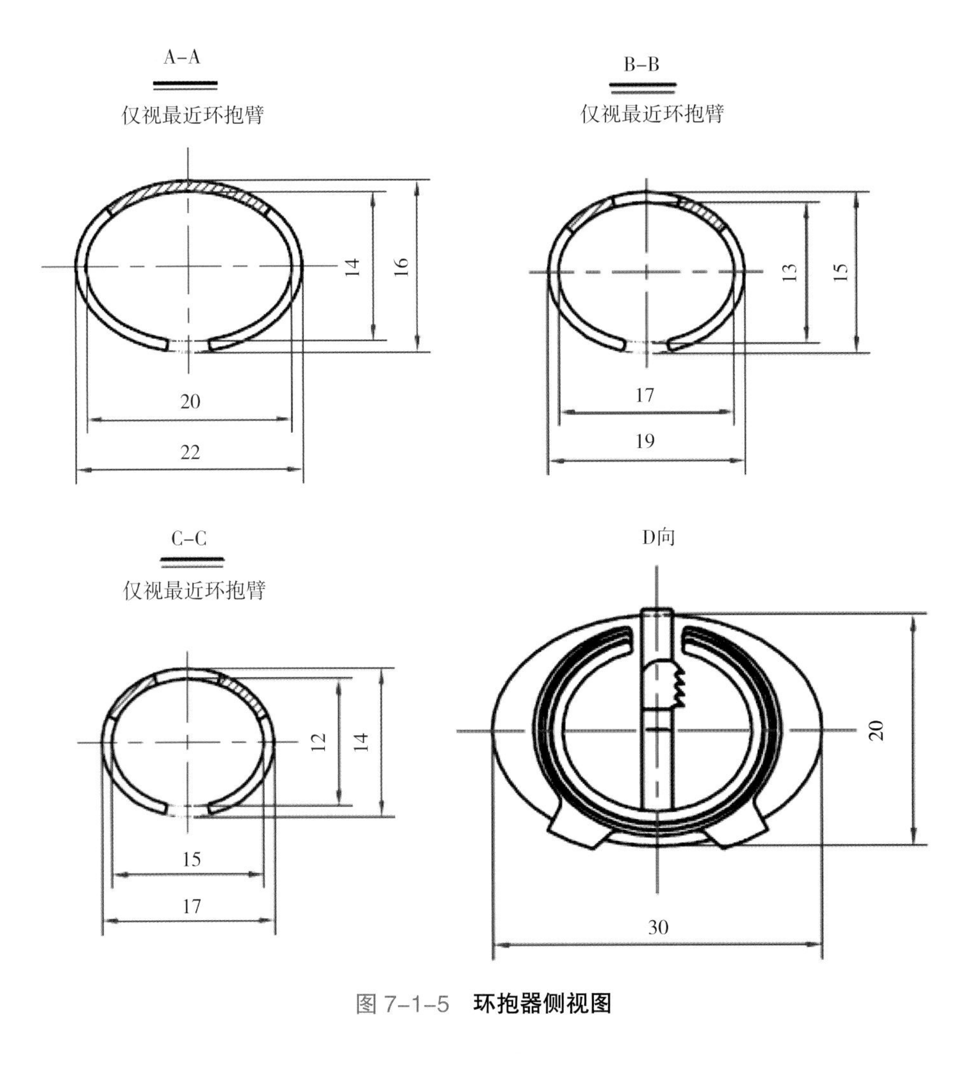

图 7-1-5　**环抱器侧视图**

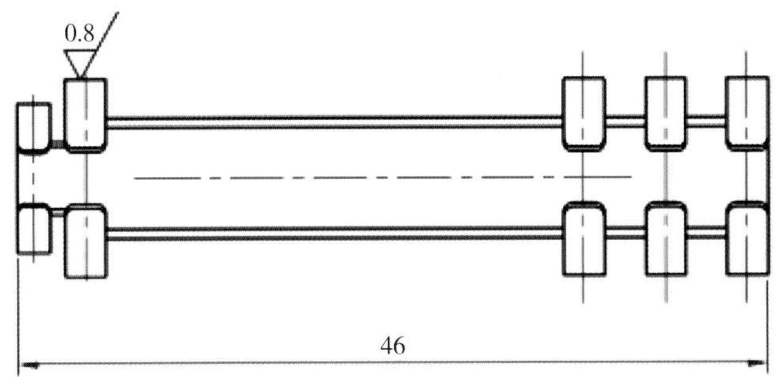

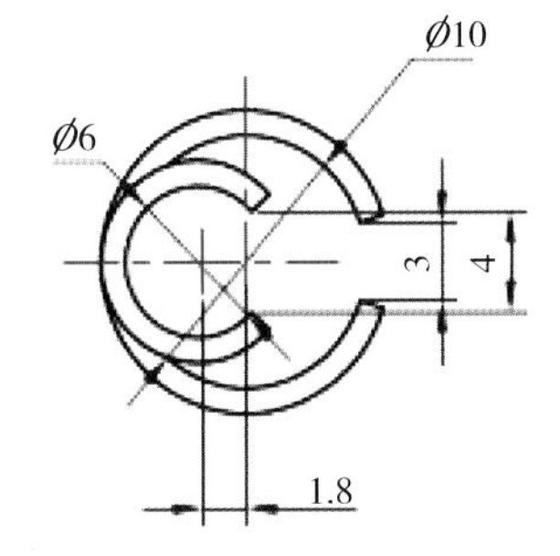

图 7-1-6　**指掌骨部分的固定设计**

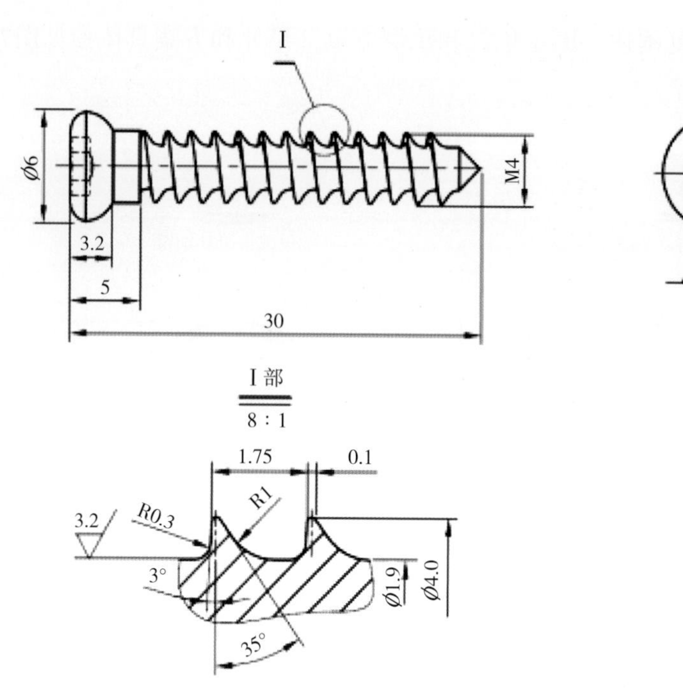

图 7-1-7　**长螺钉设计方案和尺寸**

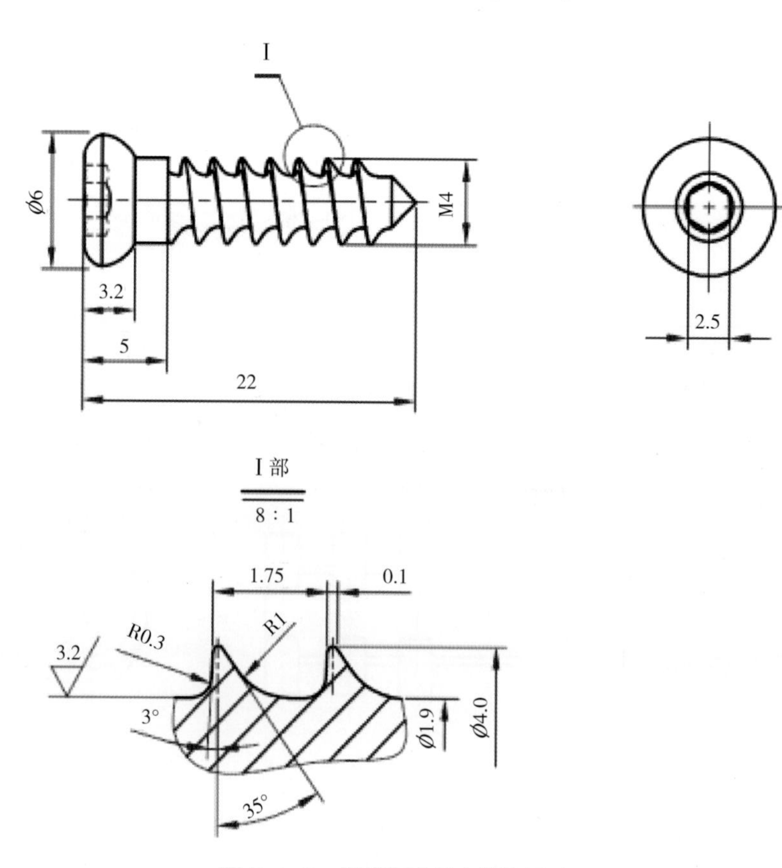

图 7-1-8　**短螺钉设计方案和尺寸**

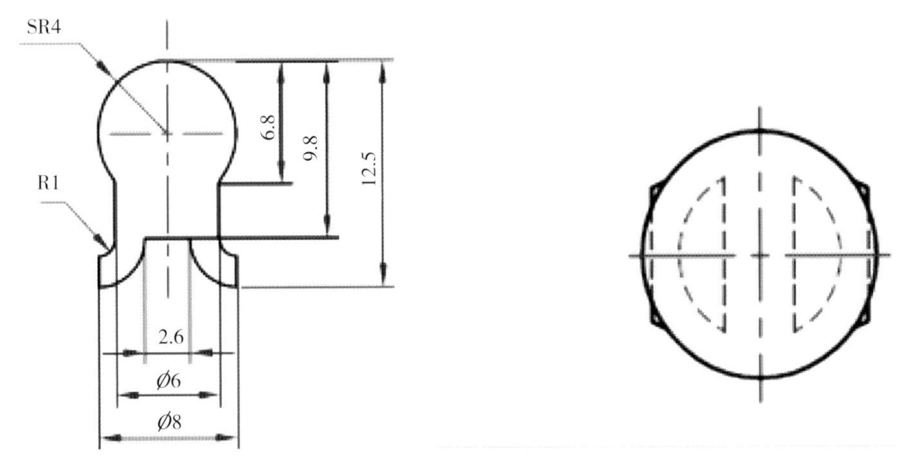

图 7-1-9 **固定钉设计方案和尺寸**

3.基板

基板是链接整个假体和腕关节的关节部件，其直接影响腕关节假体的活动范围和功能恢复，经过测算和模拟，参考文献设计数据进行设计，具体如图7-1-10所示。

根据上述尺寸，委托兰州西脉记忆合金股份有限公司进行新型假体样本的生产，经过反复修订和尺寸改进后，最终的假体实物如图7-1-11所示。

为了更好地指导新型假体的安装，运用3D打印技术在电脑上进行的模拟，用PLA材料打印出模型（因为打印石膏材质价格昂贵，成本过高，所以未打印石膏模型并模拟）。因此，首先进行了腕关节假体安装模型的制作，确定新型假体安装效果，具体模型如图7-1-12所示。

从图7-1-12可以看出，腕关节新型假体达到了预期设计目的，能够实现外卡固定式的固定，将腕关节和桡骨进行外固定式装配。采用外固定式方式进行固定，新型假体明显能够更好地承受掌骨方向的拉力，从而降低其返修的概率。同时，新型假体采用的设计材料强度更大，耐腐性、弹性和生物相容性更好，新型假体设计达到了预期目的。

4.装配结果

在完成标本解冻的处理后，按照图7-1-13准备试装工具即可开始试装，试装过程如图7-1-14至7-1-17。试装步骤分为4个步骤，具体如下：

【步骤1】手术切口：背侧切口，右腕关节中立位，沿第3掌骨纵轴及桡骨纵轴做一纵切口，切口长度如图7-1-14所示。

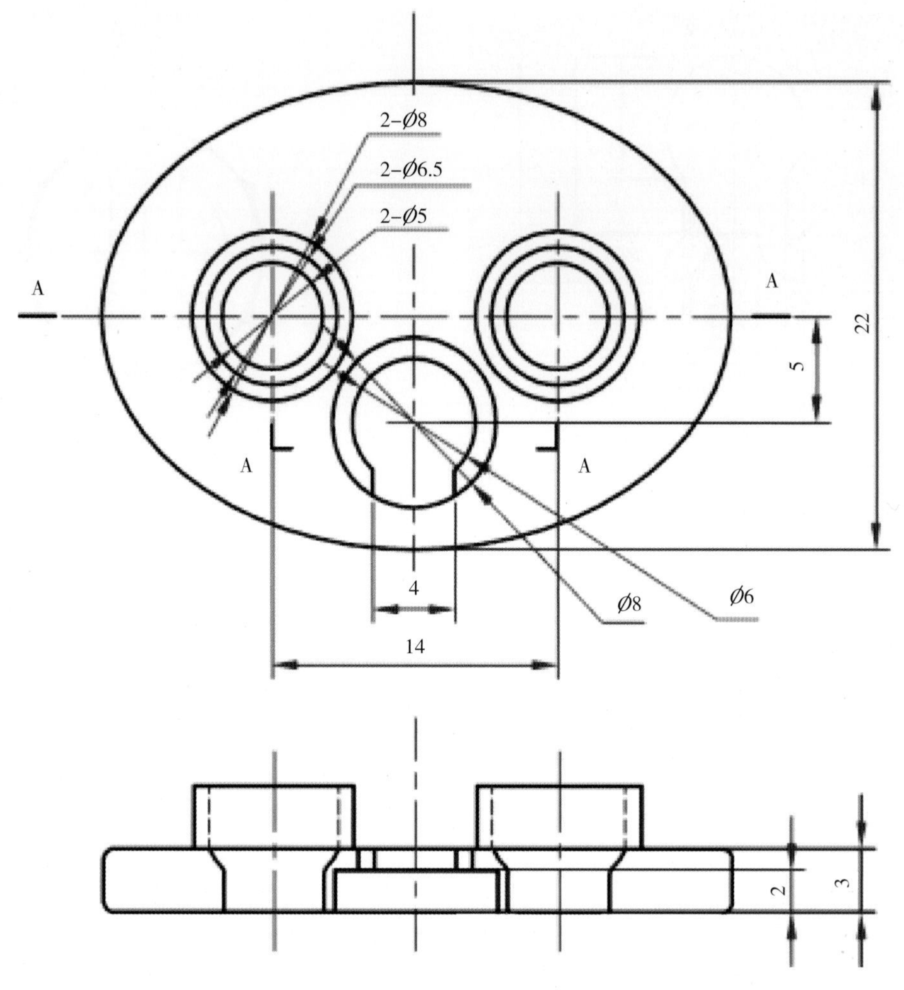

图 7-1-10 **假体基板设计图**

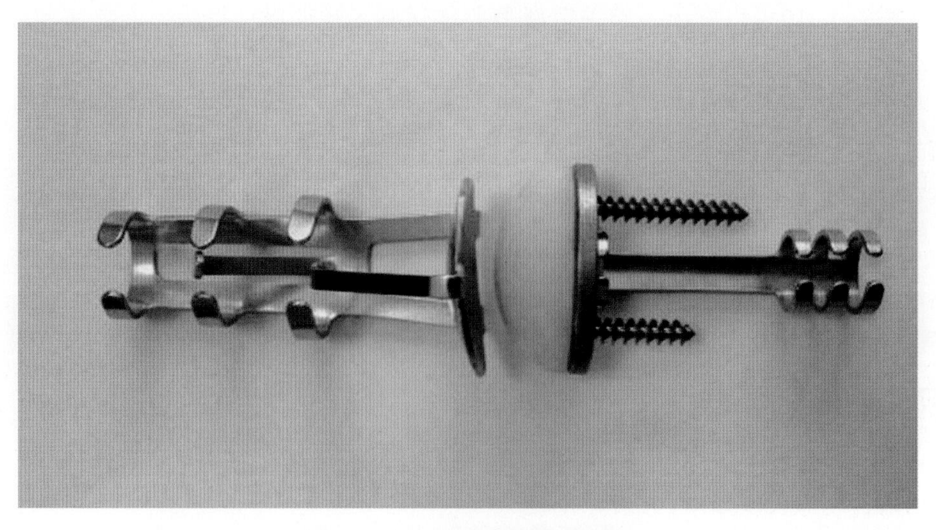

图 7-1-11 **腕关节假体实物图**

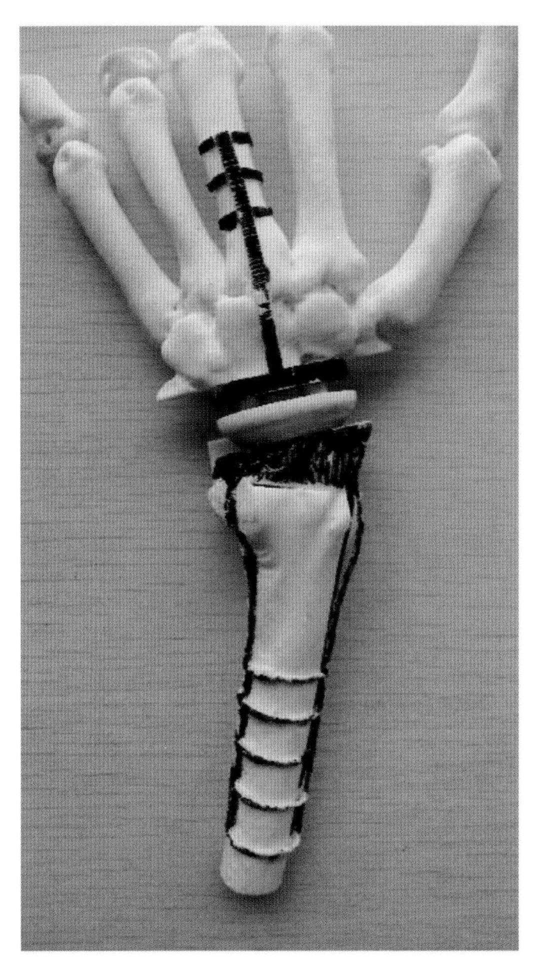

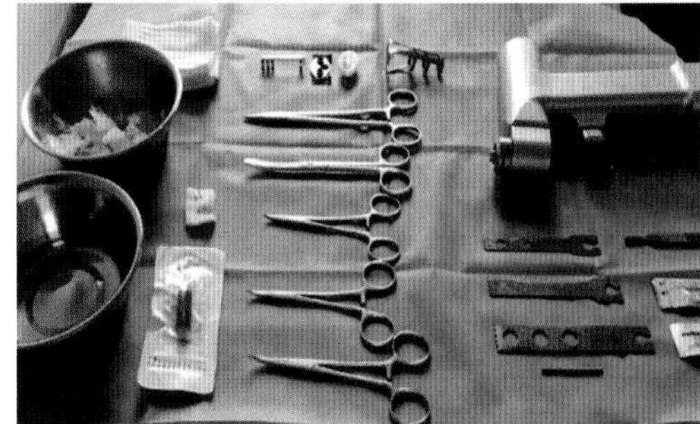

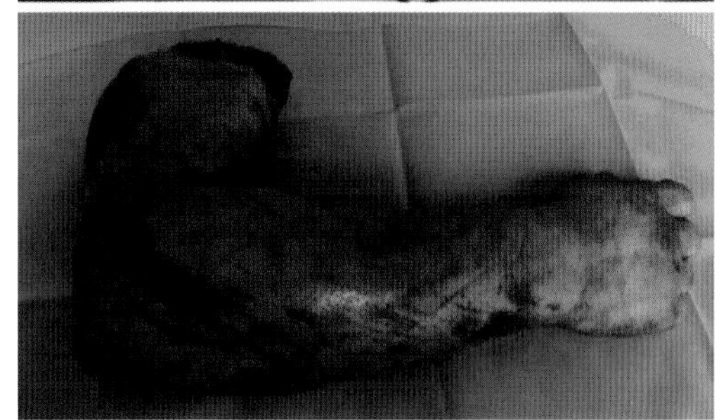

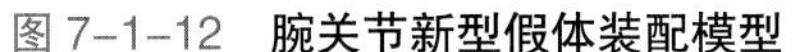

图 7-1-12　**腕关节新型假体装配模型**

图 7-1-13　**装配工具图和标本**

【步骤2】逐层切开皮肤、皮下组织、深筋膜，于深筋膜深面充分游离，显露腕关节背侧的伸肌支持带、背伸肌腱及各肌腱鞘管，于3、4鞘管之间进入，骨膜下充分显露桡骨远端并打开腕关节囊，行腕关节脱位并保护好腕关节前方的重要组织，摆锯切除桡骨远端关节面，骨锉打磨，在桡骨干下段背侧及掌侧合适的位置各钻孔一个，取出浸泡于冰生理盐水中的桡骨组件充分塑形并将其环抱于桡骨下段，温生理盐水外敷，使其复形，检查桡骨组件固定贴敷良好，无松脱。

【步骤3】利用腕关节旋转中心来确定腕骨截骨线，摆锯截除绝大部分近排腕骨及部分远排腕骨。

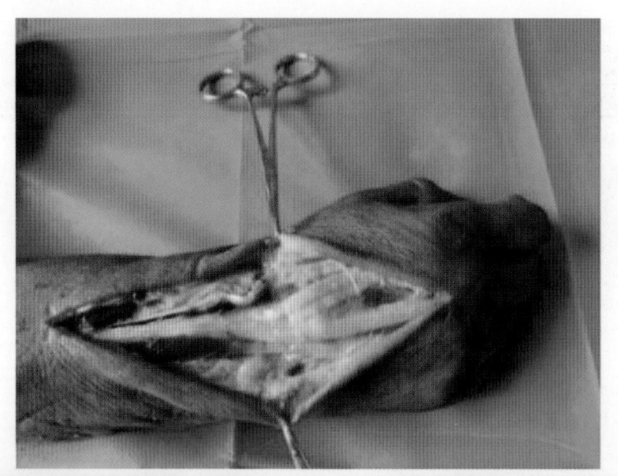

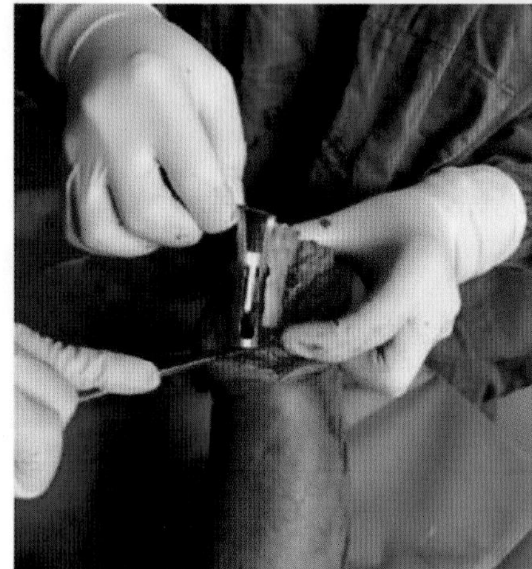

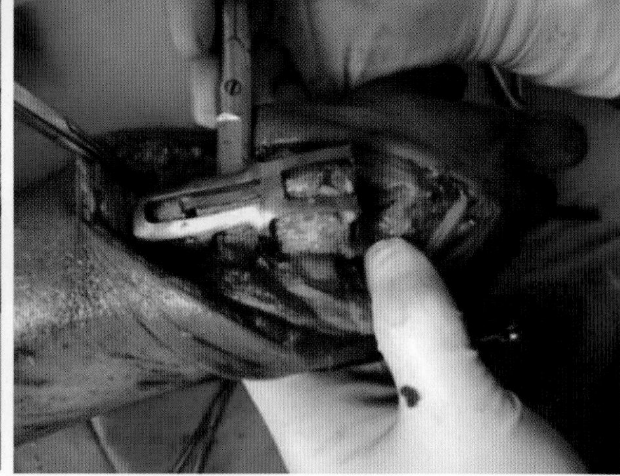

图 7–1–14 **试装切口过程示意图**

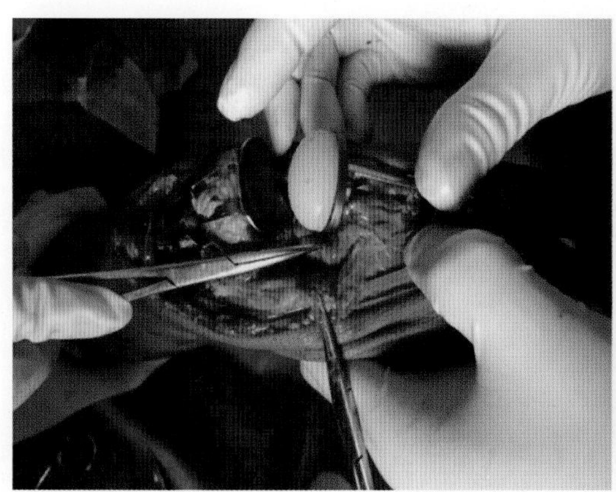

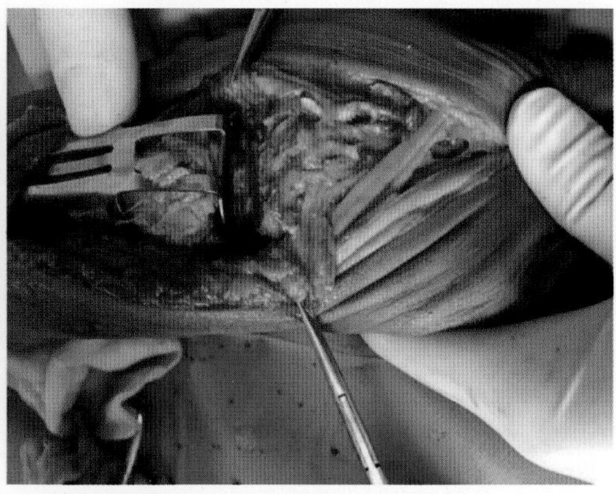

图 7–1–15 **试装过程示意图**

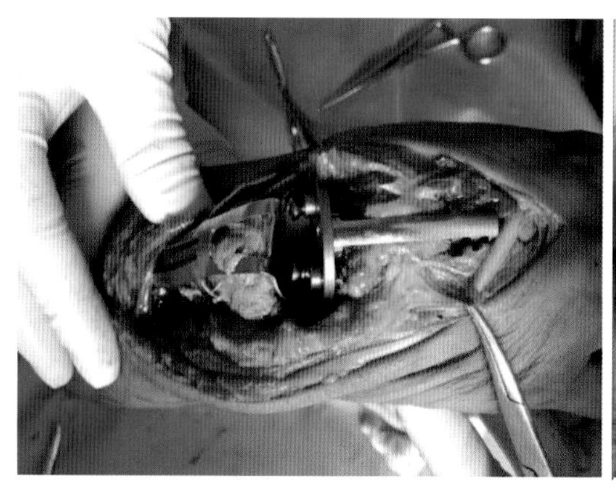
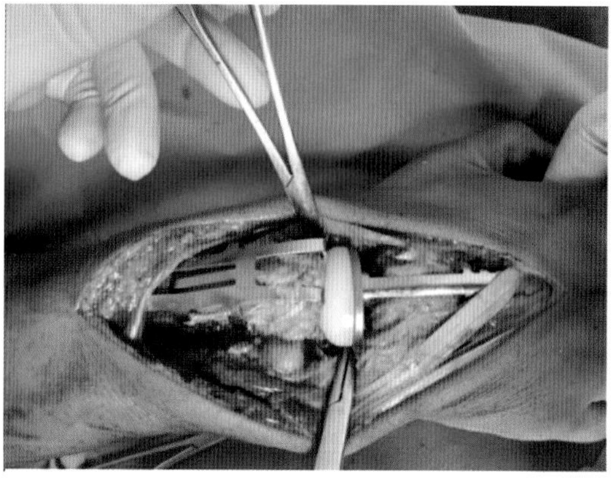

图 7-1-16　**试装装配过程示意图**

【步骤4】将皮肤、肌腱等软组织向两侧牵开，骨膜下充分显露第3掌骨近端，取出浸泡于冰生理盐水中的第3掌骨组件充分塑形并将其环抱于第3掌骨近端，温生理盐水外敷，使其复形，检查第3掌骨组件固定贴敷良好，无松脱。连接金属基板与第3掌骨组件，电钻于基板两侧的螺孔内钻孔，旋入长度合适的螺钉2枚以固定基板，将聚乙烯球形关节面卡配于金属基板上，复位腕关节，见：聚乙烯球与桡骨远端金属关节面对位、对线良好。修复伸肌支持带，逐层缝合切口。

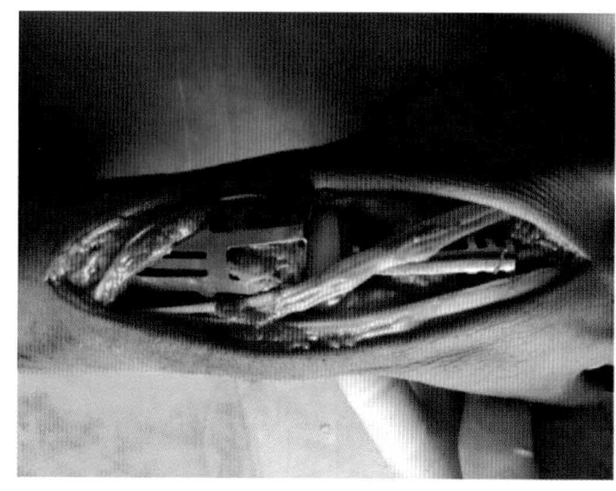
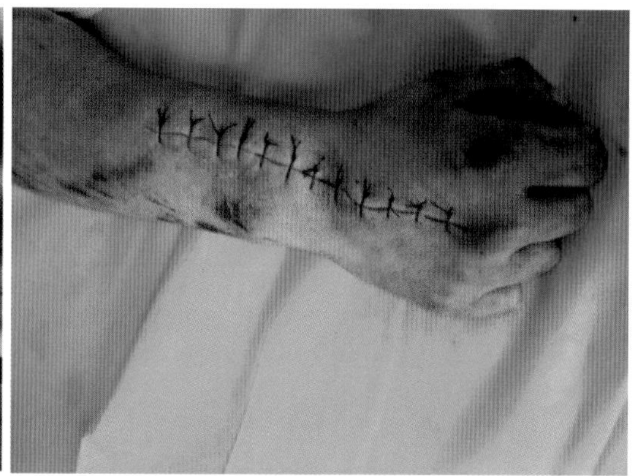

图 7-1-17　**修复缝合示意图**

当新型假体安装在标本内后，为了更好地掌握新型假体试装后的具体效果，术中行C臂机透视，结果如图7-1-18所示。

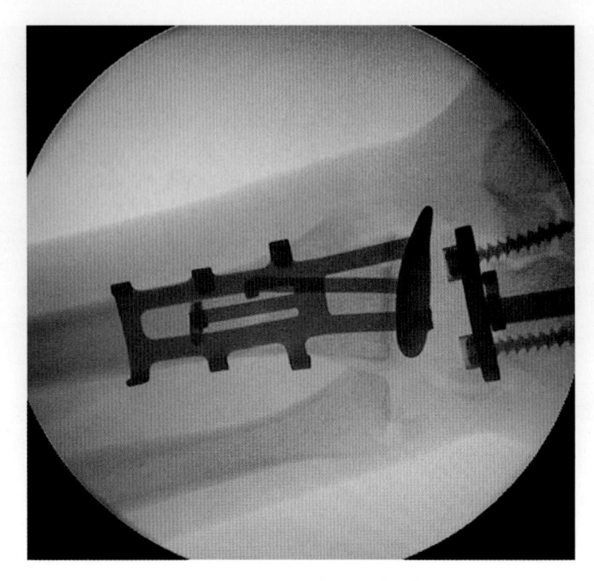

图 7–1–18 C 臂机透视结果

从图7–1–18可知，腕关节新型假体试装效果较好，与石膏模型结果相似，能够保存腕关节在日常生活方面的功能，达到了预期设计的目的。

（四）讨论

腕关节是人体的重要关节，其定义有着广义和狭义之分。狭义的腕关节仅指桡腕关节，但从功能上讲，腕关节各组成部分联系紧密无法单独分离，腕关节应包括桡腕关节、桡尺远侧关节、腕骨间关节和腕掌关节，它们在结构上相互联系，功能的实现无法独自分离，运动时为一功能整体，因此，从广义来讲，腕关节应该是上述关节的复合体，故常将它们称为腕关节复合体。本书所研究的对象是腕关节复合体，但是为了表述简单，腕关节复合体统一简称为腕关节。

桡腕关节为典型的双轴椭圆关节，由桡骨远端的腕关节面和尺骨头下方的纤维性关节盘远侧面形成的关节窝，与近侧列腕骨的舟骨、月骨和三角骨构成的关节头共同组成。舟骨、月骨和三角骨中，舟骨与月骨的关节面大致相等，与桡骨的关节面及关节盘的大部分相接触，三角骨几乎不占重要位置，但是三角骨也是不可或缺的。手部承担的重量主要通过舟骨和月骨传递至前臂，桡腕关节具体组成和结构如图7–1–19、图7–1–20所示。

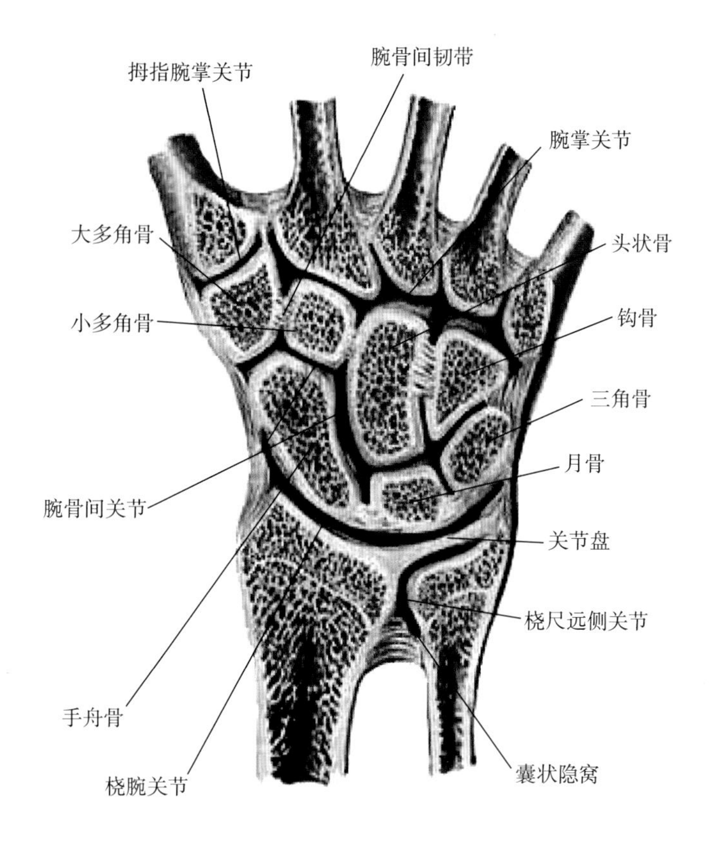

图 7-1-19　**腕关节冠状切面**

桡尺远侧关节由两部分组成，即垂直部和横部，前者由桡骨的尺切迹与尺骨头环状关节面构成，后者由尺骨头和关节盘构成。桡骨的尺切迹表面覆盖一层透明软骨，尺骨头的环状关节面的深层为透明软骨，浅层为纤维软骨。桡尺远侧关节的关节囊薄弱且松弛，附于桡、尺骨相邻关节面的周缘。关节囊纤维层的前、后部较厚，滑膜层宽阔，其上部呈囊状膨出，突向前臂骨间膜下部的前方形成囊状隐窝。关节腔狭长，呈“L”形，由桡骨的尺切迹与尺骨头环状关节面之间，向内延伸至尺骨头关节面与关节盘近侧面之间。

桡尺远侧关节有两条关节囊韧带加强，一条位于关节的前面，称为桡尺掌侧韧带，旋后时该韧带紧张；另一条位于关节的后面，称为桡尺背侧韧带，旋前时该韧带紧张。桡尺远侧关节主要依靠桡尺掌、背侧韧带和关节盘维持稳定。

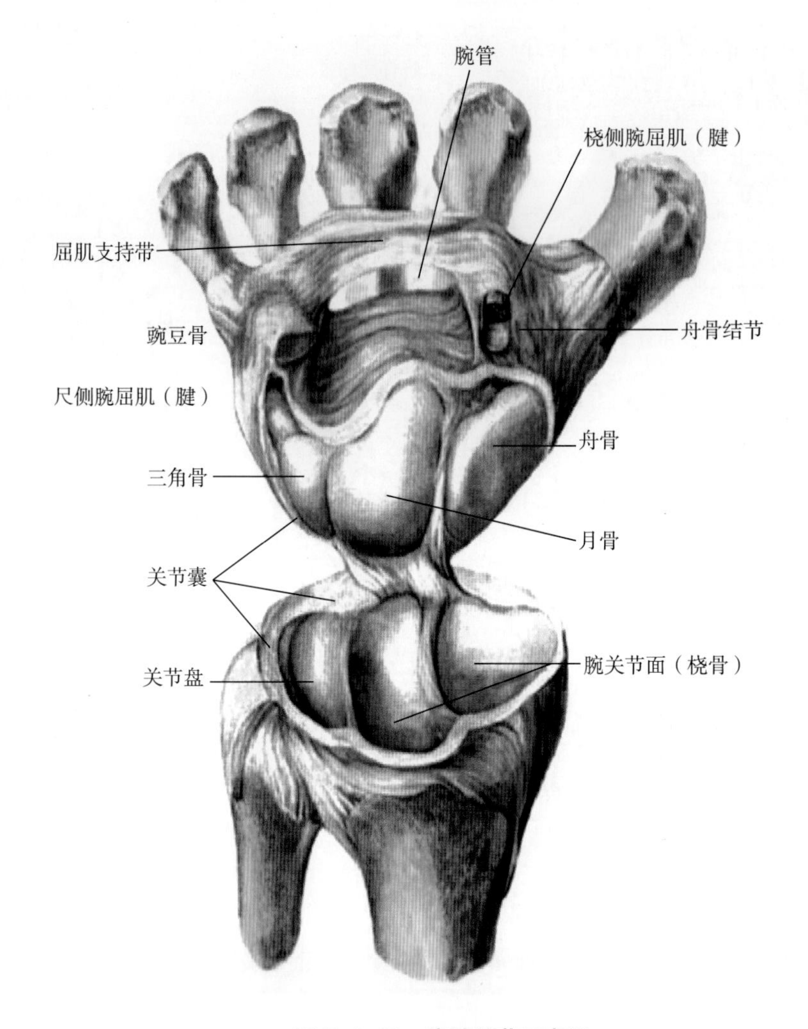

图 7-1-20　**桡腕关节示意图**

腕骨之间的连结，属于微动平面关节，可分为近侧列腕骨间关节、远侧列腕骨间关节和腕中关节3种（图7-1-21）。近侧列腕骨间关节由舟骨与月骨、月骨与三角骨和豌豆骨与三角骨构成。舟骨与月骨和月骨与三角骨之间没有独立的关节囊，相邻骨之间借3种韧带相连。

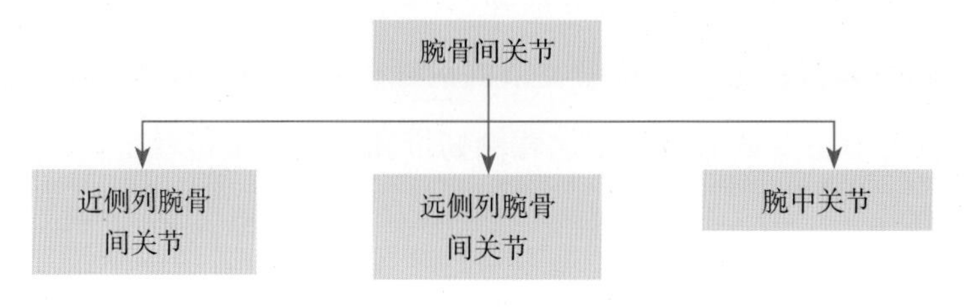

图 7-1-21　**腕骨间关节组成**

腕掌关节由远侧列腕骨的远侧面与掌骨底关节面构成。因远侧列腕骨是4个，掌骨是5个，所以它们不是一对一的连结。拇指腕掌关节是拇指的关键性关节，由第1掌骨底与大多角骨构成。从功能上讲，大多角骨是拇指的重要支柱，支撑拇指于腕骨上，完成多种运动。该关节为鞍状关节，第1掌骨的关节面呈前后凹面，大多角骨的关节面与其相反。关节囊肥厚而松弛，附于关节面的周缘。关节腔宽阔。关节囊周围有数条韧带加强，包括桡侧的桡侧腕掌韧带，关节前、后方的掌、背侧副韧带及骨间前、后韧带，分别连于第1掌骨底与大多角骨的桡侧、掌、背两面及第1、2掌骨间，其中以桡侧腕掌韧带对拇指的稳定作用最强，背侧韧带较薄弱，但为拇长展肌腱附着于掌骨桡背侧的扩张部加强。

1890年，德国教授Themistocles Gluck（1853—1942年）利用象牙材质的全腕关节假体，为1例腕关节结核患者完成了世界上第一例全腕关节置换术，虽然由于结核感染，结果失败了，但Themistocles Gluck教授仍被誉为骨与关节外科假体研究的鼻祖。美国教授Swanson于20世纪60年代研制出硅胶材质的全腕关节假体，这款假体的活动范围是被动屈伸60° 、桡尺偏10° ，后来假体的材质被升级为高性能硅胶。该假体应用于临床后做了大量长期随访研究，Costi等及Allieu等报道使用Swanson假体的患者早期疗效较好，但随着时间的推进，结果呈进行性恶化的趋势，主要表现在疼痛缓解率逐年下降、假体断裂率逐年增加、并发硅胶性滑膜炎的患者比例居高不下，后来Swanson将非合金钛引入到假体的设计当中并取得了一定的效果，但是几乎所有涉及Swanson假体的文章都显示了前述问题，进而导致多数医师对该假体信心不足。Volz于1973年用金属和塑料研制出一款半限制性全腕关节假体，其远端有两个柄，分别固定于第2、3掌骨内，Volz在随后的几年里对该设计进行了改良，将该假体远端调整为单柄结构，最大限度地降低了关节屈伸方向活动的限制，但尺、桡偏活动范围的改善则不明显。由于关节接触面小，在做屈伸运动时假体伴随有明显的左右摆动，从而导致关节不稳。因为Volz假体的平衡问题尤为突出，长期随访的结果是很多患者进行了第二次腕关节融合术。20世纪70年代末问世了另外一款半限制性假体，1995年Kraay等报道了该设计存在的主要问题是假体松动，其主要原因是骨床与骨水泥界面的无菌性炎症引起的骨质疏松，其次还存在肌腱摩擦、滑膜炎等问题。

瑞士教授Meuli于1970年设计出了第一代非限制性的球窝型全腕关节假体，该假体的桡骨部分和掌骨部分呈双叉型，由钛-铝-铌合金制成，中间的连接部分为球窝式设计，窝指的是掌骨部分的基底部，桡骨远端的球体为聚乙烯材质。Meuli教授在以后的十多年中对该假体进行了两次改良，最终定型为MWPⅢ型（Meuli人工全腕关节第三次修订型）。该型关节的金属部分仍为钛-铝-铌合金，中间的球窝部分改成了超高分子聚乙烯材质，桡骨远端的球头表面增加了钛氮化合物涂层，提升了它的耐磨性。钛合金材料制成的假体柄，可塑性好，术中医师可以根据桡骨远端及掌骨的髓腔进行适当的弯曲，以达到良好的贴附，必要时可用骨水泥协助固定。此型假体存在的主要并发症为掌骨组件松动或穿出骨质。1978—1982年，有研究人员在吸收借鉴其他腕关节假体的基础上，研制出第二代非限制性Biaxial全腕关节假体。Courtman等的研究表明：该类假体的并发症发生率较高，主要问题是假体的松动，假体的脱位和半脱位也经常发生，对于腕关节置换失败的患者腕关节融合术可以较好地解决这个问题。15年后，Menon设计出了第三代非限制性Universal Ⅰ全腕关节假体。该假体的掌骨部分由1个类椭圆形钛合金板和1个中央柄组成，中央柄从钛合金板的中央穿过插入头状骨并利用骨水泥固定。钛合金板左右两边各有一螺钉孔，2枚螺钉穿过钛合金板后固定在桡尺侧的远侧列腕骨上，并同时行腕骨间融合。该假体的桡骨部分为钴铬合金，由一个关节面和一个柄组成，关节面有20°的尺偏角，桡骨柄呈扁锥形，插入桡骨远端髓腔，并用骨水泥固定。该假体的中央用不同型号的类椭圆形的聚乙烯球进行连接，该设计可以更好地达到软组织的平衡。Menon报道了57个、Divelbiss等报道了22个该假体置换术，其固定效果较以往的假体有了非常大的进步，Ward等对该假体做的长期随访结果表明，术后5年内假体的失败率较高，主要原因还是假体的松动和脱位。随后有研究者对该假体进行了改进，以减少脱位的风险，Universal Ⅱ全腕关节假体由此诞生，通过计算机模拟和试验测试，桡骨关节面被改为了椭球体形并达到了运动与稳定之间的最佳平衡点，桡骨柄近端设计成直的长杆状，其表面增加了带微孔的珍珠涂层，在骨质条件允许的情况下，可不使用骨水泥固定；掌骨部分桡侧螺钉经过远排腕骨置入第2掌骨髓腔，从而提升了腕关节的背伸范围。McCullough等和Adams等对Universal Ⅱ全腕关节假体置换术后的患者进行了深入的随访，结果表明：假体固定良好，影像学检查无脱位及松动，患者疼痛缓解良好，平均活动范围掌屈37°、背伸33°、尺偏22°、桡偏9°。患者短期内腕关节运动功能的恢复大大超过了预期，但对该假体的长期随访结果及并发症仍有待进一步的研究。

本部分借鉴第四代假体设计先进经验，并针对其存在的关于髓内固定存在的不足进行了分析和改进，设计由长螺钉、基板、椭球等关键部件组成的外卡固定式腕关节假体。设计完成后，进行了试装试验。试装结果表明，新型假体能够在新鲜上肢标本上很好地进行装配，装配的效果较好，能够满足一定的功能。

二、外卡式记忆合金腕关节假体的有限元分析

（一）标本制备

为了分析类风湿关节炎对于新型假体植入后的生物力学影响，设计并选择了两个标本：一名中国33岁男性志愿者左前臂中段至指尖部分（腕关节处于中立位）的260幅高分辨CT扫描图像，层厚1mm，间隔1mm（该男子腕关节正常，没有疾病，作为对照组）；一名类风湿关节炎患者左前臂至指尖部分的CT数据，采集CT扫描图像的条件和正常男性志愿者一致。事先均经临床及X线检查排除畸形、骨折等缺陷。两标本的CT扫描图像具体如图7-1-22所示。

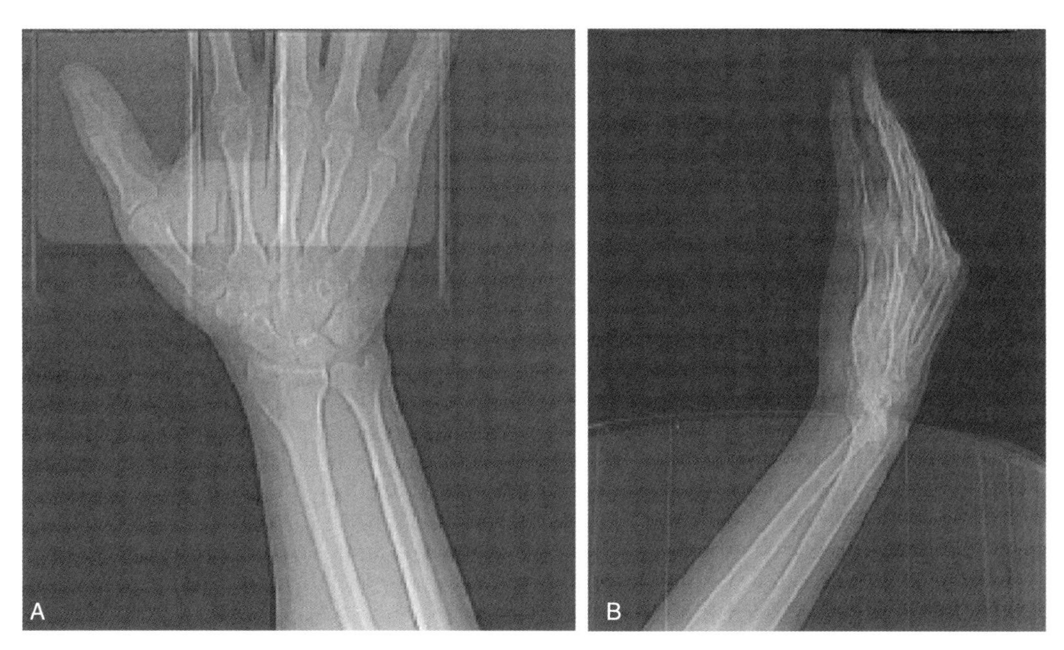

图 7-1-22　**两标本的 CT 扫描图像**

A. 正常腕关节样本 CT；B. 类风湿关节炎腕关节样本 CT

（二）有限元方法

有限元方法（finite element method）或有限元分析（finite element analysis）是作为一种工具求取复杂微分方程近似解，是现代结构学、力学分析中逐渐应用增多的基础性原理。在科学研究领域，它不仅是传统研究方法的重要补充，而且可以更真实、准确地反映事物内部结构及应力变化；在工程技术方面，已是工程设计和分析的有力工

具。严格来说，有限元分析必须包含3个方面：① 有限元方法的基本数学力学原理；② 基于原理所形成的实用软件；③ 使用时的计算机硬件。

有限元方法是一种有效的离散化数值计算方法，20世纪60年代初我国工程计算提出了变分差分法，是计算有限元法的具体应用数学基础，在变分问题中边界和间断条件的处理可以得到很大的简化，把定解区域从几何上分割为点、线、面、体单元，单元之间相互连接，利用每个单元差值来求解总体，也就是将二次函数问题转换成简单的函数问题，最后利用计算机求解的过程，这个过程就是离散化过程，把任何工程问题化为计算机求解问题，这个过程也是建立力学模型的过程，把模型中的结构载、几何形状、材料性能、边界条件等均近似用模拟结构来求解。基本原理是一个由无限个节点组成，并且节点之间相互连接组成的集合体，这些单元可以是杆、梁及任何多面体等，而单元又在特殊位置上相连接，单元之间的相互作用力靠节点来传递，因此这一总体的自由度也是有限的。这个离散化的过程，从数学意义上说就是把较难求解的微分方程变为线性代数的有限方程组。根据不同对象，网格密度是随着单元的个数增加，所得的解收敛于模型的精确解越精确，单元划分越细，节点及平衡方程数量增加，随之带来越来越大的工作量，但随着计算机技术的快速发展，这些问题都能迎刃而解。所以在解决骨科生物力学问题中，有限元法尽显优势，软件的智能性使得应用中易于操作，尤其对复杂的人体结构，有限元软件较传统力学分析装置更适合，对任何几何结构骨骼、骨骼内部结构的不均匀性都能加以解决。

（三）生物力学理论及计算方法

目前，在科研和临床领域，生物材料的开发及应用无疑是一次重大的变革：人造骨骼和关节、义齿、义眼等的出现（图7-1-23）在为患者解决生理、美观性问题的同时，也为社会带来巨大的经济利益。生物材料即生物医学材料，是指具有天然器官组织的功能或天然器官部分功能的材料，它是生物医学科学中的最新分支学科，是生物、医学、化学、生物物理学和材料科学交叉形成的边缘学科。生物材料的研究与开发具有广泛的应用前景，它已成为最具活力的学科之一。在生物材料的研发过程中，材料的强度、韧性等力学性能是衡量生物材料应用前景的重要指标之一，这就涉及了一个古老而现代的学科——生物力学。

生物力学的研究基础为能量守恒、动量定律、质量守恒三定律并加上描写物性的本构方程，其基本分析方法离不开力对生物体系统的作用。因此，以下简单介绍一些相关的力学知识，作为后续腕关节假体研究生物体性质的基础。

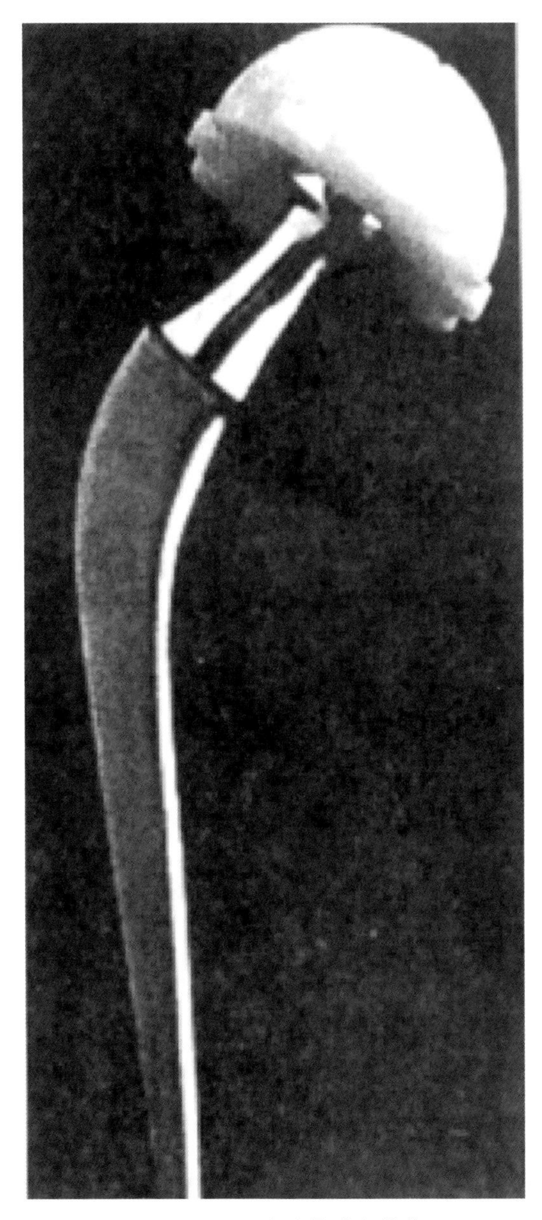

图 7-1-23　**人造骨骼和关节**

1. 应力

由系统外的物体对于该系统或它的某一部分所作用的力称为外力（external force）；当物体受到外力作用时，由于力的传递，在物体的任一部分与相邻部分会产生相互作用力，称为内力（internal force）；受力物体截面上（ΔA）内力（ΔF）的集度，即单位面积上的内力，称为应力（stress）。当$\Delta A\rightarrow 0$时，为计算某一点的应力，用公式（7-1-1）表示。

$$\tau_{ij}=\lim_{\Delta A\to 0}\frac{\Delta F}{\Delta A}=\frac{dF}{dA}$$ 公式（7-1-1）

应力为矢量，可以分解为与截面垂直（法向）的分量σ和与截面平行的分量τ。σ称为正应力（拉力为正，压力为负），τ为切应力（或剪切应力），如图7-1-24所示。

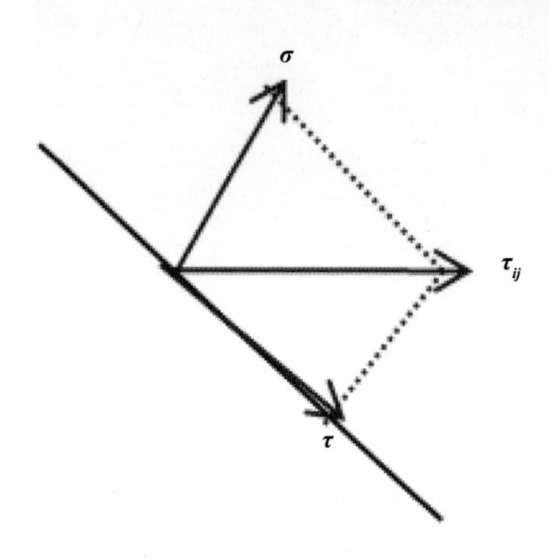

图 7-1-24 **切应力与正应力**

2. 应变和应变率

当材料在外力作用下发生形状的改变就称为应变（strain）。应变分为3种类型：线应变、切应变和体应变。

长度在变形前后（图7-1-25A）的改变量与原长之比，定义为线应变，用ε表示，如公式（7-1-2）所示。

$$\varepsilon=\frac{\Delta L}{L}$$ 公式（7-1-2）

在切应力的作用下，变长为a的正方形变成了菱形（图7-1-25B），产生的形变称为切应变，用γ表示，如公式（7-1-3）所示。

$$\gamma=\tan\alpha=\Delta\alpha/\alpha$$ 公式（7-1-3）

在正应力作用下发生体积的应变，称为体应变，为$\Delta V/V$，如图7-1-25C所示。

如果考虑应变的变化速率，即单位时间内增加或减少的应变，就称为应变率，有线应变率、切应变率和体应变率之分。

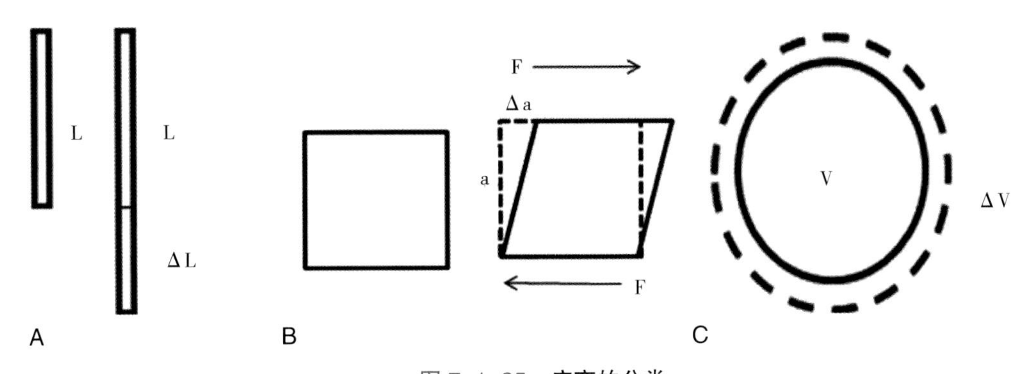

图 7-1-25　**应变的分类**

A. 线应变；B. 切应变；C. 体应变

3. 本构方程

阐明应力、应变、应变率之间关系的方程式称为这种物质的本构方程（constitutive equation），它取决于物体的结构。

（1）弹性体的本构方程：具体如下。对于拉伸和压缩：$\tau=Ee$；对于剪切变形：$\tau=G\tan\alpha=G\gamma$；对于体积变形：$\tau=Kv$。其中，τ 为应力，E、G、K分别为杨氏模量（弹性模量）、刚性模量（剪切模量）和体积模量；e，$\tan\alpha$和v分别为线应变、切应变和体应变。

（2）黏性体的本构方程——牛顿黏度定律：黏性是物体形变时，内部反抗形变的摩擦力的表现，是以切应变为主，应力与切应变率的最简单关系是两者成正比，见公式7-1-4：

$$\tau=\eta d\gamma/dt=\eta\dot{\gamma} \qquad \text{公式（7-1-4）}$$

其中，η 称为黏滞系数，简称黏度。上式称为牛顿黏滞性定律。

4. 力学性质

在生物组织的研究过程中，其力学性质的研究一直为研究的重点。例如，骨骼是公认的重要力学支柱，承受着各种载荷的作用，为了保证人体的正常活动，每一块骨都必须有足够的载承能力，而人体整体的骨骼结构特点又决定了不同骨骼的不同载承能力，即不同骨骼具有不同的硬度和弹性。对人体骨骼和生物材料的力学性质研究有助于骨骼替代材料（如人造股骨头）的研发。

（1）力与弹性：拉伸应力与应变的关系曲线如图7-1-26所示。

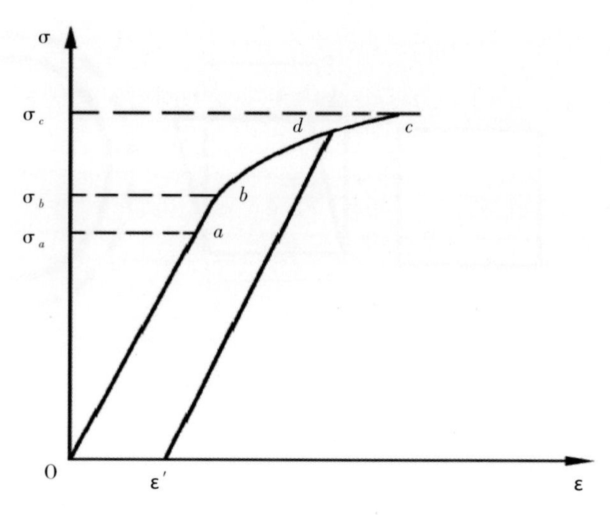

图 7-1-26 **拉伸应力与应变的关系曲线**

点 a 对应满足正比关系的最大应力，即正比极限。ab 段应力和应变不再满足正比关系，但撤外力后材料仍能复原，过 b 撤外力后不再复原，而成塑性形变，b 对应发生弹性形变的最大应力，称为弹性极限，c 断裂点，对应强度极限。

（2）泊松比（Poisson ratio）：根据法国数学家 Simeom Denis Poisson命名。当细长物体被拉长时，同时会发生横向线度的相对缩短。实验表明，横向的线应变与纵向的线应变成正比，比例系数是材料的特征常数，称为泊松比。泊松比的关系如公式（7-1-5）所示，其数值为横向应变与纵向应变比值的绝对值。表7-1-2列出了人体胫骨的泊松比数值。

$$\mu=\left|\frac{\varepsilon_1}{\varepsilon}\right| \qquad 公式（7-1-5）$$

表 7-1-2 **人体胫骨的泊松比**

泊松比	Reilly 等（1974 年） 人胫骨	Knels 等（1977 年） 人胫骨	孙家驹等（1984 年） 人胫骨
μ23	0.58	0.488	
μ21	0.31	0.119	
μ31	0.31	0.142	
μ32	0.58	0.622	
μ12	0.46	0.315	0.32（拉）/0.35（压）
μ13	0.46	0.307	0.32（拉）/0.35（压）

（3）骨的力学性质：骨的形变包括拉伸、压缩、剪切3种基本形变，但实际情况是复杂的迭加。本质上，弯曲是连续变化的线应变的组合，扭转是连续变化的剪切应变的组合分布。梁的弯曲及应变如图7–1–27所示。梁的内部应力很小。骨骼的层状结构十分巧妙，最外层为韧性很好的骨膜，再向里为皮质骨、松质骨、骨髓腔，充分地发挥了骨组织的力学效能。

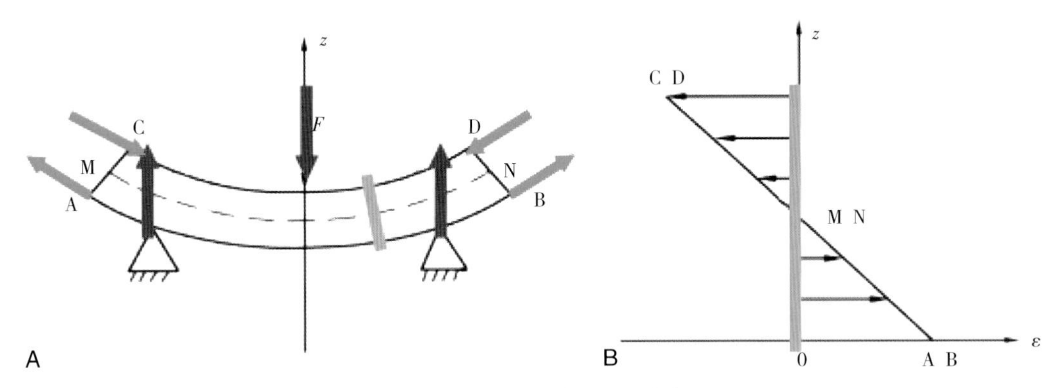

图 7–1–27　**梁的弯曲及应变**

5. 骨的外伤

尽管骨有优良的力学特性，但受到过重负载的作用或外力的突然冲击时，也会受到损伤。分析在拉伸力作用下骨的任意截面上的应力分布（图7–1–28）。由于骨是黏弹性体，当受到过大拉力作用，易在骨干区出现断裂；且形成垂直断面；受压损伤则多发生在蠕变区，主要由剪切形变起作用，因而受压损伤的断裂面为45° 的斜面。弯曲而产生的骨折将会发生特征的“Y”缺口，并易形成游离碎骨。由于骨的抗压强度大于抗张强度，骨折在拉伸一侧（即底侧）开始，下面形成=0的竖直断裂面，随着未断裂截面积的减小，应力增大，当受压部分达到抗压限度时，将沿着45° 的两个斜截面分开（图7–1–29）。

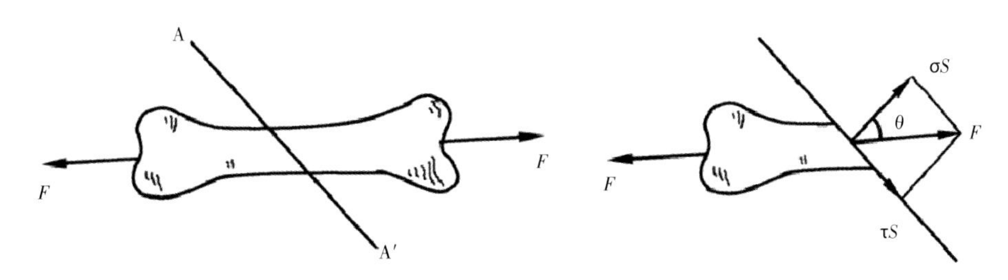

图 7–1–28　**骨在拉伸作用下任意截面的应力**

$$\left.\begin{aligned}&\sigma=\frac{F\cos\theta}{S}=\frac{F}{S_0}\cos^2\theta,\ \tau=\frac{F\sin\theta}{S}=\frac{F}{2S_0}\sin^2\theta\\&\sigma_{max}(\theta=0)=\frac{F}{S_0},\ \tau_{max}(\theta=\frac{\pi}{4})=\frac{F}{2S_0}=\frac{1}{2}\sigma_{max}\end{aligned}\right\}\quad\text{公式（7-1-6）}$$

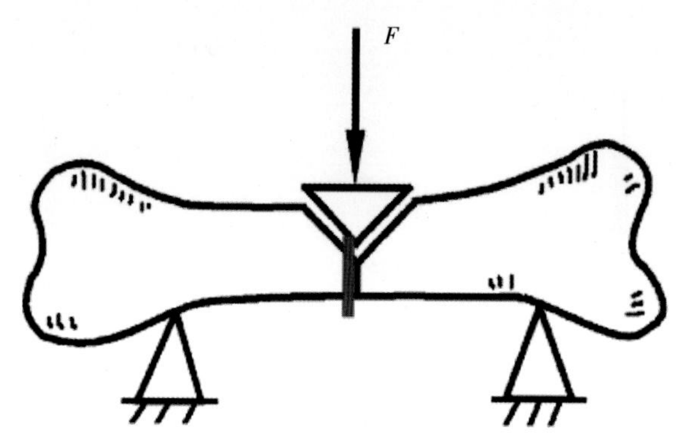

图 7-1-29 **骨的弯曲损伤**

6. 力学模型

Maxwell、Vogit模型和Kelvin模型是生物组织的基础力学模型，是生物力学测量常用的理论模型。利用简化模型解释生物组织的力学测量是简易有效的方法之一。

（1）Maxwell模型：如图7-1-30所示，说明了黏性体（阻尼）和弹性体之间的关系。

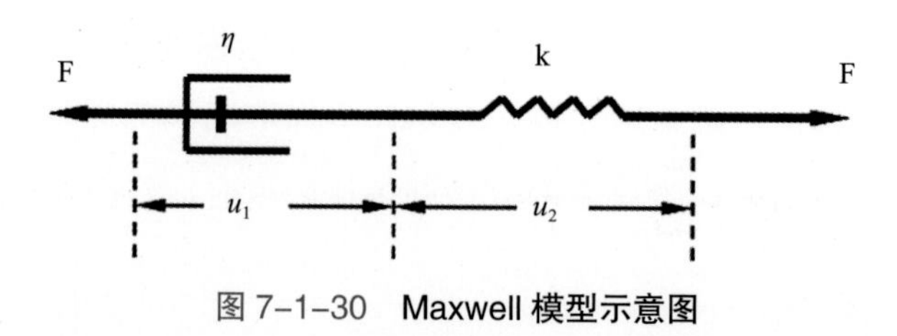

图 7-1-30 **Maxwell 模型示意图**

Maxwell模型描述的是应变不变的条件下应力逐渐消失的过程。图中左、右两部分元件分别代表黏性体（阻尼）和弹性体（弹簧），u_1和u_2分别代表阻尼和弹簧的应变。计算可得公式（7-1-7）。

$$\left.\begin{aligned} F&=ku_2 \\ F&=\eta u_1 \\ u&=u_1+u_2 \end{aligned}\right\} \rightarrow u=\frac{F}{k}+\frac{F}{\eta} \qquad \text{公式（7-1-7）}$$

（2）Vogit模型（图7-1-31）：描述的是在外力不变的前提下应变的变化趋势，即当外力加在这个模型上时，最初大部分用来克服黏性元件的黏滞阻力，使之以一定的速度被拉长。当位移逐渐增加后，弹性元件的弹性力逐渐增大，黏性元件的黏滞力逐渐减少，模型拉长的速度逐渐变慢，最后整个模型不再拉长，模型达到最大位移。计算可得公式（7-1-8）。

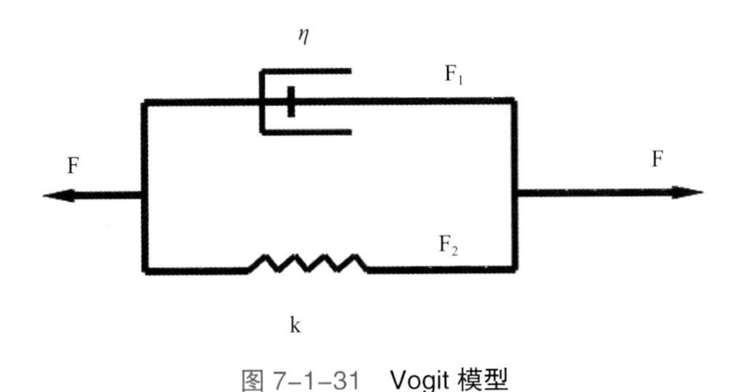

图 7-1-31　Vogit 模型

$$u=u_1=u_2，F=\eta u_1+ku_2 \qquad \text{（公式7-8）}$$

（3）Kelvin模型（图7-1-32）：相当于Maxwell模型和Vogit模型的合体，用来描述更复杂的生物力学性质。其如公式（7-1-9）所示。

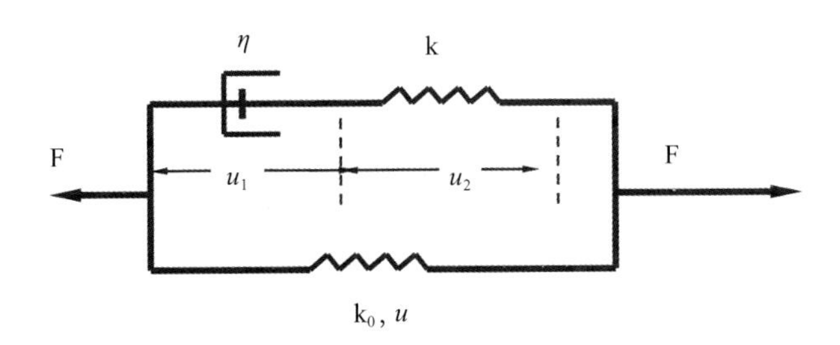

图 7-1-32　Kelvin 模型

$$\left.\begin{aligned} u&=u_1+u_2 \\ F_0&=k_0u \\ F_1&=\eta u_1=k_0u_2 \end{aligned}\right\} \rightarrow \begin{cases} F=F_1+F_0=ku_2+k_0u \\ F=（k+k_0）u-ku_1 \end{cases} \qquad \text{公式（7-1-9）}$$

7. 材料参数与载荷工况

（1）材料参数：采用ANSYS WORKBENCH仿真平台进行有限元分析，将处理后的整体模型以.stp格式导入后，首先需要对模型进行材质属性赋值。骨属于各向同性均质弹性材料模型，各部分材质属性和参数见表7-1-3。

表 7-1-3 骨和组织的材料参数

项目	泊松比	弹性模量（MPa）
软组织	0.49	1.00×10^{1}
尺桡骨皮质骨	0.30	1.34×10^{4}
尺桡骨松质骨	0.30	1.70×10^{3}
钢板螺钉	0.30	1.10×10^{5}
聚乙烯垫	0.43	1.95×10^{3}

（2）载荷工况：对各个指部位轴向施加载荷，载荷大小见表7-1-4。边界条件为底面部位固定约束。将模型导入有限元分析软件，将模型中的桡骨和尺骨近端在X、Y、Z三个方向施加完全约束。

表 7-1-4 各个指部位轴向施加载荷工况

	拇指	示指	中指	无名指	小指
横截面面积（mm^2）	126.30	77.00	84.15	57.60	80.20
载荷（N）	255.60	120.30	106.40	88.00	77.30
应力（MPa）	2.02	1.56	1.26	1.53	0.96

（3）接触设置：各部分接触设置如下，即骨组织与植入后的假体采用绑定约束，各个骨表面之间设置为接触关系，骨与软骨之间设置为绑定约束，各韧带与其附着的骨组织表面为共节点耦合约束（图7-1-33）。聚乙烯垫与金属假体之间为接触关系。

（4）仿真过程及步骤：3d voxers及Imagware是主流的三维重建分析软件及三角面片后处理软件，能够精确重建三维模型。PRO/E是现今主流的CAD/CAM/CAE软件之一，特别是在产品设计领域占据重要位置。ANSYS软件是美国ANSYS公司研制的大型有限元分析（FEA）软件，是世界范围内增长最快的计算机辅助工程（CAE）软件，能与多数计算机辅助设计（computer aided design, CAD）软件接口，实现数据的共享和交换，在工程结构、医学仿真等诸多领域有着广泛的应用。

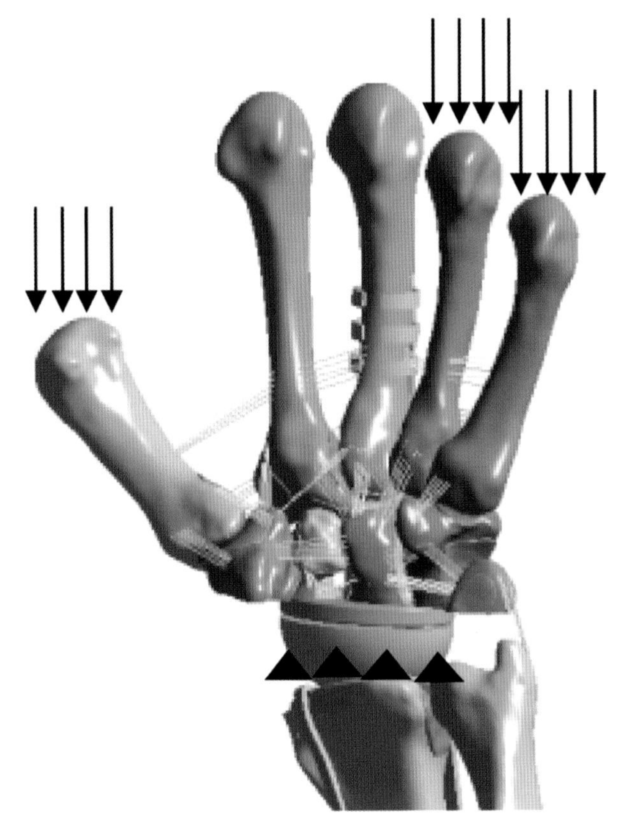

图 7-1-33　**模型约束图**

①硬件：DELL T7600工作站。

②CPU：至强E5-2670 双核（16核32线程），2.6GHz。

③显卡：丽台 Q2000显卡（1G显存）。

④内存：32G DDR3；硬盘：2T。

骨组织及软组织模型建立的基本路线如下：

借鉴医疗CT设备，采集得到人体组织数据，根据灰度分割，可以提取出人体中的硬组织与软组织，包括骨骼、肌肉等组织。将提取出的数据存为.STL格式文件，导出的数据为三角面片模型，存在着畸形、扭曲、表面过于粗糙等不良结构现象。利用工业软件Imageware可以对3d voxers导出的数据进行三角面片细分，降噪，光顺化处理，并通过精确曲面等过程对其进行曲面化，最终形成三维实体模型，以利于后续的处理和有限元模型建立及分析。

骨的建模采用的是图7-1-34所示技术路线，即3d voxers提取出硬组织骨模型，导出STL文件，在imagware中修补、降噪及曲面化，导出STP格式，在Pro/E5.0中组装模型；软组织的建模是依据软组织灰度，在3d voxers中提取出软组织模型，导出STL文件，重复骨组织类似的处理，最后整体导出IGES格式，在Ansys Workbench中进行有限元网格处理。按照上述步骤和模型分析流程，构建和处理尺骨、桡骨、掌骨等组织的数据及模型处理，并最终在imagware中得到三维实体模型。

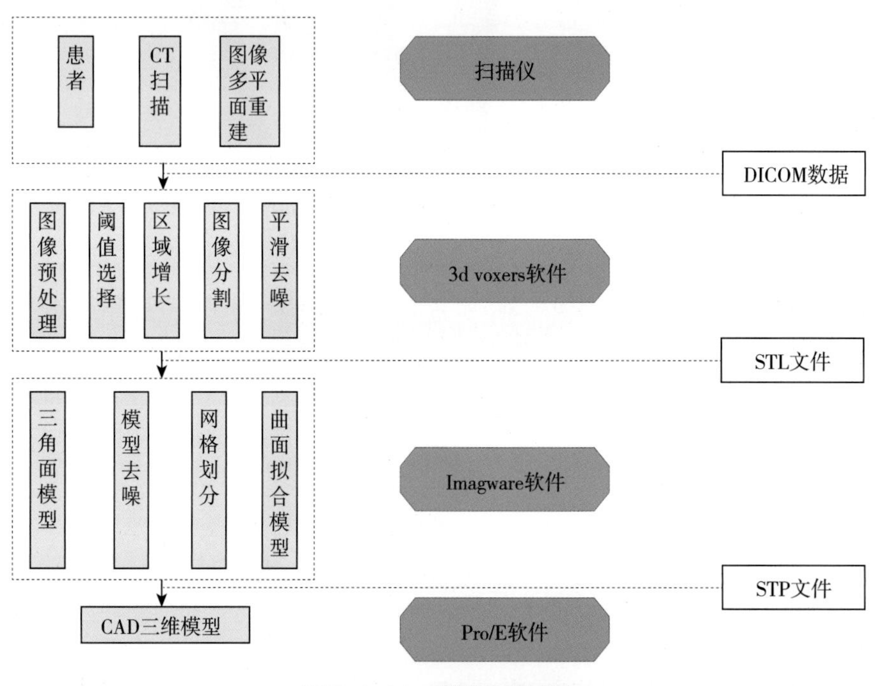

图 7-1-34　**模型分析流程**

8. 有限元计算网格模型

Ansys Workbench能够自适应网格划分，生成形状、特性较好的元素，对于精度要求高的区域会自动调整网格密度，保证网格的高质量。通过Workbench的自动网格划分功能，便可很好地实现网格的自动划分。采用Workbench自动划分网格。

本章对上肢手臂采用的高阶四面体网格模型。各模型有限元网格图如图7-1-35所示。模型1（腕关节正常）单元数139982，节点数207625；模型2（腕关节类风湿关节炎）单元数92203，节点数150749；实体单元类型均为solid186，韧带单元类型为link单元。

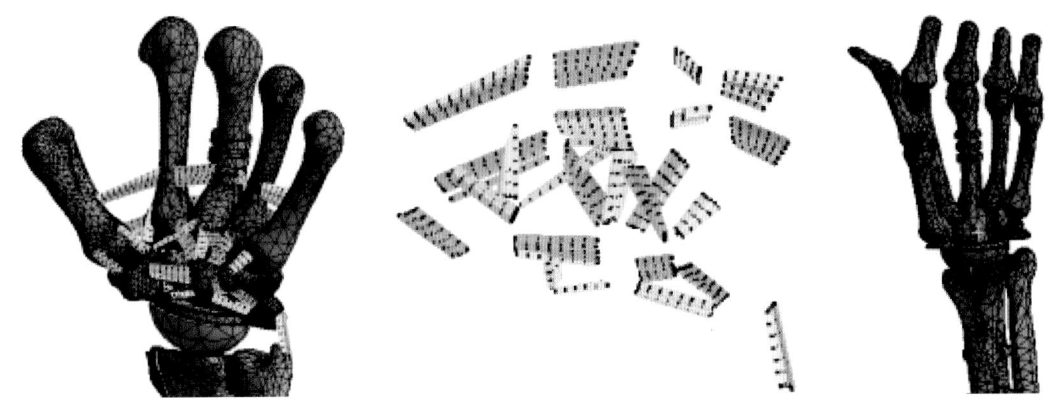

图 7-1-35　**有限元网格模型**

模型求解过程：桡骨和尺骨近端全自由度固定约束，即X、Y、Z三个方向的位移全部固定。按照上述步骤，对导入的模型进行材质塑形赋值，网格划分，各个指部位载荷施加，以及边界条件固定约束，对有限元模型进行计算求解。分析软件为Ansys Workbench。求解时间5小时。求解用Ansys 软件静态结构力学计算方法自动计算。

9. 粗糙模型

为了对二维CT数据进行三维实体化，需要对DICOM文件进行转换和处理。而当前CT、MRI等医学图像工作站均采用容积三维重建，无法直接用于工程学处理。

将DICOM数据导入3d voxers软件，设置视图方向。分别定义矢状面、冠状面和横截面，将多张DICOM数据有序排放。在界面中可以得到包括骨组织、软组织和背景在内的灰度图像。首先通过对图像进行预处理，提高其分辨率和平滑度。特别针对骨髓腔，需要去除其内部的不连续区域，利用3d voxers软件自带的选择工具进行骨髓腔规则化处理。根据不同密度的组织在图像上的灰度值不同，从而提取除骨组织以外的肌肉组织影像数据。分离出尺骨、桡骨、掌骨等影像数据，包括骨周围软组织、骨组织。此时模型有很多伪影、破洞和噪声，利用软件的自提取功能和擦除充填功能，逐层提高组织影像质量。分别得到骨组织、软组织的粗糙模型，保存文件，见图7-1-36。

10. 优化模型

此时得到的三维模型比较粗糙，为三角面片模型，存在着畸形、扭曲、表面过于粗糙等不良结构现象。将.STL文件导入Geomagics，对其进行曲面拟合和光顺化处理，利用工业软件Geomagics Studio可以对Mimics导出的数据进行三角面片细分，降噪，光顺化处理，并通过精确曲面等过程对其进行曲面化，最终形成尺桡骨中远段及腕骨和掌骨的三维实体模型，以利于后续的处理和有限元模型建立及分析。

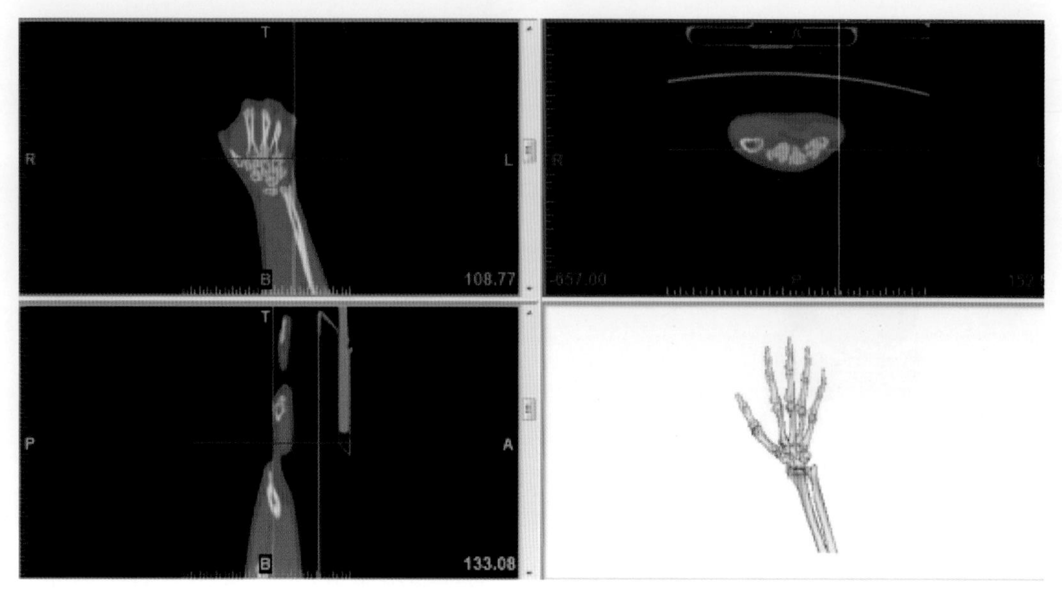

图 7-1-36　**骨组织、软组织的粗糙模型图**

（1）模型导入：从导入的模型中可以看出，模型表面存在许多缺陷，主要表现在空洞，曲面毛刺，曲面曲率畸形，模型粗糙度大等方面。通过降噪处理，消除离散的无用三角面片，以及过于粗糙的毛刺，使模型获取较好的形态。填充模型中存在的缺陷孔，封闭模型实体，使其能够在后期处理中形成曲面化模型（图7-1-37）。

（2）曲面化：通过划分不同区域曲面片，将整个模型网格曲面化，包裹模型，形成实体模型，便于后期三维模型结构处理及有限元模型网格划分（图7-1-38）。

其余骨组织、软组织处理流程类似，通过三维重建，模型处理修复，三维曲面实体化等手段达到重建精确三维模型的目的。韧带的处理参考相关文献，在相关部位建立连接曲线，后期在有限元模型处理时，赋予韧带属性。

（3）模型组装：从Imageware导出三维模型数据，格式为.stp，然后导入Pro/E中进行骨-韧带-假体的模型组装，对需要进行处理的部分或者特征进行操作，对螺钉植入部分，将其与骨部分做布尔运算，模拟螺钉植入掌骨，组装后模型如图7-1-39、图7-1-40所示，该模型包括骨组织、软骨组织、韧带组织、假体、固定螺钉等模型。

11. 仿真结果

（1）正常骨组织模型计算结果：见图7-1-41。

计算结果表明掌骨应力值最大为11.039MPa，应力值在固定螺栓的螺纹处，此处容易产生应力集中；关节处的应力值最大为6.0259MPa，桡骨假体最大应力为

0.77568MPa，关节处的应力聚乙烯处为1.1044MPa，下半接触面为0.4091MPa。

（2）类风湿组模型计算结果：见图7-1-42。

计算结果表明掌骨应力值最大为16.538MPa，应力值在固定螺栓的螺纹处，此处容易产生应力集中，螺纹处应力最大值为19.434；桡骨假体最大应力为1.9037MPa，关节处的应力聚乙烯处为2.7712MPa，下半接触面为1.0513MPa。

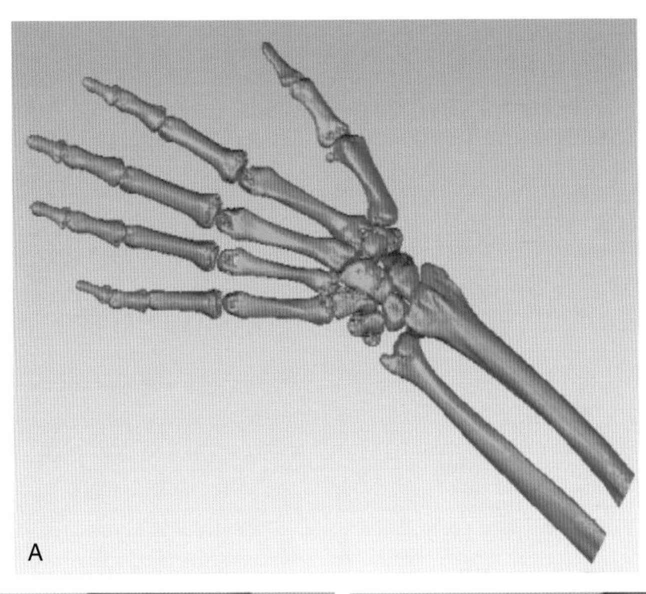

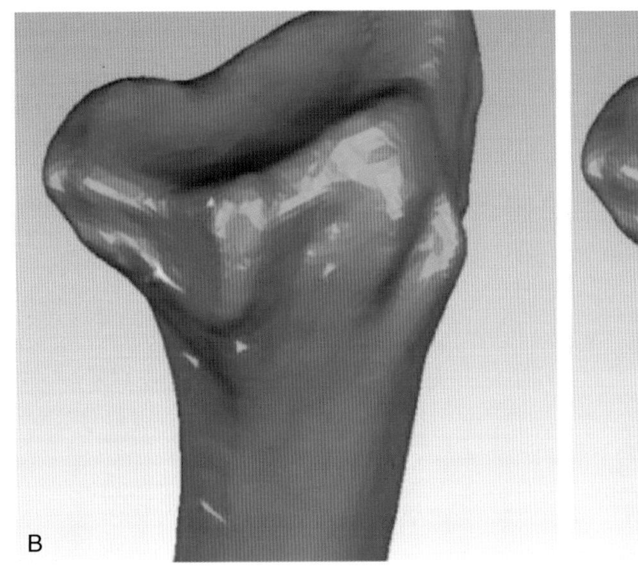

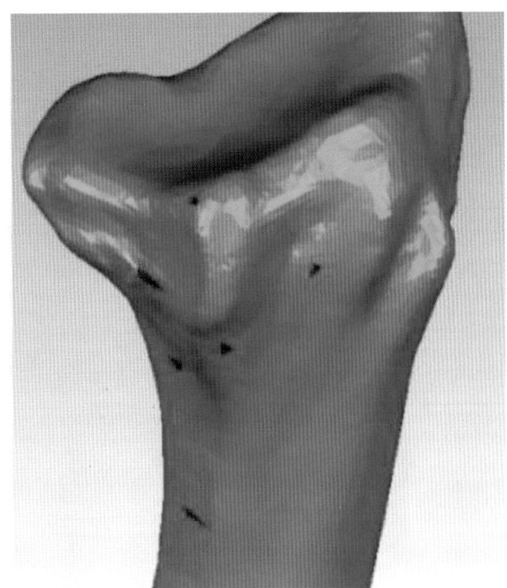

图 7-1-37　骨组织初始模型

A. 导入模型；B. 补洞过程

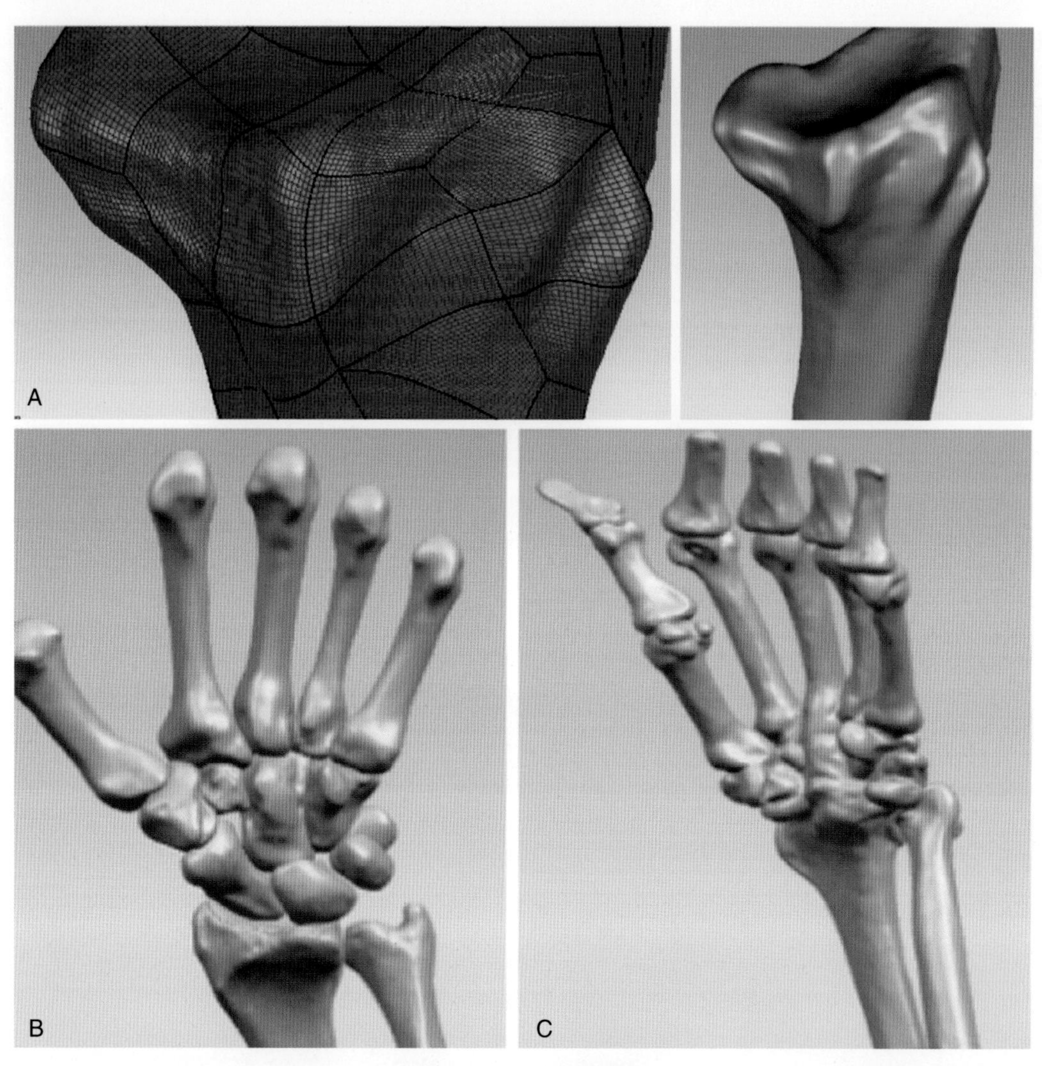

图 7–1–38　**组装后模型**

A. 曲面化；B. 正常人的实体模型曲面拟合；C. 类风湿关节炎患者的实体模型曲面拟合

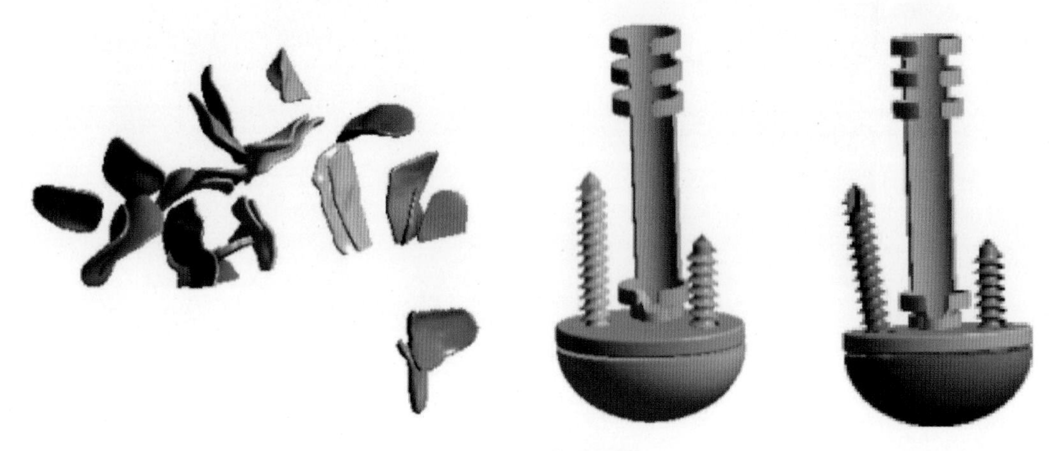

图 7–1–39　**装配零件**

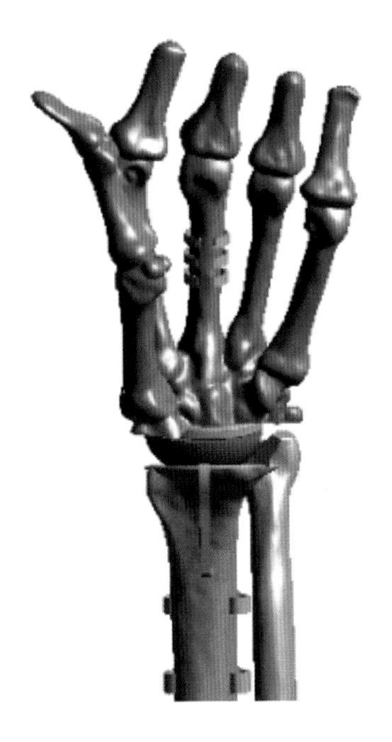
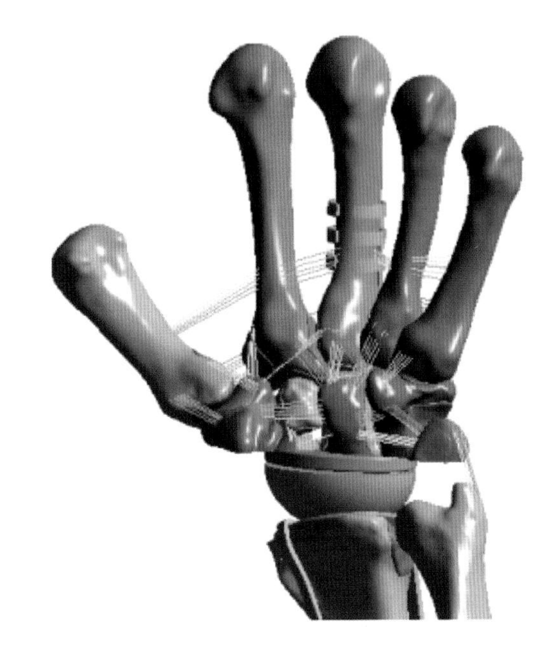

图 7–1–40　组装后模型图

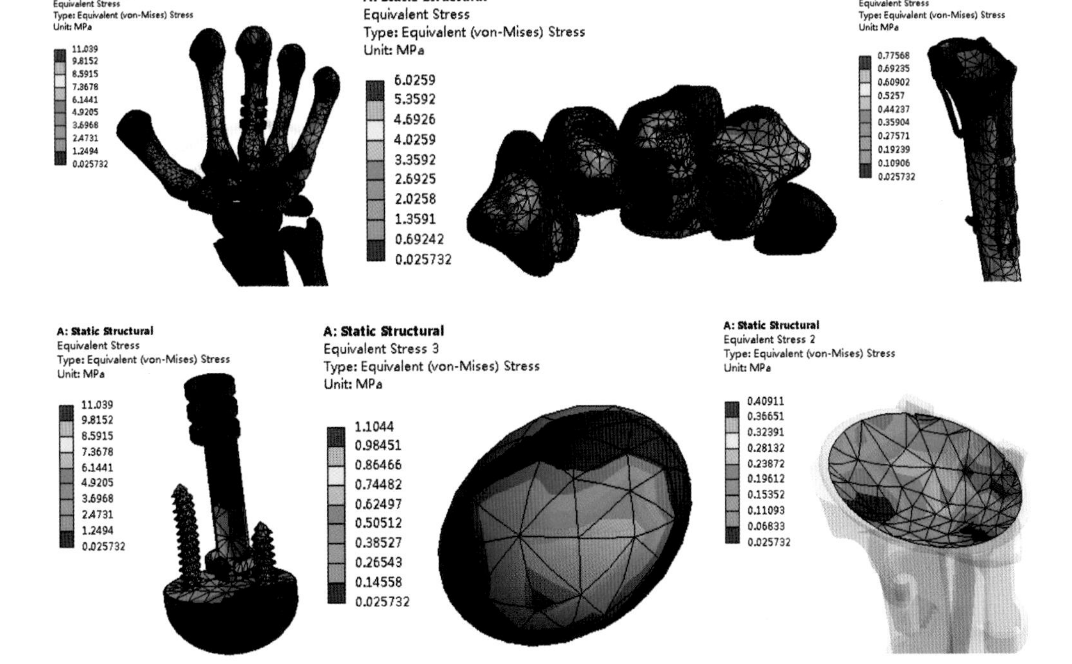

图 7–1–41　正常骨组织模型有限元仿真结果

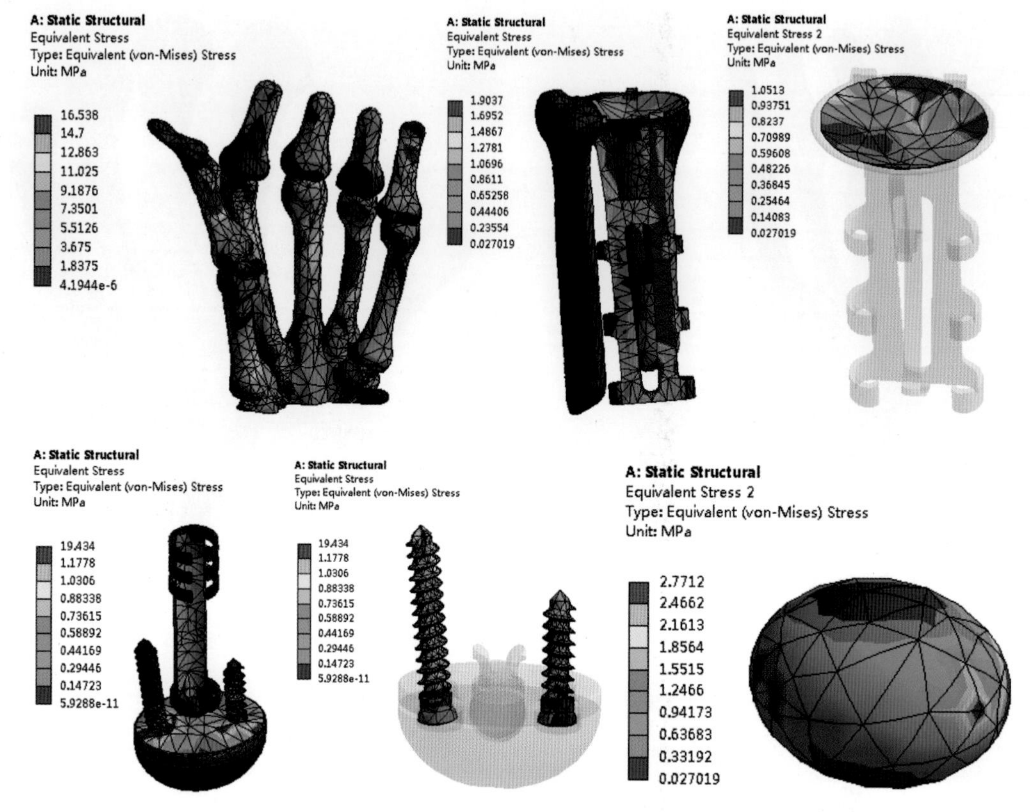

图 7-1-42 **类风湿组模型有限元仿真结果**

通过对比正常骨组织模型植入假体后，以及类风湿患者腕骨植入假体后的应力水平大小可知，正常模型植入假体后的各部位应力指标均小于类风湿组，主要原因在于正常组织具有各个关节面软骨的缓冲及韧带的稳固牵引作用，能够缓冲一部分的载荷，当承受外界载荷时，能够吸收一部分能量。而类风湿组，由于各部位已经形成融合，其刚度大，在相同载荷作用下更容易产生应力集中，形成较大的应力水平。综合来看，由于施加的载荷相比于各模型本身的模量属于微量，故两个分组之间的应力结果虽然有区别，但区别不大，说明在此日常载荷下，类风湿组的模型植入假体后，其应力水平较正常组织植入后的差别不大，具有一定的当量可比性。

通过三维重建及生物力学有限元计算方法，获取了精确三维模型及有限元网格模型。该模型具有计算精度高、收敛性好等优点，通过载荷计算，获取了两种不同植入模型计算结果，为临床实践提供了良好的术前指导。

12. *材料力学属性*

本章通过CT采集得到人体组织数据，根据灰度分割，可以提取出人体中的硬组织与软组织，包括骨骼、肌肉等组织。将提取出的数据存为.STL格式文件，导出的数据为三角面片模型，存在着畸形、扭曲、表面过于粗糙等不良结构现象。骨属于各向同性均质弹性材料模型，其中软组织泊松比为0.49、尺桡骨皮质骨泊松比为0.30、尺桡骨松质骨泊松比为0.30、钢板螺钉泊松比为0.30、聚乙烯垫泊松比为0.43。因为腕关节组织具有非线性、高黏弹性、各向异性的材料学特性，本模型在构建过程中进行了补洞、修复和曲面化等过程，但本构模型全部符合腕关节功能性质十分困难，腕关节本身力学性能十分复杂，难以精确表达。本章描述的有限元分析和构建模型过程中，参照了现有文献和最先进的模型方法，在一定程度上更加符合经典材料力学属性表达。

13. 边界条件和载荷设定

将模型导入有限元分析软件，将模型中的桡骨和尺骨近端在X、Y、Z3个方向施加完全约束；骨组织与植入后的假体采用绑定约束，各个骨表面之间设置为接触关系，骨与软骨之间设置为绑定约束，各韧带与其附着的骨组织表面为共节点耦合约束。聚乙烯垫与金属假体之间为接触关系。

14. 腕关节类风湿关节炎对患者的影响

类风湿关节炎是自身免疫介导的，以侵犯关节滑膜为主要特征的，慢性、炎症性、系统性结缔组织病。可发生于任何年龄，而以25～50岁的青壮年多见，女性发病率高于男性2～3倍。以关节滑膜最先受累，继而累及关节软骨和软骨下骨质。

腕关节是类风湿关节炎常发关节，腕关节类风湿关节炎的早期症状为：滑囊炎、肌腱炎；腕关节类风湿关节炎的晚期：手部畸形，以掌指关节和近端指间关节的表现最具特征性。指间关节周围软组织呈对称性梭形肿胀，以2～5近侧指间关节和掌腕关节常见。腕关节类风湿关节炎的X线病理基础：滑膜增厚，关节内渗液，软组织水肿和血管翳对软骨及骨的破坏。

类风湿关节炎的治疗方法和治疗药物甚多，但目前尚未发现“根治良方”，在某种程度上仍是探索性和对症治疗。开展腕关节类风湿关节炎临床试验和治疗方案研究的目的是让患者了解疾病的性质和病程，增强与疾病作斗争的信心；克服困难，与医师密切配合，主动做好功能锻炼；缓解疼痛；抑制炎性反应，消散关节肿胀；保持关节功能，防止畸形发生；纠正关节畸形，改善肢体功能。目前治疗类风湿关节炎方法包括非手术治疗和手术治疗两大类。非手术治疗包括一般治疗、药物治疗、中医中药治疗、骨髓移植、血液净化等；手术治疗包括保留自身关节治疗和人工关节置换术，同其他疾病施行人工关节置换术相比，类风湿关节炎患者施行手术的年龄相对较为年轻。

人工关节置换术是目前临床上治疗晚期类风湿关节炎的主要手段，由于人工关节假体的生产、工艺材料的不断改进，置换技术和返修手术能力的普遍提高，使手术后的效果较好，能保留置换关节的一定功能，消除疼痛，患者较为满意。此类手术适用于关节间隙明显狭窄，功能严重障碍者。对于某些多关节严重受累的类风湿关节炎患者，有时需要考虑多关节置换术。较为可喜的是目前无论是风湿科和骨科（尤其是关节外科）已经形成一个共识，当类风湿关节炎患者关节间隙明显狭窄，严重影响患者生活质量时，应及早进行人工关节置换术，不必过多去考虑患者的年龄因素。

本章利用工业软件Imageware可以对3d voxers导出的数据进行假体三角面片细分，降噪，光顺化处理，并通过精确曲面等过程对其进行曲面化，最终形成三维实体模型，并且根据设计尺寸构建了假体模型。在此基础上，分别探索假体在正常腕关节和在类风湿关节炎患者腕关节上植入后的生物力学情况；通过有限元仿真分析发现，由于施加的载荷相比于各模型本身的模量属于微量，故两个分组之间的应力结果虽然有区别，但区别不大，说明在此日常载荷下，类风湿组的模型植入假体后，其应力水平较正常组织植入后的差别不大，具有一定的当量可比性。本章节获取精确三维模型及有限元网格模型，该模型具有计算精度高、收敛性好等优点，通过载荷计算，获取了两种不同植入模型计算结果，为临床实践提供了良好的术前指导。

三、外卡式记忆合金腕关节假体体内生物力学测试

（一）外卡式记忆合金腕关节假体的安装

1. 实验标本

新鲜冰冻上肢标本12具（南方医科大学解剖教研室提供），左上肢6具，右上肢6具，均从前臂中段离断。C臂透视下确定腕关节无明显外伤、畸形、重度骨质疏松等情况，密封保存于-20℃低温环境。实验前24小时取出常温度下解冻备用。

2. 主要器械

外卡式记忆合金腕关节假体12套（图7-1-43），手术器械：组织剪、手术刀柄及刀片、镊子、血管钳、弯盘、骨刀、骨锤、老虎钳、咬骨钳、骨膜剥离器、骨科电钻、电动摆锯、组织拉钩、缝针、缝线、0℃生理盐水 250ml、30～40℃生理盐水250ml、医用内六角改锥。

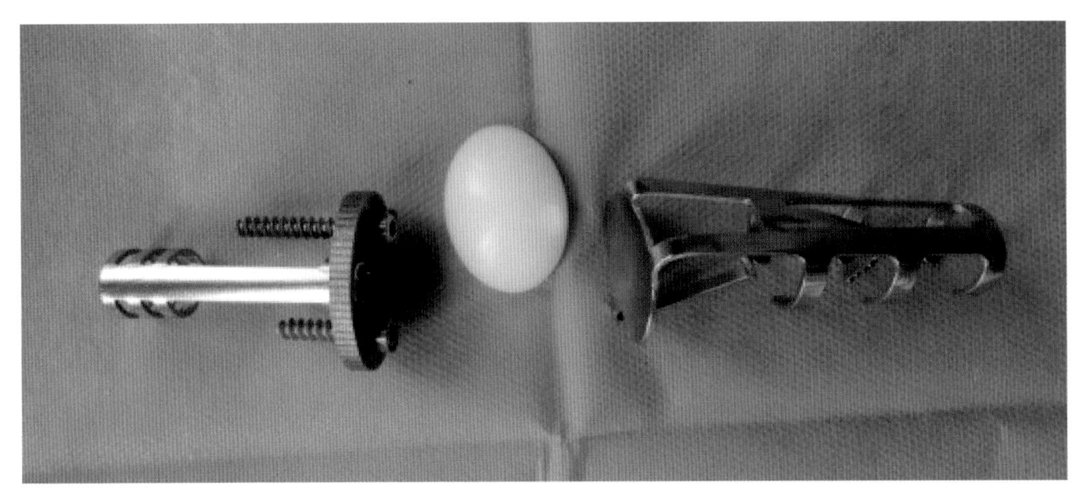

图 7-1-43　**外卡式记忆合金腕关节假体**

3. 实验方法

（1）暴露：沿桡骨茎突及尺骨茎突间的腕背正中做8～12cm长的纵行切口，切口起自腕关节远端 4～6cm，止于腕关节近端 4～6cm，必要时可向两端延长。沿皮肤切口切开皮下脂肪，显露伸肌支持带，并暴露其下覆盖的 6 个纤维鞘管内的伸肌腱。沿第3、4间室间的间隙纵行切开伸肌支持带，并翻向尺侧（图7-1-44）。用拉钩将伸指肌腱及所有尺侧肌腱拉向尺侧，暴露腕关节关节囊，在桡骨及腕骨背侧“匚”形切开，并且将关节囊翻向远端保留，暴露腕骨及桡骨远端（图7-1-45）。

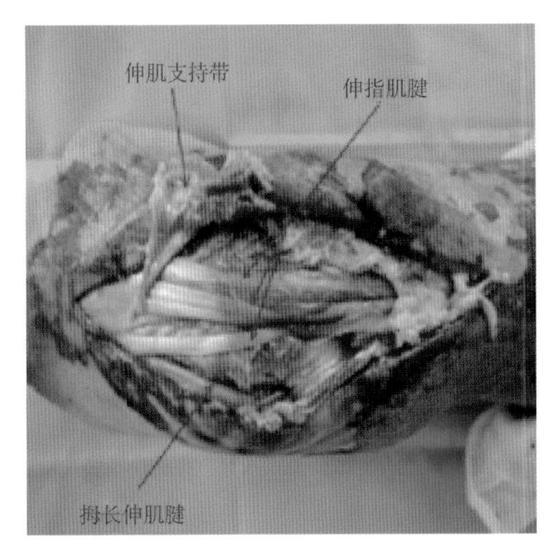

图 7-1-44　**切开伸肌支持带**

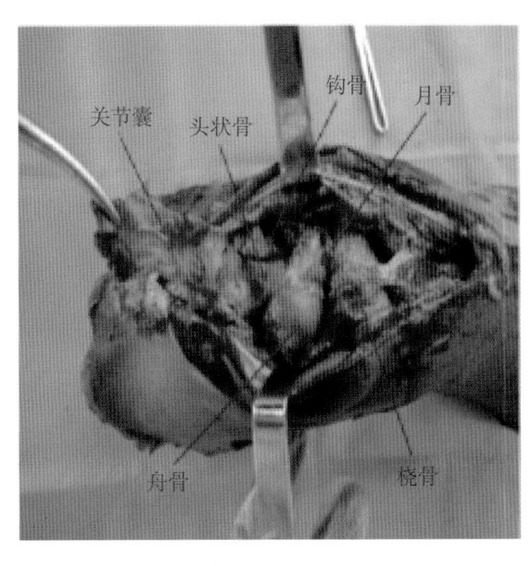

图 7-1-45　**切开关节囊，暴露腕骨及桡骨近端**

（2）截骨及假体安装：屈曲腕关节，将腕关节背侧脱位后，用电动手外科摆锯于头状骨腰部（腕关节的运动中心）平面进行截骨，截除大部分近排腕骨及部分远排腕骨（图7-1-46），腕骨截骨结束后，将经 0℃生理盐水浸泡过的腕骨组件上的环抱器根据安装需要塑形后卡配至第三掌骨C臂透视检查位置良好后，置入腕骨螺钉（图7-1-47）；腕骨组件安装完成后，于桡骨关节面近端0.5～1cm 处进行截骨（图7-1-48），截骨完成后将 0℃生理盐水浸泡过的桡骨组件根据安装需要塑形后卡配至桡骨，确认位置良好后分别在桡骨背侧及掌侧桡骨组件的固定钩处用2.0mm克氏针在骨皮质上制备固定齿臂孔，孔道制备完成后，将桡骨组件上的固定齿臂固定于孔内，安装假体完毕（图7-1-49）。本实验标本为正常腕关节标本，如对病变腕关节进行手术，则根据病变情况决定截骨范围。

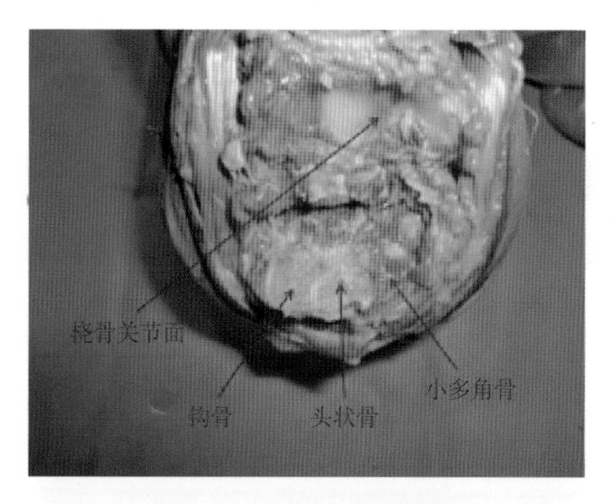

图 7-1-46 **完成腕骨截骨**

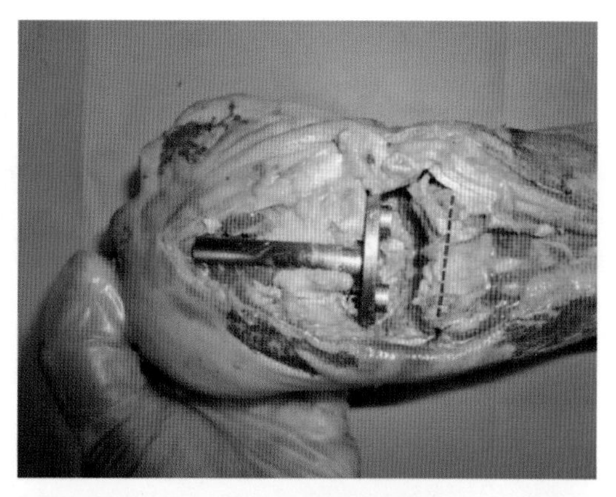

图 7-1-47 **安装腕骨组件**

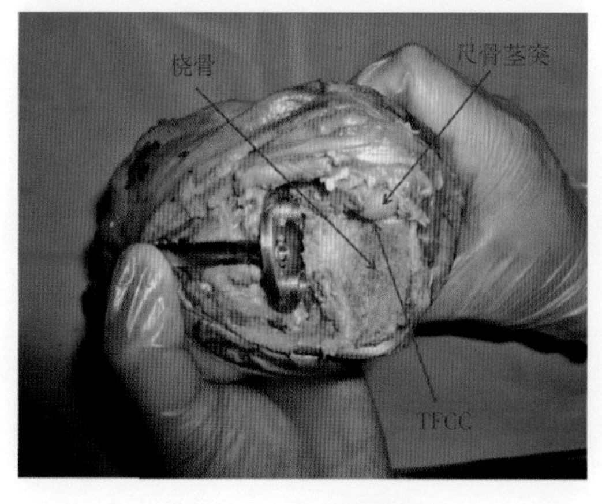

图 7-1-48 **桡骨截骨**

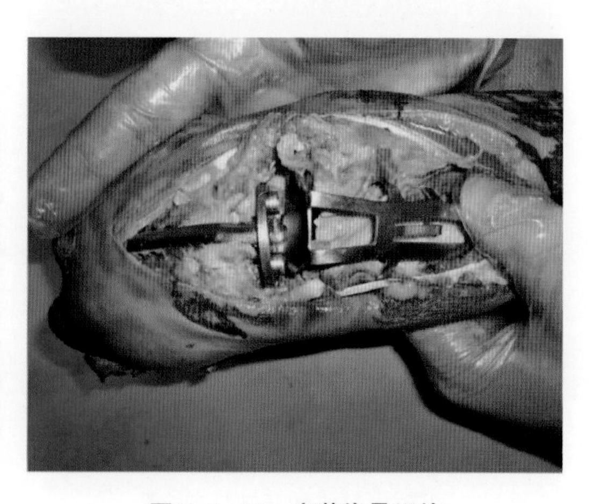

图 7-1-49 **安装桡骨组件**

安装超高分子聚乙烯关节球，复位腕关节关闭切口。将超高分子聚乙烯关节球通过销钉固定的方式安装于腕骨组件上，复位腕关节（图7–1–50）。逐层关闭切口：缝合过程中，注意如果可能，尽量修复关节囊及伸肌支持带。术后 C 臂下透视确认人工关节位置良好（图7–1–51）。

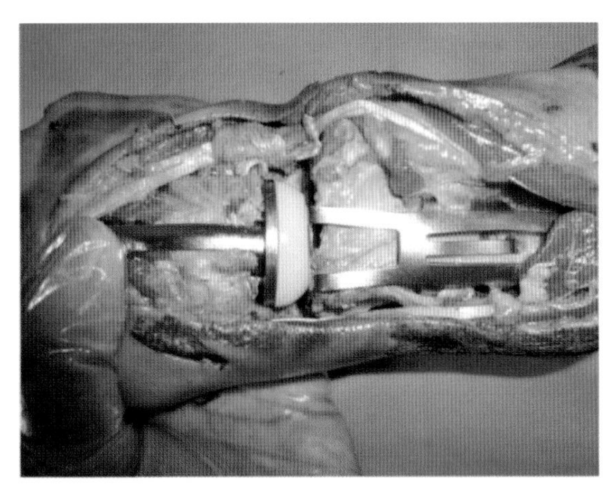

图 7–1–50　**安装高分子聚乙烯球，复位腕关节**

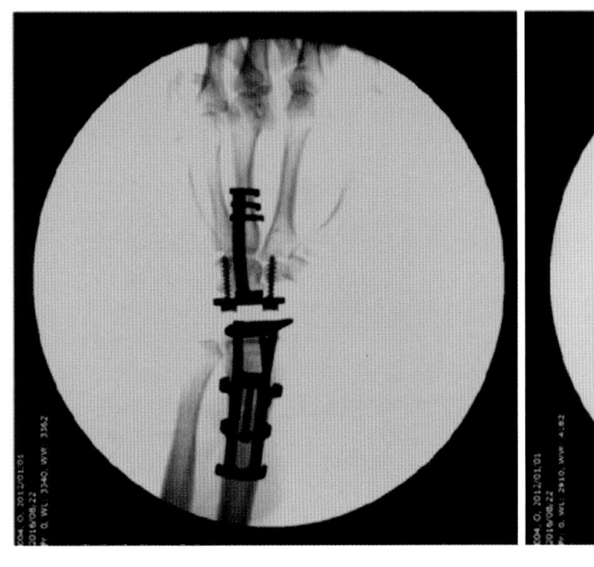

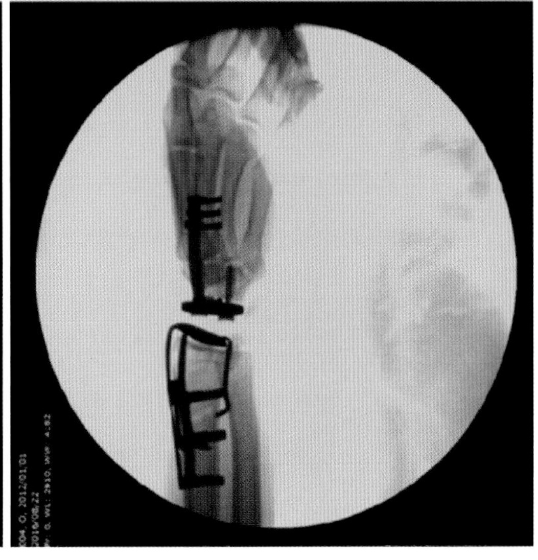

图 7–1–51　**C 臂下透视假体位置良好**

12具标本在使用新型假体安装过程顺利；平均手术时间为1小时59分钟；平均手术切口长度为12.1cm；所有标本在实验中无肌腱、神经、血管损伤；外卡固定式假体贴服良好，固定牢靠，腕关节力线良好；透视效果满意；活动标本腕关节时活动顺畅，无弹响及撞击。

4. 腕关节炎症性关节炎的治疗

类风湿关节炎是最常见的炎症性关节炎之一，是一种致残性疾病，可以累及任何滑膜及关节，并且经常累及腕关节造成严重的疼痛、畸形、功能丧失，最终使患者生活质量严重降低。类风湿关节炎病程中，滑膜受限受累，但随着疾病的进展，骨骼逐渐受到侵蚀，伴有关节软骨、韧带、肌腱和关节囊的破坏，最终使关节失稳和变形，关节周围骨密度降低。

类风湿性腕关节炎的非手术治疗包括使用夹板外固定、类固醇类药物的局部注射治疗及全身药物治疗。手术指征为进行性的疼痛和关节畸形。治疗晚期类风湿关节炎的手术为关节融合术和关节置换术。

腕关节融合术是将腕部所涉及的关节软骨面去除，通过钢板或螺钉将关节融合至功能位，并且术中可能通过植骨来提高融合率。关节融合术成功地消除了类风湿关节炎所致的关节疼痛，但却使腕关节丧失了活动功能。对此，各种类型的人工腕关节被应用于炎症性关节炎的治疗。然而，现有的人工腕关节并没有像髋膝关节置换一样取得巨大成功，原因为假体易松动致翻修率较高。而目前最新一代的人工腕关节在治疗效果方面，仍然缺乏长期随访结果。

5. 腕背侧解剖

手背静脉在接收各掌背静脉后，在掌背中部形成手背静脉弓及静脉网，桡侧的静脉网汇入头静脉，尺侧的静脉网汇入贵要静脉。

腕背动脉网由桡、尺动脉的腕背支，骨间前动脉后支与骨间后动脉末支形成，由此网向远侧发出3条粗细不等的交通支，连于第2～4掌背动脉。

腕背侧有伸肌支持带，是前臂背侧深筋膜的加厚部，在外附着于桡骨下端的外侧缘及桡骨茎突，斜行向内至尺骨茎突及其远端，附着于豌豆骨及三角骨，其位置较屈肌支持带略高。从伸肌支持带的深面发出许多纵隔，至桡、尺骨的嵴上，这样在腕背侧与骨膜之间构成6个骨性纤维管，而由前臂背侧至手背的各肌腱连通其滑膜鞘即经过这些骨性纤维管，它们通过腕背时，与桡腕关节紧密相连。

6个纤维管由外向内分别为：

第1管：通过拇长展肌腱与拇短伸肌腱。这些肌腱位于桡骨远端外侧，在伸肌支持带下方的骨纤维管内通过时可受到损伤或发生炎症，造成狭窄性腱鞘炎。

第2管：通过桡侧腕长、短伸肌腱。这两条肌腱经过 Lister 结节的桡侧到达手背。桡侧腕长伸肌腱常被用于肌腱转位，这两条肌腱有不同的滑膜鞘。

第3管：通过拇长伸肌腱。此肌腱通过 Lister 结节的尺侧到达手背。在骨折或类风湿关节炎时可能发生断裂。此肌腱在腕背侧的斜行走行可造成桡骨远端骨折钢板内固定后出现问题，肌腱在钢板表面摩擦可对其产生刺激甚至造成断裂。相同的情况也可能出现于其他肌腱，但程度更轻。

第4管：通过伸指肌腱和示指伸肌腱。此肌腱也常用作肌腱转位。

第5管：通过小指伸肌腱。该肌腱覆盖于远端尺桡关节面。

第6管：通过尺侧腕伸肌腱。该肌腱在尺骨茎突基底部附近通过，有时被用于肌腱转位。

6. 手术过程

使用腕关节背侧入路进行 TWA 由 Menon首次描述。背侧的正中切口可以由桡腕关节向第3掌骨远端方向延长约 4cm，能够充分暴露第3掌骨，经此入路可以便于新型假体的腕骨组件的安装。此手术入路过程中，需要注意：① 桡神经浅支——手术切口选在桡神经和尺神经皮支分布区之间的皮肤上，向两侧游离皮肤时，神经分支可能受到损伤，切断皮神经可能会引起神经瘤性神经痛，但其导致的感觉缺失不明显。② 桡动脉腕背支——走行于腕关节侧方，在深部分离时，保持骨膜下剥离，能够避免损伤。术中显露腕关节时，可以从腕背侧第2、3纤维鞘管间进入，也可以从第3、4纤维鞘管间进入。屈肌支持带切断后可以向桡侧或者尺侧掀起，若术中可能，尽量保护屈肌支持带，能够增加腕关节稳定性。术中暴露出下尺桡关节，若下尺桡关节为类风湿关节炎累及，可在术中于尺骨小头下方进行截骨。在安装假体前，可以先对腕骨及桡骨远端进行截骨后安装假体，也可以先进行腕骨或者桡骨截骨，安装一部分假体后再进行另一部分的截骨。在脱位腕关节后，尽量不破坏腕关节掌侧关节囊，掌侧关节囊在进行腕骨截骨及桡骨截骨时，有保护腕关节前方血管、神经不受摆锯损伤的作用。关闭手术切口时，尽量修复关节囊及伸肌支持带。

使用腕关节背侧入路时，可以采取多种不同类型的皮肤切口，同样能够达到外科手术的目的。通常，直行切口、斜行切口、“S”形切口运用最多。在腕关节各类手术中，目前使用直行切口居多，因为采取直行切口时，可以根据暴露的需要对切口进行延长。然而对于需要充分显露桡侧或者尺侧结构时，则需要充分延长切口，这也增加了损伤背侧血管、神经、感染等风险。通过解剖 10 具新鲜冰冻上肢标本，Ciais 等研究了腕关节背侧皮肤“S”形切口对腕关节的显露范围，研究发现：在对腕关节背侧做70mm的“S”形切口后，平均可以向桡尺侧暴露宽度为 25mm（范围：22～30mm）。若再对切口两侧皮肤游离，对两侧皮肤轻微牵开后，可以暴露的平均宽度为 55mm（范围：44～52mm），并且可以轻松暴露桡腕关节、尺腕关节及腕中关节。并且笔者回顾性研究了 10 名使用腕背侧“S”形切口的患者，评估了瘢痕长度、宽度，是否出现早期并发症，如张力性水疱、皮肤坏死及是否出现远期并发症，如瘢痕处疼痛、肌腱粘连、瘢痕疙瘩、神经瘤。在平均 29 周的随访时间内，没有 1 例出现早期并发症或者远期并发症。平均瘢痕长度为 50mm，所有瘢痕均为线性瘢痕，并未出现肌腱粘连等情况。Tubiana 等描述了采取腕背侧斜行切口对类风湿关节炎患者进行滑膜切除术，目的在于保护腕背侧较脆弱的皮肤，同时又能够更好地显露背侧的伸指肌腱、所有腕骨、桡骨远端及尺骨头。Barbieri 等则报道了使用腕背侧3条放射状切口，能够显露更加广泛，但运用此切口后留下 3 块皮瓣则增加了皮肤坏死的风险，特别是对于类风湿关节炎患者。

虽然目前腕关节背侧手术入路中仍然使用纵行切口较多，但就从目前文献报道来看，背侧的“S”形切口或者类似“S”形的切口，在控制切口长度的情况下，能够更好地显露腕关节周围结构。本实验中，在进行全腕关节置换时，均采用了背侧直行切口，切口平均 12.1cm，切口较大，在进一步的研究中，可尝试采用“S”形切口或者其他类型的切口，以减少对软组织的剥离，降低切口并发症的发生率。

7. 外卡式记忆合金腕关节假体存在的问题

新型假体采用了外卡式的固定方式，相对于髓内固定的方式，外卡式固定在安装桡骨组件时，需要暴露更多的桡骨远端骨干，这导致了手术需要使用更长的切口及术中更多的软组织剥离，这也是导致手术时间长的原因之一。在进一步的研究中，在确保稳定性的同时，适当缩小新型假体的长度是假体进一步改进的一个方向。

（二）外卡式记忆合金腕关节假体活动范围研究

1. 实验标本准备

6具新鲜冰冻保存成人上肢标本，实验前24小时取出常温度下解冻备用。标本解冻后使用聚甲基丙烯酸甲酯根据实验操作台固定器形状进行包埋处理。实验前对标本进行 X 线检查，排除腕关节外伤、畸形、肿瘤、骨质疏松等异常情况。

2. 实验主要材料及试剂

义齿基托树脂Ⅱ型（自凝牙托粉）及义齿基托树脂液剂Ⅱ型（自凝牙托水，聚甲基丙烯酸甲酯，上海新世齿科材料有限公司，上海）。

3. 实验主要仪器

三维运动测量系统，由南方医科大学广东省生物力学重点实验室提供，采用步态分析运动捕捉测量系统（图7–1–52）。其包括两个部分。硬件：三维运动测试实验台、6台Eagle–4 数字红外线动作捕捉摄像机，分布于受测试的标本周围，可对固定于实验台上的标本上的红外线识别荧光标记球的位置进行实时记录；软件：Cortex3.0 运动捕捉测量软件，可对红外线摄像机所进行的测量和记录进行实时监测并反映至计算机。

4.捕捉测量系统术前标本处理

所有上肢标本密封保存于–20℃低温环境中，在实验前24小时将标本取出后于室温下自然解冻。解冻完全后，根据三维运动测试实验台及加载盘的固定需要，将标本的远端及近端分别用聚甲基丙烯酸甲酯包埋，远端包埋至掌指关节近端2cm，近端包埋至尺桡骨近端1/3，并在尺骨及桡骨近端1/3处置入2枚斯氏钉并与骨质同时包埋，以避免在测试过程中下尺桡关节活动。包埋时，腕关节保持中立位，尽量使上下两个包埋块的底相互平行。包埋完成后，将标本固定在三维运动测试实验台上，上端固定于加载盘，标本的腕关节远端及近端用2.0mm克氏针在标本掌侧、背侧、尺侧、桡侧各固定4枚可接受红外线的球形标记物，远端固定于掌骨、近端固定于尺骨及桡骨（图7–1–53）。

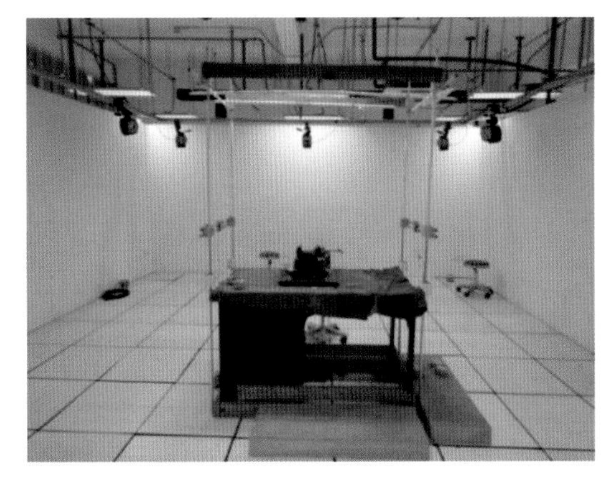

图 7–1–52　**步态分析运动**

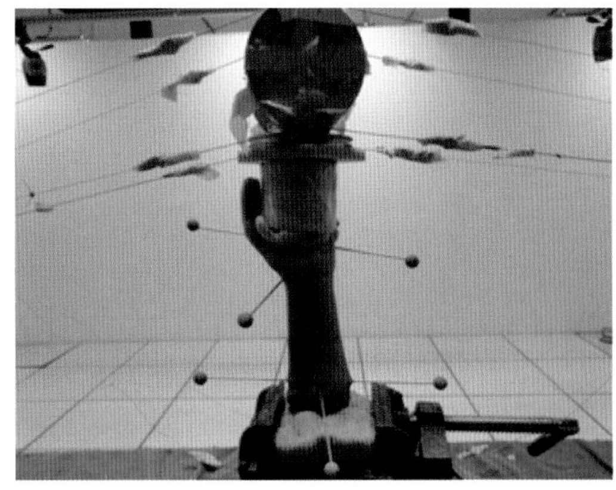

图 7–1–53　**术前将标本固定于三维运动测试实验台上**

5.术前标本活动度测量

腕关节假体活动度的测量实验设计为自身配对设计，术前将标本固定于实验台上后，通过滑轮系统和砝码加载，对上肢标本的腕关节远端施加4Nm的掌屈、背伸、尺偏、桡偏4个方向的纯力矩，使腕关节相应做上述运动。由标本周围放置的6台红外线摄像机记录零载荷（即中立位）和最大载荷（即相应活动方向的最大活动度）时所有荧光标记球的活动状态，加载过程中通过步态分析运动捕捉测量系统记录零载荷及最大载荷下，标记球位置（图7–1–54）。

所有荧光标记球的活动状态即可反映出腕关节的活动状态。实验进行前均进行预加载，以消除实验标本的蠕变、松弛等时间效应影响。

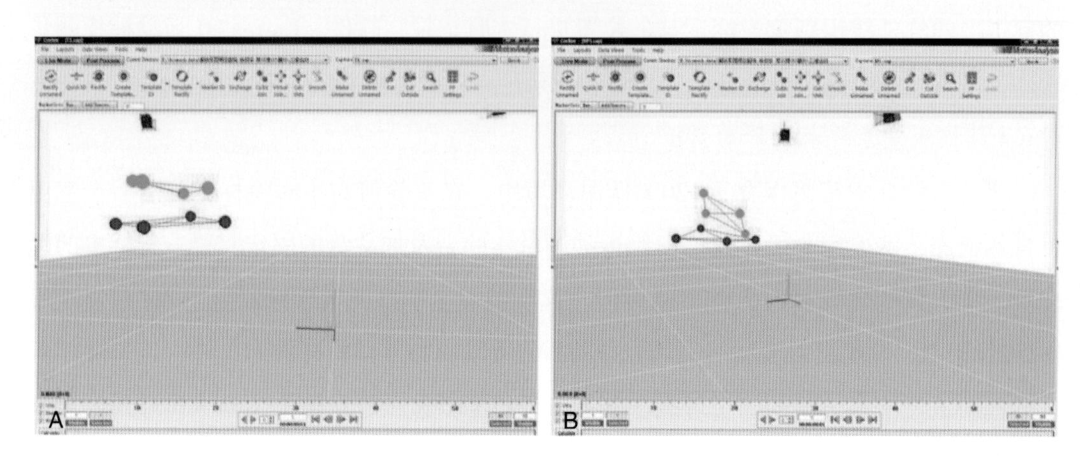

图 7-1-54 **标记球位置**

A. 中立位下记录标记球位置；B. 加载位下记录标记球位置

6.行腕关节置换术

对6具标本使用新型外卡式全腕关节假体进行全腕关节置换术。术后均通过C臂机确认假体安装正确，位置良好。

7.术后关节活动度测量

全腕关节置换术后的标本，如术前测量方法，再次固定至三维运动测试实验台上，对上肢标本的腕关节远端施加 4N · m的掌屈、背伸、尺偏、桡偏 4 个方向的纯力矩（图7-1-55）。如果在活动过程中出现脱位，将关节复位后，将力矩减小1N · m，再次进行加载，直至测量出未脱位状态下腕关节最大活动度。加载过程中通过 Cortex3.0 运动捕捉软件记录零载荷及最大载荷时荧光标记球的位置。

8.数据处理

通过 Cortex3.0 运动捕捉软件计算出术前及术后标记球的坐标位置记录点在零载荷及最大载荷下的角度变化，即可计算出术后腕关节活动度。计算出术前及术后腕关节最大活动范围后，应用 IBM SPSS19.0 统计学软件进行统计学分析，实验结果数据为计量资料，实验设计为自身配对设计，术前及术后腕关节最大活动度比较采用配对*t*检验，所有数据资料以均数 ± 标准差表示，按检验水准 $\alpha=0.05$；$P<0.05$ 时认为有差异有统计学意义。配对*t*检验前对术前及术后活动度差值进行方差齐性检验，若方差不齐，则改用非参数检验。

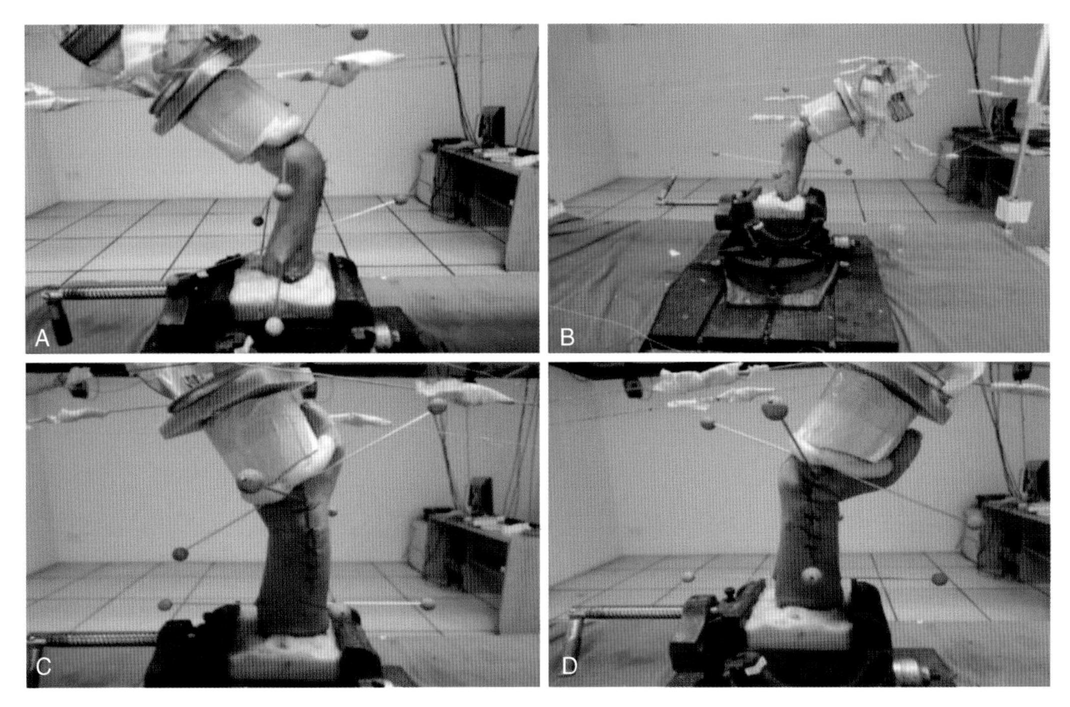

图 7–1–55　对关节置换后的标本进行背伸方向的加载

A. 掌屈状态；B. 背伸状态；C. 尺偏状态；D. 桡偏状态

腕关节活动范围所有标本使用外卡式记忆合金腕关节假体置换术后，腕关节活动顺畅，无撞击及弹响；在掌屈活动加载时，5具标本（83.3%）出现了脱位，平均可承受最大力矩为（2.8 ± 0.4）Nm；其余方向加载时，均未出现腕关节脱位。对腕关节术前及术后最大活动度定量分析，术前掌屈最大活动度为（72.34 ± 4.76）°、背伸为（45.26 ± 5.78）°、尺偏（42.11 ± 4.92）°、桡偏（31.31 ± 2.61）°；术后掌屈最大活动度为（54.91 ± 6.07）°、背伸（42.59 ± 4.70）°、尺偏（42.63 ± 5.69）°、桡偏（29.01 ± 3.87）°（表7–1–5），术后掌屈最大活动度显著低于术前掌屈最大活动度，差异有统计学意义（t=8.34，P<0.001）；术后最大活动度减小；术后背伸、尺偏、桡偏3个活动度上，最大活动度与术前相比，无统计学差异（图7–1–56）。

表 7–1–5　术前及术后腕关节活动范围

组别	加载位置（$\bar{x} \pm s$）°			
	掌曲	背伸	尺偏	桡偏
术前（n=6）	72.34 ± 4.76	45.26 ± 5.78	42.11 ± 4.92	31.31 ± 2.61
术后（n=6）	54.91 ± 6.07*	42.59 ± 4.70	42.63 ± 5.69	29.01 ± 3.87

续表

组别	加载位置（$\bar{x} \pm s$）°			
	掌曲	背伸	尺偏	桡偏
t 值	8.34	0.85	−0.29	1.04
P 值	＜ 0.001	0.44	0.78	0.35

* 有统计学差异

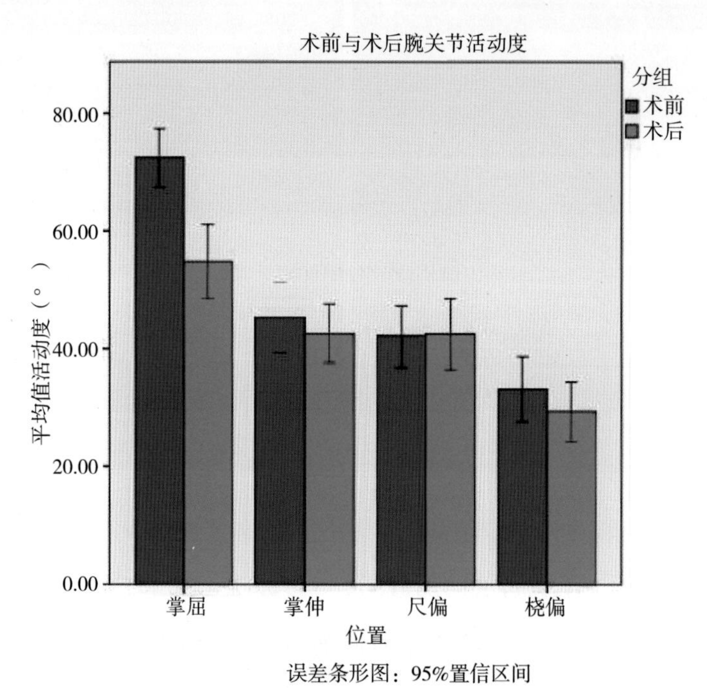

图 7-1-56　**术前及术后腕关节最大活动度误差条形图**

9. 腕关节的运动学特点

腕关节复杂的运动功能主要得益于桡腕关节、腕骨间关节及远端尺桡关节，腕关节的运动是腕骨之间相互作用下所有腕骨运动组合的结果。腕关节主要的活动是掌屈、背伸、尺偏、桡偏；而旋转运动主要来自远端尺桡关节，少部分来自腕骨间关节的相对运动。尽管腕关节的活动复杂，但所有的运动中心集于头状骨。这些简单的运动相互组合，使得腕关节能够进行从桡偏开始，沿着类椭圆形轨迹，顺序移动至掌屈位、尺偏位、背伸位的环转运动。

桡腕关节呈椭圆形，是变异的球窝关节。桡腕关节和腕关节是铰链式的活动系统，因手部不同方式的活动，腕骨以桡骨下端关节面为基础分为3个运动链。中央链包括月骨、头状骨及桡骨，管腕的屈伸活动；外侧链主要为舟骨，起腕骨的稳定作用；

内侧链主宰手部的旋转，包括三角纤维软骨盘、三角骨和钩骨。3个运动以中央链最为重要，中央链中每个腕骨间关节可完成手部整个屈伸运动的幅度的一半。三角骨为手及腕部旋转轴部，头状骨头部为腕伸、屈运动的轴心，舟骨为稳定远侧列腕骨的支撑骨，即当手部受外力屈伸时，由于舟骨的支撑作用，仍能保持头-月-桡骨的轴线在一条直线上。因此，舟、头、月及三角骨为腕部运动中的关键腕骨。

正常腕关节的活动度为：掌屈76°、背伸75°、桡偏22°、尺偏36°。然而，在日常生活中，并不需要腕关节的活动达到极限活动度，并且已经有研究表明：小范围的腕关节活动度，已可以使得手指的抓持范围增加5～6cm。许多学者研究了日常生活（包括整理个人卫生、烹饪工作等）中所需要的腕关节活动范围。Brumfield和Champoux的研究表明，满足日常生活最适宜的腕关节活动范围为：10°的背伸和35°的掌屈。Palmer等研究认为：完成日常生活动作所需要的腕关节活动范围为：背伸5°、掌屈30°、桡偏10°和尺偏15°。徐定国等指出：腕关节40°的背伸、40°的掌屈、28°的尺偏、12°的桡偏即可满足大多数的日常生活需要。

10. 腕关节假体与腕关节的运动

目前最新的全腕关节假体及以往的假体都在试图重新建立一个与正常腕关节相似的人工关节，以获得较大的活动度。然而类风湿关节炎患者腕关节通常存在严重的畸形并且伴有重度的骨质疏松及广泛的软组织异常。因此，新型腕关节假体的设计应该主要考虑到的，是给予患者一个稳定的、具有有限活动范围的腕关节，而不是试图将类风湿关节炎患者的腕关节恢复至正常活动范围。与关节融合术相比，给予患者小幅度的腕关节掌屈/背伸、尺偏/桡偏、环转活动度将会大大提高患者的生活质量，因此非限制性假体明显优于限制性假体。Menon 等在 1998年使用 Universal 全腕关节假体对 31 例患者（37 个腕关节）进行全腕关节置换后，测量置换后腕关节活动度，平均活动度为掌屈41°、背伸 36°、桡偏 7°、尺偏 13°。Cobb 等对 64 例使用 Biaxial 全腕关节假体进行全腕关节置换的患者进行回顾性研究，在平均随访 6.5 年后，患者平均腕关节活动度为掌屈 29°、背伸 36°、桡偏 10°、尺偏 20°。Meuli 等使用非骨水泥固定型假体对 45 例患者进行全腕关节置换术，在平均 4.5 年随访时间中，平均腕关节活动度为掌屈 30°、背伸 40°、桡偏 10°、尺偏 10°。以上研究均表明，虽然在使用第二代、第三代假体行全腕关节置换后，腕关节的活动范围稍有降低，但均达到了日常生活所需的活动范围。

目前认为，正常腕关节的活动中心位于头状骨的腰部。考虑到这一点，目前的假体设计的活动中心即与截骨前的活动中心接近。然而，有学者认为，使用假体将活动中心重建于正常位置，正是导致腕关节假体松动的原因之一。此外，正常腕关节的旋转轴不是固定的，而是随着腕关节的活动，通过腕骨相对于桡骨远端的变化而变化。类风湿关节炎患者腕关节严重变形，运动模式改变，这意味着活动中心与正常腕关节不同。因此，腕关节置换的目的不是重建正常腕关节的生物力学运动范围与旋转中心，而是给患者一个稳定的功能运动范围。而从这个角度来说，腕关节稳定性的重要程度远大于活动度。

11. 外卡式记忆合金腕关节假体的运动学特点

相对于腕关节融合术而言，全腕关节置换术能在缓解患者腕部疼痛的同时，同时提供可满足患者日常生活需要的腕关节活动度。本实验研究结果显示：使用新型人工全腕关节假体，术前及术后腕关节在背伸、尺偏、桡偏3个方向上的活动范围无统计学差异，而掌屈活动度相对于术前则明显减小，分析原因，测试中标本在被动掌屈活动过程中由于背侧手术入路过程中，腕关节背侧的关节囊及背侧韧带，一定程度上影响了腕关节的稳定性，使得标本在被动掌屈活动过程中较易脱位，因此使得标本腕关节掌屈活动度明显减小。参考目前文献报道，全腕关节置换术后，通常要求患肢术后石膏或支具固定1～3周，给予软组织部分修复后，再行腕关节功能锻炼。而本实验研究中，采用离体标本，关节置换术后，关节周围软组织的松弛可能是导致脱位的原因之一。

使用外卡式记忆合金腕关节假体系统进行全腕关节置换术后腕关节的活动范围，达到了满足患者日常生活所需的范围，并且在活动性方面，由于此种假体为非限制性假体，能够满足掌屈/背伸、尺偏/桡偏、环转3个平面的运动，因此可初步认为，此种外卡式记忆合金腕关节假体的活动范围方面达到了临床要求。但若使用此假体，在置换术后早期仍须限制或部分限制腕关节活动，特别是掌屈活动，预防腕关节脱位。

（三）外卡式记忆合金腕关节假体的抗疲劳性能研究

1. 实验标本及分组

12具新鲜冰冻上肢标本实验前24小时取出，常温下解冻备用。标本解冻后使用聚甲基丙烯酸甲酯根据实验操作台固定器形状进行包埋处理。实验前对标本进行 X 线检查，排除腕关节外伤、畸形、肿瘤、骨质疏松等异常情况。标本随机分为两组，即疲劳组（A 组，n=6）和未疲劳组（B 组，n=6）；对 A 组标本进行疲劳处理，根据进行疲劳处理前后状态，分为疲劳前状态（A0 组，n=6）及疲劳后状态（A1 组，n=6）。对 A0 组标本进行疲劳处理后，分别对 A1 组标本及 B 组标本进行轴向抗拔出试验。

2. 实验主要试剂

义齿基托树脂Ⅱ型（自凝牙托粉）及义齿基托树脂液剂Ⅱ型（自凝牙托水，聚甲基丙烯酸甲酯，上海新世齿科材料有限公司，上海）；2mm 克氏针；自制实验操作台夹具（图7-1-57）。

3. 实验主要仪器

BOSE3510 疲劳试验机及机带 Wintest4.1 测试分析软件（图7-1-58）（Bose Corporation，ElectroForce Systems Group，Eden Prairie，MN，USA）。

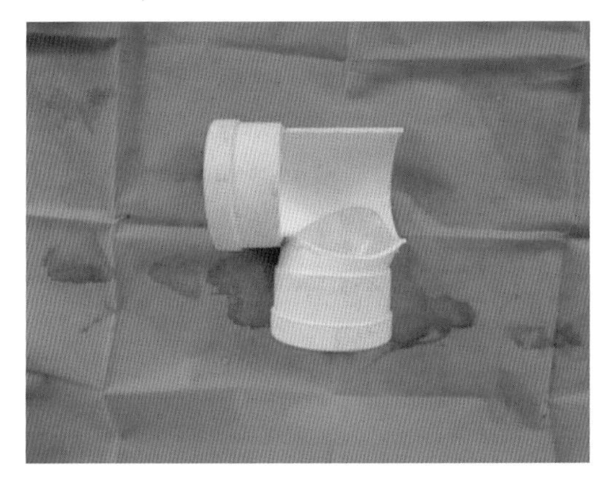

图 7-1-57　**自制夹具**

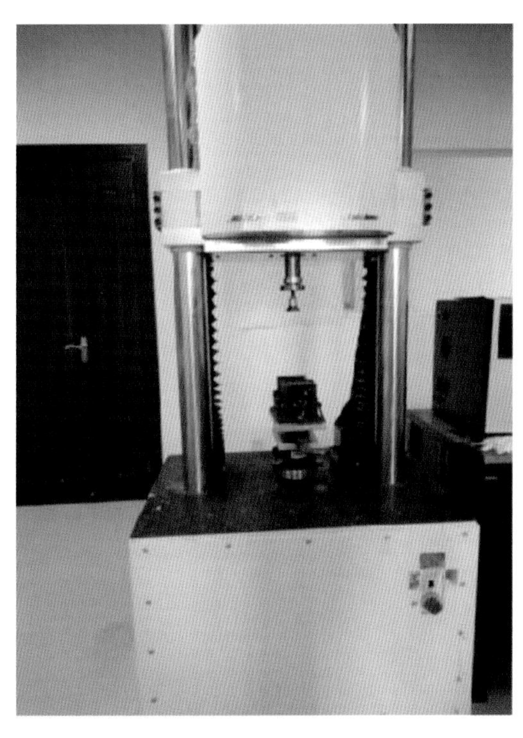

图 7-1-58　**BOSE3510 疲劳试验机**

4. 标本疲劳循环处理

将 A0 组标本按照第一部分所述的方法使用新型人工腕关节进行全腕关节置换后，于C臂机下透视，确认假体位置良好。将 A0 组标本使用自制夹具固定在 BOSE3510 疲劳试验机实验操作台上，使循环载荷旋转中心与腕关节活动中心对齐。通过 BOSE3510 疲劳试验机对标本进行掌屈 35° -背伸 10° 、桡偏10° -尺偏15° （循环次数 7000 次，频率 3Hz）加载。循环载荷以 1.5mm 位移控制以避免产生过大的剪切力（图7-1-59）。进行疲劳处理后，再次在 C 臂机下透视。

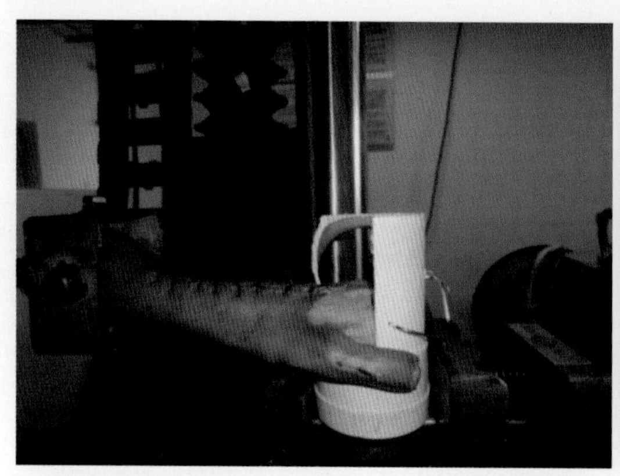
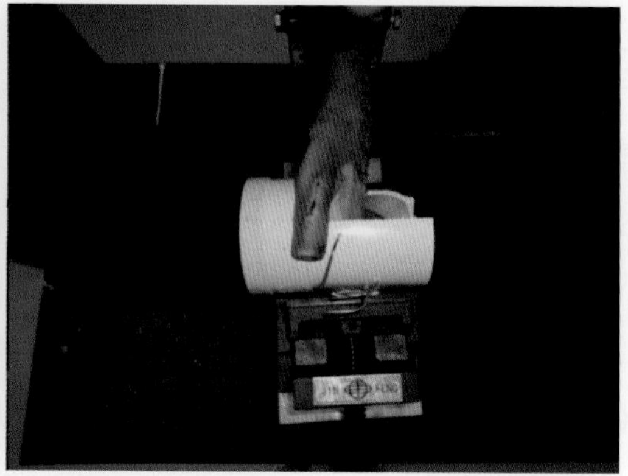

图 7-1-59 标本固定于 BOSE3510 疲劳试验机上

5. 抗拔出试验

当 A0 组标本进行疲劳处理后，拔出试验在 BOSE3510 疲劳试验机上通过轴向抗拔出装置进行，将 A1 组及 B 组标本剔除软组织后，将标本近端及远端分别用 PMMA 固定于 BOSE3510 疲劳试验机的固定台上，调整固定标本后的固定台的角度，使标本及假体的长轴与试验机的拉伸方向一致。沿标本假体的长轴方向以 0.25mm/min 的恒定速率拔出，绘制位移-载荷曲线，曲线的顶点值定义为假体的最大轴向抗拔出力。当假体在拔出过程中拔出力在达到最高点并开始下降时即停止拔出。试验机的载荷信号由计算机数据采集系统记录，并由 Wintest4.1测试分析软件计算获得假体的最大轴向抗拔出力（图7-1-60）。

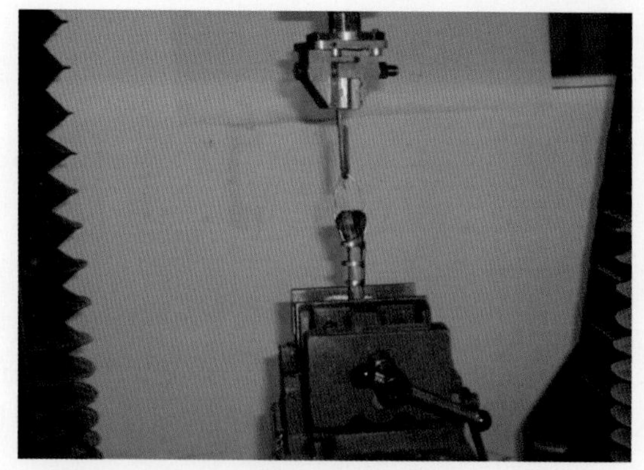

图 7-1-60 假体轴向最大抗拔出力实验图

6. 统计学分析

采用 SPSS 23.0软件包进行统计学分析，疲劳组（A1 组）、未疲劳组（B）组，最大轴向抗拔出力做两个独立样本 t 检验，进行 t 检验是进行方差齐性分析。所有数据资料以（均数 ± 标准差）表示，选取检验水准 $\alpha=0.05$，$P<0.05$认为差异有统计学意义。

通过 C 臂机下透视，A 组标本在疲劳前及疲劳后于影像学检查下，未发现假体明显变形、断裂、松动、下沉迹象（图7–1–61）。绘制位移载荷曲线（图7–1–62），疲劳组（A1 组）标本中，桡骨组件平均最大抗拔出力为（333.44 ± 33.86）N，腕骨组件最大抗拔出力为（610.16 ± 23.14）N；未疲劳组（B 组）标本中，桡骨组件平均最大抗拔出力为（373.93 ± 36.29）N，腕骨组件平均最大抗拔出力为（615.22 ± 27.65）N。疲劳组与未疲劳组比较，桡骨组件及腕骨组件最大抗拔出力均无统计学差异（表7–1–6，表7–1–7，图7–1–63）。

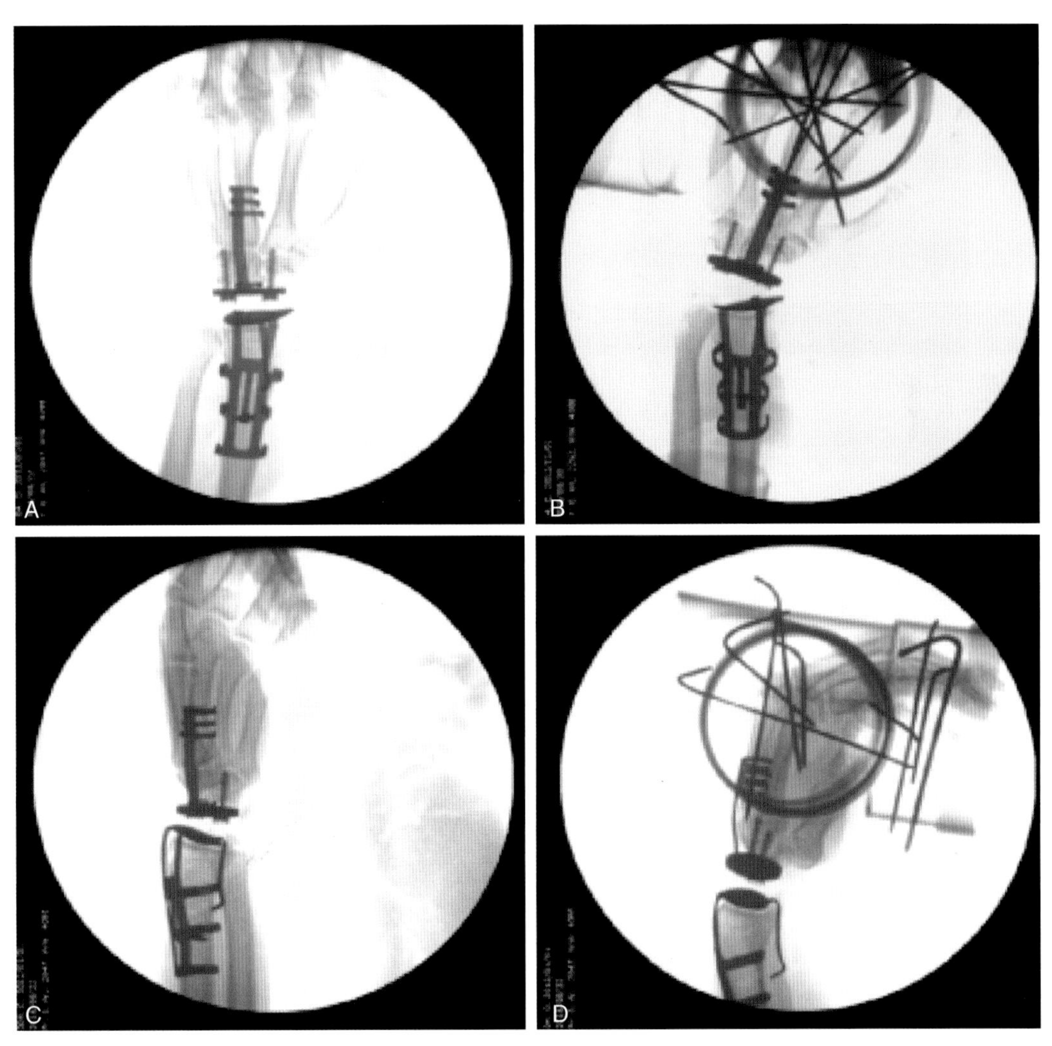

图 7–1–61　**疲劳前后腕关节影像学检查**

A. 疲劳前正位；B. 疲劳后正位；C. 疲劳前侧位；D. 疲劳后侧位

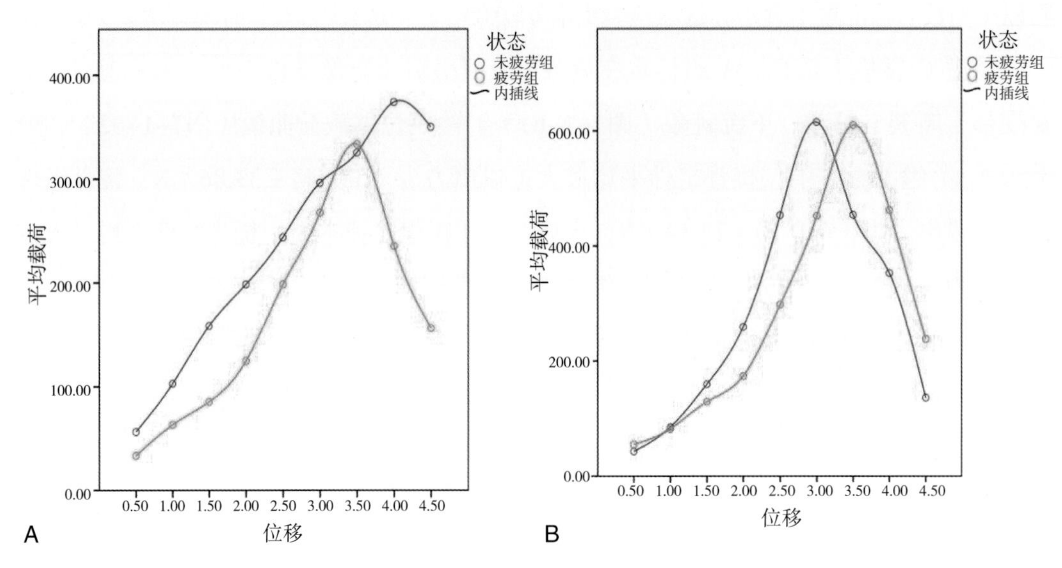

图 7-1-62　**位移载荷曲线**

A. 桡骨组件；B. 腕骨组件

表 7-1-6　**腕骨组件最大抗拔出力**

组别	最大值（N）	最小值（N）	最大抗拔出力（N）	t 值	P 值
未疲劳组（n=6）	659.73	583.18	615.22 ± 27.65	0.35	0.73
疲劳组（n=6）	573.05	640.66	610.16 ± 23.14		

表 7-1-7　**桡骨组件最大抗拔出力**

组别	最大值（N）	最小值（N）	最大抗拔出力（N）	t 值	P 值
未疲劳组（n=6）	413.94	314.4	373.93 ± 36.29	1.99	0.074
疲劳组（n=6）	385.33	304.19	333.44 ± 33.86		

7. 人工腕关节假体的固定方式

目前的人工腕关节假体，除最早出现的 Swanson 假体外，通常都采用骨水泥固定的方式。Universal 假体的腕骨组件，则采用了骨水泥辅助2枚松质骨螺钉的固定方式固定，而 Gupar 设计的假体则仅采用了2枚松质骨螺钉固定的固定方式。

而目前此类假体存在的主要问题是，腕骨组件的松动导致了腕骨组件的柄从腕骨或掌骨处脱出。由此可见，通过骨水泥实现的刚性固定并不适合于类风湿关节炎患者的固定，因为类风湿所致的骨质疏松，使得骨质强度下降的程度，远高于普通的骨性关节炎。Herzberg使用 RE-Motion 假体对19例终末期关节炎患者（13 例为类风湿关节炎）进行了全腕关节置换，在随访的32个月内，有 1 例出现了桡骨组件的松动，1 例出现了腕骨组件的松动，均为类风湿关节炎患者，但均未进行翻修术。Gaspar 等回顾性研究了 100 例进行全腕关节置换或桡骨关节面置换的患者，在平均 35 个月的随访时间内，并发症的发生率及翻修率分别为 51%和 39%。Sagerfors 等在一项对 189 例腕因关节疾患进行全腕关节置换的患者的前瞻性研究中发现，在平均 7 年的随访时间内，Biaxial 假体的 8 年生存率为 81%，Remotion 假体为 94%。而 Biaxial 假体的松动率为 26%， Remotion 假体为 18%。解决这个问题的方法是提高假体与骨质的贴服性，从而使得假体把持力提高，减小松动的可能。另外，提高假体与骨质的贴服性后，可以在术中减少截骨量，若植入的假体失效，在翻修术中则能具有足够的调整空间。

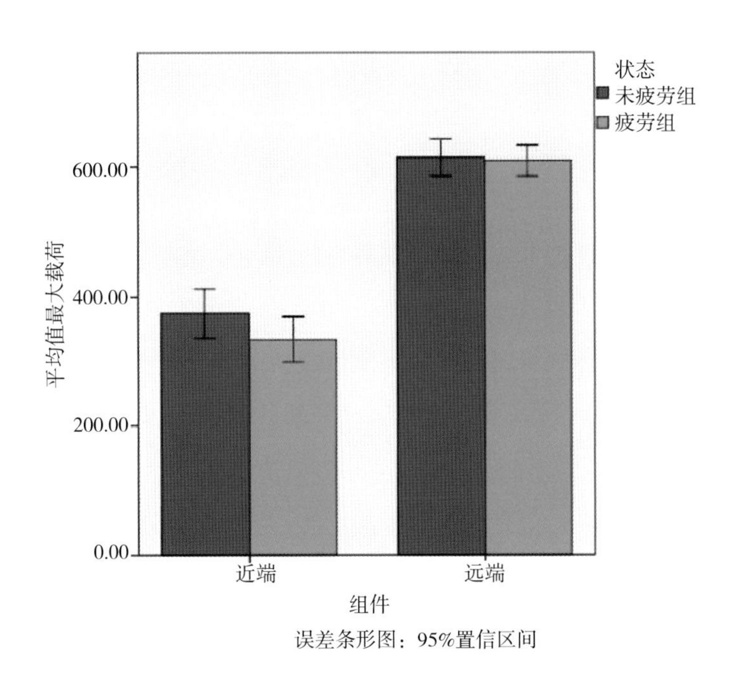

图 7-1-63　**平均最大抗拔出力误差条形图**

8. 镍钛记忆合金特点

镍钛记忆合金是能够将自身的塑性变形在某一特定温度下自动恢复为原始形状的特殊合金，目前已经在医学界广泛应用。镍钛记忆合金的形状及效应和热弹性马氏体相变相关。过程表现为：仅当冷却到马氏体相与母相化学自由能平衡温度以下适当的温度时，在相交驱动力的作用下，相变才能开始。当在马氏体状态时，镍钛合金较易变形；当温度达到马氏体开始消失温度之上时，镍钛合金开始恢复初始形状；当温度达马氏体完全消失温度后，镍钛合金完全恢复到原装，一些形状记忆合金经过一定训练后还能够得到双程形状记忆效应。镍钛记忆合金的主要特点包括以下几个方面。①良好的记忆功能：镍钛合金的记忆效应就其本质来说，是指发生马氏体相变的合金材料被加热到逆相变温度以上后，使低温的马氏体相逆变为高温的奥氏体相，从而能够恢复到形变前的固有形状。②良好的生物相容性：镍虽然是生命所必需的微量元素，但却有对人体有毒，长期接触可致贫血、慢性鼻窦炎、鼻咽癌、接触性皮炎等。钛及其化合物具有良好的生物相容性和力学特性，常用于牙科及骨科内植物。钛的氧化反应可产生一层无毒的 TiO_2，包绕在材料周围。这层氧化层能够有效地抵御对钛合金的侵蚀，并且对人体无害。侵蚀分析试验证实，镍钛合金在生理盐水中易发生侵蚀改变，但抗腐蚀能力高于不锈钢。总体上，镍钛记忆合金具有良好的生物相容性。③与骨组织相匹配的力学性能：镍钛合金材料相对于钛合金、不锈钢等材料，具有更接近骨组织的弹性模量（镍钛合金：37℃时为 57.18GPa；骨组织：1.5～15GPa；钛合金：110～117GPa；不锈钢：189～205GPa）。在长期植入体内后，不易出现应力遮挡，引降低假体周围骨质吸收、假体周围骨折的发生率。

王新使用镍钛记忆合金环抱器治疗多发肋骨骨折 56 例，结果术后 1个月复查胸部 X 线显示无骨折移位，无环抱器松动；随访 6～24 个月，无明显胸壁异物感，无异物排斥反应、骨质疏松切口感染等情况。韩伟杰使用镍钛记忆合金聚髌器对 90 例髌骨粉碎性骨折患者进行切口复位内固定术，结果手术出血量、手术用时与传统方法相比无统计学差异；术毕至膝关节功能恢复的时间及膝关节功能优良率优于传统张力带钢丝固定。徐永清等使用镍钛记忆合金舟大小融合器对 16 例月骨无菌性坏死患者行舟骨及大小多角骨局限性腕骨融合术，术后平均随访 12 个月，术后患者平均握力明显改善，腕关节活动范围较术前明显好转，X线检查未见骨不连病例，坏死塌陷的月骨有不同程度的恢复。

9. 新型假体的固定特点

新型镍钛记忆合金人工全腕关节假体，吸取了第三代人工腕关节腕骨组件上螺钉固定方式的固定经验，并且结合了镍钛记忆合金环抱式的固定方式，使用镍钛记忆合金的假体，在进行疲劳试验后，无明显松动迹象，假体的抗拔出力也无明显减弱，说明此种假体固定牢靠。根据桡骨的宽度选用大小合适的环抱器，环抱器与桡骨表面贴合紧密，环抱器的齿臂具有良好的抗旋转作用，假体及背侧的固定齿臂对骨掌侧及背侧的骨皮质具有良好的抓持作用，能够防止桡骨组件向远端脱落。并且，本试验在测试时，无骨长入的情况。镍钛记忆合金环抱器植入体内一定时间后，随着周围骨痂的生长，能够部分嵌入骨质之中，更进一步增强了固定的强度。杜东鹏等运用 Pro/E 5.0 建立髌骨横形骨折髌骨爪的内固定结构模型，导入 ABAQUS 10.1 中进行有限元力学性能分析。分别对人体屈膝 30°、60°、90° 时不同髌骨关节作用力下髌骨爪力学性能及变形情况进行分析。结果发现在相同边界条件下，镍钛记忆合金髌骨爪固定稳定性更佳，抗张力更强，且抗剪切力。本实验研究中，仅对新型镍钛记忆合金假体在置入后初步进行了疲劳试验及抗拔出力测试，而相对于目前现有的假体，通过固定方式的改变所带来的生物力学性能的变化，有待行进一步的深入研究。

外卡式记忆合金腕关节假体在植入早期均有良好的抗疲劳能力，植入后允许腕关节在早期进行适当活动。新型假体的轴向抗拔出能力较强，主要得益于掌侧及背侧的固定齿臂，因此在进一步对假体进行改进时，应当保留掌侧及背侧的固定齿臂的设计。

本节对一种外卡式记忆合金腕关节假体的生物力学性能进行了初步研究，但因实验时间、实验条件及笔者能力有限，仍存在诸多不足之处：因课题时间有限，获取的标本数量有限，实验结果可能会出存在一定的偏差，在条件允许的情况下应加大样本量。由于腕关节假体来源的限制，本研究仅将使用假体置换前与置换后，疲劳处理前与疲劳处理后进行了生物力学比较，而未与第四代人工腕关节假体进行比较。实验采用的标本为离体标本，前臂标本肌肉无肌张力，而腕关节的稳定性一部分来源于软组织的平衡，使用离体标本进行测量时可能存在一定偏差。还需要一定的临床试验来证实外卡式记忆合金腕关节假体的有效性。本节只是对一种新型的外卡式人工腕关节假体进行了初步的探索，还有很多地方需要深入研究、不断改进。随着材料科学的进一步发展和对 TWA认识的不断深入，相信在不久的将来，一定可以研制出国内符合腕关节形态学特点、生物力学要求、临床应用操作简单、手术创伤小、使用效果良好的腕关节假体，为腕关节疾患的手术治疗带来开创性的进步。

第二节　倒刺型记忆合金腕关节假体的设计与生物力学验证

一、倒刺型记忆合金腕关节假体的安装

（一）实验标本

新鲜冰冻上肢标本12具（南方医科大学解剖教研室提供），其中左上肢6具，右上

肢6具，均从前臂中段离断，纳入标准：正常离体腕关节可自由活动的成人前臂；排除标准：腕关节存在骨折、脱位、骨肿瘤等非正常的前臂标准。密封保存于-20℃低温环境。实验前24小时取出常温度下解冻备用。

（二）主要器械

倒刺型记忆合金腕关节假体12套（图7-2-1）。手术器械：镊子、血管钳、组织剪、手术刀柄及刀片、骨刀、弯盘、骨锤、咬骨钳、老虎钳、骨膜剥离器、电动摆锯、骨科电钻、组织拉钩、缝针、缝线、医用内六角改锥、0℃生理盐水250ml、30～40℃生理盐水250ml。

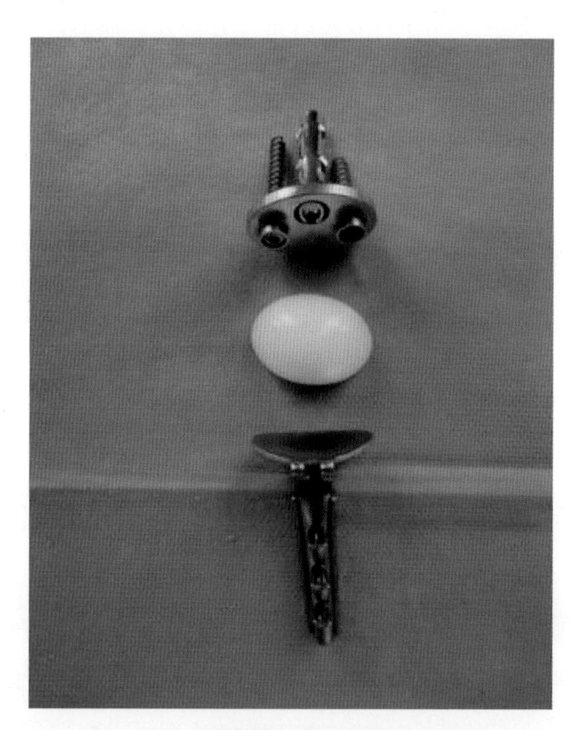

图 7-2-1 **倒刺型记忆合金腕关节假体**

（三）实验方法

1. 腕关节显露

沿尺骨茎突及桡骨茎突间的腕关节背侧正中做 6～10cm 的纵行切口，必要时可向两端延长切口。切开皮肤后钝性分离脂肪、软组织、深浅筋膜，显露伸肌支持带，纵行切开伸肌支持带，显露伸肌总腱，使用拉钩将其向左右两侧牵开，显露背侧腕关节囊。从近端“匚”形切开关节囊，远端保留关节囊连续性，以“舌型瓣”的形式向远端牵开（图7-2-2），显露腕骨与桡腕关节间隙。

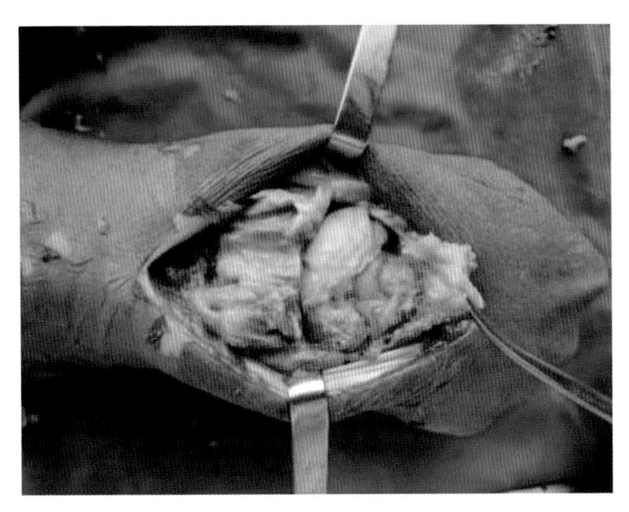

图 7-2-2　**切取关节囊“舌型瓣”并向远端牵开**

2. 腕骨截骨及腕骨组件的安装

被动活动腕关节寻找头状骨，使用骨科摆锯于头状骨腰部（腕关节活动中心）进行截骨，截骨线垂直于前臂长轴（图7-2-3），腕骨截骨后切除近排腕骨和部分远排腕骨（图7-2-4），屈曲腕关节显露腕骨截骨面，使用医用电钻于头状骨的截骨面向远端进行钻孔（此过程需要在头状骨内进行），深度约为腕骨组件的柄长3cm，钻孔完成后使用特制扩髓器进行扩髓（图7-2-5），使腕骨组件的髓内固定柄低温塑型后能顺利进入头状骨的髓腔。将腕骨组件放置0℃的生理盐水中浸泡3分钟（镍钛记忆合金在低温下硬度下降），待其软化后使用血管钳将腕骨组件上张开的倒刺结构捏平，放入头状骨内，此时使用40℃生理盐水浸湿纱布并热敷假体1分钟，并确定其固定牢靠（图7-2-6），最后使用两颗松质骨螺钉分别拧入腕骨组件柄部两侧的钉孔内进行固定。

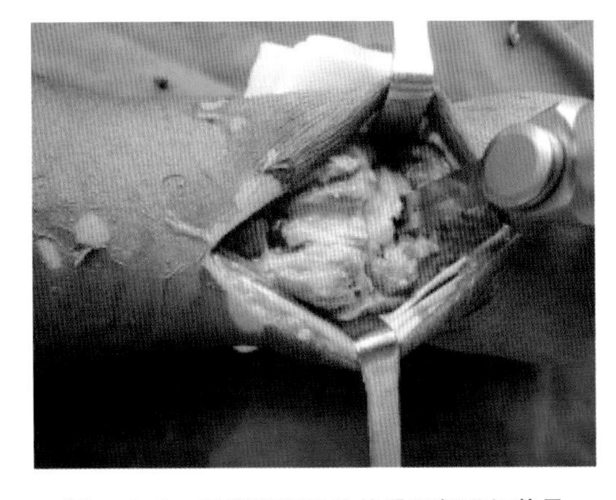

图 7-2-3　**骨科摆锯于头状骨腰部进行截骨**

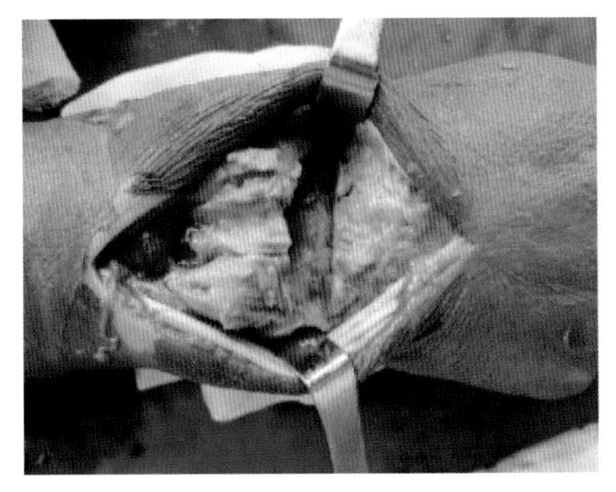

图 7-2-4　**切除近排腕骨和部分远排腕骨**

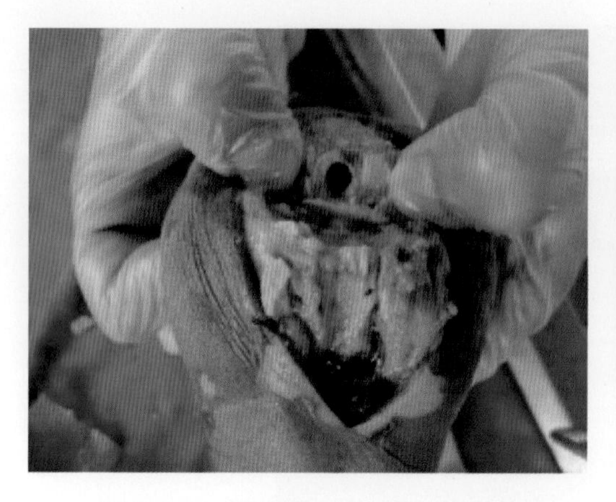

图 7-2-5 截骨面上进行钻孔及扩髓

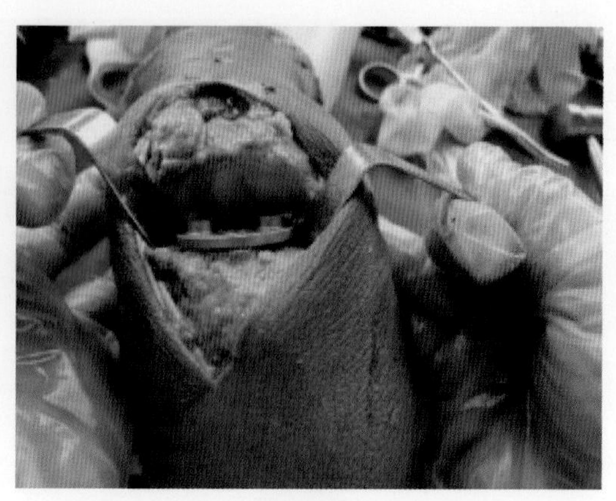

图 7-2-6 腕骨组件安装完成

3. 桡骨组件的安装

屈曲腕关节，显露桡腕关节面，于桡骨关节面近端0.5～1.0cm处截骨（图7-2-7，图7-2-8），截骨面垂直于前臂长轴（意在使桡骨组件的柄部完全置入桡骨髓腔内，防止柄部与桡骨皮质骨接触形成应力遮挡）；使用医用电钻于桡骨关节面中心进行钻孔，并使用专用扩髓器进行扩髓（图7-2-9）（扩髓过程中注意保持桡骨皮质骨的完整性），直至桡骨组件塑形后可以顺利放入髓腔内；使用上述同样方法将桡骨组件放置0℃的生理盐水中浸泡3分钟，待其软化后使用血管钳将桡骨组件上张开的倒刺结构捏平，平顺放入桡骨髓腔内，此时使用40℃生理盐水浸湿纱布并热敷假体1分钟，并确定其已经固定牢靠（图7-2-9，图7-2-10）。

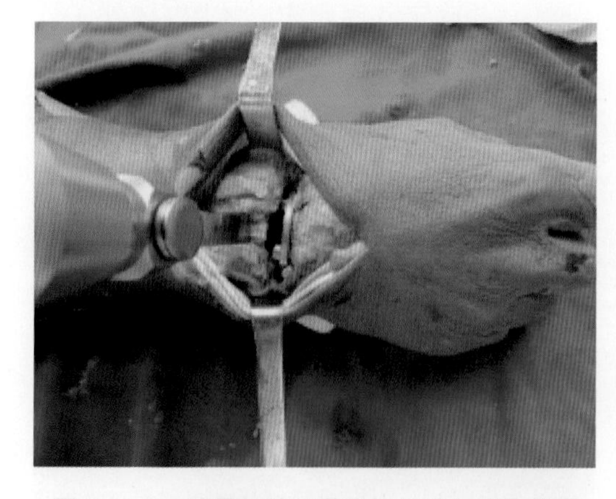

图 7-2-7 腕骨组件安装完毕后进行桡骨截骨

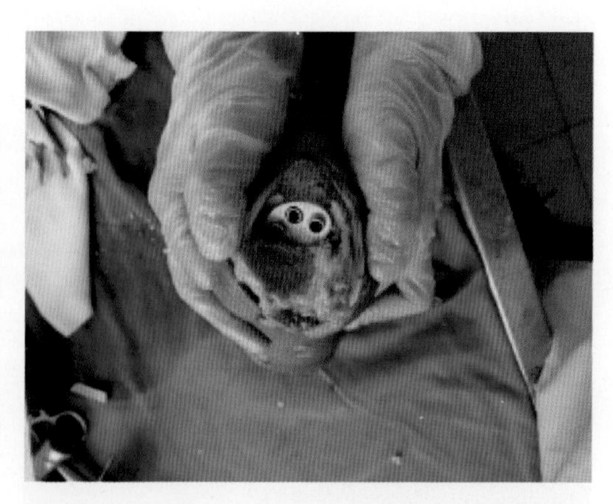

图 7-2-8 桡骨截骨完成

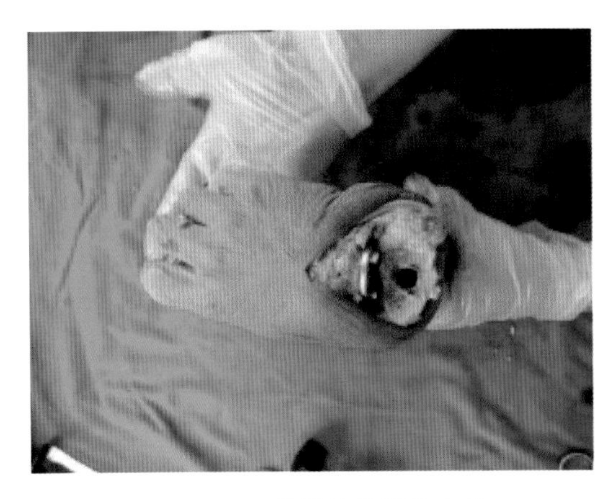

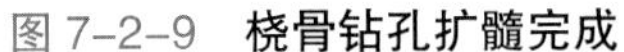
图 7-2-9　**桡骨钻孔扩髓完成**

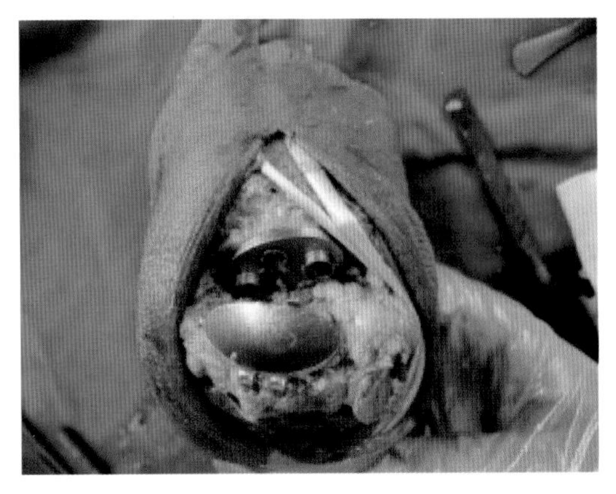

图 7-2-10　**桡骨组件安装完成**

4. 安装高分子聚乙烯球，复位腕关节及关闭切口

将高分子聚乙烯球对准腕骨组件的压配凸起处，进行销钉插入固定（图7-2-11），固定完成后复位腕关节，轻微活动腕关节，确定无弹响、卡压等情况后，使用角针丝线逐层缝合关节囊（上述切取的舌型瓣）、软组织、皮肤。由于此手术选择背侧入路，为防止术后早期关节向背侧脱位，应尽可能严密缝合关节囊与周围软组织（图7-2-12）。术后C臂机透视，确定腕关节假体位置良好，术毕（图7-2-13）。

所有倒刺型记忆合金腕关节假体在12具（左前臂6具，右前臂6具）成人前臂标本上均顺利安装，安装过程中未出现神经、血管、肌腱损伤，术后腕关节均可自由活动，无弹响、卡压、撞击、脱位等情况。手术平均时间（91.33 ± 2.67）分钟，手术切口平均长度（11.60 ± 1.10）cm。术后C臂机透视下未见假体断裂、松脱、对线不良等情况。

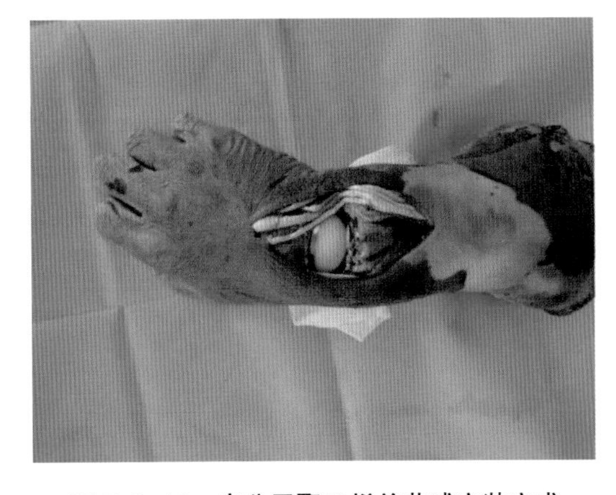

图 7-2-11　**高分子聚乙烯关节球安装完成**

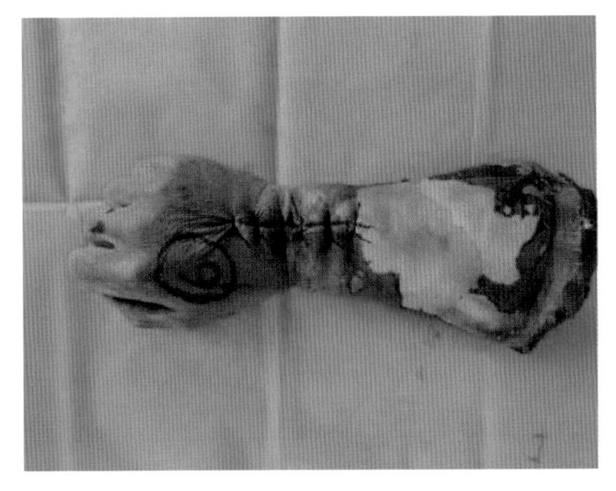

图 7-2-12　**逐层缝合关节囊、软组织与皮肤**

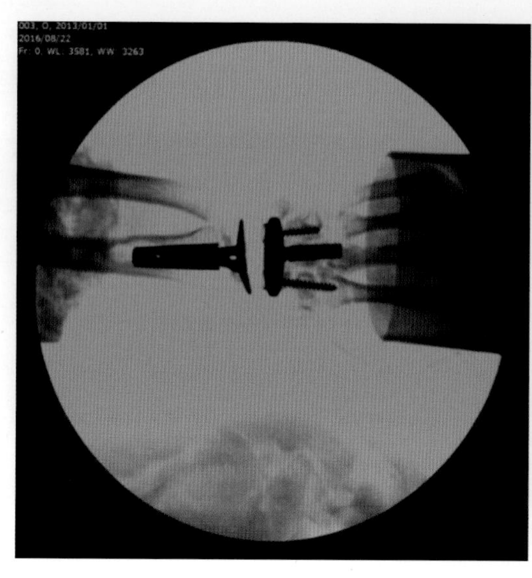

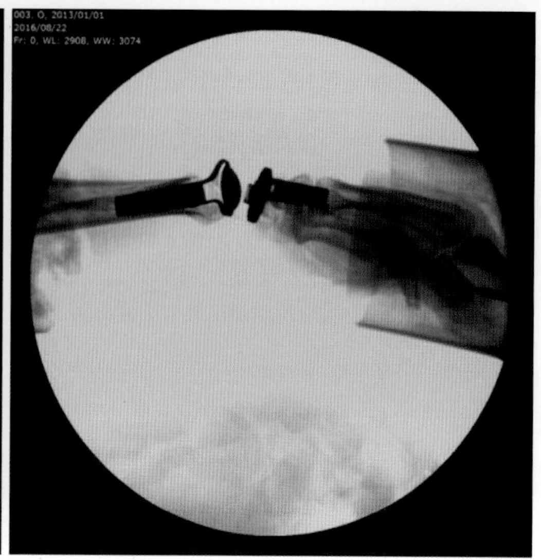

图 7-2-13 **术后 C 臂机透视**

腕关节炎主要包括骨性关节炎、类风湿关节炎、风湿性关节炎、痛风性关节炎，不同炎症之间的症状和发病机理均不同，但其中以类风湿关节炎和月骨坏死导致的骨性关节炎居多。现在医学认为类风湿关节炎是由人体自身免疫和结缔组织炎性反应造成的，其病理变化为滑膜慢受损，长期处于炎症反应中，最终导致关节及软骨结构的不同程度破坏。类风湿关节炎早期由于症状轻微，容易被忽视，大部分患者直到关节出现破坏、畸形才进行干预，导致只有通过手术的方法才可缓解疼痛与功能受限的情况。这种疾病好发于手、足等多个小关节，通常呈对称性分布，同时会伴有其他部位的病变，据报道40%以上的患者会出现心包炎、胸膜炎等情况。随着日常生活节奏的加快、作息不规律的情况，人们的免疫系统越来越容易发生异常，导致类风湿关节炎的发病率逐年增高，目前我国约有3000万类风湿关节炎患者。类风湿关节炎的治疗方案目前以延缓炎性反应、改善免疫力和缓解疼痛的对症支持治疗为主，口服药物中包括非甾体抗炎药、抗风湿药、糖皮质激素和生物抑制剂。这些药物虽然可以缓解症状，但长期服用容易造成肝肾损伤、股骨头坏死等。因此，手部小关节的人工关节技术近年来也越来越受到人们的重视。腕关节骨性关节炎也是一种常见的腕关节炎，主要见于中老年人及体力劳动者，是由劳损、关节畸形、创伤等因素引起的关节软骨化和损伤。腕关节骨性关节炎主要表现为疼痛、晨僵、活动后疼痛减轻等，晚期可导致腕关节增生、畸形、僵硬。

目前对于治疗腕关节炎的主要方法为腕关节融合术、近排腕骨切除术、腕骨间融合术、腕关节骨间掌背侧神经切除术。但上述方法均破坏了腕关节原有的解剖结构，虽然在一定程度上缓解了疼痛，但是要以丧失部分或全部腕关节功能为代价。传统的腕关节融合术是将腕关节所有的腕骨间小关节、桡腕关节之间的关节软骨去除，通过内固定或外固定的方式（必要时进行植骨），使腕关节去除软骨的部分重新成骨，最终融合的过程。融合后的腕关节不可活动，也不会发生炎性反应，最终达到去除疼痛的目的。近排腕骨切除术是通过切除病变的腕关节近排腕骨，使远排腕骨与原来的桡腕关节形成新的关节，可以保留部分腕关节活动度，此术式还适用于陈旧性舟骨月骨脱位和月骨缺血性坏死等情况，但术后腕关节只能小范围地活动，如果切除过多会导致腕关节不稳，而且由于头状骨与桡骨的形状不匹配，术后桡头关节容易再次发生关节炎。近排腕骨切除术经改良后还加入了骨间掌背侧神经切除术，可进一步缓解患者术后腕关节疼痛问题，但活动度仍然达不到理想要求。

在缓解疼痛的同时最大限度地保留腕关节活动度相对完美的解决办法目前只有腕关节置换术，因为此术式保留了腕关节的解剖结构，同时去除了磨损的腕关节面。虽然相对于髋膝关节置换，腕关节置换的发展还相对落后，但随着人们生活水平和对生活质量要求的提高，这并不影响其成为以后治疗腕关节炎的主要术式的趋势。腕关节置换后可最大限度地保留其活动度，相对于传统腕关节融合，患者对会阴部的护理及狭小空间内的操作有明显提升。腕关节置换发展缓慢的主要原因是腕关节属于双轴关节，生物力学机制复杂，相对于髋膝关节等负重关节，腕关节假体更容易松动，翻修率较高。

全腕关节置换术的背侧入路是由Menon首先提出，此实验中倒刺型记忆合金腕关节假体是参考这种手术入路进行安装。腕关节背侧正中部做9～12cm纵行切口，远端到达第3掌骨基底部，近端到达桡骨远端2～3cm，为截骨及假体的安装创造充分的空间。使用腕关节背侧入路时需要注意如下几点。① 勿损伤桡动脉腕背支：桡动脉腕背支靠近前臂桡侧深部，进行截骨时需要注意软组织的牵拉和保护，以免因损伤桡动脉腕背支，最终导致腕关节周围血供障碍，从而导致手术失败；② 勿损伤桡神经浅支：腕关节背侧切口平行于前臂纵轴，与桡神经和尺神经走行相似，这两条神经之间的皮下软组织有交通支和桡神经浅支的存在，术中分离皮下软组织需要精细操作，如果损伤神经可能导致腕关节周围感觉减退或缺失，甚至术后愈合时演变成为神经瘤，导致术后持续疼痛；③ 类风湿关节炎已经累及下尺桡关节，则可选择性切除尺骨小头；④ 由于腕管紧贴腕关节掌侧，术中进行腕骨和桡骨截骨时尽可能保护掌侧软组织，否则容易损伤正中神经、指深屈肌腱、指浅屈肌腱等腕管内容物，导致手部功能障碍；⑤ 术中应尽可能缝合背侧关节囊、伸肌支持带，以尽可能减小术后初期腕关节向背侧脱位的可能；⑥ 术中进行桡骨扩髓时应轻柔操作，避免桡骨皮质部分破坏，最终导致桡骨组件固定不稳；⑦ 桡骨扩髓时应不断尝试将桡骨组件进行插入，以刚好能够完全插入为合适，若过度扩髓，可能导致假体倒刺部分张开时未能与皮质骨之间产生足够的接触应力，导致桡骨组件柄部稳定性不足；⑧ 若进入临床试验后，腕关节置换术后建议患者石膏固定前臂3周，以防止早期腕关节假体的背侧脱位。

倒刺型记忆合金腕关节假体使用材料为镍钛记忆合金，该材料低温下硬度降低，在一定范围内可进行塑型，体温水平下能恢复本来的形状和硬度。在骨科方面，目前已广泛应用于骑缝钉、髌骨爪、肋骨环抱器、锁骨环抱器。利用此材料形状记忆的特性，倒刺型记忆合金腕关节假体的安装简化了手术步骤，但镍钛记忆合金长期置入体内长期磨损是否会释放有毒镍离子，以及是否会产生致癌、致畸等作用还有待观察和改善。目前，防止镍离子释放的主要手段有镍钛记忆合金的表面改性与钝化。

二、倒刺型记忆合金腕关节假体的生物力学测试

（一）倒刺型记忆合金腕关节假体活动范围测试

1. 实验标本准备

新鲜冰冻成人上肢标本6具（南方医科大学解剖教研室提供）（图7-2-14），其中左上肢3具，右上肢3具，密封存于-20℃低温环境，供者年龄26～41（32.5 ± 5.39）岁。实验前对标本进行X线检查，排除腕关节外伤、畸形、肿瘤、前臂骨折、手外伤、骨质疏松等异常情况。

2. 实验主要材料及试剂

倒刺型记忆合金人工全腕关节假体6套。实验工具：组织剪、手术刀柄及刀片、镊子、血管钳、弯盘、骨刀、骨锤、老虎钳、咬骨钳、骨膜剥离器、骨科电钻、电动摆锯、组织拉钩、缝针、缝线、0℃生理盐水250ml、30～40℃生理盐水250ml、医用内六角改锥、2.0mm克氏针、红外线识别荧光标记球8枚、聚甲基丙烯酸甲酯（自凝型，上海新世纪齿科材料有限公司）、自制标本包埋模具、C形臂、人力手工长锯。三维运动测量系统由南方医科大学广东省生物力学重点实验室提供，采用Cortex步态分析运动捕捉测量系统，包括：硬件，三维运动测量实验台、6台Eagle-4数字红外线动作捕捉摄像机；软件，Cortex 3.0运动捕捉测量软件，可对红外线摄像机所进行的测量和记录进行实时监测并反映至计算机（图7-2-15）。

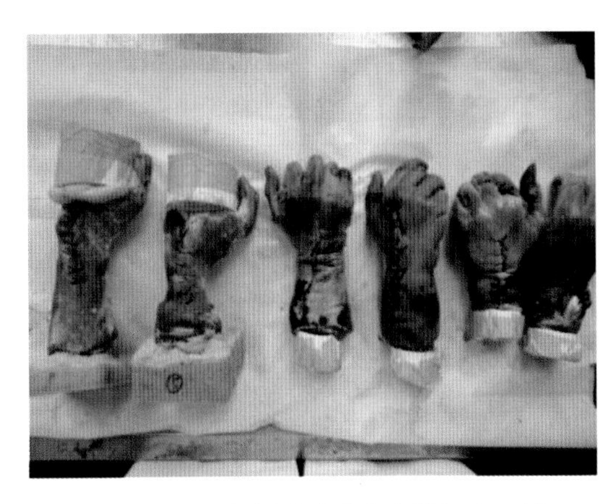

图 7-2-14　**新鲜冰冻成人上肢标本 6 具**

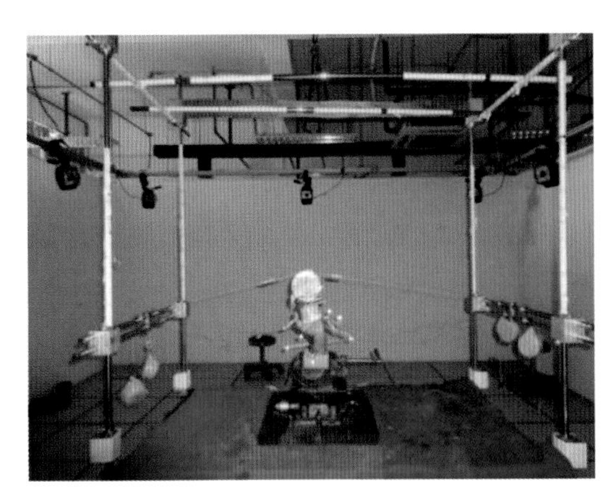

图 7-2-15　**三维运动测量系统**

3. 实验方法

（1）实验前标本的处理：根据三维运动测量实验台及加载盘的固定需要，将标本的远端及近端分别用聚甲基丙烯酸甲酯包埋，远端包埋至掌指关节近端2cm，近端包埋至固定稳妥为止。包埋完成后，将标本固定在三维运动测量实验台上，上端固定于加载盘，标本的腕关节远端及近端用2.0mm克氏针在标本掌侧、背侧、尺侧、桡侧各固定1枚可接受红外线的球形标记物，远端固定于掌骨、近端固定于尺骨及桡骨（图7-2-16）。

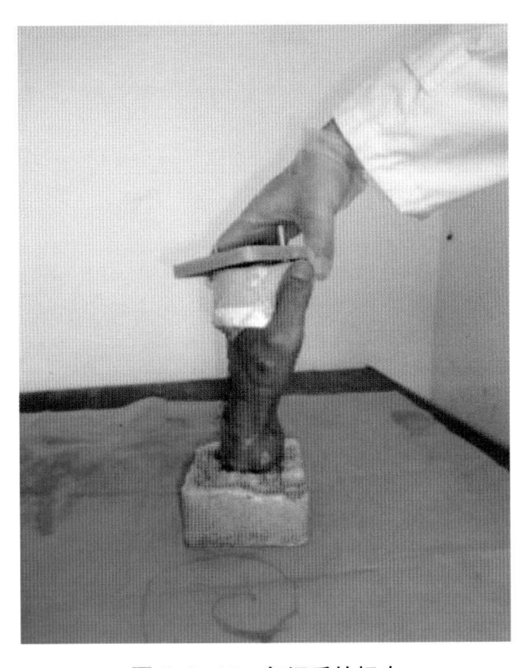

图 7-2-16　**包埋后的标本**

（2）术前腕关节活动度的测量：实验设计为自身配对设计，术前将标本固定于实验台上后，通过滑轮系统和砝码加载，对上肢标本的腕关节远端施加4N·m的掌屈、背伸、尺偏、桡偏4个方向的纯力矩，使腕关节被动做出上述运动。由标本周围放置的6台红外线摄像机记录零载荷（即中立位）和最大载荷（即相应活动方向的最大活动度）时所有荧光标记球的活动状态，加载过程中通过步态分析运动捕捉测量系统记录零载荷及最大载荷下，标记球位置（图7-2-17）。所有荧光标记球的活动状态即可反映出腕关节的活动状态。所有标本实验进行前均进行预加载，以消除标本的松弛、蠕变等时间效应影响。

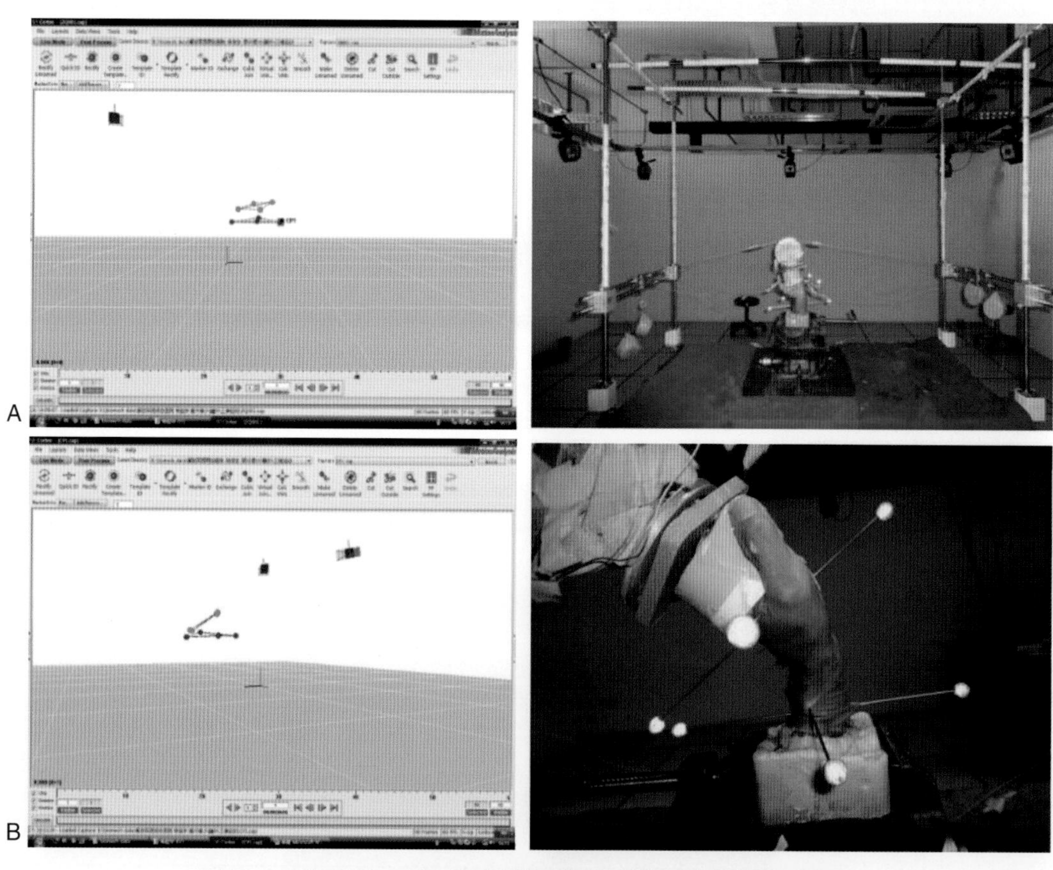

图 7-2-17b　Cotex 3.0 运动捕捉测量软件检测腕关节活动情况

A. 零载荷下；B. 最大载荷下

（3）安装腕关节假体：腕关节背侧正中约10cm纵行切口，逐层分离皮下软组织，显露伸肌支持带，沿第3、4间室间的间隙纵行切开伸肌支持带，并翻向尺侧。暴露并切开腕关节背侧关节囊，并且将关节囊翻向远端保留，暴露腕骨与桡骨远端。屈曲腕关节，使之背侧脱位，使用电动外科摆锯于头状骨腰部垂直前臂解剖轴进行截骨，切除近端腕骨，用钻头在头状骨的截面中心处打孔，直至进入第3掌骨；将镍钛记忆合金腕骨组件浸泡于0～4℃的生理盐水中使其软化，用血管钳将倒刺部分捏平。塑型后倒刺设计“消失”，使之可以顺利地进入第3掌骨的髓腔中。随后在两侧钉孔处打孔，并拧入两枚腕骨螺钉，完成腕骨组件的固定。于桡骨关节面近端0.5～1cm处使用摆锯进行截骨，再于桡骨截面的中心处钻孔、扩髓，同样方法低温塑形桡骨部分组件，并插入桡骨髓腔。调整位置后，使用40℃左右盐水纱布湿敷整个腕关节假体，使之恢复形变，倒刺状设计便可再次张开，与髓腔内壁产生相互作用力，从而起到固定作用。最后将超高分子聚乙烯关节球通过销钉固定至腕骨组件上，复位腕关节。逐层缝合腕关节囊、伸肌支持带、皮下组织与皮肤。C臂机透视下确认假体位置良好，术毕。

（4）人工腕关节置换术后假体的活动度测量：行全腕关节置换术后的标本，如术前测量方法，再次固定至三维运动测试实验台上，对上肢标本的腕关节远端施加4N・m的掌屈、背伸、尺偏、桡偏4个方向的纯力矩。若在活动过程中出现脱位，将关节复位后，适当减小加载力矩，再次进行测量，即测量出未脱位状态下，腕关节的最大活动度。测量完毕后在Cortex 3.0运动捕捉软件中通过对比零负载与最大活动度的相对空间关系，从而导出人工腕关节置换术后的腕关节标本在掌屈、背伸、尺偏、桡偏4个方向的最大活动度。

4. 数据处理

将Cortex系统捕捉的活动度数据导入IBM SPSS 22.0统计学软件，活动度测试实验为同一受试对象处理前后的比较，实验结果数据为计量资料，属配对设计，采用配对t检验，所有数据资料以均数±标准差表示，按检验水准$\alpha=0.05$，$P<0.05$认为差异有统计学意义。配对t检验前确认术前及术前活动度差值是否符合正态分布，若符合正态分布，则采用配对t检验；若不符合正态分布，则采用配对符号秩和检验。配对t检验前均进行术前及术前活动度差值方差齐性分析，若方差齐，则采用配对t检验；若方差不齐，则采用非参数检验。将桡骨与腕骨组件的最大抗拔出力导入SPSS 22.0统计学软件。抗拔出测试属于不同受试对象之间的均数比较，数据为计量资料，经检验两样本符合正态分布，且方差齐，采用两独立样本t检验，按检验水准$\alpha=0.05$，$P<0.05$认为差异有统计学意义。

腕关节活动范围所有标本使用倒刺型记忆合金人工全腕关节置换术后，腕关节活动顺畅，无撞击及弹响。对腕关节术前及术后最大活动度进行统计学分析，术后腕关节在背伸、尺偏、桡偏3个方向的活动度较术前无统计学差异（$P>0.05$）。术前掌屈方向最大活动度为（75.03 ± 3.50）°，术后掌屈方向最大活动度为（52.64 ± 3.23）°，差异有统计学意义（$t=14.69$，$P<0.05$）；术后背伸、尺偏、桡偏3个活动度上，最大活动度与术前相比，无统计学差异（表7-2-1，图7-2-18）。

表 7-2-1 **术前与术后腕关节活动度 [$n=6$，（$\bar{x} \pm s$）°]**

时间	加载位置			
	掌屈	背伸	尺偏	桡偏
术前	75.03 ± 3.50	43.58 ± 2.44	42.24 ± 1.93	28.03 ± 2.28
术后	52.64 ± 3.23*	40.38 ± 4.45	41.02 ± 3.07	29.69 ± 3.29
t 值	14.69	1.62	0.76	-2.19
P 值	0.000	0.17	0.48	0.08

*：与术前相比具有统计学意义

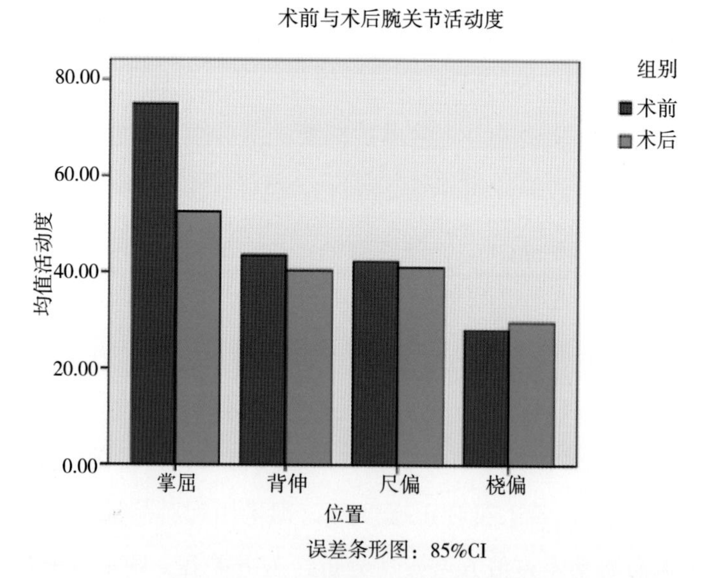

图 7-2-18 **倒刺型记忆合金腕关节假体安装前后的活动度对比**

5. 镍钛记忆合金的材料特性

镍钛记忆合金（nitinol shape memory alloy，NiTi-SMA）是一种形状记忆合金，低温下可软化塑型，恢复至体温水平后变为原来的形状，已广泛应用于骨科，如肋骨环抱器、聚髌器、U型钉等。相对于传统人工腕关节，记忆合金假体具有如下优点：①良好的生物整合性，可加快周围组织的愈合速度，从而使患者尽早进行功能锻炼。众多学者对目前已应用于临床的记忆合金，如肋骨环抱器、聚髌器等，进行了长期的临床疗效观察，未见内固定感染、松脱、断裂等情况，显示了良好的生物相容性。②记忆合金的弹性模量与正常人骨接近，可减少腕关节假体应力集中，从而尽可能避免假体的松动、下沉与断裂。③通过倒刺型设计的固定方式，桡骨端假体无需螺钉与骨水泥固定，一定程度上简化了手术步骤，提高了手术效率。但也存在如下不足：①对假体贴合程度要求较高，若假体与骨之间存在的间隙过大，容易导致假体的松脱。②关节面长期的机械磨损会破坏记忆合金表面氧化膜，可能导致镍离子释放到人体，产生镍过敏、中毒、致癌等潜在损害。经众多学者研究，通过微弧氧化涂层、离子注入、电化学沉积等方法，可以对镍钛记忆合金进行表面改性，从而使关节面更加耐磨，避免镍离子的释放。

正常腕关节的活动度为：桡偏22°、尺偏36°、掌屈76°、背伸75°。在日常生活中腕关节并不需要达到极限活动度，小范围地增加腕关节活动度即可使手的抓持范围增加5～6cm。这也是全腕关节置换术的必要性之一，小幅度地增加腕关节活动度，便可在一定程度上提高患者的生活质量。Palmer等认为，独立完成日常生活动所需要的腕关节活动度为：10°的桡偏、15°的尺偏、5°的背伸、30°的掌屈。Ryu等指出：腕关节28°的尺偏、12°的桡偏、40°的背伸、40°的掌屈即可满足大多数的日常生活需要。Brumfield和Champoux的研究表明，满足日常生活最适宜的腕关节活动范围为：10°的背伸和35°的掌屈。本实验显示倒刺型记忆合金人工全腕关节置换术后在掌屈、背伸、尺偏、桡偏4个方向的活动度已经满足日常活动需求。

安装倒刺型记忆合金人工腕关节假体后，掌屈的活动度较前减小，而在背伸、尺偏、桡偏上相对于置换前无明显差异。分析原因如下：①在进行全腕关节置换时使用了腕关节背侧入路，因此需要破坏腕关节背侧伸肌支持带、指伸肌腱鞘、腕骨间韧带等结构，导致术后腕关节背侧对假体的约束力下降，从而在进行掌屈时，腕关节容易向背侧脱位。②此实验在离体的正常新鲜人体前臂上进行，离体后的肢体失去了肌力对腕关节的稳定作用，出现腕关节松弛，导致关节容易脱位。全腕关节置换术后常规需要对患肢行石膏或支具固定1～3周，给予软组织部分修复后，再行腕关节功能锻炼，以避免腕关节脱位。可设想，如果对患者行倒刺型记忆合金人工全腕关节置换术，并使用石膏或支具固定患肢1～3周，一定程度上可避免人工腕关节向背侧脱位。

倒刺型记忆合金人工全腕关节在活动度与抗拔出性能上基本可满足日常生活的腕

关节生物力学需要，具有一定的发展潜力。相对于传统腕关节，此假体打破螺钉、骨水泥固定假体的传统，创新性地以记忆合金与髓腔内壁的接触应力初期固定假体，后期待骨长入后便以更加符合生物力学的方式固定，一方面降低了初次置换的手术难度，另一方面可进一步降低远期松动、下沉的并发症。但也可能存在长期使用后关节面磨损，记忆合金释放有害镍离子，置换后初期假体相对不稳定，嵌合处骨量流失，长期使用后防脱位、抗扭转、抗剪切力、抗疲劳等性能的变化情况。这些问题在离体标本的实验中无法体现，需要在接下来的临床试验中进一步探究，并对假体进行改进，如：镍钛记忆合金表面改性以减少关节面磨损释放镍离子，改善关节面设计以进一步防止关节脱位等，改善抗扭转、抗剪切力、抗疲劳、抗镍离子释放等性能。

（二）倒刺型记忆合金腕关节假体疲劳抗拔出实验

1. 实验标本及分组

搜集12具新鲜冰冻前臂标本（南方医科大学解剖教研室提供），于实验前24小时取出置于常温下解冻备用。使用聚甲基丙烯酸甲酯包埋处理标本近远端骨性部分，实验前通过C臂机X线检查排除腕关节肿瘤、畸形、骨质疏松等异常情况。将所有标本随机分为疲劳组（A组，n=6）和未疲劳组（B组，n=6）；根据是否完成循环疲劳处理将A组标本，分为疲劳前状态（A0组，n=6）和疲劳后状态（A1组，n=6）。A0组标本完成疲劳处理后，分别对A1组及B组标本进行轴向抗拔出测试。

2. 实验试剂与仪器

义齿基托树脂Ⅱ型（自凝牙托粉）及义齿基托树脂液剂Ⅱ型（自凝牙托水）（聚甲基丙烯酸甲酯，上海新世齿科材料有限公司，上海）、2mm 克氏针、自制实验操作台夹具；BOSE3510 疲劳试验机（Bose Corporation，ElectroForce Systems Group，Eden Prairie，MN，USA）（图7-2-19）、Wintest 4.1测试分析软件。

3. 实验方法

（1）标本模拟疲劳处理：将倒刺型记忆合金腕关节假体安装至12具新鲜冰冻前臂标本上（南方医科大学解剖教研室提供），C臂机X线检查确认假体位置良好后，将 A0组标本进行包埋，固定于BOSE ElectroForce3510 高精度生物材料实验操作台上，依次对标本进行掌屈 35°、背伸 10°、桡偏 10°、尺偏15° 各7000 次，频率 3Hz的往复加载活动（图7-2-20，图7-2-21）。通过C臂机X线检查判断和评定进行疲劳处理后A1组假体是否松动。

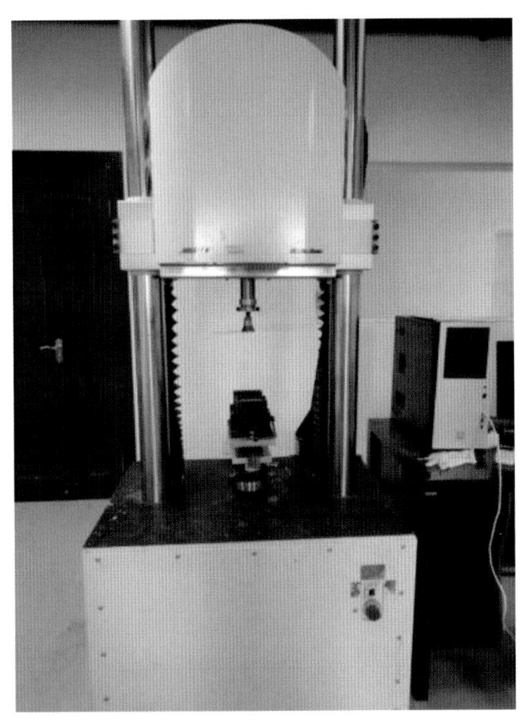

图 7-2-19　BOSE3510 疲劳试验机（Bose Corporation，ElectroForce Systems Group，Eden Prairie，MN，USA）

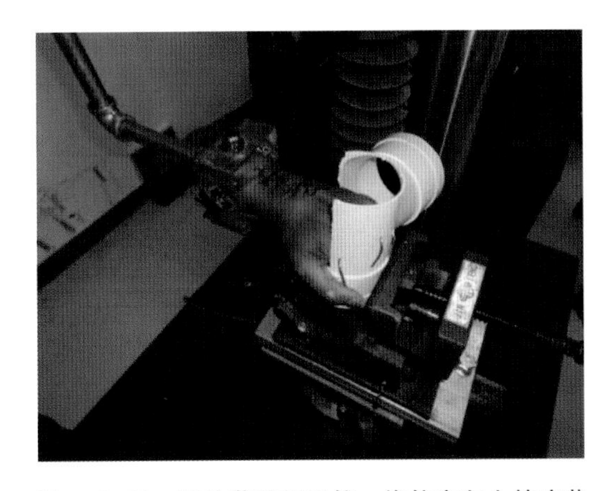

图 7-2-20　腕关节进行尺偏、桡偏方向上的疲劳处理

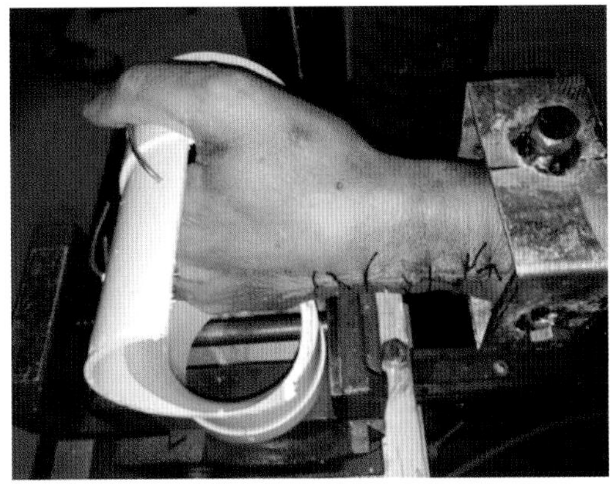

图 7-2-21　腕关节进行掌屈、背伸方向上的疲劳处理

（2）抗拔出实验：将A1组及B组标本剔除部分软组织（图7-2-22），以保证其全部抗拔出力仅由骨性结构与倒刺形腕关节假体之间产生，将其固定于BOSE ElectroForce3510 高精度生物材料实验操作台上，以 2mm/min 的速率对腕关节假体施加轴向拔出力（图7-2-23），假体组件拔出或破坏后即停止加载，计算机数据采集系统

（由DMA及Wintest 4.1测试分析软件计算获得假体的最大轴向抗拔出力）全程记录位移载荷变化，最终测出最大轴向拔出力并绘制位移-载荷曲线，曲线的峰值点即为腕关节假体的最大轴向抗拔出力。比较A1组及B组，即疲劳组及未疲劳组的最大抗拔出力并作统计学分析。

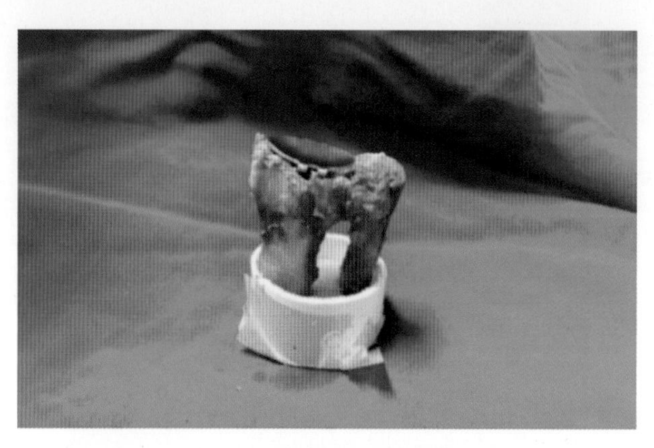

图 7-2-22 **剔除软组织后的假体**

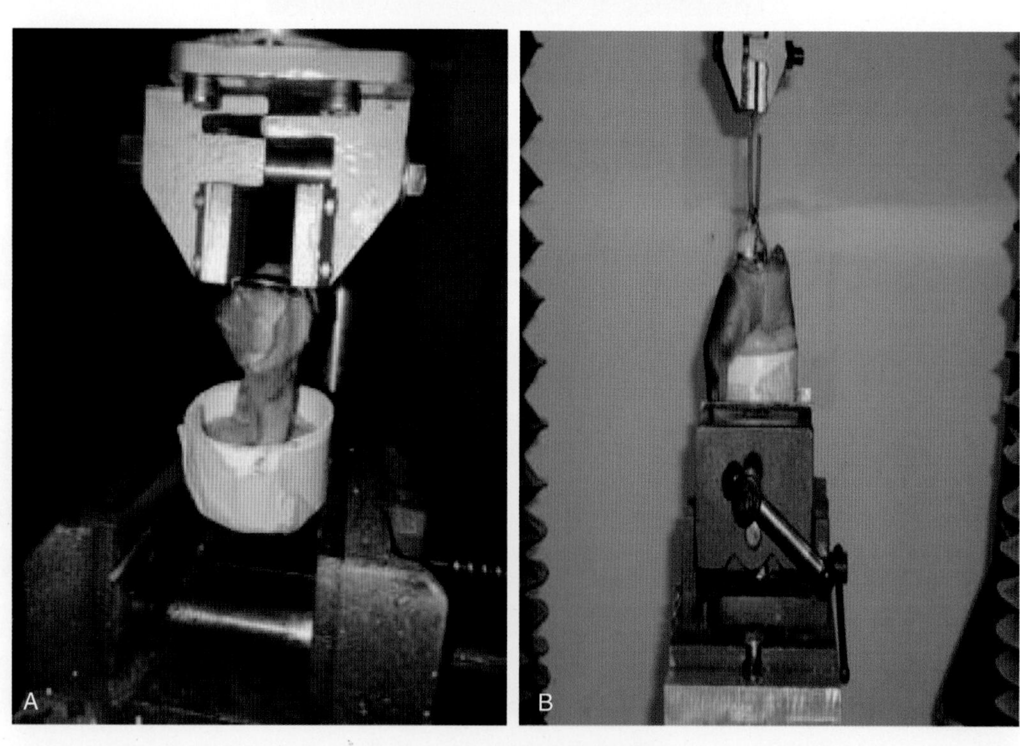

图 7-2-23 **假体抗拔出实验**

4. 统计学分析

采用 SPSS 22.0 统计软件包进行统计学分析疲劳前后，以及A1组与B组的最大抗拔出力，疲劳前后的最大轴向抗拔出力属于计量资料，选择做两组独立样本 t 检验。所有数据资料以均数 ± 标准差表示，选取检验水准 α =0.05，P<0.05时认为差异有统计学意义。

疲劳实验后A1组与B组腕关节活动均正常，未见脱位、弹响、卡压、假体断裂变形等情况。导出位移载荷曲线（图7-2-24），未疲劳组（B 组）中桡骨组件平均最大抗拔出力为（157.56 ± 15.67）N，腕骨组件平均最大抗拔出力为（478.68 ± 52.29）N；疲劳组（A1 组）中桡骨组件平均最大抗拔出力为（144.88 ± 11.24）N，腕骨组件最大抗拔出力为（455.95 ± 67.49）N；将数据导入SPSS 23.0统计软件，经两独立样本t检验，桡骨组件及腕骨组件经疲劳处理前后的最大抗拔出力均无统计学差异（表7-2-2，表7-2-3，图7-2-25）。

表 7-2-2　腕骨组件最大抗拔出力（n=6，$\bar{x} \pm s$）

组别	最大值（N）	最小值（N）	最大抗拔出力（N）	t 值	P 值
未疲劳组	560.54	392.37	478.68 ± 52.29	0.602	0.549
疲劳组	516.99	338.49	455.95 ± 67.49		

表 7-2-3　桡骨组件最大抗拔出力（n=6，$\bar{x} \pm s$）

组别	最大值（N）	最小值（N）	最大抗拔出力（N）	t 值	P 值
未疲劳组	178.61	134.58	157.56 ± 15.67	1.160	0.138
疲劳组	158.46	125.33	144.88 ± 11.24		

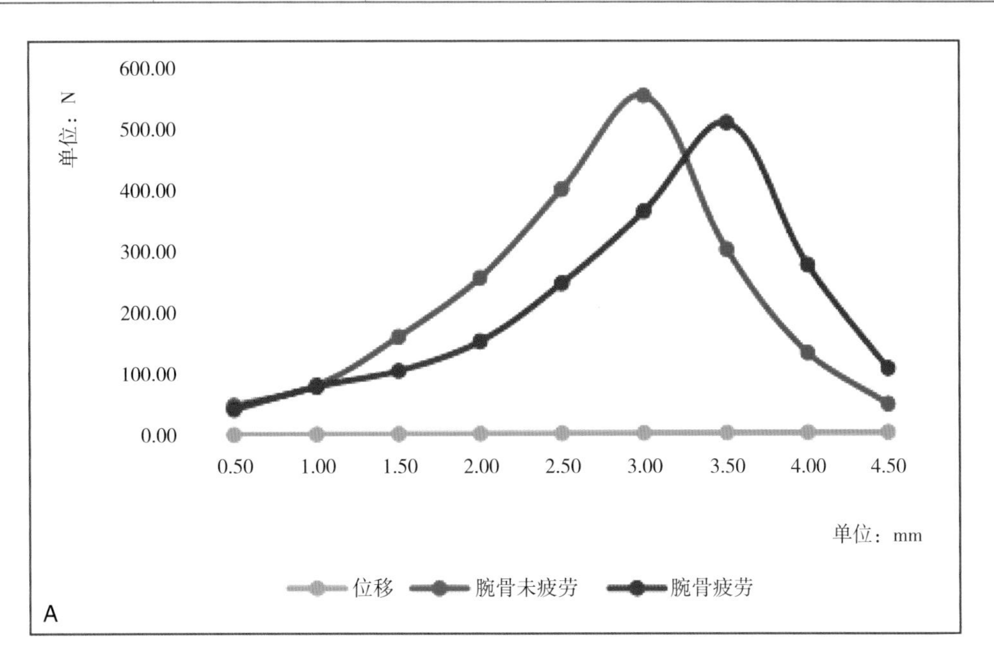

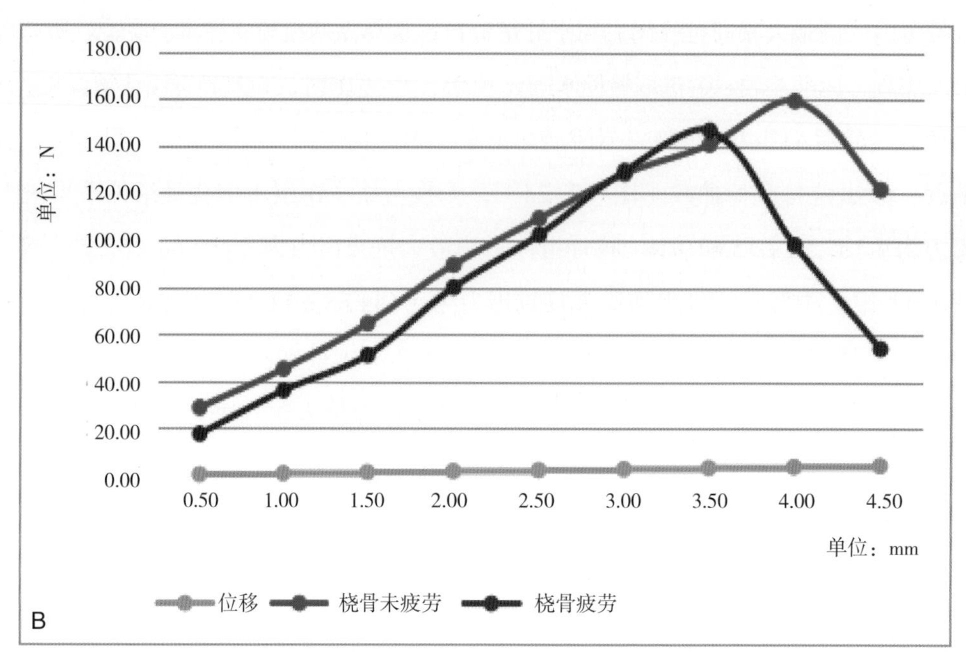

图 7-2-24　**腕骨组件和桡骨组件位移载荷曲线图**

A. 腕骨组件；B. 桡骨组件

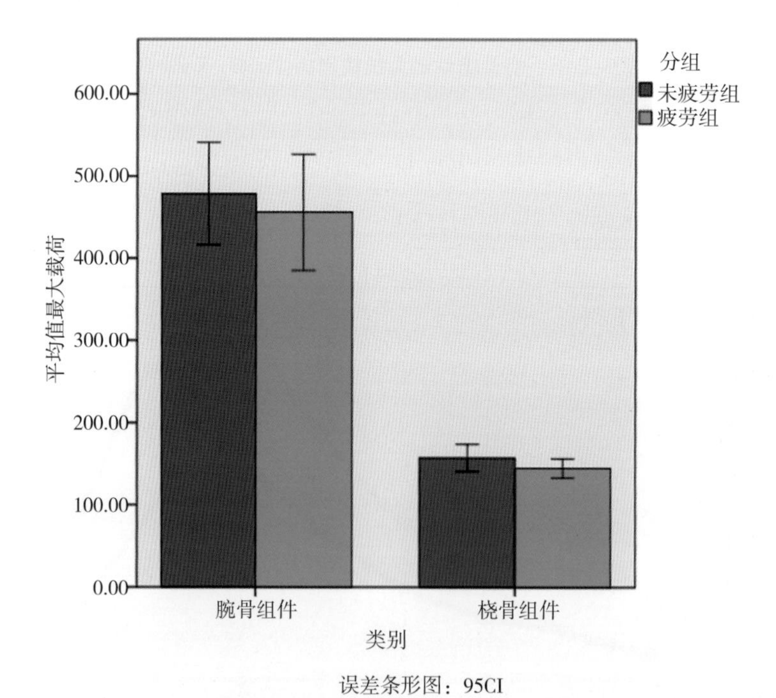

图 7-2-25　**疲劳前后腕骨组件与桡骨组件抗拔出力对比条形图**

人工腕关节出现以来，除了第一代的Swanson假体使用硅胶嵌合固定，剩下的绝大多数是使用骨水泥+螺钉固定的固定方式，初期均能获得不错的固定效果。但如果是类风湿性腕关节炎导致的腕关节置换，相对于骨性关节炎患者来说，类风湿关节炎患者的骨质相对疏松，骨质与腕关节假体的弹性模量相差较大，也就意味着更容易形成应力遮挡，导致类风湿关节炎患者行腕关节置换的后期假体固定部分容易发生松动、骨质断裂、假体脱位等情况。Kraay和Figgie报道，67例使用Trispherical假体的人工全腕关节置换术后的患者在 5 年假体生存率为97%，10年假体生存率为93%。Krukhaug等对90例使用Biaxial假体的腕关节置换术后的患者进行随访，Biaxial假体在人体的 5 年生存率为85%，9年后翻修率为20%。Pfanner等对22例行Universal Ⅱ腕关节置换术的患者进行了平均为期82.3个月（2～12年）的随访，所有患者疼痛均得到缓解、术后平均疼痛评分（VAS）为0.82分，术后平均握力提高11kg（Jamar），术后平均屈伸活动范围为72.3°，尺桡偏活动范围为24.9°；术后总共有6例（26%）患者行关节翻修术，其中2例为腕骨组件翻修，4例为完全失败并放置Swanson旷置器。Badge等对95例行Universal Ⅱ腕关节置换术的患者进行了平均为期8年的随访，腕关节疼痛评分平均由术前的8.1降至术后的5.4，术后平均活动度为：掌屈21°、背伸29°；平均握力由4.8kg升至10kg；QuickDASH评分由61降至46，Wrightington评分由7.9降至5.7；其中有6例患者（7%）出现术后并发症，3例行腕关节翻修术，3例行外固定支架固定术。

倒刺型记忆合金腕关节假体使用镍钛记忆合金材料制作而成，相对于传统腕关节材料钛合金或不锈钢，其弹性模量接近正常骨（骨组织：1.5～15GPa；不锈钢：189～205GPa；钛合金：110～117GPa；镍钛合金：37℃时为 57.18GPa），不容易产生应力遮挡，腕关节置换中后期不容易产生假体周围骨折；同时镍钛记忆合金的刚性相对于传统金属较小，在置换后初期应力时可以在一定范围内产生微动，这样的微动更能够促进成骨，一定程度上可以缩短患者术后的康复周期。

倒刺型柄状设计省去了骨水泥制备和填装的过程，简化了手术过程，缩短了手术时间，减少组织暴露时间即可降低术中感染风险。后期随着骨长入，倒刺型记忆合金腕关节假体可逐渐与人体骨性结构紧密结合，在应力刺激下人体适应性调整骨小梁中的力线，可以提供更加符合人体力学需求的人工腕关节。初期置换未使用骨水泥等一次成型不可降解的填充固定物，为后期人工腕关节的翻修降低了操作难度，意味着为腕关节置换的患者提供了更多的康复方式。

倒刺型记忆合金腕关节假体在正常尸体腕关节上安装容易，在整个安装过程中未见神经血管损伤，以及腕关节卡压、弹响、脱位、假体断裂等情况；倒刺型记忆合金腕关节假体置换后的活动范围可以基本满足日常生活所需的活动度，具有临床应用潜力；倒刺人工腕关节置换后初期腕关节假体在掌曲的过程中容易向背侧脱位，应注意修复腕关节背侧软组织；倒刺型记忆合金腕关节假体在经过疲劳循环处理后，假体稳定性无明显下降，充分显示出其良好的早期稳定性和抗疲劳性。

第三节　3D打印微孔钛腕关节假体的设计与生物力学验证

3D打印微孔钛腕关节假体作为一种新型腕关节置换产品，其生物力学性能直接关系到临床应用效果和安全性。为此，在研发过程中有必要对其进行全面的生物力学验证试验，以评估产品在体外和体内环境下的力学响应。本节旨在阐述3D打印微孔钛腕关节假体的设计与生物力学验证内容。首先，将详述体外生物力学试验方案,包括聚乙烯球头顶出力试验、桡骨柄和腕骨托拉断力试验及螺钉抗拔出力试验，这些试验可以评估产品组件的机械强度。其次，将描述体内生物力学试验方案，包括尸体标本上的活动范围测试、压力测试、疲劳试验和抗拔出试验，这些试验可以评估产品在类生理环境下的稳定性和耐久性。通过这些试验的进行，能够全面验证3D打印微孔钛腕关节假体的生物力学性能，为其临床应用提供可靠的设计依据。

一、体外生物力学试验

（一）聚乙烯球头顶出力测试

将腕骨平台连接到测试机器上，并将聚乙烯球头通过压配的方式固定在腕骨平台上。将压力传感器安装在测试机器上，使其与聚乙烯球头接触，并调整为零点位置。用位移计测量聚乙烯球头的高度，记录为初始高度（图7–3–1）。在测试机器上施加一个恒定的垂直力，逐渐增加施加的力，直到聚乙烯球头从腕骨平台上顶出为止。一旦聚乙烯球头顶出，测试机器立即停止施加力，并记录此时的压力传感器读数和聚乙烯球头的位移。为了保证测试结果的精确性和可靠性，需要采取多次测试来消除因实验误差等因素导致的随机误差。因此，在测试过程中，需要将聚乙烯球头重新固定在腕骨平台上，并重复执行测试步骤7次。对这些测试结果进行统计分析，计算其平均值，从而得到聚乙烯球头最大顶出力测试结果。

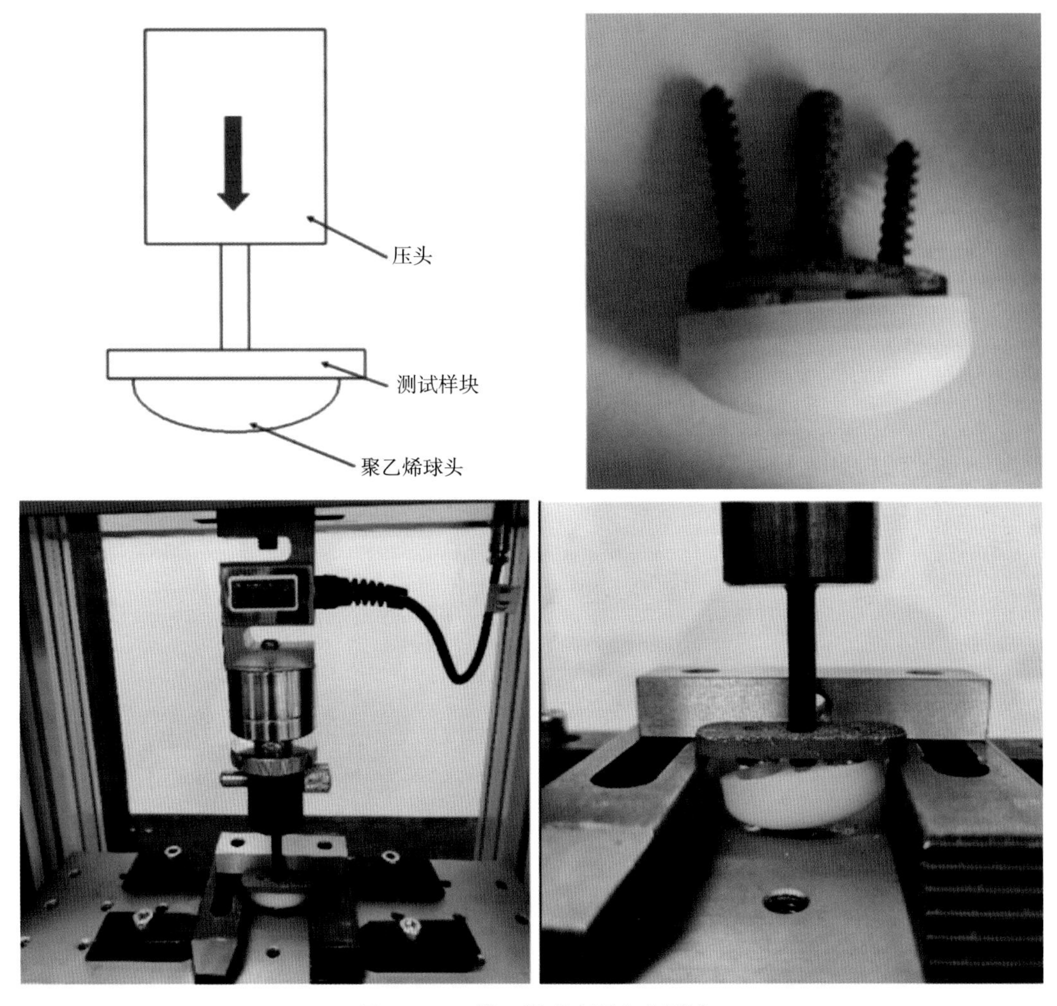

图 7-3-1　**聚乙烯球头顶出力测试**

（二）螺钉抗拔出力测试

在进行测试之前，首先需要在聚氨酯块上进行预先钻孔。预打孔的直径应略小于松质骨螺钉的直径，且深度应与松质骨样块相等。接下来，将松质骨样块放置在腕骨托上，并使用螺丝刀将松质骨螺钉通过腕骨托工装拧入预打孔的松质骨样块中，直到松质骨螺钉的头部与聚氨酯块齐平。为了测试松质骨螺钉的牢固程度，需要将腕骨托固定在测试机器上，并以一定速度施加力，沿松质骨螺钉的轴向方向尝试将其拔出（图7-3-2）。测试结束后，记录最大拔出力的数值。为了减小误差，需要进行6次测试，并计算平均值和标准差。

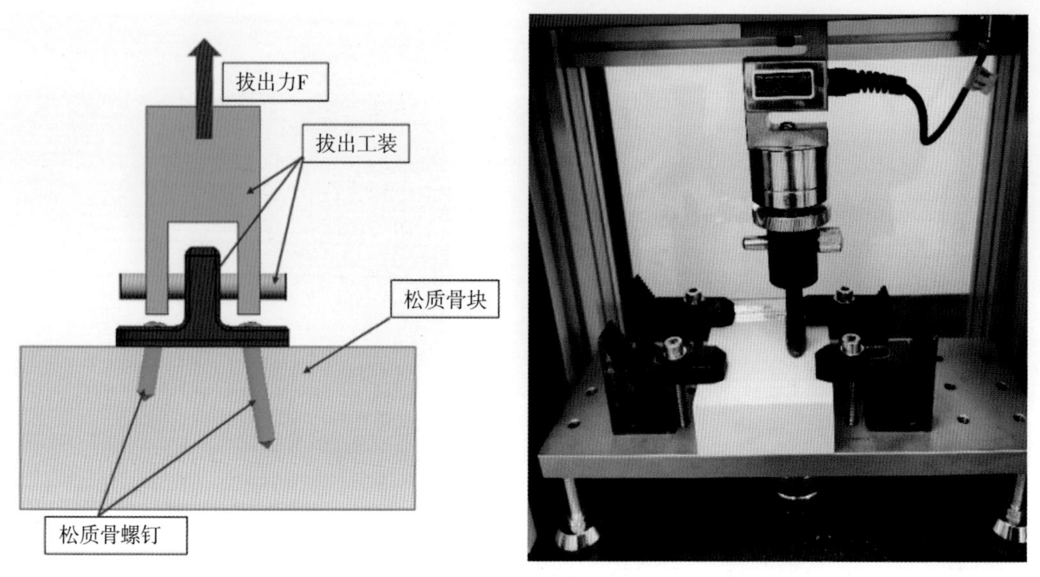

图 7-3-2　**螺钉抗拔出力测试**

（三）桡骨柄和腕骨托拉断力试验

根据标准《金属材料 室温拉伸试验方法》GB/T 228—2019，制备符合标准要求的试样，试样的尺寸应符合所使用的标准。按照GB/T 228—2019的标准要求，准备好金属材料拉伸试验机，并根据试样的尺寸和形状调整夹具，确保夹具夹紧试样后试样的轴线与夹具的轴线重合。将样品夹在拉伸试验机夹具中，调整试验机参数，如试验速度和试验力的量程等，然后启动试验机进行拉伸试验，记录试验过程中的试验数据，并根据标准要求计算材料的拉伸强度、屈服强度、延伸率等指标。

二、体内生物力学试验

（一）腕关节假体ROM测试

于腕关节的近远端各打入2枚2.0mm克氏针，将包埋好的标本固定于实验台上，将荧光标记球放置于克氏针末端，通过砝码在掌屈、背伸、尺偏、桡偏4个方向上对腕关节施加4N·m的纯力矩，于Cortex动作捕捉系统中导出腕关节在上述运动中的最大活动度；安装基于中国西南地区人群腕关节SSM设计的腕关节假体后，使用上述方法再次测量其活动度，与术前做自身对照，并做统计学分析（图7-3-3）。

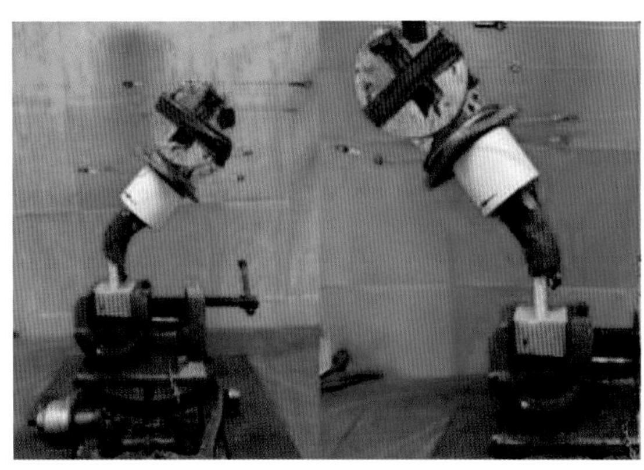 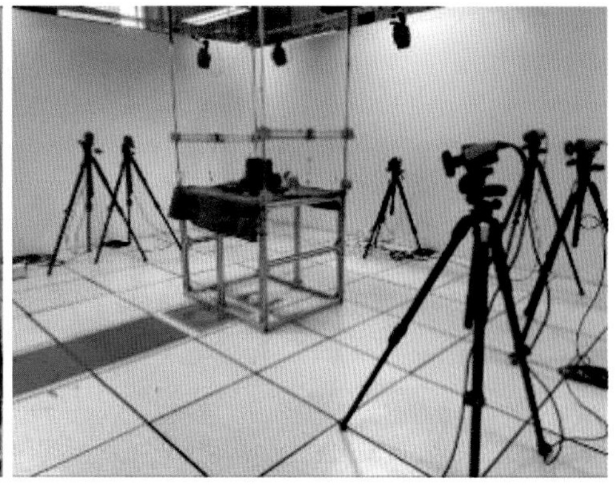

图 7-3-3　**腕关节假体 ROM 测试**

（二）压力测试

为了评估腕关节假体在不同运动状态下的稳定性和可靠性，以及其对周围组织的影响，如压迫或磨损。选取5个加载位置：中立位、掌屈位、背伸位、尺偏位、桡偏位，使用压力测试仪器在这些位置以4N/s的速度施加轴向压力，并记录每个位置的最大加载值，最大值不超过120N。使用腕关节假体进行压力测试，测试过程中，腕关节假体固定在测试机器上，并在各个加载位置进行测试（图7-3-4）。在每个加载位置，记录腕关节假体在施加压力时的峰值压力。分别选取4个腕关节标本进行测试。先在标本上进行腕关节置换手术，将假体安装到腕部，然后进行压力测试。将每个加载位置的4次测试结果进行平均，得出腕关节假体在不同位置的峰值压力。最后将各个位置的峰值压力取平均值，得出腕关节假体的平均峰值压力。由于腕关节的关节面相对较小，且形状复杂，因此使用传感器进行压力测试时，很难获得精确的压力分布范围和差异。同时，腕关节的运动范围很广，不同角度下的压力分布也会不同，这也增加了测试的难度。此外，测试时的外力施加和位置控制也会影响测试结果的精确性。因此，在进行腕关节假体的研究和开发过程中，压力测试只能作为一个初步的评估方法，需要和其他生物力学测试方法（如ROM测试、疲劳试验等）一起使用，以获得更全面、更准确的性能评估结果。

（三）疲劳试验

将基于中国西南地区人群腕关节SSM设计的腕关节假体安装至4具新鲜冰冻前臂标本上，固定于BOSE ElectroForce3510 高精度生物材料实验操作台上，依次对标本进行掌屈 35° 、背伸10° 、尺偏15° 、桡偏10° 各7000 次，频率 3Hz的往复加载活动（图7-3-5）。通过X线检查对比疲劳前后判断评定进行疲劳处理后的假体是否松动。

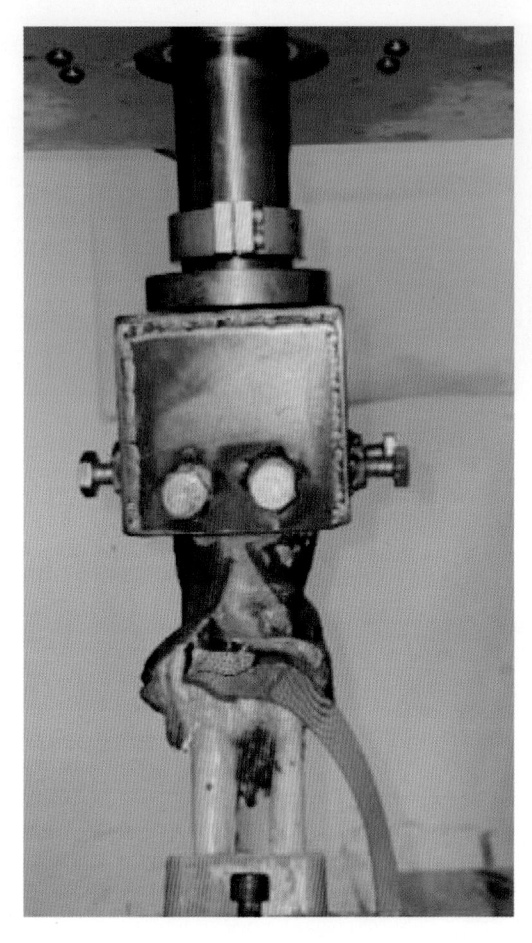

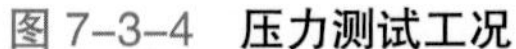

图 7-3-4　**压力测试工况**

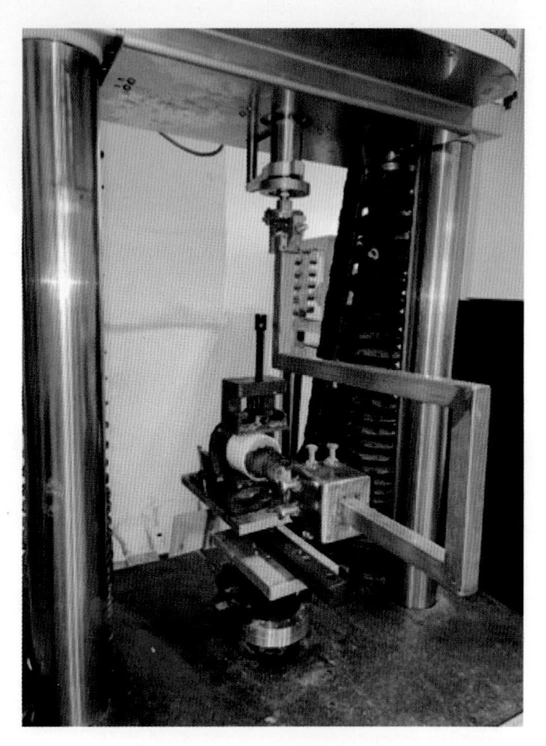

图 7-3-5　**疲劳试验工况**

（四）抗拔出试验

将腕关节假体安装到操作台上并进行固定，确保假体能够在轴向方向上自由移动，但不会发生旋转或横向移动。启动动态力学热分析（dynamic mechanical analysis, DMA）数据采集软件，并通过位移载荷传感器将软件与操作台连接起来。在进行测试时，开始施加沿松质骨螺钉轴向的拔出力，并以每秒2N的速率逐渐增加拔出力，即每秒增加2N的力，直到达到测试结束时的最大拔出力（图7-3-6）。在加载过程中，DMA 软件将记录位移和载荷数据，并在实验结束时生成一份位移-载荷曲线。持续加载直到假体组件出现拔出或破坏，此时 DMA 软件将自动停止加载（图7-3-7）。通过 DMA 软件分析位移-载荷曲线，测量最大轴向拔出力的数值，以及该力下的位移数值。在实验过程中，应该避免超过假体组件的最大承载能力，以免导致假体组件在实验过程中出现破坏。对实验结果进行分析并生成实验报告，包括实验数据、结果分析和结论。分别对腕骨组件和桡骨组件进行实验，并比较它们的最大轴向拔出力及位移-载荷曲线。

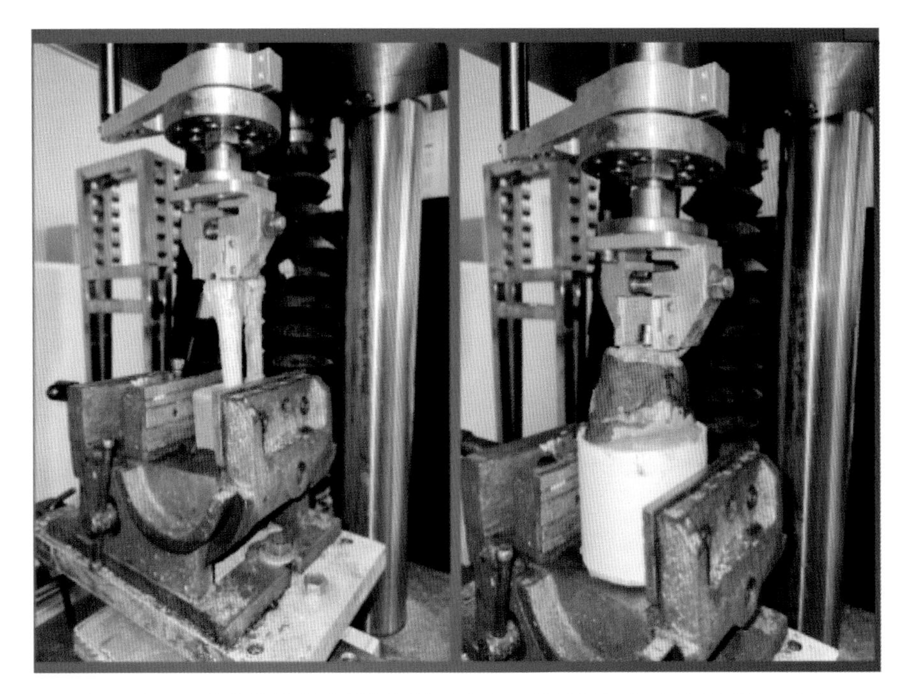

图 7-3-6　桡骨组件的抗拔出试验（左）、腕骨组件的抗拔出试验（右）

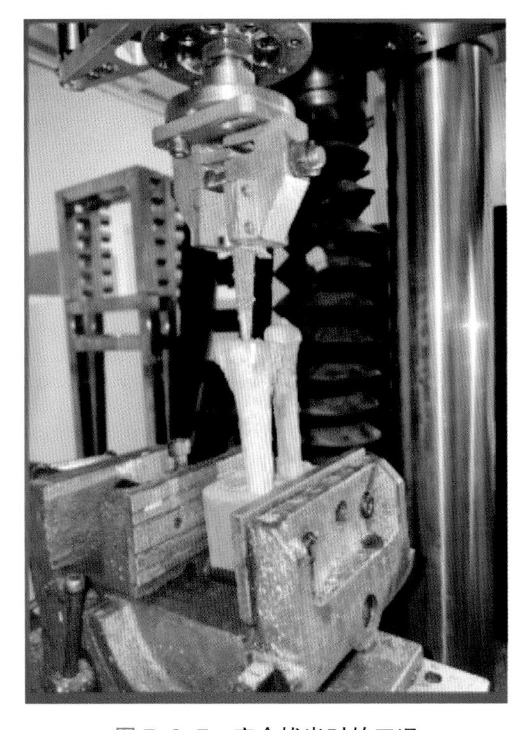

图 7-3-7　完全拔出时的工况

（五）统计方法

使用SPSS22.0进行统计学分析，腕关节假体活动度测试是自身前后对照，在经过Kolmogorov-Smirnov正态性检验后，使用配对样本*t*检验，否则使用秩和检验。抗拔出试验中，对比腕骨组件和桡骨组件的平均最大轴向拔出力值，正态性检验后使用单因素方差分析方法进行统计学分析。

三、体外生物力学试验

（一）聚乙烯球头顶出力测试

平均顶出力为（321.35 ± 16.78）N，见表7-3-1。

表 7-3-1 腕关节球头顶出力测量结果

测试编号	测试结果
1#	355.98 N
2#	301.47 N
3#	325.84 N
4#	339.42 N
5#	294.18 N
6#	299.12 N
7#	323.86 N

（二）螺钉抗拔出力测试

螺钉拔出力测试结果显示拔出力均值为（639.01 ± 29.34）N，见表7-3-2。

表 7-3-2 螺钉拔出力测量结果

测试编号	测试结果（N）
1#	665.73
2#	651.84
3#	681.46
4#	619.76
5#	644.25
6#	585.85

（三）桡骨柄及腕骨托拉断力试验

根据《GB/T 228—2019》，计算3D打印钛合金基体的拉伸强度的公式为：

抗拉强度=最大荷载值 / A位置截面积　　　　公式（7-3-1）

其中，最大荷载值指试验过程中的最大承载力，单位为N；A位置截面积是指试样断裂前的横截面积，单位为mm^2。

而对于桡骨柄和腕骨托立柱的拉断力，可以使用同样的公式进行计算。我们已经知道3D打印钛合金基体的抗拉强度为1039MPa，而对于桡骨柄和腕骨托立柱，我们可以通过其位置截面积与抗拉强度的乘积，计算出相应的拉断力。

例如，对于桡骨柄，我们已知抗拉强度为1039MPa，而A位置截面积为$36mm^2$，因此桡骨柄拉断力的计算公式为：

桡骨柄拉断力=抗拉强度 × A位置截面积

桡骨柄拉断力=1039MPa × $36mm^2$=37 404N

同样地，我们可以用相同的方法计算腕骨托立柱的拉断力，其中A位置截面积为给定的数值。

根据GB/T 228—2019 测试3D打印基体拉伸性能。可得3D打印钛合金的抗拉强度为1039MPa，再根据设计参数可得A位置截面积为$36mm^2$（图7-3-8），所以桡骨柄拉断力估算为37 404N。同理，腕骨托立柱拉断力为29 362N，远高于患者日常生活所承受的拉力。

四、体内生物力学试验

（一）腕关节假体活动范围测试

所有标本使用3D打印微孔钛腕关节假体置换术后，腕关节活动基本顺畅，无撞击、脱位及弹响。对腕关节术前及术后活动度进行统计学分析。术前在掌屈、背伸、尺偏、桡偏方向上的活动度分别为（73.74 ± 2.70）°、（42.93 ± 2.14）°、（42.88 ± 1.52）°、（28.12 ± 1.97）°，在腕关节置换术后活动度分别为掌屈（64.65 ± 27.36）°、背伸（32.10 ± 13.06）°、尺偏（29.83 ± 8.74）°、桡偏（20.82 ± 5.59）°，差异无统计学意义（$P<0.05$）（表7-3-3）。

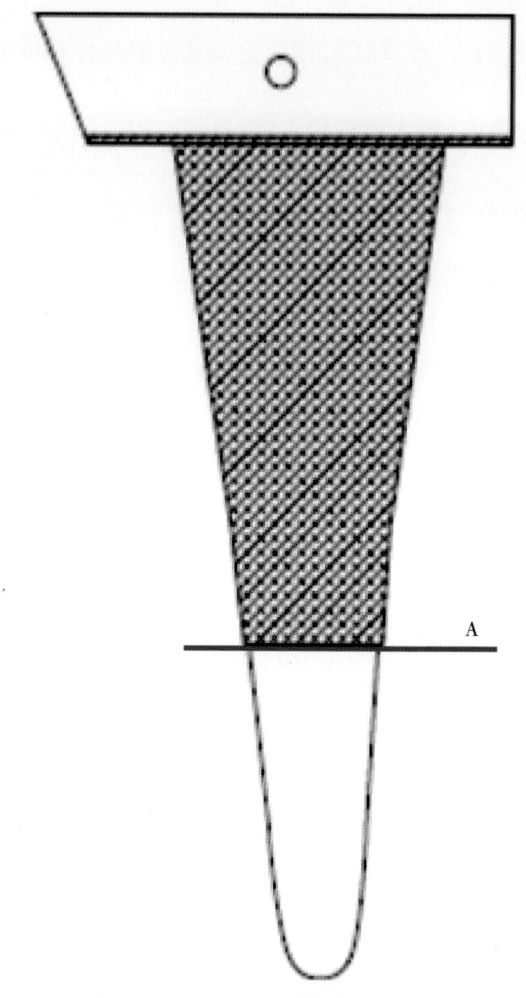

图 7-3-8　桡骨柄截面示意图

表 7-3-3　腕关节假体活动范围测试（$\bar{x} \pm s$）

方向	术前活动度（°）	术后活动度（°）	t 值	P 值
掌屈	73.74 ± 2.70	64.65 ± 27.36	0.619	0.580
背伸	42.93 ± 2.14	32.10 ± 13.06	1.453	0.242
尺偏	42.88 ± 1.52	29.83 ± 8.74	2.675	0.075
桡偏	28.12 ± 1.97	20.82 ± 5.59	1.966	0.144

（二）压力测试

腕关节假体未出现压力分布明显异常，加压过程中未出现骨折、假体脱落及断裂等情况。5个加载位置的压力分别如下。掌屈：（87.25 ± 35.21）N，背伸：

（49.5 ± 30.29）N，尺偏：（66.75 ± 18.74）N，桡偏：（51 ± 21.63）N，中立：（89.25 ± 39.98）N（表7–3–4）。

表 7–3–4　**腕关节假体峰值压力（MPa）**

序号	掌屈	背伸	尺偏	桡偏	中立
1	104	86	71	37	162
2	120	42	85	83	71
3	89	16	68	49	88
4	36	54	43	35	36
均值	87.25	49.5	66.75	51	89.25

（三）疲劳试验

经过疲劳处理后，对腕关节假体的稳定性进行了全面的评估。在测试过程中，通过对假体松动、变形、断裂等情况进行检查和记录，发现假体在疲劳处理后完好无损，周围骨质和软组织也未出现异常情况。通过X线检查，发现腕关节的关节间隙略有增加，但并未影响假体的稳定性和运动功能（图7–3–9）。

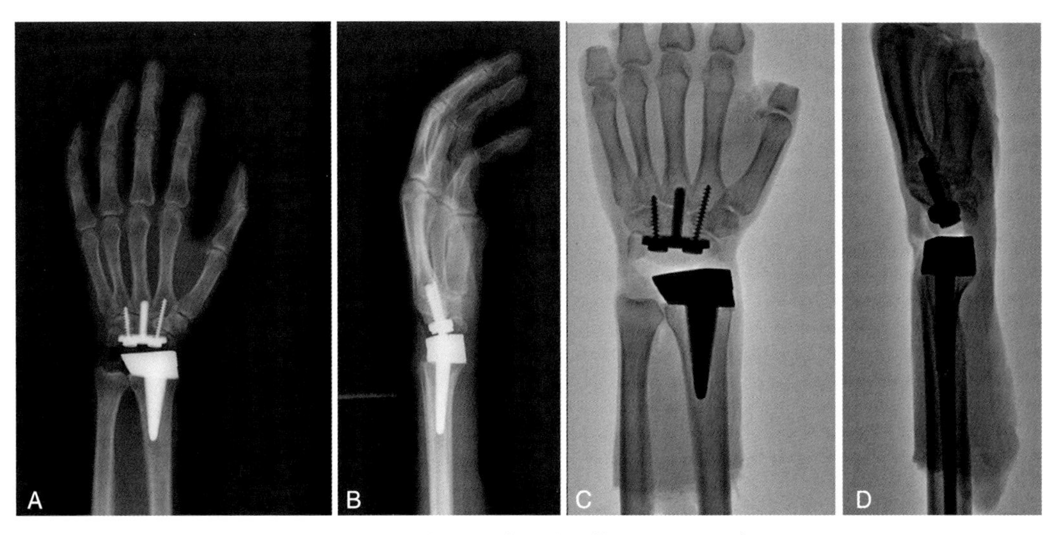

图 7–3–9　**疲劳试验前后腕关节正侧位 X 线表现**

A、B. 疲劳试验前；C、D 疲劳试验后

（四）腕骨组件与桡骨组件的抗拔出试验

腕关节桡骨组件平均最大抗拔出力：（217.55 ± 4.41）N（表7–3–5，图7–3–10）；腕关节腕骨组件平均最大抗拔出力：（304.34 ± 8.55）N（表7–3–6，图7–3–11）。

表 7-3-5　**桡骨组件抗拔出力**

样本编号	最大抗拔出力（N）
1	220.47
2	212.91
3	222.67
4	212.13

表 7-3-6　**腕骨组件抗拔出力**

样本编号	最大抗拔出力（N）
1	300.86
2	309.24
3	292.78
4	313.49

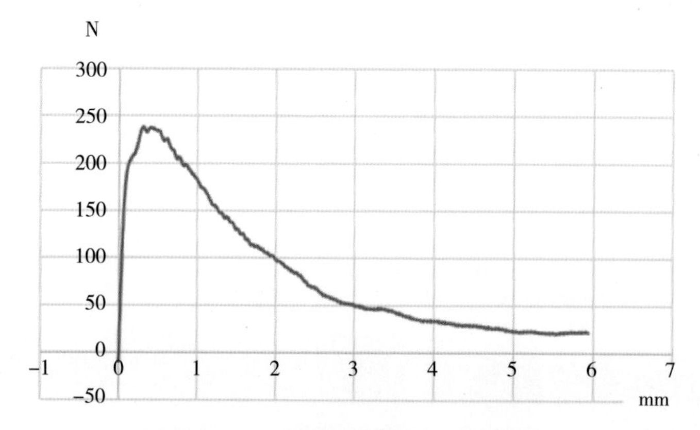

图 7-3-10　**桡骨组件位移 - 载荷曲线**

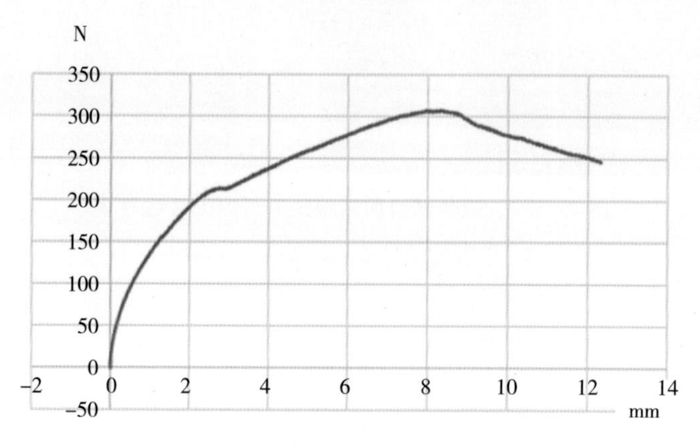

图 7-3-11　**腕骨组件位移 - 载荷曲线**

在体外生物力学试验中，我们使用聚乙烯球头进行了顶出力测试，结果表明球头的平均顶出力为（321.35 ± 16.78）N，符合要求。螺钉抗拔出力测试结果显示拔出力均值为（639.01 ± 29.34）N，拔出力较大，表明松质骨螺钉与松质骨块结合较好。此外，我们还对腕骨托和桡骨柄进行了拉断力测试，计算出了其最大拉断力值为37 404N，为后续试验提供了基础数据支持。

在体内生物力学试验中，我们首先对腕关节假体的活动范围进行了测试，结果表明假体的活动范围符合正常生理范围。

我们还进行了压力测试，测试结果表明掌屈和背伸的压力较高，尺偏和桡偏的压力较低，中立位的压力最高，假体具有较好的承载能力，可以满足临床应用的需求。此外，我们进行了腕关节假体的疲劳试验，结果表明假体具有较好的抗疲劳性能和耐久性能，可以在临床应用中得到较好的应用和推广。

腕关节假体未出现压力分布明显异常，加压过程中未出现骨折、假体脱落及断裂等情况。5个加载位置的压力分别如下，掌屈：（87.25 ± 35.21）N，背伸：（49.5 ± 30.29）N，尺偏：（66.75 ± 18.74）N，桡偏：（51 ± 21.63）N，中立：（89.25 ± 39.98）N。在试验过程中，腕关节假体未出现压力分布明显异常，说明假体设计合理，能够适应不同的加载情况。此外，在加压过程中未出现骨折、假体脱落及断裂等情况，表明腕关节假体具有较高的强度和稳定性。针对不同加载位置的压力分布情况，试验结果显示掌屈和背伸的压力较大，尺偏和桡偏的压力较小，中立的压力较大。这可能是由于不同的手部动作对腕关节假体产生不同的力量作用，导致不同加载位置的压力分布存在差异。

在疲劳测试过程中，通过对假体松动、变形、断裂等情况进行检查和记录，发现假体在经过疲劳处理后完好无损，周围骨质和软组织也未出现异常情况。这说明腕关节假体具有良好的机械性能和耐久性，能够承受长期的使用和负荷。通过X线检查，发现腕关节的关节间隙略有增加，但并未影响假体的稳定性和运动功能。这可能是由于疲劳处理导致关节间隙增加，但仍在正常范围内，不会影响腕关节假体的正常使用和功能。需要注意的是，本研究仅针对短期疲劳处理的结果进行了评估，需要进一步的长期研究来验证其稳定性和耐久性。

体内生物力学腕骨组件和桡骨组件的抗拔出试验中，在进行腕关节假体的抗拔出试验时，腕骨组件平均值为（304.34 ± 8.55）N，而桡骨组件的平均最大抗拔出力为（217.55 ± 4.41）N，说明腕骨组件具有更好的稳定性和抗拉能力，而桡骨组件的稳定性和抗拉能力相对较低。位移-载荷曲线显示，桡骨组件相对于腕骨组件更容易被拔出。这可能与桡骨组件的生物固定方式有关，需要进一步研究探讨。

本节没有测量腕关节的旋转中心。有研究者通过双平面成像技术来计算腕关节的旋转中心行为，以此评估置入物各部分相互之间的衔接模式，并评估前臂掌屈时尺侧变异的动态变化。测量腕关节的旋转中心是腕关节假体生物力学测试中非常重要的一个指标，可以反映假体与人体关节之间的匹配程度。如果没有测量腕关节的旋转中心，可能会限制对假体在腕关节复杂运动中的稳定性和适应性的评估。

最后，在对腕骨组件和桡骨组件的抗拔出试验中，我们发现腕骨组件的平均最大抗拔出力为304.13N，桡骨组件的平均最大抗拔出力为218.32N，说明腕骨组件具有更好的稳定性和抗拉能力，而桡骨组件的稳定性和抗拉能力相对较低。这可能与腕骨组件的解剖结构和力学特性有关，需要进一步研究探讨。

本节结果表明，基于3D打印微孔钛腕关节假体具有较好的生物力学性能和抗疲劳性能，可以在临床应用中得到较好的应用和推广。在未来的研究中，我们需要进一步完善实验设计和扩大样本数量，以得出更为客观和可靠的结论。

第四节　带有钛合金锁定板的腕关节假体的研制及基础研究

本节主要以研究团队自行设计的带有钛合金锁定板的腕关节假体的设计、研制过程，探索人工腕关节假体的研制道路。本研究通过前期解剖数据，设计了带有钛合金锁定板的腕关节假体，并通过有限元分析，模拟腕关节假体的运动受力过程。最后将设计出的人工腕关节假体在人体标本上进行了测试。

一、带有钛合金锁定板的腕关节假体的设计及打印

（一）腕关节系列假体研制背景及设计理念

人工全腕关节假体主要应用于因各种创伤、自身免疫性疾病、退行性变造成的腕关节疼痛、畸形、功能丧失的患者，尤其对于关节病变累及多个关节的患者，可以挽回腕关节大部分功能，降低残疾率，改善生活质量。全腕关节融合术会使患者丧失几乎全部腕关节的功能。而全腕置换可以保留大部分腕关节的功能，解决患者的疼痛和畸形问题。自第一代人工腕关节假体应用以来至今已超过半个世纪，人工关节假体的“稳定性”和“持久性”一直是限制其发展的主要因素。因此，在目前假体不能提供

良好的稳定性、持久性及良好功能的情况下，进行新型人工全腕关节假体的设计和发明，具有较高的医学价值。

研究团队设计腕关节系列假体的理念是希望提供一种不仅能维持正常腕关节的解剖结构并与软组织牢固地整合，甚至在功能上更接近正常腕关节，生物力学更加合理的腕关节假体。

（二）带有钛合金锁定板的腕关节假体设计

根据前期对于人工腕关节的研究，本研究团队设计了不同构型、不同作用的人工腕关节假体，见图7-4-1。

本节主要介绍：带有钛合金锁定板的腕关节假体的研制及基础研究（图7-4-2，图7-4-3）。

为实现上述目的，图7-4-2所示为研究团队自行设计的带有钛合金锁定板的腕关节假体，包括桡骨固定组件和腕骨组件。其中桡骨固定组件由桡骨锁定板和半球形关节面构成，桡骨锁定板的表面设置有锁定孔，使用时锁定钉穿过锁定孔并将桡骨锁定板固定在桡骨的掌侧，而腕骨组件则是由一个聚乙烯半球和椭圆形的基盘相互连接构成的。腕骨组件的基盘侧边与第3掌骨背侧对应的位置设置有第3掌骨锁定板，第3掌骨锁定板表面设置有锁定孔，锁定钉穿过锁定孔将第3掌骨锁定板固定在第3掌骨背侧上，腕骨组件基盘的两侧开两孔，应用腕骨固定螺钉。

（三）基于计算机辅助设计及3D打印的带有钛合金锁定板的腕关节假体制备

采用3D打印定制假体，利用标本CT数据建立腕关节的三维数字模型，利用标本的CT数据，构建腕关节的三维数据，根据前期腕关节假体的数字模型构建符合标本的定制假体（图7-4-4至图7-5-6）。

（四）带有钛合金锁定板的腕关节假体打印

图7-4-7所示为通过3D打印构建的带有钛合金锁定板的腕关节假体的不同产品。图7-4-7A为第一代产品，也是直接将专利设计图转化成的实物。通过对桡骨组件宽度和聚乙烯球覆盖面的更改，产生了第二代和第三代产品。

二、带有钛合金锁定板的腕关节假体的有限元分析

（一）假体几何建模及有限元分析

1. 对原始CT数据进行扫描

得到指骨、掌骨、腕关节、尺骨及桡骨的小平面模型，即几何网格模型，然后对

该几何网格模型进行光顺处理，实体化后便得到腕关节的最终几何模型，如图7-4-8所示。

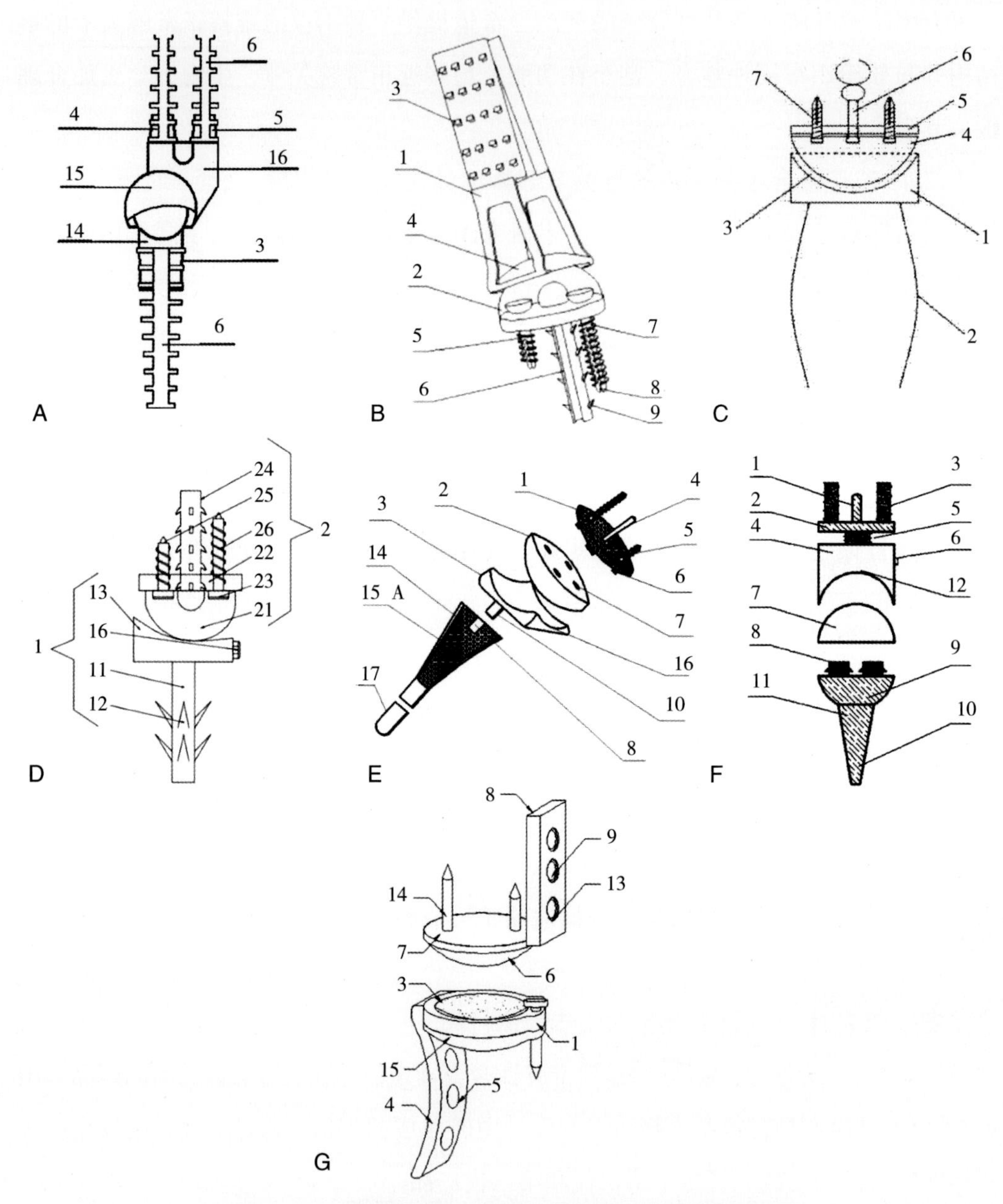

图 7-4-1 **本团队设计并拥有知识产权的几种腕关节假体**

A. 一种外卡固定式高功能性人工腕关节假体；B. 一种带有髓内倒刺的镍钛合金人工全腕关节假体；C. 镍钛记忆金属人工全腕关节假体；D. 带有髓内倒刺的记忆合金人工全腕关节假体；E.3D 打印的微孔多钛组配式全腕关节假体；F. 一种反式腕关节假体；G. 一种改良腕关节假体

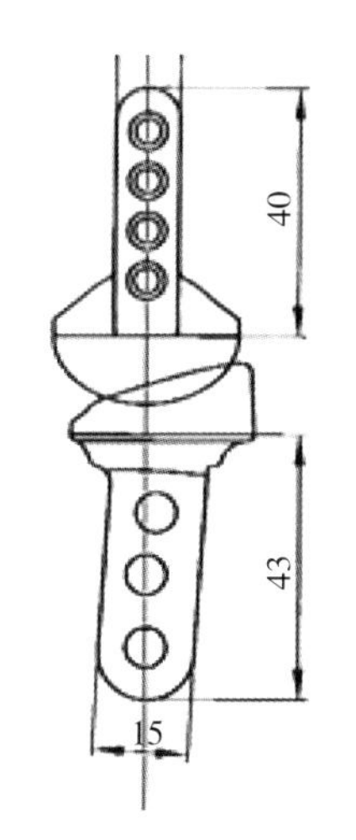

图 7–4–2　**带有钛合金锁定板的腕关节假体的设计草图**

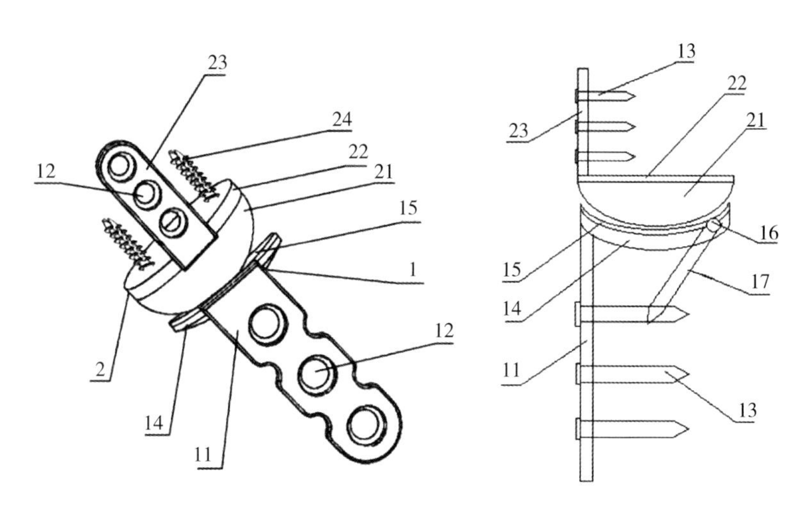

图 7–4–3　**腕关节假体重要组件详解**

1- 桡骨固定组件；11- 桡骨锁定板；12- 锁定孔；13- 锁定钉；14- 半球形关节面；15- 钴铬钼合金层；16- 螺孔；17- 万向螺钉；2- 腕骨组件；21- 交联聚乙烯半球；22- 基盘；23- 第 3 掌骨锁定板；24- 腕骨固定螺钉

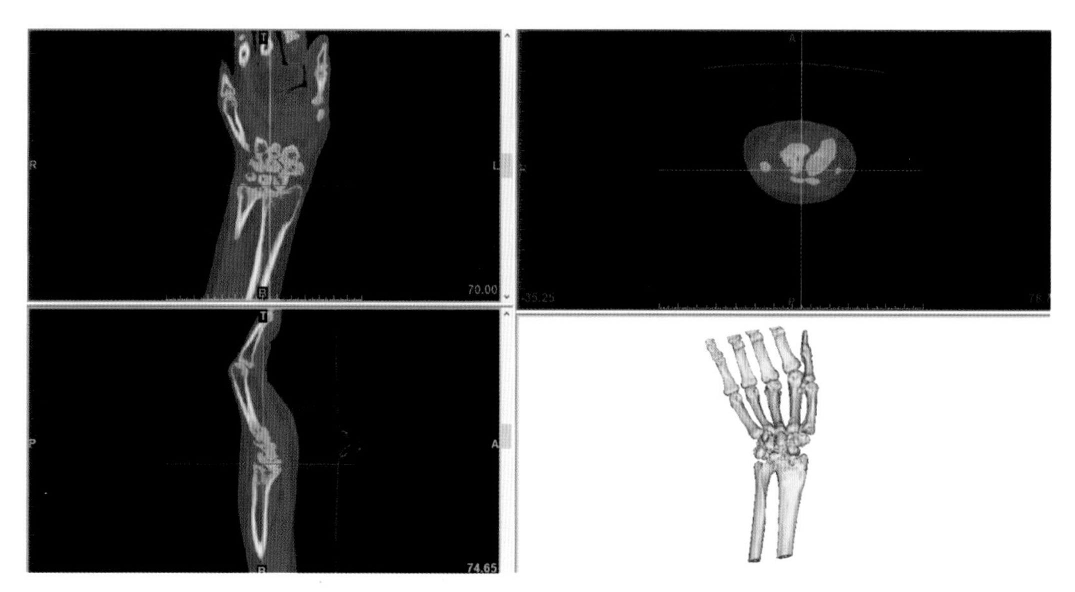

图 7–4–4　**Mimics 软件下腕关节冠状位、水平位、矢状位及三维重建的视窗**

建模时，由于扫描误差及光顺处理造成的误差，会造成模型中部分“体”互相干涉的情形，如图7–4–9所示。遇此情况，可对发生干涉的两个体实行布尔“减”操作，以去掉干涉部分，否则会造成后面力学模型的不收敛。有限元建模前应仔细检查几何模型，确保模型不存在干涉问题。

为了后面计算及运动控制的方便，我们调整了坐标系的位置及方向，使得坐标系位置方正，且位于关节球的最下方，如图7–4–10所示。

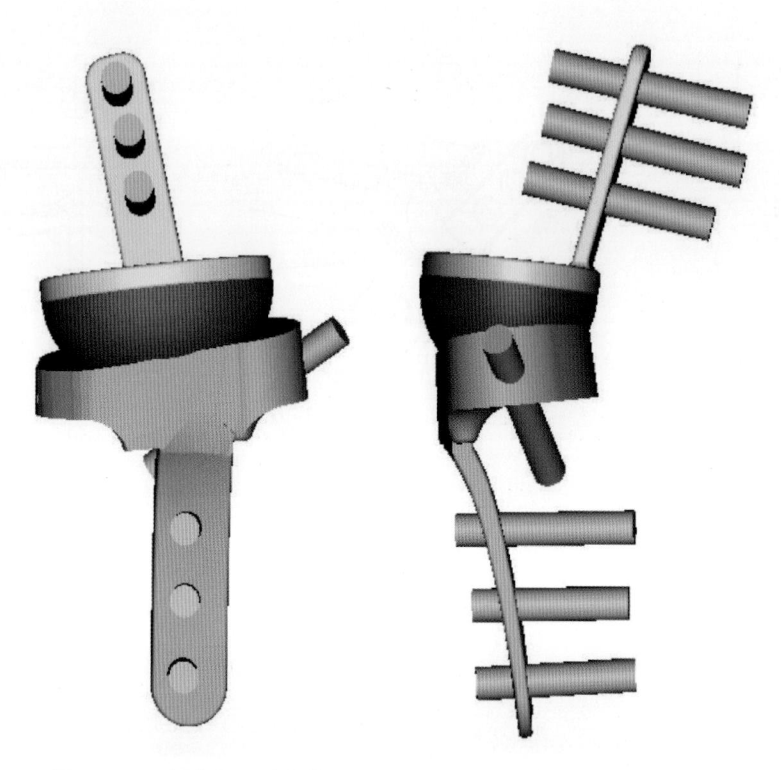

图 7-4-5　**数字化设计的带有钛合金锁定板的腕关节假体三维图像**

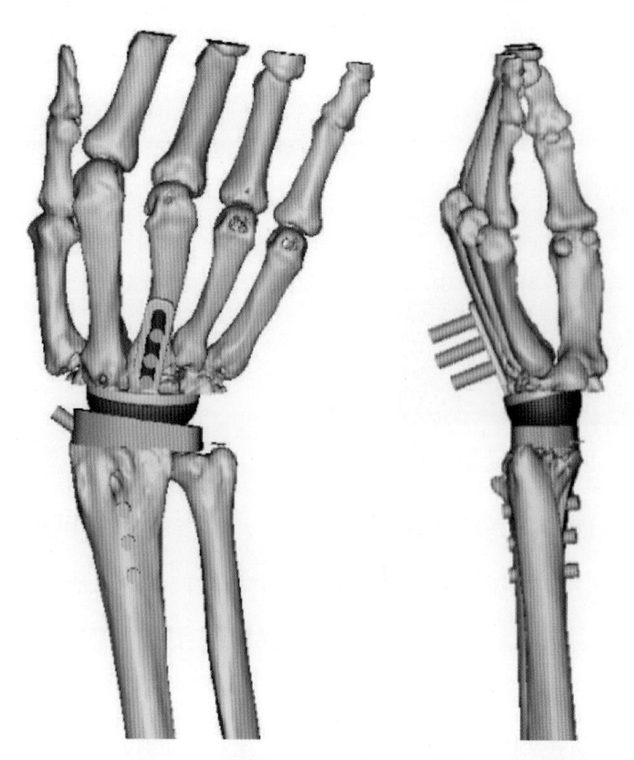

图 7-4-6　**计算机设计的腕关节置换术后三维图像**

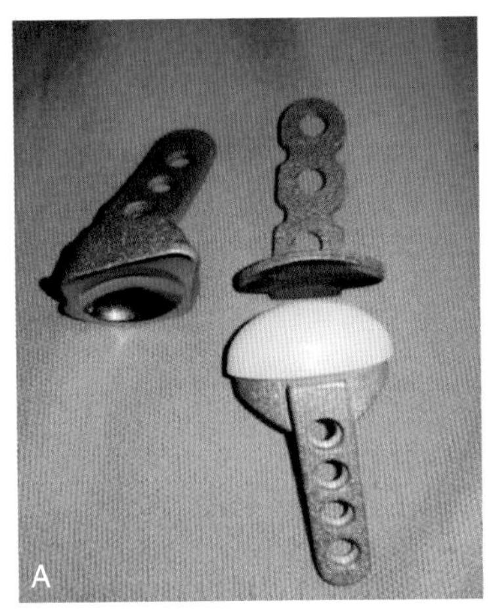

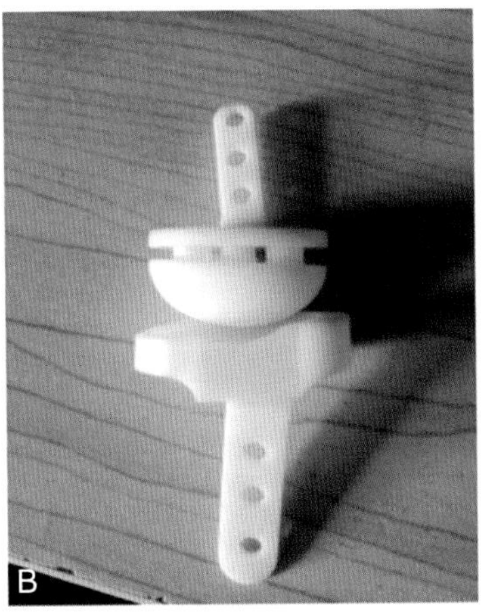

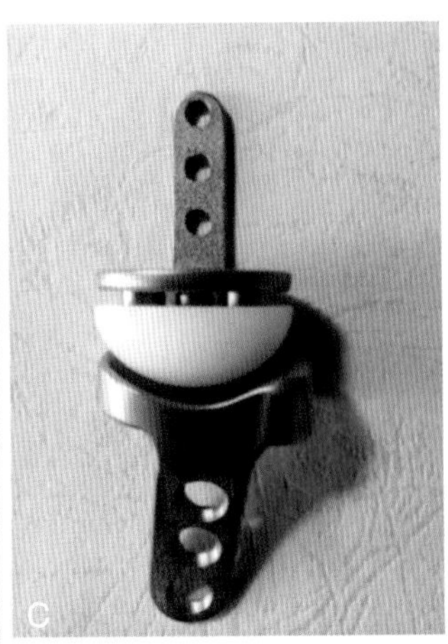

图 7-4-7　A.3D 打印的第一代腕关节钛合金假体，含表面涂层；B.3D 打印的第二代腕关节钛合金假体；C.3D 打印的第三代腕关节钛合金假体

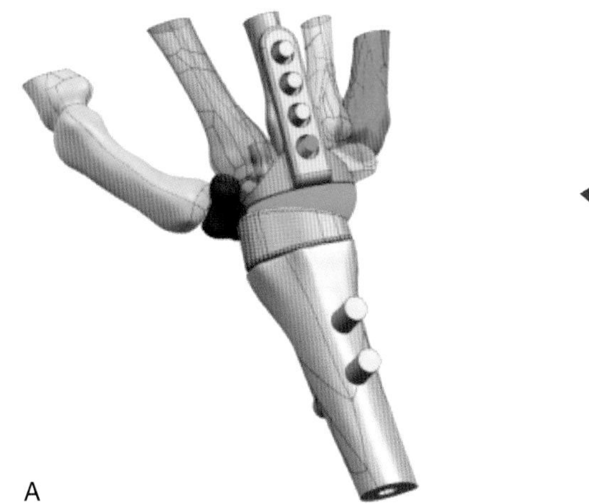

A

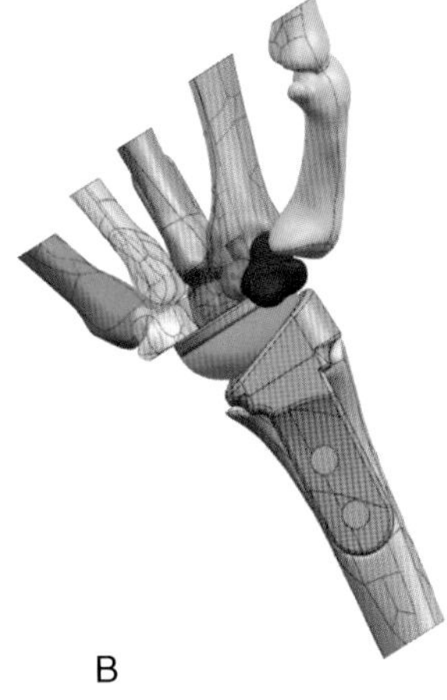

B

图 7-4-8　腕关节几何模型

A. 手背视图；B. 手心视图

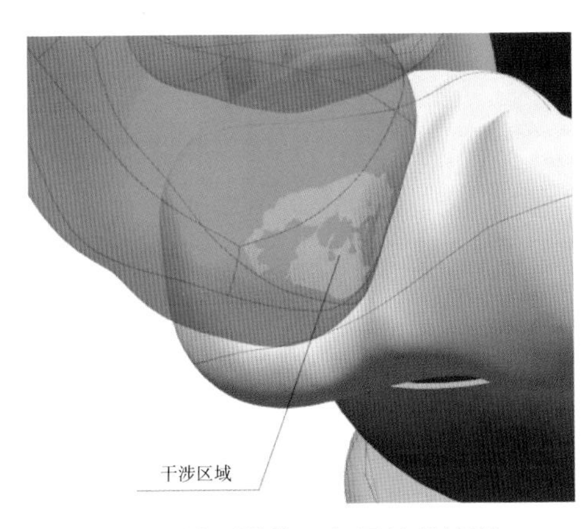

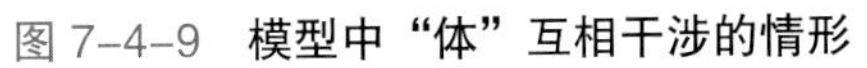

图 7-4-9　模型中“体”互相干涉的情形

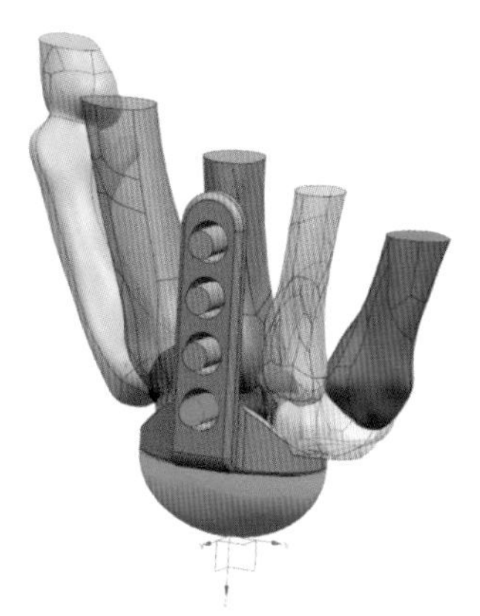

图 7-4-10　腕关节模型的坐标系设定

2. 腕关节的网格模型

得到腕关节几何模型后，将该模型导入HyperWorks软件，在HyperMesh模块里对几何模型划分网格，可以得到腕关节的网格模型。由于腕关节中的指骨、掌骨等构件形状不规则，无法使用六面体网格，因此只能采用四面体网格。对于钢钉，其为规则圆柱体，可在其底面上先划分二维网格，然后通过拉伸而得到较为规则的六面体或三棱柱网格，如图7-4-11所示。

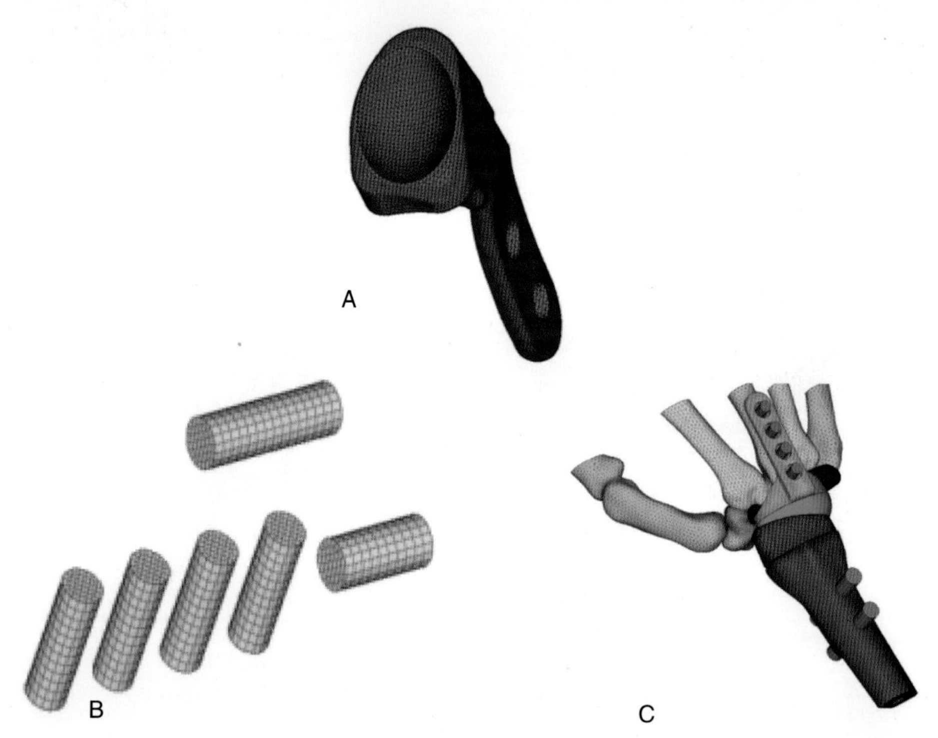

图 7-4-11　**腕关节网格模型**

A. 关节窝网格模型；B. 钢钉网格模型；C. 腕关节整体网格模型

各部件网格划分完成后，分别导出为“*.inp”文件，接着便可导入有限元计算软件。

3. 腕关节的有限元模型

将腕关节各部件的网格文件（*.inp）导入有限元仿真软件abaqus里后，可进行腕关节运动及受力的详细分析。

（二）各部件的材料及力学性能

腕关节由骨骼（含掌骨、尺骨、桡骨等）、假体、关节球、关节窝及钢钉组成，各组成部件的材料及其力学性能如表7-4-1所示。

表 7-4-1　**腕关节各部件的物理性能**

部件名	材料名称	弹性模量 E(MPa)	泊松比 μ	屈服强度 (MPa)	抗拉强度 (MPa)
骨骼	骨密质	13 400	0.30	150	150
假体	TiNi 合金	54 000	0.33	825	895
关节窝	TiNi 合金	54 000	0.33	825	895
关节球	超高分子聚乙烯	634.92	0.45	25	32
钢钉	不锈钢	195 000	0.30	235	600

一般而言，骨骼由皮质骨及松质骨组成，两者的硬度及力学性能是不同的。建模时，已经对骨骼内芯进行了掏空处理；就本文分析目标来看，重点关注关节球及关节窝处的表面接触应力，其与骨松质关系不大。因此，本文对各骨骼赋予皮质骨的力学性能即可。

表7-4-1中，材料的屈服强度是指当应力达到材料的屈服点后，构件将发生不可恢复的塑性变形时的应力值；材料的抗拉强度是指当应力达到材料的断裂点后，构件将发生断裂破坏行为时的应力值。就医学结构件来说，当其承受载荷时，一旦发生不可恢复的塑性变形，便影响了该构件的功能，因此应以屈服强度作为判断其是否失效的标准。

（三）各构件的约束关系

模型中，共有8颗螺钉，用于固定假体与骨骼、关节球与假体、关节窝与骨骼等的相对位置。对此情形，只需要将螺钉圆柱面与被连接件的圆柱面粘贴起来即可。对于头状骨等骨骼与假体底面，由于采用骨水泥粘接，因此在接触面也应采取粘接处理。其余部件间关系均采用接触处理，摩擦系数f=0.02（考虑到各部件实际上浸润在体液里，而体液可以看成是润滑剂，故摩擦系数取较小值）。

模型中，存在着小指、拇指对应的掌骨悬空的情况。而实际上，在解剖学中，所有的指骨及掌骨都不是孤立的，而是通过韧带及肌肉紧密相连成一个有机整体。由于手掌韧带错综复杂，很难建模，再考虑到本模型分析目标主要是关节球及关节窝处的接触应力，而各指骨及掌骨可保持相对不动，因此可对这些部件应用耦合约束。耦合约束可约束住手掌各部件的相对运动，并利用一个控制点来控制整个手掌的运动，如图7-4-12所示。

耦合约束的含义是：在控制点及被耦合节点（或耦合面）间建立刚性连接，使得控制点与被耦合节点不能做相对运动。图中，可形象地将耦合线理解成若干小钢棒，这些小钢棒将控制点与耦合点焊接为一体。这样，当控制点做某种运动时，整个手掌将跟着运动。

（四）载荷及边界条件

根据计算要求，需要在手指上加载110N且恒定垂直于五指截面的力。此时，在几何模型里测量得五根手指截面总面积为S=357m^2，则可得到施加在五截面上的均布压力为：

$$P=F/S=110/357=0.308\text{MPa}$$

然后，在手指截面上施加0.308MPa的均布压力即可。

对于腕关节掌屈背伸、桡偏尺偏及周转运动，模型边界条件是：将手臂骨骼底面固支。对于内旋外旋运动，则可控制手臂底面绕竖直轴匀速旋转，而底面其余自由度均约束住。

（五）分析步骤及动作设计

本项目需要分析整个模型在4种运动模式下腕关节部位的接触应力，具体运动模式有：

①模拟人工腕关节从掌屈50° 到背伸50° 的运动，每步增量1° ；

②模拟人工腕关节从桡偏20° 到尺偏30° 的运动，每步增量1° ；

③模拟人工腕关节从内旋5° 到外旋5° 的运动，每步增量0.1° ；

④模拟人工腕关节手腕周转，即掌屈背伸、桡偏尺偏和内旋外旋的复合运动。

图7–4–13说明了各种运动的实现方式，包括有限元模型中的控制点、坐标系、载荷及边界条件。

1. 腕关节的掌屈背伸运动

在初始状态，将手臂底部固支；然后分3个动作步，每步步长均为0.02（1步分50等分）。动作规划如下：

第一步：加载0.308MPa的均布压力，约束住控制点在X轴方向的平动及Y、Z轴方向的转动，同时控制点绕X轴转动–50° （遵循右手定则，负号表示掌屈）。

第二步：保持0.308MPa的均布压力，继续约束住控制点在X轴方向的平动及Y、Z轴方向的转动，同时控制点绕X轴转动角度输入0（软件中的角度指的是相对于绝对位置的角度，0表示相对于绝对位置为0度，即复位的意思），即可实现手掌向后抬起并复位的动作。

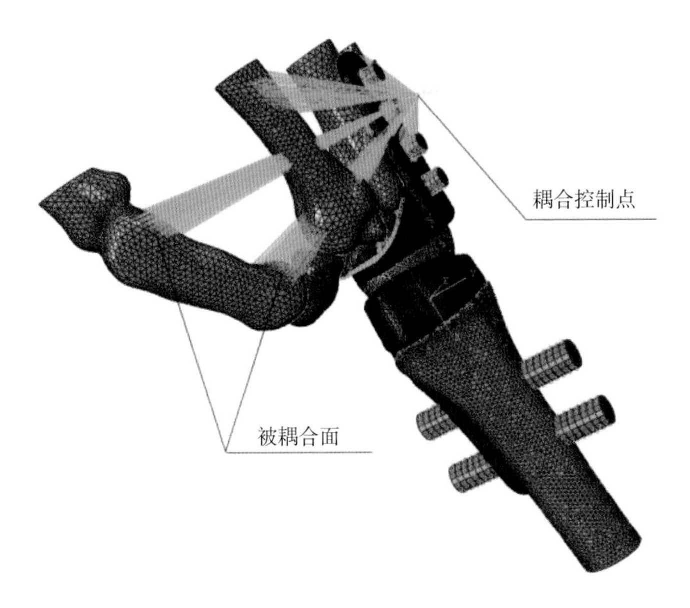

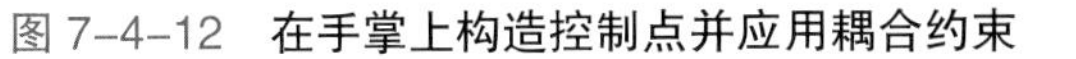
图 7-4-12　**在手掌上构造控制点并应用耦合约束**

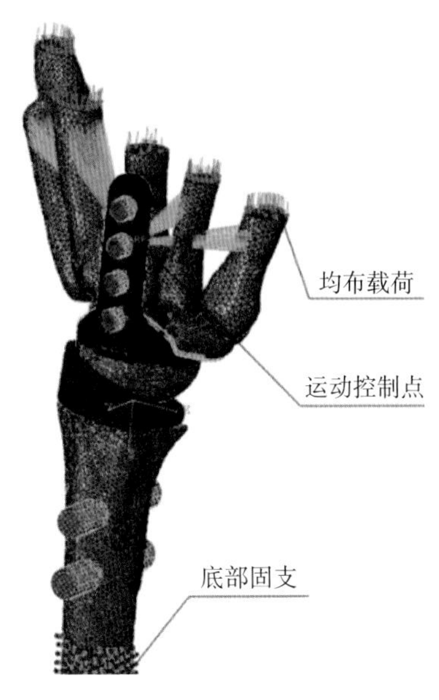

图 7-4-13　**模型中的控制点、坐标系、载荷及边界条件**

第三步：保持0.308MPa的均布压力，继续约束住控制点在X轴方向的平动及Y、Z轴方向的转动，同时控制点绕X轴转动角度输入50°，即可实现手掌继续背伸50°的动作。

注意：第一步中的压力载荷也是分50步逐级加载的，而非一下加载上去的，否则模型不容易收敛。因此第一步分析结果中的应力，是逐渐变大的，加载过程中产生的应力仅作参考。下同。

2. 腕关节的桡偏尺偏运动

在初始状态，将手臂底部固支；然后分3个动作步，动作规划如下：

第一步：加载0.308MPa的均布压力，约束住控制点在Y轴方向的平动及X、Z轴方向的转动，同时控制点绕Y轴转动-30°（尺偏方向）。该步步长均为0.0333。

第二步：保持0.308MPa的均布压力，继续约束住控制点在Y轴方向的平动及X、Z轴方向的转动，同时控制点绕Y轴转动角度输入0，即可实现手掌复位的动作。该步步长均为0.0333。

第三步：保持0.308MPa的均布压力，继续约束住控制点在Y轴方向的平动及X、Z轴方向的转动，同时控制点绕Y轴转动角度输入20°，即可实现手掌继续桡偏20°的动作。该步步长均为0.05。

3. 腕关节的内旋外旋运动

腕关节的内旋外旋运动，实际上是由桡骨和尺骨的扭转驱动的。由于原始模型中并未区分桡骨和尺骨，因此可用手臂底座的旋转来等效。此时，手臂底座不再处于固支状态，而应在手臂底部再构造一个控制点2，该控制点2与底部耦合。这样，当控制点2绕Z轴转动时，便实现了整个腕关节的旋转，如图7-4-14所示。

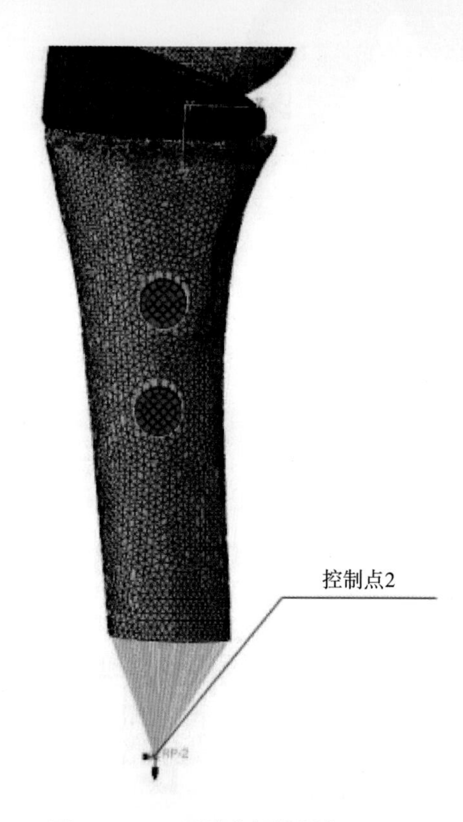

图 7-4-14　**手臂底部控制点**

在初始状态，将控制点2固支；然后分3个动作步，动作规划如下：

第一步：加载0.308MPa的均布压力，约束住控制点1在X、Y轴方向的转动，同时控制点2绕Z轴转动-5°。该步步长均为0.02。

第二步：保持0.308MPa的均布压力，继续约束住控制点1在X、Y轴方向的转动，同时控制点2绕Z轴转动角度输入0，即可实现手臂转动复位。该步步长均为0.02。

第三步：保持0.308MPa的均布压力，继续约束住控制点1在X、Y轴方向的转动，同时控制点2绕Z轴转动角度输入-5°。该步步长均为0.02。

4. 腕关节的周转运动

腕关节的周转运动是掌屈背伸、桡偏尺偏及内旋外旋运动的复合运动，由于存在着假体与关节窝上边沿干涉的情形，且桡偏太厉害时，关节球有可能从关节窝内滑出，因此该模型中关节球背伸不能超过28°，桡偏不能超过22°（详见下文计算结果），也就是说关节球运动存在着极限位置。同样，肘关节做复合运动时，实际上也存在着某种极限位置。理论上，肘关节周转运动的轨迹有很多条，计算时不能做到每条轨迹都去验证。在计算时，对真实的肘关节的周转运动进行抽象，选取一种尽量逼近肘关节运动极限的状态来计算。

在初始状态，应将手臂底部固支；共分5个动作步，动作规划如下：

第一步：加载0.308MPa的均布压力，约束住控制点绕X、Y、Z轴的旋转自由度。让关节球在向下的压力下与关节窝自由接触并契合。该步初始步长0.1，最小步长增量0.001，最大步长增量为1。

第二步：保持0.308MPa的均布压力，继续约束住控制点绕Z轴的旋转自由度，同时控制点绕X轴旋转-40°（掌屈40°），绕Y轴旋转-25°（尺偏25°），即可实现手掌同时做掌屈和尺偏运动。该步步长均为0.025，即将该动作分为40等分匀速进行。

第三步：保持0.308MPa的均布压力，继续约束住控制点绕Z轴的旋转自由度，同时控制点绕X轴掌屈10°（注意，是绝对位置），绕Y轴桡偏15°，可实现手掌向上抬起及桡偏的复合运动。该步步长均为0.025，即将该动作分为40等分匀速进行。

第四步：保持0.308MPa的均布压力，继续约束住控制点绕Z轴的旋转自由度，同时控制点绕X轴背伸20°，绕Y轴旋转角设为0°，可实现手掌背伸运动及桡尺偏复位。该步步长均为0.025，即将该动作分为40等分匀速进行。

第五步：保持0.308MPa的均布压力，继续约束住控制点绕Z轴的旋转自由度，同时控制点绕X轴旋转角度设为0°，绕Y轴旋转角设为0°，可实现手掌全部复位，并保持与运动前的初始状态一致。该步步长均为0.05，即将该动作分为20等分匀速进行。

需要说明的是，在腕关节周转运动中，0.308MPa的均布压力是单独作为一步逐级加载的，在该步运行结束后，110N的压力将全部加载至手指截面上。后面的运动，均是在满载荷状态下运动的。这与前面3个单一动作的加载是不同的：前面的单一动作中，载荷施加与第一步的运动同时进行，当第一步结束，腕关节才处于满载荷状态。

（六）计算结果

1. 掌屈背伸运动计算结果

从运动轨迹看，腕关节可做50° 的掌屈运动，但背伸运动到28° 时便达到极限，出现了假体与关节窝碰撞干涉的情形，如图7-4-15所示。可见，装上假体后，腕关节的背伸运动受到了限制。

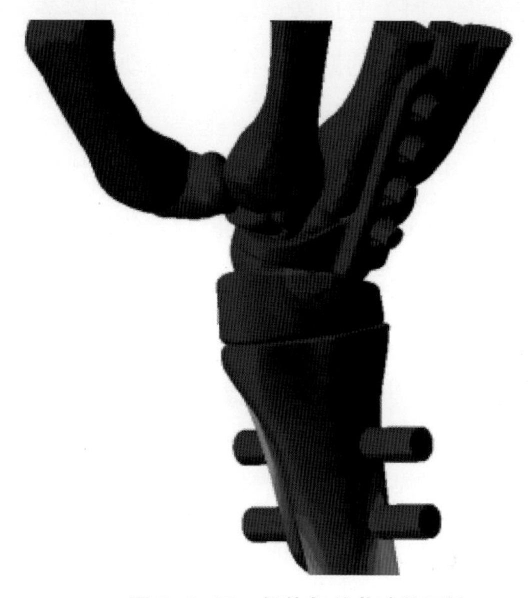

图 7-4-15 **假体与关节球的干涉**

在整个负重运动过程中，关节球最大应力为18.1MPa，位于球边缘，如图7-4-16A所示；关节窝最大应力29.4MPa，位于窝上边缘，如图7-4-16B所示；图7-4-16C给出了最大应力出现的相对位置，即关节球掌屈50° 时。此时，关节球与关节窝接触面积最小，接触最不充分，出现了应力集中的情形。

在整个负重运动过程中，关节球最小应力为0.77MPa，位于球壳上，如图7-4-17A所示；关节窝最小应力1.77MPa，位于关节窝上边缘，如图7-4-17B所示；图7-4-17C给出了最小应力出现的相对位置，即关节球呈0° 复位时。此时，关节球与关节窝接触面积最大，接触最充分。

注意，图7-4-17B的关节窝手柄上，灰色区域表示应力超过1.77MPa的区域，该区域最大应力8.6MPa。为了便于观察关节窝应力，将该区域用灰色显示。

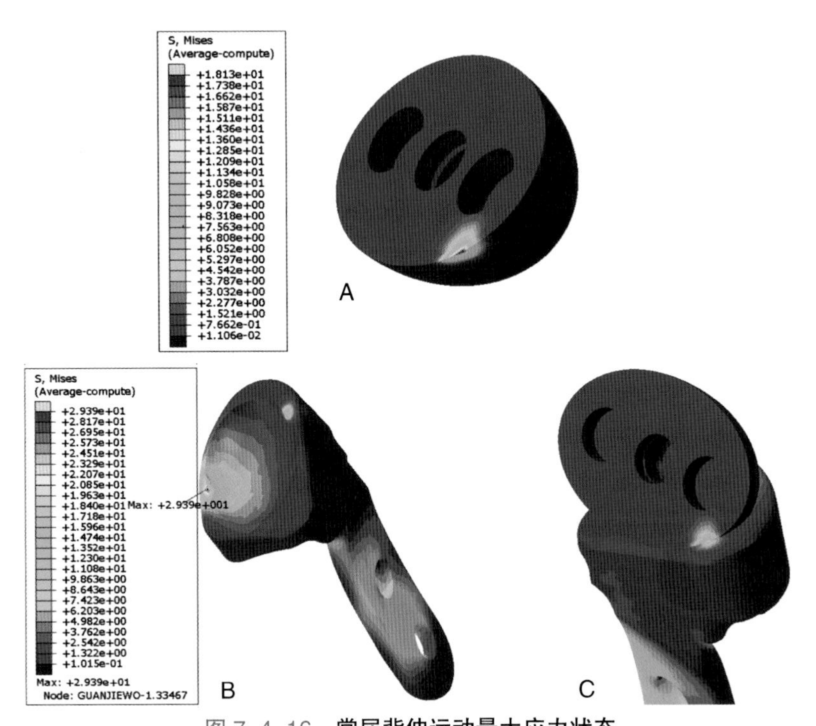

图 7-4-16　**掌屈背伸运动最大应力状态**

A. 关节球最大应力；B. 关节窝最大应力；C. 应力最大时的位置

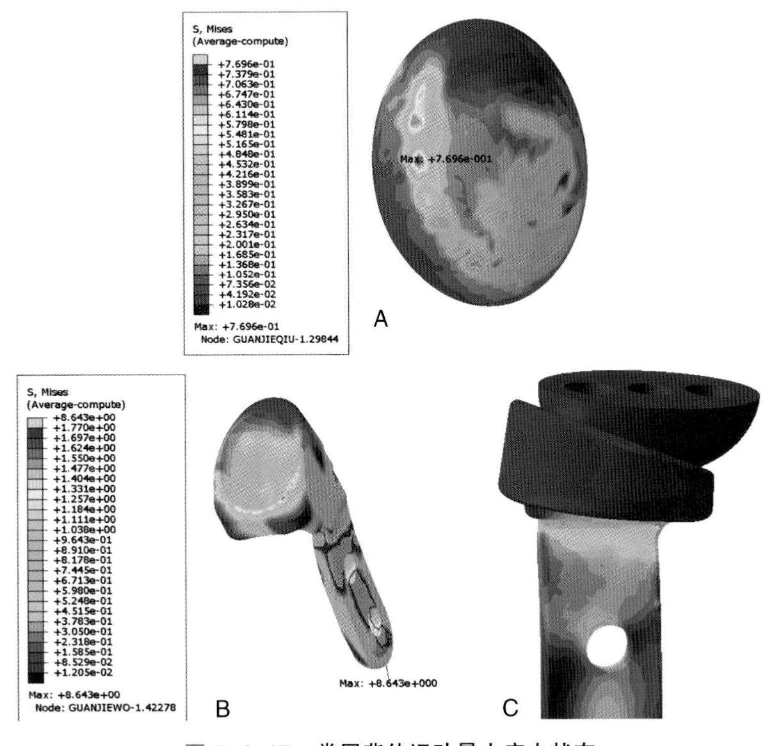

图 7-4-17　**掌屈背伸运动最小应力状态**

A. 关节球最小应力；B. 关节窝最小应力；C. 应力最小时的位置

2. 桡偏尺偏运动计算结果

从运动轨迹看，腕关节可做22° 的桡偏运动及30° 的尺偏运动，但桡偏运动到22° 时，关节球可能会脱出关节窝（暂不考虑韧带及肌肉等组织的约束作用，具体还跟摩擦系数有关，这里*f*=0.02），如图7-4-18所示。

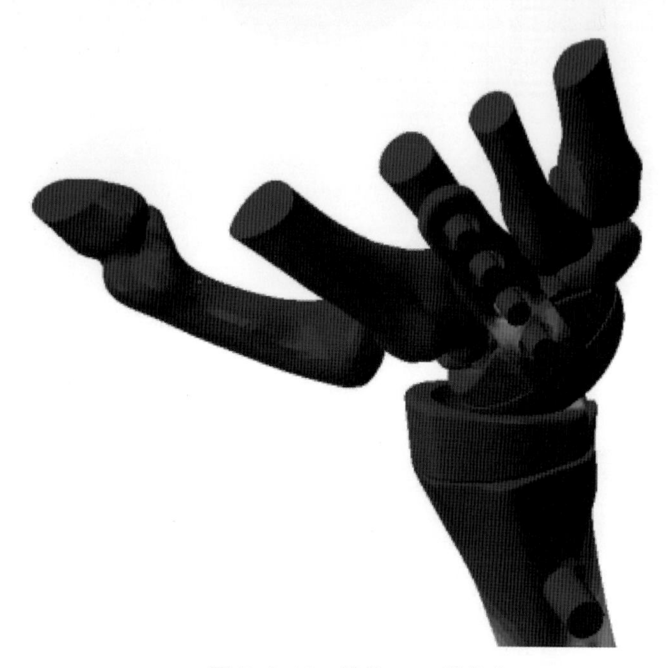

图 7-4-18　**桡偏 22° 的状态**

在整个运动过程中，关节球上最大应力为6.85MPa，位于关节球底面的两侧，如图7-4-19A所示；此时对应于尺偏15° 的位置，如图7-4-19B所示。

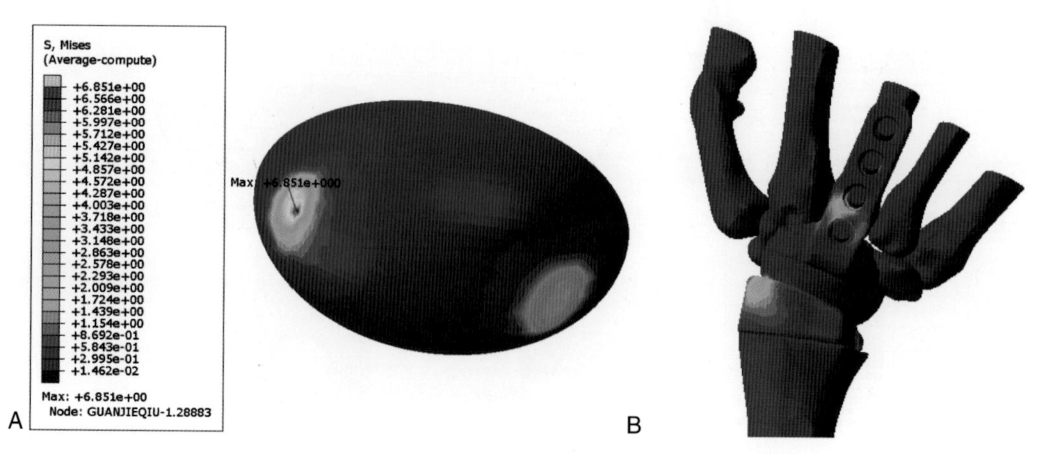

图 7-4-19　**桡偏尺偏运动中关节球最大应力状态**

A. 关节球最大应力云图；B. 尺偏 15° 的位置

观察可以发现，关节球最大应力的位置位于球底面两侧，且随着旋转方向及角度的不同，最大应力在该左右两点交替出现。当控制点旋转较大角度时，该两点距离较大；反之，当控制点旋转角度较小时，该两点趋于球最底部。

关节窝最大应力为25.3MPa，位于桡侧上沿，如图7-4-20A所示；关节窝最大应力对应为尺偏20° 位置，如图7-4-20B所示。

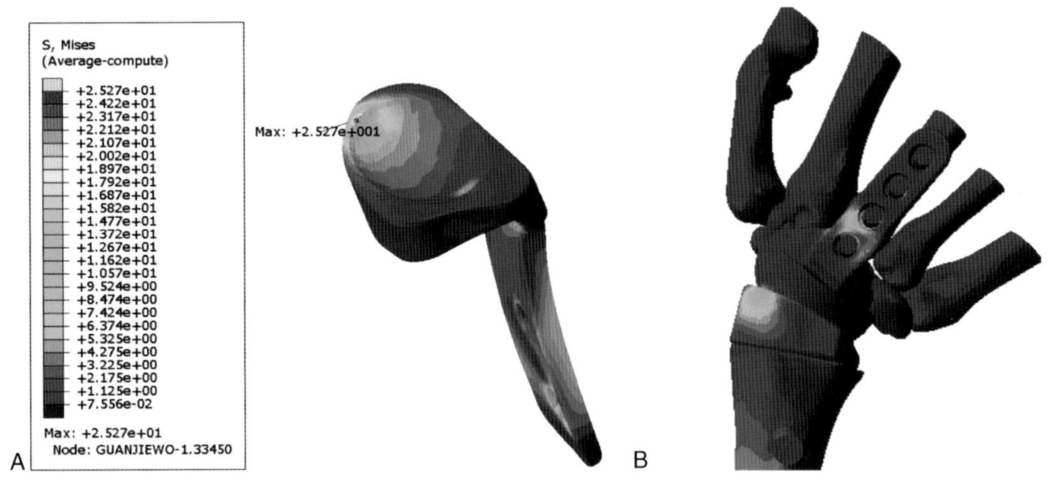

图 7-4-20　**桡偏尺偏运动中关节窝最大应力状态**

A. 关节窝最大应力云图；B. 尺偏 20° 的位置

关节球最小应力为0.54MPa，如图7-4-21A所示；关节窝最小应力1.67MPa，如图7-4-21B所示，其中整个关节窝假体最大应力为4.3MPa，位于关节窝手柄上（图中灰色区域）；关节球及关节窝最小应力状态对应于0° 位置，如图7-4-21 C所示。

3. 内旋外旋运动计算结果

腕关节内旋外旋运动过程中，手掌满载后在桡骨驱动下做匀速旋转运动。很显然，根据牛顿第二运动定律，该状态下腕关节的受力，是与整个模型满载后静止状态的受力一致的，因此腕关节的应力恒定不变。其中，关节球最大应力0.62MPa，位于关节球底部，如图7-4-22A所示；关节窝最大应力1.8MPa，位于关节窝上边沿，如图7-4-22B所示。其中，整个关节窝假体最大应力8.9MPa，位于关节窝手柄底部。

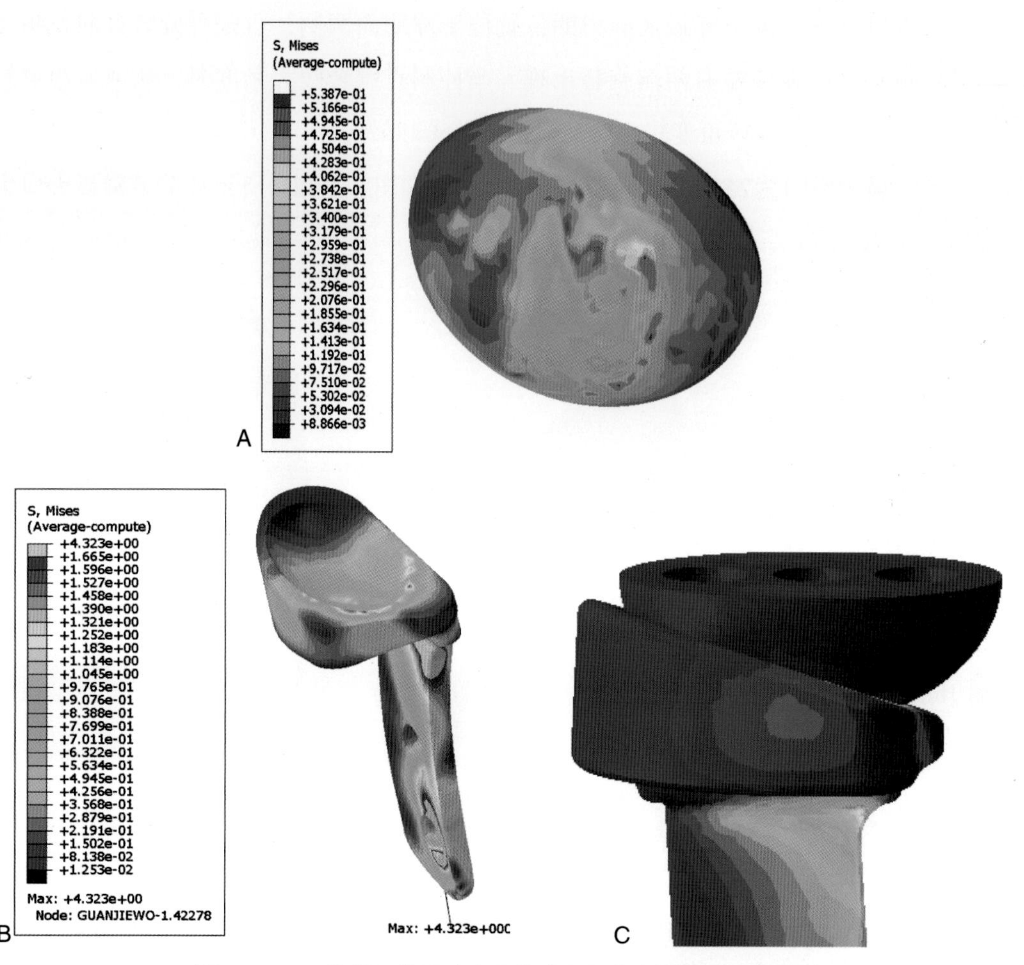

图 7-4-21　**桡偏尺偏运动中关节球和关节窝的最小应力状态**

A. 关节球最小应力云图；B. 关节窝最小应力云图；C. 球与窝的相对位置

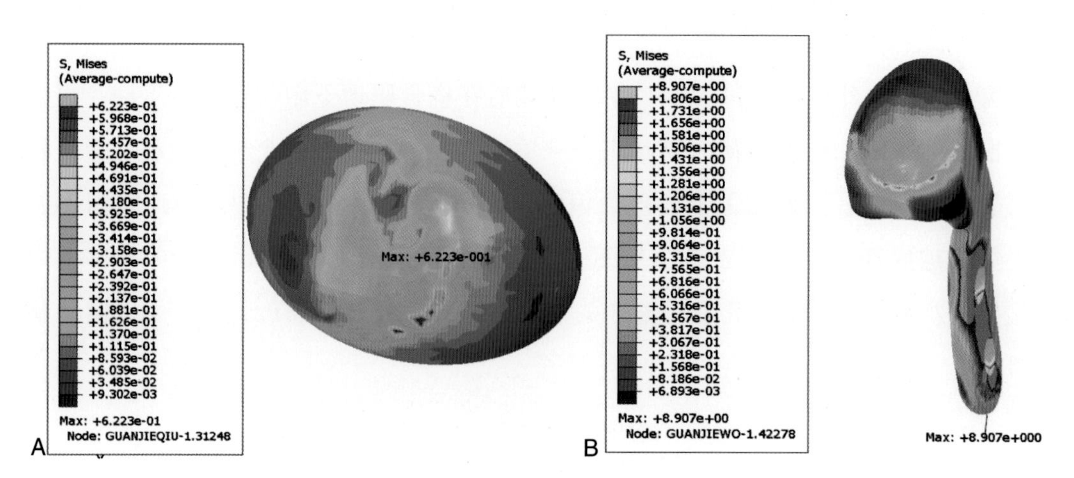

图 7-4-22　**内旋外旋运动中关节球与关节窝的应力**

A. 关节球应力云图；B. 关节窝应力云图

4. 周转运动计算结果

计算结果看，由于运动的复杂性，随着运动位置的不同，关节球与关节窝的最大应力与最小应力交替出现，且同一较大应力值在不同的位置均有出现。

在整个运动过程中，关节球最大应力为8.63MPa，如图7-4-23A所示，此时手掌位于掌屈7° 、桡偏11° 的位置；关节窝最大应力23.5MPa，位于关节窝的上边沿，大致对应掌屈10° 、桡偏15° 的位置，如图7-4-23B所示。

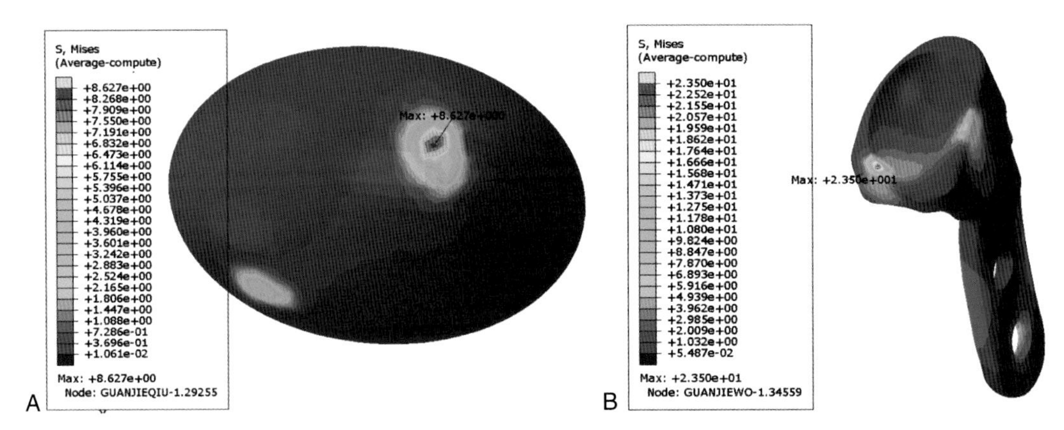

图 7-4-23　**周转运动中关节球与关节窝的最大应力**

A. 关节球应力云图；B. 关节窝应力云图

整个周转运动过程中，关节球最小应力0.58MPa，如图7-4-24A所示；关节窝最小应力1.73MPa，如图7-4-24B所示。两者的最小应力均对应着腕关节的零位状态。

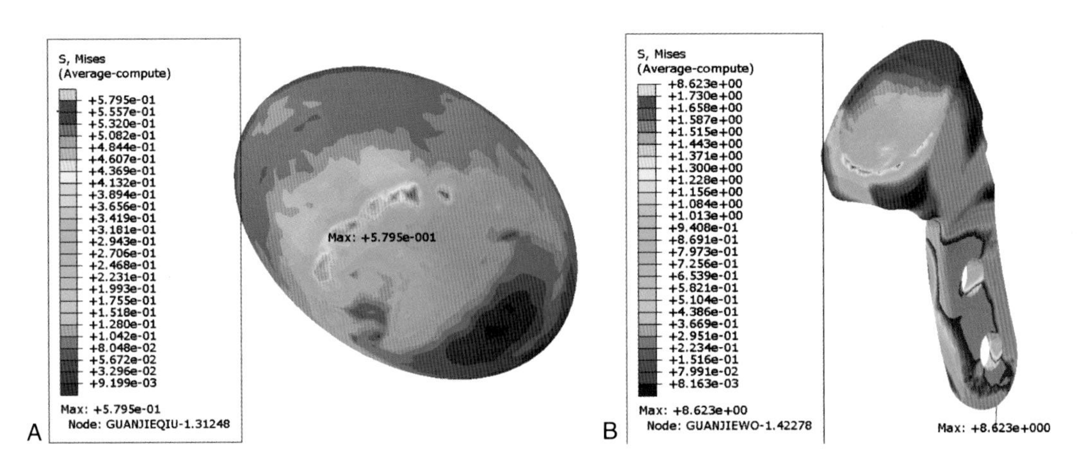

图 7-4-24　**周转运动中关节球与关节窝的最小应力**

A. 关节球应力云图；B. 关节窝应力云图

（七）结果分析与讨论

综合腕关节4种运动方式下的计算结果可知，关节球最大应力18.1MPa，关节窝最大应力29.4MPa。

关节球为超高分子聚乙烯材料，其屈服强度为25MPa，断裂强度为32MPa，因此关节球在负载下的强度是满足使用要求的。关节窝由钛合金制成，屈服强度为825MPa，远高于实际使用应力，因此关节窝强度很安全。若有必要，可削减关节窝的结构尺寸如厚度，以达到更轻的设计。

分析腕关节处应力大小及相对位置可知，关节处的接触应力与接触面积成反比。换句话说，在零点位置（手掌竖直向上，且无任何旋转的状态），关节球与关节窝接触面积最大，接触最充分，因此各自应力最小；当关节球旋转并接近极限位置时，关节球底面与关节窝上边沿接触，接触面积小，因此应力较大。为了降低极限位置处的接触应力，可以在关节窝及关节球上边沿做倒圆角设计，如图7-4-25所示。

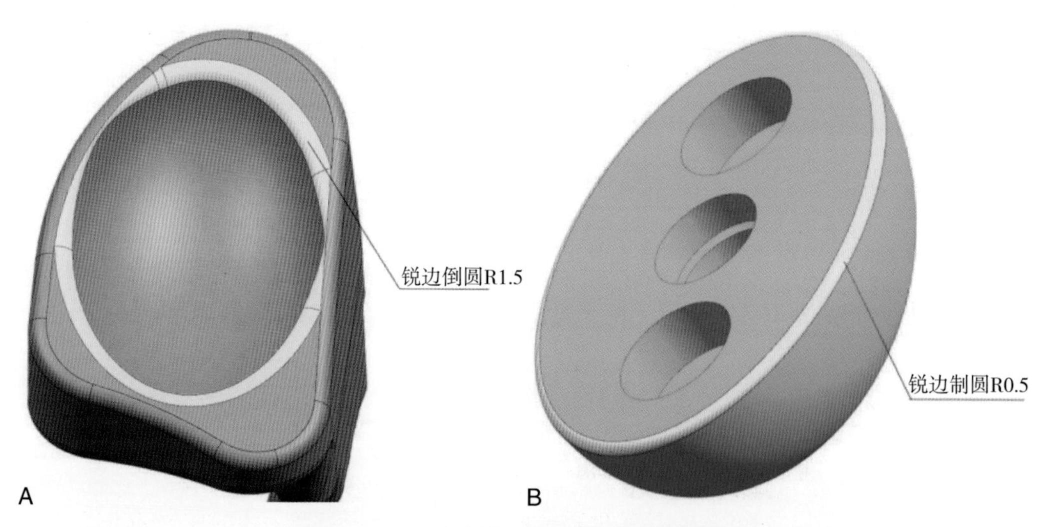

图 7-4-25 腕关节假体和聚乙烯的倒圆设计

A. 关节窝上边沿锐边倒圆；B. 关节球上边沿锐边制圆

（八）有限元分析结论

腕关节在设定运动方式下可以满足使用要求，接触应力与接触面积大小成反比；为了防止关节球与关节窝产生锐边接触而导致大应力现象，建议在关节球和关节窝上边沿做倒圆设计；钛合金假体强度储备很大，可以考虑轻量化设计。

三、人工腕关节标本预装

联勤保障部队第九二〇医院骨科腕关节课题组自主研发设计人工全腕关节假体包括：桡骨组件、掌骨组件和聚乙烯假体。桡骨组件与髓腔产生接触应力，从而起到固定、抗旋转、抗拔出作用。远端以螺钉结合的方式固定于掌骨上，超高分子聚乙烯关节球以销钉的方式固定于腕骨组件，与桡骨组件形成关节。完成初步可行性装配试验。

（一）腕关节标本

实验标本：新鲜冰冻成人上肢标本2具，由昆明医科大学解剖教研室提供，密封存于-20℃低温环境。实验前对标本进行X线检查，排除腕关节外伤、前臂骨折、手外伤、骨质疏松等异常情况。

（二）实验器具及设备

人工全腕关节假体1套。实验工具：组织剪、手术刀柄及刀片、镊子、血管钳、弯盘、骨刀、骨锤、老虎钳、咬骨钳、骨膜剥离器、骨科电钻、电动摆锯、组织拉钩、缝针、缝线、医用内六角改锥、2.0mm克氏针、C形臂X线机（ Fluoroscan InSight小型C形臂，北京豪洛捷科技有限公司提供），见图7-4-26。

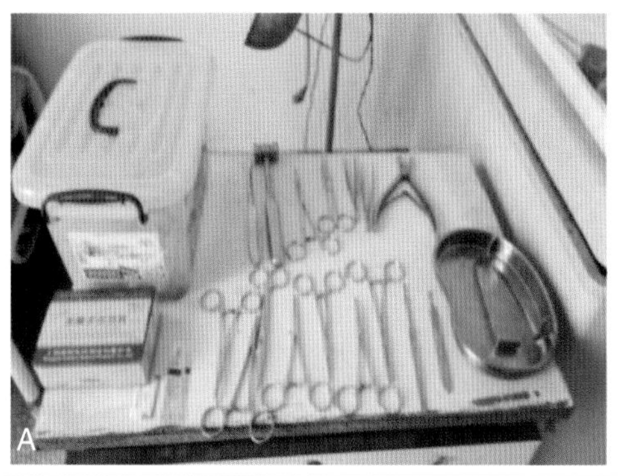

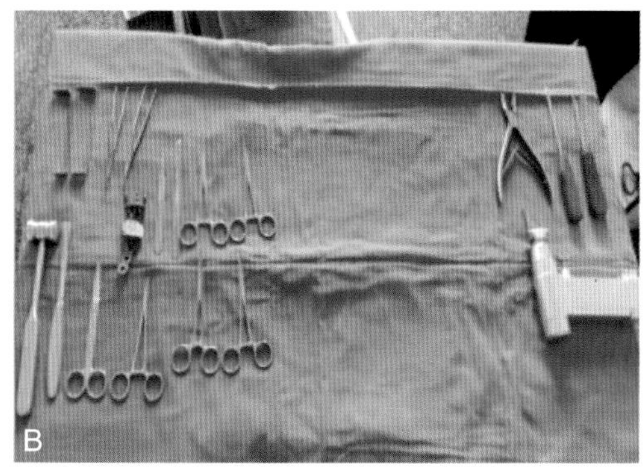

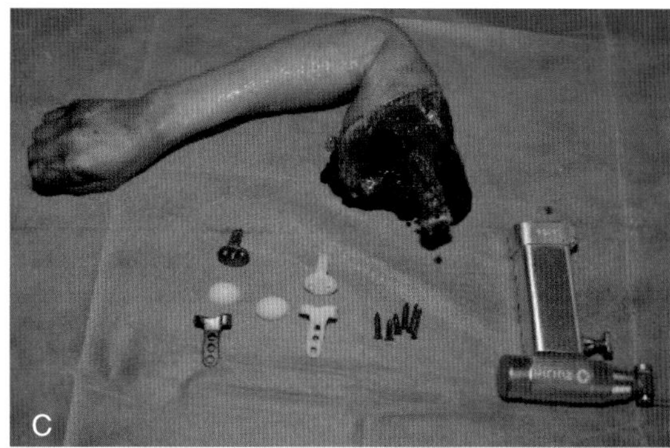

图 7-4-26　**具体实验器械及标本**

（三）手术方法

腕关节背侧正中约10cm纵行切口，逐层分离皮下软组织，显露伸肌支持带，沿第3、4间室间的间隙纵行切开伸肌支持带，并翻向尺侧。暴露并切开腕关节背侧关节囊，并且将关节囊翻向远端保留，暴露腕骨与桡骨远端。屈曲腕关节，使之背侧脱位，使用电动外科摆锯于头状骨腰部垂直前臂解剖轴进行截骨，切除近排腕骨，用钻头在头状骨的截面中心处打孔，安置腕骨组件。于桡骨关节面近端0.5～1cm处使用摆锯进行截骨，再于桡骨截面的中心处钻孔，同样方法安置桡骨组件。最后将聚乙烯关节球通过销钉固定至腕骨组件上，复位腕关节。逐层缝合腕关节囊、伸肌支持带、皮下组织与皮肤。C臂机透视下确认假体位置良好，术毕（图7-4-27至图7-4-29）。

本项目通过有限元分析和假体预装，可以直观地了解项目组设计的新型腕关节假体的力学性能，为制备更加适合临床应用的腕关节假体提供基本理论依据，为未来腕关节假体的临床应用奠定基础。

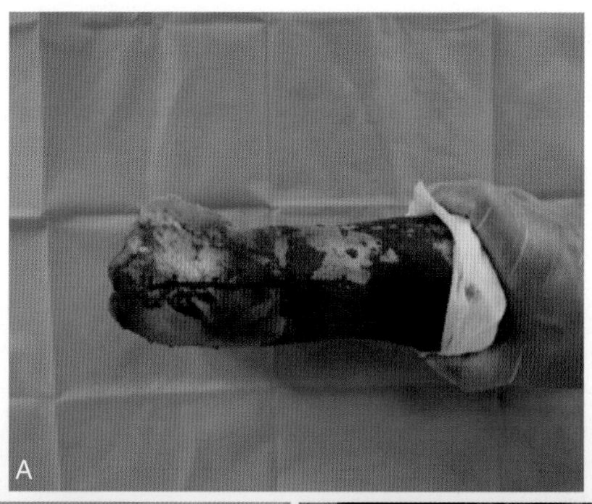

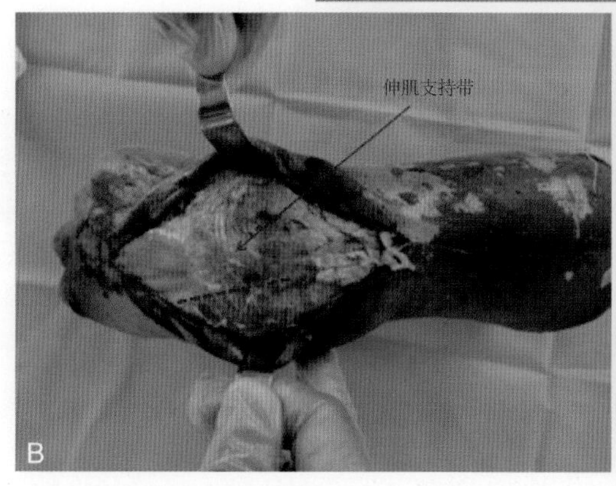

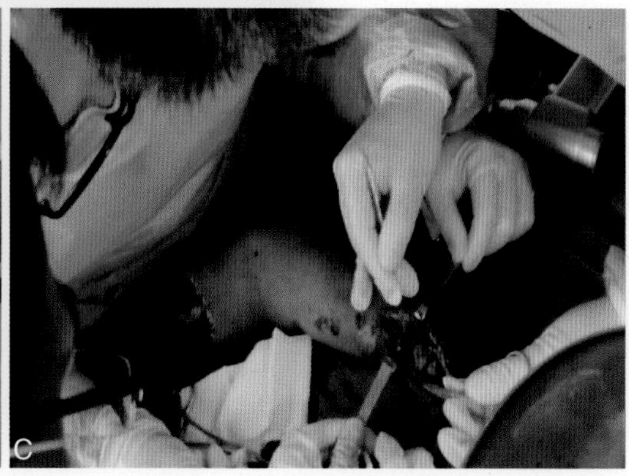

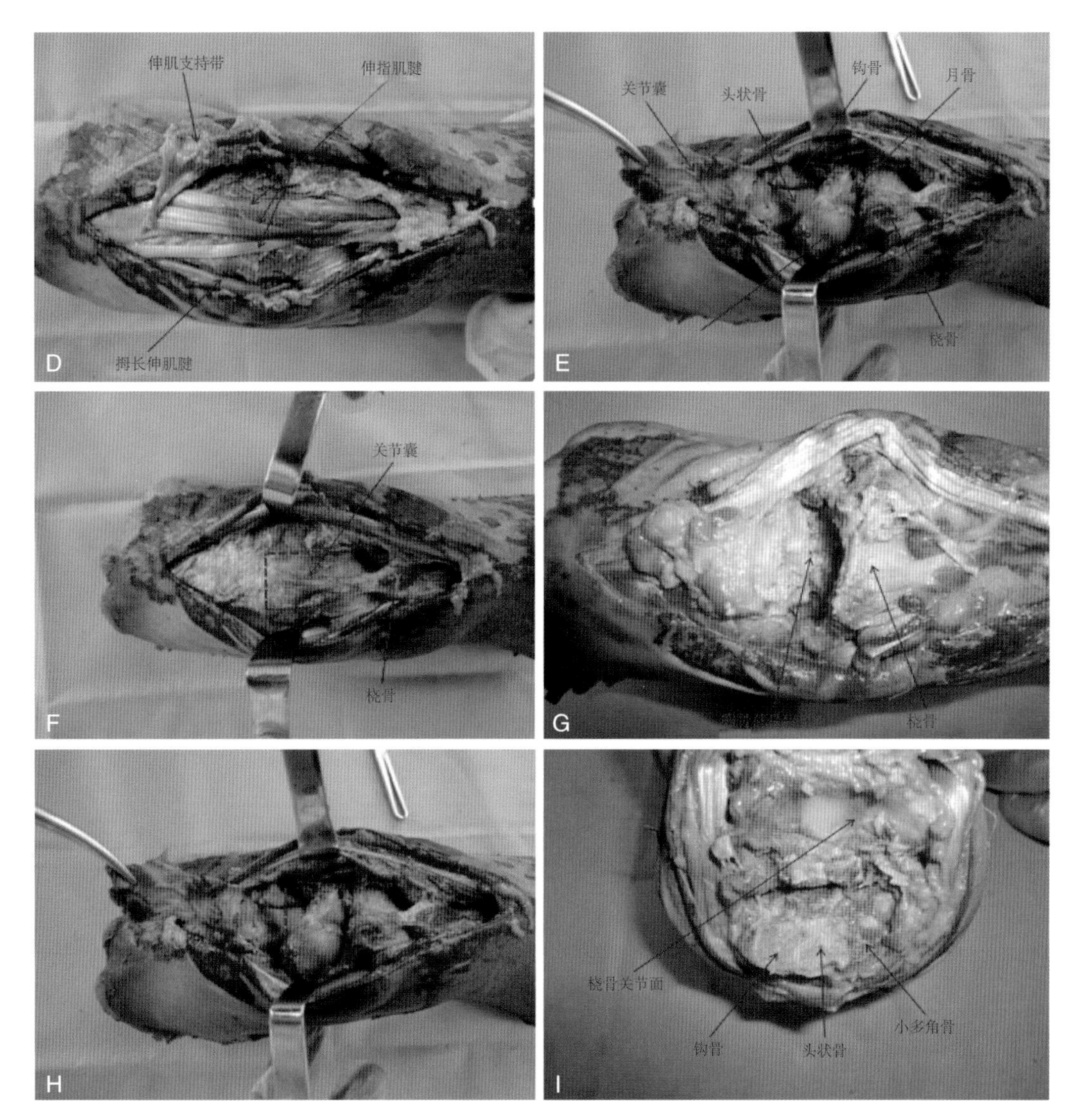

图 7-4-27　标本 1 解剖并暴露假体安装区域（前期预解剖用标本进行手术路径探查，A ～ J 图分别为不同解剖层次下的结构）

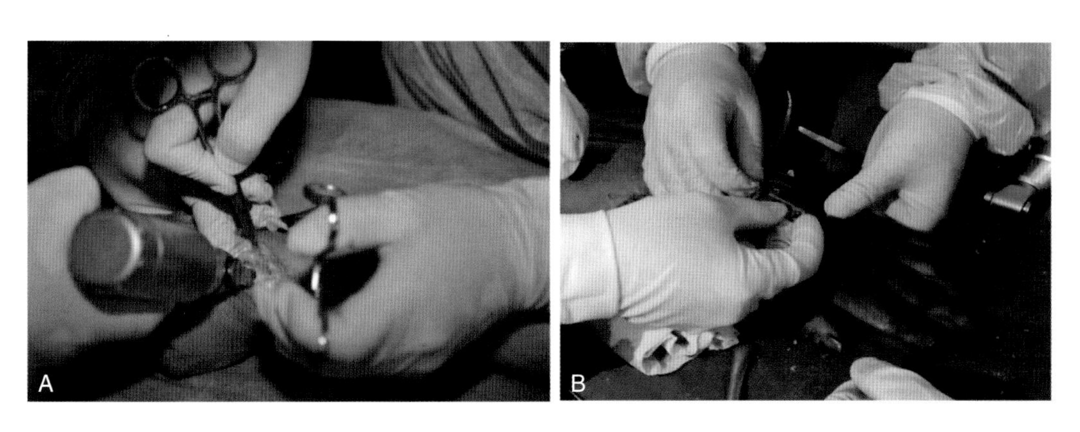

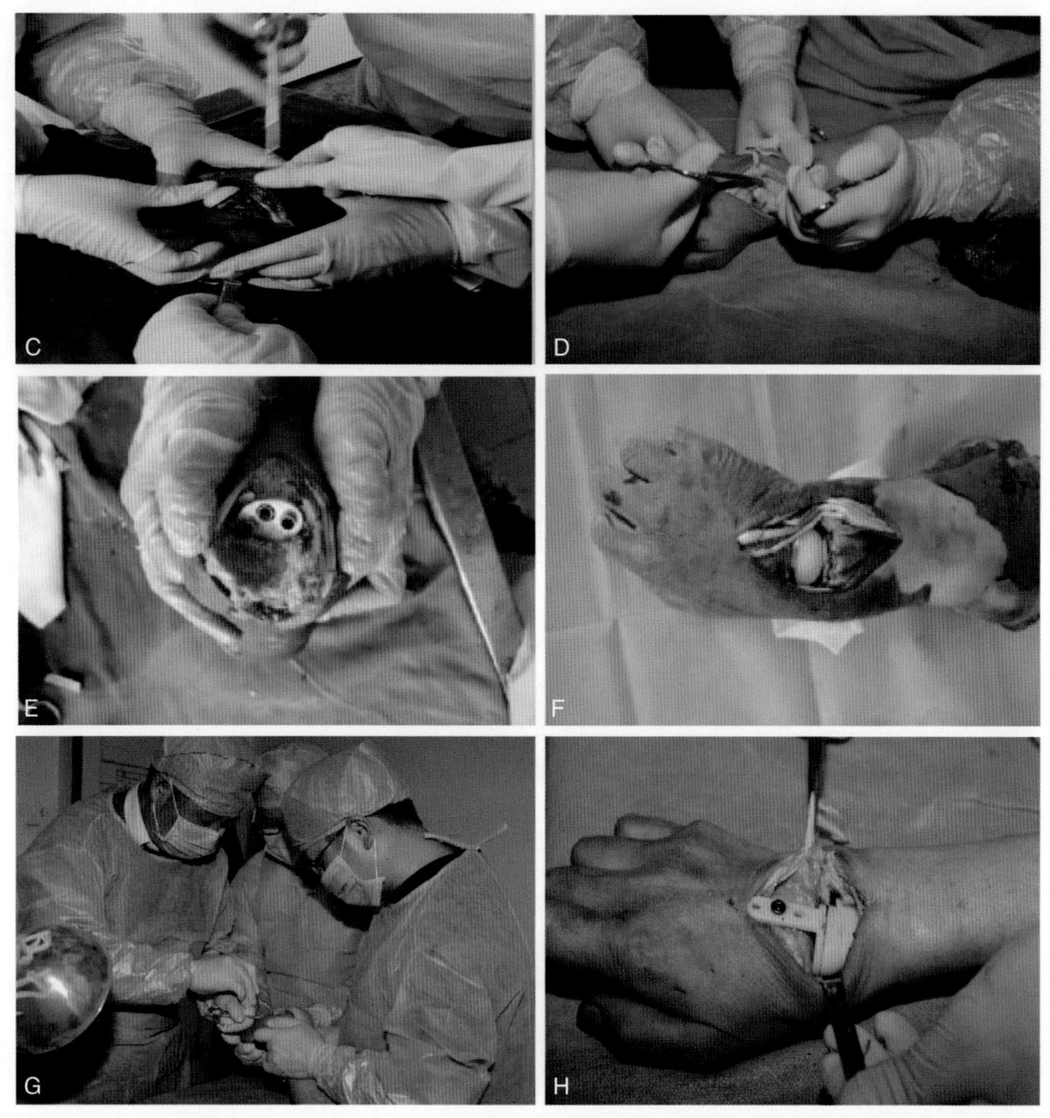

图 7-4-28　腕关节假体安装过程（A ~ G 为假体的安装过程，其中 G 为 3D 打印的光敏树脂假体的安装结果，H 为带有钛合金锁定板的腕关节发明人徐永清教授完成腕关节假体的安装）

本章小结

本章介绍了4种不同结构的腕关节假体，分别是外卡式记忆合金腕关节假体、倒刺型记忆合金腕关节假体、3D打印微孔钛腕关节假体和带有钛合金锁定板的腕关节假体。上述几种创新型假体在结构设计、材料选择和制造工艺上都体现出创新性，与传统方法形成明显区分：①结构设计新颖，解决了传统内固定存在的应力遮挡、缺乏活动度等问题；②材料选择充分运用记忆合金、微孔钛等新型材料特性，优化骨组织相

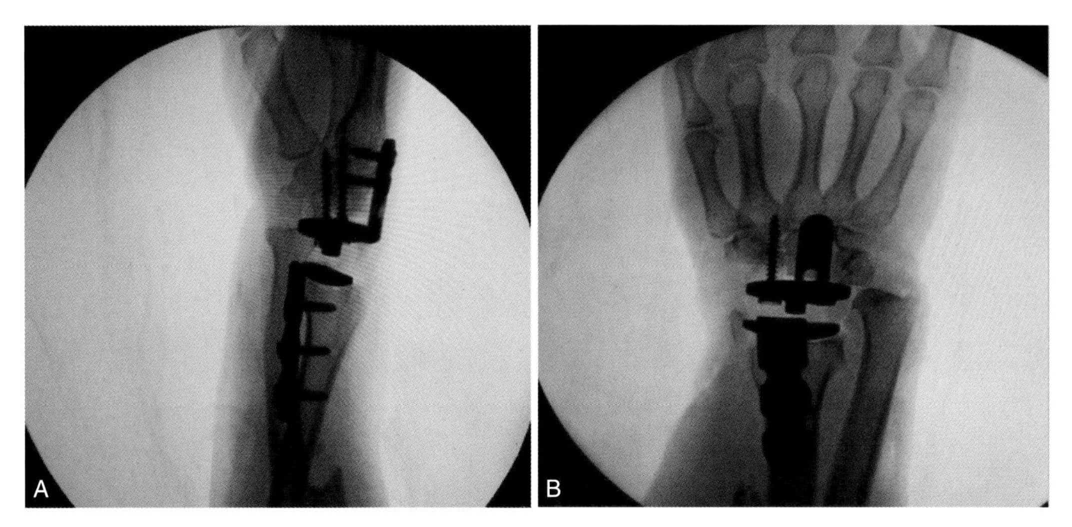

图 7-4-29　**钛合金假体安装结束后的 X 线片**

容性；③制造工艺应用计算机辅助设计和3D打印等新技术，实现个性化和精准化。假体设计后都进行了详细的生物力学验证试验。试验分为体外和体内两部分。体外试验评估机械强度指标；体内试验则在类生理环境下测试运动功能、稳定性和耐久性。通过一系列详尽的体外体内试验，验证了4种腕关节假体设计的可靠性，为后续产品优化和临床应用奠定了基础。

同时本章内容还存在一些不足，如样本量有限，测试指标仍须继续完善。我们期待通过大样本临床研究，进一步验证几种腕关节假体的长期临床疗效。相信随着技术的发展和进步，定制化和功能优化的新型假体必将大幅提高患者的生活质量，使其更多获益。

总之，本章系统、详细地描述了4种创新型腕关节相关假体的设计原理、生产流程和全面的生物力学验证，为这些创新性医疗器械提供了可靠的理论支持和技术基础，也为类似医疗器械的研发提供了重要的研究思路和技术借鉴。我们有理由相信，这些创新性设计的假体能够在未来的临床应用中发挥重要作用，极大改善腕关节疾病患者的生活质量。

（蔡兴博　宋慕国　张旭林　杨俊宇　马金星　徐永清）

参考文献

[1]　杨大智, 吴明雄. NiTi形状记忆合金在生物医学领域的应用[M]. 北京: 冶金工业出版社, 2003:57.

[2] Sargeant TD, Rao MS, Koh CY, et al. Covalent functionalization of NiTi surfaces with bioactive peptide amphiphile nanofibers[J]. Biomaterials, 2008, 29(8):1085-1098.

[3] Assad M, Lemieux N, Rivard CH, et al. Comparative in vitro biocompatibility of nickel-titanium, pure nickel, pure titanium, and stainless steel: genotoxicity and atomic absorption evaluation[J]. Biomed Mater Eng, 1999, 9(1):1-12.

[4] Akhbari B, Morton AM, Shah KN, et al. In vivo articular contact pattern of a total wrist arthroplasty design[J]. J Biomech, 2021, 121:110420.

[5] 朱康平, 祝建雯, 曲恒磊, 等. 国外生物医用钛合金的发展现状[J]. 稀有金属材料与工程, 2012, 41(11):2058-2063.

[6] 徐永清, 钟世镇, 李主一. 人工腕关节的研究进展[J]. 西南国防医药, 1999, 9(1):55-58.

[7] Costi J, Krishnan J, Pearcy M. Total wrist arthroplasty:a quantitative review of the last 30 years[J]. J Rheumatol, 1998, 25(3):451-458.

[8] Allieu Y, Daussin PA, Chammas M, et al. Results of rheumatoid wrist surgery(arthrodesis excepted):16 patients with more than 20 year follow-up[J]. Rev Chir Orthop Reparatrice Appar Mot, 2005, 91(1):24-33.

[9] Swanson AB, De Groot Swanson G, Deheer DH, et al. Carpal bone Titanium implant arthroplasty. 10 years' experience[J]. Clin Orthop Relat Res, 1997(342):46-58.

[10] Ogunro S, Ahmed I, Tan V. Current indications and outcomes of total wrist arthroplasty[J]. Orthop Clin North Am, 2013, 44(3):371-379, ix.

[11] Volz RG. The development of a total wrist arthroplasty[J]. Clin Orthop Relat Res, 1976, (116):209-214.

[12] Volz, RG, Palmer AK. Case report of long-term results of biaxial and Volz total wrist arthroplasty[J]. J Wrist Surg, 2012, 1(2):177-178.

[13] Kraay MJ, Figgie MP. Wrist arthroplasty with the trispherical total wrist prosthesis[J]. Semin Arthroplasty, 1995, 6(1):37-43.

[14] Meuli HC. Total wrist arthroplasty. Experience with a noncemented wrist prosthesis[J]. Clin Orthop Relat Res, 1997(342):77-83.

[15] Meuli HC, Fernandez DL. Uncemented total wrist arthroplasty[J]. J Hand Surg Am, 1995, 20(1):115-122.

[16] Courtman NH, Sochart DH, Trail IA, et al. Biaxial wrist replacement. Initial results in the rheumatoid patient[J]. J Hand Surg Br, 1999, 24(1):32-34.

[17] Rizzo M, Ackerman DB, Rodrigues RL, et al. Wrist arthrodesis as a salvage procedure for failed implant arthroplasty[J]. J Hand Surg Eur Vol, 2011, 36(1):29-33.

[18] Menon J. Universal total wrist implant:experience with a carpal component fixed with three screws[J]. J Arthroplasty, 1998, 13(5):515-523.

[19] Menon J. Total wrist arthroplasty[A]. The Wrist[M]. Philadelphia:Lippincott Williams & Wilkins, 2000:659-682.

[20] Divelbiss BJ, Sollerman C, Adams BD. Early results of the Universal total wrist arthroplasty in rheumatoid arthritis[J]. J Hand Surg Am, 2002, 27(2):195-204.

[21] Ward CM, Kuhl T, Adams BD. Five to ten-year outcomes of the Universal total wrist arthroplasty in patients with rheumatoid arthritis[J]. J Bone Joint Surg Am, 2011, 93(10):914-919.

[22] Weiss A P, Akelman E. Total wrist replacement. [J]. Medicine & Health Rhode Island, 2012, 95(4):998-1006.

[23] McCullough M BA, Adams BD, Grosland NM. Postoperative analysis of patients who received the

Universal 2 total wrist implant system[J]. J Appl Biomech, 2012, 28(4):466-472.
[24] Adams BD. Wrist arthroplasty:partial and total[J]. Hand Clin, 2013, 29(1):79-89.
[25] 许定国. 有限元分析法在人体下肢关节损伤生物力学中的研究进展[J]. 重庆医学, 2013, 42(20): 2423-2424, 2431.
[26] 余华, 李少星, 赵长义, 等. 胫骨远端关节面缺损有限元模型的生物力学分析[J]. 中国组织工程研究, 2013, (43): 7571-7580.
[27] 李杰, 肖洪, 周跃, 等. 腰椎关节突结构差异影响腰椎退变机制的生物力学研究现状[J]. 局解手术学杂志, 2015, (1): 90-92.
[28] 余霄, 俞光荣. Lisfranc关节的相关解剖学及生物力学研究现状[J]. 中华创伤骨科杂志, 2011, 13(10): 979-982.
[29] Bates JH. A recruitment model of quasi-linear power-law stress adaptation in lung tissue[J]. Ann Biomed Eng, 2007, 35(7): 1165-1174.
[30] Meira JB, Quitero MF, Braga RR, et al. The suitability of different FEA models for studying root fractures caused by wedge effect[J] . J Biomed Mater Res A, 2008, 84(2): 442-446.
[31] 叶书熙. 股骨近端新型解剖锁定钢板的应用解剖学及生物力学三维有限元研究[D]. 广州：南方医科大学, 2013.
[32] Hindley CJ, Stanley JK. The rheumatoid wrist: patterns of disease progression. A review of 50 wrists[J]. J Hand Surg Br, 1991, 16(3): 275-279.
[33] 徐永清. 腕关节韧带解剖学及生物力学特性研究进展[J]. 中国临床解剖学杂志, 2000, 03(18): 280-281.
[34] Menon J. Universal Total Wrist Implant: experience with a carpal component fixed with three screws[J]. J Arthroplasty, 1998, 13(5): 515-523.
[35] Tubiana R. Technique of dorsal synovectomy on the rheumatoid wrist[J]. Ann Chir Main Memb Super, 1990, 9(2): 138-145.
[36] Ciais G, Waitzenegger T, Parot C, et al. Universal dorsal approach of the wrist[J]. Tech Hand Up Extrem Surg, 2015, 19(3): 124-128.
[37] Barbieri CH, Mazzer N. Triradiate skin incision for dorsal approach to the wrist[J]. J Hand Surg Br, 1996, 21(1): 21-23.
[38] 樊志强, 徐永清, 孟伟正, 等. 正常腕骨三维运动学的在体研究[J]. 中华关节外科杂志(电子版), 2009, 03(3):346-351.
[39] Palmer AK, Werner FW, Murphy D, et al. Functional wrist motion: a biomechanical study[J]. J Hand Surg Am, 1985, 10(1): 39-46.
[40] Youm Y, Mcmurthy RY, Flatt AE, et al. Kinematics of the wrist. Ⅰ. An experimental study of radial-ulnar deviation and flexion-extension[J]. J Bone Joint Surg Am, 1978, 60(4): 423-431.
[41] Werner FW, Short WH, Fortino MD, et al. The relative contribution of selected carpal bones to global wrist motion during simulated planar and out-of-plane wrist motion[J]. J Hand Surg Am, 1997, 22(4): 708-713.
[42] Boone DC, Azen SP. Normal range of motion of joints in male subjects[J]. J Bone Joint Surg Am, 1979, 61(5): 756-759.
[43] Swanson AB. Flexible implant arthroplasty for arthritic disabilities of the radiocarpal joint. A silicone rubber intramedullary stemmed flexible hinge implant for the wrist joint[J]. Orthop Clin North Am, 1973, 4(2): 383-394.
[44] Brumfield RH, Champoux JA. A biomechanical study of normal functional wrist motion[J]. Clin

Orthop Relat Res, 1984, (187): 23-25.

[45] Cobb TK, Beckenbaugh RD. Biaxial total-wrist arthroplasty[J]. J Hand Surg Am, 1996, 21(6): 1011-1021.

[46] 宋慕国, 蔡兴博, 徐永清. 全腕关节假体的研究进展[J]. 中华关节外科杂志(电子版), 2016, (01): 73-76.

[47] Ogunro S, Ahmed I, Tan V. Current indications and outcomes of total wrist arthroplasty[J]. Orthop Clin North Am, 2013, 44(3): 371-9, ix.

[48] Goto A, Moritomo H, Murase T, et al. In vivo elbow biomechanical analysis during flexion: three-dimensional motion analysis using magnetic resonance imaging[J]. J Shoulder Elbow Surg, 2004, 13(4): 441-7.

[49] Lawler EA, Paksima N. Total wrist arthroplasty[J]. Bull NYU Hosp Jt Dis, 2006, 64(3): 98-105.

[50] Bogoch ER, Moran EL. Bone abnormalities in the surgical treatment of patients with rheumatoid arthritis[J]. Clin Orthop Relat Res, 1999, (366): 8-21.

[51] Herzberg G. Prospective study of a new total wrist arthroplasty: short term results[J]. Chir Main, 2011, 30(1): 20-25.

[52] Gaspar MP, Lou J, Kane PM, et al. Complications following partial and total wrist arthroplasty: a single-center retrospective review[J]. J Hand Surg Am, 2016, 41(1): 47-53.

[53] Sagerfors M, Gupta A, Brus O, et al. Patient related functional outcome after total wrist arthroplasty: a single center study of 206 cases[J]. Hand Surg, 2015, 20(1): 81-87.

[54] 黄亦成, 宓蓉. 镍钛合金在医疗领域应用研究进展[J]. 生物医学工程学进展, 2015, (3): 169-172.

[55] 王新, 王雷. 镍钛记忆合金环抱器治疗多发性肋骨骨折的临床观察[J]. 中华损伤与修复杂志(电子版), 2013, 01(8):35-37.

[56] 韩伟杰. 切开复位镍钛记忆合金聚髌器内固定术治疗髌骨粉碎性骨折的效果探析[J]. 当代医药论丛, 2017, 02(15):66-67.

[57] 徐永清, 李川, 朱跃良, 等. 镍钛记忆合金舟大小融合器治疗Ⅲb期月骨无菌坏死的临床应用研究[J]. 中华手外科杂志, 2015, 31(02):81-84.

[58] 杜东鹏, 吴哲, 邢娟, 等. 抗剪切力镍钛记忆合金髌骨爪力学性能的有限元分析[J]. 医用生物力学, 2015, 01(30):50-55.

[59] Badami V, Ahuja B. Biosmart materials: breaking new ground in dentistry[J]. Sci World J, 2014, 2014:986912.

[60] Sevcikova J, Pavkova GM. Biocompatibility of NiTi alloys in the cell behaviour[J]. Biometals, 2017, 30(2):163-169.

[61] 史博, 王亚鹏, 杨涛. 镍钛形状记忆合金环抱器治疗多发性肋骨骨折20例分析[J]. 中国社区医师(医学专业), 2012(09):106-107.

[62] 焦军胜, 肖晨光, 黄继成. 聚髌器与张力带治疗髌骨骨折的临床疗效观察[J]. 山西医科大学学报, 2014(01):64-67.

[63] 李铁彬, 张海青. 记忆合金环抱器内固定修复连枷胸:1年随访分析[J]. 中国组织工程研究, 2015(04):601-605.

[64] 金希冬, 赖小刚, 尚德永, 等. 镍钛记忆合金环抱器治疗多发性肋骨骨折的疗效观察[J]. 中国实用医药, 2017(02):82-84.

[65] Abdel-Hady GM, Niinomi M. Biocompatibility of Ti-alloys for long-term implantation[J]. J Mech Behav Biomed Mater, 2013, 20:407-415.

[66] Swanson AB. Flexible implant arthroplasty for arthritic disabilities of the radiocarpal joint. A silicone

rubber intramedullary stemmed flexible hinge implant for the wrist joint[J]. Orthop Clin North Am, 1973, 4(2):383-394.

[67] Palmer AK, Werner FW, Murphy D, et al. Functional wrist motion: a biomechanical study[J]. J Hand Surg Am, 1985, 10(1):39-46.

[68] Ryu JY, Cooney WR, Askew LJ, et al. Functional ranges of motion of the wrist joint[J]. J Hand Surg Am, 1991, 16(3):409-419.

[69] Brumfield RH, Champoux JA. A biomechanical study of normal functional wrist motion[J]. Clin Orthop Relat Res, 1984(187):23-25.

[70] Halim A, Weiss AC. Total wrist arthroplasty[J]. J Hand Surg Am, 2017, 42(3):198-209.

[71] Kraay MJ, Figgie MP. Wrist arthroplasty with the trispherical total wrist prosthesis[J]. Semin Arthroplasty, 1995, 6(1):37-43.

[72] Pfanner S, Munz G, Guidi G, et al. Universal 2 wrist arthroplasty in rheumatoid arthritis[J]. J Wrist Surg, 2017, 6(3):206-215.

[73] Badge R, Kailash K, Dickson DR, et al. Medium-term outcomes of the Universal-2 total wrist arthroplasty in patients with rheumatoid arthritis[J]. Bone Joint J, 2016, 98-B(12):1642-1647.

[74] Grzegorczyn S, Turczynski B. Elasticity modulus of lyophilized cortical bone in the human femur[J]. Chir Narzadow Ruchu Ortop Pol, 1994, 59(2):153-157.

[75] 蔡兴博, 杨俊宇, 丁晶, 等. 倒刺型记忆合金人工腕关节假体的生物力学测试[J]. 中华关节外科杂志(电子版), 2018, 12(02):203-208.

[76] Akhbari B, Morton AM, Moore DC, et al. Biplanar videoradiography to study the wrist and distal radioulnar joints. [J]. J Vist Exp, 2021:(168)10. 379/62102.

[77] Badida R, Akhbari B, Vutescu E, et al. The role of scapholunate interosseous, dorsal intercarpal, and radiolunate ligaments in wrist biomechanics. [J]. J Biomech, 2021, 125:110567.

第 8 章　人工腕关节置换手术入路

【摘要】目前许多腕关节疾患可通过手术进行治疗，腕关节手术的类型和入路数量也在不断增加。本章描述了目前较为流行和实用的腕关节置换手术入路。选择腕关节手术入路的基本目的是尽可能清楚地暴露手术区域，同时减少对肢体功能和美观的影响。

【关键词】腕；关节置换；Lister结节；伸肌鞘管

一、引言

腕关节的手术入路主要分为掌侧入路和背侧入路。两种入路在临床上都有较多的运用，但掌侧入路因为其较多的软组织带来的额外保护，被广泛地运用于桡骨的骨折内固定手术中。背侧入路软组织较少，无法承受内置物对肌腱带来的激惹，故较少被用于桡骨的骨折内固定操作，或仅作为协助复位的辅助切口。但背侧入路的优势在于对深部组织的显露更为容易，因此在近排腕骨切除、类风湿关节炎滑膜清理及腕关节病灶切除手术中被广泛使用。

腕关节置换内植物位于骨骼、关节范围内，对周围肌腱等组织影响较小，因此入路的选择以能够充分显露腕关节解剖结构、有利于确定假体轴线、有效保护重要神经和血管等组织为首要原则。这也是选择腕关节背侧入路作为腕关节置换的重要原因。

二、腕关节（背侧）局部解剖

腕部后方皮肤厚而皮下浅筋膜薄，浅筋膜中有头静脉、贵要静脉、浅筋膜、桡神经浅支、尺神经手背支及前臂后皮神经走行。浅筋膜下方为由深筋膜增厚形成的伸肌支持带，支持带向深部发出5个纤维隔，前臂肌群的肌腱在其中走行（图8–1）。

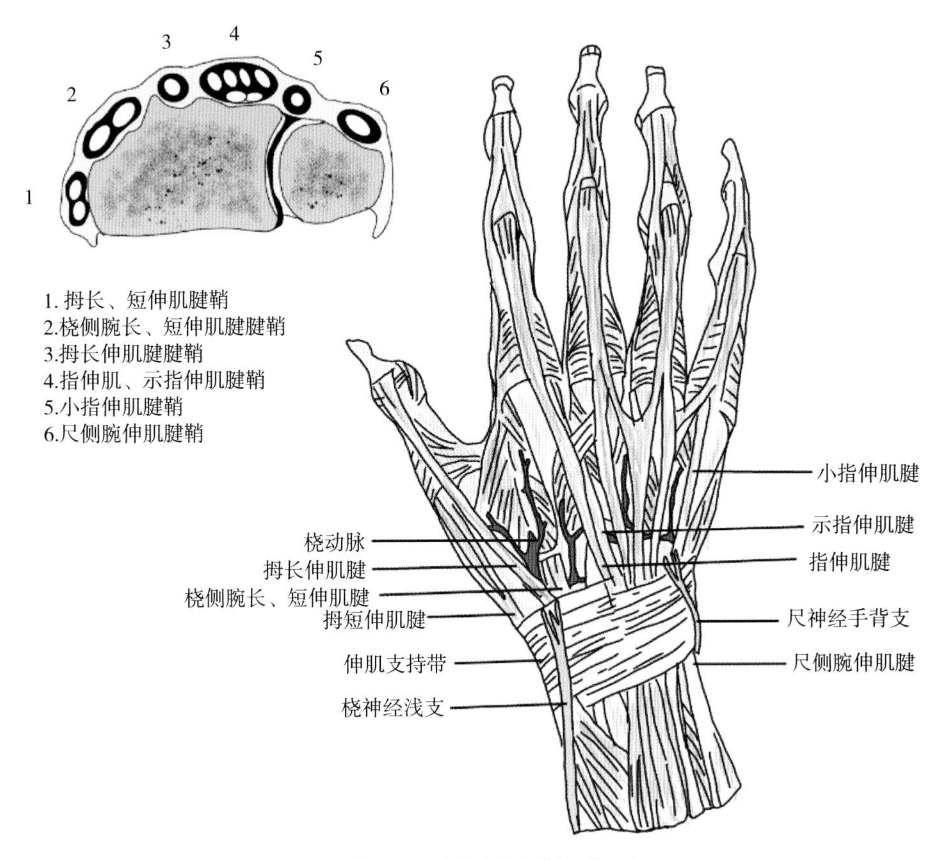

图 8-1　**腕后区解剖示意图**

三、患者体位

患者取仰卧位，将上臂外展90°置于操作台上，在上臂根部放置充气止血带，手术开始前可使用橡皮片由远心端向近端加压、缠绕驱血后加压止血带，以获得清晰的术野。将前臂置于旋前位，可以充分地显露腕关节背侧。需要注意的是，要将手术床与铺设手术巾后的操作台调整至同一水平，这样能获得更加满意的手术体位（图8-2）。

四、体表标志及手术切口选择

（一）体表标志

腕关节背侧入路的体表标志主要为尺骨茎突、桡骨茎突及Lister结节，结合X线检查可以协助我们确定桡腕关节关节间隙的大致位置。第3掌骨的中轴线与桡骨中间柱的轴线相延续。借助这些骨性标志，可以大致确定手术切口的位置及范围。

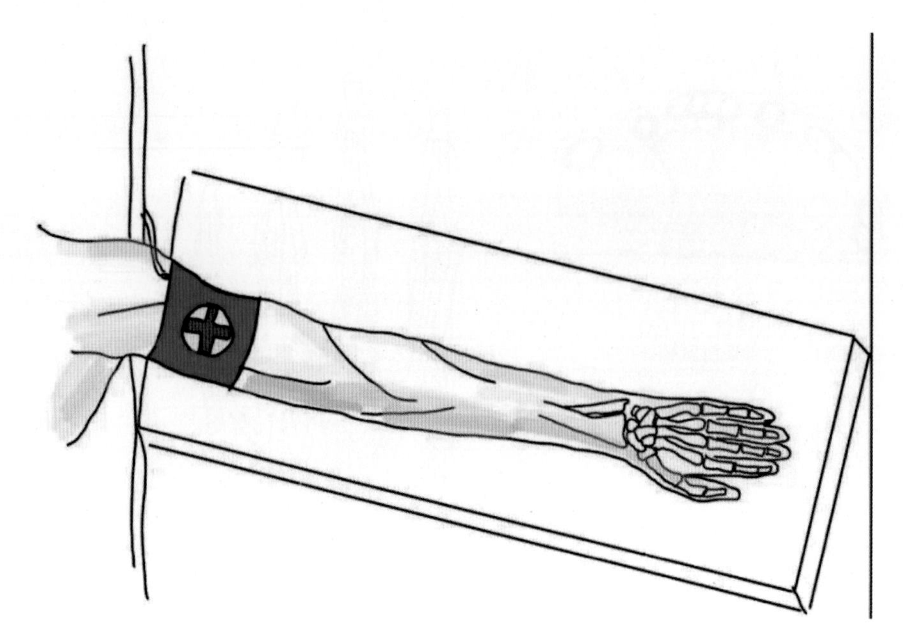

图 8-2 **腕关节置换患者手术体位。患者患肢外展 90° 置于操作台上，前臂旋前使手掌向下，上臂根部需要放置加压止血带以在术中减少失血**

（二）手术切口选择

手术切口沿第3掌骨中轴线，自桡腕关节远端3cm处跨过桡腕关节间隙向近端延伸，切口长约7cm，必要时也可进一步延长。由于腕部皮肤柔软且松弛，尽管手术切口垂直切割皮肤褶皱，但愈合后的瘢痕不会发生挛缩（图8-3）。

五、浅层/深层解剖及术野显露

因为腕部背侧肌肉、肌腱均由前臂骨间后神经支配，因此在切口下方不会穿过神经平面。同时远端肢体营养动脉均在掌侧行走，因此整个腕关节置换入路的各个肌间隙都是安全的。需要注意的是，在背侧皮下存在由头静脉及贵要静脉为主组成的静脉血管网，在手术切口下方可能会累及交通的静脉，需要仔细结扎止血（图8-4A）。

在皮肤下方可以显露伸肌支持带，其下方是覆盖手腕背侧的6个伸肌腱鞘管。这些鞘管可以通过位于第2、3间隔之间的Lister结节加以定位。腕关节置换如同关节融合一般，需要充分显露桡腕关节背侧。在手腕第3、4鞘管间切开指总伸肌腱和示指固有伸肌腱上方的支持带（图8-4B）。

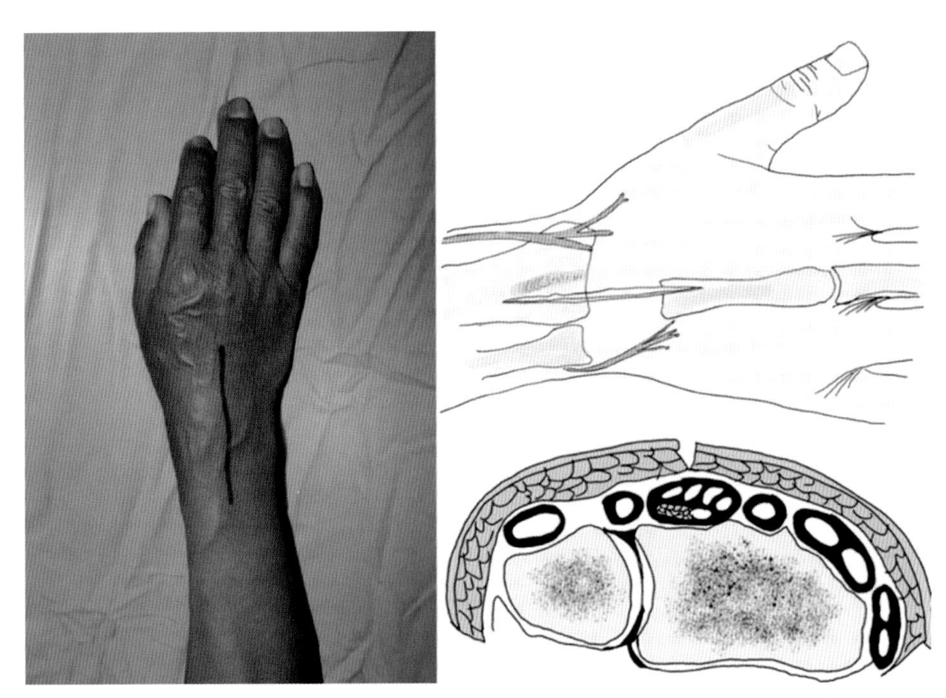

图 8-3　**腕关节置换手术皮肤切口及腕部横截面。手术取腕背侧正中入路，沿第 3 掌骨轴线，以桡腕关节间隙为中心取皮肤切口**

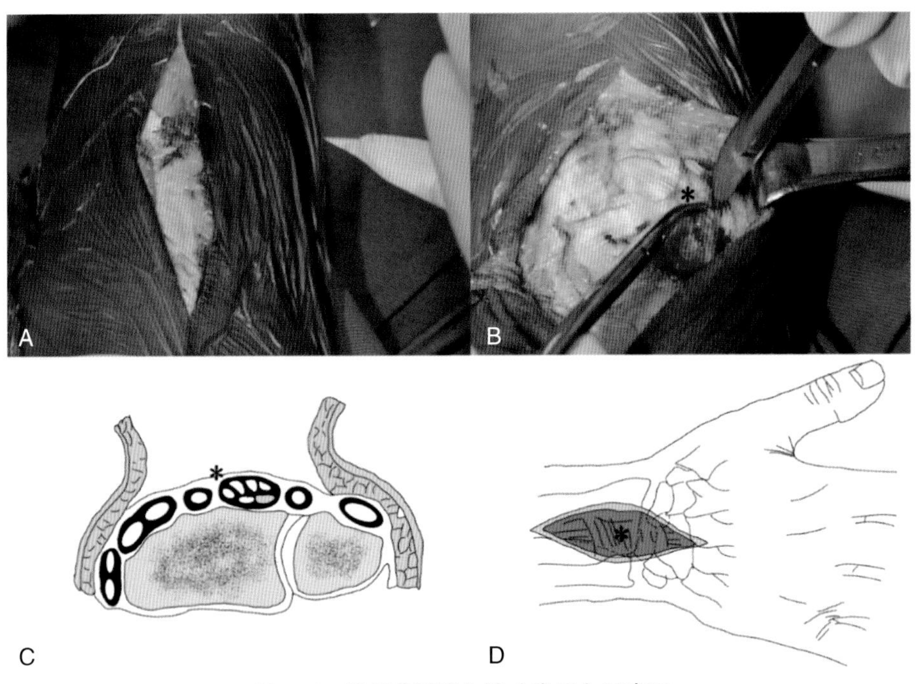

图 8-4　**腕关节置换入路（浅层）示意图**

A. 通过腕背正中皮肤切口，向下分离疏松结缔组织，底部质韧的白色腱性组织即为伸肌支持带；B. 沿皮下分离显露伸肌支持带，通过 Lister 结节可以定位第 2、3 间隔；C. 腕部横截面解剖示意图，* 号为伸肌支持带，可见腕背侧各间室自桡侧向尺侧依次排列；D. 腕背正中切口下方结构示意图。

将伸肌支持带和第4伸肌鞘管内的肌键牵向尺侧，第2和第3伸肌鞘管牵向桡侧，露出下方的桡骨和关节囊。如果难以掀起包含第4伸肌鞘管肌腱的连续关节囊骨膜管，无法获得良好的显露时，可以松解第4伸肌鞘管，游离出肌腱并牵向尺侧。需要进一步显露桡骨及关节面时，可以要打开第1伸肌鞘管（图8–5）。

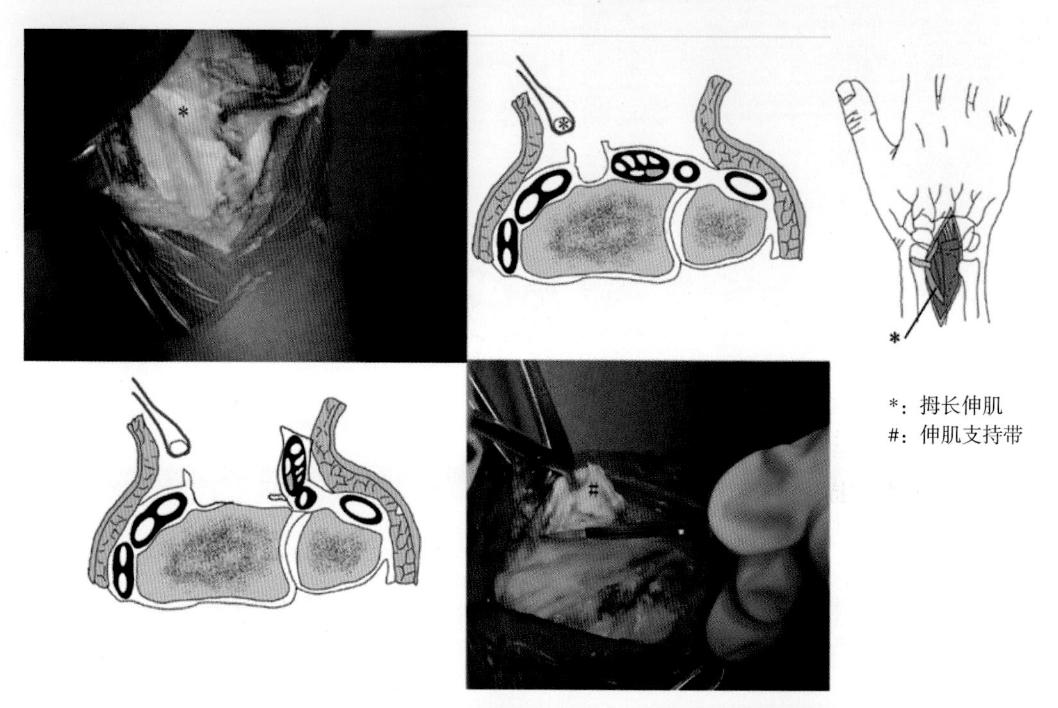

图 8–5　**通过 Lister 结节定位第 2、3 鞘管，切开第 3 鞘管显露拇长伸肌腱并将其牵开，接下来可以在骨膜及鞘管中间剥离，然后将尺侧鞘管完全掀起。也可以进一步切开并松解第 3、4 伸肌鞘管，通过牵开伸指肌腱显露下方骨质及关节囊**

有两种方法切开关节囊：①U形切开或反T形切开，这样可以形成两个基底在远端的筋膜瓣。②向远端掀开背侧桡月三角韧带，形成基底在尺侧的筋膜瓣（图8–6）。沿着背侧腕骨间韧带纤维的远端边缘切开，并将其从桡侧分离，保留其尺侧在钩骨和三角骨上的止点，形成基底在尺侧的筋膜瓣（图8–6）。关节囊切开后便可以显露关节间隙，成型的组织瓣有利于保留关节囊。关节囊的保留可以在置换术后关闭关节，进一步提供稳定的同时，对假体进行包裹，避免其与伸肌腱之间的接触。

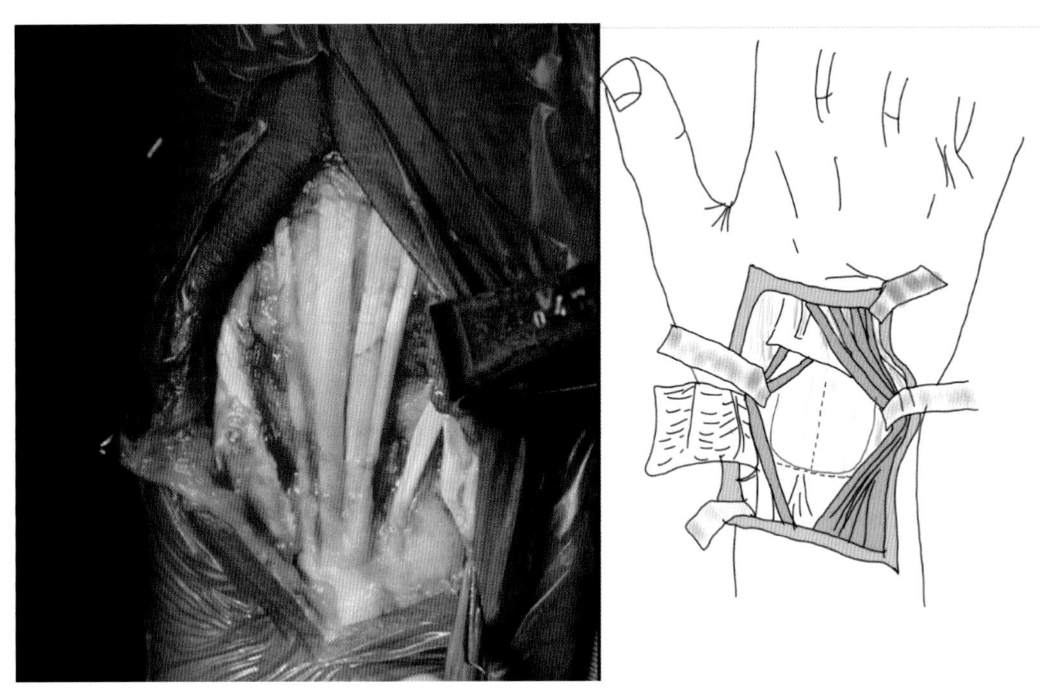

图 8–6　**切开腕背支持带后暴露腕背侧诸肌腱；红色实线表示 U 形切开关节囊，蓝色虚线表示 T 形切开关节囊**

六、注意事项

（一）神经

桡神经浅支从腕关节上方的肱桡肌肌腱下方发出，然后到达手背。皮肤切口位于由尺神经皮支支配的皮肤和由桡神经皮支支配的皮肤之间。倘若在脂肪层内开始游离皮瓣，皮神经很容易受损。如果在翻开尺侧和桡侧皮瓣之前，将皮肤切口深入至伸肌支持带，则神经会受到全层脂肪的保护。要小心辨别和保留皮下组织切开过程中遇到的任何神经分支。第2伸肌间隔上方的区域是神经最常见的部位。切断皮神经可能会导致神经瘤疼痛，但相应皮肤的感觉异常表现不明显。

（二）血管

尺、桡动脉在腕关节的侧方穿过关节间隙。只要操作时保持在骨膜下进行，就可以避免损伤动脉。

（李　川　徐永清）

参考文献

[1] Weiss AP, Kamal RN, Shultz P. Total wrist arthroplasty[J]. J Am Acad Orthop Surg, 2013, 21(3):140-148. doi: 10. 5435/JAAOS-21-03-140. PMID: 23457064.

[2] Wei DH, Feldon P. Total wrist arthrodesis: indications and clinical outcomes[J]. J Am Acad Orthop Surg, 2017, 25(1):3-11. doi: 10. 5435/JAAOS-D-15-00424. PMID: 27893490.

[3] Kennedy CD, Huang JI. Prosthetic design in total wrist arthroplasty[J]. Orthop Clin North Am, 2016, 47(1):207-218. doi: 10. 1016/j. ocl. 2015. 08. 018. PMID: 26614934.

[4] Costi J, Krishnan J, Pearcy M. Total wrist arthroplasty: a quantitative review of the last 30 years[J]. J Rheumatol, 1998, 25(3):451-458. PMID: 9517762.

第9章　几种常用的腕关节假体

【摘要】全腕关节置换是一种治疗腕关节严重疾病如类风湿关节炎的有效方法。本章主要从腕关节解剖与生物力学、历史发展、几种常用假体设计、手术方法、治疗效果等方面系统地介绍了全腕关节置换术。随着医学技术的进步，全腕关节置换术经历了四代发展，从早期的Swanson硅胶假体到采用模块化设计理念的Maestro、Universal Ⅱ、RE-MOTION等新型假体。新型假体结合骨整合涂层技术，实现良好的骨向内生长。同时运用计算机辅助设计优化了假体形状，以更好地恢复腕关节正常解剖位置。手术方式也在不断改进，采用更精准的术中定位和减少骨切除。研究结果显示，新型全腕关节置换可以有效减轻疼痛，改善活动功能。但也存在腕骨组件周围透亮线和松动等问题。当前的研究热点是开发设计更合理的假体，提高手术精确度，评估长期效果。全腕关节置换预计在未来会为更多腕关节疾病患者带来福音。

【关键词】腕关节；关节置换；关节炎；类风湿；假体置入；生物力学；手术；治疗结果

一、引言

随着社会的发展与人口的老龄化，各种慢性退行性关节疾病的发生率逐年升高，严重降低了老年人的生活质量。腕关节作为人体重要的负重关节之一，其退变性病变也日益增多。腕关节疾病的主要表现为活动度逐渐丧失，疼痛持续加重，严重影响患者的日常生活与工作。临床上最常见的腕关节退行性病变包括退行性关节炎、类风湿关节炎、创伤后腕关节炎等。而腕骨骨折也是导致腕关节功能丧失的常见原因之一。长期以来，关节融合术一直是治疗晚期腕关节疾病的主要手术方法。但关节融合术牺牲了腕关节的活动度，严重影响了患者的生活质量。随着医疗技术的进步,全腕关节置换术应运而生,并得以快速发展。

全腕关节置换术是将人工腕关节假体置入患者腕关节，替代病变关节的一种外科手术。该手术的目的是在恢复腕关节活动功能的同时，最大限度地缓解疼痛。临床研究表明，与关节融合术相比，全腕关节置换术能获得更好的关节活动功能，也更有利于保留患者的手部灵活性。20世纪60年代，Swanson等首次尝试使用硅橡胶材料行人工腕关节置换，开启了这一技术的新篇章。随后，经过几代设计的演变，各种新型金属与聚乙烯材料的全腕关节假体不断涌现。目前，全腕关节置换术已成为治疗晚期腕关节疾病的重要手段之一。

然而，由于腕关节的复杂生物力学结构，各代人工腕关节在设计理念和材料上都存在一定问题，导致长期稳定性和耐久性较差。临床应用中，主要表现为假体松动、磨损、撞击、脱位等并发症。这限制了全腕关节置换术的长期疗效。因此，新一代假体的设计研发与优化是当前的研究热点。以Maestro和RE-MOTION为代表的新型模块化全腕关节假体，采用计算机辅助设计技术优化了假体形状，使用钛合金或钴铬合金提高了强度，并在表面进行多孔涂层处理，以促进骨整合。这使新一代全腕关节置换术取得了更好的近期和中期疗效，但长期结果仍有待观察。

本章系统梳理了全腕关节置换术发展的历史脉络，比较了从Swanson硅橡胶假体到新型金属与聚乙烯假体的设计理念和优缺点。同时，结合大量文献报道，评价了几种主要假体的手术方法及疗效。研究发现，与第一代和第二代假体相比，新型假体可以提供更大的活动度，达到更好的中短期功能恢复效果。但由于样本量和随访时间有限，目前对新型假体的长期稳定性研究还不足。值得注意的是，不同患者人群之间的疗效差异也需要进一步探讨。展望未来，全腕关节置换术仍需要在假体设计、手术精准度及功能恢复评估等方面取得更大进步，才能使更广泛的患者群体从中获益。

综上所述，全腕关节置换术的发展让越来越多的晚期腕关节病变患者重新获得功能与生活质量。但这一技术的长期效果与安全性仍需要进行进一步验证。本章通过回顾发展历程和比较主流产品，对全腕关节置换术进行了全面的综述。相信随着材料学和计算机技术的进一步发展，全腕关节置换假体的设计与应用前景广阔。我们有理由相信，未来全腕关节置换术将使更多患者从中受益。

二、腕关节的功能解剖与生物力学

广义的腕关节为前臂旋前方肌远侧缘平面至腕掌关节平面，这其中包括桡骨远端及尺骨远端、8块相互关联密不可分的腕骨、5根掌骨基底部，远端尺桡关节、桡腕关节、腕中关节、腕骨间关节及腕掌关节，辅助结构：关节盘、腕桡侧副韧带、腕尺侧副韧带、桡腕掌侧韧带、桡腕背侧韧带。腕关节中近侧关节和腕中关节的存在形成了双铰链的系统，能提供腕关节固有的稳定性；复杂的韧带限制和精确的多关节面相对使腕关节稳定；手指和腕周围伸肌和屈肌系统的排列使外力和内力有一个好的平衡，有利于腕关节的稳定性。腕关节的运动方向就是由这些解剖基础组合而成，它主要包括：掌屈、背伸、尺偏、桡偏及环转运动。腕关节的运动范围为掌屈0°～80°、背伸0°～80°、尺偏0°～30°、桡偏0°～20°，桡偏终末是由于手舟骨与桡骨茎突接触，尺偏终末是由于腕桡侧副韧带的紧张。

腕关节的动力学特征仅限于两个自由度：掌屈（0°～85°）和背伸（0°～70°），以及桡偏（0°～20°）和尺偏（0°～40°）。腕关节的环转是屈伸和尺桡偏的结合，并不属于第三自由度。大多数腕关节的固有动态运动将冠状面和矢状面的因素结合起来，伴随着掌屈的是尺偏，而伴随着背伸的是桡偏。由于腕关节解剖学和动力学的复杂性，尽管使用了多种先进的测量方法，有关腕关节运动特征的数据仍然不一致。然而，被广泛认可的腕关节动力学特征是：腕关节是一个双关节系统，其活动同时发生在桡侧腕关节和中腕关节。腕关节的活动是由主、副肌肉群控制的。主肌群的肌腱附着在腕骨或邻近的掌骨近端内侧，主要在腕关节内活动。二级肌群的肌腱从远端延伸到整个腕关节，并附着在手指上，因此在腕关节和手部都有活动。主要的腕部屈肌是桡侧腕屈肌、尺侧腕屈肌和掌长肌。然而，约10%～15%的人没有掌长肌。当存在时，掌长肌有各种形状，有许多肌腱。这条肌腱通常被用作肌腱移植的来源。

腕屈肌群中其他允许腕部屈曲的次要肌肉包括手指的外侧屈肌。它包括指深屈肌、指浅屈肌和拇长屈肌。将这些肌肉归类为次级腕屈肌并不意味着它们执行这一任务的潜力有限。事实上，根据这些肌肉的横截面积和腕部屈肌的力臂，外侧指屈肌的力矩潜力可能超过腕部屈肌的主要潜力。当腕关节处于中间位置时，拇长伸肌和拇短伸肌的腕部屈曲力臂很小。

腕部外展肌群中能产生腕部外展的肌肉包括桡侧腕长、腕短伸肌，拇长、拇短伸肌，桡侧腕屈肌及拇长屈肌。在腕关节的正中位置，桡侧腕伸肌和拇长伸肌的横截面积最大，而且是外展力矩的手臂。在所有的桡偏肌中，拇短伸肌的力臂最大。然而，由于横截面积小，该肌肉产生的力矩也小。拇长伸肌和拇短伸肌为腕关节的桡侧和桡侧副韧带提供重要的稳定性。使腕关节内收的主要肌肉包括尺侧腕伸肌、尺侧腕屈肌、指深屈肌、指浅屈肌和指伸肌。然而，根据力臂的长度，目前最能完成这一动作的肌肉是尺侧腕伸肌和尺侧腕屈肌。

在日常生活中腕关节活动的主要功能范围为掌屈5°～40°，尺偏15°至桡偏10°。创伤性、退行性腕关节炎、类风湿性腕关节炎等腕关节严重受损的患者，其腕关节解剖及生物力学均发生了巨大变化，全腕关节置换术后，患者的腕关节功能若能恢复到日常生活所需的主要功能范围，则患者的生活质量将会得到明显改善。Brumfield等发现，腕关节ROM为掌屈10°和背伸35°的患者能够进行大多数日常活动。Palmer等使用三轴电测角法测量了10名正常人的腕关节功能运动。他们通过要求参与者完成52项标准化任务来评估腕部运动；结果显示，正常的腕部运动量包括5°掌屈、30°背伸、10°桡偏和15°尺偏。在这种情况下，最近的一项研究表明，日常手部活动可以在腕关节最大ROM的60%下完成。这表明，腕关节置换系统提供的ROM无需达到最大的活动度也可以满足日常生活的要求。

三、腕关节假体的发展史

1762年，普鲁士军队的医生Johann Ulrich Beyer博士是第一位进行腕关节切除术的外科医生。100多年后的1890年，德国教授Themistocles Gluck（1853—1942年）利用象牙材质的全腕关节假体，为1例腕关节结核患者完成了世界上第一例全腕关节置换术，虽然由于结核感染，结果失败了，但Themistocles Gluck教授仍被誉为骨与关节外科假体研究的鼻祖。

（一）第一代腕关节假体

1967年Swanson等开发了一种柔性硅胶髓内铰链假体（图9-1），用作桡腕关节切除后，关节置换术的辅助手段，同时保持桡腕关系并允许腕关节在所有平面上运动。假体中部是圆柱形硅胶，远、近端柄状物分别嵌插固定于掌骨与桡骨髓腔内。由于硅胶硬度小、弹性大，通过材料的形变即可完成腕关节轻微掌屈、背伸等简单动作。手术技术包括适当的挛缩松解、骨骼准备、伸肌腱修复和平衡，以及背侧和手掌囊韧带修复，仅允许60°的总被动屈伸和10°的桡尺偏。金属骨衬垫可用于保护桡腕假体免受尖锐骨边缘的影响。Swanson等在1970年1月到1983年4月期间共对139名患者进行了181次腕关节置入手术，其中大多数患有类风湿关节炎。在大多数情况下获得了稳定、无痛的功能性运动。X线照片显示假体对骨骼具有良好的耐受性，并发症很少见。由于该手术不需要骨水泥固定或大量骨切除术，因此便于进行翻修或关节融合术手术。

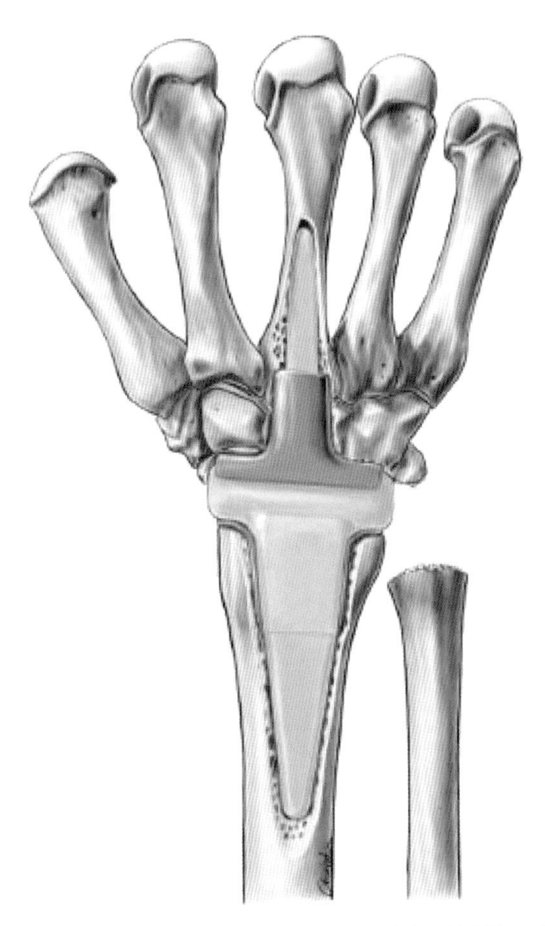

图 9–1　Swanson 的硅胶柔性铰链腕关节假体。在随后的版本中，钛制扣环被应用于保护硅胶不与尖锐的骨头摩擦（该图片由瑞士圣加仑的 Samuel Christen 博士提供，https://musculoskeletalkey.com/6–the–history–of–arthroplasty–in–the–hand–and–wrist/）

Jolly等对Ⅲ期或Ⅳ期类风湿关节炎患者的 23 个 Swanson 硅橡胶假体术后进行了平均72个月的随访。植入Swanson假体的患者最短随访时间为 44 个月。结果被评为良好或优秀的占48%，一般的占4%，差的占48%；疼痛是手术的主要指征。63% 的患者感到满意和疼痛减轻。假体断裂发生率为 52%。翻修率为 30%，包括一项推荐翻修；在 30% 的患者中观察到与颗粒性滑膜炎一致的放射学变化；超过75%的患者出现假体沉降和骨吸收；生存分析表明 77 个月时的生存率为 42%。观察到进行性临床和放射学恶化。Allieu等在1973—1988年使用Swanson假体进行了70次关节置换术。远期结果显示出现大量并发症，并随时间递增。1979—1984 年手术的 12 个病例中，使用 Jackson 的技术进行了腕关节置换术，该技术包括硅橡胶护套的切除–插入。由于获得的结果多变且不可预测，该技术也在 1984 年被放弃。

Schill等介绍了1984—1992年手术的 102 例类风湿性腕关节炎的10年随访结果；对 72 例进行了 82 次腕关节置换术的患者进行了临床和放射学检查。平均手术年龄为 56.9 岁。类风湿关节炎的平均发病时间为 16.1 年。每个腕关节都以 100 分制进行评分，分数基于腕关节平衡、运动范围、疼痛缓解和伸肌力量。术后Clayton评分平均为69.4分。包括翻修案例，51% 的 Swanson 假体被评为良好或优秀，16% 的一般，33% 的假体因疼痛或假体破损而被评为差。患者满意度和疼痛缓解率为 68.2%。假体的主动运动为 21 ° 背伸和 31° 屈曲；Swason假体置换后尺桡偏有7° 的增加。X线与外观逐渐恶化。31% 的患者发生假体断裂。在 82.5% 的假体中发现假体下沉和腕骨高度显著降低。在 11 个案例中进行了翻修手术。Costi等在55个月的随访后，发现Swanson假体的骨折和翻修率急剧上升，最可能的骨折部位在远端柄和髓腔的交界处。

尽管Swanson假体的主观结果良好，但主要缺点是影像学长期并发症和硅胶假体的潜在磨损损伤。多个临床研究结果证实了高发生率的应力骨折、骨溶解，尤其是进行性腕塌陷。因此，Swanson 假体于 1988 年被放弃。

（二）第二代腕关节假体

第二代假体包括1969年推出的Gschwend和Scheier腕关节及Meuli和Volz假体，为非铰链式假体。假体远、近端柄均以髓内插销固定方式嵌插于掌骨与桡骨髓腔中，近端假体与桡骨形成关节窝，远端假体类似于圆柱，其长轴垂直于关节面，圆柱的弧面与近端关节窝形成关节，可进行屈伸与轻微尺桡偏活动。但由于关节面较小，腕关节屈伸过程中会出现因肌力不平衡导致的关节轻微摇摆，即发生不受控制的尺桡偏或掌屈背伸。与第一代假体相比，第二代假体形成了类似人体关节的结构，但生物力学上仍存在缺陷。临床研究表明，采用第二代假体行人工腕关节置换术后容易出现关节脱位、假体变形等情况。为解决上述问题，有学者在Meuli假体基础上对假体设计进行了完善，制备MWPⅢ型假体。

1. Meuli假体

Meuli自1971年以来开发和使用了第二代腕关节假体（图9-2），并以自己的名字Meuli命名。相对于第一代假体，完全不受约束的设计被证明是有效的。当时Meuli假体具有足够的稳定性，前提是在手术结束时达到适当的肌肉平衡。假体的仔细、精确居中是良好功能的重要先决条件，同时使用足够的骨量来确保植入和骨水泥界面的稳定。远端部件锚定叉的偏心放置使假体更容易居中，但并没有满足对每个假体进行仔细的、单独的外形设计和植入的需要。

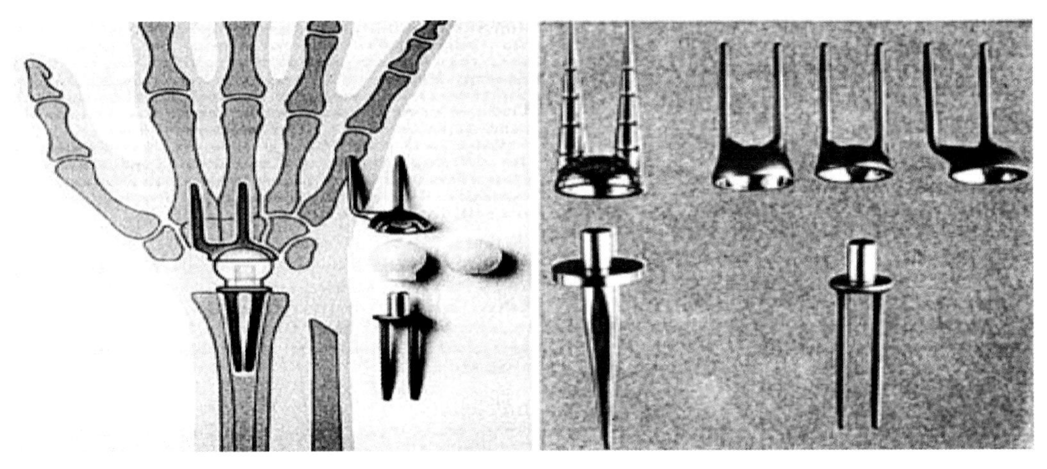

图 9-2　Meuli 假体

Meuli表示全腕关节置换术的适应证必须考虑到疼痛、残疾和局部情况；从事重体力活的患者，体力劳动者和那些必须依靠拐杖或拐杖等助行器的人，不应该被认为是全腕植入的合适人选。通过关节置换术或关节融合术的翻修总是可以挽救的。腕关节假体组件的无骨水泥植入当时也被认为可能具有某些优势。

Beckenbaugh等对22名患者进行的26次Meuli全腕关节置换术后7～17个月的评估显示，92%（24只腕关节）的疼痛得到缓解。术后运动平均背伸32°、掌屈27°、桡偏2°、尺偏23°。26只腕关节中有9个（35%）需要再次手术。这9只腕关节再次手术后，全组77%（20只腕关节）为良或优，11.5%（3只腕关节）为一般，11.5%（3只腕关节）结果为差。Meuli假体设计未能将旋转中心正确放置在头状骨中，导致了掌屈和尺偏畸形的倾向。

在经过7～12年的临床使用之后，Schmidt等仅对女性患者采用Meuli腕关节假体进行9次全腕关节置换术。在此评估的基础上，并与其他作者描述的结果进行比较，骨水泥腕关节假体显示出不可接受的高失败率，尤其是松动问题；并认为腕关节的人工关节置换需要仔细考虑解剖学和机械因素及对假体固定技术的理解。

Michio等报道了一例类风湿关节炎行全腕关节置换术的病例，即1979年对一例左腕关节进行了Meuli型全腕关节置换术；使用改善病情的抗风湿药（DMARD）（阿克他利100mg和mijoribine 50mg）和非甾体抗炎药（NSAID）治疗了患者的类风湿关节炎。全腕关节置换术前后共计 26 年。类风湿关节炎的活跃度一直保持在较低水平。术后对手术腕关节进行了 24 年的随访；最终发现长期的抗风湿治疗在防止术后腕关节损伤方面非常成功。

Summers等对10名桡腕关节类风湿关节炎患者进行的12次腕关节置换术进行了回顾性分析。6个关节置换术采用Meuli金属/聚乙烯/金属设计，6个采用Swanson硅橡胶型并带有额外的硅橡胶尺骨头假体。两种假体都成功地提供了无痛稳定关节和一定程度的有用运动。Meuli似乎比限制更多的Swanson假体提供更大的运动范围。尽管遇到了并发症，但可以得出结论，腕关节置换术在桡腕关节类风湿关节炎患者的治疗中确实占有一席之地。但是当时由于无骨水泥假体的优势，该作者倾向于继续使用Swanson设计。

在第二代假体层出不穷时，腕关节置换术的优势仍然存在争议，主要原因是并发症发生率高；出于这个原因，监测不同类型假体的结果似乎是明智的，即使是少数病例。Strunk等认为全腕关节置换术的结果在很大程度上取决于患者适应证的把控；腕关节的术前骨错位和肌腱功能障碍似乎是导致不良结果的原因。应避免对运动范围和力量抱有过高的期望；可以很好地减轻疼痛，但并发症的风险仍然高于关节融合术。

2. Volz假体

自1974年以来，一种可粘合的、半约束的全腕关节假体已被应用于类风湿关节炎晚期腕骨破坏的患者中。在前100个病例中，Volz在手术后观察到的最常见的问题是尺骨畸形。自1977年以来，Volz已对22名患者（3名双侧病例）进行了25次全腕关节置换术。其中采用了对当时假体的改良。较新的设计允许精确复制正常腕关节的运动中心，也就产生了Volz假体（图9–3）。

Lamberta等介绍了19名Ⅲ期和Ⅳ期类风湿关节炎患者的20例Volz设计全腕关节置换术的结果，平均随访18个月。使用100分的评价表，优秀或良好的占75%，差的占10%；并认为桡侧腕短伸肌腱及掌侧和尺侧挛缩的存在是影响结果的最重要因素。对于患有疼痛性Ⅲ期或Ⅳ期类风湿性腕关节炎且桡侧腕短伸肌功能正常且需要保持运动的患者，建议进行Volz设计全腕关节置换术。

Dennis等对23名行全腕关节置换术的Ⅲ期或Ⅳ期类风湿关节炎患者的30例Volz假体，进行了术后36～106个月（平均69个月）的回顾性研究。60%被评为良好或优秀，27%被评为一般，13%被评为差。77%的单叉掌骨组件取得了良好或优秀的效果，但在双叉掌骨组中只有47%是良好或优秀的。腕部不平衡是导致双叉掌骨组件效果较差的主要原因。86%的病例实现了疼痛缓解和较高的满意度。典型的放射学恶化模式是桡骨组件下的骨吸收（79%，平均3.7mm）和掌骨组件松动（24%）。大多数部件松动的患者几乎没有不适感。有12例发生了并发症，但只有3例患者影响了最终结果。

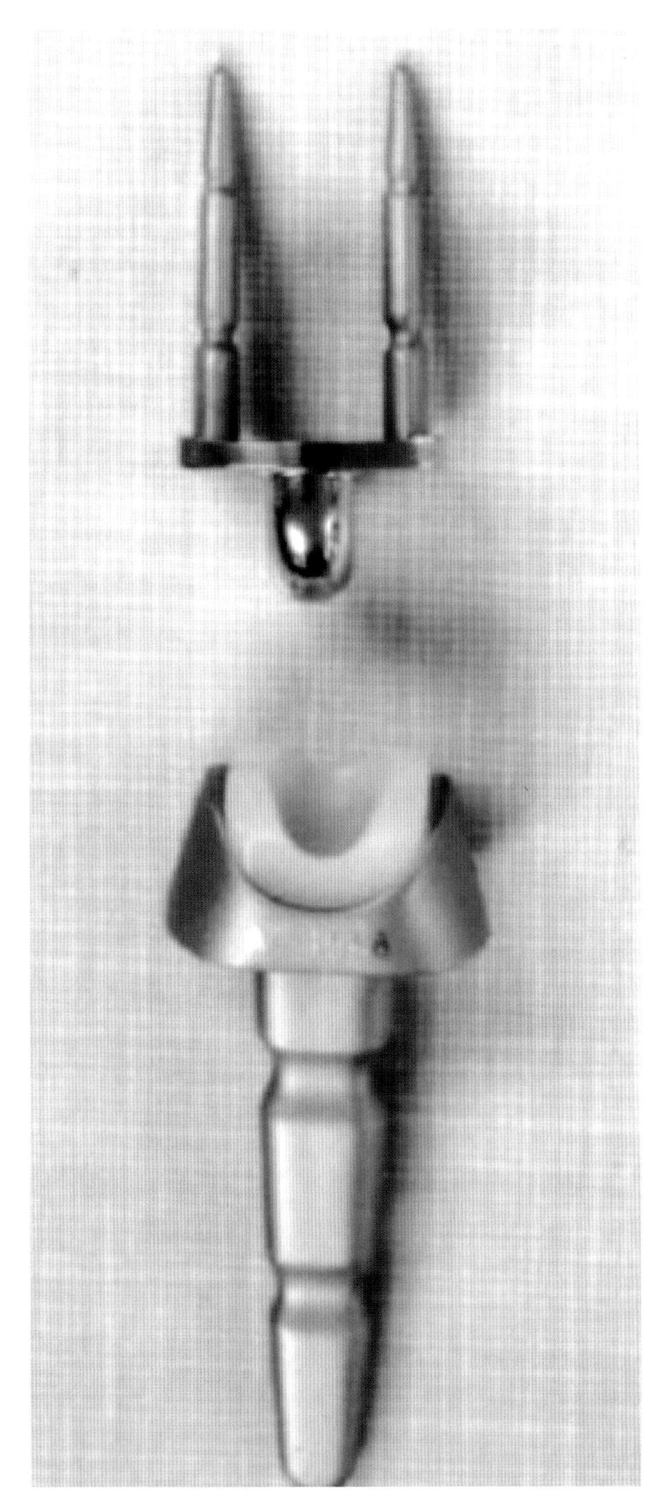

图 9–3　**Volz 假体**

图片来源：https://www.researchgate.net/figure/A-The-first-Volz-arthroplasty-with-two-distal-prongs-and-B-the-modified-Volz-wrist_fig6_262803592

之后Menon对 Volz 假体进行改良，即改良Volz 假体，并对 16 例患者进行了 18 次全腕关节置换术。随访时间从 24～66 个月，平均40 个月。使用 100 分评分系统来评估结果。5例出现腕关节肌肉失衡，3例腕骨组件松动，2例假体脱位。5例关节置换术（33%）被认为是失败的，因为2例次腕关节组件松动、2例次腕关节脱位和2例次腕关节肌肉失衡需要再次或多次手术。在其余11例次有8例次取得了优异的结果，2例次结果一般，2例次（11%）结果很差。术前有明显畸形的患者术后预后不佳。Menon认为如果伸肌腱结构不当，外科医生应准备好进行其他类型的关节置换术或关节融合术，因为这可能导致术后进行性屈曲畸形。

在Volz假体应用越来越广泛的过程中，Bosco等确定了连续18次Volz全腕关节置换术的结果，平均随访时间为 8.6 年。其中9例随访了 10 年或更长时间。其中14例为类风湿性腕关节炎，4例为创伤后退行性关节病。维持了 49° 的屈伸及25° 的尺桡偏。腕关节运动的平衡取决于腕骨组件的设计和位置。在研究期间发生了 24% 的腕骨高度损失（下沉）。4例出现腕骨组件松动，其中3例为退行性关节病。1例桡骨组件松动，18 例患者中有 15 例很少或没有疼痛。中度或重度疼痛的3例为退行性关节病患者，有 5 例并发症，Bosco认为全腕关节置换术的长期结果对类风湿关节炎患者是有利的。

随着时间的推移，全腕关节置换术后假体的生存时间达到上限，陆续开始出现腕关节置换翻修术。Lorei等对9例金属对聚乙烯全腕关节置换术失败患者进行了翻修，其中包括8例Trispherical假体和1例Volz假体。失败原因包括1名患者败血症、2名患者进行性腕屈曲挛缩和6名患者假体出现机械故障。Lorei发现最常见的机械故障模式是腕骨组件松动和柄背侧穿孔。这与第3掌骨和头状骨之间的关节完整、腕骨组件在轴中的近端位置及掌骨轴的水泥填充不良有关。1例术后感染通过切除关节置换术进行了治疗。5例患者转为腕关节融合术，3例患者接受了带有定制Trispherical组件的全腕关节翻修术。平均随访3.3年后发现，所有接受关节融合术的患者在平均4.8个月的单次手术后实现了牢固的无痛融合。接受关节翻修术治疗的3名患者的腕关节无疼痛及功能正常，并且在最近的随访中没有松动的迹象；并认为在大多数患者中，全腕关节置换术失败可以通过融合或翻修术成功挽救。

Costi等在经过55个月的随访研究后认为Volz假体最初存在术后静止状态下尺偏的问题，原因是假体轴线向正常腕关节的桡侧移动。改良后的Volz假体纠正了尺偏的问题；但是，也出现了桡骨组件下的骨吸收和掌骨松动的问题，且多数并发症发生在创伤后退行性关节病患者身上。

Ekroth等观察了Volz全腕关节置换术的长期（平均17.8年）结果。在可用于评估的12只腕关节（9名患者）中，7例仍进行了关节置换术，而5例进行了关节融合术。关节融合术患者进行关节置换术时的平均年龄比未行关节融合术的患者小17岁。这表明在年轻患者中进行全腕关节置换术时松动发生率较高，这可能是由于这些年轻患者具有更高的要求或患有更严重的类风湿关节炎。在这个较年轻的人群中，3例腕关节假体的腕骨柄被切除，2例出现尺偏。Volz TWA长期结果的病例报告中，Scott等发现那些仍在进行关节置换术的患者失败率高且功能评分低。尽管如此，患者对他们的结果很满意，并且几乎没有痛苦。所有患者都回答说他们会再次进行TWA，即使是那些不得不接受翻修手术的患者。

3. MWPⅢ假体

MWPⅢ腕关节假体最早是在20世纪90年代开发的，作为对腕关节炎患者的一种治疗选择（图9-4）。在Meuli基础上改良的假体被称为MWPⅢ全腕关节假体（Zimmer，Warsaw，美国）。MWPⅢ腕关节置换系统的独特之处在于它采用了模块化设计，允许定制部件以更好地匹配患者的解剖结构，并提供更好的稳定性和运动范围。MWPⅢ腕关节假体的开发是腕关节置换手术领域的一项重大进展，此后被广泛用于治疗那些已经用尽保守治疗方案并寻求缓解症状的腕关节炎患者。

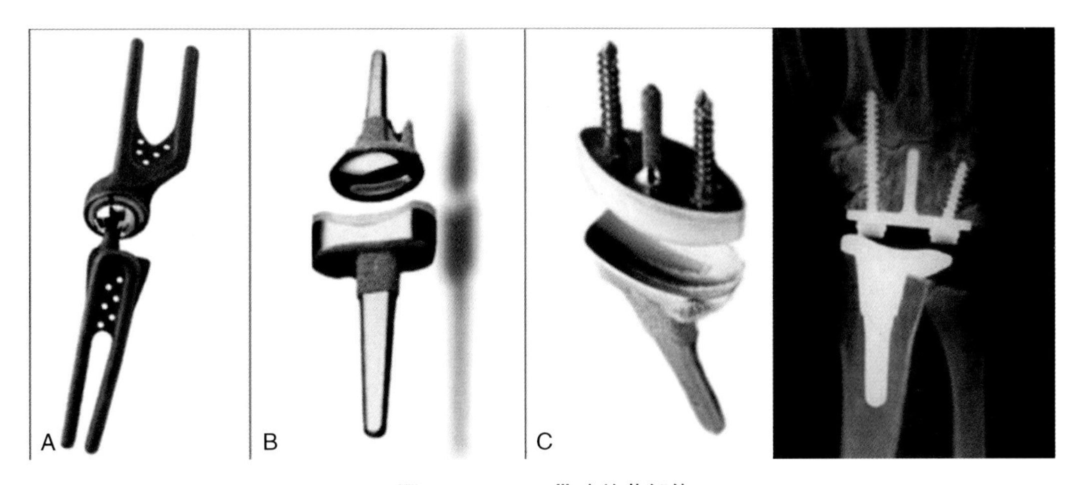

图 9-4　**MWP Ⅲ腕关节假体**

A. 第二代 MWP Ⅲ全腕关节假体；B. 第三代 Biax 全腕关节假体；C. 第四代非骨水泥 Universal Ⅱ全腕关节假体，多孔表面用于骨整合。图片来源：Nair R. Review article: Total wrist arthroplasty[J]. J Orthop Surg （Hong Kong）, 2014, 22（3）:399-405. doi: 10.1177/230949901402200326. PMID: 25550026.

然而，据统计MWPⅢ全腕关节假体存在26%的翻修率，相对于Meuli和Volz等二代假体更高。

（三）第三代腕关节假体

第三代假体主要包括Trispherical假体、Biaxial假体、Universal假体，这些假体在设计上更符合人体腕关节生物力学特性。上一代假体通常包括2个通过球窝或半球链接的金属部件。这些假体的主要问题是掌骨组件松动、关节不平衡和脱位。第三代，如双轴腕关节假体，旨在解决这些问题。这一代腕关节置换术取得了更大的成功，并且像全肘关节置换术一样，可以在减少骨水泥/骨界面处的应力的同时，获得功能性活动范围，仔细把握患者适应证并注意腕关节的旋转中心可以提高成功率。第三代假体恢复了桡腕关节的尺偏角与掌倾角，假体安放位置上采取偏置（关节面桡偏），更接近正常解剖结构，使术后腕关节各个方向活动更接近正常活动中心，获得更好的活动稳定性。但第三代假体固定方式较之前假体无明显改进，仍然存在假体远期松动、下沉等问题。Cschwend等随访了67例使用Trispherical假体行人工腕关节置换术的患者，术后5年假体生存率为97%，10年假体生存率为93%。Meuli等对90例使用Biaxial假体行人工腕关节置换术患者进行随访，术后5年假体生存率为85%，术后9年假体翻修率为20%。

1. Trispherical假体

Trispherical假体像全肘关节置换术一样，即铰链的半约束设计，可以在减少骨水泥/骨界面处的应力的同时，获得功能性活动范围（图9-5）。

Figgie等在1984年对全腕关节置换术后功能结果影响的研究中，发现通过正确定位假体（Trispherical假体）中心，功能评分和运动范围得到改善，部件移位的发生率降低，腕骨高度恢复。就整体功能和耐用性而言，假体柄的角度在重要性上次于其他定位变量。提出了Trispherical假体在全腕关节置换术的中性对齐范围。在此中性范围内，功能评分平均为94分，运动范围平均为68° 。没有再次手术、组件移位或渐进射线可透线，所有腕关节术后效果优异。

4年后上述研究团队，在32 名患者因晚期类风湿关节炎和明显的软组织缺损而实施了 38 次Trispherical假体腕关节置换术。7例需要修复或至少转移一根肌腱以重新平衡腕关节。所有患者都因假体置换而得到改善。38 名患者中有 34 名的改善程度超过了无痛腕关节融合术的功能水平。总的来说，优23个，良10个，一般3个，差2个。腕关节平均得分为 90.3 分，平均运动范围为 38 ° 。有 1 例因持续性疼痛而再次手术，1 例因组件松动而再次手术。没有置入失败的案例。

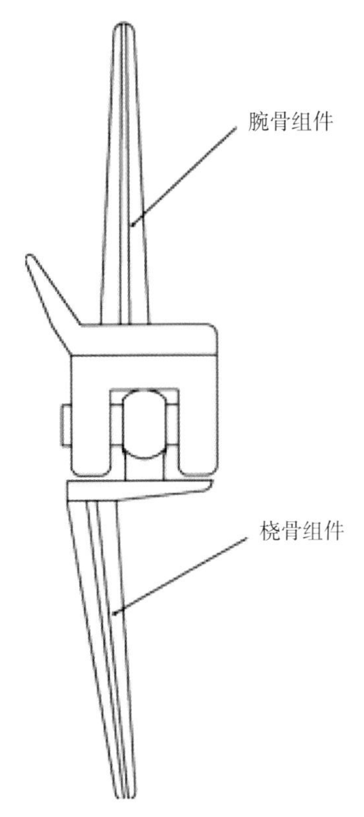

图 9-5　Trispherical 假体

图 片 来 源：Shepherd DE, Johnstone AJ. Design considerations for a wrist implant[J]. Med Eng Phys, 2002, 24（10）:641-650. Doi: 10.1016/s1350-4533（02）00148-0. PMID: 12460723.

1990年上述团队对34名患者进行了35次Trispherical全腕关节置换术治疗类风湿性关节炎，在平均随访9年（范围5～11年）时进行了评估。平均术前评分为25分，因为所有患者均有剧烈疼痛和功能丧失。由于30个腕关节没有疼痛，术后平均评分提高到87分。28个腕关节被评为良好至优秀的结果。掌屈和背伸的角度从35° 提高到50° 。没有深部感染或脱臼。2例需要翻修，1例假体松动，1例腕关节持续性疼痛，都需要取出假体和进行关节融合术。6例发生术后肌腱磨损，所有这些都发生了术前肌腱断裂，需要进行肌腱转位修复。X线显示8个腕关节有透明带，其中7个在腕骨柄周围，1个在桡骨柄周围。术前伸肌腱完整的患者术后效果最佳。

Kraay等在炎症性关节炎患者中评估了使用 Trispherical 全腕假体进行腕关节置换术的临床结果和假体的长期存活率。采用腕关节评分系统对35例Trispherical全腕关节置换术进行临床评价，平均随访 9 年后优20例，良8例，可3例，差2例，失败需要翻修2例。累积67 例 Trispherical 全腕关节置换术的假体术后 5 年存活率为 97%，在术后 10 年和 12 年为 93%。患者对使用 Trispherical 假体进行的腕关节置换术非常满意。

虽然当时中期的随访结果令人满意，也有少量报道显示Trispherical全腕关节置换术的铰链机制在晚期出现灾难性故障；这与钛、水泥和聚乙烯磨损产生碎片有关，这些碎片会引起继发性屈肌腱和伸肌腱滑膜炎及正中神经压迫。

Trispherical这种假体的铰链故障是一种罕见且不太可能发生的情况。手术中发现的大量钛和超高分子量聚乙烯碎片，以及局部软组织破坏和骨质溶解，是这种全腕关节假体后期结果的预兆。治疗包括翻修和正中神经减压。关节置换术对选定患者的好处必须与相对较高的晚期失败率相平衡，即使在技术上执行良好的手术中也是如此。在聚乙烯关节表面上包含钛的设计面临继发于大量聚乙烯碎屑的晚期骨质溶解。聚乙烯最终的机械故障导致钛与钛的接合和产生特别易燃的金属碎片，容易导致铰链最终脱离。

2. Biaxial假体

全腕关节置换术的并发症发生率很高，松动是远端假体的一个重要问题。由于全腕关节翻修术后单叉远端假体的高失败率，定制的多叉远端组件（双轴全腕假体——Biaxial假体，由Beckenbaugh于1985年设计研发）被设计用于骨量不足且接受翻修手术的患者。Biaxial假体有一个圆形的、不受约束的、铰接的界面，以腕关节运动平面为导向（图9-6）。假体由掌骨（远端）和桡骨（近端）组件组成，柄具有多孔涂层表面。远端组件包括1个用于插入第3掌骨的大杆和1个用于插入梯形以在旋转过程中稳定大/小多角骨的小螺柱。Motec 假体与早期的双轴腕关节假体（Depuy Orthopedics Inc，Leeds，UK）具有一些相似的设计特征。两者都是无约束假体，髓内设计位于中指掌骨和桡骨远端干骺端。它们通常都是在没有骨水泥固定的情况下置入的，并且依赖于骨整合，骨整合通过假体上的多孔涂层来促进。双轴腕关节置换术显示出有希望的结果，但当失败发生时，这通常是由于远端掌骨部件松动或向背侧移位所致。部分研究表明假体的背侧排列不稳是腕关节置换术失败的最主要因素。

Rettig等使用Biaxial假体（双轴）用于挽救 13 例不同设计的假体置换术后失败的患者。在 31 个月的随访后，2例因松动而进行了再次的腕关节翻修，1例进行了关节融合术。其余10例中，8例无痛，1例轻度疼痛，1例中度疼痛。8例患者感觉症状明显好转，1例感觉轻度缓解，1例感觉没有变化。术后活动范围平均为背伸 36° 、掌屈

19°、桡偏 6°和尺偏 15°。后续评估中的 X 线显示2例未移位的翻修假体产生松动。大多数患者在采用Biaxial假体的翻修术后获得了令人满意的临床结果。Lirette等对 13 名患者进行了回顾性研究，评价Biaxial假体全腕关节置换术的疗效。平均随访54个月后，所有患者均取得良好或极好的结果，最终认为Biaxial假体全腕关节置换术是类风湿患者的合理治疗方法，因为保留腕关节活动至关重要。

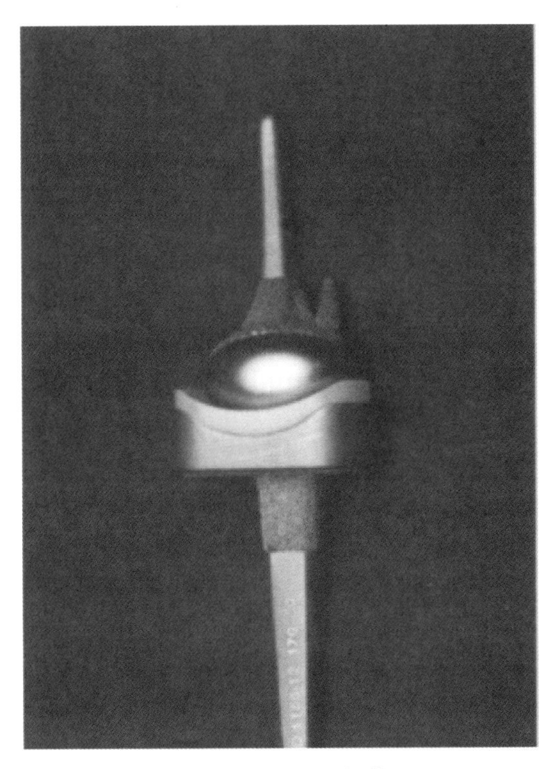

图 9–6　Biaxial 假体

图片来源: Cobb TK, Beckenbaugh RD. Biaxial total–wrist arthroplasty[J]. J Hand Surg Am, 1996, 21(6):1011–1121. Doi: 10.1016/S0363–5023（96）80309–1. PMID: 8969425.

Cobb等介绍了 10 例使用定制的Biaxial假体（长柄多叉远端组件）进行全腕关节置换术的案例。9例术前诊断为全腕关节置换术失败。从之前的全腕关节置换术到翻修手术的平均时间为 5.6 年。在随访评估中（平均 3.8 年；范围 3.0～4.8 年），2 名患者接受了关节融合术，其他 8 名患者进行了功能性全腕关节置换术。在后续评估中，所有患者均表示满意。6 名患者报告无疼痛，2 名患者报告轻度疼痛。随访评估中的平均运动范围在先前定义的允许患者进行日常生活活动的范围内：旋后 78°，旋前 77°，背伸 39°，掌屈 17°，桡偏 12°，尺偏 18°；并认为使用定制的长柄、多叉远端部件的翻修全腕关节置换术为那些骨量不足且拒绝关节融合术的患者提供了一种替代方案。

Courtman等报道了对26例双轴全腕关节置换术后患者的短期回顾，平均随访时间为33.6个月，14 例达到了“功能”范围。当使用HSS评分进行分级时，有18例患者获得了优秀或良好的结果。两个桡骨和三个腕骨组件的X线显示假体周围产生透明带。

Takwale等报道了76例使用双轴全腕关节假体置入的类风湿关节炎患者。在 52 个月的平均随访时间内，共有 66 人接受了随访。67% 的幸存腕关节置换术后疼痛得到缓解。双轴全腕关节置换术后 8 年的生存率为 83%，最终事件为翻修手术，78% 的患者以影像学松动为终点，82% 的患者以背侧移位和掌骨移位为终点事件。组件的下沉与远端松动之间存在线性关系。没有证据表明第3掌骨内腕骨组件固定杆的长度影响任何终末事件。手术时腕骨组件在骨内的位置和对齐方式会显著影响结果，并可用于预测失败。

Rizzo等回顾了1993～1997年间置入长柄双轴（DePuy Orthopedics, Inc., Warsaw, IN）TWA 的 17 个掌骨组件的结果；发现手术后疼痛和握力明显改善。整体运动得到改善，桡偏改善更好。所有的患者都很满意。在最近的随访评估中，有 4 例X线显示出现透明带，但没有明显松动或沉降。其中2 例术中出现第3掌骨骨折和 1 例掌骨组件背侧移位，但不影响结果。

Stegeman等回顾了 14位类风湿或幼年型关节炎患者的 16 例非骨水泥双轴腕TWA。平均随访时间为 25 个月。根据HSS评分，69% 的患者达到良好至优秀的结果，19% 的患者达到中等，而 12% 的患者效果一般或差。在 0～10 的视觉模拟量表上，平均疼痛评分为 0.4（0=无疼痛）。Wrightington评分显示有 63% 的改善，并发现后续腕关节活动范围增加了3倍。4例 TWA 显示早期脱位，其中1例翻修。说明双轴 TWA 在类风湿患者中产生良好的短期结果，尽管不稳定是一种常见的并发症。

Harlingen等介绍了 5～8 年随访后双轴全腕关节假体的结果。在 36 名类风湿关节炎患者中置入了 40 个非骨水泥双轴腕关节假体。对 32 个腕关节进行了临床和影像学随访。7 个假体在中位 21 个月时进行了翻修；1 名患者死于无关原因。其余腕关节的平均随访时间为 6 年。进行 Kaplan-Meier 生存分析，翻修定义为失败。7 年后的生存率为 81%（95% CI：64～91）。有31个存在并发症，其中22 例 X 线显示假体松动。除了旋前外，其余方向运动范围均得到改善。平均 DASH 评分有所改善，术后疼痛评分中位数（从 0 到 10）在休息时为0（0～6），在活动期间为 0（0～7）。笔者认为双轴腕关节假体置换后疼痛缓解良好，运动改善，大多数患者满意。然而，高并发症发生率和 5 年后令人担忧的 X 线上松动是个问题。因此，定期的临床和影像学随访是必要的。

3. Universal假体

Universal假体（通用型假体）的腕骨部件通过钛螺钉固定在腕骨上（图9-7）。与同一代其他全腕关节假体不同，腕骨组件的主要固定位置是头状骨而不是第三掌骨。腕骨间融合为腕板提供了坚实的骨质支撑，从而延长了寿命。桡骨关节面倾斜20°，与桡骨关节面相似。可以在有或没有水泥的情况下插入组件。

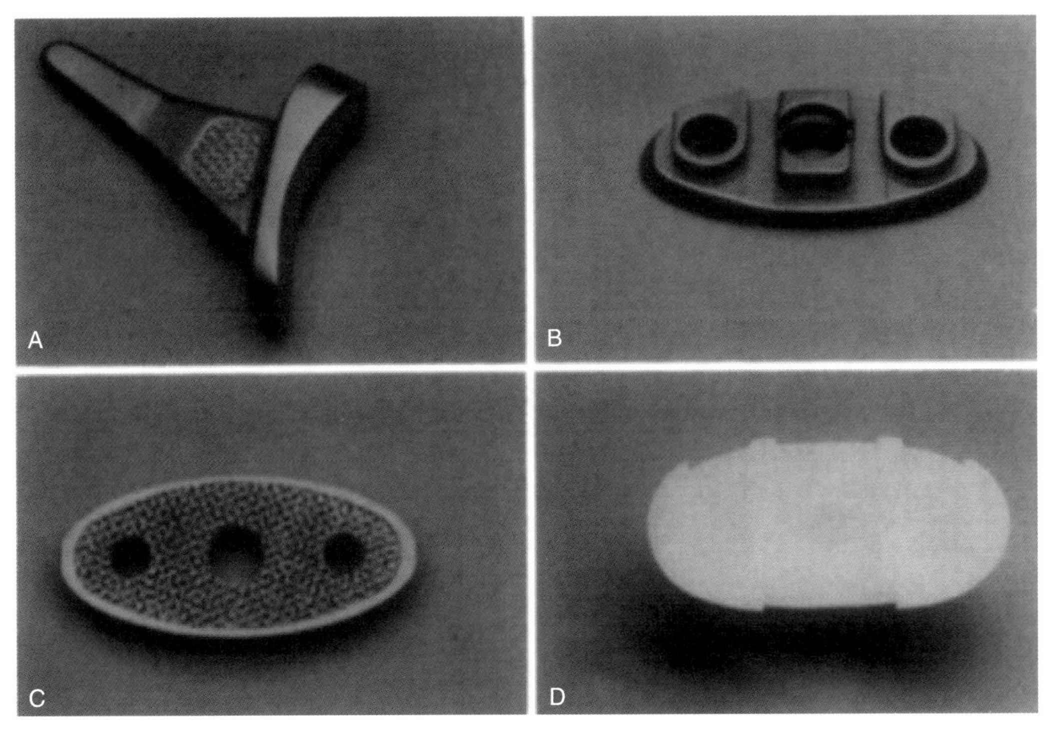

图 9-7　Universal 假体

图片来源：Menon J. Universal total Wrist implant: experience with a carpal component fixed with three screws[J]. J Arthroplasty, 1998, 13（5）:515-523. Doi: 10.1016/s0883-5403（98）90050-x. PMID: 9726316.

Menon等使用Universal假体用于治疗 31 例患者（37个腕关节），这些患者有腕关节广泛腕关节炎的症状，实施了Universal假体全腕关节置换术。他们的平均年龄为 58.1 岁。随访时间为 48～120 个月，平均 79.4 个月（6.7 年）。在3名患者中，由于感染和持续脱位，不得不移除假体。在其余 34 个腕关节中，有 30 个（88%）实现了极好的疼痛缓解。12例（32%）出现并发症。在这 12 例并发症中，9 例（75%）通过适当的治疗得以解决。笔者认为这种非受限假体最常见的并发症是脱位，Universal 假体提供了一种新的选择，可在治疗腕关节关节炎时保持运动并减轻疼痛。

Divelbiss等报道了参与Universal全腕假体（KMI，圣地亚哥，CA）前瞻性研究的 2 名外科医生的早期结果。为治疗严重的类风湿关节炎，19 例患者植入了 22 个假体。回顾了 8 个腕关节的2年随访结果和 14 个腕关节的 1 年随访结果。Universal全腕假体置换术后，总运动弧度（掌屈-背伸、桡偏-尺偏和旋前-旋后）均有显著改善。术前最受限的个人运动（掌屈-背伸、旋前-旋后）改善最大。DASH评分在 1 年时提高了 14 分，在 2 年时提高了 24 分。3例假体（14%）不稳定，需要进一步治疗；这 3 名患者均患有高度活跃的疾病和严重的腕关节松弛。Universal假体为没有严重术前腕关节松弛的类风湿患者提供了良好的早期结果。

Ward等对20 例类风湿关节炎患者的 24 例Universal假体腕关节置换术进行5～10年的前瞻性随访。15 例患者中的 19 个腕关节在手术后进行了平均 7.3 年（范围，5.0～10.8 年）的临床和影像学随访。结果显示平均 DASH 评分从术前的 62 分提高到最近一次随访时的 40 分。最近一次随访时的平均腕关节屈伸角度分别为 42° 和 20°，总屈伸弧度平均改善 14°。在最近一次随访时，共有 8 名患者的 9个腕关节（45%）因腕骨部件松动而接受了翻修手术。1例患者因反复腕关节不稳接受了腕关节融合术。在最近一次随访时，2例患者的腕骨组件影像学上出现下沉。原始假体组件的5年和7年存活率分别为 75% 和 60%。

Chevrollier等回顾性分析了 2001—2011 年间置入的 17 个全腕假体的单中心系列的功能和放射学结果。9 例女性和 7 例男性，平均年龄 59 岁，接受了腕关节置换术，其中 1 例为双侧。使用 Universal 假体和Remotion 假体并随访平均 5.2 年（1.1～10 年）。对 15 名患者进行了随访。4 名患者出现术后并发症，其中 3 名需要关节融合术。其余获得令人满意的疼痛缓解。然而，与对侧相比，握力下降，活动度降低。Quick DASH 得分为 29%，PRWE 得分为 26%。放射学评估显示 8 名患者的腕骨组件松动。

（四）第四代腕关节假体

由于早期假体设计存在问题，现代假体旨在最大限度地增加骨量并最大限度地减少不稳定性。现代假体结合了多孔涂层技术，以实现最佳的骨向内生长。它们通过骨向内生长而不是水泥界面固定在桡骨上。最常用的现代假体被认为是第四代，包括Motec、Universal Ⅱ、Maestro、RE-MOTION和Freedom全腕假体。与第三代假体相比，其在材料和固定方式上均有所改进。假体近、远端主要采用钴铬钼合金、钛合金，关节面为半圆形超高分子聚乙烯，弹性系数和摩擦系数更接近人正常关节面软骨。第四代假体固定方式为远端假体柄插入第3掌骨髓腔内，两侧使用螺钉固定部分腕骨与掌骨，以加强部分腕骨与掌骨的融合，提供更好的远期稳定性；近端仍采用髓内固定，但在安装假体过程中，需要去除桡骨远端部分皮质骨，以恢复正常腕关节高度。同时，第四代假体部分表面增加了多孔涂层，避免了以往假体以骨水泥固定的唯一方式，更加利于进行骨长入，从而增加远期稳定性。

1. Motec假体

（1）Motec腕关节（图9-8）：于2006年被推出，属于非骨水泥模块化钴铬金属对金属（MoM）球窝腕关节。Motec假体表面具有喷砂钙磷酸盐涂层（Bonit；DOTMedical，德国）。Bonit是一种15μm厚（±5）的可吸收电化学沉积磷酸钙涂层，具有骨传导特性。拥有3种长度的桡骨组件（32，38，44mm）和5种头状骨/第3掌骨组件（45，50，55，60，65mm）螺钉，后者有两种厚度。钴-铬-钼关节经过高度抛光，有两种直径（18mm和15mm）可供选择，钛合金柄用于插入头状骨/第3掌骨。值得一提的是，在Motec腕关节置换术中，需要移除第3腕掌（CMC）关节的背侧楔形物，以促进假体整合。Motec假体于2006年以Gibbon的名义推出；2010年，名称更改为Motec，但设计没有任何变化。

Giwa等前瞻性回顾了使用Motec腕关节假体的患者的人口统计资料、术前和术后的手臂肩部和手部功能障碍（DASH）评分、MAYO评分、运动范围和握力；经过4年随访发现术后患者的MAYO和DASH评分及屈伸弧度和握力均有显著改善。只有1例假体松动——伤口感染后的桡骨螺钉，用更长的螺钉进行修复。由于疼痛，2例被转换为Motec融合。1例假体脱臼并重新复位。其余患者腕关节功能良好。只有6名患者无法重返工作岗位。

Holm-Glad等对40名患有非类风湿性腕关节炎的患者进行RE-MOTION和Motec TWA的随机对照试验，分析两种类型的全腕关节置换术（TWA）在腕关节功能、移位和假体周围骨行为方面的短期结果；发现Motec 组的腕关节运动得到显著改善，RE-MOTION组的前臂旋转得到显著改善。金属对金属（MoM）Motec 组的钴（Co）和铬（Cr）血液离子水平明显高于金属对聚乙烯（MoP）RE-MOTION组。

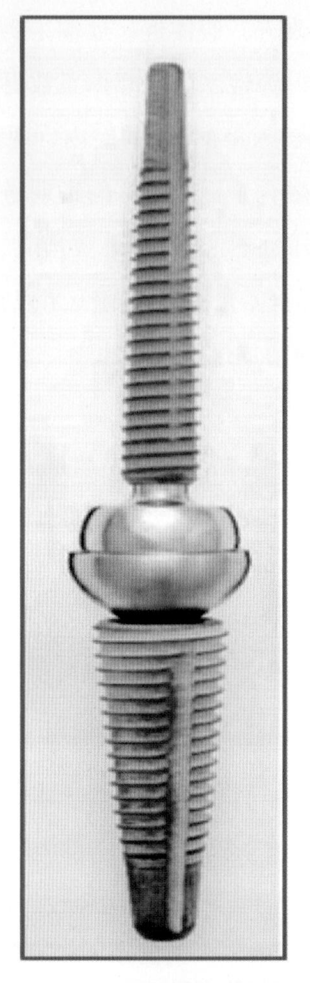

图 9–8 Motec 腕关节假体

图片来源：Reigstad O, Lütken T, Grimsgaard C, et al. Promising one– to six–year results with the Motec wrist arthroplasty in patients with post–traumatic osteoarthritis[J]. J Bone Joint Surg Br, 2012, 94（11）:1540–1545. Doi: 10.1302/0301–620X.94B11.30130. PMID: 23109636

Reigstad等将Motec 非骨水泥模块化金属对金属球窝腕关节置换术植入了 30 例患者，平均随访 3.2 年（1.1～6.1年），未发生脱位或假体断裂；2例因腕关节持续性疼痛而改为关节融合术；术后5年，另1例假体出现松动。其余的表现出紧密的骨–假体接触。临床结果良好，手臂肩部和手部功能障碍评分（DASH） 和疼痛评分显著降低，运动和握力明显增加。没有患者使用镇痛药，大多数患者已恢复工作；笔者发现在高需求的创伤后骨关节炎患者群体中使用这种Motec腕关节置换术实现了良好的短期功能。

值得注意的是，由于MoM假体与高水平的金属离子释放和潜在的局部组织不良反应有关，因此已经引起了一些关注。有学者描述了2例关节相关失败导致在Motec全腕关节置换术后进行翻修手术：1例对金属碎屑有不良反应，另1例对聚醚醚酮有不良反应。在第一位患者中，血液中钴和铬的水平升高，磁共振成像显示明显的假瘤迹象。另一名患者由于杯中不利的磨损条件，聚醚醚酮颗粒大量释放到周围的滑膜中，导致形成一个充满液体的囊腔，囊腔内衬黑色，并在滑膜中形成弥漫性淋巴细胞为主的炎症；笔者建议定期随访，包括X线检查、监测钴和铬离子水平，使用Motec关节假体进行全腕关节置换术的患者的横断面成像阈值较低，与磨损相关的问题也可能发生在以聚醚醚酮为主体材料的假体中。

（2）Motec假体手术技巧：通过60 mm的背侧切口（图9–9）暴露伸肌支持带。

在手术过程中，伸肌支持带在Lister结节处切开，暴露出关节囊。两个桡侧腕伸肌和拇长伸肌被桡侧固定，而手指伸肌被尺侧固定。

Greg Packer医生描述了一种被称为 “近端皮瓣手术”的替代性手术方法，它包括切除舟骨、月骨和三角骨，进行近排腕骨切除术（图9–10）。被切除的骨头被收集在无菌组织上。

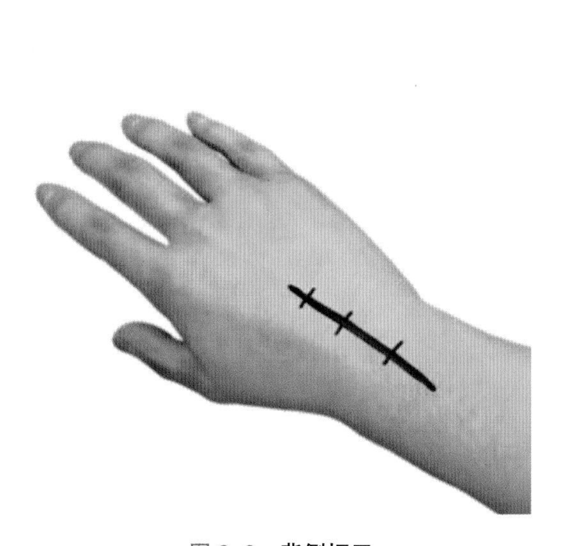

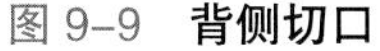

图 9–9　**背侧切口**

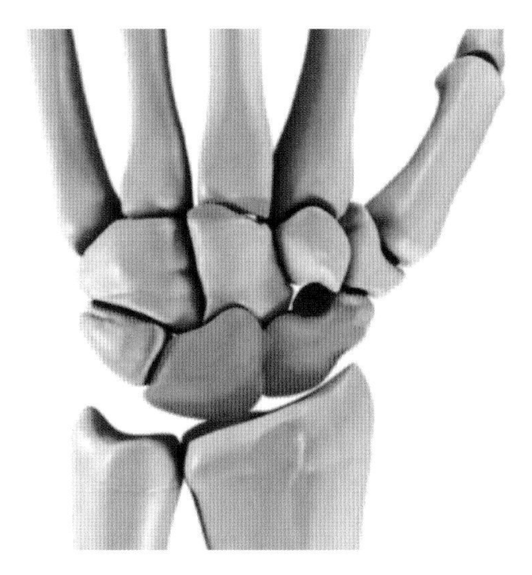

图 9–10　**近排腕骨切除术**

为了促进头状骨和第3掌骨的融合，需要去除所有软骨下的硬化物。这可以通过使用摆动锯或镊子进行操作来完成。正常情况下，CMC3关节的掌侧角约为10° 。为了使头状骨与第3掌骨对齐，应该切除一个10° 楔形骨，并确保不会损坏掌侧韧带。接着，需要使用摆锯进行垂直切割，并去除头状骨近极的1～2mm，以增加关节中的空间，使得导丝更容易正确放置。将腕关节向掌侧倾斜，然后将 Hohmann 牵开器放置在头状骨下方，以抬起头状骨，从而缩小头状骨和第3掌骨之间的间隙。完成这些步骤后，确保头状骨与第3掌骨完全对齐（图9–11）。

接下来，使用尖头导丝穿过头骨的中央管，并进入第3掌骨的髓内管，为10～20 mm。在插入导丝或锥子时，应确保穿过头状骨的中心或者掌侧稍微多一些，以避免在钻孔过程中头状骨破裂。如果需要调整通过头状骨的隧道，则最好使用锥子。

接下来是钻孔程序，首先使用小直径的管状骨髓内钻头（空心钻）。钻头通过导丝引入，并且要保持缓慢提升铰刀速度。为了保持钻头的低温，可以在钻头上喷洒无菌水。通常很容易钻穿头状骨，但第3掌骨的硬骨很难打开，因此钻头必须清洗几次以通过峡部（图9–12）。

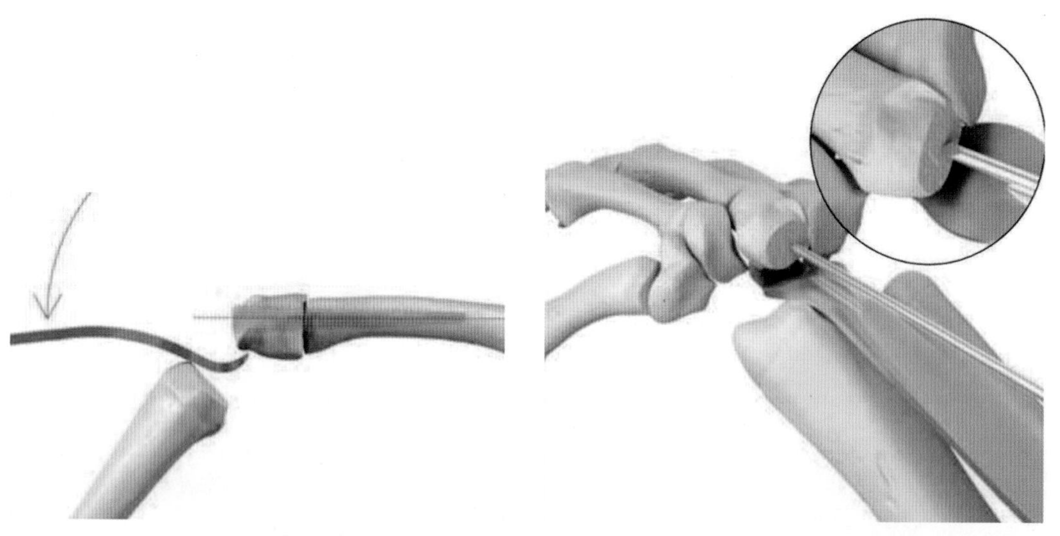

图 9–11　**Hohmann 牵开器放置在头状骨下方**　　图 9–12　**腕骨开口**

为了测量钻孔深度，可以直接从空心掌骨钻的切割槽中获取。确保所选择的假体长度的切割槽与骨头平行或在头状骨内（图9–13）。如果在钻孔第3掌骨时没有感觉到皮质阻力，则应更换为大直径钻头。在测量深度时，向前推动以消除头状骨与第3掌骨之间的间隙。假体的螺纹与第三掌骨的松质骨和皮质骨接合非常重要，以确保固定稳定。始终尝试通过峡部。最后，移除空心掌骨钻和导丝。

为了减少可能对骨骼造成的损伤，在桡骨准备过程中，应始终置入掌骨螺纹假体（图9–14）。在引入假体时，应注意与骨头齐平或放置在头状骨内，以获得更多的关节空间，以便插入更长的颈部。如果桡骨变形或骨道过窄，可以使用相应掌骨螺纹假体的掌骨钻（图9–15）。在引入掌骨螺纹假体之前，应清除头状骨和第三掌骨之间的所有软骨下硬化和软骨。引入假体时，应向前推动假体，缩小头状骨和第三掌骨之间的间隙，并避免接触假体表面。使用无菌布避免接触患者皮肤，并避免用手术手套接触假体。在引入掌骨螺纹假体时，应注意通过避免接触假体表面，使其与骨头齐平或放置在头状骨内。

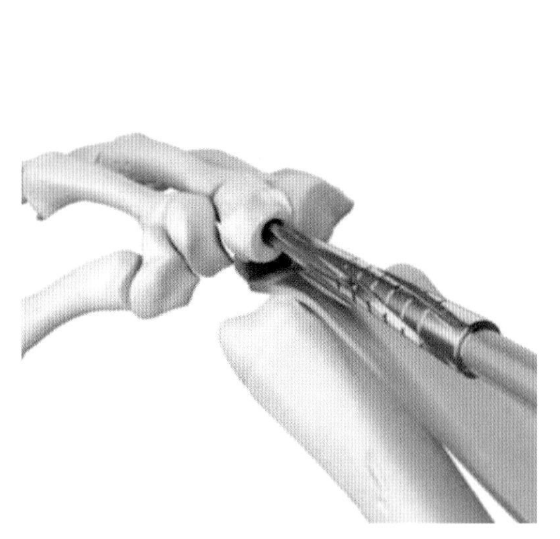

图 9–13　**腕骨扩髓**

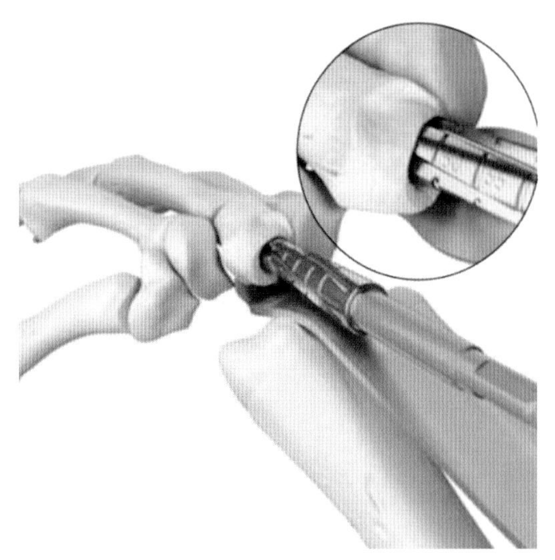

图 9–14　**掌骨螺纹假体**

在准备桡骨时，应该通过图像增强来引导桡骨组件进入桡骨的关节面，并将其放置在正侧位视图的中央，在侧视图中略微掌侧（图9–16）。如果桡骨变形或骨道太窄，可以使用带有相应掌骨螺纹假体的掌骨钻来辅助进行操作。

在桡骨准备阶段，需要放置Hohmann 牵开器在掌侧脊的边缘下方，以提高桡骨并保护头状骨免受电钻的伤害。导丝通过锥子在桡骨关节面打出的孔引入，接着进行空心桡骨钻的扩髓，将收集的骨屑放置在无菌布上以备植骨，以确保头状骨和第3掌骨之间的成功融合（图9–17）。如果桡骨变形或髓内管非常狭窄，可以在桡骨内使用掌骨螺纹假体，使用空心掌骨钻来完成此过程。为了确保钻孔的正确方向，需要在钻孔过程中检查图像增强下的位置，并持续钻孔直到感觉到皮质阻力。

为进行桡骨杯铰孔，需要从直径为15 mm的圆角球钻开始。根据桡骨远端的高度，选择适合的桡骨臼杯尺寸（15mm或18mm）。确保臼杯的边缘（15mm或18mm）不超过桡骨的背侧。使用螺丝刀手柄和适合的圆角球钻来扩大铰孔杯的空腔。铰刀还配备了一个机械挡块，以避免过度铰孔。

在插入桡骨螺纹假体时，请避免接触其表面（图9-18）。使用无菌布避免接触患者皮肤，并避免用手术手套接触种植物。使用螺丝刀从无菌包装中取出假体。在清洁关节腔并去除小骨屑后，用生理盐水将其清洁。

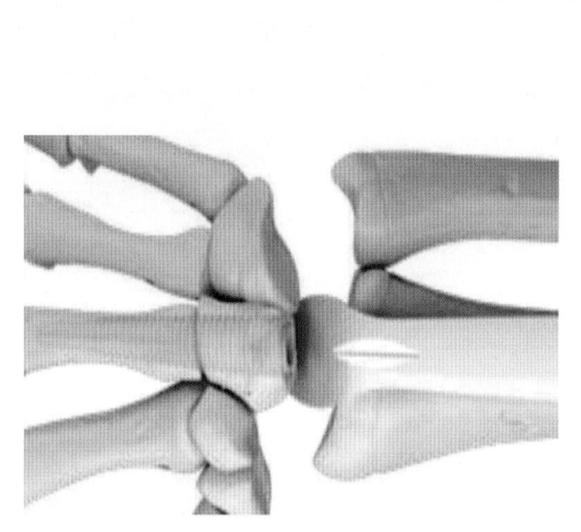

图 9-15 **腕骨组件安装**

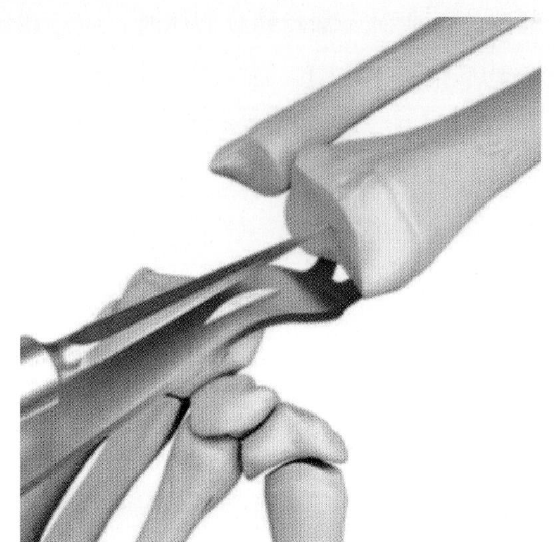

图 9-16 **桡骨开口**

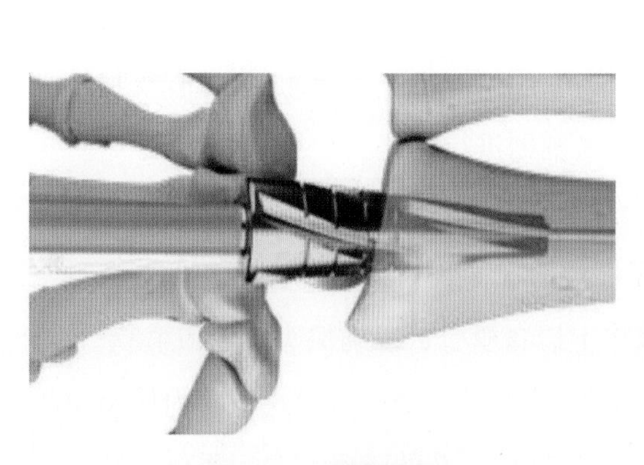

图 9-17 **桡骨扩髓**

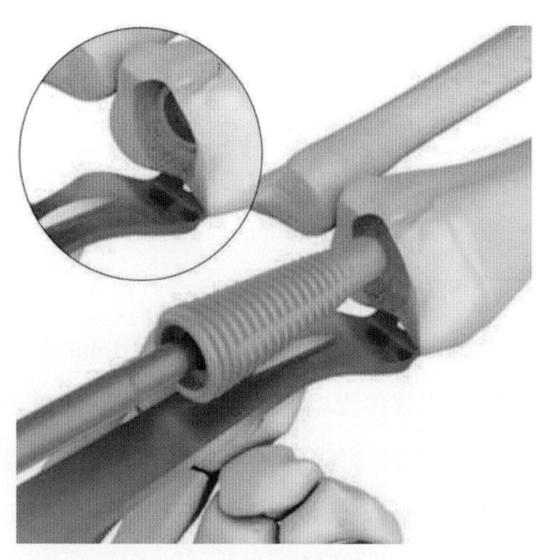

图 9-18 **桡骨柄安装**

在将桡骨臼杯插入到桡骨螺纹假体中时，必须确保臼杯牢固地固定在假体中，同时不会撞击由臼杯铰刀形成的腔体边缘。为确定正确的掌骨组件尺寸，应首先插入长颈掌骨试件，通过增加或减少试验尺寸，直到达到正确的张力。在拉动手指时，试戴的掌骨只能从杯底抬起。如果感觉大一号太紧或小一号感觉太松，可以稍微调整掌骨螺纹假体使其更深入骨骼（图9–19）。注意，在关闭关节囊时，张力会增加。使用轻敲冲击器确保桡骨臼杯牢固就位，一次轻敲即可实现最佳连接。应确保桡骨臼杯的锥度牢固地固定在桡骨螺纹假体中，杯子和骨头之间应该有1～2mm的间隙。在插入所选的掌骨头之前，确保掌骨螺纹假体的内部锥体是干净的。然后将掌骨头插入掌骨螺纹假体中，并敲击冲击器一次以确保其牢固就位。头骨和第三掌骨的成功融合对于掌骨螺纹假体的长期固定至关重要。为确保成功融合，使用在桡骨钻孔过程中收集的骨屑填充间隙。最后，小心关闭背囊，并在切口闭合之前向后缝合伸肌支持带，皮下引流。

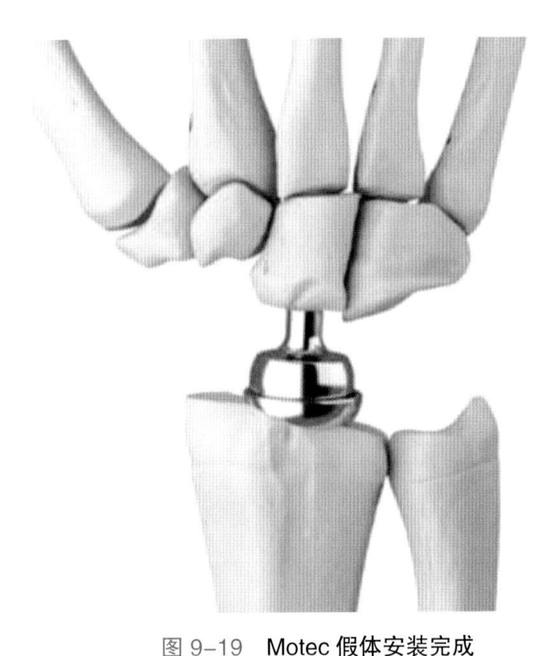

图 9–19　**Motec 假体安装完成**

图片来源：Motec Wrist Joint Prosthesis System—Swemac

2. Universal Ⅱ假体

（1）Universal Ⅱ假体（图9–20）目前已得到广泛应用，与Universal Ⅰ假体相比，Universal Ⅱ假体远端固定减少了1枚拧入头状骨和第3掌骨的螺钉，取而代之的是插入式固定柄；桡骨组件也有所增宽，以提供更强的轴向稳定性。但有研究表明，Universal Ⅱ假体在背侧和尺侧的载荷比高于掌侧和桡侧，即整个负荷仅通过桡骨而未通过尺骨。Pfanner等对22例采用Universal Ⅱ假体行人工腕关节置换术的患者进行随访，随访时间2～12年，平均82.3个月。结果显示，术后患者疼痛均缓解，平均疼痛视觉模拟评分（VAS）为0.82分，平均握力提高11kg，平均屈伸活动度为72.3°，平均尺桡偏活动度为24.9°；术后6例（26%）患者行关节翻修术，其中2例为腕骨组件翻修，4例为手术完全失败并放置Swanson旷置器。Badge等对95例行采用Universal Ⅱ假体行人工腕关节置换术的患者进行了平均8年随访，结果显示患者腕关节疼痛评分由术前平均8.1分降至5.4分，术后平均活动度为掌屈21°、背伸29°；平均握力由4.8kg升至10kg；手臂、肩膀和手的残疾快速评分（QuickDASH）由术前平均61分降至46分，Wrightington评分由术前平均7.9分降至5.7分；6例（7%）出现术后并发症，其中3例行腕关节翻修术，3例行外固定支架固定术。

还有研究表明使用 Universal Ⅱ 腕关节假体的全腕关节置换术在 5 年后通过减轻疼痛同时保持腕关节退行性骨关节炎患者的活动范围，假体存活率为 84%。然而，10 年生存率急剧下降到令人不满意的 35%。Zijlker等回顾性地评估了 40 个 Universal Ⅱ翻修假体。在平均随访 9 年（范围 4～13 年）后仍留在原位的 24 个 Universal Ⅱ假体被重新翻修，在平均 9 年的随访中，翻修假体的存活率为 60%。

（2）Universal Ⅱ假体手术技巧：为了保留尺骨远端，需要在三角纤维软骨复合体（TFCC）远端切开腕关节尺侧的关节囊。在腕关节背侧纵向切口与第3掌骨对齐的基础上，向中心近端方向延伸。在进行手术时，需要注意保护桡神经、桡浅神经和尺神经背侧皮支，同时将伸肌腱一起抬高。为了支撑桡骨升高至第1和第2伸肌室之间的隔膜，需要将桡侧腕伸肌室沿其掌侧边缘打开。随后，小心地分开每个隔膜，以避免在支持带中产生裂缝。需要注意Lister结节处可能需要截骨。在必要时，进行伸肌腱鞘切除术，并检查肌腱。此外，桡侧腕短伸肌必须完好无损或可修复，最好桡侧腕长伸肌也能正常工作。为缩回伸肌腱，可以使用血管环。在手术中，腕背囊作为一个基于远端的矩形皮瓣被掀开。如果需要切除尺骨头，则需要将关节囊与下尺桡关节背侧关节囊和骨膜连续剥离，超过桡骨远端1cm，以形成宽阔的短瓣和长瓣以进行闭合（图9-21）。

使用骨锥，在位于Lister结节桡侧下方的关节面背缘打一个直径约为5mm的孔，然后用刮匙扩大孔口。将桡骨对准杆插入孔内，让它深入到髓腔内。导杆应该能够轻松地滑动而不会弯曲（图9-22）。使用荧光检查来确认导杆是否在髓腔内居中。

将桡骨导杆滑动到桡骨处，紧靠在桡骨下方。然后，安装桡骨切割导向器（左或右），并将其滑入适当的位置以引导锯片直接切割关节面下方的部位（图9-23）。在桡骨背面保持切割导板对齐时，使用2～3根直径为1.1mm的克氏针穿过切割导向

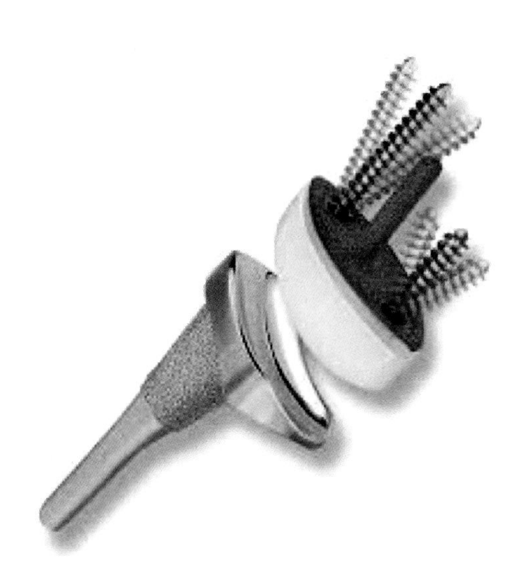

图 9-20　Universal Ⅱ假体

图片来源：Badge R, Kailash K, Dickson DR, et al. Medium-term outcomes of the Universal-2 total wrist arthroplasty in patients with rheumatoid arthritis[J]. Bone Joint J, 2016, 98-B（12）:1642-1647. Doi: 10.1302/0301-620X.98B12.37121. PMID: 27909126.

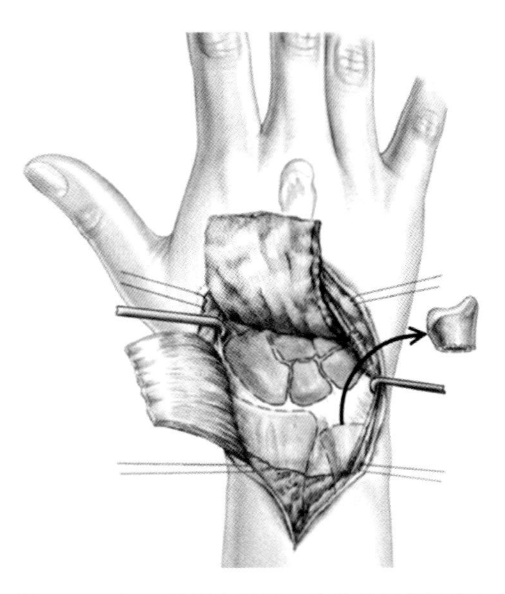

图 9-21　**切开伸肌支持带，腕关节组织瓣翻向远端，切除尺骨小头**

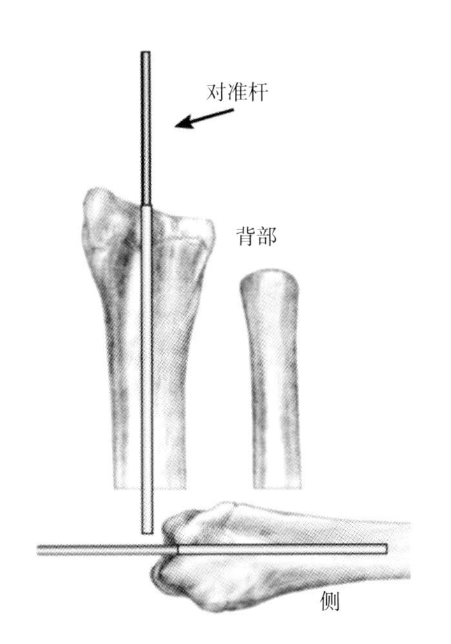

图 9-22　**桡骨扩髓，先使用定位杆找到轴线**

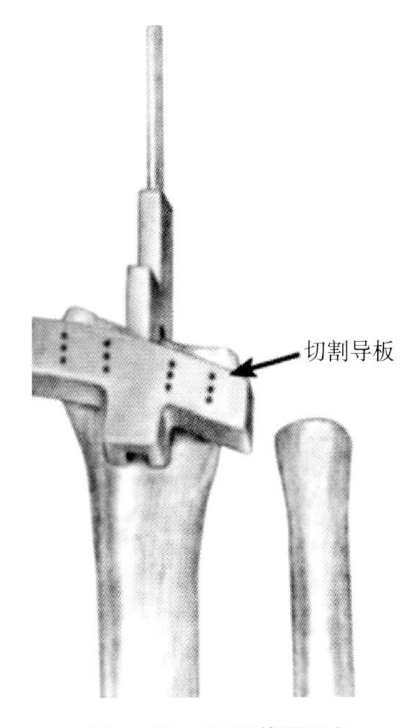

图 9-23　**桡骨截骨导板**

器上的孔并进入桡骨远端。切割导向器上有四排三个孔，每排间距为2mm。使用中间孔，可以根据需要调整切割导向器的位置，向近端或远端移动。移除定位杆和导向杆，然后将切割导向器向下滑动到桡骨处。可能需要移除Lister结节才能完全固定切割导向器。克氏针在切割导向器上方被切断（图9–24）。

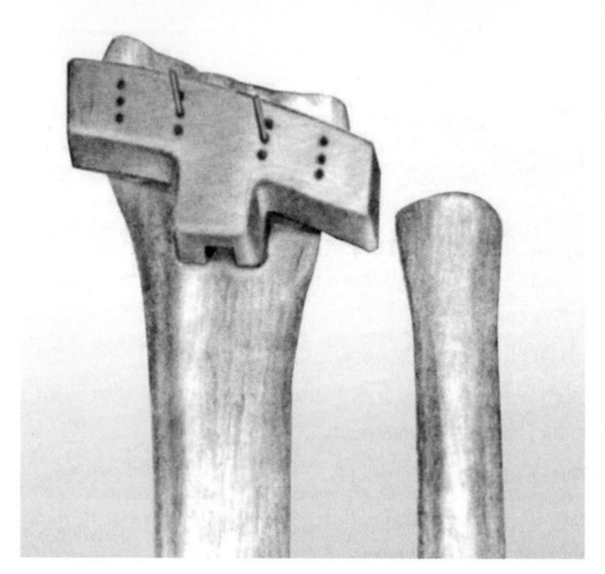

图 9–24 **桡骨截骨导板位置定好，准备截骨**

为确保水平切割正确，应检查切割导轨的位置并根据需要进行调整。然后，使用小型摆动锯片进行桡骨切割。在必要时，需要移除切割导向器以完成对掌侧皮质的切割。

如果存在较大的骨赘残留在桡骨远端的掌侧边缘，则应将其切除。接着，重新插入对准杆到桡骨的髓腔中。将适当尺寸的拉刀头插入拉刀手柄中，并设置到标记为“标准”或“最小”拉削的位置。然后，将拉刀在对准杆上滑动，使其两侧与S形切迹和桡骨掌侧边缘平行对齐。使用木槌将拉刀推入桡骨远端，直到其领部与皮质齐平（图9–25）。最后，移除拉刀和对准杆。使用冲击器插入试验桡骨组件并确保其正确对齐在准备好的干骺端内（图9–26）。如果需要移除试验桡骨组件，应使用提取器工具（T型手柄）。

将月骨切除时，可使用锋利的解剖刀或骨钳。在使用模块化导钻器时，应将枪管放在头状骨上，并将鞍座放置在第3掌骨轴上方的皮肤上（图9–27）。将导丝套管插入导钻筒中，然后穿过头状骨并进入第3掌骨的位置，导丝直径为1.4mm（0.54英寸）。随后，按顺序移除导丝套管和钻孔导板。

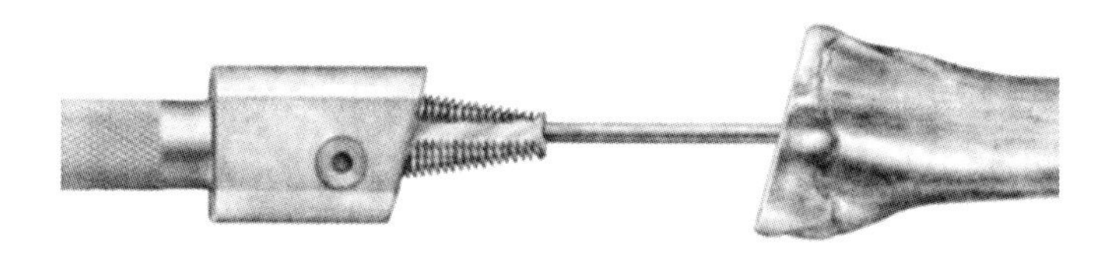

图 9-25　**桡骨定位**

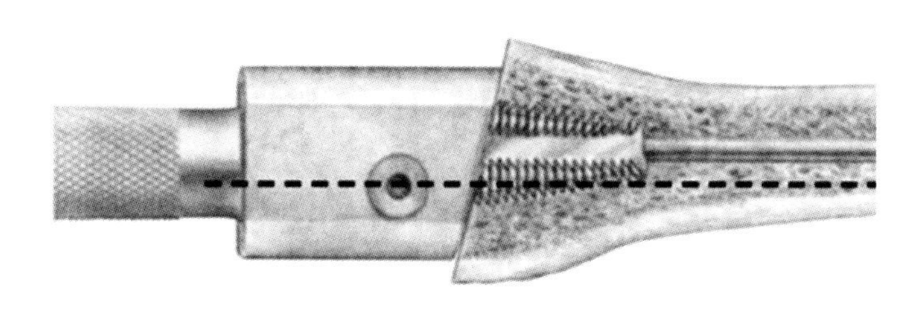

图 9-26　**桡骨扩髓**

腕骨切割导块被安装到导杆上，并滑入正确的位置。它的作用是引导锯切穿过钩骨的近端，穿过头状骨头部、腰部和三角骨中部（图9-28）。将1.1mm的克氏针插入切割模块上的孔并钻入腕部，其数量为2～4根，以确保切割模块与腕背表面对齐。导板上有四排，每排两个孔，间距为2mm。通过使用靠近腕部的远端孔，可以在需要时向远端调整切割模块，以切除更多的腕骨。克氏针在切割块上方被切断。检查切割模块的位置以确保正确的切除水平，并确认切口几乎垂直于第3掌骨轴。使用小型摆动锯片进行腕骨切割。

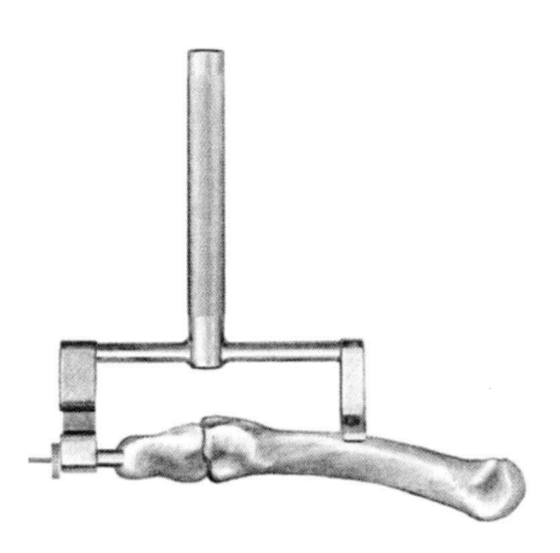

图 9-27　**第 3 掌骨定位**

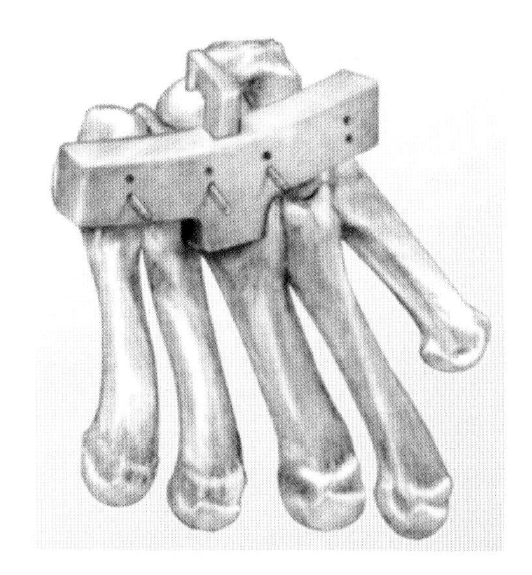

图 9-28　**腕骨截骨导板定位**

为确保适当的切割水平，检查切割模块的位置，确认切口将几乎垂直于第三掌骨的轴线。用一个小的摆动锯片来切割腕骨。为了完成切割，可能需要移除切割模块，但克氏针应保留在原处。在剩余的准备过程中，可以重新使用切割模块来帮助稳定腕骨。

为了扩大钻孔的开口以适应腕关节部件的“肩部”，使用了一个沉孔。将试腕部件插入头孔，其后缘对准腕骨的后表面。将模块式钻头导向器应用于试管腕部组件桡骨孔中的枪管，其鞍座位于皮肤上方的第2掌骨轴上。在肩胛骨、斜方肌处钻一个2.5 mm的孔，深度（在钻头上标记）为30～35mm（图9–29）。该孔通常不垂直于腕部组件，但组件和螺钉头的设计是为了适应倾斜的螺钉插入。4.0mm的自攻试验螺钉（蓝色）可以插入，但不能拧紧（图9–30）。

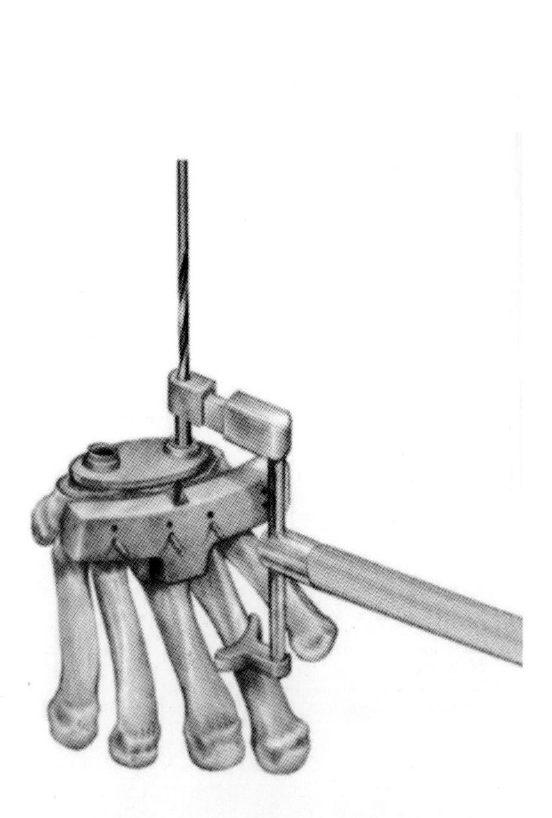

图 9–29　**腕骨组件固定螺钉钻孔**

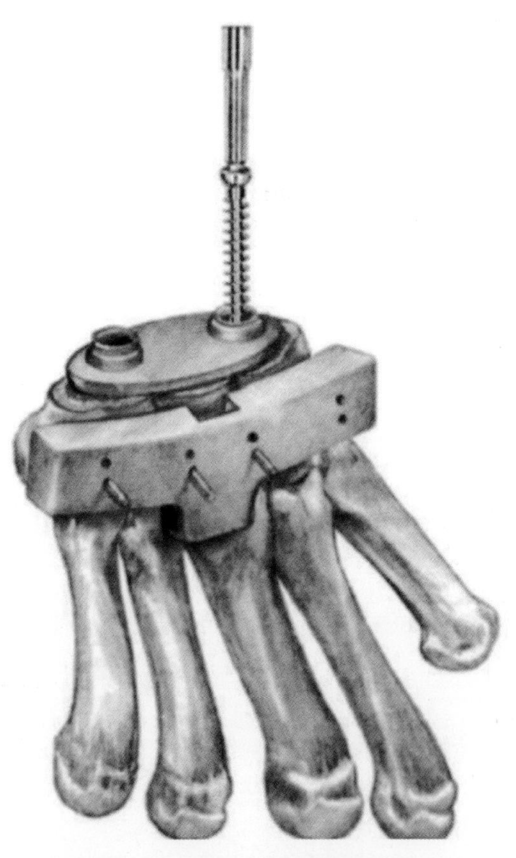

图 9–30　**腕骨组件固定螺钉拧入**

图片来源：Universal Ⅱ Total Wrist Implant System Surgical Technique—INTEGRA

重新插入桡骨试件后，应用试用聚乙烯腕骨组件于腕骨板上，开始从标准厚度调整假体大小。在缩小假体并检查其运动范围和稳定性后，通常可以发现假体非常稳定，并且在完全伸展时表现出约35° 的屈曲度和35° 的伸展度，以及适度的紧度。

如果掌侧关节囊过紧并限制伸展，可能需要缩短桡骨，但应避免过度缩短。如果存在严重的术前屈曲挛缩，可能需要阶梯式切开尺侧腕屈肌肌腱，偶尔也需要桡侧腕屈肌肌腱，以实现适当的平衡和运动。

当存在掌侧不稳定时，应检查掌侧囊，如果有分离，应将其修复至桡骨远端的边缘。如果掌侧关节囊完好无损，则可能需要更厚的聚乙烯组件以增加软组织张力和关节稳定性。轻度背侧不稳定应该对胶囊闭合有反应，但较厚的聚乙烯被认为是明显的不稳定因素。

取出试用组件后，应彻底冲洗伤口。将3根水平的2-0聚酯褥式缝合线穿过小骨孔，沿着桡骨远端的背缘放置，以便稍后闭合关节囊。如果切除了尺骨头，则应通过其背颈缝合。在外科医生的指示下，按照通常的方式准备骨水泥，并将其注入腕骨和桡骨骨干的空腔中，然后将腕骨板安装到冲击器上，在保持适当位置的同时将其推入头状孔。插入4.5mm接骨螺钉（桡侧和尺侧）并拧紧。使用冲击器，用坚固的木槌敲击将聚乙烯组件卡在板上，并确认聚乙烯组件完全接合到腕板上。使用刮匙或毛刺去除三角骨、钩骨、头状骨和舟骨的腕间关节面（避免腕骨部件固定螺钉），并将来自先前切除的骨头的松质碎片填充到空隙中。

3. Maestro假体

Maestro假体（图9-31）的腕骨柄与桡骨柄由钛合金制成，于21世纪初被推出，关节主体部分由钴铬合金制成，关节球仍是由超高分子聚乙烯组成，远、近端柄部通过骨水泥固定于掌骨与桡骨髓腔中，进一步发挥了各材料互相结合的优点；该假体系统旨在提供一个稳定和自然感觉的关节，同时恢复腕关节的运动并减轻疼痛。Yeoh等对2010—2015年人工腕关节置换术相关文献进行综述，统计了405例使用7种不同假体行人工腕关节置换术患者，结果提示Maestro假体置换后患者腕关节功能恢复最佳，能恢复正常活动度。Schmidt对2例桡骨远端粉碎型骨折患者行Maestro假体人工腕关节置换术，术后1年假体无松动、断裂等，采用DASH评分、VAS评分及握力评价均获得良好疗效。Sagerfors等对219例行人工腕关节置换术患者进行长期随访，术后8年Maestro假体生存率为95%，RE-MOTION假体为94%，Biaxial假体为81%；Maestro假体影像学松动率为2%，RE-MOTION假体为18%，Biaxial假体为26%；患者关节疼痛均缓解，且活动度得到改善。

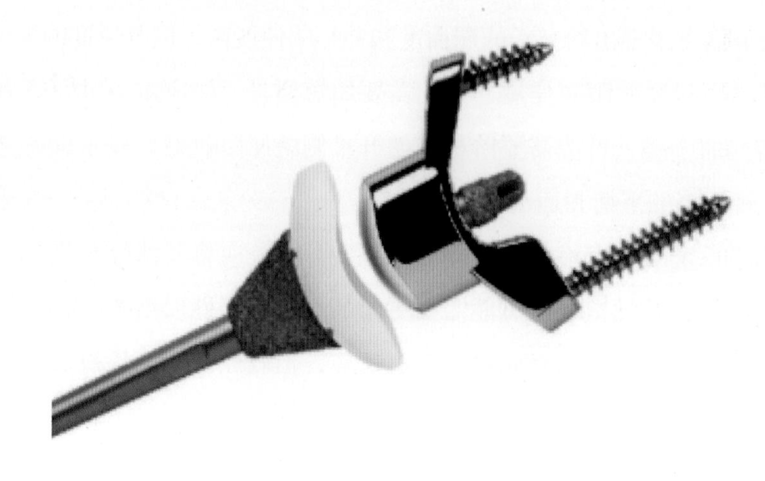

图 9–31 Maestro 假体

图片来源：Kennedy CD, Huang JI. Prosthetic design in total wrist arthroplasty[J]. Orthop Clin North Am, 2016, 47（1）:207–218. Doi: 10.1016/j.ocl.2015.08.018. PMID: 26614934.

4. RE–MOTION假体

RE–MOTION腕关节假体（图9–32）的发展历史可以追溯到20世纪90年代。当时，人们对腕关节假体的要求不断增加，导致传统的腕关节假体存在一些不足，如假体松动、穿出等。为了满足患者的需求，RE–MOTION公司开发了一种全新的腕关节假体，并在全球范围内推广使用。随着时间的推移，RE–MOTION腕关节假体不断改进和升级，成为全球腕关节置换手术的首选器械之一。

RE–MOTION假体整体形态与Universal Ⅱ假体类似，由腕、桡骨组件与腕骨球组成；与Universal Ⅱ假体主要区别为：聚乙烯球通过压配方式固定于腕骨组件，从而与桡骨组件形成关节，此固定方式更灵活。Allieu对20例采用RE–MOTION假体行人工腕关节置换术的患者进行随访，术后1例出现腕骨组件松动，1例出现桡骨组件松动，但均未再次手术。Bidwai等对10例采用RE–MOTION假体行人工腕关节置换术的患者进行了1～5年的随访，所有患者均未出现翻修或融合情况，关节活动度明显改善，疼痛明显缓解，仅2例出现切口感染。

有研究团队在一个由124名患者组成的前瞻性队列中，136个实施了4种不同的假体（Biaxial Universal Ⅱ；RE–MOTION；Maetro）TWA，并在术后5年和10年进行了评估。这些TWA是在2005—2009年置入的。在5年和10年的随访中，以翻修为主要终点的假体生存率为92%。如果将未翻修的影像学上的假体松动作为失败，总的假体存活率为75%，其中RE–MOTION假体的存活率超过90%。影像学上的松动在不同的假体之间有明显的差异，频率范围为0～37.5%。在10年的随访中，评估未修正的TWA，与术前值相比，运动范围得到了保留。在10年的随访中，与术前值相比，手握力、VAS评分和患者相关的结果测量都有明显的改善。值得一提的是，该研究团队发现当把主要终点定义为任何原因的翻修时，10年的假体存活率很高；如果在存活率分析中包括假体的影像学上的松动，假体的存活率就会大大降低。

还有团队报道了40 名患有非类风湿性腕关节炎的患者参加了一项比较RE-MOTION 和 Motec TWA 的随机对照试验，术后经过2年的随访显示RE-MOTION组的前臂旋转有显著改善。金属对金属（MoM）Motec 组的钴（Co）和铬（Cr）血液离子水平显著高于金属对聚乙烯（MoP）RE-MOTION组。RE-MOTION腕骨和桡骨组件的平均总平移为0.65mm（95% CI: 0.26～1.12）和0.27mm（95% CI: 0.14～0.47）；在桡偏方向上 RE-MOTION显著高于 Motec 分量，但绝对活动度没有显著差异。

Froschauer等报道了 39 名非类风湿患者的RE-MOTION全腕关节置换术的结果，平均随访时间为 7 年。术后腕关节屈伸、桡尺偏及DASH评分和VAS评分均有显著改善。13个腕关节出现并发症，其中5个需要行进一步手术。最常见的并发症是舟骨和桡骨假体之间的撞击（*n*=5），这可以通过完全或几乎完全的舟骨切除术来避免。3 例假体周围X线透明带出现在桡骨组件周围，3个桡骨组件螺钉松动；笔者认为尽管 7 年内 39个腕关节中有 38个的假体存活率很高（97%），但并发症发生率并不令人满意。

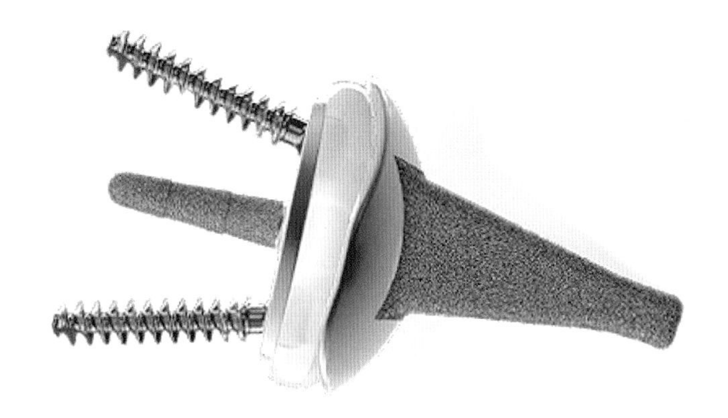

图 9-32　**RE-MOTION 假体**

图片来源：https://www.stryker.com/us/en/trauma-and-extremities/products/remotion-total-wrist.html.

RE-MOTION假体手术技巧

显露：通过在背侧切口中显露第3掌骨，并直接位于Lister结节的正中，升高受保护的皮神经皮瓣（图9-33A）。

伸肌支持带：将伸肌支持带从桡骨翻转到尺骨，从第1伸肌室到第5或第6伸肌室，并将其固定。建议使用这种翻转（而不是中央分裂）,以便在必要时可以使用远端1/3来加强背侧关节囊（图9-33B）。

滑膜切除：如有需要，在做腕部滑膜切除术后，在背腕瓣之后进行伸肌腱滑膜切除术（图9-33C）。

腕关节组织瓣：将矩形腕瓣从近端向远端翻转，以覆盖近端和远端腕骨。腕关节背侧皮瓣应靠近桡骨远端的背缘分开，但保留近端组织用于关节囊闭合修复（图9-33D）。

关节囊修复：如果预期关节囊不足，则应通过伸肌支持带的桡骨至尺骨翻转来保留伸肌支持带。然后可以使用支持带的远端1/3来增强背囊修复。

组装月骨小板，并将其安装到PGT截骨导板上（图9-34A）。将腕关节置于屈曲状态，并稍微分散应力。将月骨小板从背侧到掌侧以滚动方式插入桡腕关节，以便插入。将月骨小板放在月骨窝上（图9-34B）。

PGT 截骨导板的正确定位对手术至关重要。PGT导向器应位于Lister结节上方，并稳固地放在桡骨远端的背面。侧位X线上PGT导向器的远端应与桡骨远端月骨窝的关节面对齐。

使用2.0mm非螺纹克氏针将PGT截骨导板固定到桡骨远端的背侧。使用X线成像确认PGT截骨导板的位置。

一根不透射线的杆从PGT导向手柄的中间向下延伸。在正位和侧位X线上，该杆应平行于桡骨的长轴。一旦PGT截骨导板获得令人满意的定位，移除PGT调整片（图9-34C）。

将PGT（腕骨切除导向器）插入PGT导向器并拧紧。使用术前评估和X线模板确定腕骨切割导板的位置。腕骨截骨导板的近端轴带有尺寸刻度标记，这些标记对应于小型、中型和大型假体。将腕骨切割导板放在腕关节上并与第3掌骨对齐。通常，月骨、三角骨、近端舟骨、头状骨和钩骨的头部被切除。如果腕骨截骨导板放置正确，则切口应垂直于前臂的长轴。使用摆动锯切除腕骨，一般切除头状体头部1～2mm。对于腕骨过度侵蚀或晚期关节退行性疾病患者，可能需要进行更远端的切除术。在这些情况下，建议去除近端的所有骨头，同时保留掌侧腕关节囊。腕骨切除完成后，从PGT导板中取出腕骨截骨导板。

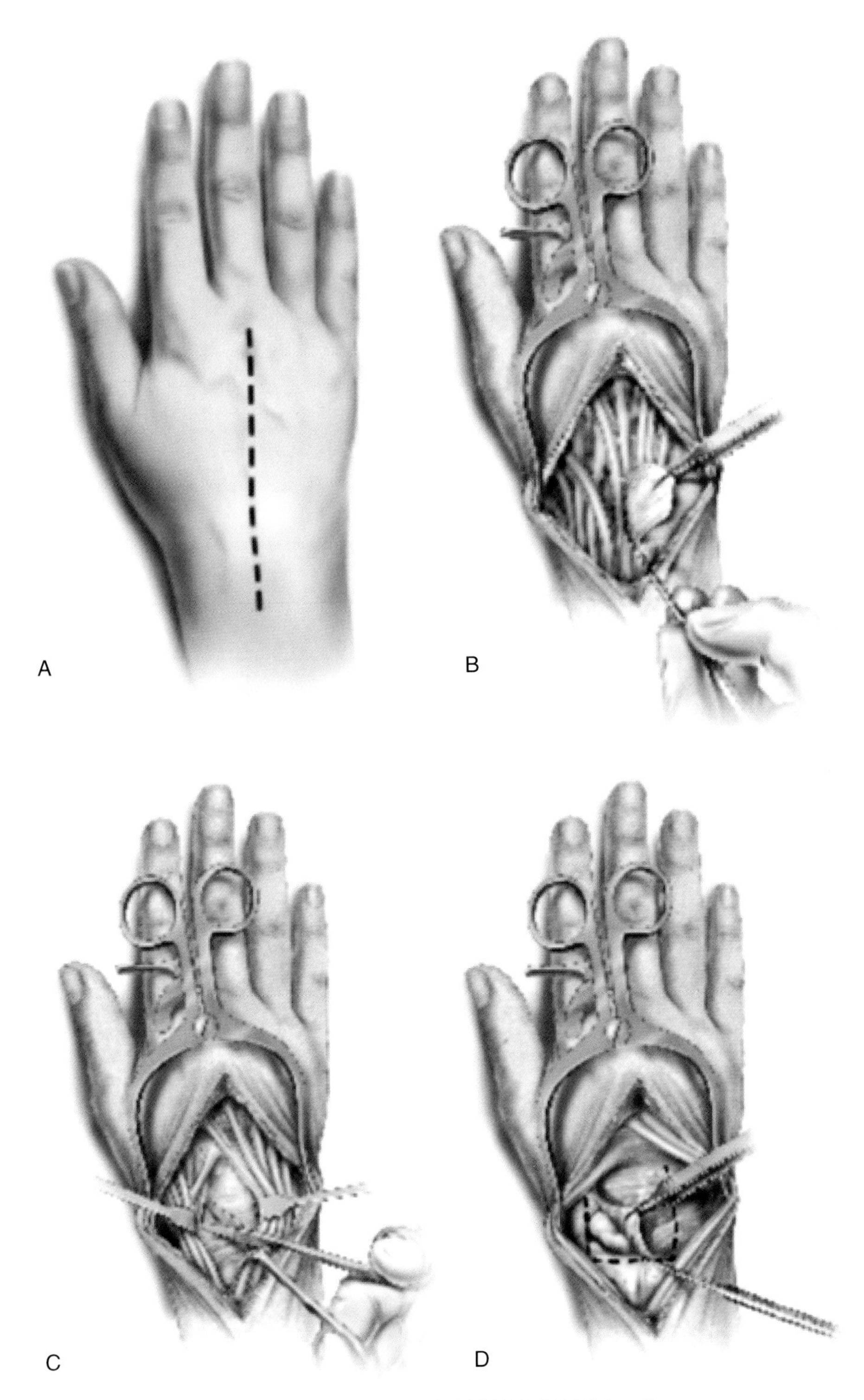

图 9-33　RE-MOTION 假体手术技巧（一）

A. 腕关节背侧正中切口；B. 伸肌支持带，切开，翻向尺侧；C. 腕关节背侧伸肌腱向两侧牵开，显露关节囊；D. 切开腕关节囊，向远端翻开

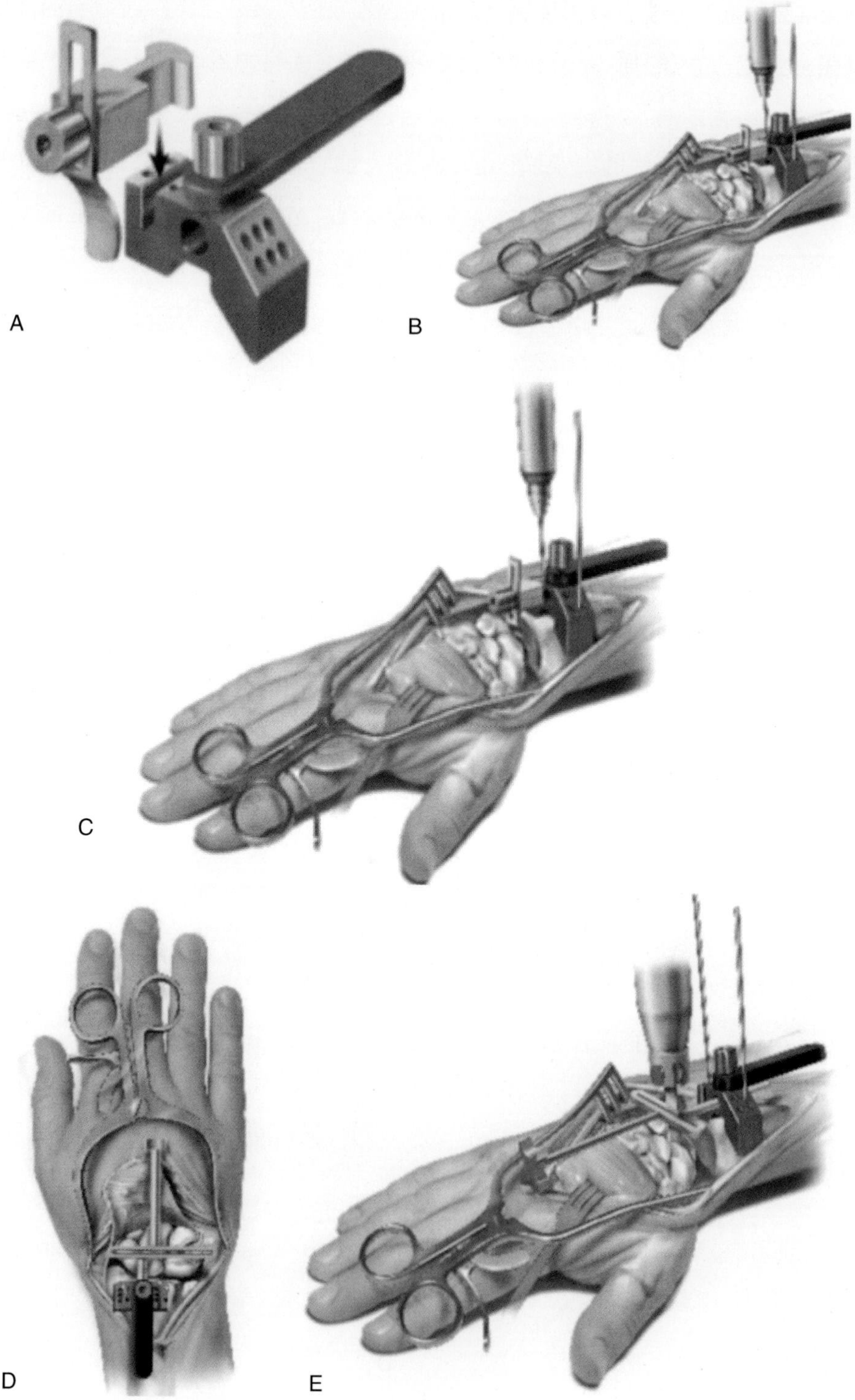

图 9–34 RE–MOTION 假体手术技巧（二）

A. 桡骨截骨导板；B. 桡骨截骨导板定位；C. 桡骨截骨高度确定；D. 第 3 掌骨定位，确定腕骨截骨线；E. 腕骨截骨

桡骨准备：将PGT桡骨表面修整导板插入PGT导板中。将其放置在适当的高度并拧紧，以完全塑造舟骨和月骨窝的轮廓。该导板配备了参考线标记，方便在去毛刺过程中进行调整。参考线间距为2mm。磨盘的横向轮廓应以桡骨远端为中心。当达到适当的定位时，拧紧磨刀环中的固定螺丝。PGT桡骨钻应去除桡骨茎突和舟骨与月骨窝之间中央脊上多余的骨质。应注意不要切除软骨下骨。应产生与桡骨假体近端表面轮廓相匹配的光滑表面。拆下桡骨表面修整导轨。

将PGT桡骨导向模板插入PGT导向器（图9-34C）。桡骨截骨导板应稳固地靠在桡骨远端准备好的表面上，并位于桡骨背侧皮质下方2～3mm处。可以调整桡骨导向模板的手背和手掌，以实现正确的最佳对准（图9-34D）。将2mm螺纹导针放入桡骨远端并推进4～5cm，直至固定在骨骼中。导针应位于桡骨远端骨干的中心位置。确认导针在正侧位X线上的位置（图9-34E）。

将桡骨截骨导板插入桡骨导向器中（图9-35A）。桡骨截骨导板应该牢固地靠在桡骨远端已准备好的表面上，位于桡骨背侧皮质下方，距离骨皮质表面2～3mm。可以调整桡骨导向模板在手背和手掌方向上的位置，以实现正确的最佳对准（图9-35B）。

然后将一根直径为2mm的螺纹导针放入桡骨远端并推进4～5cm，直至它固定在骨组织中。导针应该位于桡骨远端骨干的中心位置。确认导针在前后（A/P）和横向（X线）上的位置（图9-35C）。

一旦导针被正确定位，将桡骨截骨导板从导针上滑下并移除。然后取下背侧切口处的PGT 导板（图9-35D）。使用一个空心的钻头来创建一个用于导向的孔（图9-35E）。

在导针上拉动远端的桡骨，然后使用增大尺寸的扩髓器置于桡骨远端，以允许桡骨组件完全就位（图9-35F）。注意不要过度使用扩髓器或重新设置扩髓器的方向，因为这会影响桡骨部件的压配。应该注意确保扩髓器的角度与桡骨的长轴对齐。扩髓器手柄的平坦部分应始终平行于桡骨的背面。可能需要拔出扩髓器以清除髓腔内的碎屑。桡骨茎突区域可能需要去除毛刺，以防止扩髓器在撞击过程中向尺侧移动。

将桡骨部件插入准备好的根管，并撞击它直至就位。评估组件与舟骨和月骨窝及背侧周围脊的贴合度。假体应与桡骨远端的背脊齐平或低于其背脊。如果配合令人满意，用巾钳或等效工具接合抽取孔，取出试验部件。

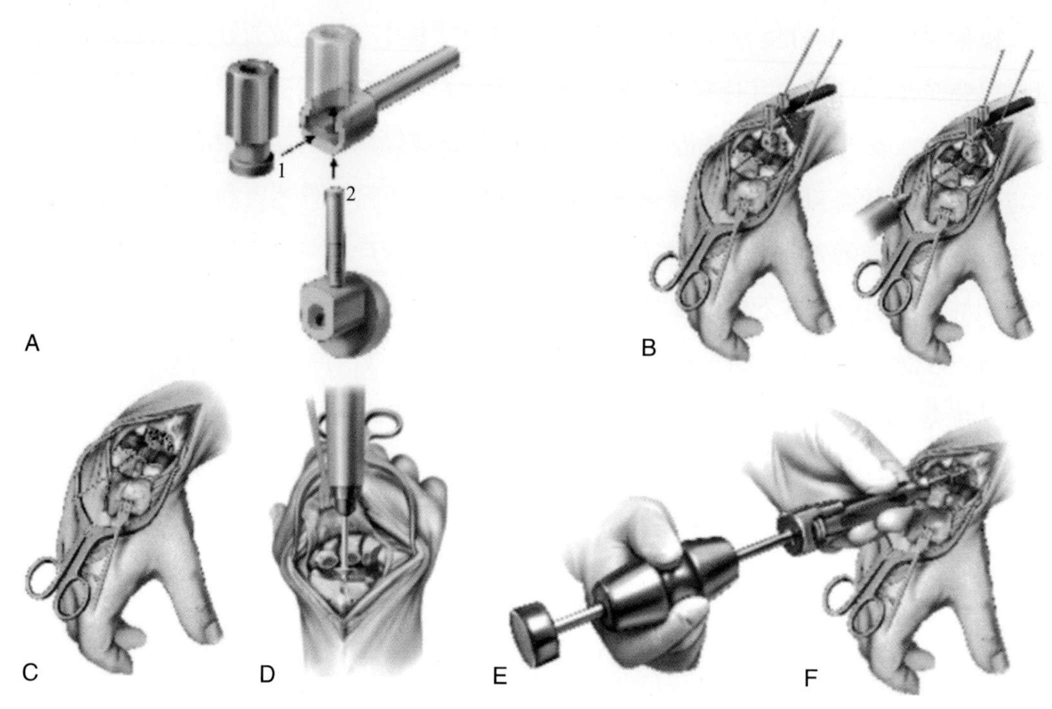

图 9–35 RE–MOTION 假体手术技巧（三）

A. 将桡骨截骨导板插入桡骨导向器中，确保紧贴桡骨远端表面，位于桡骨背侧皮质下，距离骨皮质表面 2 ～ 3mm；B. 调整桡骨导向模板在手背和手掌方向上的位置，以实现正确的最佳对准；C. 插入直径为 2mm 的螺纹导针至桡骨远端，推进 4 ～ 5cm，确保导针固定在骨组织中，并确认在前后（A/P）和横向（X 线）上的位置；D. 从导针上滑下并移除桡骨截骨导板，取下背侧切口处的 PGT 导板；E. 使用空心钻头创建用于导向的孔；F. 拉动远端桡骨，使用增大尺寸的扩髓器放置在桡骨远端，确保桡骨组件完全就位

移除腕骨模板和克氏针，将腕骨铰刀放在克氏针插入点的中央。

使用适当尺寸的腕骨铰刀进行小型、中型和大型钻孔，将有助于为拉削头骨做准备。

使用腕骨扩髓器扩大通过头状骨的髓腔，将扩髓器完全插入适当的线。

插入腕骨试验，使用冲击器将试用版完全推入或轻敲到位，并使用成像验证组件是否正确定位。

使用腕骨钻孔导针准备螺钉导向孔，将克氏针穿过腕骨试验钻入远端舟骨，在尺骨侧重复相同的程序。将导向器对准腕骨试验表面上的尺骨按钮和第 4 掌骨上方。通过钩骨的长度钻1根克氏针，并使用成像来确保适当的准备。

一旦实现正确定位，取下克氏针并使用 2mm钻头钻入克氏针孔，以便将孔扩大到足以容纳4.5mm接骨螺钉。

桡骨组件置入：插入桡骨假体并压入到位。使用桡骨冲击器轻敲假体直至完全就位（图9-36A）。注意：为确定假体适合度，应对桡骨组件进行轻柔牵引。如果桡骨假体松动，建议采用松质骨打压植骨。对于骨质疏松症患者，可以考虑使用骨水泥。

插入桡骨部件并用力敲击到位。插入腕骨组件并压合。它与头状体中的定心孔对齐并推入或敲入到位（图9-36B）。使用深度计准确测量所需的桡骨和尺骨螺钉长度。自攻螺钉穿过腕骨板插入由带有2.5mm六角螺丝刀的2mm钻头钻出的孔中。使用成像确定螺钉的长度是否正确。然后将螺钉拧紧到位（图9-36C、D）。

关闭术口：通过腕关节的尺桡偏和屈伸来评估运动范围。如果运动范围令人满意并且稳定性良好且没有撞击，则继续进行伤口闭合。将背侧关节囊修复回桡骨远端边缘的软组织。如果该区域的关节囊很薄，则用不可吸收的2.0mm或3.0mm缝线用伸肌支持带的远端一半加固关节囊。以通常的方式在伸肌腱上方修复伸肌支持带的近端部分，不包括拇长伸肌腱，拇长伸肌腱可以留在伸肌支持带以外防止肌腱刺激或断裂（图9-37A、B）。

5. Freedom假体

Integra Freedom® 假体（Freedom®、Integra Life Sciences、美国普林斯顿）是一种用于人工腕关节置换术的医疗器械（图9-38）。它是一种复合材料，由金属和高分子材料制成，旨在提供稳定的关节功能，并在一定程度上模拟自然关节的移动。它的设计特点是独特的锁定技术，即腕骨组件使用锁定螺钉进行固定，可以有效地维护关节的稳定性和功能。Freedom假体是一种比较新的假体，在其设计中进行的改进旨在减少骨切除，改善桡腕关节的旋转中心，提供更自然的腕关节运动和椭圆关节表面的稳定性，并通过引入更好的骨整合多孔表面；椭圆形设计是对Universal（KMI，圣地亚哥，加利福尼亚州）假体的改进，运动似乎更符合生理学。由于关节面尺寸小，Freedom假体具有较低的桡骨托盘，骨切除最小，保留了下尺桡关节，并允许更多的旋转和平移自由度。

Rossello等在临床研究中纳入了12名患者（7名患有类风湿关节炎，5名患有继发性腕关节骨关节炎），他们接受了由一名外科医生使用Freedom假体的全腕关节置换术。收集了术前和术后的VAS评分、Mayo功能评分、PRWE评分、运动范围和X线分析。发现在平均随访48（SD16.9）个月时，观察到全腕关节置换术后VAS、Mayo和PRWE评分有显著改善（$P<0.0001$），腕关节运动明显改善（$P<0.001$）。

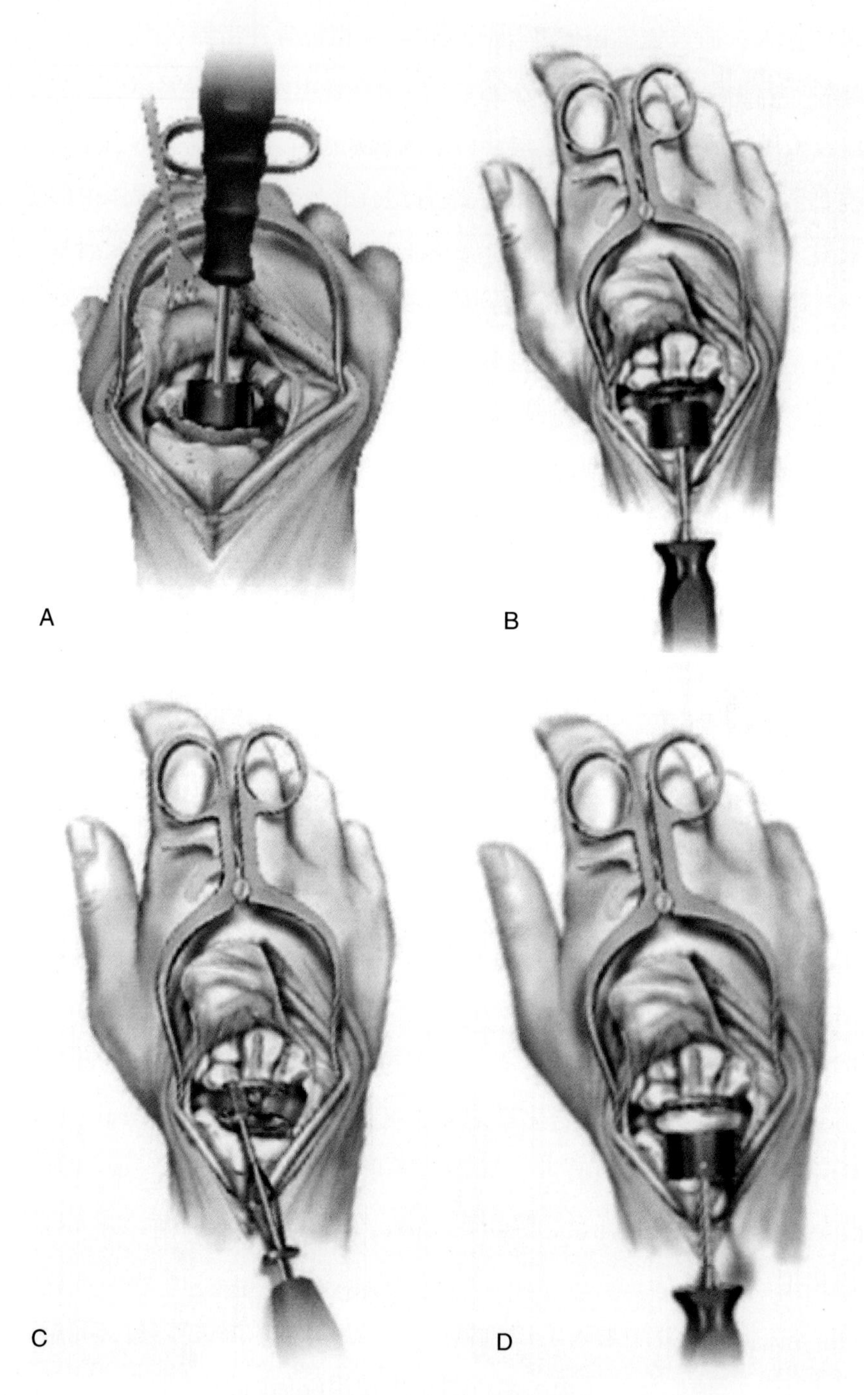

图 9–36 Freedom 假体安装

A. 插入桡骨假体并轻敲到位，注意轻柔牵引以确认适合度，如有松动，考虑松质骨打压或使用骨水泥；B. 用力插入桡骨和腕骨组件，测量并安装螺钉，通过成像确保正确长度，然后拧紧螺钉；C. 插入腕骨部件，用自攻螺钉穿过腕骨板插入孔中，通过成像确认螺钉长度正确，然后紧固螺钉；D. 确保腕骨组件与头状体的定心孔对齐，推入或敲入到位，测量并安装桡骨和尺骨螺钉，通过成像确保螺钉长度正确，然后拧紧螺钉

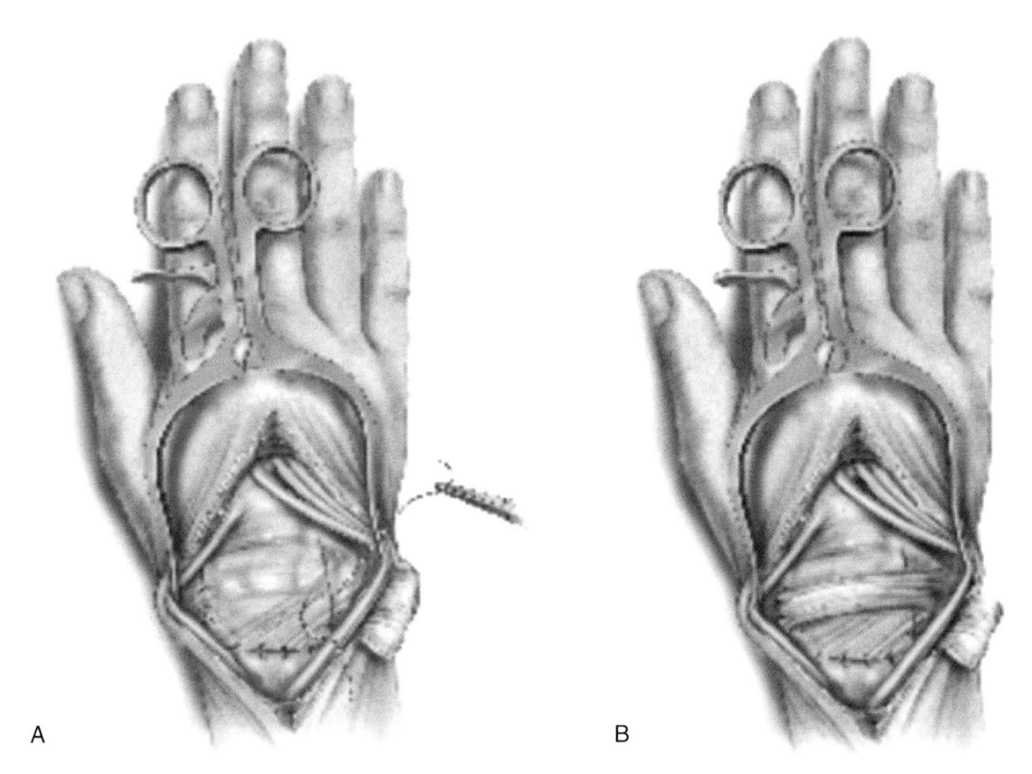

图 9–37　**评估腕关节运动范围，修复背侧关节囊至桡骨远端边缘的软组织，如关节囊薄，用缝线加固，最后修复伸肌支持带，包括拇长伸肌腱**

来源：ReMotion Total Wrist System Total Wrist Arthroplasty Operative Technique–stryker

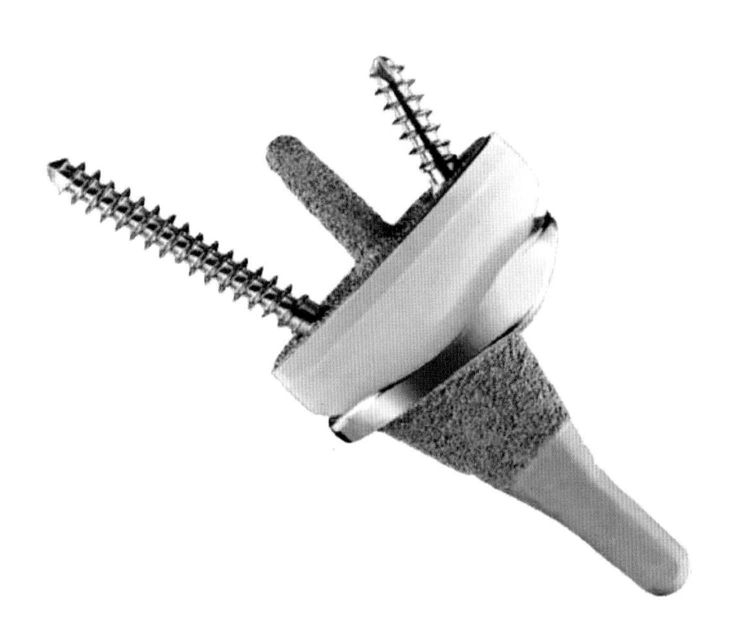

图 9–38　Freedom 假体

图片来源：https://lmtsurgical.com/shop/supplier/219/freedom–wrist/

目前关于Freedom®假体的研究发表比较少，通过回顾类似假体的研究，其并发症发生率在11%～69%：RE-MOTION假体有12%～18%的假体周围松动迹象；随访7.8年发现，使用Universal Ⅱ 假体（Integra Life Sciences），50%会出现影像学上存在但无症状的腕骨松动、7%的翻修手术和14%的影像学上骨质溶解。

6. Kinemat X假体

Kinemat X假体是一种创新型的人工腕关节置换系统，由美国Exactech公司研发（图9-39）。它采用了多项专利技术，具有运动学匹配性好、稳定性高的优点。传统的人工腕关节在设计时更侧重运动学的匹配，而忽视了稳定性。这常导致早期松动、疼痛等问题。Kinemat X通过优化设计，使运动学匹配和稳定性达到更好的平衡。

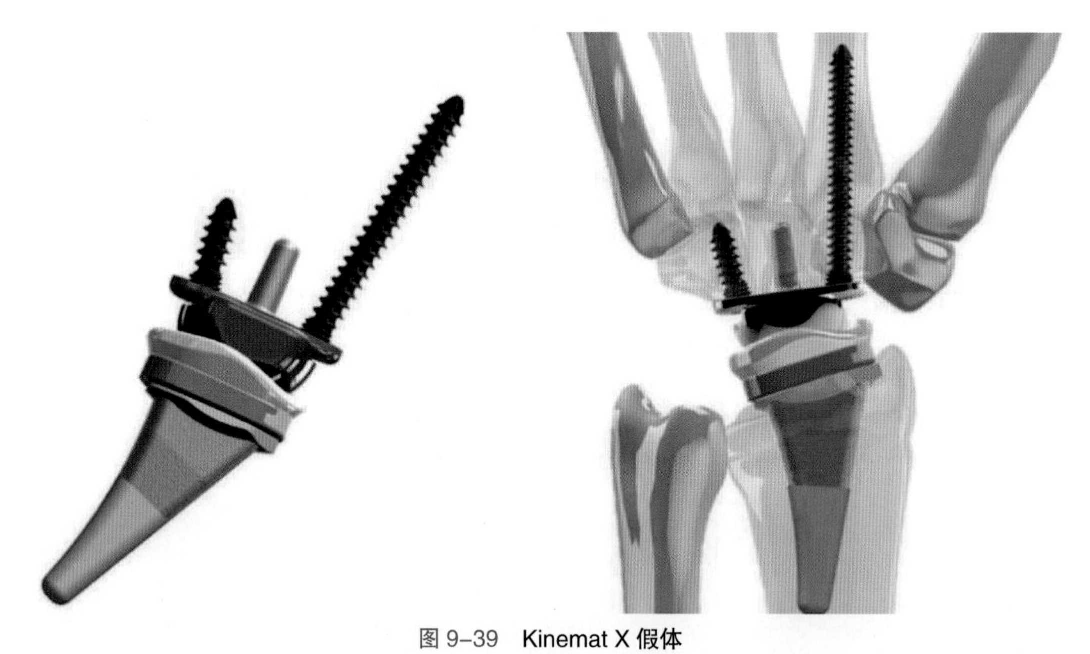

图 9-39　Kinemat X 假体

图片来源：https://newatlas.com/medical/kinematx-total-wrist-implant/

Kinemat X的创新之处在于采用了双动球形设计。该设计模拟了人体腕关节的运动方式，使假体能够匹配腕关节的复杂运动。同时，这种设计也提高了稳定性。Scott Vance等采用Kinemat X半腕关节置换治疗12例腕关节疾病患者，随访1年未见明显并发症，患者满意度高。术后患者腕关节活动度可达掌屈40°、背伸35°。Joshua Mooon等对比使用Kinemat X和传统假体治疗腕关节骨关节炎，结果显示Kinemat X组患者DASH评分、VAS评分更低，活动度更大。Kinemat X凭借优异的临床效果，受到业内关注。更多医院开始采用这一新型假体，有望成为腕关节置换领域的新标准。未来还有望开发出适用于其他关节的类似设计。总体来说，Kinemat X是一项具有划时代意义的创新设计，其良好的临床效果使其成为腕关节置换发展的新方向。相信随着研究的深入，其应用前景非常广阔。

四、腕关节假体置换的特殊适应证

进行TWA指征的标准是，对生活质量要求低、肌肉和肌腱功能良好且骨量良好的患者，且腕关节完全破坏。通过术前X线和CT扫描评估骨量，寻找软骨下的溶骨性病变，特别是在桡骨干骺端、射线可透性、严重创伤和骨质流失的结果。患者同意术后终生限制举起10kg以上的物体，以及进行体育运动或其他手部功能有要求的活动。因此，必须有足够的依从性才能进行手术。具有活动度的高需求、年龄小于45岁、骨骼质量差、皮肤覆盖不足、严重肌腱/血管/神经系统缺陷及疑似或确诊感染的患者被排除在外。

（一）类风湿关节炎

类风湿关节炎仍然是TWA最常见的适应证。类风湿关节炎患者占接受TWA的所有患者的51%～71%。类风湿关节炎患者通常被描述为需求低、相对久坐的生活方式。他们往往具有相对较差的骨量、囊性糜烂、较差的术前运动和严重畸形。由于这些问题，类风湿关节炎患者适合使用在年轻、活跃的患者中禁用的假体。硅胶假体最初是为解决类风湿关节炎引起的严重炎症性关节病而开发的，并且可能仍偶尔用于这些患者。然而，硅胶假体容易发生灾难性损伤和滑膜炎。尽管存在这些问题，一项对使用硅胶TWA治疗的类风湿关节炎患者的长期研究表明，尽管腕骨对线维护不佳，但疼痛缓解效果良好且患者满意度高。在骨量允许的情况下，现代TWA假体可成功用于治疗这一具有挑战性的患者群体。大多数类风湿关节炎患者会同时进行尺骨头切除术（Darrach手术）。

（二）创伤性关节炎

自2003年以来，有适应证的非类风湿关节炎患者人数TWA稳步增加。与类风湿关节炎患者不同，严重创伤性或原发性骨关节炎患者往往更年轻、更活跃。因此，外科医生在计划关节置换手术时应考虑假体的寿命及它们承受更大压力的能力。尽管担心TWA是否适合更活跃的人群，但一项在TWA后对100多名患者进行至少2年随访的国际研究表明，与类风湿关节炎患者相比，非类风湿关节炎患者的满意度更高。最近对创伤性腕关节炎患者的另一项研究比较了22名接受关节融合术治疗的患者和7名接受关节置换术治疗的患者。作者得出结论，不同手术的并发症发生率相当，但接受TWA的患者改善DASH评分。

五、腕关节假体置换研究现状

经回顾，与膝关节和髋关节假体相比，UniversalⅠ、Biaxial和Meuli等前几代全腕假体的寿命较短，平均10年假体存活率为40%～83%。UniversalⅡ假体的平均5年假体存活率高于92%，在15年的随访中下降到平均78%。平均8年假体存活率为89%，与旧型号相比更高。Motec腕关节假体显示出最高的假体存活率，10年平均存活率为86%，接近全髋（10年存活率95.6%）和膝关节（10年存活率96.1%）假体。根据经过验证的问卷评估，所有第四代腕关节假体均显著减轻了疼痛并改善了腕关节功能。

Rodríguez等使用UniversalⅡ™模型对41例带波状钢板的全腕关节融合术（TWF）和22例全腕关节置换术进行了比较研究，平均随访时间为融合6年和假体置换6.5年。他们评估了握力、VAS评分，DASH评分、满意度和并发症程度，在任何这些方面都没有观察到显著差异。结果使作者得出结论，患者置入具有低或中等功能需求的全腕假体可提供与腕关节融合术相似的中期功能结果，而不会增加并发症的数量。

Elbuluk等统计了查询国家住院样本数据库（NIS）的TWA；在2001—2013年期间，共有1213例患者接受了TWA。手术总数从2001年的88次TWA减少到2013年的65次。年手术量从2005年的33例到2007年的128例不等。男女比例为2.5∶1，大部分TWA程序在城市教学医院进行（60.8%）。这表明2001—2013年期间腕关节置换术总利用率呈下降趋势，大多数全腕关节置换术是在城市教学医院进行的。

全腕关节置换术仍然是一种罕见的手术。这个问题正在引起争议，特别是在德语国家。最近，它的接受度有所上升，特别是作为腕部融合治疗全腕关节炎或类似疾病的替代方法。以前的关节置换术设计生存期短，并发症严重。

由于早期假体设计存在问题，现代假体旨在最大限度地增加骨量并最大限度地减少不稳定性。现代假体结合了多孔涂层技术，以实现最佳的骨向内生长。它们通过骨向内生长而不是水泥界面固定在桡骨上。

远端固定是通过螺钉固定在腕骨和掌骨上完成的，而不是单独固定在掌骨上。桡骨组件表面更宽，能够更有效地容纳椭圆形聚乙烯、金属支撑腕骨组件。最常用的现代假体被认为是第四代，包括Universal Ⅱ和Freedom全腕植入系统（Integra Life Sciences，新泽西州普莱恩斯伯勒）、RE-MOTION全腕系统（史崔克，密歇根州卡拉马祖）和Maestro全腕系统（Biomet，华沙，印第安纳州）。

腕关节置换术失败的病因包括感染、伤口裂开、平衡不当或软组织不足、对中不当、初始固定不良、材料失效、脱位和假体周围骨折。固定良好、平衡良好、未感染的关节置换术的常见失败模式是由颗粒碎片（尤其是聚乙烯碎片）引起的骨质溶解。尤其是髋关节置换术的钛关节表面会产生大量聚乙烯和高度炎性的钛碎片，松动和骨质溶解是常见的发现。

迄今为止，将现代假体设计与早期腕部假体进行比较的结果研究很有希望。最近的一项研究比较了Maestro、Universal Ⅱ、Biaxial和RE-MOTION的206次主要腕关节置换的结果。所有假体都显示出改善的疼痛评分和经过验证的性能测量，但使用Maestro假体的患者在缓解疼痛和提高术后假体生存率方面效果更好；作者发现93%的满意率，但报道13名患者中有7名需要后续手术。

有作者认为在超过 80% 的所有病例和 97% 的表面置换假体中，全腕关节置换术可自我维护并提供良好的疼痛缓解和功能性运动，更好的结果与改进的远端组件固定和最小的桡骨远端切除相关。通常的腕关节置换术后的挽救方法包括软组织手术（滑膜切除术、肌腱固定术、肌腱重建术）或骨骼手术（腕关节部分融合术、Sauve-Kapandji手术）。这些手术通常有暂时的效果，完全置换将是手术治疗的下一步。对于与半脱位和腕关节不稳定相关的最严重的破坏，腕关节中立位置的全腕关节融合术仍然是首选方法。

目前，腕关节置换术设计生存期短，并发症严重等问题已经通过第四代关节置换术系统的发展而减少（表9-1）。如今，可以定期看到 10 年甚至更长的生存期。半腕关节置换术的发展可能令人感兴趣，特别是对于桡骨远端的创伤性破坏。

表 9-1　**腕关节假体的发展历史**

代数	时间段	品牌示例	设计理念与特点	主要问题
第一代	1960—1970 年代	Swanson 硅橡胶假体	采用柔软硅橡胶材料，依靠材料弹性实现活动	硅橡胶材料脆弱易断裂
第二代	1970—1980 年代	Meuli, Volz 假体	采用金属材料，球窝关节设计，骨水泥固定	轴向设计不当，导致脱位

续表

代数	时间段	品牌示例	设计理念与特点	主要问题
第三代	1990 年代后期	Biaxial, Universal 假体	多轴向设计，聚乙烯关节面，骨水泥固定	腕骨侧假体松动
第四代	2000 年代后期	RE-MOTION, Maestro 假体	引入骨生长界面技术，CoCr 与 UHMWPE	长期稳定性有待验证
新趋势	2010 年代后期	Kinemat X 假体	模拟腕中关节运动学，新型锁定机制	—

经过近一个世纪的发展，全腕关节置换术已经成为治疗腕关节退变性疾病的重要手段之一。从最初的Swanson硅橡胶假体到各种模块化金属与聚乙烯假体，全腕关节置换的设计理念和材料选择发生了革命性的变化。新型假体结合精准设计理念、关节运动学研究和表面处理技术，显著提高了早期和中期手术疗效。然而，由于样本量和随访时间的限制,目前针对新型假体长期稳定性和安全性的评估研究还不足，这需要通过设计严谨的大样本量前瞻性研究来验证。此外，不同患者人群的适应证选择及手术方案的个性化优化也需要进一步探索。因此，未来全腕关节置换术的研究重点包括：假体设计的继续优化。这需要立足于对腕关节精确解剖结构和运动规律的深入理解。未来的设计将在活动度和稳定性之间追求最佳平衡，以恢复必要的活动功能。同时材料学的进步也为假体优化提供了可能，如开发模量更接近软骨的聚合物作为关节面，或使用多孔金属材料促进骨整合等。计算机辅助设计和3D打印技术的应用也 将改进假体的个性化定制。

（1）手术方式的标准化和精准化。这需要建立统一的手术方案和精确的操作规范，以减少术者因素带来的误差。同时根据腕关节最小必要活动度要求，确定最佳的个性化截骨范围。这都将有助于减少术后不稳定性并发症的发生。

（2）功能评估体系的建立。目前尚未形成统一的全腕关节置换术后功能评估标准。未来需要构建系统的评分体系，既考虑客观指标，也考虑患者主观感受，同时关注不同时间点的变化。这将有助于更准确地评价手术疗效。

（3）大样本随机对照研究。这是评价长期效果和安全性的金标准。未来需要开展多中心大样本随机对照研究，比较不同种类和品牌假体的长期稳定性。同时也可以设置关节融合组做对照，以确定适应证。这将产生高质量的证据支撑全腕关节置换术的临床应用。

（4）关注肌肉骨骼生物力学效应。全腕关节置换术后，患者的腕关节力学环境将发生改变。这可能导致周围肌肉和骨骼的适应性改造。目前对此还知之甚少，有必要开展多学科交叉研究，评估置换术对患者整体肌肉骨骼系统的长期影响。

（5）个性化医疗的探索。由于病因的多样性，个体差异大，个性化手术预计会成为发展方向。这需要研究如何根据影像学数据制定个性化的手术方案，以及定制假体的设计和制造问题。同时也需要探讨个性化医疗的经济效益问题。

（6）并发症的防治研究。需要回顾总结各种并发症发生的机制、危险因素等，并借鉴类似关节置换的经验。这将指导术后管理和康复锻炼的优化，以减少并发症发生。

本章小结

本章从多个方面全面介绍了全腕关节置换术的相关知识。首先，概述了腕关节的复杂解剖结构及生物力学特征，这是进行全腕关节置换时需要考虑的重要生理学基础。然后，系统梳理了全腕关节置换发展的历史脉络，从最初的Swanson硅橡胶假体到各种模块化金属与聚乙烯假体，设计理念和材料选择都发生了革命性的变化。具体来说,新型假体采用精准设计理念，使用弹性模量更接近人体软骨的聚乙烯作为关节面，并增加表面粗糙度以促进骨整合。这些优化显著提高了手术的早期和中期疗效。

在手术方法方面，详细介绍了几种主流假体的具体置入要点和手术细节，这些都与获得理想疗效密切相关。在治疗效果方面，目前研究表明新型全腕关节置换可以显著减轻疼痛，改善活动功能和生活质量。但样本量和随访时间有限，对新型假体长期稳定性的评估还不足。这需要通过大样本量和更长随访时间的研究来验证。

值得一提的是，全腕关节置换对不同患者人群的适应证也存在一定区别。对于类风湿关节炎患者，由于其活动要求较低，可以考虑使用早期设计的Swanson硅橡胶假体。而对于活动要求较高的年轻创伤后骨关节炎患者，则需要选用设计更合理、耐磨性更好的新型金属与聚乙烯假体。手术前需要全面评估患者骨质情况、肌腱状况等，以选择适合的假体型号和手术方案。

综上所述，经过一个世纪的发展，全腕关节置换术已经成为治疗腕关节退变性疾病的重要手段之一。本章系统地回顾和介绍了这一技术的设计理念变迁、手术方法进步和疗效评价情况，为读者提供了全面而详实的概览。展望未来，我们有理由期待随着技术和理论的深入，全腕关节置换术能够造福更多腕关节病变患者，提高他们的生活质量。

（蔡兴博　宋慕国　王　斌　张必欢　张　悦　徐永清）

参考文献

[1] Berger RA. The anatomy and basic biomechanics of the wrist joint[J]. J Hand Ther, 1996, 9(2):84-93.

[2] Stuchin SA. Wrist anatomy[J]. Hand Clin, 1992, 8(4):603-609.

[3] Sölveborn SA, Olerud C. Radial epicondylalgia (tennis elbow): measurement of range of motion of the wrist and the elbow[J]. J Orthop Sport Phys, 1996, 23(4):251-257.

[4] Ienaga N, Fujita K, Koyama T, et al. Development and user evaluation of a smartphone-based system to assess range of motion of wrist joint[J]. J Hand Surg Glob Online, 2020, 2(6):339-342.

[5] Brumfield RH, Champoux JA. A biomechanical study of normal functional wrist motion[J]. Clini Orthop Relat Res, 1984, 187:23-25.

[6] Palmer AK, Werner FW, Murphy D, et al. Functional wrist motion: a biomechanical study[J]. J Hand Surg Am, 1985, 10(1):39-46.

[7] Nadeem M, Loss J G, Li Z, et al. Ulnar extension coupling in functional wrist kinematics during hand activities of daily living[J]. J Hand Surg, 2022, 47(2):181-187.

[8] Brand RA, Mont MA, Manring MM. Biographical sketch: Themistocles Gluck(1853-1942)[J]. Clin Orthop Relat Res, 2011: 469(6), 1525-1527.

[9] Swanson AB, de Groot Swanson G, Maupin BK. Flexible implant arthroplasty of the radiocarpal joint. Surgical technique and long-term study[J]. Clin Orthop Relat Res, 1984, 187:94-106.

[10] Jolly SL, Ferlic DC, Clayton ML, et al. Swanson silicone arthroplasty of the wrist in rheumatoid arthritis: a long-term follow-up[J]. J Hand Surg, 1992, 17(1):142-149.

[11] Allieu Y. Development of surgical indications in the treatment of rheumatoid wrist. Report on experience based on 603 surgical cases, 1968-1994[J]. Ann Chir Main Memb Surper, 1997, 16(3):179-197.

[12] Schill S, Thabe H, Mohr W. Long-term outcome of Swanson prosthesis management of the rheumatic wrist joint[J]. Handchir Mikrochir Plast Chir, 2001, 33(3):198-206.

[13] Costi J, Krishnan J, Pearcy M. Total wrist arthroplasty: a quantitative review of the last 30 years [J]. J Orthop Sport Phys, 1998, 25: 451-458.

[14] Boeckstyns MEH. Wrist arthroplasty--a systematic review[J]. Danish Med J, 2014, 61(5):A4834.

[15] Gschwend N, Scheier H. The GSB (Gschwend-Scheier-Bähler) wrist-joint arthroplasty[J]. Aktuelle Probl Chir Orthop, 1977, 2:58-65.

[16] Meuli HC. Meuli total wrist arthroplasty[J]. Clin Orthopa Relat Res, 1984, 187:107-111.

[17] Vogelin E, Nagy L. Fate of failed Meuli total wrist arthroplasty[J]. J Hand Surg(Edinburgh, Scotland), 2003, 28(1):61-68.

[18] Beckenbaugh RD, Linscheid RL. Total wrist arthroplasty: a preliminary report[J]. Case Reports, 1977, 2: 337-344.

[19] Schmidt A, Soukup P. Experiences with the Meuli total endoprosthesis of the wrist joint in patients

with chronic polyarthritis[J]. Beitr Orthop Traumatol, 1990, 37(1):47-51.

[20] Minami M, Kato S, Hirachi K, et al. A total wrist arthroplasty in rheumatoid arthritis: a case followed for 24 years[J]. Mod Rheumatol, 2004, 14(6):488-493.

[21] Summers B, Hubbard M J. Wrist joint arthroplasty in rheumatoid arthritis: a comparison between the Meuli and Swanson prostheses[J]. Comparative Study, 1984, 9(2):171-176.

[22] Strunk S, Bracker W. Wrist joint arthroplasty: results after 41 prostheses[J]. Handchir Mikrochir Plast Chir, 2009, 41(3):141-147.

[23] Dennis DA, Ferlic DC, Clayton ML. Volz total wrist arthroplasty in rheumatoid arthritis: a long-term review[J]. J Hand Surg, 1986, 11(4):483-490.

[24] Menon J. Total wrist replacement using the modified Volz prosthesis[J]. J Bone Joint Surg Am, 1987, 69(7):998-1006.

[25] Bosco JAR, Bynum DK, Bowers WH. Long-term outcome of Volz total wrist arthroplasties[J]. J Arthroplasty, 1994, 9(1):25-31.

[26] Lorei MP, Figgie MP, Ranawat CS, et al. Failed total wrist arthroplasty. Analysis of failures and results of operative management[J]. Clin Orthop Relat Res, 1997, 342:84-93.

[27] Ekroth SR, Werner FW, Palmer AK. Case report of long-term results of biaxial and volz total wrist arthroplasty[J]. J Wrist Surg, 2012, 1(2):177-178.

[28] Nair R. Past, present, and future in total wrist arthroplasty: a perspective[J]. Curr Orthop Pract, 2015, 26(3):318-319.

[29] Figgie HER, Ranawat CS, Inglis AE, et al. Preliminary results of total wrist arthroplasty in rheumatoid arthritis using the Trispherical total wrist arthroplasty[J]. J Arthroplasty, 1988, 3(1):9-15.

[30] Figgie MP, Ranawat CS, Inglis AE, et al. Trispherical total wrist arthroplasty in rheumatoid arthritis[J]. J Hand Surg, 1990, 15(2):217-223.

[31] Kraay MJ, Figgie MP. Wrist arthroplasty with the trispherical total wrist prosthesis[J]. Semin in Arthroplasty, 1995, 6(1):37-43.

[32] O'Flynn HM, Rosen A, Weiland AJ. Failure of the hinge mechanism of a trispherical total wrist arthroplasty: a case report and review of the literature[J]. Case Reports. 1999, 24(1):156-160.

[33] Rettig ME, Beckenbaugh RD. Revision total wrist arthroplasty[J]. J H and Surg, 1993, 18(5):798-804.

[34] Lirette R, Kinnard P. Biaxial total wrist arthroplasty in rheumatoid arthritis[J]. Can J Surg, 1995, 38(1):51-53.

[35] Cobb TK, Beckenbaugh RD. Biaxial long-stemmed multipronged distal components for revision/bone deficit total-wrist arthroplasty[J]. J Hand Surg, 1996, 21(5):764-770.

[36] Courtman NH, Sochart DH, Trail I A, et al. Biaxial wrist replacement. Initial results in the rheumatoid patient[J]. J Hand Surg (Edinburgh, Scotland), 1999, 24(1):32-34.

[37] Takwale VJ, Nuttall D, Trail IA, et al. Biaxial total wrist replacement in patients with rheumatoid arthritis. Clinical review, survivorship and radiological analysis[J]. J Bone Joint Surg Br, 2002, 84(5):692-699.

[38] Rizzo M, Beckenbaugh RD. Results of biaxial total wrist arthroplasty with a modified (long) metacarpal stem[J]. J Hand Surg Am, 2003, 28(4): 577-584.

[39] Stegeman M, Rijnberg WJ, van Loon CJM. Biaxial total wrist arthroplasty in rheumatoid arthritis. Satisfactory functional results[J]. Rheumatol Int 2005, 25(3): 191-194.

[40] Harlingen DV, Heesterbeek PJC, J de Vos M. High rate of complications and radiographic loosening of the biaxial total wrist arthroplasty in rheumatoid arthritis: 32 wrists followed for 6(5-8)years[J].

Acta Orthop, 2011, 82(6):721-726.

[41] Menon J. Universal total wrist implant: experience with a carpal component fixed with three screws[J]. J Arthroplasty, 1998, 13(5):515-523.

[42] Divelbiss BJ, Sollerman C, Adams BD. Early results of the Universal total wrist arthroplasty in rheumatoid arthritis[J]. J Hand Surg Am, 2002, 27(2): 195-204.

[43] Ward CM, Kuhl T, Adams BD. Five to ten-year outcomes of the Universal total wrist arthroplasty in patients with rheumatoid arthritis[J]. J Bone Joint Surg Am, 2011, 93(10):914-919.

[44] Chevrollier J, Strugarek-Lecoanet C, Dap F, et al. Results of a unicentric series of 15 wrist prosthesis implantations at a 5. 2 year follow-up[J]. Acta Orthop Belg, 2016, 82(1):31-42.

[45] Zijlker HJA, Ritt MJPF, Beumer A. Fourth-generation total wrist arthroplasty: a systematic review of clinical outcomes[J]. J Wrist Surg, 2022, 11(5):456-464.

[46] Reigstad O, Lütken T, Grimsgaard C, et al. Promising one- to six-year results with the Motec wrist arthroplasty in patients with post-traumatic osteoarthritis[J]. J Bone Joint Surg Br, 2012, 94(11):1540-1545.

[47] Giwa L, Siddiqui A, Packer G. Motec wrist arthroplasty: 4 years of promising results[J]. J Hand Surg-Asian-Pacific, 2018, 23(3):364-368.

[48] Holm-Glad T, Røkkum M, Röhrl SM, et al. A randomized controlled trial comparing two modern total wrist arthroplasties : improved function with stable implants, but high complication rates in non-rheumatoid wrists at two years[J]. Bone Joint J, 2022, 104-B(10):1132-1141.

[49] Karjalainen T, Pamilo K, Reito A. Implant failure after Motec wrist joint prosthesis due to failure of ball and socket-type articulation-two patients with adverse reaction to metal debris and polyether ether ketone[J]. J Hand Surg Am, 2018, 43(1): 1044e1-1044e4.

[50] Zijlker H, Berkhout MJ, Ritt M, et al. Universal Ⅱ total wrist arthroplasty for the salvage of failed Biaxial total wrist arthroplasty[J]. J Hand Surg Eur Vol, 2019, 44(6):614-619.

[51] Gislason MK, Foster E, Bransby-Zachary M, et al. Biomechanical analysis of the Universal Ⅱ implant in total wrist arthroplasty: a finite element study[J]. Comput Methods Biomech Biomed Engin, 2017, 20(10):1113-1121.

[52] Morapudi SP, Marlow WJ, Withers D, et al. Total wrist arthroplasty using the Universal Ⅱ prosthesis[J]. J Orthop Surg (Hong Kong), 2012, 20(3):365-368.

[53] Martínez VG, Rodríguez NL. Universal Ⅱ™ total wrist arthroplasty: A single-surgeon 6. 5-year follow-up study of 22 prostheses[J]. Hand Surg Rehabil, 2021, 40(4):413-419.

[54] Gendera H, Chandrasegaram-Shanmuganathan S, Walbeehm R, et al. Medium term outcomes of the Universal Ⅱ total wrist arthroplasty in patients with degenerative or posttraumatic osteoarthritis of the wrist[J]. Acta Orthop Belg, 2020, 86(3):549-554.

[55] Pfanner S, Munz G, Guidi G, et al. Universal Ⅱ Wrist Arthroplasty in Rheumatoid Arthritis[J]. J Wrist Surg, 2017, 6(3):206-215.

[56] Badge R, Kailash K, Dickson DR, et al. Medium-term outcomes of the Universal-2 total wrist arthroplasty in patients with rheumatoid arthritis[J]. Bone Joint J, 2016, 98-B(12):1642-1647.

[57] Zijlker H J A, Berkhout M J, Ritt MJPF, et al. Universal Ⅱ total wrist arthroplasty for the salvage of failed Biaxial total wrist arthroplasty [J]. J Hand Surg-Eur Vol, 2019, 44(6):614-619.

[58] Kandemir G, Smith S, Schmidt I, et al. Explant analysis of a Maestro™ wrist prosthesis and calculation of its lubrication regime[J]. J Mech Behav Biomed Mater, 2020, 110:103933.

[59] Yeoh D, Tourret L. Total wrist arthroplasty: a systematic review of the evidence from the last 5

years[J]. J Hand Surg-Eur Vol, 2015, 40(5):458-468.
[60] Yeoh D, Tourret L. Total wrist arthroplasty: a systematic review of the evidence from the last 5 years[J]. J Hand Surg Eur Vol, 2015, 40(5):458-468.
[61] Schmidt I. Can total wrist arthroplasty be an option for treatment of highly comminuted distal radius fracture in selected patients? Preliminary experience with two cases[J]. Case Rep Orthop, 2015, 2015:380935.
[62] Sagerfors M, Gupta A, Brus O, et al. Total wrist arthroplasty: a single-center study of 219 cases with 5-year follow-up[J]. J Hand Surg, 2015, 40(12):2380-2387.
[63] Bidwai AS, Cashin F, Richards A, et al. Short to medium results using the remotion total wrist replacement for rheumatoid arthritis[J]. Hand Surg, 2013, 18(2):175-178.
[64] Fischer P, Sagerfors M, Jakobsson H, et al. Total wrist arthroplasty: a 10-year follow-up[J]. J Hand Surg Am, 2020, 45(8):780-781.
[65] Froschauer SM, Zaussinger M, Hager D, et al. Re-motion total wrist arthroplasty: 39 non-rheumatoid cases with a mean follow-up of 7 years[J]. J Hand Surg-Eur Vol, 2019, 44(9):946-950.
[66] Rossello MI, Zotta I, Rossello C, et al. Total wrist arthroplasty with integra freedom(®) implants: a pilot study with a new evaluation system[J]. Indian J Orthop, 2022, 56(6):1040-1047.
[67] Herzberg G, Boeckstyns M, Sorensen AI, et al. “Remotion” total wrist arthroplasty: preliminary results of a prospective international multicenter study of 215 cases[J]. J Wrist Surg, 2012, 1(1):17-22.
[68] Kennedy JW, Ross A, Wright J, et al. Universal Ⅱ total wrist arthroplasty: high satisfaction but high complication rates[J]. J Hand Surg-Eur Vol, 2018, 43(4):375-379.
[69] Yeoh D, Tourret L. Total wrist arthroplasty: a systematic review of the evidence from the last 5 years[J]. J Hand Surg-Eur Vol, 2015, 40(5):458-468.
[70] Damert HG. Total wrist arthroplasty-a review[J]. Orthopade, 2019, 48(5):402-412.
[71] Srnec JJ, Wagner ER, Rizzo M. Total wrist arthroplasty. [J]. JBJS Rev, 2018, 6(6):e9.
[72] Elbuluk AM, Milone MT, Capo JT, et al. Trends and Demographics in the utilization of total wrist arthroplasty[J]. Hand Surg-Asian-Pacific, 2018, 23(4):501-505.
[73] Boeckstyns MEH, Herzberg G, Merser S. Favorable results after total wrist arthroplasty: 65 wrists in 60 patients followed for 5–9 years[J]. Acta Orthop, 2013, 84(4):415-419.
[74] Herzberg G, Merlini L, Burnier M. Hemi-arthroplasty for distal radius fracture in the independent elderly[J]. Orthop Traumatol Surg Res, 2017, 103(6):915-918.
[75] Froschauer S M, Holzbauer M, Hager D, et al. Proximal row carpectomy with total scapoidectomy vs. conventional carpal resection for ReMotion total wrist arthroplasty[J]. J Clin Med, 2021, 10(9).
[76] Zhu XM, Perera E, Gohal C, et al. A systematic review of outcomes of wrist arthrodesis and wrist arthroplasty in patients with rheumatoid arthritis[J]. J Hand Surg-Eur Vol, 2021, 46(3):297-303.
[77] Reigstad O, Holm-Glad T, Bolstad B, et al. Five- to 10-year prospective follow-up of wrist arthroplasty in 56 nonrheumatoid patients[J]. J Hand Surg, 2017, 42(10):788-796.
[78] Akhbari B, Morton AM, Shah KN, et al. In vivo articular contact pattern of a total wrist arthroplasty design[J]. J Biomech, 2021, 121:110420.
[79] Brumfield RH, Champoux JA. A biomechanical study of normal functional wrist motion[J]. Clin Orthop Relat Res, 1984, 187: 23-25.
[80] Rodríguez-Nogué L, Martínez-Villén G. Total wrist fusion versus total wrist prosthesis: a comparative study[J]. J Plast Surg Hand Surg, 2023, 57(1-6):466-470.

第10章　数字医学在人工腕关节置换中的应用

【摘要】笔者自主设计3D打印微孔钛人工腕关节，对32例晚期腕关节疾病患者进行个性化置换手术。手术前后评估结果显示，术后患者腕关节疼痛程度（VAS评分）显著减轻，握力增加，腕关节活动度（掌屈、桡偏、旋前及旋后）较术前明显改善。所有患者随访6～48个月，假体均无松动和脱位，患者满意度高。研究结果表明，自主设计的3D打印微孔钛人工腕关节可提供一个新的治疗选择，初期疗效显著，并具有良好的安全性，为晚期腕关节疾病的治疗提供了有价值的参考。

【关键词】腕假体；关节成形术；置换；3D打印微孔钛；人工腕关节

一、引言

腕关节严重损伤、重度类风湿性腕关节炎、重度腕关节骨性关节炎临床偶见，目前我国尚无上市的人工腕关节产品，处理方法主要是行腕关节融合术。国际上，欧美等国家目前主要的人工腕关节产品是第四代产品。笔者研究团队经过长期探索，自主设计了3D打印微孔钛人工腕关节，可实现个体化定制，并获得了专利证书。为评估我国自主设计的3D打印微孔钛人工腕关节临床疗效和安全性，经医院伦理委员会批准，我们进行了临床观察研究。

自2019年2月至2023年7月，笔者收治类风湿性腕关节炎16例，骨性腕关节炎12例，腕关节感染导致的腕关节骨缺损2例，外伤后导致的腕关节畸形融合1例，枪伤致腕关节开放性部分缺损1例，共32例。均采用个体化3D打印微孔钛人工腕关节置换术治疗，既保留了腕关节部分功能，同时又能有效防止腕关节假体松动及脱位。

二、病例选择标准

个体化的3D打印微孔钛人工腕关节置换术纳入标准：①类风湿性腕关节炎，骨性腕关节炎或腕关节畸形患者，疼痛明显，活动明显受限，或合并桡腕关节尺侧移位不稳定；②需要全腕关节融合，包括桡腕关节和腕中关节融合，对生活质量要求低的患者；③腕骨严重缺血性坏死，腕关节进行性塌陷患者；④一般情况良好，心、肝、肾、脑等脏器功能良好者。排除标准：①全身情况差伴有严重并发症者；②腕关节结核或化脓性感染者；③患者依从性差，术后无法配合相应的功能康复锻炼者。

三、一般资料

2019年2月至2023年7月，解放军联勤保障部队第九二〇医院全军创伤骨科研究所共有32例患者行个体化的3D打印微孔钛人工腕关节置换术。其中男性15例，女性17例，年龄21～69（45.88±11.61）岁。类风湿性腕关节炎16例，骨性腕关节炎12例，腕关节感染导致的腕关节骨缺损2例，外伤后导致的腕关节畸形融合1例，枪伤致腕关节开放性部分缺损1例，共32例。

四、个体化的3D打印微孔钛人工腕关节设计和生产

3D打印的微孔钛组配式全腕关节假体（图10-1），其特征在于：① 包括掌骨组件、球窝组件和桡骨组件。② 桡骨组件具有内凹主体和从主体的一侧延伸的杆件，杆件通有若干微孔。③ 球窝组件为沿球体其中一个截面截取的半球体，球窝组件底端可和桡骨组件的内凹主体配合，并以允许桡骨组件相对于球窝组件做旋转运动，从而允许手腕相对于前臂做旋转运动，球窝组件内部中间位置处设有凹槽，凹槽内设有卡槽。④ 掌骨组件具有腕骨主体和从主体的一侧延伸的圆柱状凸起块，凸起块外侧对称位置处接有两个凸起卡块，可插入到凹槽将掌骨组件固定在球窝组件上，旋转球窝组件可将卡块插入到凹槽内的卡槽中，从而将球窝组件和掌骨组件互相卡死，掌骨组件另一侧中间设有腕骨柄，掌骨组件上的腕骨柄两端分别设有两个螺钉固定槽，螺钉固定槽内部下端接有万向球，其上端接有螺孔，螺孔可接入与其配合的螺钉，螺钉下部分接有反向螺钉。临床上应用时，首先CT扫描双侧腕关节及前臂远端和掌骨，获得相关数据，然后交苏州微创公司，笔者指导公司各生产了32个人工腕关节（图10-2），经生物力学测试合格后，交医院使用。

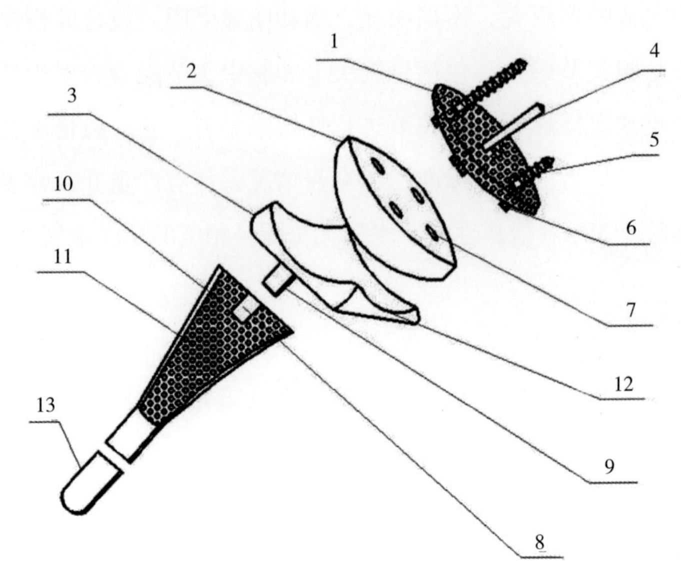

图 10-1 **人工腕关节示意图**

1. 掌骨组件；2. 球窝组件；3. 桡骨组件；4. 腕骨柄；5. 螺钉；6. 凸起块；7. 凹槽；8. 卡槽；9. 卡块；10. 杆件；11. 微孔；12. 内凹主体；13. 延长杆

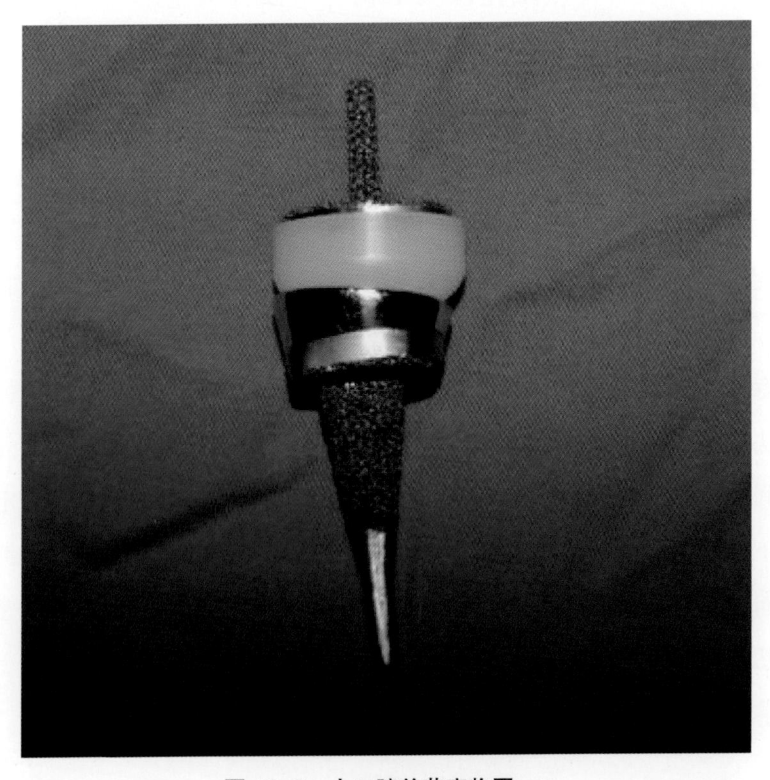

图 10-2 **人工腕关节实物图**

五、手术方法

全身麻醉或臂丛麻醉后，患肢用驱血带驱血，止血带固定止血。术前30分钟静脉滴氨甲环酸1g，头孢唑林1g。自第3掌骨基底，经桡骨李斯特结节向桡骨远端做一长约8cm切口，切开皮肤、皮下组织，将伸肌支持韧带从桡骨侧翻向尺骨侧，于桡骨背侧第三、第四伸肌鞘管间，在骨膜下向两侧锐性分开，将背侧腕关节囊自桡骨远端掀向掌骨基底。用咬骨钳咬除尺骨小头。将腕关节掌屈，以人工腕关节假体桡骨远端厚度为导板，标记桡骨远端截骨线，用骨膜剥离器保护好掌侧的肌腱和正中神经。用摆锯截除桡骨远端，用个体化的髓腔锉于桡骨远端插入髓腔进行扩髓。测量人工腕关节聚乙烯与掌骨组件的厚度，确定截除腕骨的厚度，划线标记后，用摆锯截除。从头状骨截面中心用电钻钻入第三掌骨髓腔，X线透视后确认，扩髓后打入腕骨柄，拧入两侧的固定螺丝钉。打入桡骨组件，将聚乙烯卡入人工关节的掌骨组件凸起块，复位人工腕关节，活动人工腕关节观察活动度情况，是否容易脱位等。透视检查人工腕关节位置是否正常，检查无误后逐层缝合术口。

六、术后处理

术后进行石膏固定2周，随后进行拆线并开始逐步康复锻炼。手术后，患者接受了静脉滴注头孢唑林1g，并口服迈之灵。考虑到患者腕背部仅有肌腱覆盖而无肌肉保护，容易导致水肿，早期治疗采用了卧床时抬高患肢的方法，后来改用切口疏松缝合及负压吸引（VSD）的方法，明显减轻了水肿症状，同时也显著改善了腕关节的活动度，取得了令人满意的疗效。

七、功能评价

术前、术后1、3、6个月及1、2、3、4年评估测量腕关节疼痛（VAS评分），腕关节活动度（掌屈、背伸、尺偏、桡偏、旋前、旋后），以及握力、腕关节X线片情况。

八、统计学分析

数据采用SPSS 26.0软件进行统计学分析，计量资料包括VAS评分，握力及腕关节活动度背伸、尺偏用（$\bar{x} \pm s$）表示，腕关节活动度掌屈、桡偏、旋前、旋后用M（P25，P75）表示，手术前后数据比较符合正态分布采用配对t检验，符合偏态分布采用配对资料比较的秩和检验。$P<0.05$为差异有统计学意义。

九、结果

患者均获随访，术后随访6～48个月。末次随访时：VAS评分由术前的（52.34 ± 17.64）分减少为（2.81 ± 3.80）分（$P<0.01$）；握力由术前的（8.13 ± 5.97）kg增加到术后（14.78 ± 5.62）kg（$P<0.01$）；腕关节活动度中掌屈、背伸、桡偏、旋前及旋后较术前明显改善（$P<0.05$），尺偏改善不明显（$P>0.05$）。关节假体均无松动及脱位，见表10–1。

表 10–1　**患者腕关节疼痛、握力及腕关节活动度情况**

时间	疼痛评分（分）	握力（kg）	腕关节活动度（°）					
			掌屈	背伸	尺偏	桡偏	旋前	旋后
术前	52.34 ± 17.64	8.13 ± 5.97	0.00（0.00，20.00）	32.34 ± 20.98	16.72 ± 8.76	0.00（0.00，10.00）	90.00（72.50，90.00）	90.00（80.00，90.00）
术后	2.81 ± 3.80	14.78 ± 5.62	20.00（10.00，10.00）	38.13 ± 17.31	17.81 ± 6.08	10.00（0.00，10.00）	90.00（80.00，90.00）	90.00（90.00，90.00）
t值 / Z值	16.805	7.254	–2.889	2.536	1.157	–2.449	–3.126	–2.539
P值	< 0.01	< 0.01	0.004	0.016	0.256	0.014	0.001	0.011

【典型病例1】

患者，男，60岁。桡舟关节炎，舟骨骨不连继发腕塌陷（图10–3）。后经个体化定制人工腕关节，行人工腕关节置换术后，腕关节活动度较术前明显改善（图10–4至图10–27）。

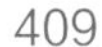

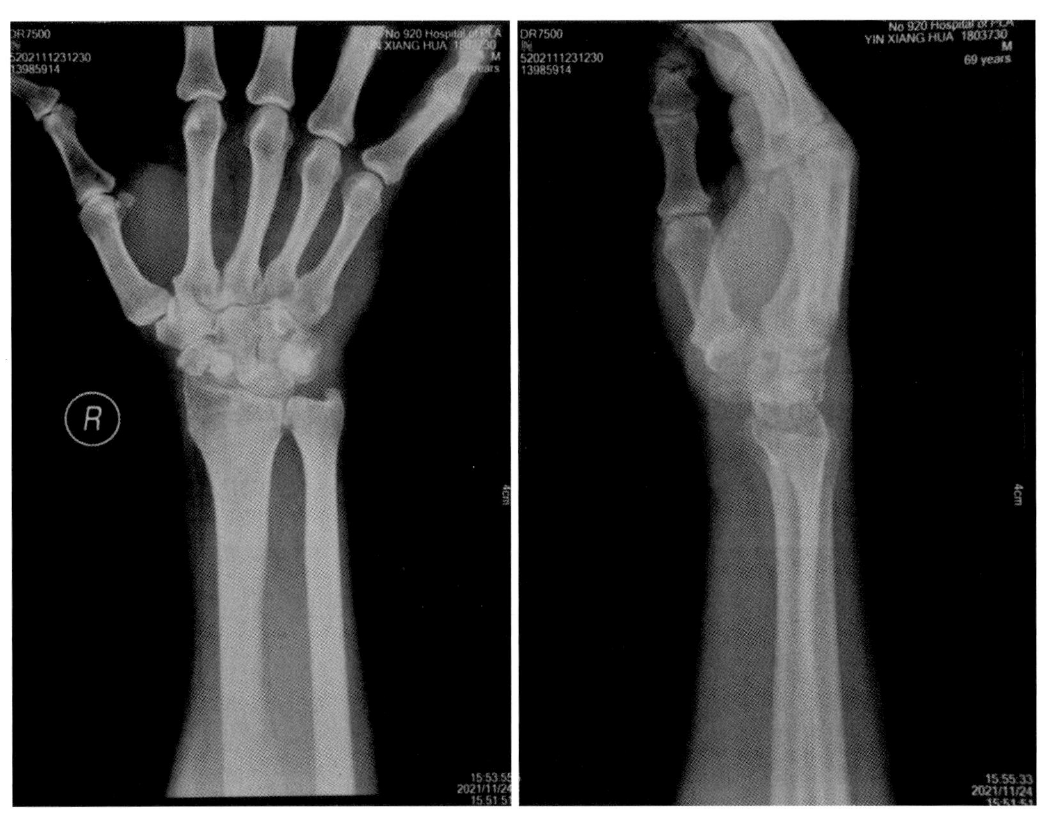

图 10-3　**术前腕关节 X 线片**

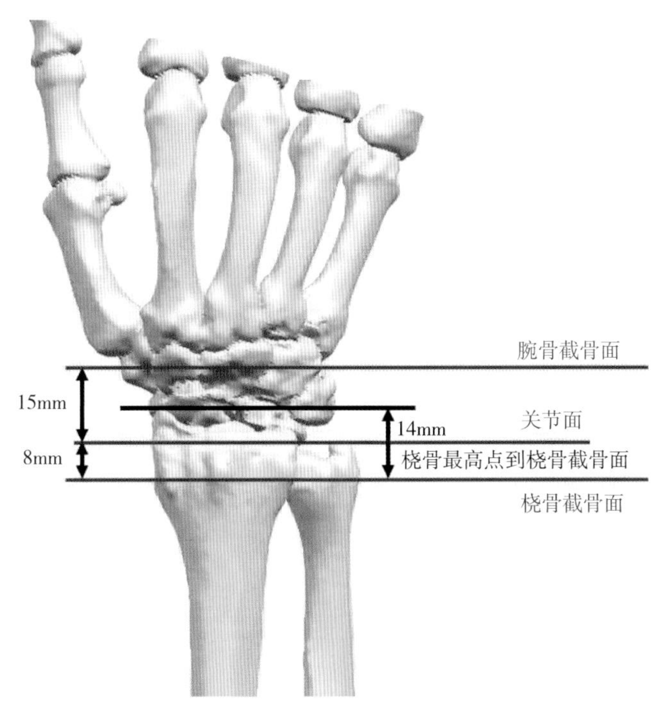

图 10-4　**术前设计截骨位置**

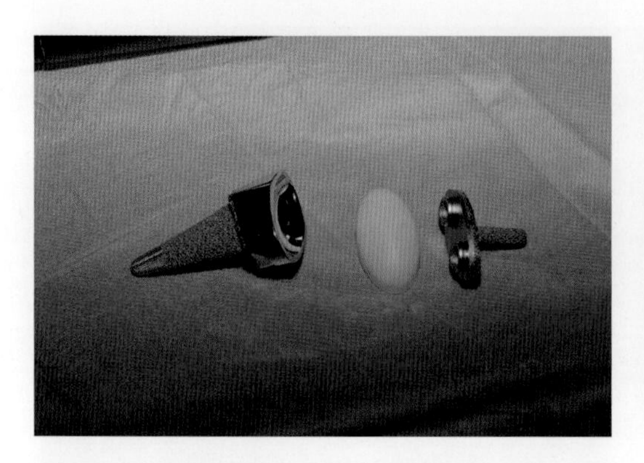

图 10-5 个体化设计 3D 打印微孔钛人工腕关节假体实物

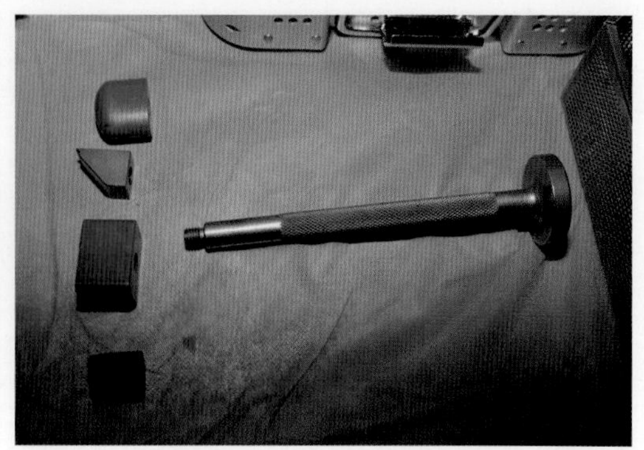

图 10-6 人工腕关节置入工具

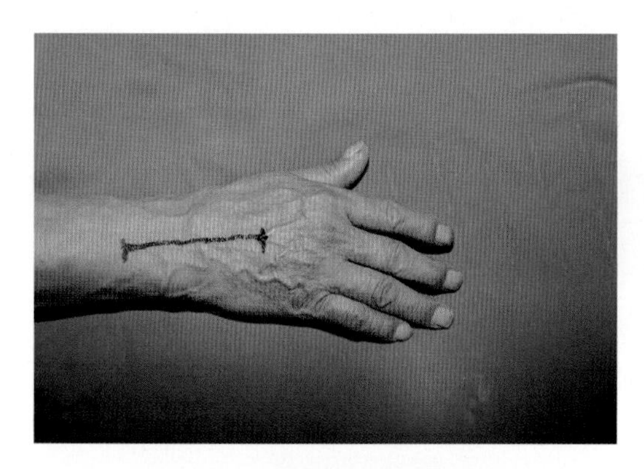

图 10-7 右手腕关节背侧切口

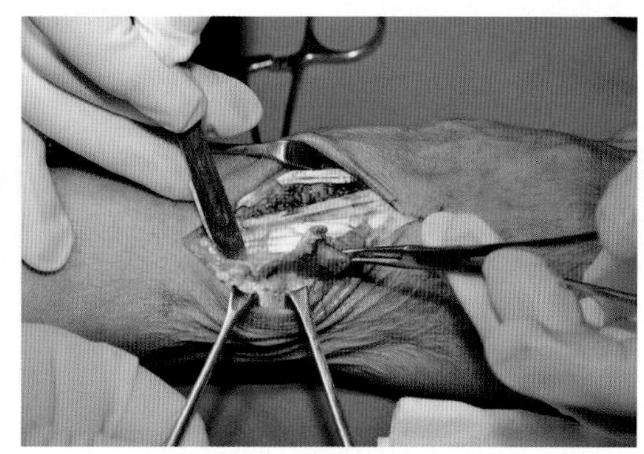

图 10-8 将腕关节背侧伸肌支持韧带翻向尺侧

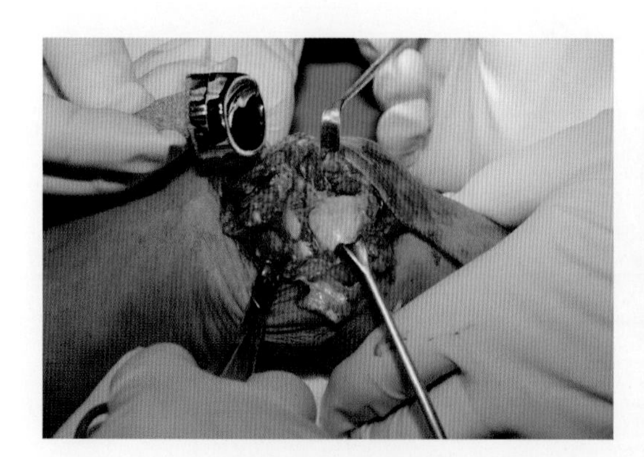

图 10-9 以人工腕关节假体桡骨远端的厚度来确定桡骨远端截骨厚度

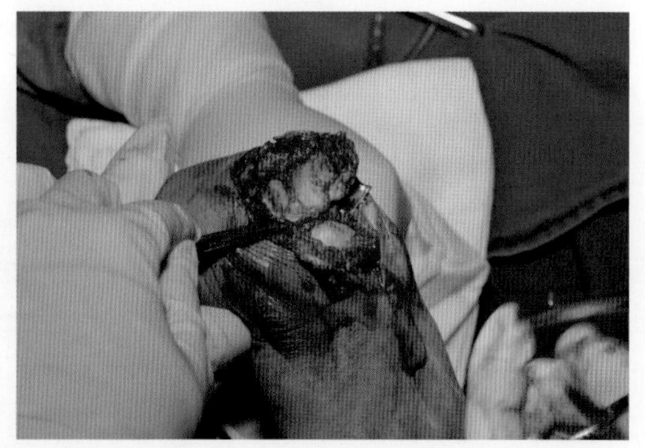

图 10-10 用止血钳插入桡骨远端掌侧，以保护桡骨远端掌侧的肌腱、神经和血管

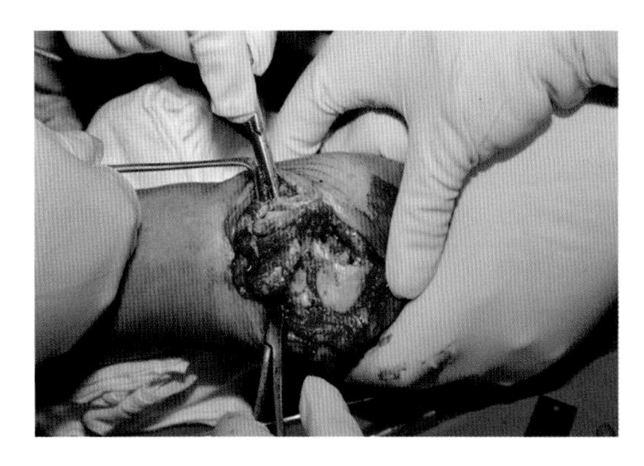

图 10–11　用电刀标记桡骨远端截骨线

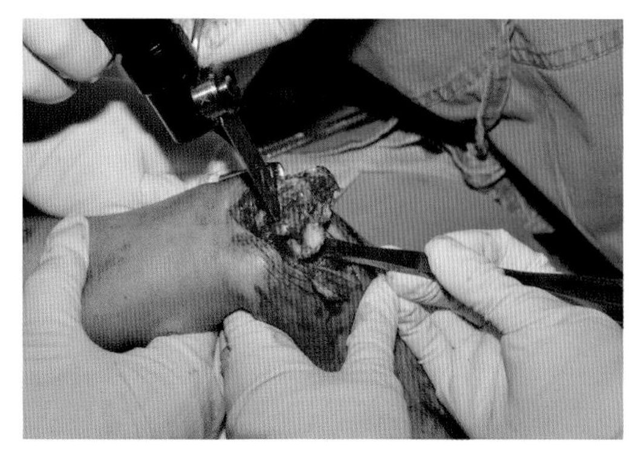

图 10–12　用摆锯截除桡骨远端

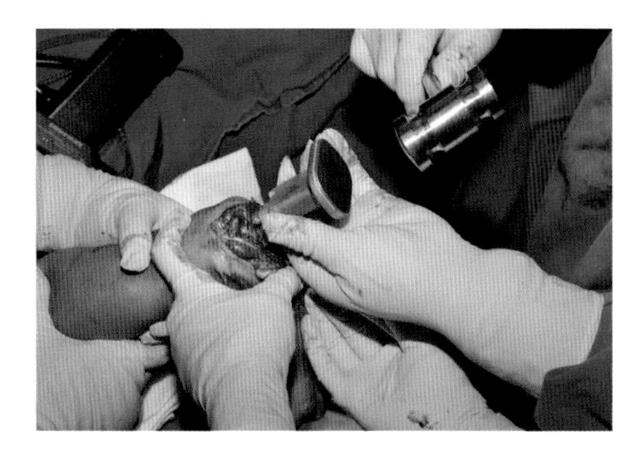

图 10–13　用髓腔锉扩桡骨远端髓腔

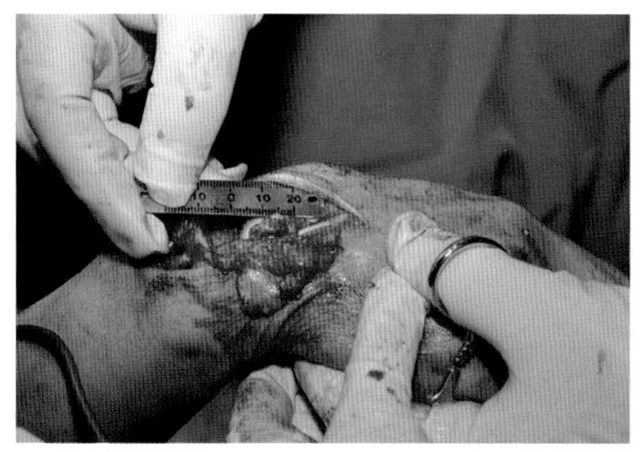

图 10–14　根据术前规划，用钢尺测量腕骨侧截骨位置

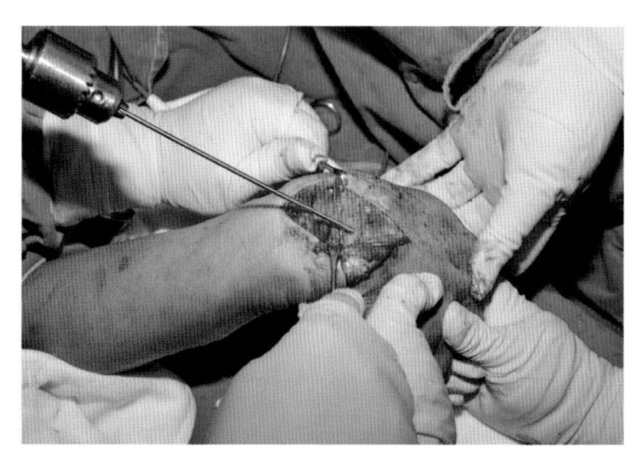

图 10–15　用 2.5mm 克氏针在截骨后的头状骨截面中心对准第 3 掌骨基底方向打入克氏针

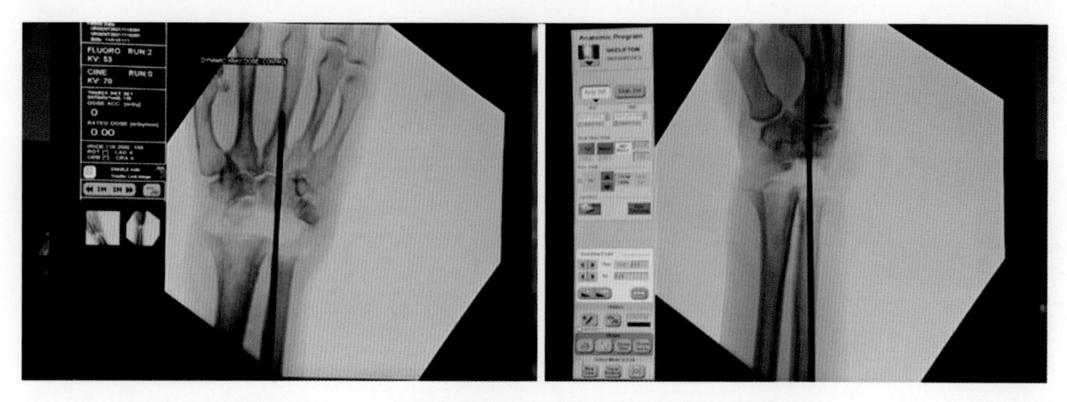

图 10-16 X 线正侧位透视证实克氏针打入第 3 掌骨基底

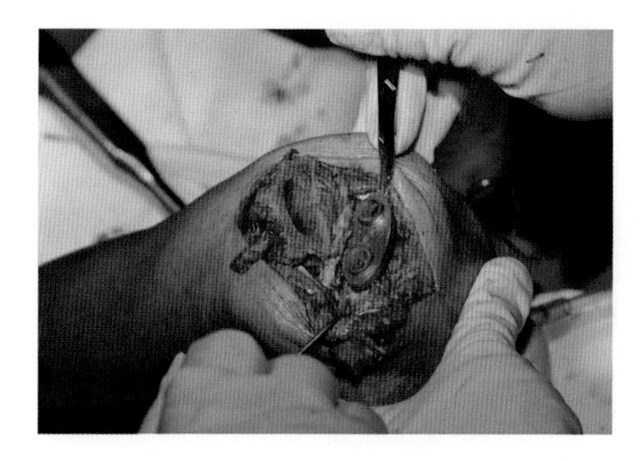

图 10-17 术中插入腕骨组件

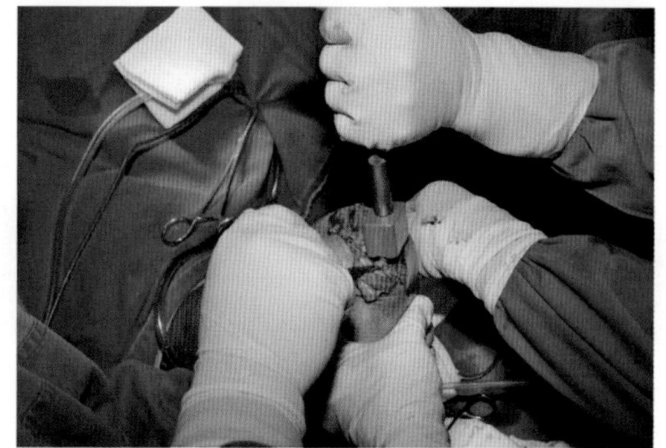

图 10-18 用打入器将腕骨组件打紧

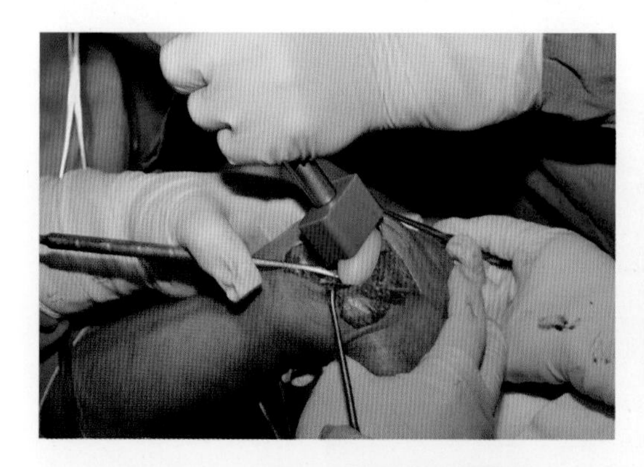

图 10-19 将聚乙烯压配至腕骨组件

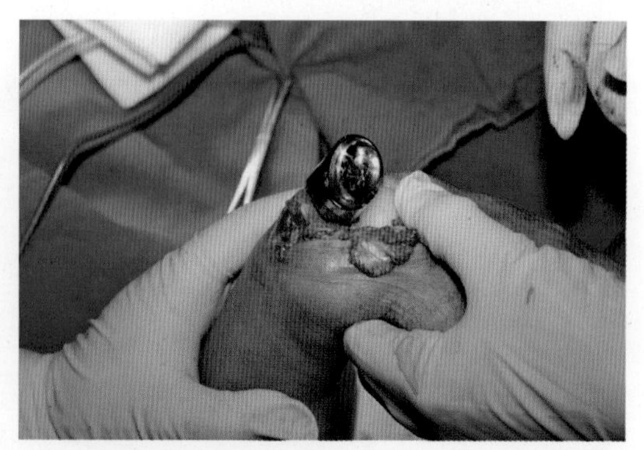

图 10-20 将桡骨组件打入桡骨髓腔

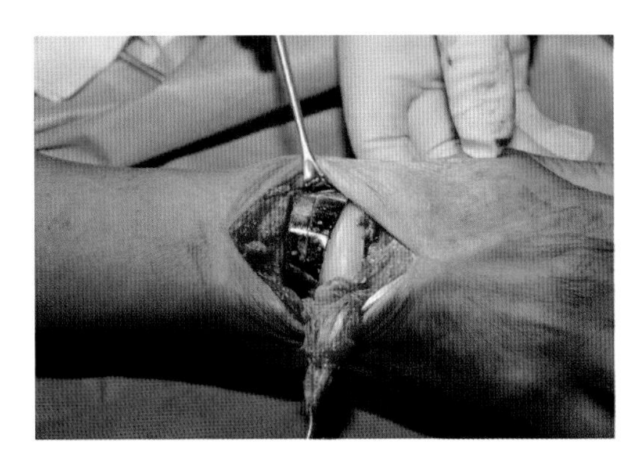

图 10-21　将腕关节聚乙烯复位后，准备缝合关节囊和伸肌支持韧带

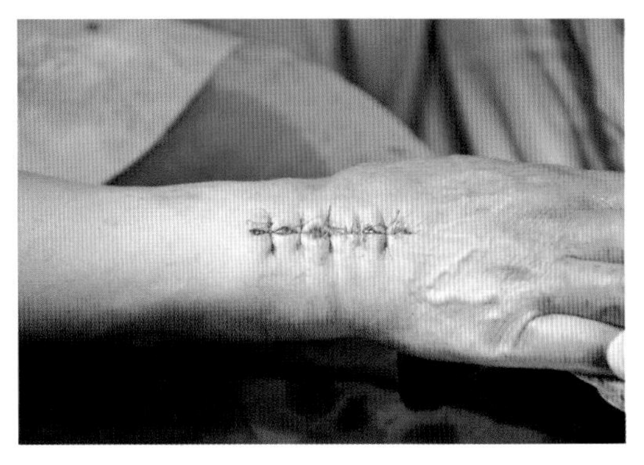

图 10-22　缝合切口

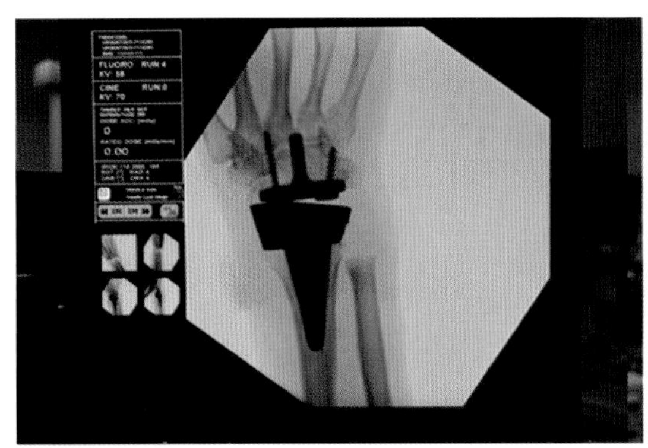

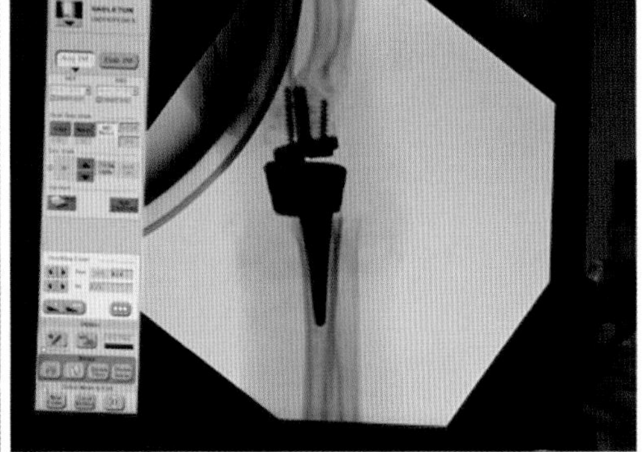

图 10-23　术中透视，正、侧位 X 线显示人工腕关节位置良好

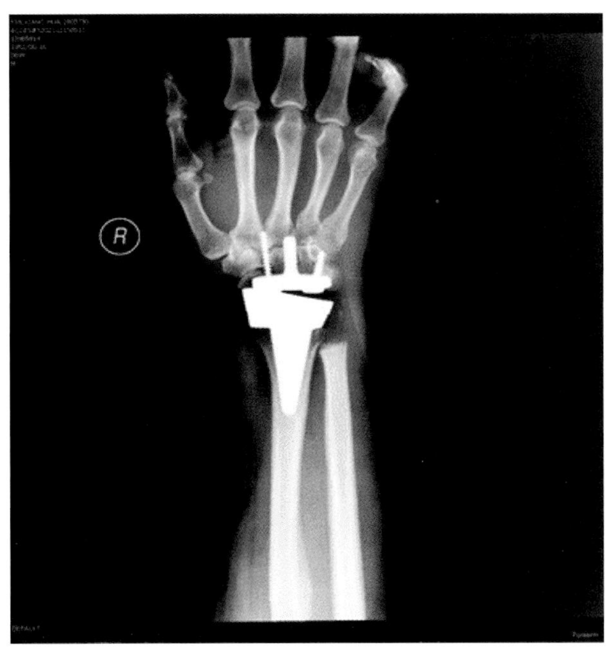

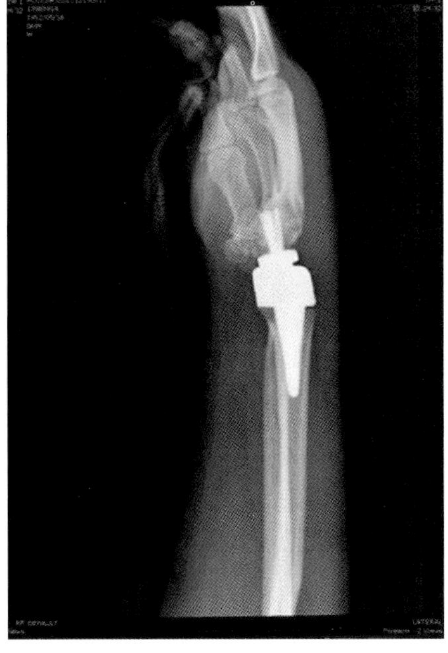

图 10-24　术后腕关节 X 线显示人工腕关节位置良好

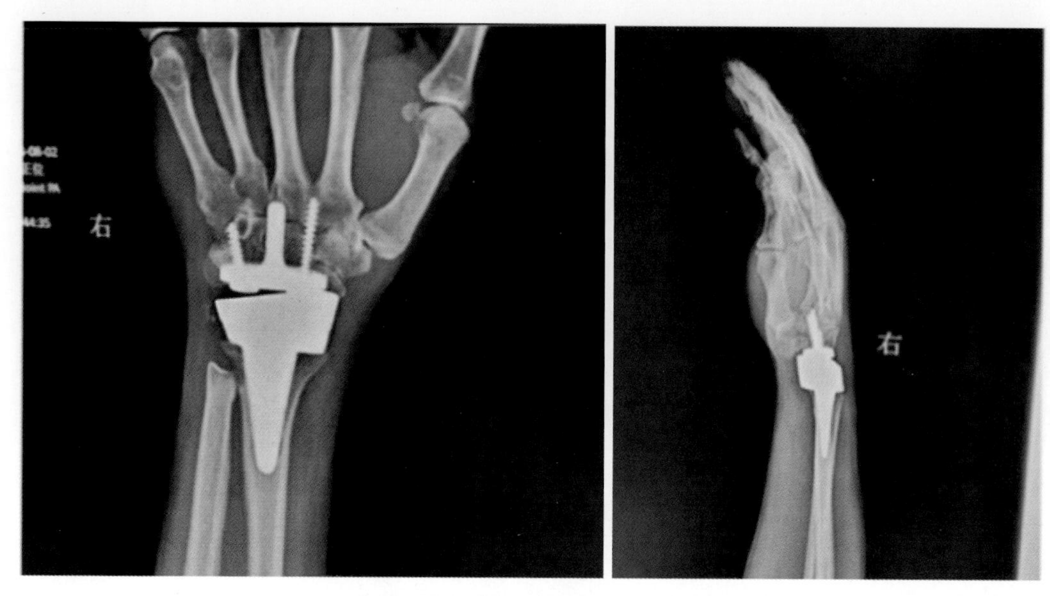

图 10-25 术后 2 年腕关节 X 线显示人工腕关节位置良好

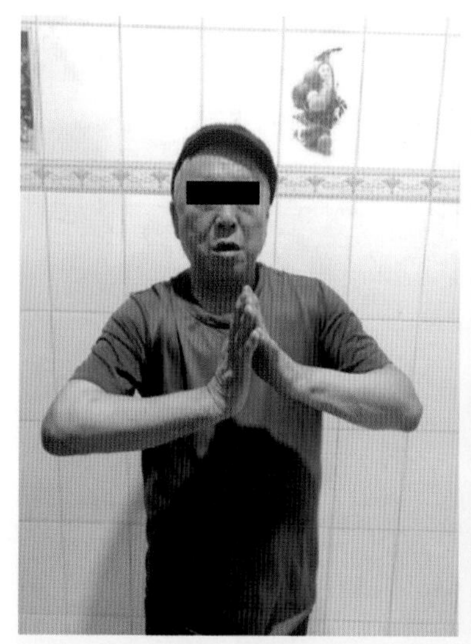

图 10-26 术后 2 年复查左腕关节背伸达 60°

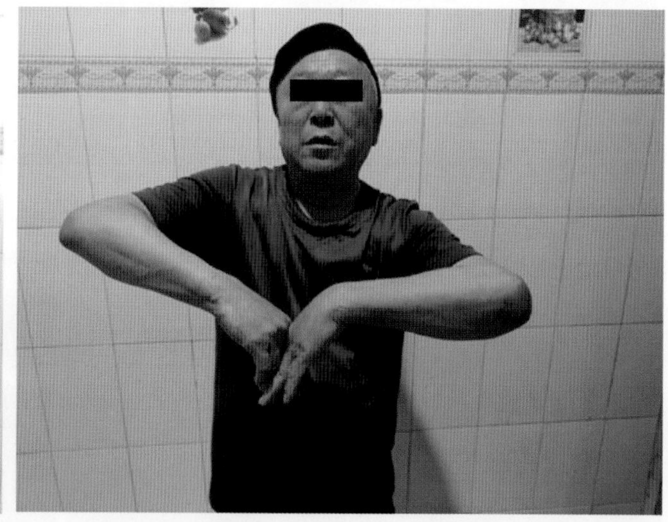

图 10-27 术后 2 年复查腕关节掌屈为 5°

【典型病例2】

患者，女，48岁。左腕关节骨性关节炎5年，疼痛持续加重伴功能受限（图10-28）。后经置入人工腕关节假体后，腕关节功能恢复良好（图10-28至图10-48）。

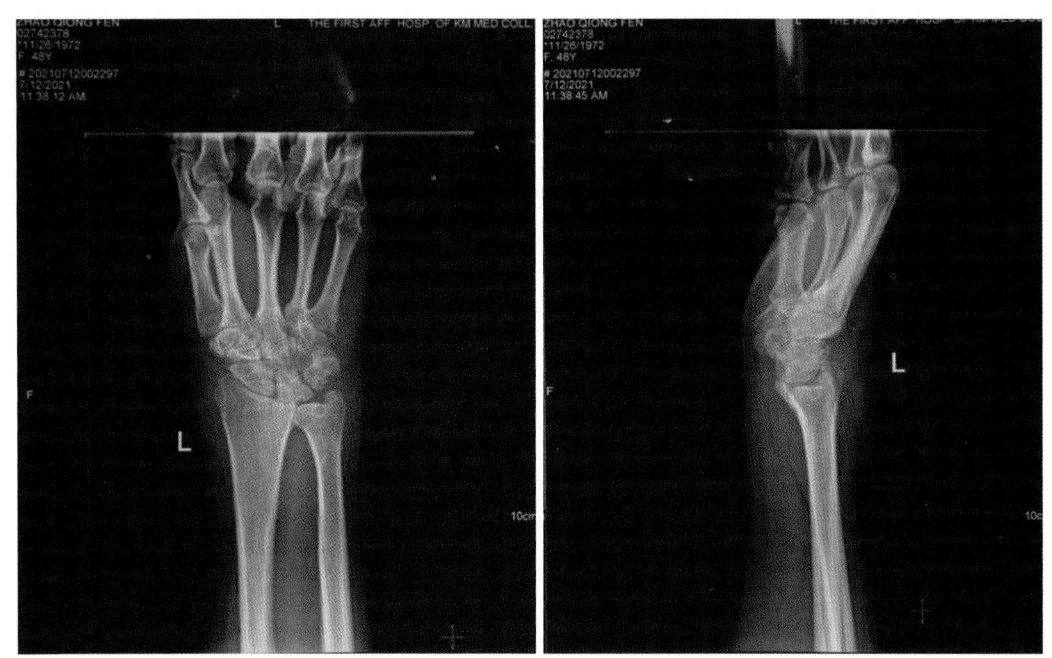

图 10-28　**术前腕关节 X 线显示各关节间隙明显变窄，毛糙**

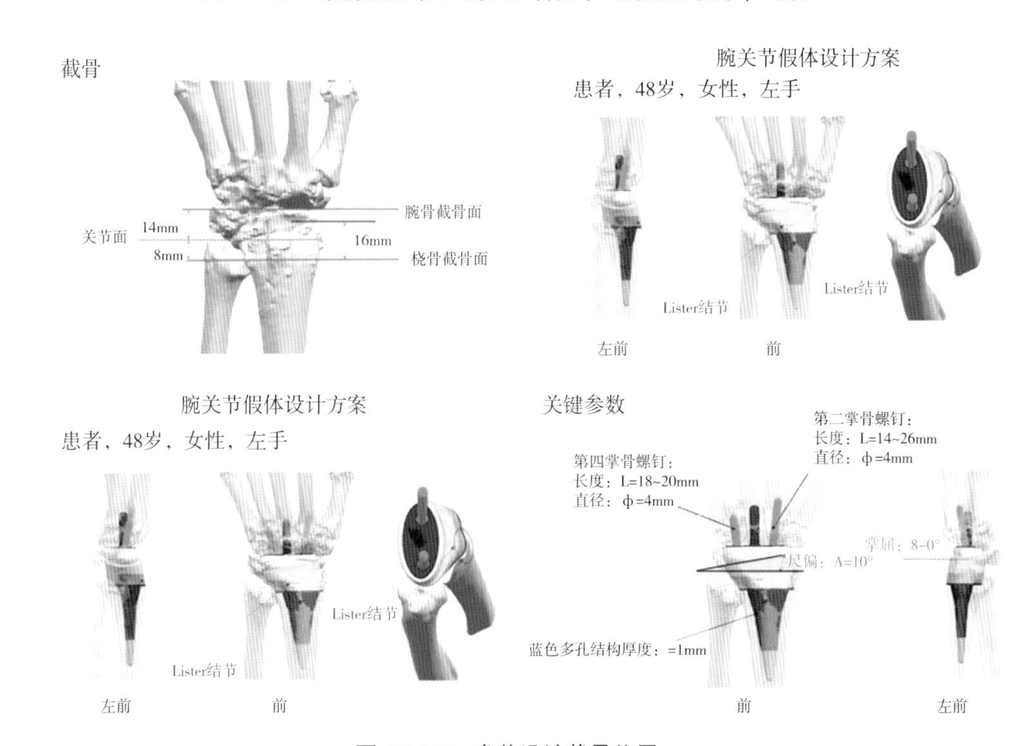

图 10-29　**术前设计截骨位置**

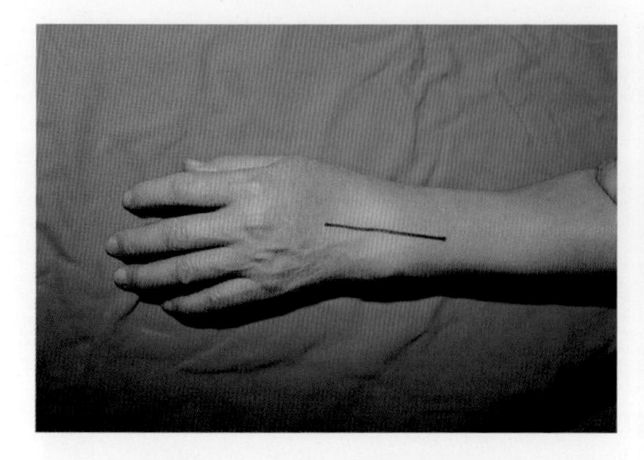

图 10-30 左手腕关节背侧切口

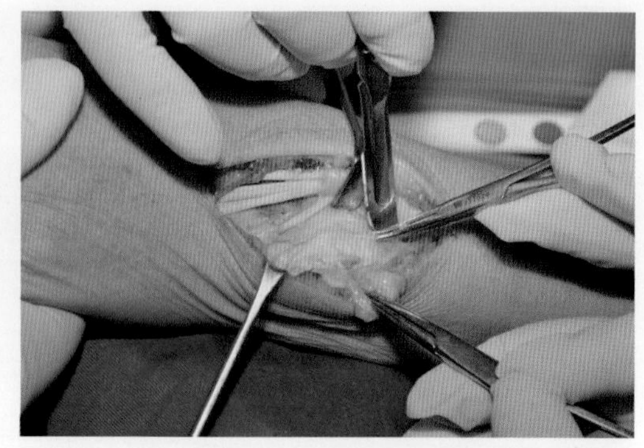

图 10-31 将腕关节背侧伸肌支持韧带翻向尺侧

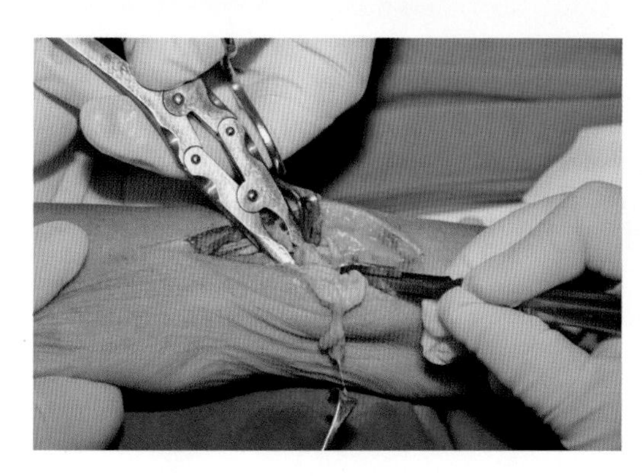

图 10-32 咬除尺骨小头

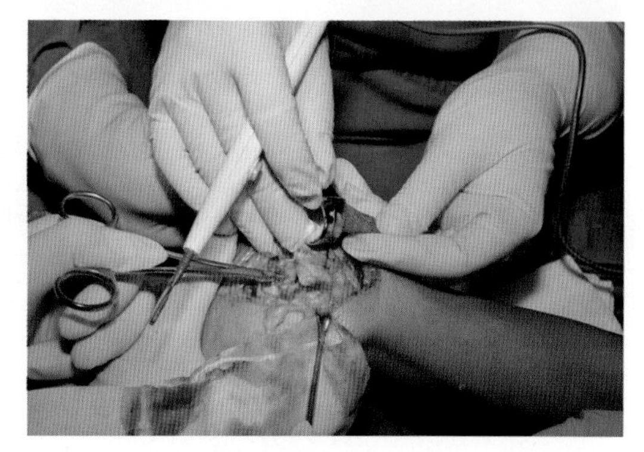

图 10-33 以人工腕关节假体桡骨远端的厚度来确定桡骨远端截骨厚度

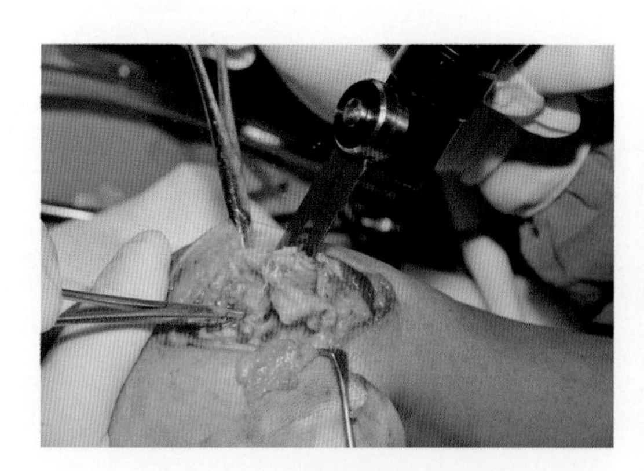

图 10-34 用摆锯截除桡骨远端

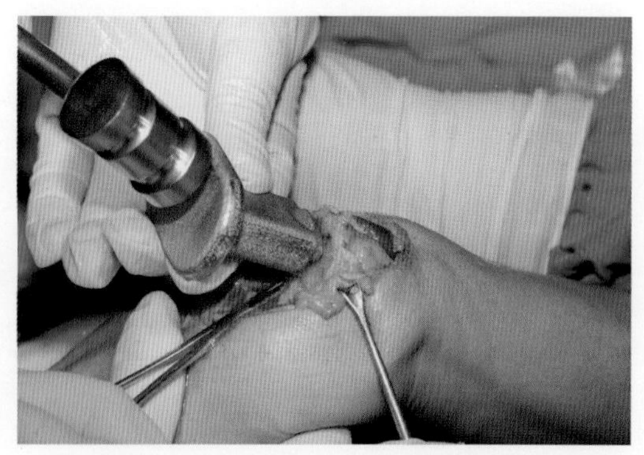

图 10-35 用髓腔锉扩桡骨远端髓腔

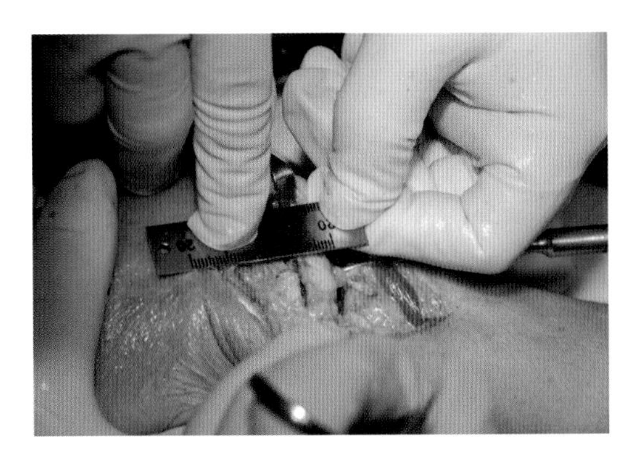

图 10-36　根据术前规划，用钢尺测量腕骨侧截骨位置

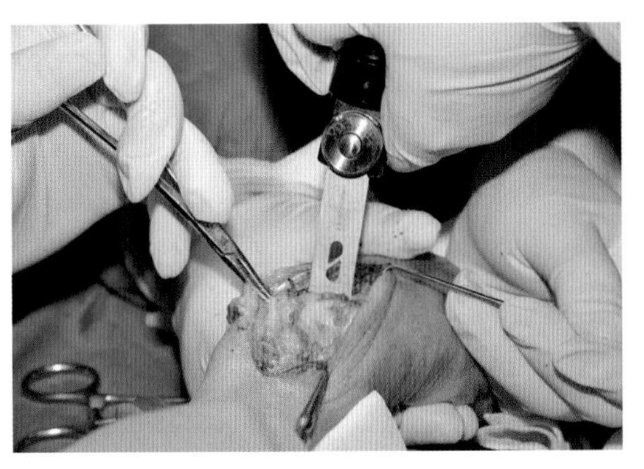

图 10-37　用摆锯截除腕骨近端

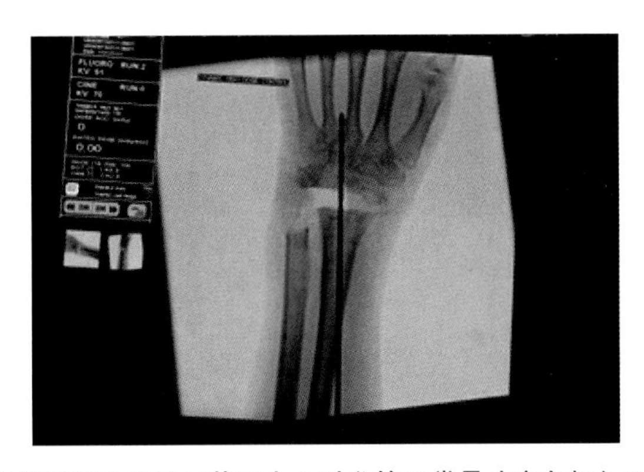

图 10-38　在截骨后的头状骨截面中心对准第 3 掌骨头方向打入 2.5mm 克氏针

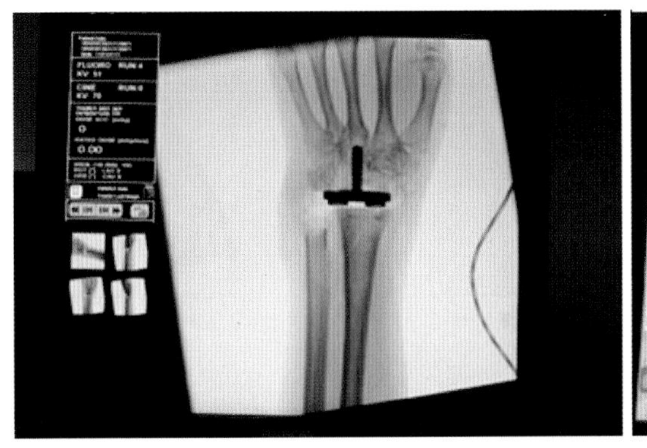

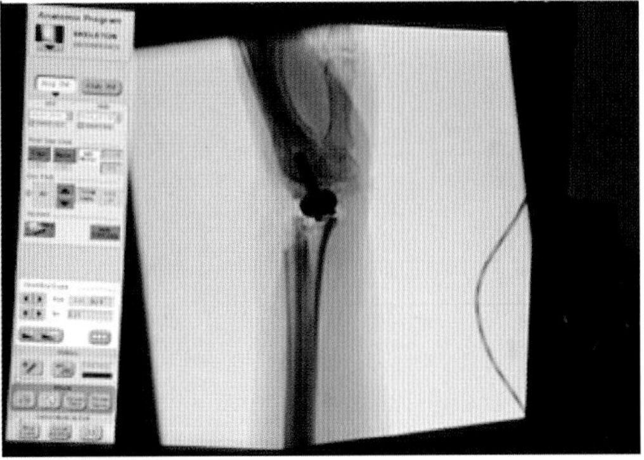

图 10-39　正、侧位透视证实克氏针打入第 3 掌骨基底

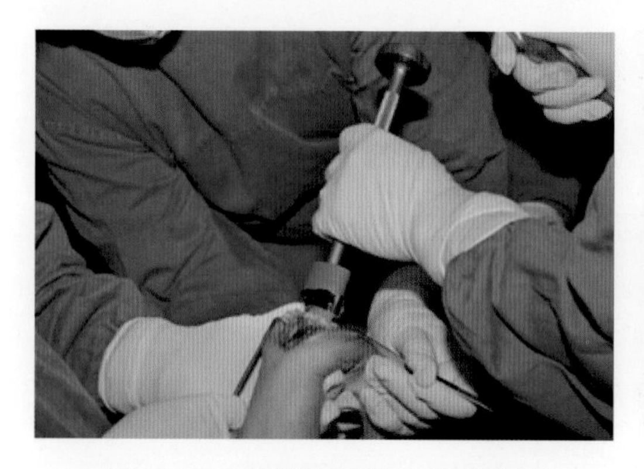

图 10-40 将桡骨组件打入桡骨髓腔

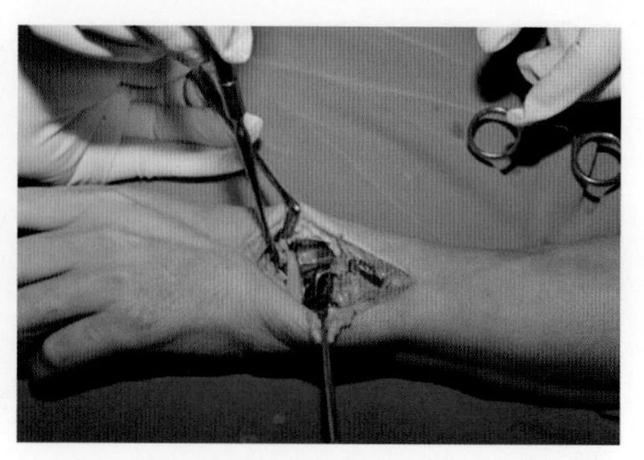

图 10-41 将腕关节聚乙烯复位后，位置良好

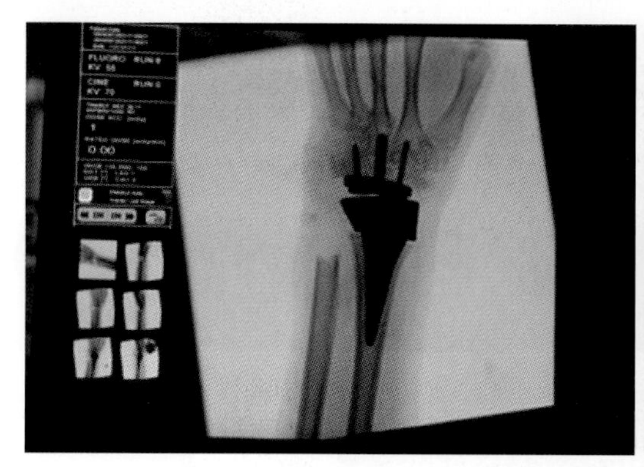

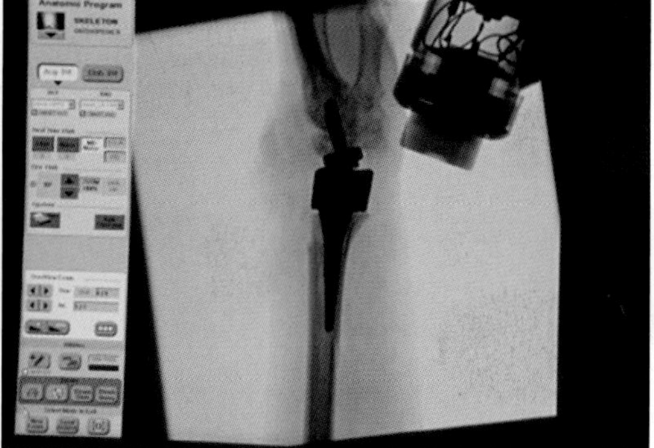

图 10-42 术中透视，正、侧位显示人工腕关节位置良好

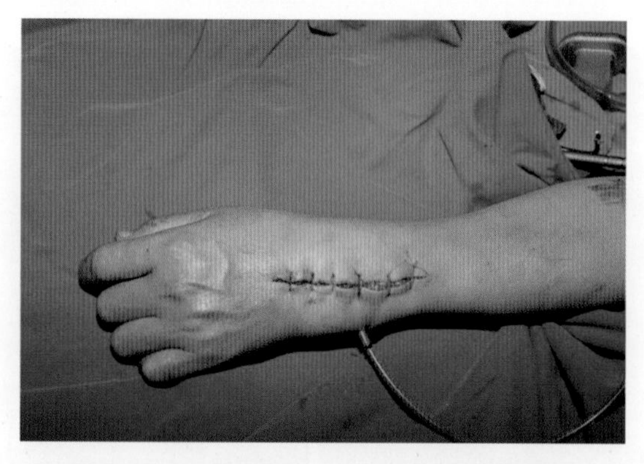

图 10-43 缝合切口，切口内放置引流管

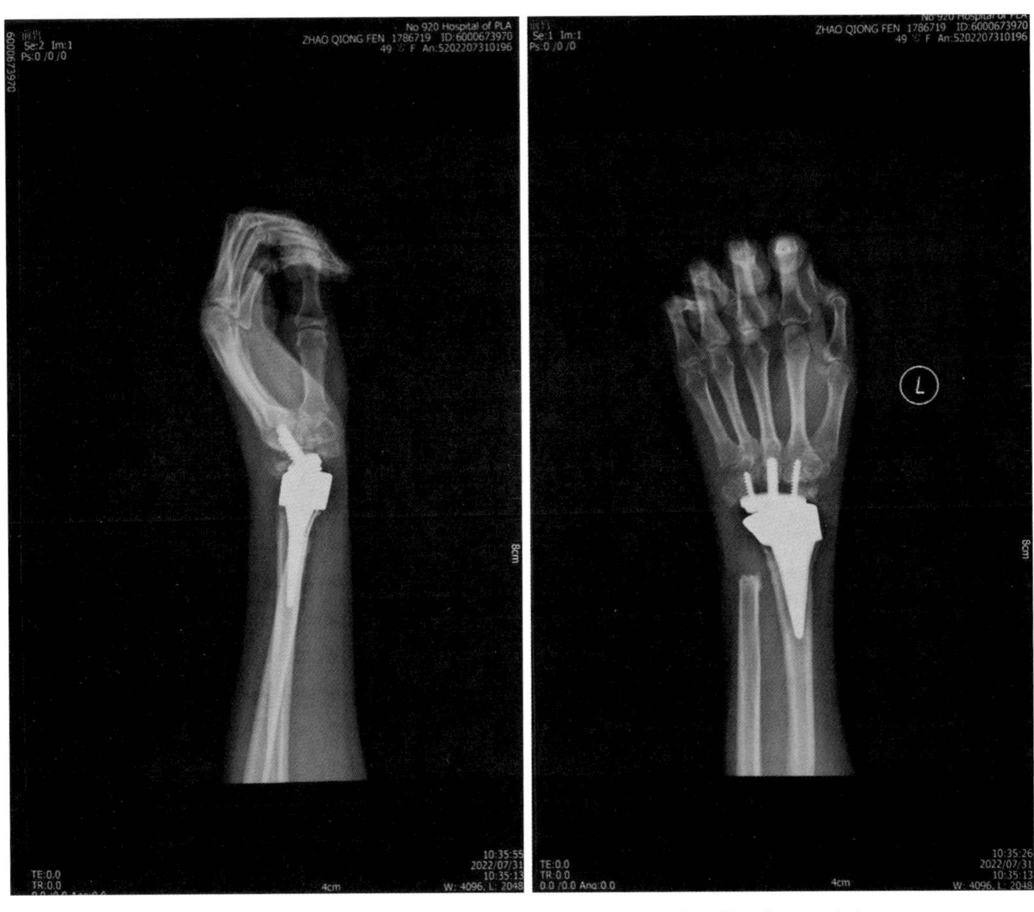

图 10-44　术后 7 个月复查腕关节 X 线片，人工腕关节假体位置良好

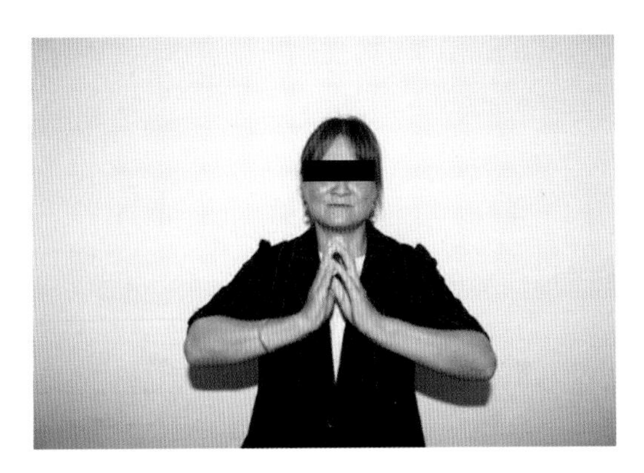

图 10-45　术后 7 个月复查左腕关节背伸达 50°

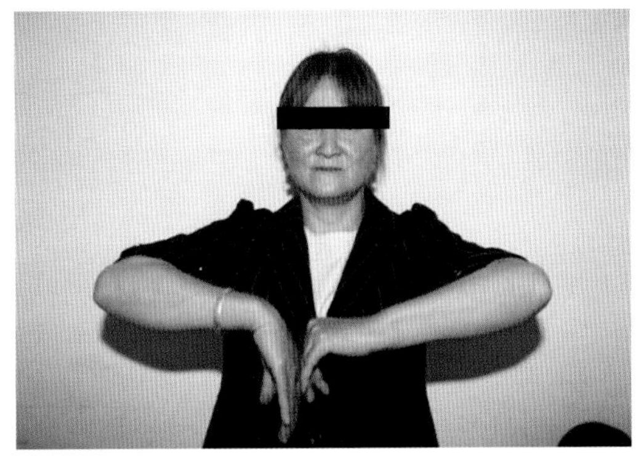

图 10-46　术后 7 个月复查左腕关节掌屈达 10°

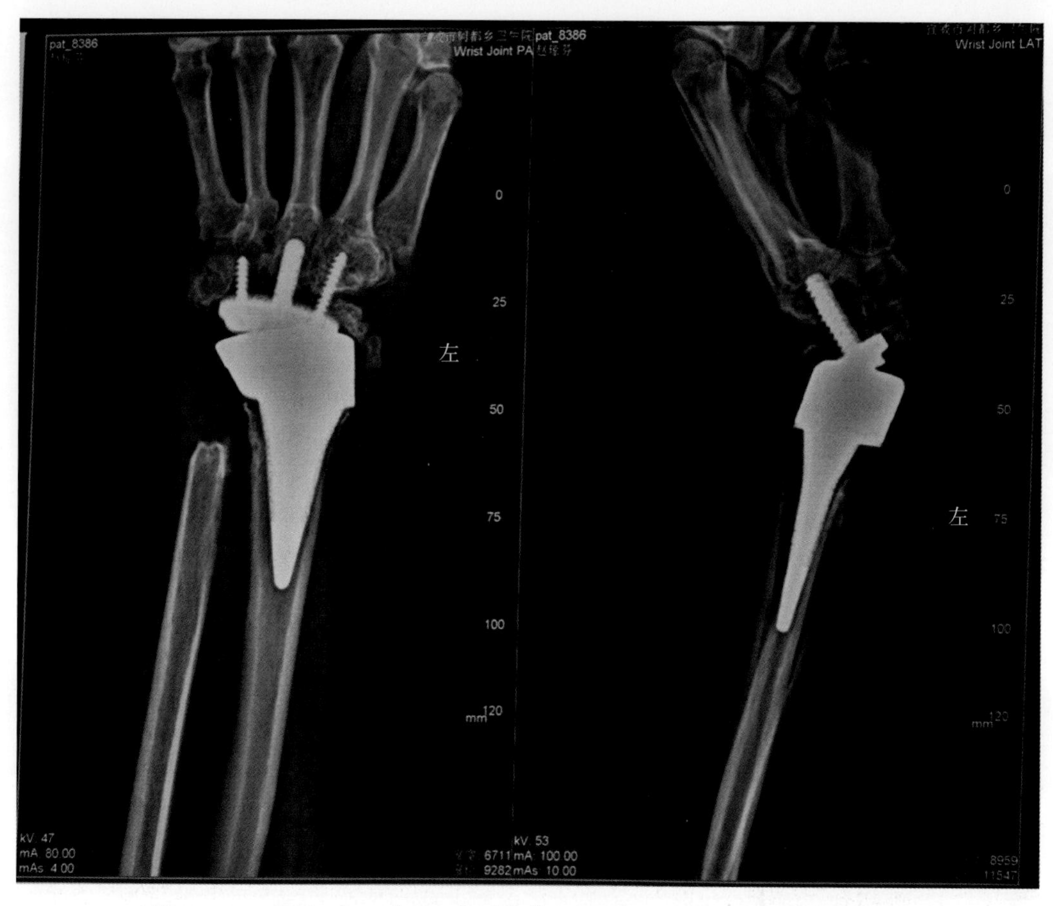

图 10-47　**术后 1 年 8 个月复查腕关节 X 线显示人工腕关节假体位置良好**

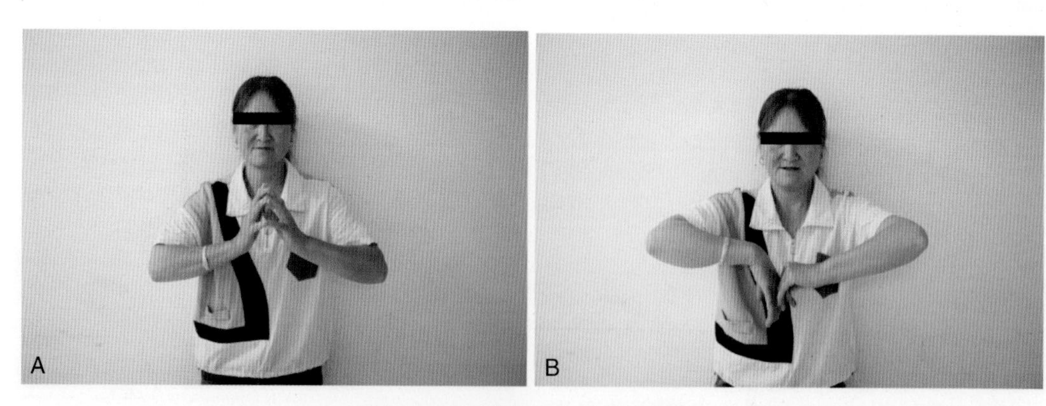

图 10-48　**术后 1 年 8 个月复查**

A. 左腕关节背伸达 60°；B. 左腕关节掌屈达 10°

【典型病例3】

患者，男，31岁。左腕关节被驴咬伤后30年，左腕关节强直，不能背伸，经置入人工腕关节后，左腕关节背伸满意，掌屈良好（图10-49至图10-58）。

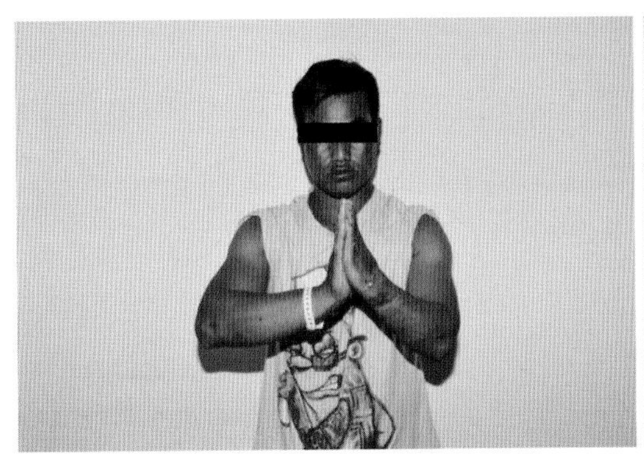
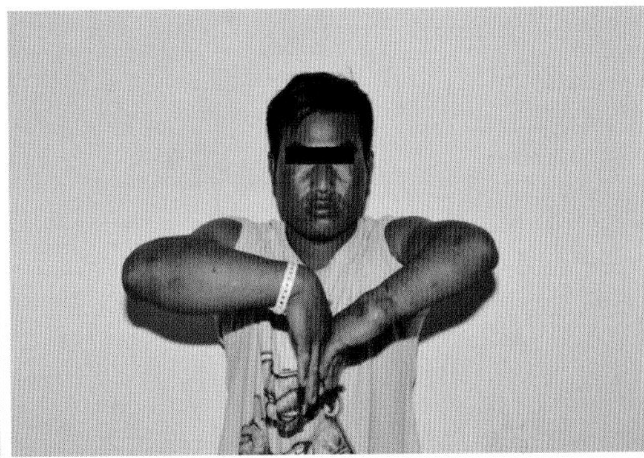

图 10-49　**患者左腕关节被驴咬伤后 30 年**

A. 左腕关节强直，不能背伸；B. 左腕关节强直，不能掌屈

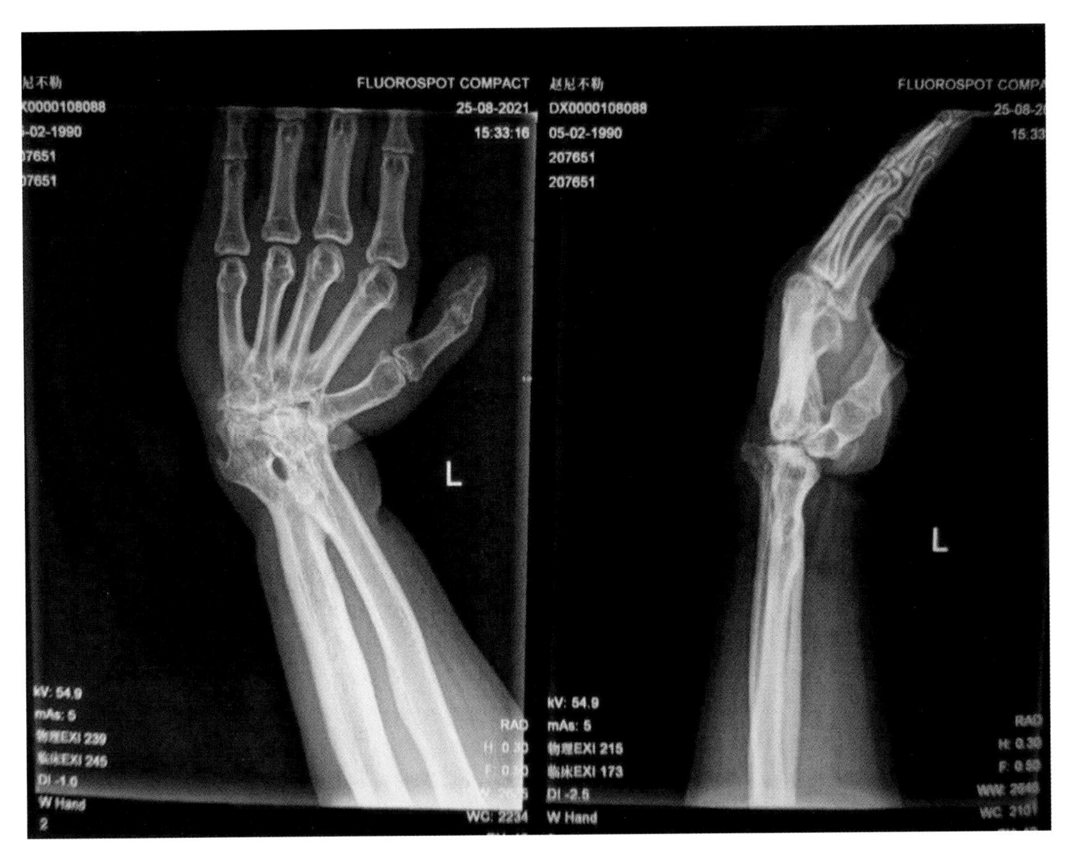

图 10-50　**腕关节 X 线显示腕关节融合于桡偏畸形位**

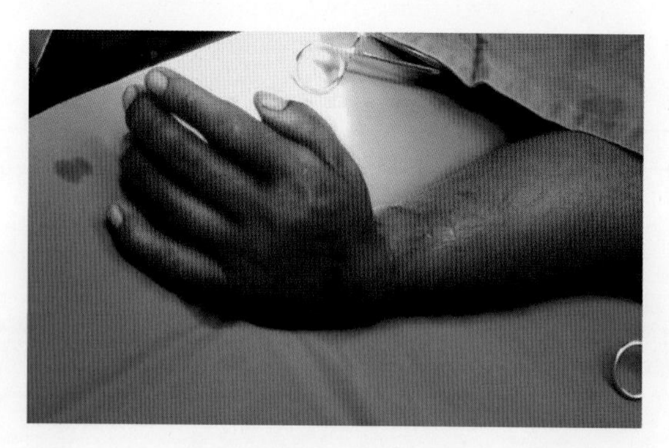

图 10-51 腕关节融合于桡偏畸形位，不能活动

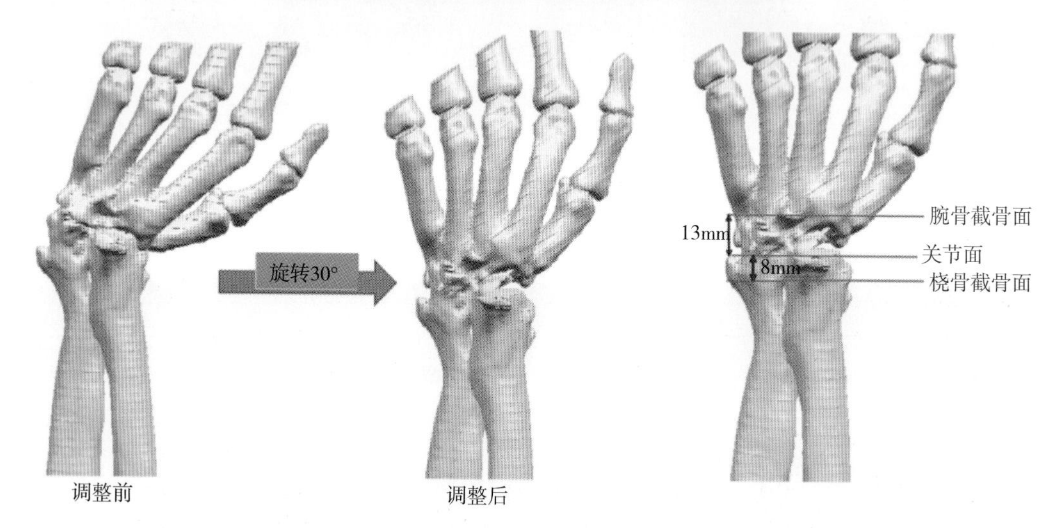

图 10-52 术前 CT 扫描设计桡骨、腕骨截骨量，腕关节去旋转

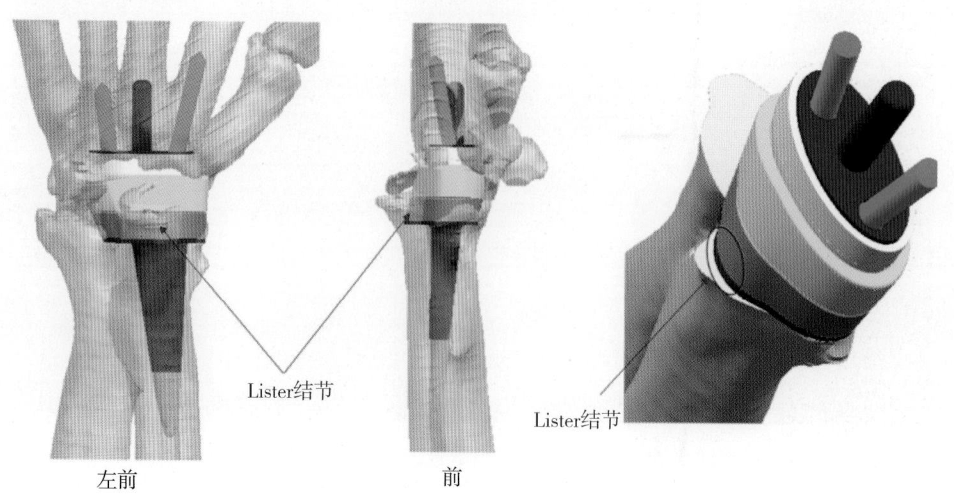

图 10-53 术前腕关节设计腕关节假体安置

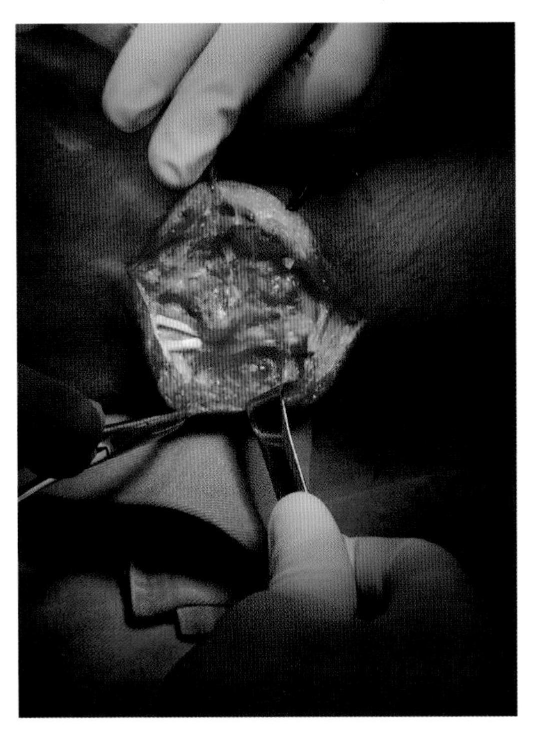

图 10-54　术中发现伸肌腱位置变异

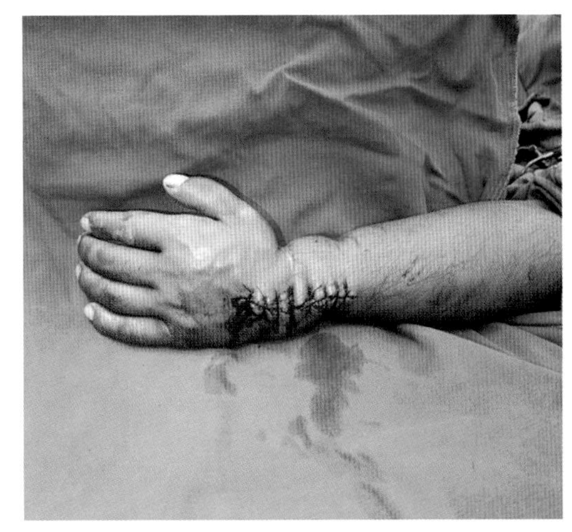

图 10-55　手术完毕即刻，腕关节桡偏畸形已经矫正

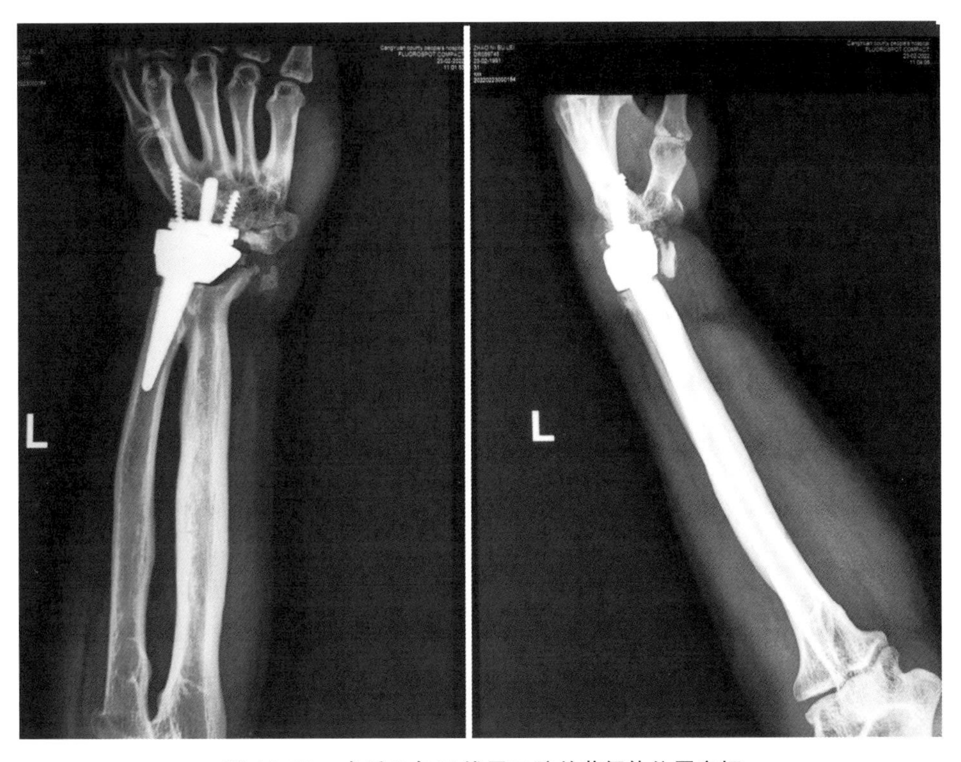

图 10-56　术后 2 年 X 线显示腕关节假体位置良好

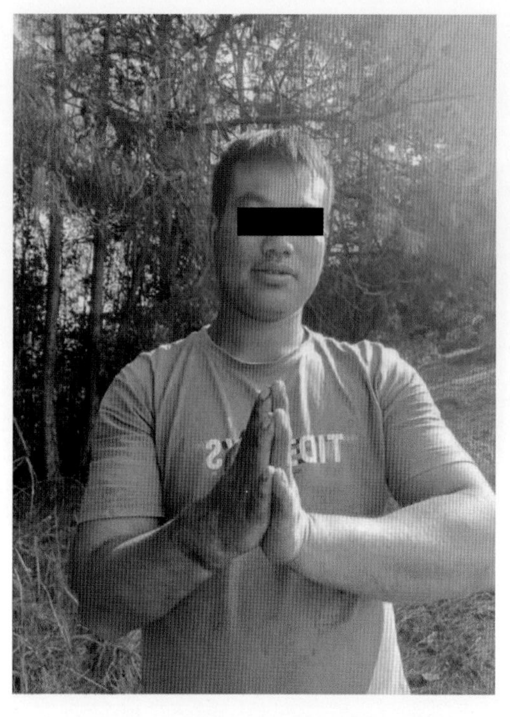

图 10-57 **术后 2 年腕关节背伸满意**

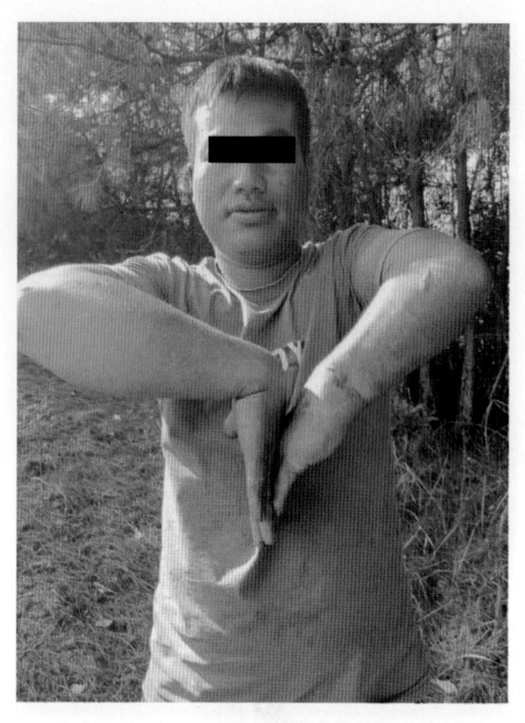

图 10-58 **术后 2 年腕关节掌屈良好**

【典型病例4】

患者，男，35岁。左腕关节感染，行腕骨切除，万古霉素骨水泥间质体固定6个月。左手握力明显下降，只有8kg。后经置入人工腕关节，术后1年左手握力已达20kg（图10-59至图10-73）。

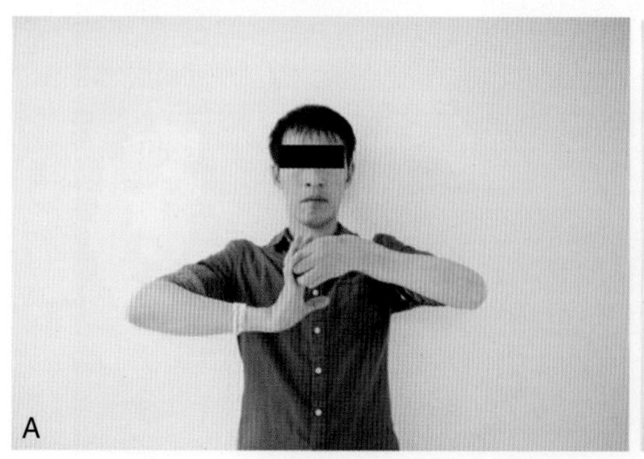

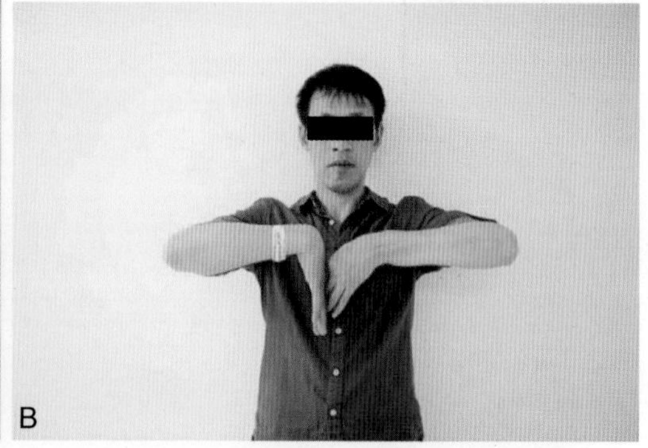

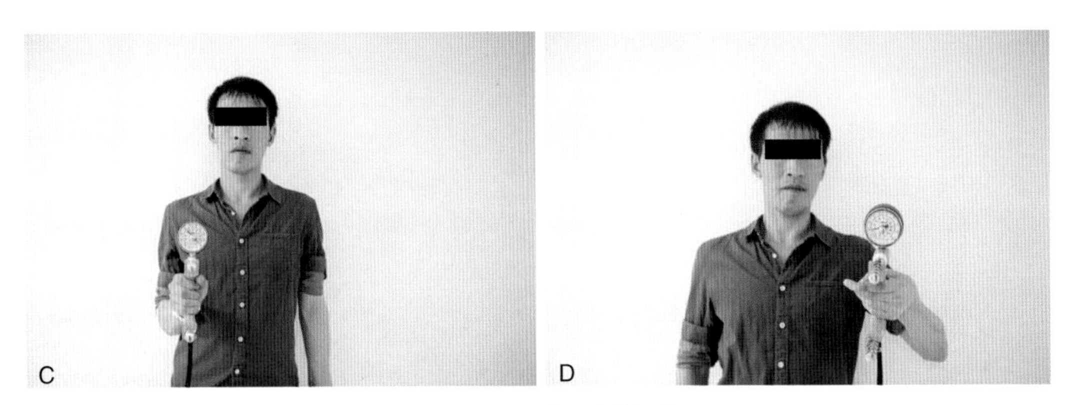

图 10-59　患者手术前评估

A. 腕关节固定于中立位不能活动，不能背伸；B. 不能掌屈；C. 右手握力正常，40kg；D. 左手握力明显下降，只有 8kg

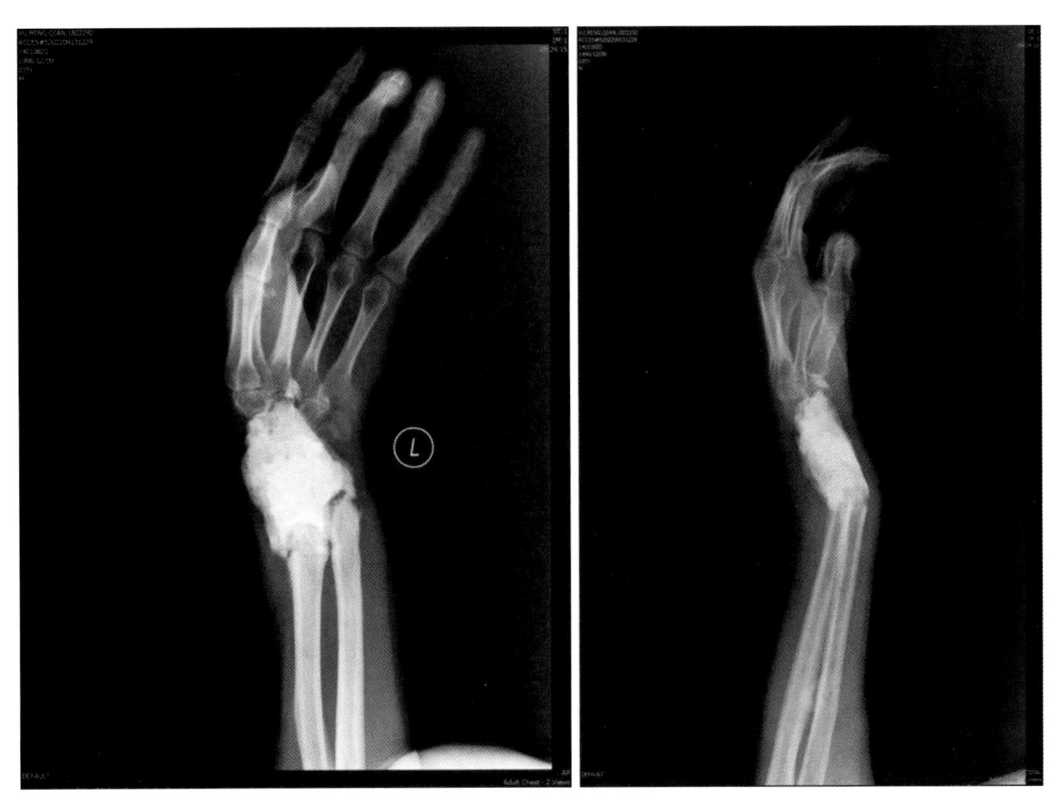

图 10-60　术前腕关节 X 线正侧位片显示腕骨切除，骨水泥固定

腕关节假体设计方案

患者：许××，35岁，男性，左手

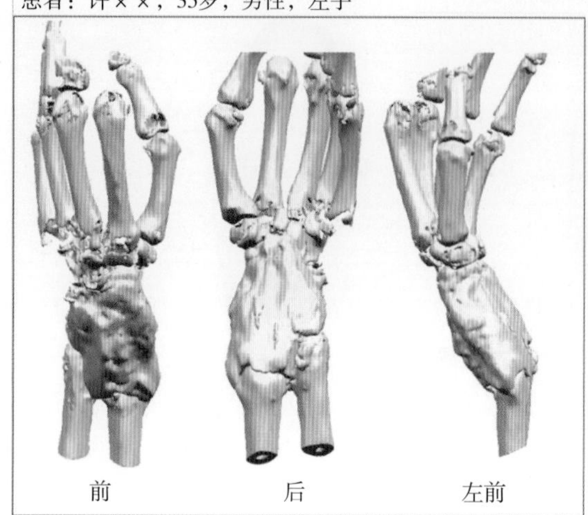

前　后　左前

原始CT模型　调整后模型

腕关节假体设计方案

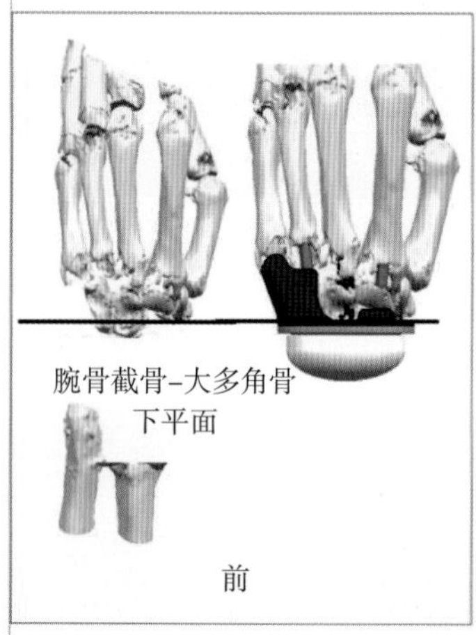

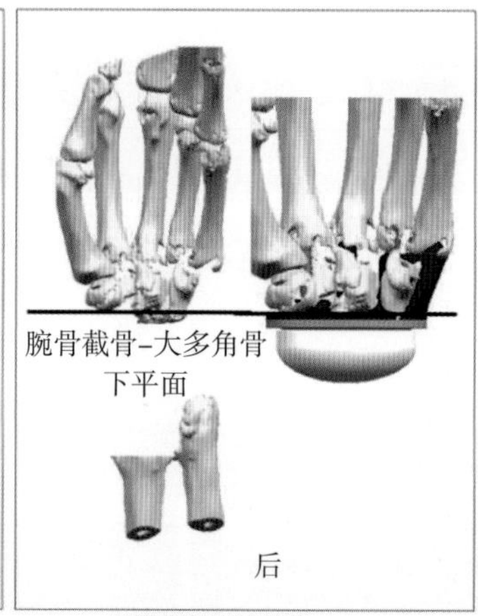

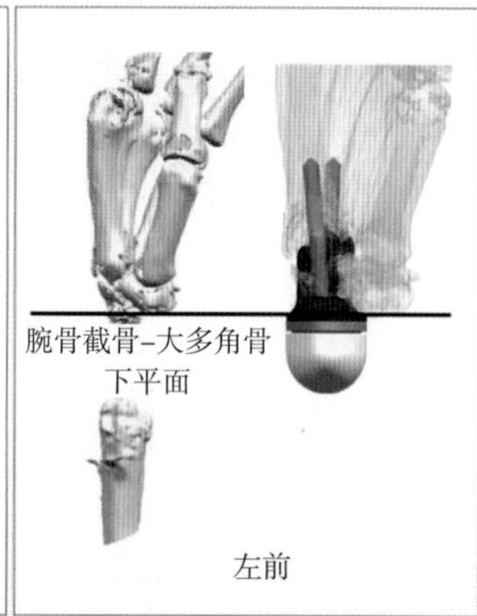

腕骨截骨

图 10-61　术前 CT 扫描设计桡骨、腕骨截骨量，腕关节去旋转

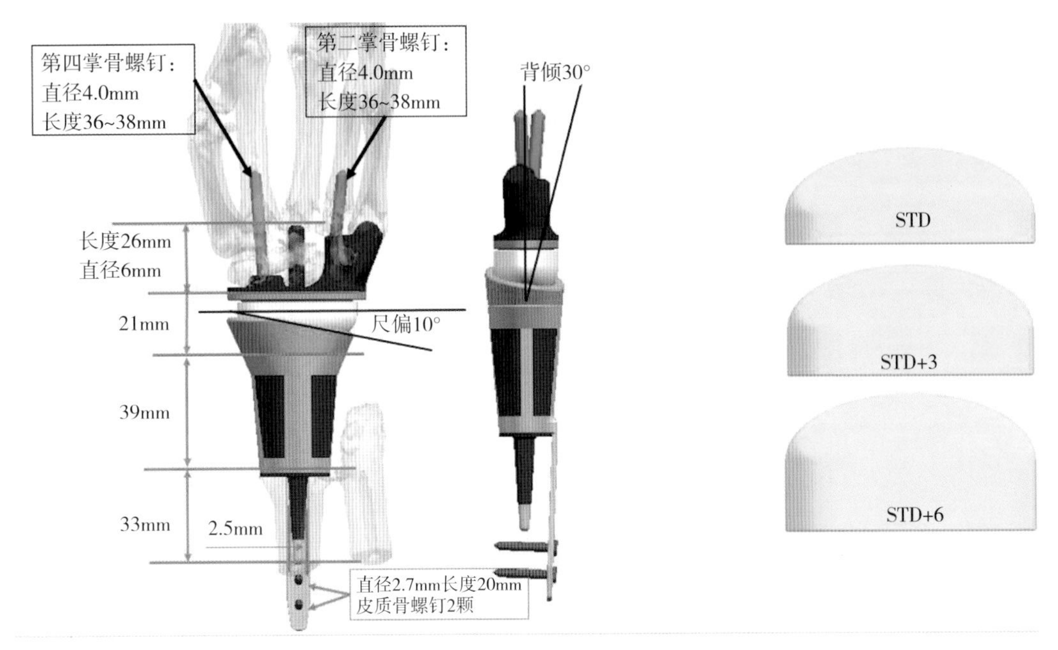

图 10-62　**术前腕关节设计腕关节假体安置**

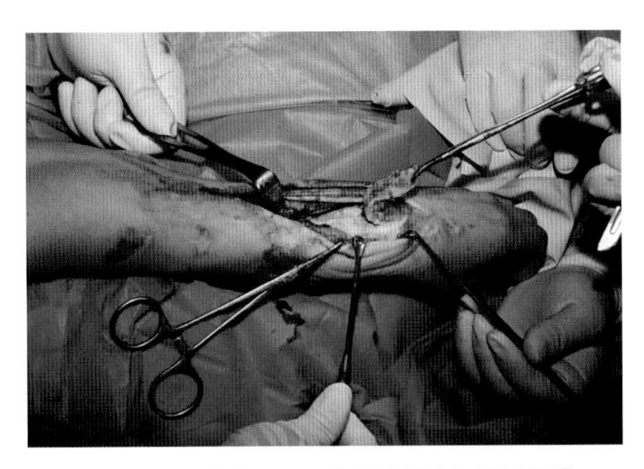

图 10-63　**术中显示万古霉素骨水泥及诱导膜**

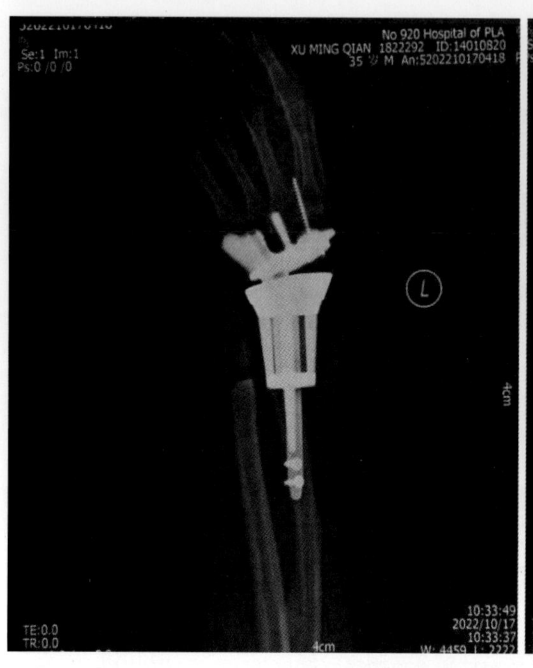

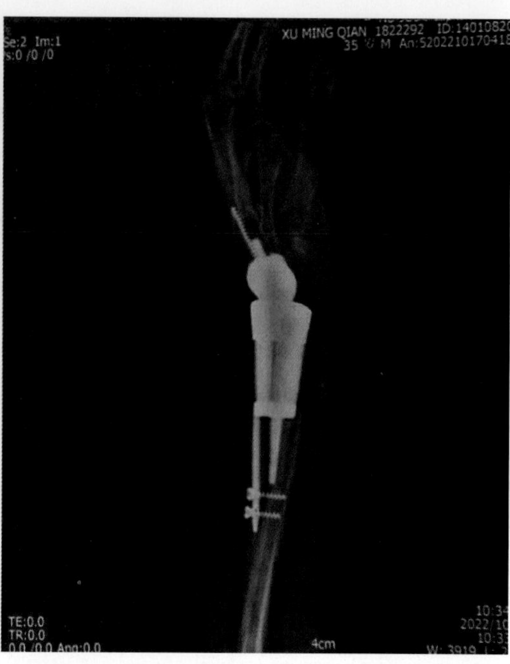

图 10-64 术后 X 线显示腕关节假体位置良好

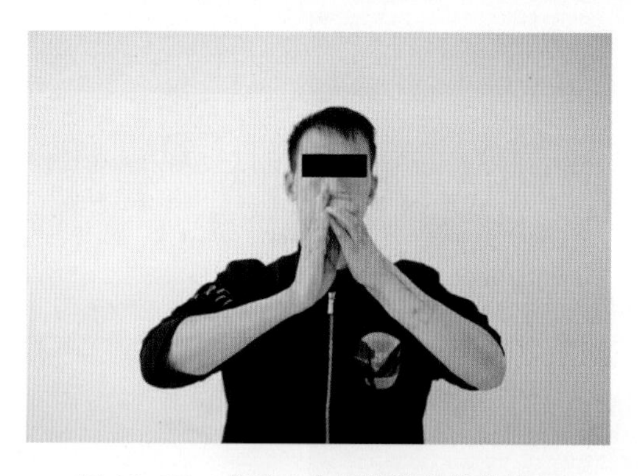

图 10-65 术后 1 个月腕关节背伸情况

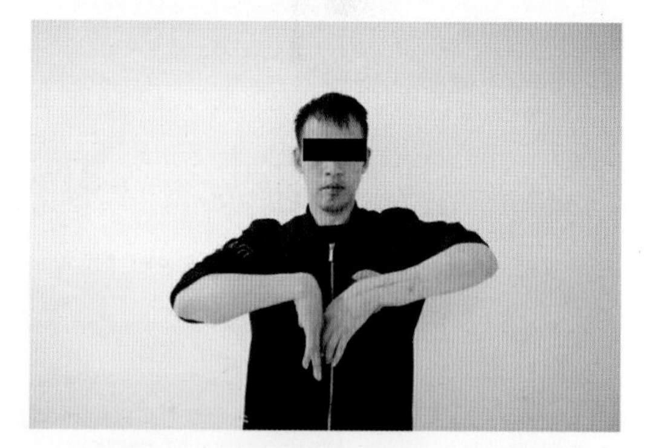

图 10-66 术后 1 个月腕关节掌屈情况

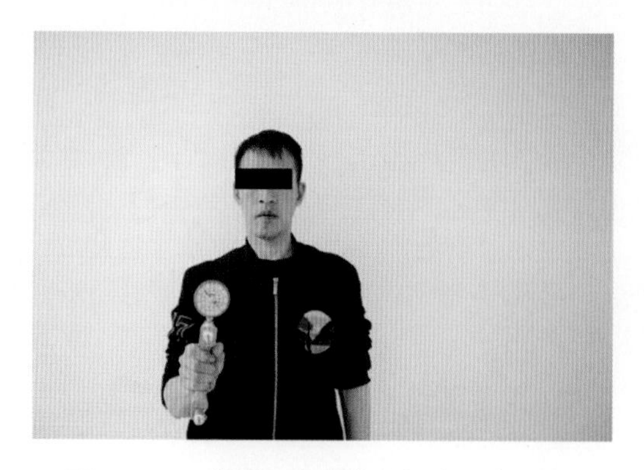

图 10-67 术后 1 个月右手握力正常 40kg

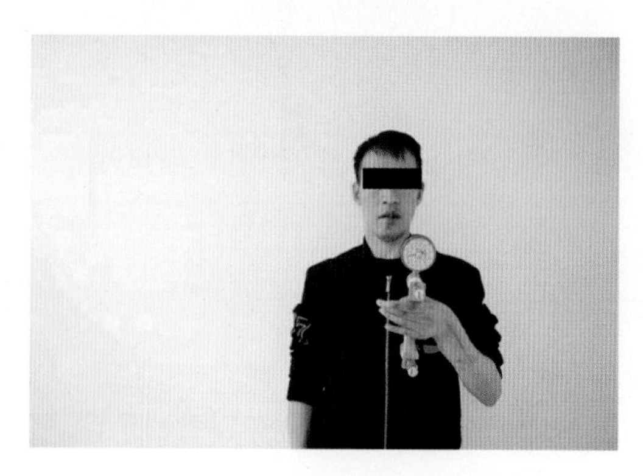

图 10-68 术后 1 个月左手握力部分恢复达 15kg

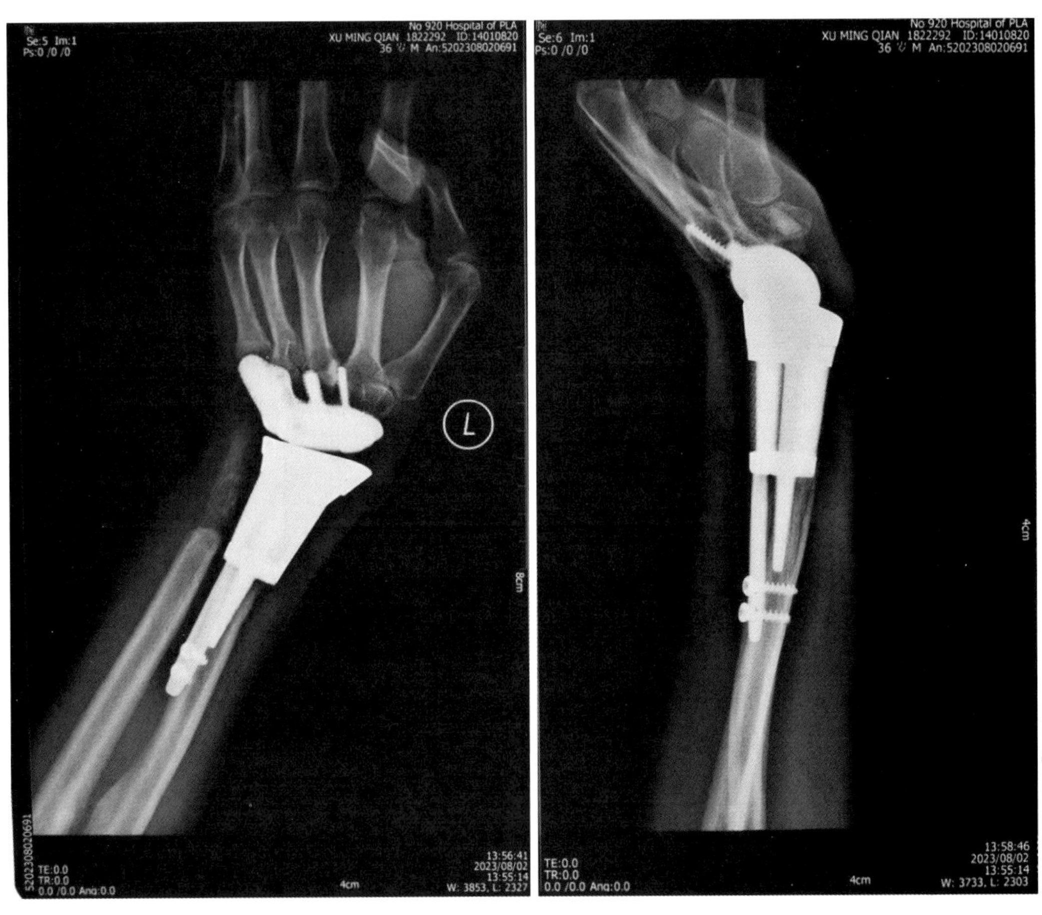

图 10-69　术后 1 年 X 线显示腕关节假体位置良好

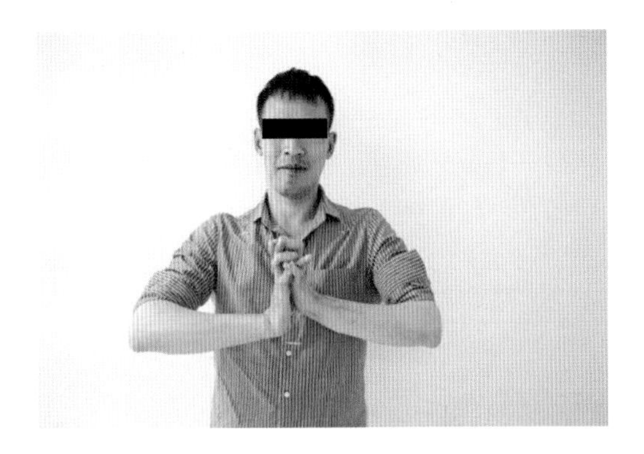

图 10-70　术后 1 年左腕关节背伸 60°

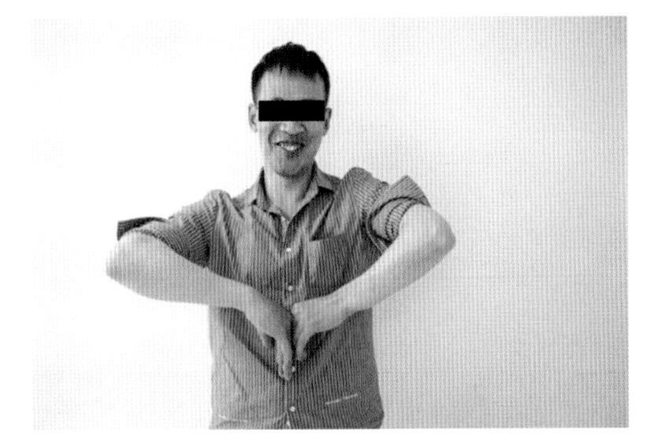

图 10-71　术后 1 年左腕关节掌屈 0°

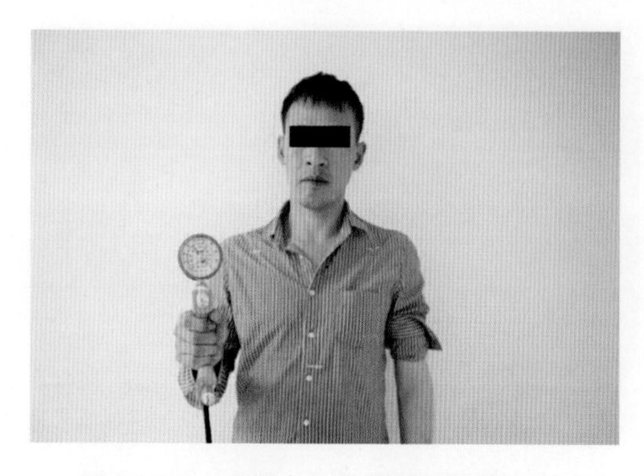

图 10-72　**术后 1 年右手握力正常 40kg**

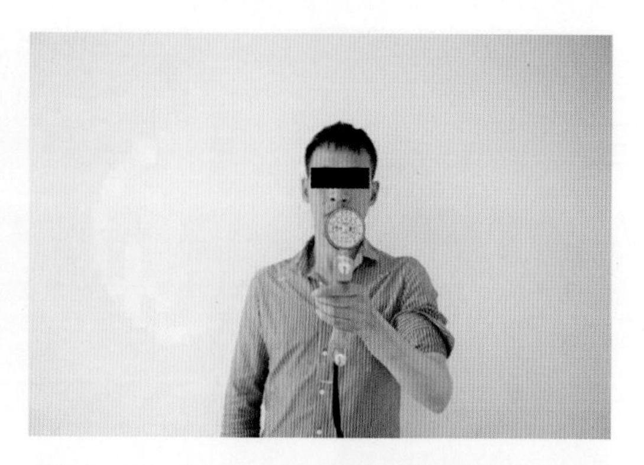

图 10-73　**术后 1 年左手握力部分恢复达 20kg**

【典型病例5】

患者，男，21岁。左腕类风湿关节炎，术前左腕握力明显下降。经置入人工腕关节假体后，左腕握力明显改善（图10-74至图10-84）。

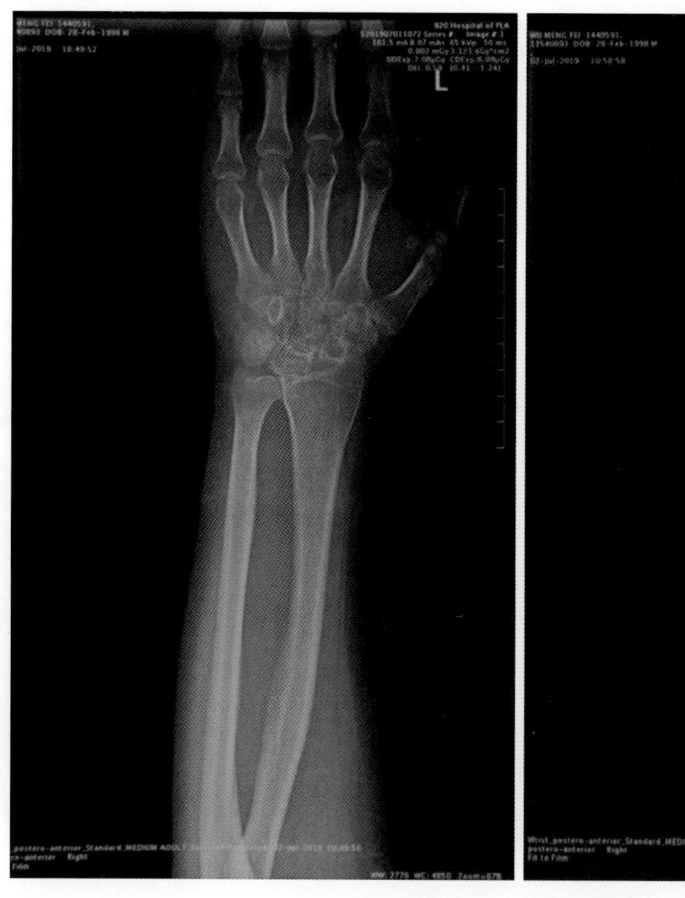

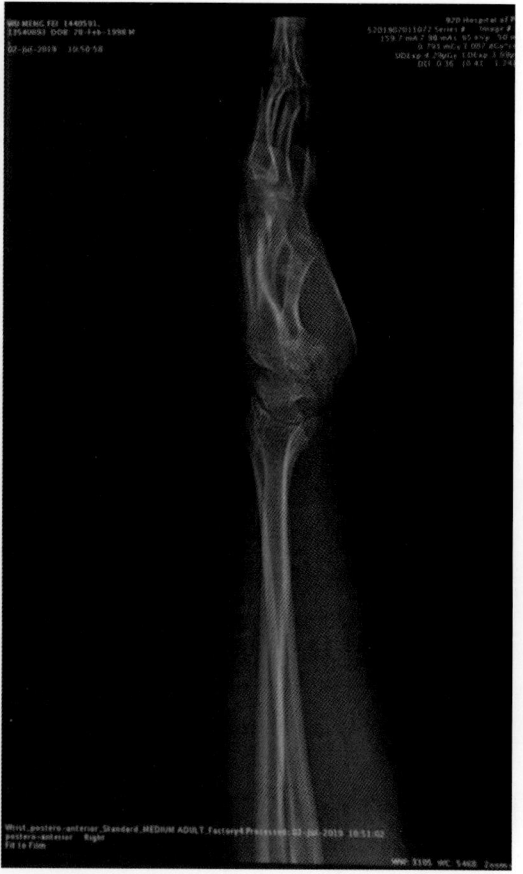

图 10-74　**术前 X 线片**

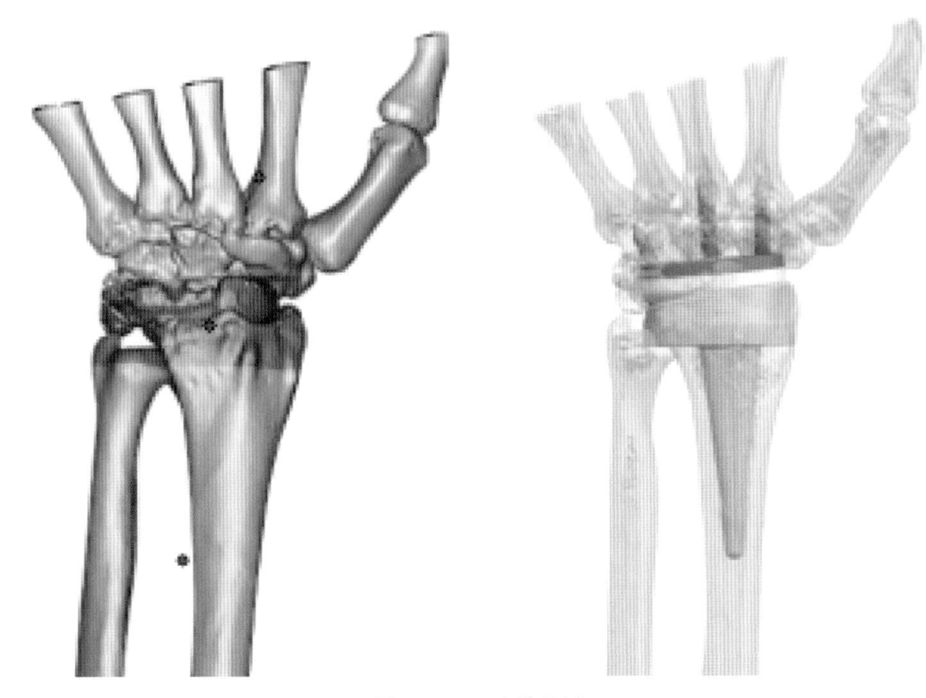

图 10-75　**术前设计**

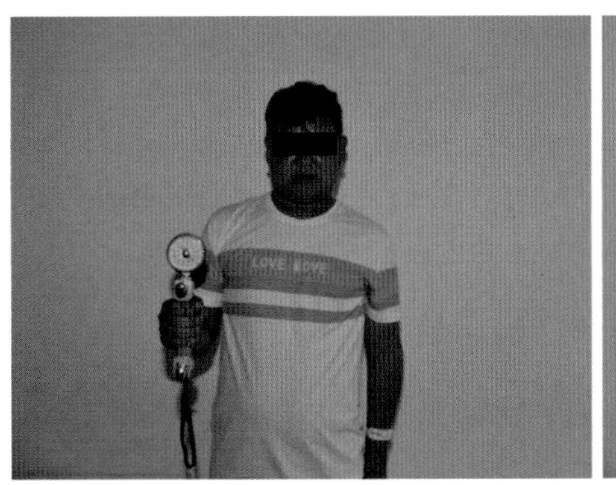

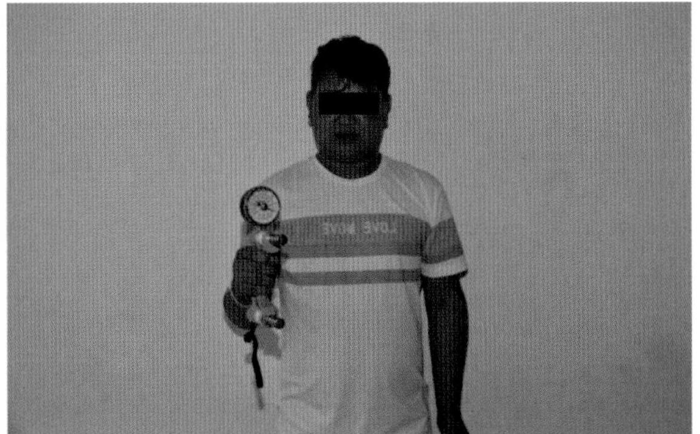

图 10-76　**术前握力检测**

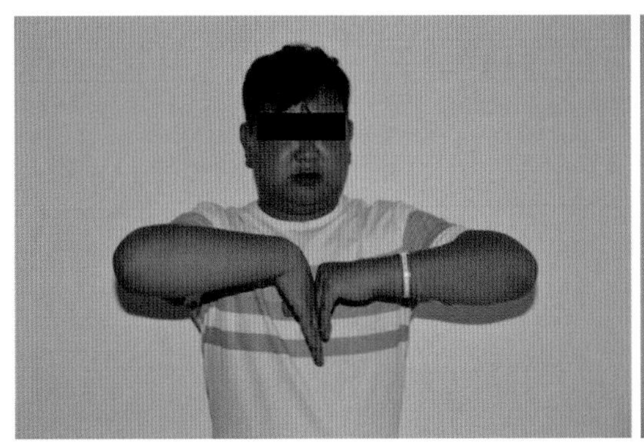

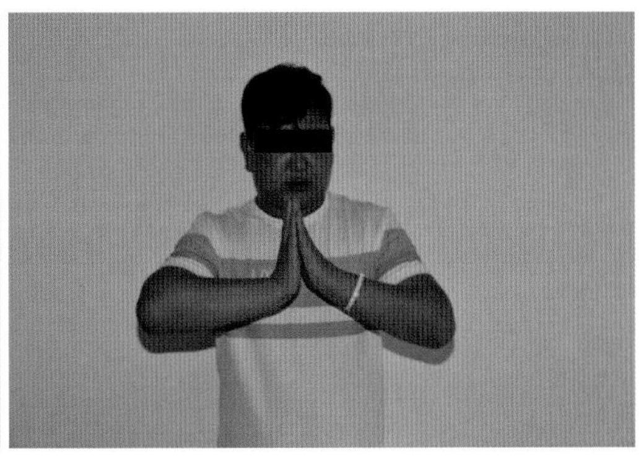

图 10-77　**术前腕关节掌屈和背伸情况**

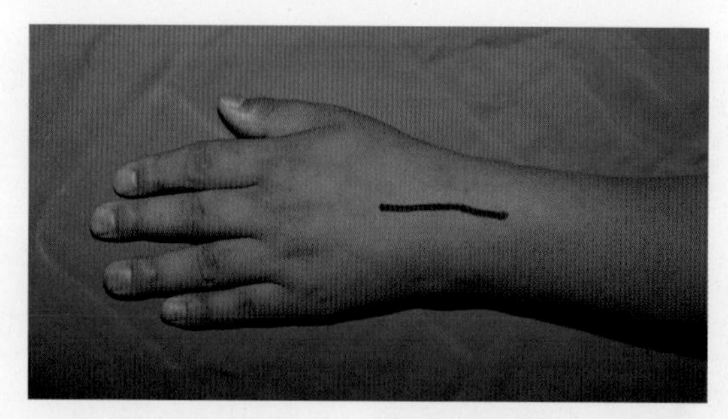

图 10-78　**术中切口位置**

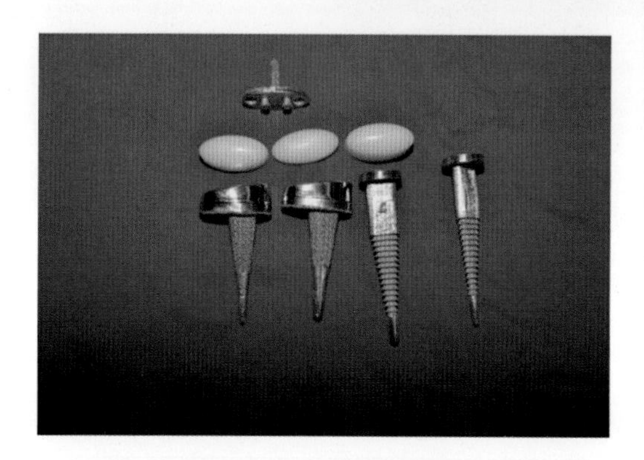

图 10-79　**人工腕关节**

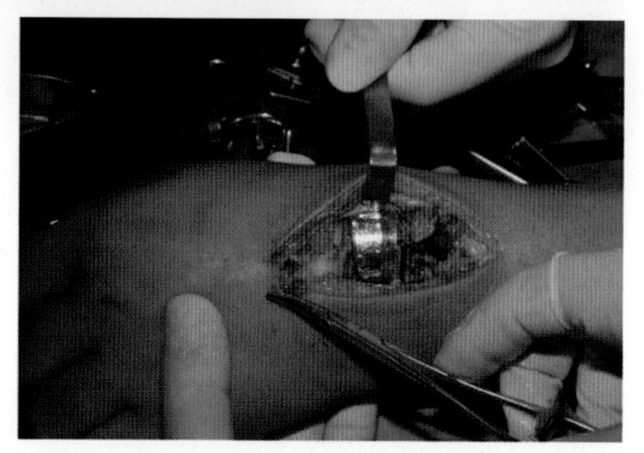

图 10-80　**术中假体置入后，关节稳定，活动范围满意**

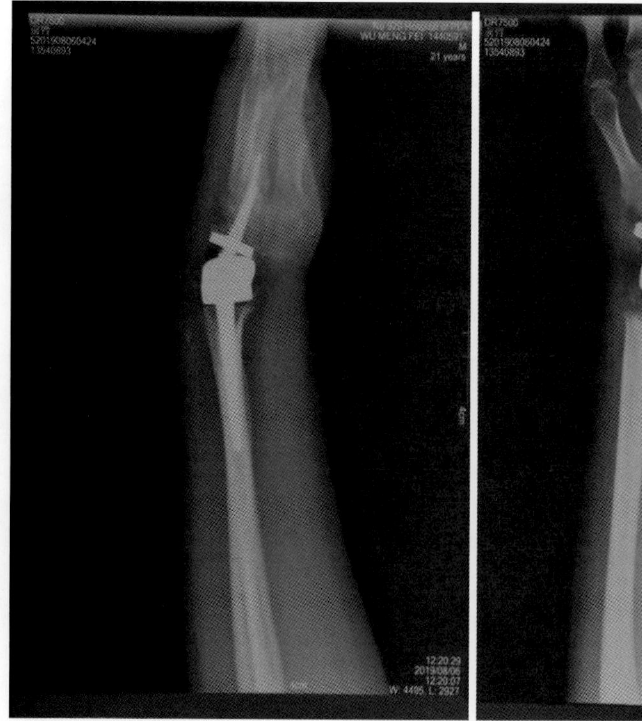

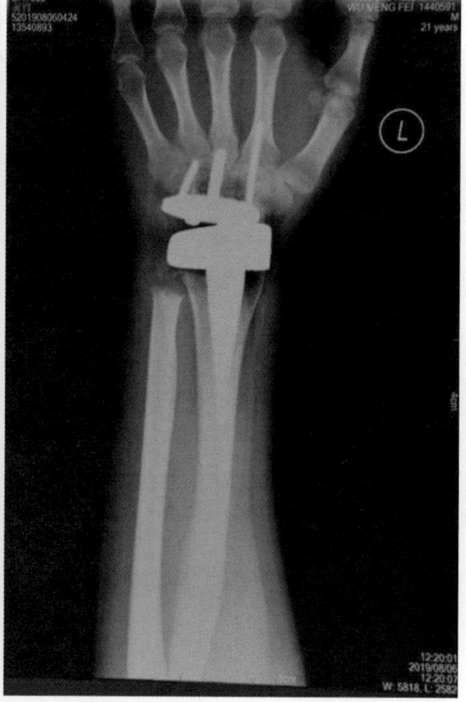

图 10-81　**术后 1 天 X 线显示假体位置良好**

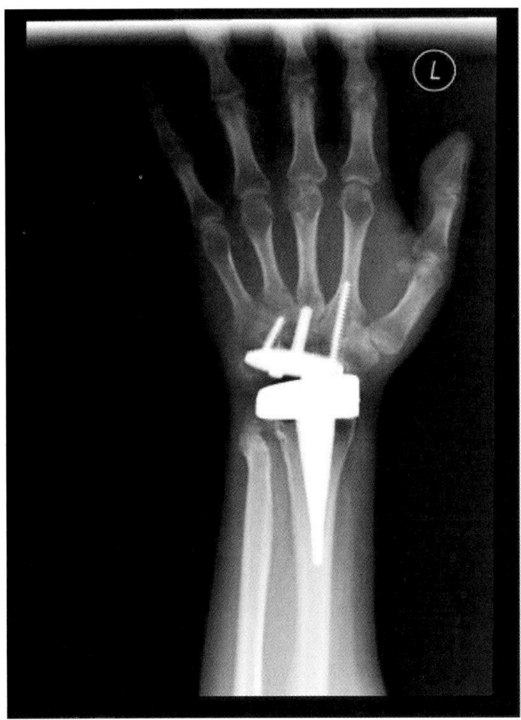

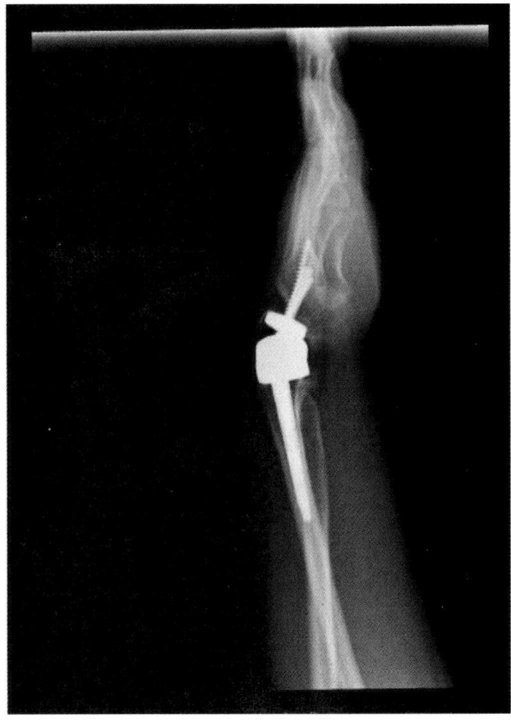

图 10-82　**术后 4 年 X 线显示假体位置良好**

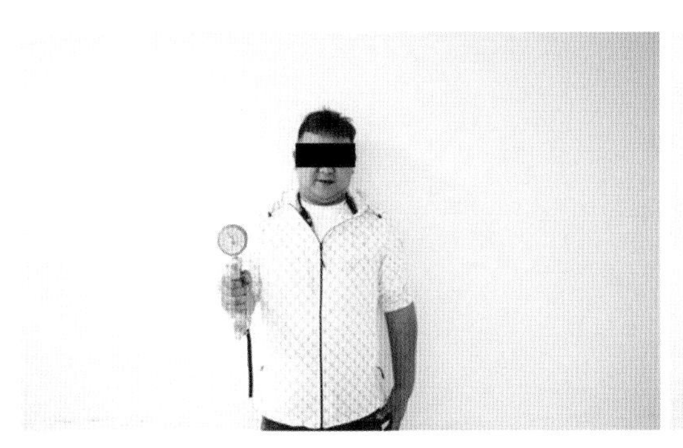
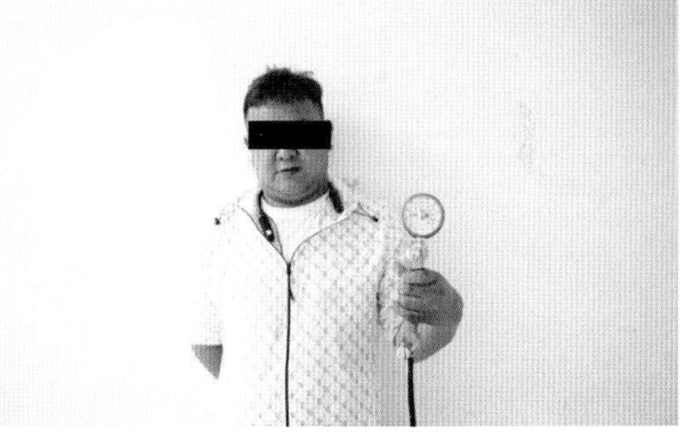

图 10-83　**术后 4 年握力检测**

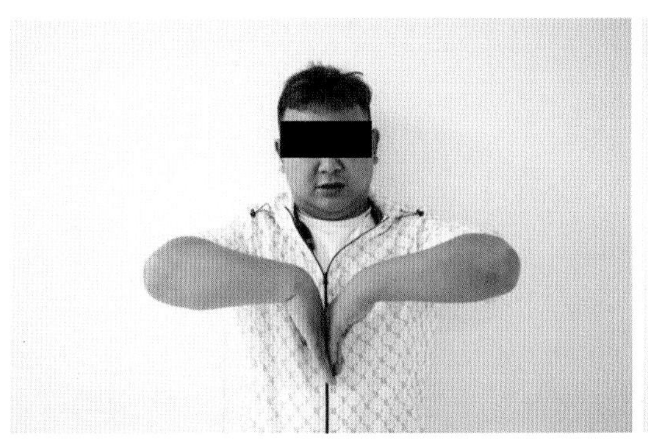
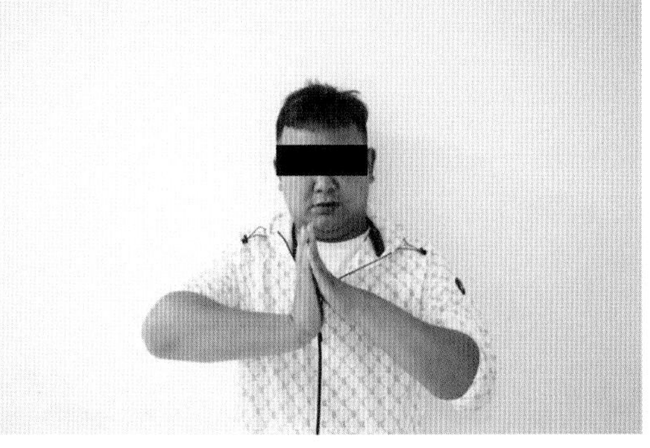

图 10-84　**术后 4 年腕关节掌曲和背伸情况**

【典型病例6】

患者，女，46岁，左腕类风湿性关节炎。左腕握力明显下降，腕关节屈曲、背伸情况不佳。经置入人工腕关节假体后，左腕握力及腕关节屈曲、背伸明显改善（图10–85至图10–94）。

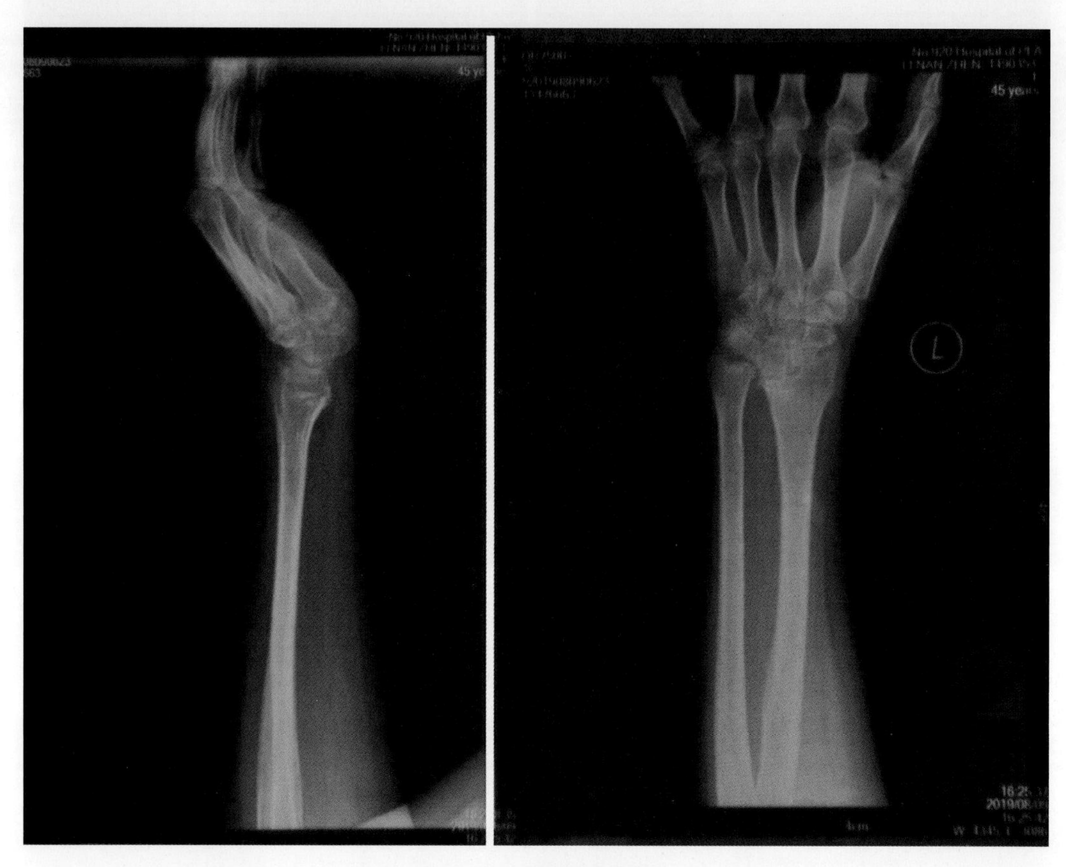

图 10–85　**术前 X 线片**

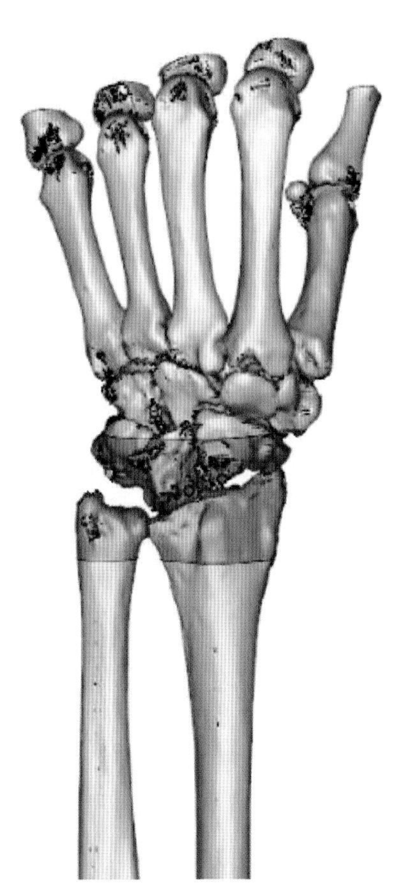
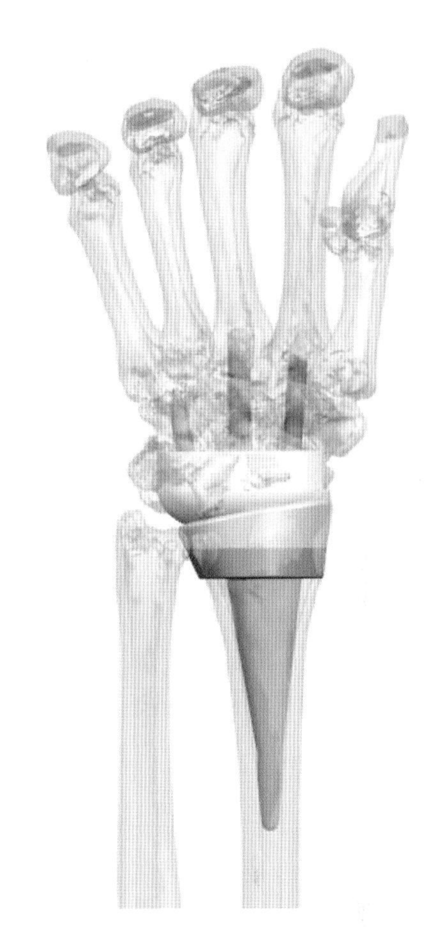

图 10–86　**术前腕关节假体设计**

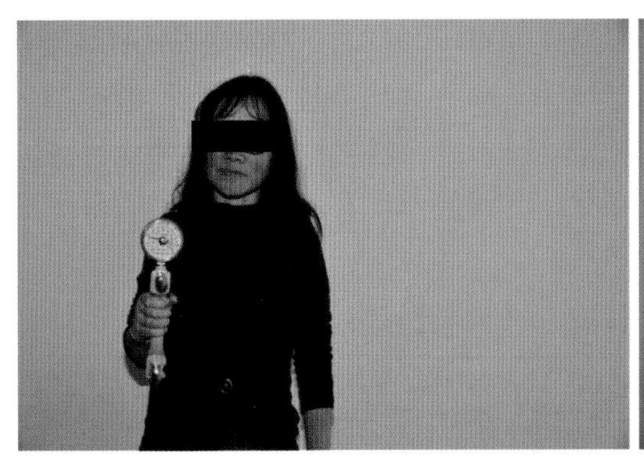
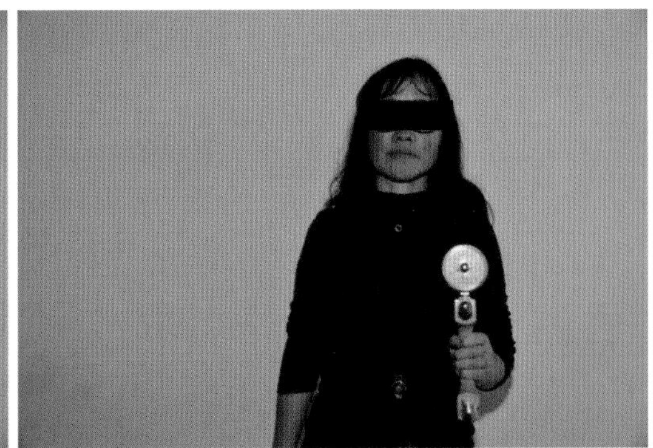

图 10–87　**术前握力检测**

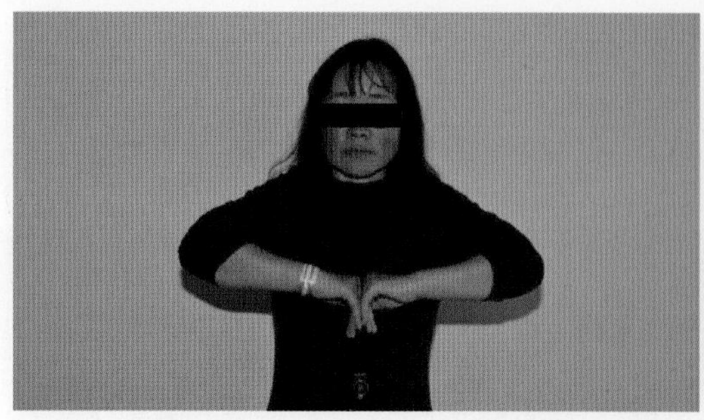

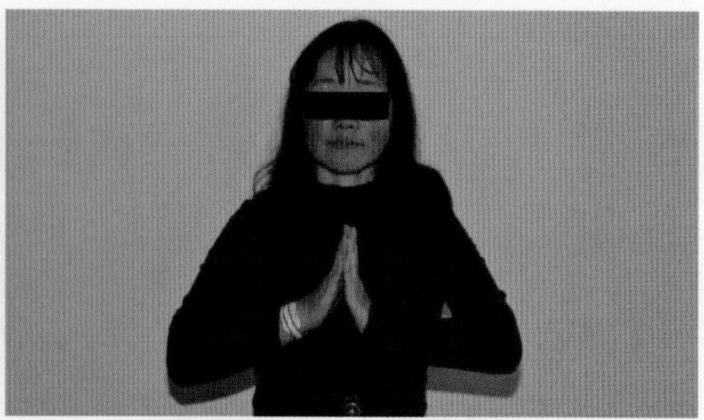

图 10-88 **术前腕关节掌屈和背伸情况**

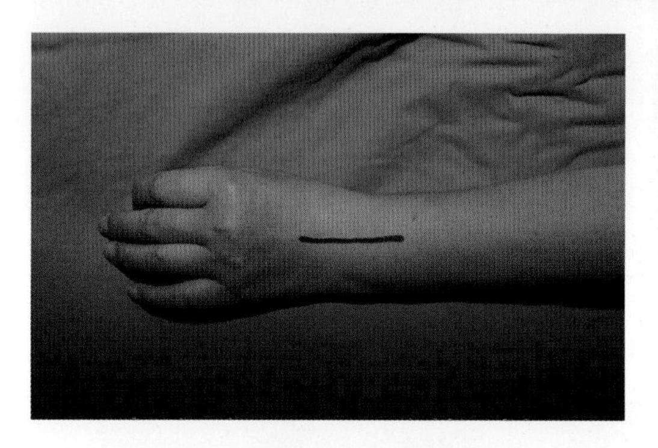

图 10-89 **术中切口位置**

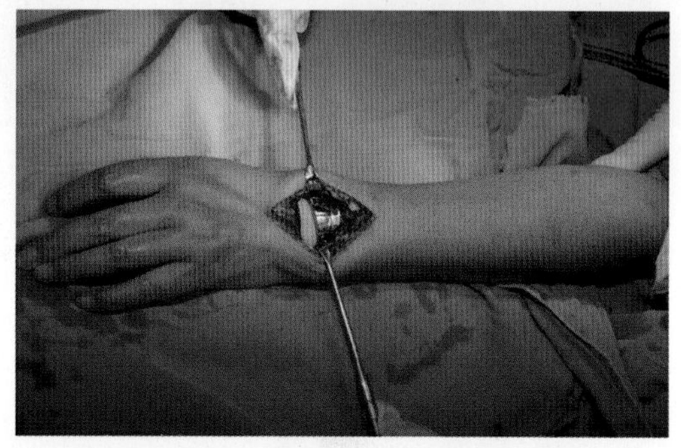

图 10-90 **术中置入人工腕关节**

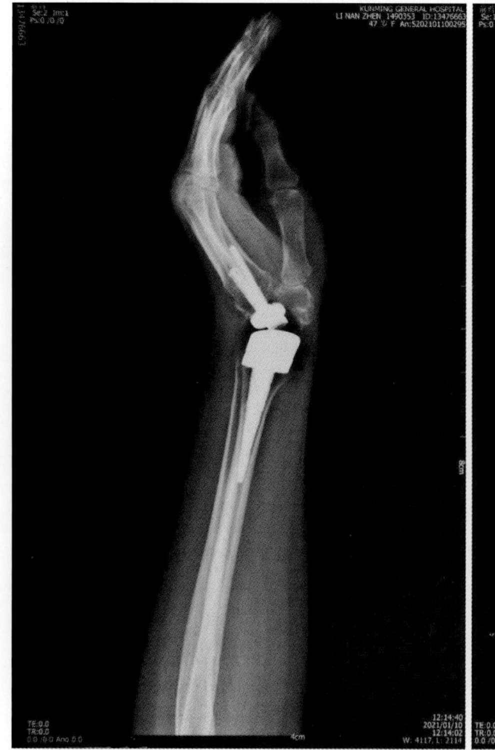

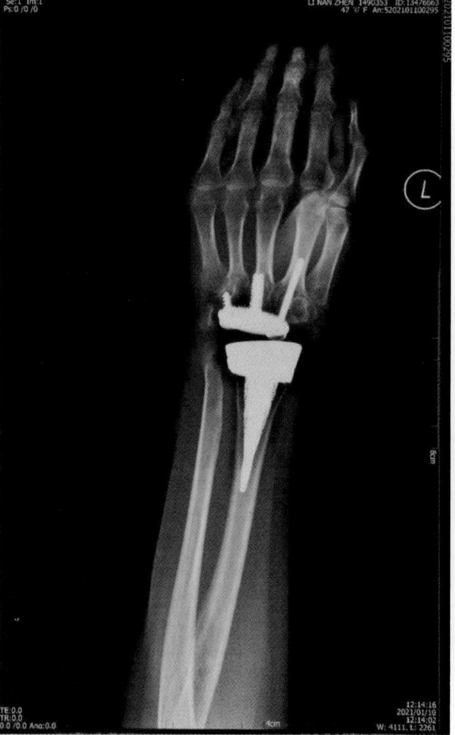

图 10-91 **术后 14 个月 X 线显示假体位置佳**

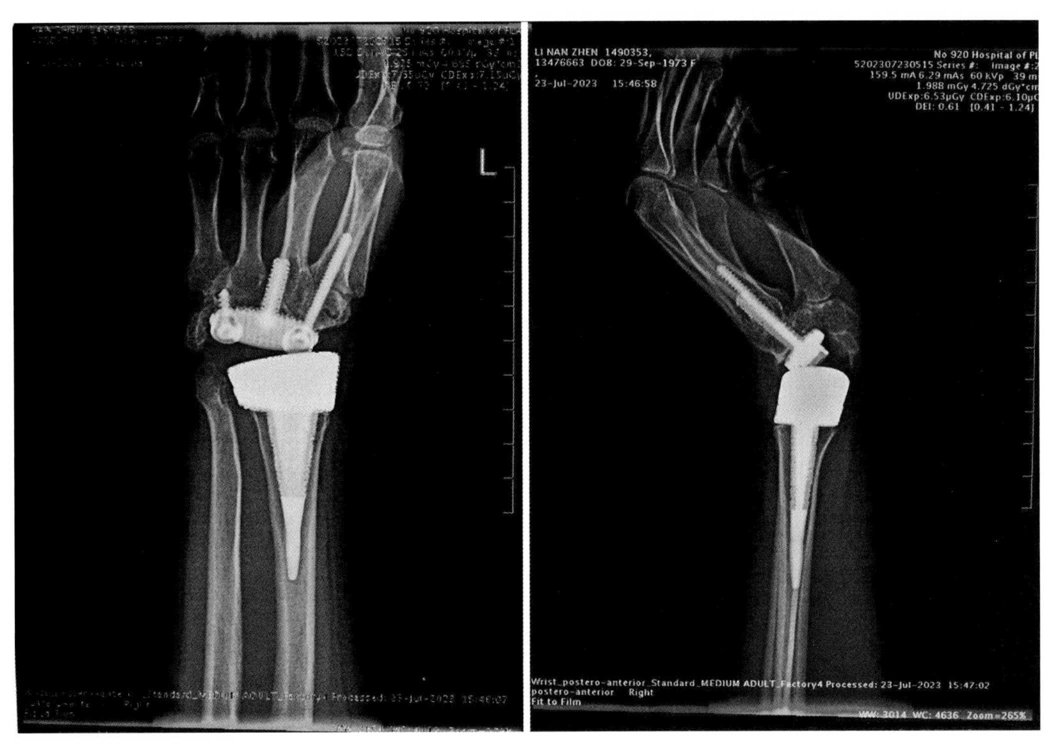

图 10-92　**术后 4 年 X 线显示假体位置佳**

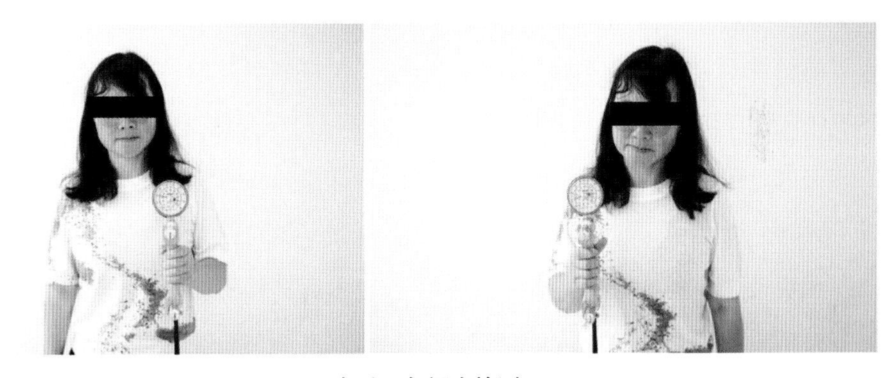

图 10-93　**术后 4 年握力检测**

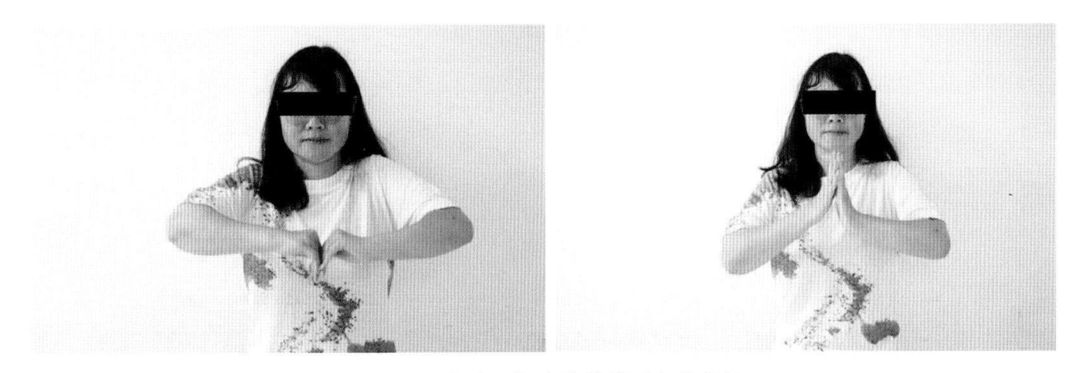

图 10-94　**术后 4 年腕关节掌屈和背伸情况**

十、人工腕关节国内外现状

严重类风湿性腕关节炎，或骨性腕关节炎晚期，疼痛明显，目前国内的主要治疗方法是全腕关节融合术。国际上1967年第一代腕关节Swanson假体由硅胶制成，最长随访时间有报道达15年，但硅胶容易断裂，翻修率高达15% ～ 41%。20世纪70年代，第三代假体代表作为Meuli（Sulzer公司，后被Zimmer收购）和Volz（Howmedica，后被Stryker收购），改进了材质，采用钛合金，大胆采用双叉设计，骨水泥固定，失败率很高。2000年出现第三代人工腕关节，主要有双轴人工腕关节（biaxial total wrist implant）（DePuy）和第一代Universal人工腕关节〔Universal total wrist implant（KMI）〕。第三代假体采用了假体涂层，聚乙烯和螺钉固定，但主要部件仍需要骨水泥固定。2003年第四代假体出现，代表作ReMotion（Stryker公司）和Maestro（Zimmer Biomet，原Biomet）。第四代假体部分表面增加了多孔涂层，主要采用生物固定，不用骨水泥固定。

Herzberg等研究报道了最新一代全腕关节假体（ReMotion）置换术的国际多中心研究结果，共215只手腕。分为类风湿性腕关节炎（RA，129只手腕）组和非类风湿性腕关节炎（non-RA，86只手腕）组，平均随访4年，假体生存率分别为96%和92%，术后需要假体翻修的发生率分别为5%和6%。在整个系列中，只观察到一个脱位发生在非类风湿性关节炎的手腕。共有112只手腕（75只类风湿性腕关节和37只非类风湿性腕关节）进行了2～8年的长期随访。类风湿和非类风湿性腕关节炎置换术后视觉模拟评分（VAS）组疼痛评分分别改善了38分和54分，QuickDASH评分分别改善了20分和21分，无统计学差异。类风湿性腕关节炎置换术后平均腕屈伸弧度为58°，与非类风湿关节炎术后的63°相比无统计学差异。类风湿性腕关节炎和非风湿性腕关节炎患者术后握力分别提高了40%和19%（$P<0.033$）。4%的类风湿性腕关节炎患者术后观察到植入物松动，非类风湿性腕关节炎术后植入物松动率为3%，无统计学差异。结果表明对于类风湿和非类风湿性腕关节炎患者，中期随访显示“ReMotion”假体效果良好，与上一代TWA假体相比，这是一个显著的改进。其他一些作者也报道了第四代人工腕关节的良好效果。

十一、3D打印微孔钛内置物应用现状

3D 打印金属支架孔径是影响骨长入的一个重要因素，通过优化孔径可以促进骨

整合。研究表明，骨长入的最佳孔径范围为 100～500 μm。另外有研究推荐孔径大于 300 μm 的支架可以更好地促进新骨形成和毛细血管生成。Li 等利用 3D 打印技术制备了3 种不同孔径的钛合金支架（300～400 μm，400～500 μm，500～700 μm），体外与骨髓间充质干细胞共培养发现孔径 300～400 μm的支架更利于骨髓间充质干细胞增殖和成骨分化，在山羊体内 3cm 长的节段性缺损中植入不同规格孔径的支架，可见孔径为 300～400 μm的支架有明显的骨长入。临床上胫骨骨肉瘤进行节段切除，利用3D打印微孔钛假体进行重建取得了良好效果。髋臼骨缺损重建的主要原则是恢复髋关节正常旋转中心、保留原始骨量、获得较好的初期和远期假体稳定性。夏志勇等通过 3D 打印钛合金骨小梁金属臼杯和垫块进行全髋关节置换翻修术，随访 12 ～ 18个月，髋关节 Harris 评分显著改善，无一例翻修失败，无假体脱位、松动及髋关节疼痛，下地行走步态良好，患髋屈曲能达90° ，假体与宿主骨有连续性骨小梁生长。还有许多临床研究证实个体化3D打印微孔钛假体治疗四肢骨缺损和关节骨缺损，匹配精准，骨长入良好。

十二、3D打印微孔钛人工腕关节设计原理

我们在参考第四代人工腕关节假体和3D打印微孔钛骨长入性能的基础上，结合我们的前期实验研究，设计了个体化的3D打印微孔钛人工腕关节，利用匹配精准，骨长入良好的优势来减少假体的松动，利用椭球状的关节用来模仿腕关节的运动，改善了腕关节的假体的平衡，以降低脱位风险。

十三、3D打印微孔钛人工腕关节临床应用观察

临床结果包括疼痛、力量、活动度，都得到了明显的改善。32例患者中除第一例腕关节枪伤，术后偶尔有轻度腕背部疼痛外，其余患者腕关节疼痛全部消失。腕关节握力全部都增加，由术前的（8.13 ± 5.97）kg增加到术后的（14.78 ± 5.62）kg（$P<0.01$）。腕关节活动度中掌屈、背伸、桡偏、旋前及旋后较术前明显改善（$P<0.05$），尺偏改善不明显（$P>0.05$）。术后腕关节总的平均屈伸活动度为60° 。没有松动、脱位等的发生。所有患者均表示满意。Brumfield和Champoux研究发现，腕关节用45° 的屈伸活动度，即10° 掌屈、35° 背伸，已经能够完成大多数日常活动。Palmer等用三轴电测角仪测量功能性腕部运动。10名正常受试者，手腕运动执行52项标准化任务进行评估，结果表明手的正常腕关节活动一般需要掌屈5° 、背伸30° 、桡偏10° 、尺偏15° 就能完成任务。本研究结果也支持了这一结论。

十四、应用注意事项

我们早期的人工腕关节设计桡骨远端内凹主体钴铬钼合金部分，采用了尺偏角20°、掌倾角15°的设计，术后发现腕关节背伸改善不明显，后来改为尺偏角20°，掌倾角0°的设计。术中将伸肌支持韧带从桡骨侧翻向尺骨侧，将背侧腕关节囊自桡骨远端掀向掌骨基底，这样容易保留伸肌支持韧带和背侧腕关节囊，修复腕关节囊容易。由于腕背部肌肉缺乏，皮肤组织较薄，术后容易发生水肿，这会对早期腕关节活动造成不利影响。为改善此情况，采用了切口疏松缝合和VSD负压吸引方法，有效减轻了术后水肿症状，从而有利于促进早期腕关节活动的康复。

十五、本章小结

腕关节疾病严重影响患者生活质量，但目前国内缺乏商业化人工腕关节产品。本研究采用自主设计的3D打印微孔钛人工腕关节，对32例晚期腕关节疾病患者进行个性化置换手术治疗。结果显示，置换术后患者腕关节疼痛显著减轻，握力增加，腕关节活动度改善，初步达到预期目标。随访2～48个月，所有患者人工腕关节无松动和脱位，使用效果良好，患者满意度高。

相比国外同期产品，本研究设计的3D打印微孔钛人工腕关节生物力学性能良好，匹配精准，骨整合优异，具备临床转换潜力。本研究初步验证了这种新型人工腕关节的临床安全性与有效性，为缺乏有效治疗方案的晚期腕关节疾病患者提供了新的治疗选择。但样本量较小，有待扩大样本量并进一步观察其长期效果。

（徐永清　李　霞　陈炳泉　俞天白　范新宇　张德洪
李　阳　林　玮　王　腾　蔡芝军　浦绍全）

参考文献

[1] Cooney Wi, Manue J, Froelich J, et al. Total wrist replacement: a retrospective comparative study[J]. J Wrist Surg, 2012, 1:165-172.

[2] Srnec JJ, Wagner ER, Rizzo M. Total wrist arthroplasty[J]. JBJS Rev, 2018, 6(6):e91-98.

[3] Herzberg G, Boeckstyns M, Sorensen AI, et al. "Remotion" total wrist arthroplasty: preliminary results of a prospective international multicenter study of 215 cases[J]. J Wrist Surg, 2012, 1:17-22.

[4] Boeckstyns MEH , Herzberg G, Merser S. Favorable results after total wrist arthroplasty 65 wrists in 60 patients followed for 5-9 years[J]. Acta Orthopaedica, 2013, 84(4): 415-419.

[5] 蔡兴博, 丁晶, 徐永清. 人工腕关节假体研究进展[J]. 中国修复重建外科杂志, 2018, 32(4):501-504.
[6] 蔡兴博, 杨俊宇, 丁晶, 等. 倒刺型记忆合金人工腕关节假体的生物力学测试[J]. 中华关节外科杂志(电子版), 2018, 12(2):203-208.
[7] 杨俊宇, 徐永清. 人工腕关节研究进展[J]. 国际骨科学杂志, 2017, 38(1):17-21.
[8] 杨俊宇, 徐永清, 蔡兴博, 等. 新型外卡式人工全腕关节假体的设计与活动范围研究[J]. 中华关节外科杂志(电子版), 2018, 12(1):46-51.
[9] 宋慕国, 蔡兴博, 徐永清. 全腕关节假体的研究进展[J]. 中华关节外科杂志(电子版), 2016, 10(1):73-76.
[10] 蔡兴博, 丁晶, 徐永清. 镍钛记忆合金在骨科临床中的应用[J]. 国际骨科学杂志, 2017, 38(6):364-367.
[11] Reigstad O, Rokkum M. Wrist arthroplasty using prosthesis as an alternative to arthrodesis: design, outcomes and future[J]. J Hand Surg Eur Vol, 2018, 43(7):689-699.
[12] Berber O, Garagnani L, Gidwani S. Systematic review of total wrist arthroplasty and arthrodesis in wrist arthritis[J]. J Wrist Surg, 2018, 7(5):424-440.
[13] Elbuluk AM, Milone MT, Capo JT, et al. Trends and demographics in the utilization of total wrist arthroplasty[J]. J Hand Surg Asian Pac Vol, 2018, 23(4):501-505.
[14] Bidwai AS, Cashin F, Richards A, et al. Short to medium results using the ReMotion total wrist replacement for rheumatoid arthritis[J]. Hand Surg, 2013, 18(2):175-178.
[15] Sagerfors M, Gupta A, Brus O, et al. Total wrist arthroplasty: a single-center study of 219 cases with 5-year follow-up[J]. J Hand Surg Am, 2015, 40(12):2380-2387.
[16] 赵敏超, 黄 燕, 袁伟健, 等3D打印金属内植物在骨科的应用特点[J]. 中国组织工程研究, 2018, 22(31):5027-5033.
[17] Mishra S, Tate MLK. Effect of lacunocanalicular architecture on hydraulic conductance in bone tissue: Implications for bone health and evolution[J]. Anat Rec Part A, 2003, 273A(2):752-762.
[18] Kujala S, Ryhanen J, Danilov A, et al. Effect of porosity on the osteointegration and bone ingrowth of a weight-bearing nickel-titanium bone graft substitute[J]. Biomaterials, 2003, 24(25): 4691-4697.
[19] Li GY, Wang L, Pan W, et al. In vitro and in vivo study of additive manufactured porous Ti6Al4V scaffolds for repairing bone defects[J]. Sci Rep, 2016, 6:34072.
[20] Lu Minxun, Li Yongjiang , Luo Yi, et al. Uncemented three-dimensional-printed prosthetic reconstruction for massive bone defects of the proximal tibia[J]. World J Surg Oncol, 2018, 16:47.
[21] 夏志勇, 马康康, 李凯, 等. 3D 打印钛合金骨小梁金属臼杯、垫块在全髋关节置换翻修术中的应用［J］. 中国骨与关节损伤杂志, 2017, 32(2) : 121-124.
[22] Ni J, Ling H, Zhang S, et al. Three-dimensional printing of metals for biomedical applications[J]. Mater Today Bio, 2019, 20(3): 100024.
[23] 高志祥, 龙能吉, 张少云, 等. 髋关节翻修术应用 3D 打印植入物的研究进展[J]. 中华关节外科杂志(电子版), 2019, 13(6) : 731-735.
[24] Brumfield RH, Champoux JA. A biomechanical study of normal functional wrist motion[J]. Clin Orthop, 1984, 187:23-25.
[25] Palmer AK, Werner FW, Murphy D, et al. Functional wrist motion: a biomechanical study[J]. Hand Surg, 1985, 10A:39-46.

第 11 章　金属 3D 打印定制化人工全腕关节置换术

【摘要】全腕关节置换早在1891年开始就有临床医师进行尝试，直至20世纪60年代，随着材料学和人工假体理念的进步，全腕关节假体逐渐开始发展及迭代，直至21世纪初期，设计并临床应用第四代假体。多个手外科中心的中长期临床随访，肯定了第四代假体在减轻疼痛、增加活动度等方面的临床疗效。但其仍存在腕骨侧假体松动，与腕关节骨质适配性不佳等方面的问题。我们针对国外第四代假体的一些并发症提出改进措施，并利用金属3D打印定制化制作人工腕关节假体，对一名临床诊断为非特异性腕关节炎的患者行全腕关节置换术。评价指标包括腕关节活动度、VAS评分、上肢功能障碍评分简略版（quick DASH）及患者自评腕关节评价量表（PRWE）评分。术后10个月随访，显示假体在缓解疼痛和改善功能方面具有良好的临床疗效。同时骨长入明确，为进一步改善腕骨侧假体松动提供一种可能方案。

【关键词】腕关节假体；金属3D打印；定制化

一、引言

全腕关节假体是最早应用于临床的假体之一，距今有长达130余年的历史。目前主流采用的为第四代全腕关节假体，该假体经全球多个手外科中心的中长期临床随访，在减轻疼痛、改善腕关节活动方面均具有较好的疗效。假体由腕骨侧部件、桡骨侧部件和聚乙烯球共3个部分组成。关节面部分由钴铬钼制作，其余金属为钛合金部分。聚乙烯和钴铬钼合金构成关节活动界面。但因腕骨侧假体骨质接触面积小、假体生物力线等问题，导致腕骨侧假体松动、腕关节脱位等并发症仍时有发生，是目前阻碍假体广泛应用的重要因素之一。

笔者所在中心利用金属3D打印技术，一方面解剖性模拟患者骨关节大小，实现定制化重建；另一方面利用金属3D打印多孔结构，提高骨长入效率，旨在提高假体的长期使用寿命。

二、病例介绍

患者，男，19岁，因“腕关节疼痛活动受限4年”于我院门诊就诊。患者4年前无明显诱因出现右腕关节疼痛，屈伸活动受限，于当地医院就诊，未予特殊治疗。后疼痛及活动受限加重，再次就诊后考虑为腕关节结核，给予规律抗结核治疗4个月，未见好转。期间于腕关节镜下取腕关节滑膜，送病理检查，无类风湿表现，无感染表现。未做病理学诊断。后就诊于我院手外科门诊，诊断为“非特异性腕关节炎”。

查体：右腕关节皮肤颜色正常，无红肿，无色素沉着，无破溃。皮温正常。腕关节屈曲30° 固定畸形，无被动屈伸活动。桡偏0° ，尺偏30° ，旋前旋后同健侧，旋前80° ，旋后90° 。握力2kg。快速DASH评分40.9，PRWE评分31，VAS评分3分（图11–1）。

影像学检查（图11–2）：右腕关节正侧位示腕关节力线良好，无关节脱位。未见骨破坏征象，桡腕关节及腕中关节关节间隙消失。

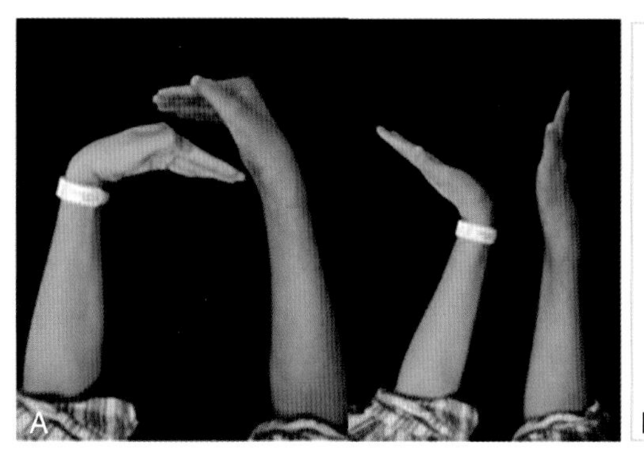

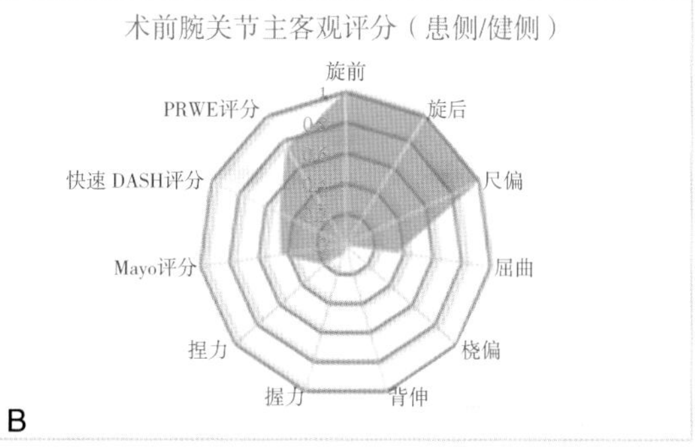

图 11–1　**术前腕关节活动度大体照及评分**

三、手术步骤

患者在静脉全身麻醉加臂丛神经阻滞麻醉下，行全腕关节置换术。患肢外展平放在专用手术台上，在气囊止血带下进行手术。在止血带充气前静脉预防用抗生素（头孢呋辛1.5g）。术中备小C臂机进行透视，并采用层流手术间。

采用腕背正中入路，逐层切开浅层和深层筋膜，暴露伸肌支持带。从其桡侧起点开始至尺侧完整牵开，与周围皮肤软组织临时缝合固定，保留备用。松解腕背伸肌间室，向两侧分别牵开拇长伸肌及伸指总肌，暴露关节囊。以远侧为蒂，将关节囊U形掀开，在尽可能保留桡骨侧残端的前提下贴近桡骨侧切开。清理滑膜，摘除月骨后，将腕关节向掌侧脱位。以Lister结节和桡骨远端关节面作为参考，在桡骨背侧放置截骨器。调整截骨器直至指示杆在冠状面及矢状面上均与桡骨轴线平行后，用克氏针临时固定截骨器，透视下再次确认指示杆位置，在正侧位上指示杆均与桡骨解剖轴线平行。用摆锯紧贴截骨器进行桡骨远端截骨，截骨平面控制在软骨下骨水平，并注意保留下尺桡韧带及关节囊附着处。截骨后平面与桡骨轴线垂直。将腕关节掌侧脱位后，从桡骨截骨面置入髓腔锉，逐号扩大髓腔，在靠近桡侧皮质处逐渐打入髓腔锉，避免假体发生尺偏。当髓腔锉不能继续打入，与骨皮质有良好接触时停止扩髓。最终使用的髓腔锉型号为S号。

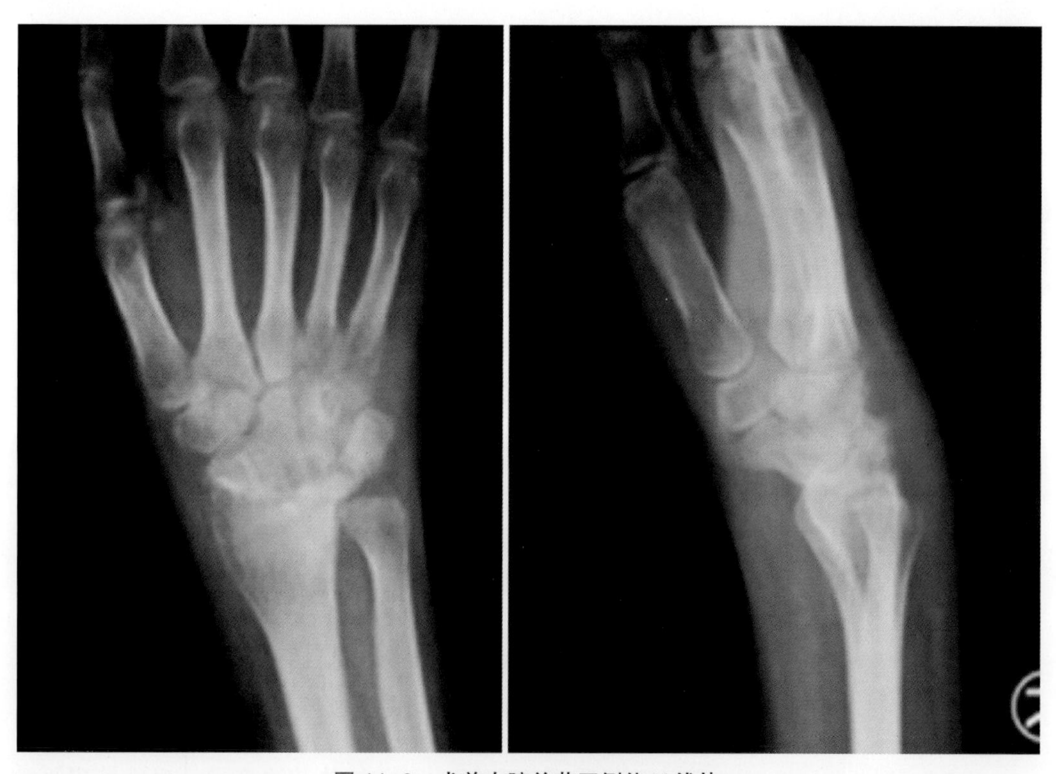

图 11–2 术前右腕关节正侧位 X 线片

由腕尺侧经皮横向置入克氏针，固定三角骨远极与头骨。以第3掌骨作为参考点，置入腕骨侧截骨器，调整截骨平面位于头骨远极2mm水平，使用摆锯进行截骨。截骨面与前臂长轴垂直。取出三角骨固定克氏针，从头骨截骨平面处沿头骨长轴置入克氏针，正侧位透视下均位于头骨中心，使用4.5mm钻头扩髓，置入腕骨侧试模。继续置入S号桡骨侧试模。根据软组织张力情况，放入Ⅰ型高度（高度最低）的垫片，腕关节复位后，测试腕关节假体稳定性，以及前后抽屉试验。可见腕关节稳定性良好，背伸可至0° 。后进行掌侧软组织松解，背伸可被动活动至15° ，屈曲至40° 。

取出试模，充分冲洗创面后，根据试模大小使用打入器置入腕骨侧假体，在两侧分别置入皮质螺钉，桡骨侧通过第2腕掌关节进入第2掌骨髓腔，尺骨侧螺钉指向第5腕掌关节，并不跨过此关节，置入钩骨内。获得腕骨侧假体的初期稳定性。接下来根据试模大小使用打入器置入桡骨侧假体，并将 I 型垫片卡入腕骨侧假体。取部分截骨内松质骨，填入远排腕骨，行远排腕骨间融合术。最后将腕关节复位后，再次检查患者腕关节活动度，腕关节软组织张力，并行前后抽屉试验，测试假体稳定性。术中透视示假体位置满意。放置负压引流管1根。采用伸肌支持带远1/3部分进行关节囊补充，修补缝合关节囊，完整覆盖假体。关闭手术切口（图11–3）。

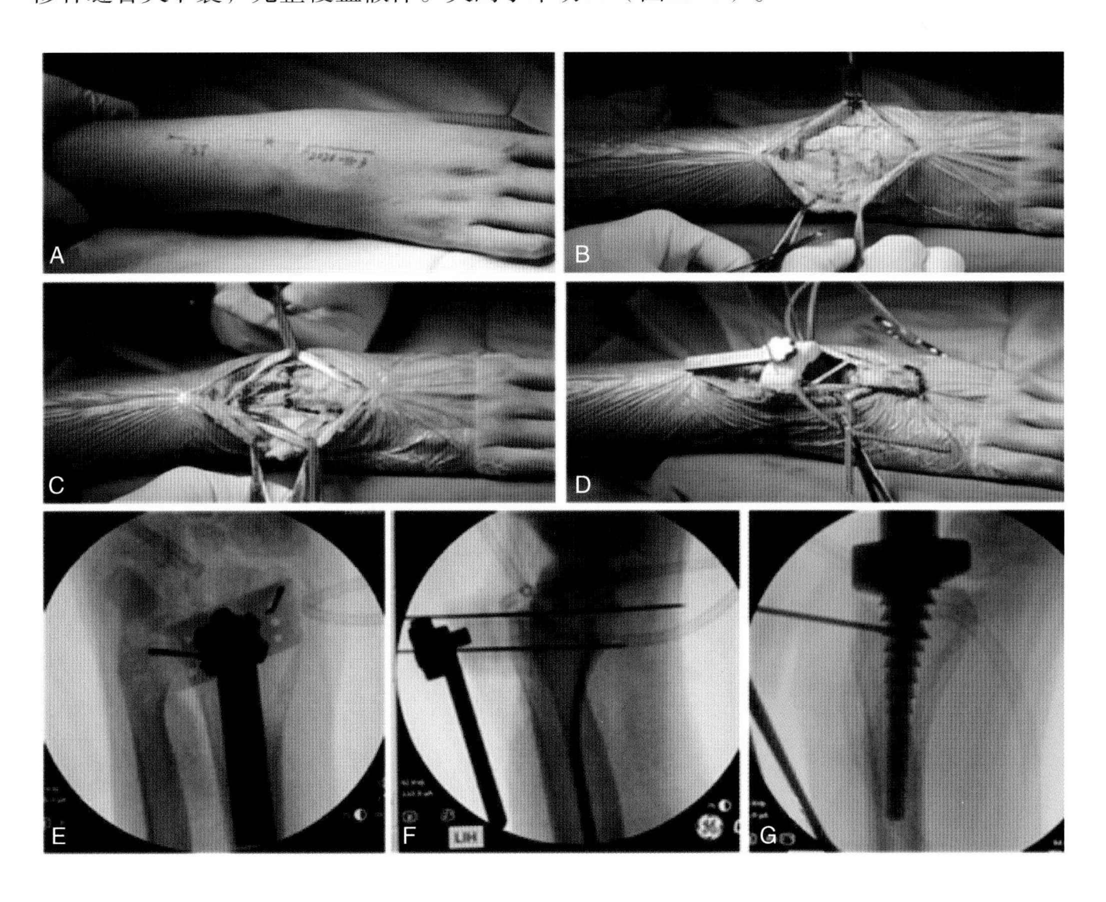

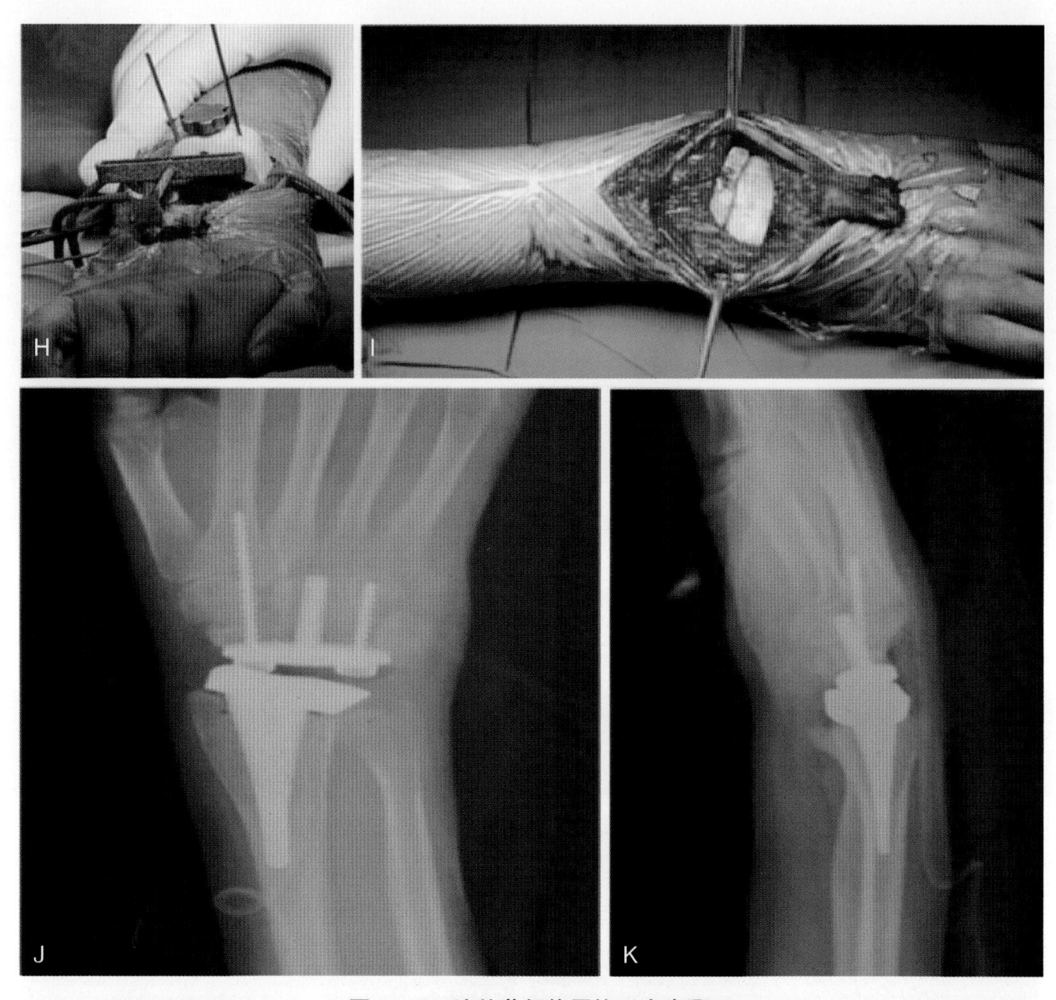

图 11-3 腕关节假体置换手术步骤

A. 腕背正中入路；B. 切开伸肌支持带；C.U 形掀开关节囊；D. 置入桡骨侧截骨器；E. 截骨器正位透视；F. 截骨器侧位透视；G. 桡骨侧髓腔锉锉至扩髓满意；H. 置入腕骨侧截骨器；I. 置入合适大小的试模；J. 术后透视正位；K. 术后透视侧位

四、术后康复

术后给予患者可调式支具固定，固定在背伸0° 位，可逐渐增加背伸角度。术后2天消肿后，每3天将背伸度数增加3° ～5° 。术后2周术口拆线，被动背伸固定角度可至20° 左右。在臂丛麻醉镇痛下，进行术后第一次主动康复锻炼，术后锻炼VAS评分7分，休息时VAS评分2分。此后进行常规主被动康复锻炼。术后6周复查，VAS评分0分，主动活动背伸12° ，屈曲30° ，旋后86° ，旋前80° 。术后10个月复查，VAS评分0分，主动活动背伸0° ，屈曲30° ，旋后90° ，旋前90° （图11-4）。DASH 评分0分。X线片示假体位置满意（图11-5）。

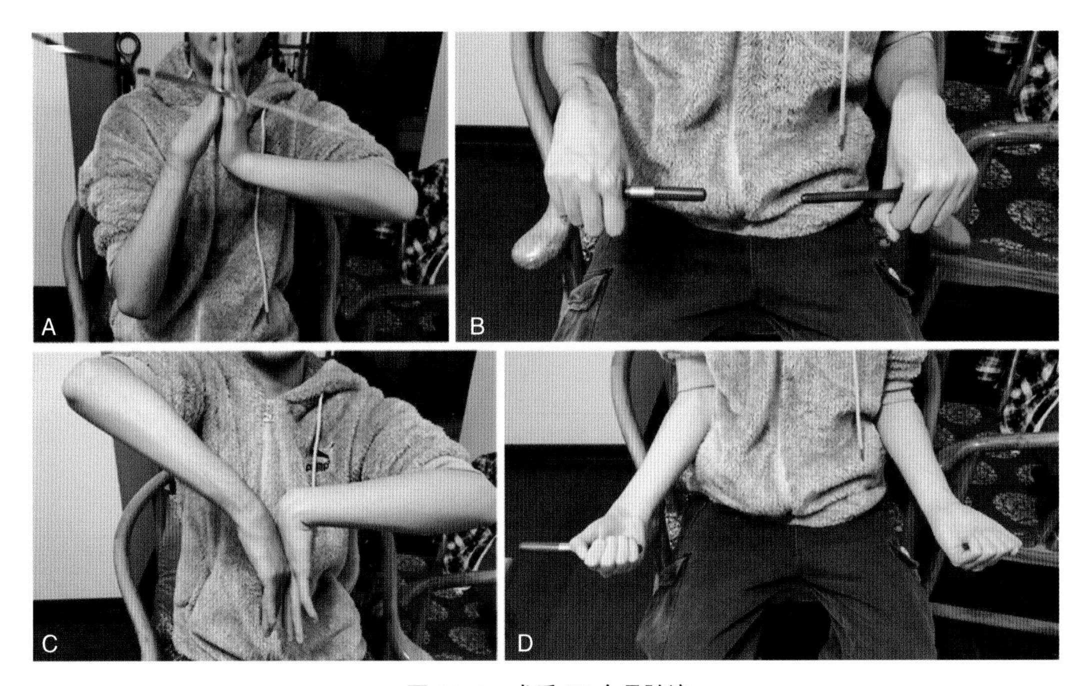

图 11-4　**术后 10 个月随访**

A. 背伸；B. 旋前；C. 屈曲；D. 旋后

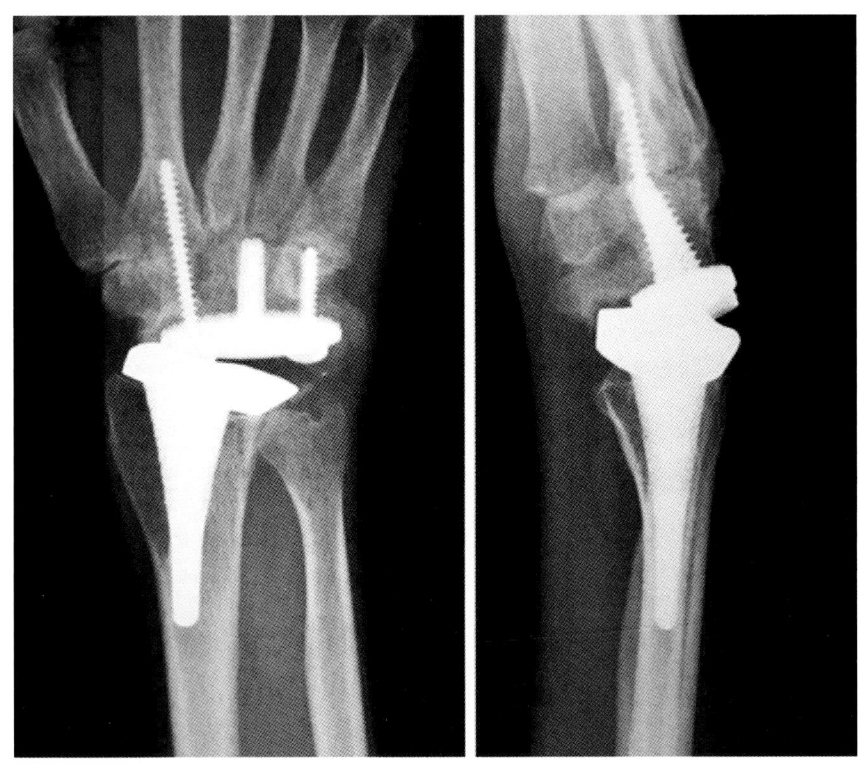

图 11-5　**术后 10 个月随访 X 线片**

A. 正位；B. 侧位

五、人工腕关节假体全腕关节置换术

目前此术式已经成为国外在治疗类风湿关节炎、继发于桡骨远端骨折及舟骨骨折的创伤性关节炎等腕关节疾患中的一种常见治疗措施，但是国内此领域一直处于真空状态，手外科医师和患者苦于无假体可用的情况，不得不选择全腕关节融合术这一“唯一”治疗方式，不论是医师还是患者都期望有更优异更多样的选择。因此，在充分考虑到人工假体的设计原则，参考国外新型假体的设计理念，并结合钛合金3D打印骨小梁的新型制作方法，我们研制了一款人工腕关节假体，并在临床上将其成功应用于一名患者。

（一）假体设计理念

国外目前常见使用的第四代假体，包括RE-MOTION、Universal Ⅱ、Maestro等，均采用三件式组配安装，生物型固定。假体摩擦界面同常见的髋膝假体一致，为钴铬钼合金及高分子聚乙烯材料。假体植入部分采用钛合金材料，既与骨组织具有最为相近的弹性模量，降低术后应力遮挡的发生，又满足组织相容性，通过对部分骨-植入物接触面喷涂羟基磷灰石，促进骨长入，进一步增加生物固定强度。这三款假体经临床验证，在中期随访中均获得了较为满意的结果。患者术后疼痛明显减轻，可恢复满足生活需要的腕关节活动度。然而，假体翻修率仍然明显高于髋膝关节假体，主要问题集中在假体腕骨组件的松动，以及进而发生的脱位。针对组件松动的问题，我们引进了钛合金3D打印金属骨小梁技术。该技术在动物实验中表现出优异的骨长入特性，同时目前也临床应用于髋关节定制化假体及脊柱定制化假体中，可提高生物固定强度。

本假体主体采用钛合金3D打印制作，其为连通网格结构，表面结构和基体一体成型，不存在涂层脱落的问题。同时多孔结构可使骨质长入假体，大大减轻假体与骨之间的机械剪切应力，使置入物获得更好的长期稳定性。在腕骨侧不仅采用网格提供长期的骨长入稳定性，也采用2枚螺钉进行假体加压固定，并提供短期假体稳定性。关节界面一侧为钴铬钼合金，另一侧为高分子聚乙烯材料制作，两者均采用髋膝假体常用的关节界面材料制作。同时延续国外第四代假体设计的基本理念，采用三件式组配，生物型固定，整体参数依据患者解剖数据定制化制作（图11-6）。

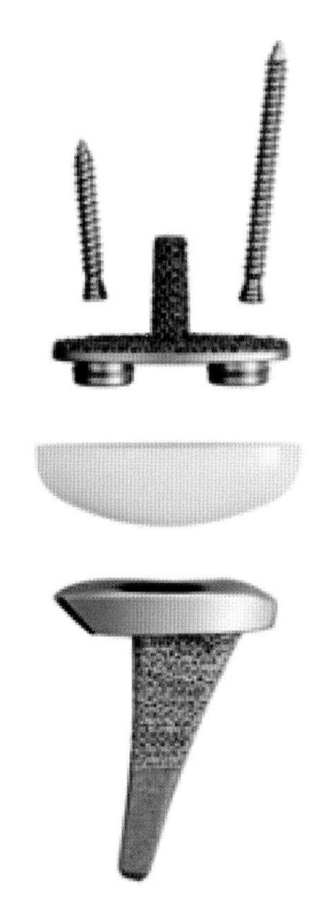

图 11-6　**假体图片**

（二）适应证

1. 类风湿关节炎累及全腕关节，活动受限明显。

2.桡腕关节骨性关节炎致疼痛活动受限明显。

3.舟骨骨折不愈合腕关节进行性塌陷（SNAC）Ⅳ期，舟月分离致腕关节进行性塌陷（SLAC）Ⅳ期，月骨缺血性坏死Ⅳ期等腕关节晚期疾患。

4.近排腕骨切除术或是四角融合术失败后。

5.除外禁忌情况的其他炎症性腕关节炎。

（三）禁忌证

1.患者腕关节周围骨骺未闭。

2.存在急慢性感染、滑膜炎活跃期的腕关节。

3.存在严重腕关节周围骨性畸形。

4.患者从事重体力工作。

5.因多种原因致腕关节软组织松弛，腕背伸肌支持带缺损，术前严重的掌尺侧半脱位等加重术后脱位的情况。

（四）术前评估及假体定制

定制规划：术前拍摄患者标准腕关节的正侧位，以及腕关节CT，采集相关假体制作数据，进行定制化假体制作。在制作时，除了制作匹配解剖数据的组件，同时需要将桡骨侧整体缩小2mm制作小号组件，并配备多种高度的聚乙烯垫片，以满足术中张力调整的需求。

采集患者基本信息，年龄，惯用手，同时评估术前双侧腕关节功能：

1. 腕关节活动度

采用量角器置于腕关节尺侧，测量掌屈、背伸。量角器置入腕背，以桡骨轴线和第3掌骨轴线作为基准，测量桡偏、尺偏。

2. 握力

采用握力器评估患者握力。测量方式为上肢位于体侧，屈肘90°，前臂及腕关节中立位时的最大握力，分别测量健侧及患侧，测量3次取平均值，记录形式为患侧握力与健侧握力的比值。

3. 疼痛评分

VAS评分用于疼痛的评估。0分表示无痛，10分表示难以忍受的最剧烈的疼痛。

4. 功能评分

利用问卷形式评价患者术后上肢功能。采用快速 DASH评分量表和PRWE量表进行。

（五）术后康复

术后康复采用临床医师–康复医师–麻醉医师三方共同参与的多学科团队进行。术后2周以内佩戴腕关节休息位支具。2周后在充分镇痛下，开展腕关节主动活动锻炼，包括屈伸和旋转运动。夜间继续佩戴休息位支具。在镇痛下规律康复锻炼，直至获得满意的腕关节活动度。术后6周以内避免提拉重物。

分别在术后3，6，12个月进行腕关节功能评价，具体评价内容如同术前。

在术后1个月和6个月分别行腕关节正侧位X线检查，评估假体力线及骨长入程度。

人工腕关节假体在国外已经历经40余年的发展，目前在缓解疼痛与改善功能方面获得了满意效果，但仍然存在假体松动、下沉、脱位等问题。而在国内，尚无任何成熟的腕关节假体上市。不论是医师还是患者都极大地期望国内假体的成功应用。目前本假体采用第四代假体的设计理念，同时融合了3D打印钛合金骨小梁技术，利用其优异的骨长入特性，期望可以降低假体松动的发生率。本假体目前尚处在临床初期应用阶段，期待在此新技术的带领之下，可以开展多中心临床应用，规范术前分类、评分及术后随访等方面的内容，以利于更客观地评价各种假体的问题，获得满意的中长期疗效结果，最终得到标准化生产，进行全国范围内的应用。

（陈山林　刘　畅）

参考文献

[1] Adams BD. Wrist arthroplasty: partial and total[J]. Hand Clin, 2013, 29(1):79-89.

[2] Kennedy CD, Huang JI. Prosthetic design in total wrist arthroplasty[J]. Orthop Clin North Am, 2016, 47(1):207-218.

[3] 陈山林, 田光磊. 腕关节假体的临床应用[J]. 国外医学(骨科学分册), 2005, 26(5):283-287.

[4] Srnec JJ, Wagner ER, Rizzo M. Total wrist arthroplasty[J]. JBJS Rev, 2018, 6(6):e9.

[5] Yeoh D, Tourret L. Total wrist arthroplasty: a systematic review of the evidence from the last 5 years[J]. J Hand Surg Eur Vol, 2015, 40(5):458-468.

[6] Yang J, Cai H, Lv J, et al. In vivo study of a self-stabilizing artificial vertebral body fabricated by electron beam melting[J]. Spine (Phila Pa 1976), 2014, 39(8):E486-492.

[7] 王彩梅, 张卫平, 王刚, 等. 电子束熔融快速成型技术在骨科植入物修复过程中的骨诱导能力[J]. 中国组织工程研究, 2013;17(52):7.

第12章　人工腕关节置换的并发症及处理

【摘要】人工腕关节置换还没有达到人工髋、膝关节置换的远期疗效。随着人们不断的努力，人工腕关节置换的疗效也在逐渐变好，可以接受。人工腕关节置换的主要并发症有腕关节假体远端松动、近端松动、感染、关节脱位、假体断裂、腕关节畸形和疼痛、假体周围骨折。针对每一种并发症都有预防和处理方法。本章就每一种并发症的表现及处理方法给予介绍。

【关键词】远端松动；近端松动；感染；关节脱位；假体断裂；腕关节畸形和疼痛；假体周围骨折

一、引言

2021年Wagner报道了40年期间翻修人工腕关节。总共在69名患者当中进行了76次翻修，患者的平均年龄为56岁，随访了10.3年。最明显的改善是人工腕关节翻修术后疼痛明显减轻，其中58名患者（84%）没有疼痛或者是轻微的疼痛。患者的腕关节掌屈和背伸没有明显的变化。腕关节尺偏减少，而桡偏增加。需要指出的是，这些翻修的腕关节大部分是Biaxial双轴和Meuli人工腕关节。但是并发症和再次翻修率高。主要的翻修手术指征为：远端松动（*n*=11），近端松动（*n*=1），畸形和疼痛（*n*=8），假体周围感染（*n*=3），脱位（*n*=2），半脱位（*n*=1），术中骨折（*n*=1），疑似金属过敏（*n*=1）。翻修的并发症为远端松动（*n*=15），近端松动（3例），脱位（7例），术中骨折（*n*=7），术后骨折（*n*=2），假体骨折（*n*=3）。在给患者建议时，必须清楚地说明翻修关节置换术的并发症发生率高有进一步翻修的风险，最终导致全手腕融合。

Honecker报道RE-MOTION人工腕关节置换10年随访的生存率为69%。Zijlker报道在平均9年的随访中，Universal Ⅱ假体的存活率为60%。Berber等采用meta分析发现，最糟糕的人工腕关节是双轴的，在一项研究中，存活率低至50%，尽管其他研究有5～8年的存活率为81%～85%，12年的存活率为78%。Motec假体在骨关节炎患者中的

10年存活率为86%。另外3种目前存在的假体，Universal Ⅱ假体15年存活率为78%，RE-MOTION假体8年存活率为94%，Maestro假体8年存活率为95%。

目前报道人工腕关节的并发症主要有：人工腕关节远端松动、近端松动、感染、关节脱位、假体断裂、腕关节畸形和疼痛及假体周围骨折。

二、腕关节假体远端、近端松动

人工腕关节置换的主要并发症之一是关节松动，即远端松动和近端松动，而大部分是远端松动。松动的主要原因是假体与骨的整合不好，即骨长入不好，以及由于聚乙烯的摩擦碎屑导致的假体周围的骨溶解（图12-1至图12-6）。随着第四代腕关节假体的出现及微孔钛假体的出现，骨溶解等明显好转，所以远、近端松动这个问题得到了比较好的解决。另外就是可以皮下注射地舒单抗及口服维生素D，恒古骨伤愈合剂等可以促进骨质疏松的改善，促进骨长入。

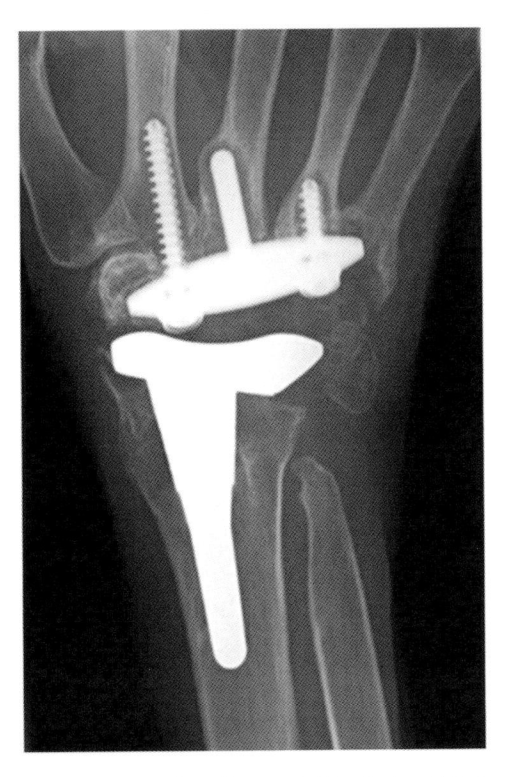

图 12-1 腕关节假体远端腕骨部分松动并移位

图片来源：Kennedy JW, et al. Universal 2 total wrist arthroplasty: high satisfaction but high complication rates[J]. Hand Surg（European Volume）, 2018, 43（4）: 375–379

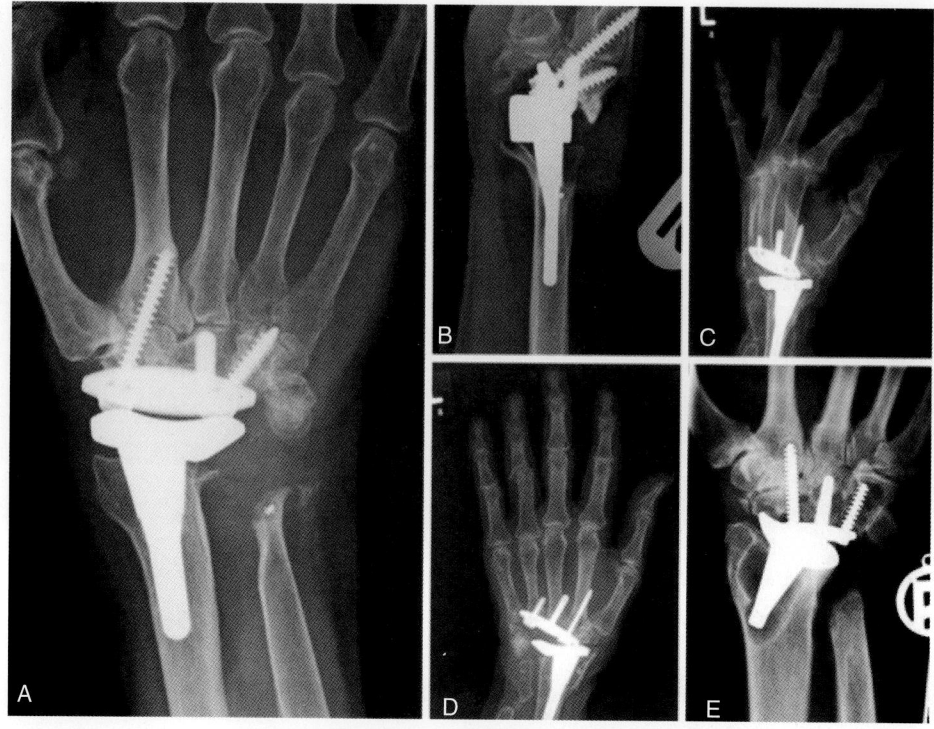

图 12-2 **腕关节假体松动**

A,B. 腕关节假体远端腕骨部分松动并移位；C,D. 腕关节假体远端腕骨部分松动并脱位；E. 腕关节假体近端桡骨部分和远端腕骨部分松动并移位

图 片 来 源：Damert HG, et al.Revision surgery after total wrist arthroplasty[J]. Springer Nature Der Orthopdäde, 2020. https://doi.org/10.1007/s00132-020-03968-8.

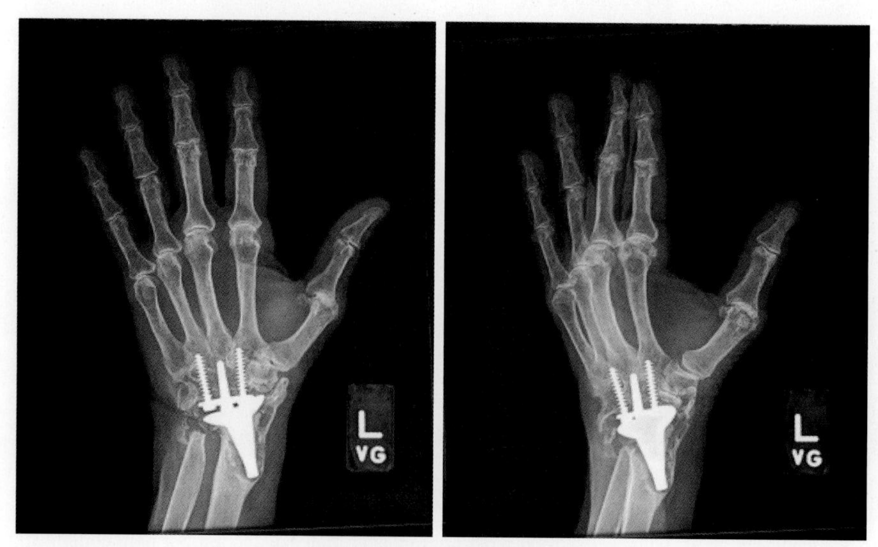

图 12-3 **腕关节假体近端桡骨部分松动并移位**

图片来源：Wagner, MD, et al.Outcomes of revision total wrist arthroplasty[J].JAAOS Glob Res Rev, 2021, 5:1-7. DOI:10.5435/JAAOSGlobal-D-21-00035.

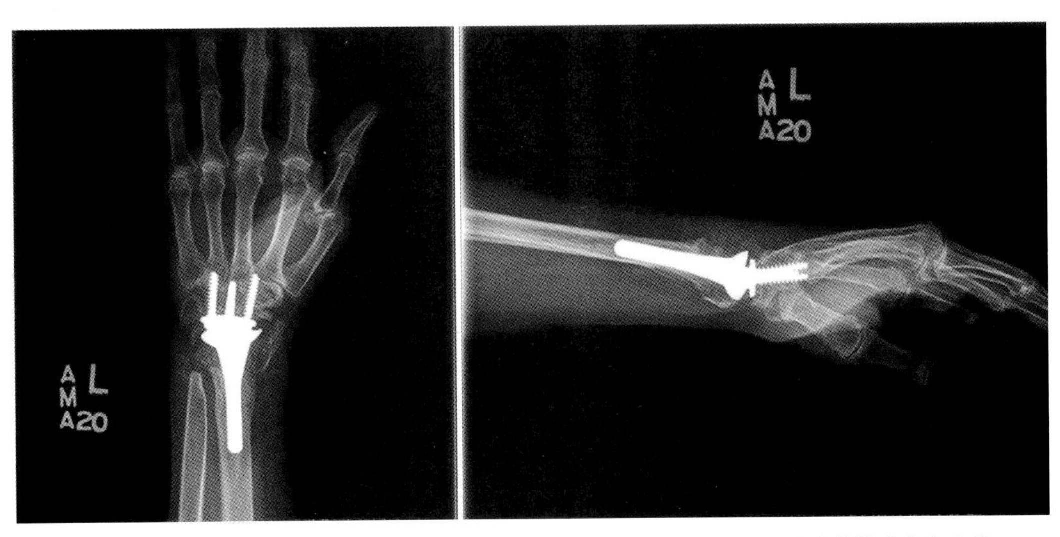

图 12-4　**经过腕关节翻修，重新置入长柄的桡骨的部分。恢复了人工腕关节的稳定和力线**

图片来源：Wagner, MD, et al.Outcomes of revision total wrist arthroplasty[J].JAAOS Glob Res Rev, 2021,5:1-7. DOI: 10.5435/JAAOSGlobal-D-21-00035

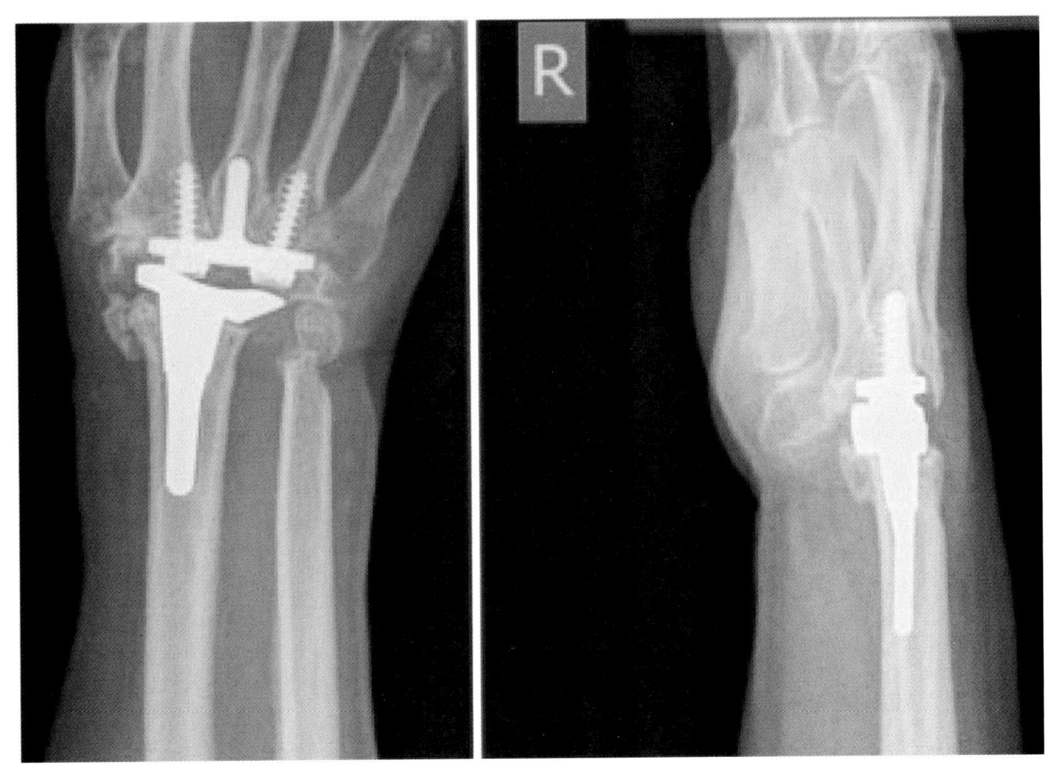

图 12-5　**人工腕关节置换术后位置良好**

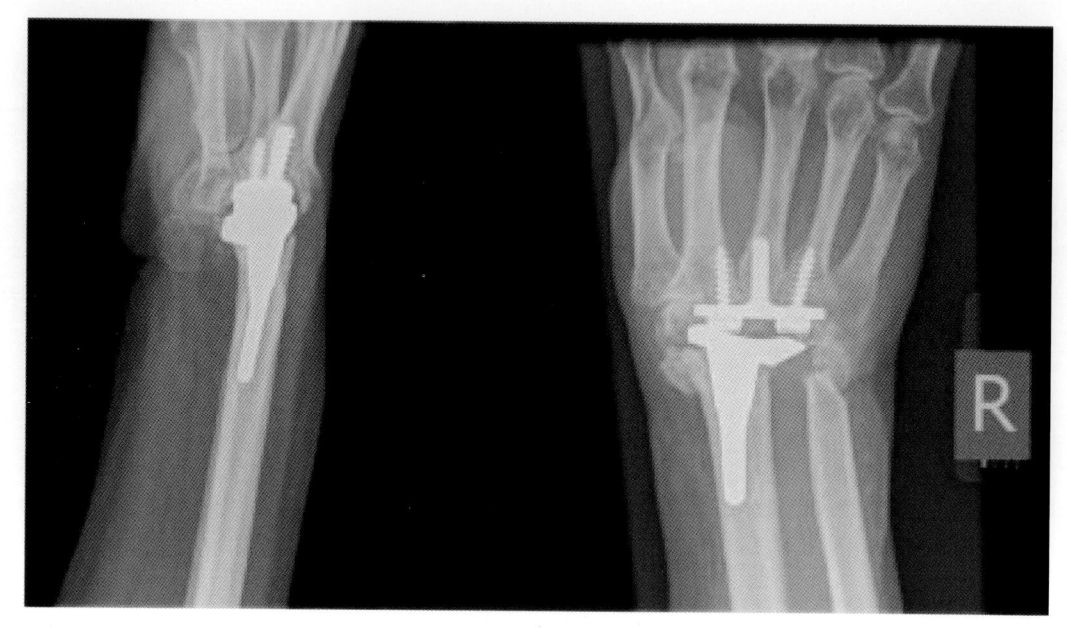

图 12-6 **腕关节假体近端桡骨部分松动并移位**

图片来源：Pinder EM, et al. Survivorship of revision wrist replacement[J]. J Wrist Surg, DOI https://doi.org/10.1055/s-0037-1603320.ISSN 2163-3916.

三、感染

感染是人工关节的常见并发症之一。腕关节置换的感染率约为1%。感染分为早期感染和晚期感染。因为手背部的软组织很薄，容易感染。

（一）分类，定义

感染可以依据下列5点进行分类：

1. 感染途径

外源性或血源性/内源性感染。

2. 间隔时间

在手术和首次感染出现之间的时期。

3. 病原

类型，病原菌的致病性和毒性。

4. 组织

感染确诊时的软组织情况。

5. 诊断

感染出现的概率。

（二）外源性感染与血源性感染

1. 外源性感染

外源性感染是由于病原菌从外部渗入到假体区域。手术切口、局部的褥疮和开放伤口是其入口。细菌可随着假体的置入在术中或术后立即进入到体内，通过伤口感染而影响愈合。外源性感染可以在术后几天内出现，或者（特别是低毒性感染）可能在术后几个月到2年内出现。

2. 血源性感染

血源性感染是由于受到身体其他部位的原发感染的影响而集中在置换手术部位所引起的。这些细菌通过血流到达置换区域。尽管血源性（内源性）感染可能发生在任何时间，但与外源性感染相比，从数字上看更趋向于术后2年内出现。

在置换术感染之前，患者的临床检查很少有脓毒症出现。发现血源性感染的扩散主要集中在皮肤（丹毒，感染性褥疮）、泌尿生殖系统和呼吸系统方面。典型的致病菌包括链球菌、金黄色葡萄球菌（皮肤）、大肠埃希杆菌（泌尿生殖系统）及肺炎双球菌（呼吸道），其他一些细菌如沙门菌（结肠炎）和厌氧菌（牙周炎）也能通过血流途径导致置换手术的感染。由于细菌削弱了人体的防御系统，长期的类固醇治疗、HIV感染、糖尿病、移植术后的免疫抑制剂、老年人和肾衰晚期等都能增加感染风险。

（三）与内植物有关的感染

根据发病机制，感染出现与内植物的存在有关，如假体、内固定材料、起搏器等，其表现不同于没有异物存在的感染。最好的例证就是金黄色葡萄球菌感染。在没有内植物的情况下，金黄色葡萄球菌可以被氟氯西林完全消灭，然而，即使使用最大剂量的此类抗生素，也不能有效地清除黏附在异物表面的细菌。尽管利福平在单独应用时可很快出现耐药性，然而这些黏附的细菌可以用利福平清除。临床研究发现，采用联合用药可以治疗内植物合并有金黄色葡萄球菌的感染，即口服环丙沙星和利福平。

（四）感染出现的时间

就确定感染出现的时间这一点来说，通过微生物学和组织学检查，能在第一时间对感染做出明确诊断。置换术后的间隔时间将确定相关的组分类。微生物种植的时间可能在感染出现之前的数天到2年之间的时期内。

据此分为3组：

1. 早期感染

术后3个月内出现。

2. 迟发感染

外源性感染出现在术后3个月到2年时期内（低毒性感染）。

3. 晚期感染

感染（血源性）始于2年后。

关于早期出现的感染，通常指与感染性血肿或伤口愈合问题有关的，发生在术中或是术后立即出现的外源性细菌感染。临床上，早在伤口愈合期常就出现红肿。尽管早期的血源性感染少见，但也有描述如尿路感染。骨水泥假体在早期感染方面确有影响，如果没有骨水泥，那么骨性的结合就不会被细菌侵入。

延迟出现的感染通常是外源性的，将会持续几个月，常导致假体松动并造成腕关节活动的疼痛。骨水泥假体能在一定的范围内与骨性结构保持结合，但这不能阻止假体在许多方面被大部分感染组织所包绕。在这一阶段个别病例也能出现急性或亚急性血源性感染。

晚期感染指假设血源性的细菌种植存在。晚期感染首先以脓毒症为表现形式，导致患腕的急性表现，或可能以其他形式逐渐开始并导致深部脓肿。

按照时间顺序的感染分类：观察发现，2年内发生感染的频率比2年以后出现的频率要大得多。因围手术期获得的外源性感染，在这阶段开始表现，与手术相关的感染率的最终观察结果以术后2年作为标记，血源性感染在随后的几年里，根据个别年份的百分比分配情况，其发生频率较低。然而，如果患者在术后存活时间长，那么血源性感染的风险要远高于合并外源性感染的风险。

（五）病原的致病性和毒性

评价病原菌的两个重要定义。

1. 致病性

致病性是指病原菌进入机体后产生临床病症的基本能力。这种能力也依赖于宿主的优势情况。比如，凝血酶阴性金黄色葡萄球菌，为了实用的目的只能在异体内出现致病。

2. 毒性

毒性是指一群微生物致病性的程度。一个致病菌株可能包括有毒性菌株和低毒性菌株。与内植物感染有关的病原菌可分为两组：

（1）很少毒性因子的病原菌：主要有凝血酶阴性金黄色葡萄球菌、丙酸杆菌属和棒状杆菌属。

（2）含许多毒性因子的病原菌：包括金黄色葡萄球菌、β–溶血性链球菌和肠杆菌科。特别是金黄色葡萄球菌，在假体感染方面具有较高的致病性。这也适用于凝血酶阴性金黄色葡萄球菌，尽管其是低毒性。一些作者相信，金黄色葡萄球菌较高的毒性对治愈机会的影响是至关紧要的，因此要选择手术治疗。选择合适的，能有效清除黏附在内植物上的细菌并具有生物药效的抗生素或许是更为有效和紧迫的。

（六）软组织情况

根据软组织情况将患者分为两组：

1. 软组织无明显变化

软组织正常和伤口边缘/瘢痕没有明显的感染。

2. 软组织有明显变化

肿胀、软组织呈光滑和半透明状、出现（关节造影术）脓腔/窦道、有明显的脓汁产生。

如果软组织随感染而出现变化，就采取二期假体更换治疗。

（七）感染的概率

感染并非总能找到微生物学的证据。因为有些细菌即使是有较多的组织标本也一直无法确认，所以将其分为3组：

1. 确定的感染（急性或慢性）

有临床感染的症状和体征，如红、肿和过热，与感染有关的特殊资料，包括培养阳性和真菌PCR阳性结果，加上炎症性组织学改变。即使是在缺乏微生物学确认的情况下，始终以窦道的检查作为确定感染的指征。

2. 可疑的感染

依手术中所见和组织学（粒细胞减少、浆细胞、淋巴细胞）作为感染的指征，但是缺乏细菌学的确认。

3. 污染

在培养中有细菌生长，但是缺乏临床和组织学的指征。

（八）诊断

对腕关节置换的感染检查和评估时，我们需要有6个方面的条件：病史和临床资料、实验室检查、影像学检查、术中所见、细菌学检查和组织学检查。

1. 病史和临床资料

患者的病史、社会融合度及独立程度、是否需要照顾等，对以后的治疗有特殊的影响。同样重要的是患者是否有其他疾病和期望值。

下列症状在临床上有决定性意义：

（1）疼痛：以静止痛，紧张感觉，钝痛和发热感具有代表性。如果存在内植物的松动，会出现负重时疼痛或旋转运动时的疼痛。

（2）发红：要特别注意的是范围、部位（瘢痕区，腕背）和发红随时间变化而变化情况。

（3）肿胀：皮肤水肿而光亮，可触及的液性包块（血肿，脓肿）。

（4）窦道：要注意出现的时间，大小（窦道造影），留置情况，分泌物性状（浆液性、脓性或血性）和量。

（5）软组织情况：是否有肿胀、贴骨瘢痕等，对于决定有关的治疗方法特别重要。

诊断价值：上述提到的临床症状，其诊断价值有所不同。窦道可以确定感染的存在。其他症状如静息痛、红、肿等只作为中度的敏感性和特异性指标。

2. 实验室检查

红细胞沉降率（ESR）、C-反应蛋白（CRP）和白细胞计数可能升高。而随着时间变化，其绝对值改变具有重要意义。CRP对检验抗生素治疗的功效方面是首要的恰当的参数。在骨科感染方面，非控制性研究对降钙素的有效性提供了一些证据。

诊断价值：实验室检查只具有中度的敏感性和特异性。

3. 影像学检查

这些检查尽可能清晰地显示出内植物松动和感染的存在。骨水泥假体的松动比非骨水泥假体的松动更容易发现。

（1）标准的X线检查：骨干部位的新的骨膜下骨生长，在标准的X线片上可以直接提供感染的证据。在常规的X线片上发现移位，是假体松动的直接证据。在与骨骼交界处的双重轮廓，是骨水泥假体松动的一个指征，非骨水泥假体的松动可以没有任何明显的影像学征象。在相应的检查里，有半数的假体感染的病例缺乏有价值的影像学征兆，而1/4的患者出现非特异性和特异性征兆。

（2）关节造影和窦道造影：这两种方法也被用于感染和松动的诊断。感染的特殊征象是关节囊的突出和脓肿，结合在一起可形成大的腔隙。如果在X线片上显而易见的是下沉磨损，充满碎屑的腔隙就有认定为不同诊断的可能性。

（3）MRI和CT检查：尽管这两项技术能够查出假体的脓肿形成，但是由于它们对内植物和实际的手术情况会产生大量的人为假象，所以，通常不能提供任何靠近假体周围的相关的、有诊断价值的信息。

（4）锝闪烁法：锝扫描可用于发现假体周围骨重建的增加。假体置入后的第一年内，无论如何都会增加骨重建，所以在这一时期使用锝扫描的有效性是不确切的。抗粒细胞闪烁法不适用于髋关节置换，因为这种抗体积聚在造血骨髓区域。尽管昂贵，白细胞闪烁法可以发现急性和亚急性状态的感染。锝闪烁法提供的价值有时往往评价过高。

（5）同位素骨扫描：可以显示腕关节感染部位核浓聚。

诊断价值：典型的关节X线检查在诊断方面很有价值。重要的指征是有新的骨膜下成骨和2年内出现松动征兆。

4. 术中所见

在手术时记录的要点，包括对腔隙和窦道的大小和部位、脓液的性状、肉芽组织、坏死骨片脱落的异物、血供和骨的机械应力的描述。

诊断价值：在急性感染的情况下，手术所见是有价值的。然而，对于低度感染，临床印象常是失败的。

5. 细菌学检查

通过正确的标本采集进行细菌学培养和PCR对于获得可靠的感染证据是必要的。

（1）腕关节穿刺：在计划穿刺处做局部麻醉。用锐头的针通过皮肤切口插入，从而避免冲出皮肤的凹陷，因为这一凹陷可能连同细菌一同进到关节。检查穿刺针在关节内的位置，采用在影像增强器控制下注入一些对比剂（造影剂）的方法是合适的。至于厌氧菌，也能检查：把穿刺液注入到一个厌氧传送媒介内。颜色指示剂显示是否有氧气在接种时进到了容器内（如运送培养基）。反复的关节穿刺可出现假阴性结果，在某些时候由于改变了穿刺操作而可能出现假阳性结果。如果在细菌学检查之前已经有了结果，那么这项检查的有效性就会明显地提高，即使是发现了相同的细菌和耐药性。假阳性结果可能发生在凝血酶阴性金黄色葡萄球菌和丙酸杆菌，因为这些细菌常在穿刺点周围区域被发现。

（2）术中组织标本的采集：这一方法为检查病原菌提供了最可靠的手段，也为确定适当的抗生素治疗奠定了基础。组织标本应该从3～6个部位采集。医师应该选择围绕手术切口的区域寻找感染灶。对每个病例来说，在关节囊、桡骨远端和腕骨远端及桡骨髓腔内至少应各取1个标本。我们对每一例都采集双份的标本做细菌学和组织学检查。如果微生物的培养困难，但又怀疑它的存在，建议采集第三份标本做厌氧菌PCR检查。在每一侧所采集的组织标本差不多0.5cm大小，并应尽快地放入已消毒的容器内送到实验室。微生物在液体培养基内24小时，再分别进行需氧和厌氧孵化的再培养。若未出现生长，则在新的再培养之前再次孵化9天。

（3）取出内植物/骨水泥块：对个别的螺丝钉、假体或骨水泥块进行培养是一种很好的方法，这样就能对专门黏附其上生长的细菌予以识别。

（4）伤口和窦道的拭子培养：由于污染不能被排除，特别是当几种细菌或典型的皮肤细菌被检出，拭子检查结果就不能作为抗生素治疗的依据。

下列情况值得注意，要防止由于首先使用了抗生素而使得微生物学分析出现失真：

（1）术前已知的细菌：如果对术前细菌学诊断没有疑问，那么就可以在术前开始特效的抗生素治疗。

（2）术前未知的细菌：在没有采集到用于培养的组织标本时，使用经验性抗生素治疗是不合适的。但如果已经给药，那么至少在术前4天停药，以便在手术时取得的样本不含任何抗生素。

诊断价值：上述有关细菌学标本的采集方法，是得以确定诊断的重要方法。手术时取得的组织标本要比术前关节穿刺结果更为可靠。如果对几个组织标本和内植物的培养结果相同，以及组织学检查对感染物的确认得出的结果也相同，这样就更为可靠。尽管有假阴性出现，但这种结果的特异性很高。在个别病例，真菌PCR试验能用于细菌学检查的目的。

6. 组织学检查

（1）标本采集：对每一例翻修手术，常规采集几个组织标本用于组织学检查。如果可能，把同一部位采集的标本做细菌学检查。

（2）准备：如果需要，可将标本脱钙，常规准备（HE染色）并立刻由病理医师评估。

（3）评估：日常的临床经验显示主要有5种情况。

①急性炎症，所有标本中有特异性炎性渗出（粒细胞）。

②部分急性（粒细胞）和部分慢性（淋巴浆液细胞）特异性炎性渗出。

③只有慢性的炎性渗出（淋巴浆液细胞增多）。

④只有个别标本显示慢性炎性渗出。

⑤无一标本显示炎性渗出。

上述这些发现可以对感染的时间，甚至对感染的途径提供一定的结论。如果未发现细菌，那么感染的诊断有时只能依靠组织学检查的发现。

诊断价值：如果细菌学和组织学检查得出相同的结果，将获得很高的特异性。如果细菌学检查阴性，那么只能依靠组织学检查提供确切诊断。

（九）发生率

1970年以前，有些文献报道的关节置换感染率高达10%，而近年来初次置换手术的感染率低于1%。Mayo研究报道，手术第1年感染率为0.6%。第2年开始，每年感染率小于0.2%。经过多年的观察结果显示，年感染率为0.13%。总感染率增加的速度，开始很快，随后渐渐地减少。这一趋势一方面可解释为血源性感染相对较少，另一方面是由于有关的患者病死率逐渐下降。目前还没有对翻修术感染相应的概率统计。

（十）危险因素

我们对特殊患者和一般性危险因素之间做出区分。

1. 特殊患者的危险因素

（1）患者的营养和全身状况。

（2）免疫状态（器官移植后用免疫抑制剂，少见的有：HIV，类固醇治疗，化疗）。

（3）全身性疾病及其后果，如糖尿病、肾功能不全、炎症性风湿性关节炎（风湿性关节炎、银屑病关节炎）。

（4）从前手术的次数和类型。

（5）软组织状况。

（6）血液供应（闭塞性外周动脉疾病）。

（7）手术区域曾经有过的任何感染或仍存在的感染。

2. 一般性的危险因素

（1）无菌条件，手术前准备，铺巾。

（2）手术技术。

（3）手术室设计。

（4）没有或预防抗生素使用不足。

临床意义：虽然许多研究表明，特殊的手术室设计和预防性抗生素应用可产生明显的和重要的差异，其他研究虽有意义，但仅有轻微影响。

（十一）预防措施

一般来说，预防措施首先针对的是外源性感染。血源性感染则很难预防，而手术前清除慢性感染病灶，有助于排除血源性传播的来源。但这并不意味着这些措施能在任何程度上减少血源性感染的数量。在牙科手术中使用预防性抗生素的益处，可提供一些不充分的资料。

1. 有效的预防措施

（1）清洁手术室技术：如果将患者手术的体位从侧卧位改为仰卧位，在有垂直层流的手术室，空气从上方下落时不会直接进入伤口。采用这一技术，手术者朝一侧站立，不会倚靠手术床而越过手术伤口，从而保持术者头部非消毒部分在气流之外。

（2）预防性抗生素：可采用第一代或第二代头孢菌素作为预防措施。我们在术前使用一次量的头孢唑林，6小时后再追加1次。这主要是对金黄色葡萄球菌和链球菌有效，也对某些革兰阴性菌有效（如大肠埃希菌）。这些是造成置换术感染最多的病原菌。有许多医院更愿意使用一次量的抗生素。能够选择的药物包括头孢羟唑或头孢呋肟。糖肽类（万古霉素、替考拉宁）仅在耐甲氧西林金葡菌（MRSA）流行的医院可以使用。在美国和日本已经发现抗糖肽类菌株的出现，而且与不恰当使用这些抗生素有关。

（3）消毒剂：乙醇加碘适用于手术区域的消毒，因为它起效迅速，没有耐药性，价格合理。含水添加剂的乙醇用于手部消毒，具有作用快、皮肤耐受性好、经济实惠并且也不会合并耐药性等优点。

（4）双层手套：通过两层手套之间形成的液体环，即使是很小的裂孔也容易察觉到。

（5）引流：深层和筋膜下引流放置2天。筋膜下引流还能防渗漏、促进伤口快速闭合。

（6）包扎：除非伤口干燥，否则无论何时更换敷料，都要喷消毒剂（我们使用聚乙双胍）。重要的是如果伤口分泌物已渗到最外层的敷料，就要尽快更换以防细菌感染，包括院内的细菌通过被浸湿的敷料从外侵入到伤口内。

2. 可能有效的措施

（1）用消毒的手术薄膜：薄膜可以保护皮肤不受器械的影响，并防止手术器械造成的较深层的、未经消毒的表皮角质层的暴露。然而，薄膜在手术中有撕裂的可能，特别是在皮肤切口处，从而导致最上层消毒过的皮肤被暴露，而使下层的细菌在表面直接接触到手术伤口。

（2）特制的手术服和帽子：穿戴有排气装置的手术服和帽子，能够使手术室空气中的微生物数量减少。

（十二）全腕关节置换感染的治疗

治疗方法是基于下列几个要素。

（1）合并感染的松动假体必须更换，先置入万古霉素间质体，控制感染。控制后二期再放置腕关节假体。

（2）在感染出现的前3个月，假体一般情况下是保持坚固固定的。当感染已经出现，而且时间被认为是超过了3个月，那么就有更换全部假体的指征。

（3）假定细菌的毒性对于假体感染的治疗机会是次要的话，那么只能是考虑对内植物感染有关的情况进行特定的抗生素治疗。

（4）不良的软组织情况是重要因素。

（5）早期和延迟的感染阶段主要是以外源性感染为主。血源性感染可以发生在任何时间，正如在晚期的感染，也可以急性发作而假体保持稳定，因而治疗上也可以采用与早期感染相同的方法。

（6）即使软组织状况不佳并骨质严重受损，局部感染的情况，可以在取出假体后放置万古霉素骨水泥，然后观察红细胞沉降率、C–反应蛋白在这些指标正常后，2～3个月可以允许再次置换假体。

假如出现早期感染（图12–7，图12–8），可以认为假体的固定是牢固的。我们采用清创而不更换假体，同时加上冲洗–负压吸引装置（图12–8）。

四、腕关节脱位

人工腕关节置换的脱位分为急性脱位和慢性脱位。一般认为急性脱位是3周以内发生的脱位，3周以后的脱位为慢性脱位。急性腕关节脱位一般发生在腕关节背侧。主要原因是，腕关节置换手术入路是背侧，另外背侧相对来说比较薄弱，特别是腕部肌腱有过受伤病史，背部肌腱缺损等。人工关节置换，术中检查手腕屈伸活动时要求腕关节必须稳定。如果腕关节掌屈活动时腕关节容易脱位，可以采取桡侧腕长伸肌腱移位来加强腕关节背侧结构以防止脱位（图12–9）。即将桡侧腕长伸肌肌腱充分游离，在最远端切断，然后将桡侧腕长伸肌腱向腕关节正中间并拢，与其他肌腱编织缝合，或与关节囊缝合加强薄弱部位。慢性脱位一般是由于假体松动导致的（图12–10）。要进行腕关节翻修手术，一般需要采用加长柄的腕关节假体，同时进行植骨以提高术后稳定性。

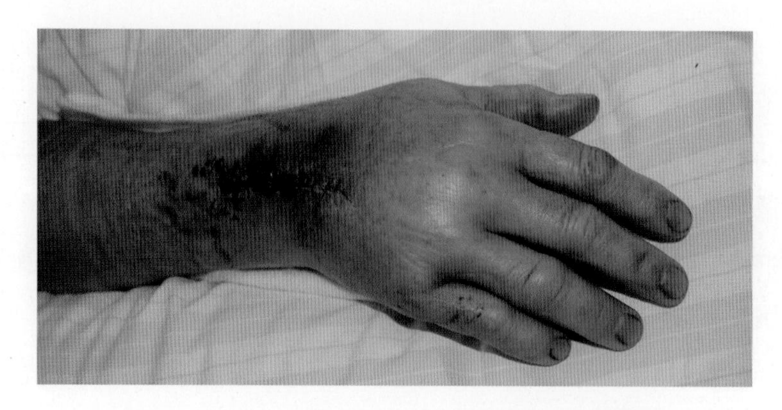

图 12-7 **腕关节置换术后感染，伤口发红，局部肿胀**

图片来源: Damert HG, et al.Revision surgery after total wrist arthroplasty[M]. Springer Nature Der Orthopäde, 2020, https://doi.org/10.1007/s00132-020-03968-8.

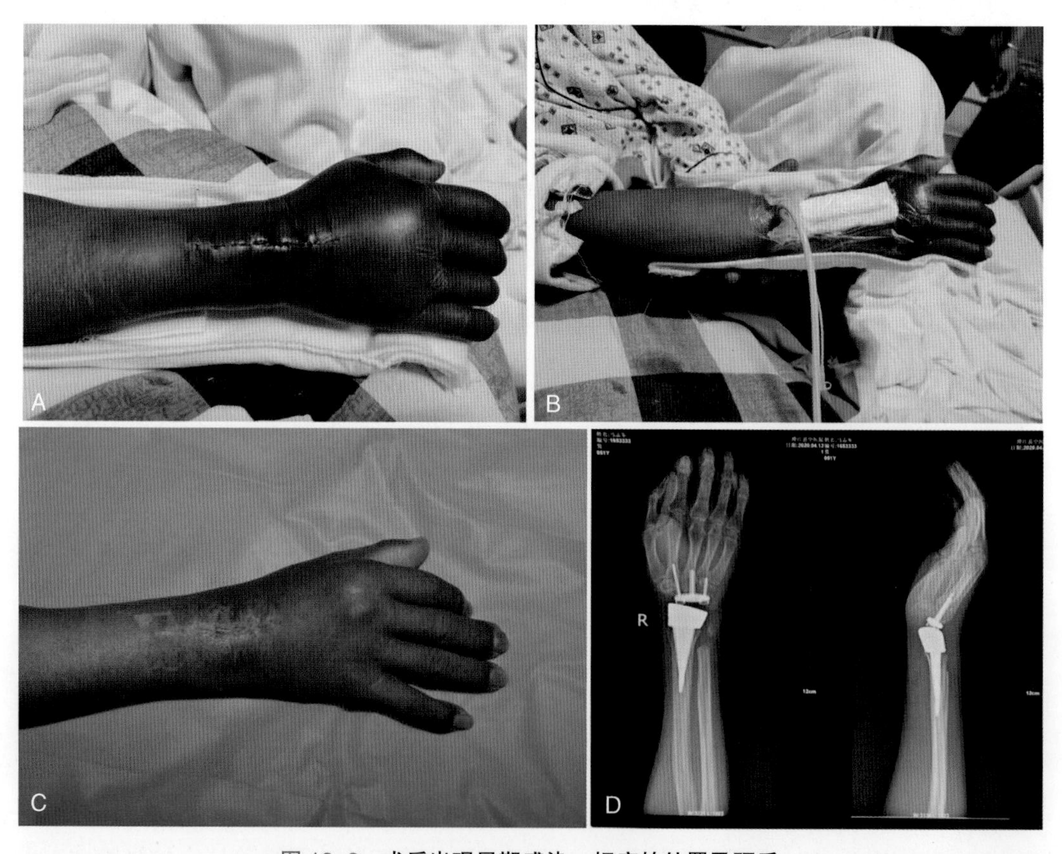

图 12-8 **术后出现早期感染，相应的处置及预后**

A. 人工腕关节置换术后第 10 天，腕关节出现明显肿胀，白细胞计数 13.0 × 10^9/L，C- 反应蛋白、血红细胞沉降率增高；B. 给予拆除大部分的缝线，VSD 负压吸引治疗；C. 术后感染控制，伤口顺利愈合；D. 术后 2 年的 X 线片

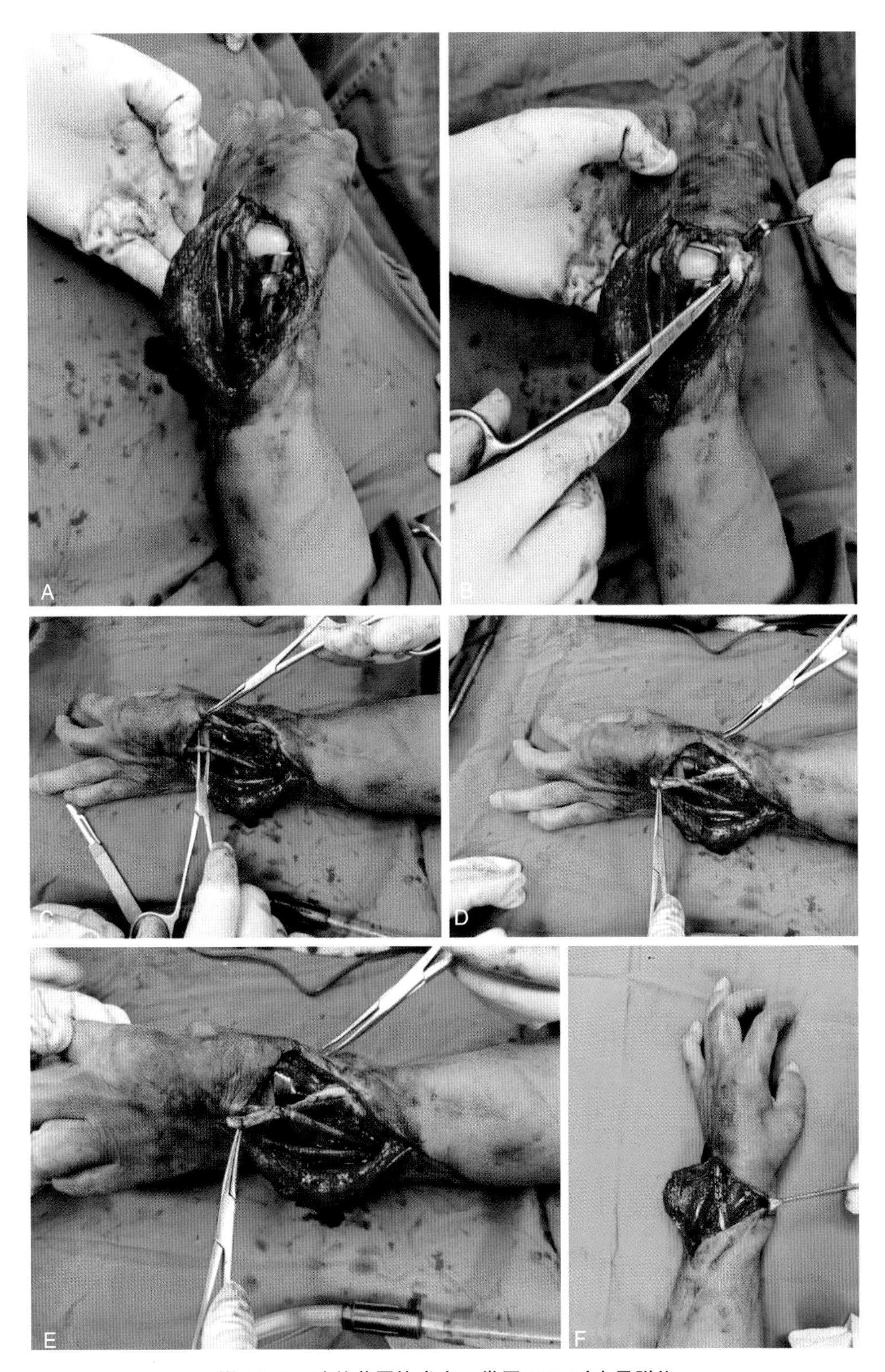

图 12-9　**腕关节置换术中，掌屈 40°时容易脱位**

A. 将桡侧腕长伸肌腱挑出；B. 将桡侧腕长伸肌腱向远端游离，从止点切断挑出；C、D. 将桡侧腕长伸肌腱从示指固有伸肌腱中穿过编织缝合；E、F. 编织缝合后再与周围筋膜缝合，这样就可以避免腕关节掌屈 40°时脱位

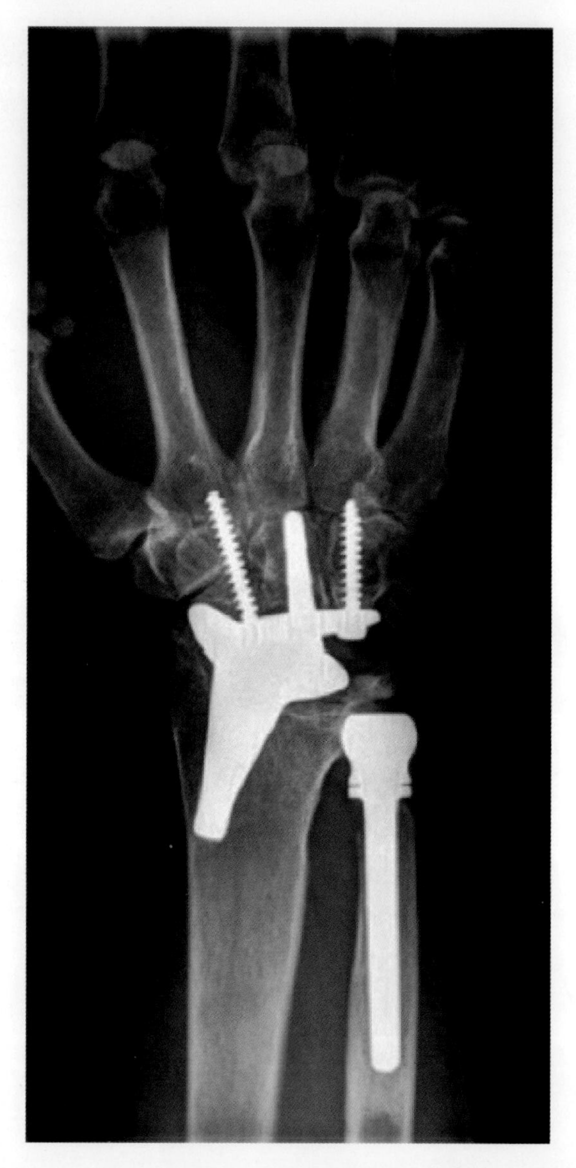

图 12-10 **腕关节置换术后，桡骨柄松动，继发腕关节脱位**

图片来源：Srnec JJ, Wagner ER, Rizzo M, et al.Total wrist arthroplasty[J]. JBJS Rev , 2018, 6（6）:e9. http://dx.doi.org/10.2106/JBJS.RVW.17.00123.

五、腕关节假体周围骨折

腕关节假体周围骨折，本质上是松动的一种表现。由于假体与皮质骨长入不好，造成假体的松动移位，最后将皮质戳破，导致假体周围骨折（图12-11）。人工腕关节与髋关节和膝关节不同，掌骨及桡骨都比较小，骨折后不好用锁定钢板固定。因此，治疗主要是以翻修为主。

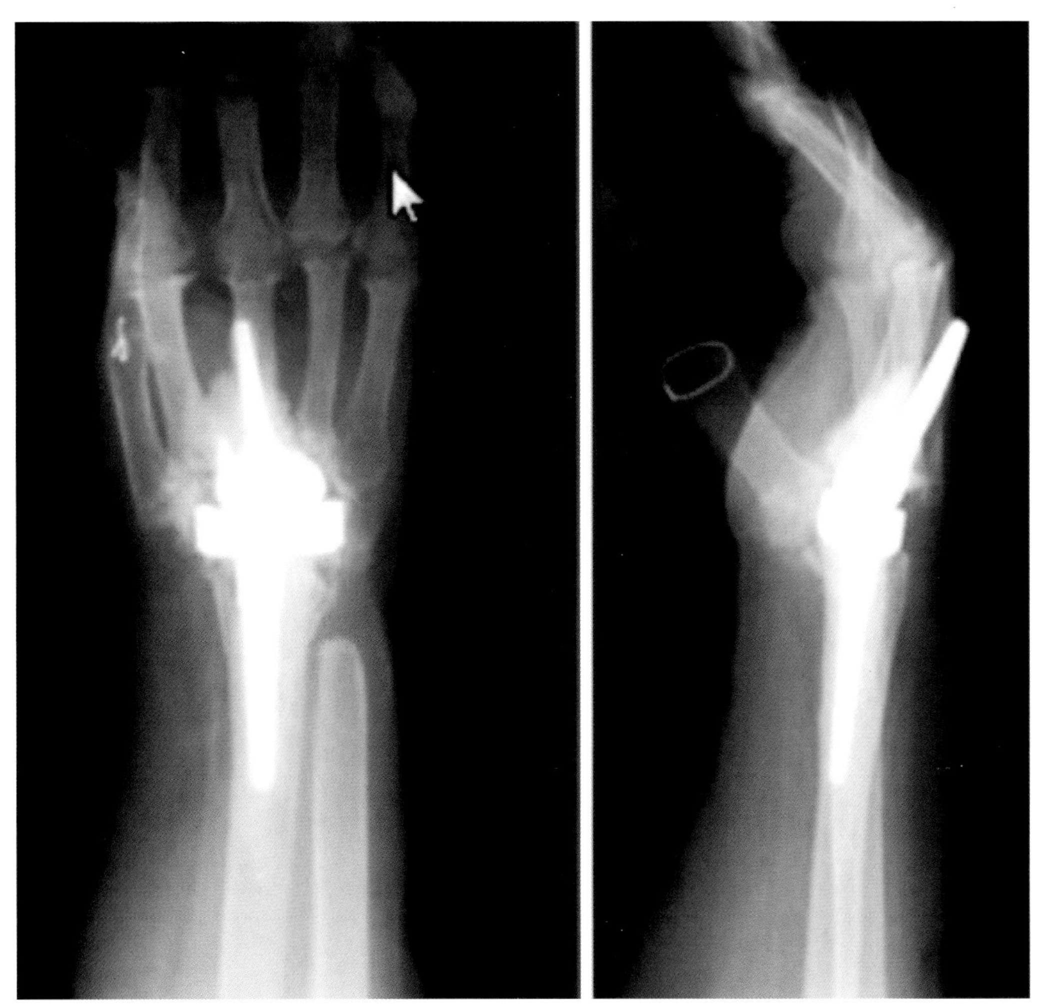

图 12-11　**双轴人工腕关节置换术后，第 3 掌骨骨折，假体柄向背侧穿出**

图片来源：Srnec JJ, Wagner ER, Rizzo M, et al.Total wrist arthroplasty[J]. JBJS Rev, 2018，6（6）:e9. http://dx.doi.org/10.2106/JBJS.RVW.17.00123.

六、腕关节畸形和疼痛

人工腕关节置换术后，患者会出现腕关节的畸形和疼痛（图12-12）。腕关节的畸形和疼痛原因比较复杂，如类风湿关节炎的炎性活动，聚乙烯与假体摩擦的产生的碎屑而引起炎症反应，假体松动引起的位移、造成的变形等（图12-13）。

处理的方法需要针对具体造成的原因来进行。如类风湿关节炎的炎性活动，需要化验红细胞沉降率、C-反应蛋白、抗环瓜氨酸抗体等。如果这些炎性指标较高，可以使用阿达木单抗等生物制剂进行治疗。如果是聚乙烯与假体摩擦产生的碎屑而引起炎症反应，可以做腕关节病灶清除，切除病变的滑膜，必要时更换聚乙烯假体。如果是金属假体松动引起的位移，造成的变形，可以做假体翻修加植骨手术等。

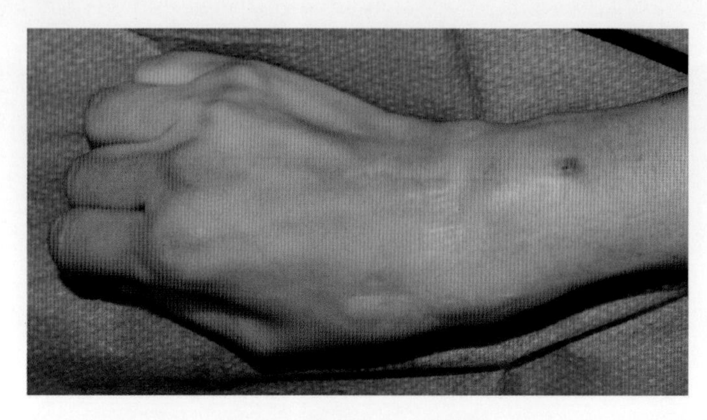

图 12-12 **人工腕关节置换术后，由于假体摩擦导致的滑膜炎，导致腕背部局部肿胀、变形、疼痛**

图片来源：Damert HG, et al.Revision surgery after total wrist arthroplasty[J]. Springer Nature Der Orthopäde, 2020, https://doi.org/10.1007/s00132-020-03968-8.

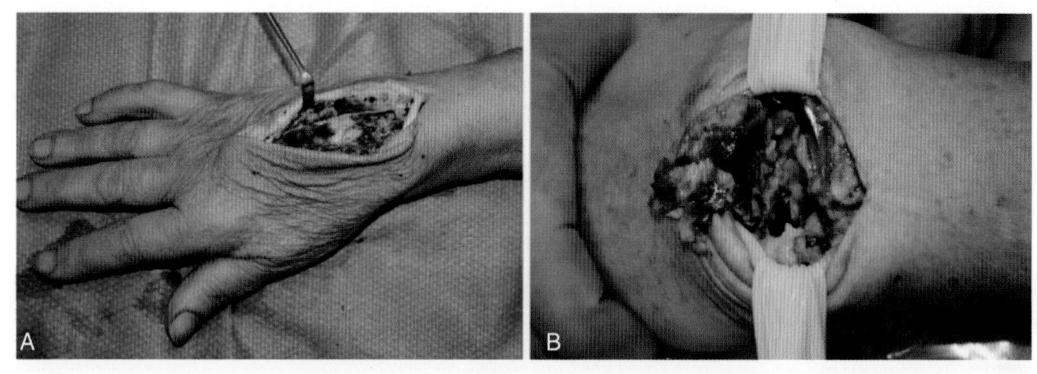

图 12-13 **由于金属界面与聚乙烯摩擦产生的碎屑导致的滑膜炎，周围组织变黑**

图片来源：Damert HG, et al.Revision surgery after total wrist arthroplasty[J]. Springer Nature Der Orthopäde, 2020, https://doi.org/10.1007/s00132-020-03968-8.

（徐永清）

参考文献

[1] John KW, Andrew R, Jonathan W. et al. Universal 2 total wrist arthroplasty: high satisfaction but high complication rates[J]. J Hand Surg Eur Vol, 2018, 43(4): 375–379.

[2] Damert H-G, Kober M, Mehling I. Revision surgery after total wrist arthroplasty[J]. Orthopäde, 2020, 49(9): 797-807.

[3] 徐永清, 宋慕国, 范新宇, 等. 3D 打印微孔钛人工腕关节的设计与临床应用［J/CD］. 中华关节外科杂志(电子版), 2021, 15(2) : 143-150.

[4] Eric RW, Jason JS, Michael WF, et al. Outcomes of revision total wrist arthroplasty[J]. J Am Acad

Orthop Surg Glob Res Rev, 2021, 5(3):e21. 00035.
[5] Pinder EM, Chee KG, Hayton M, et al. Survivorship of revision wrist replacement[J]. J Wrist Surg, 2018, 7(1):18-23.
[6] Srnec JJ, Wagner ER, Rizzo M. Total wrist arthroplasty[J]. JBJS Rev, 2018, 6(6):e9.

第13章　定制化3D打印钛合金腕骨假体的研发及初步临床应用

【摘要】本研究设计并制作出定制化的3D打印钛合金人工月骨假体和手舟骨部分置换假体，并进行了临床前研究和初步临床应用，其中月骨假体为全月骨假体置换，舟骨假体为部分置换，即只对手舟骨坏死的部分骨质进行置换。首先，利用计算机软件1∶1定制化设计人工月骨假体和舟骨部分置换假体，并进行腕关节试装模拟。设计完成后，使用有限元分析技术和尸体生物力学对假体的安全性和有效性进行了临床前的评估。运用有限元分析技术对腕关节、假体及螺钉等应力分布及形变情况进行分析；使用尸体生物力学测试的方法对新鲜尸体前臂标本进行活动度及压力测试。结果显示，定制化3D打印钛合金人工月骨假体、手舟骨部分置换假体的有效性好、安全性高，为临床应用提供了理论基础。后续进行了初步的临床应用及病例随访研究，取得了较好的临床疗效，患者满意度高；但目前样本量较少，仍须进行进一步的研究及应用。

【关键词】3D打印；人工月骨；人工舟骨；有限元分析；生物力学；临床应用

第一节　定制化3D打印钛合金人工月骨假体的三维有限元模型建立及生物力学分析

Kienböck病又称月骨无菌性坏死、月骨缺血性坏死、月骨软化症，是一种以进行性、破坏性的病理过程导致患者腕部慢性疼痛及功能障碍的疾病。最早于1910年由Kienböck医生提出，目前报道的Kienböck病治疗方式繁多，但尚无统一的推荐治疗方案。早期症状较轻时可进行石膏固定制动，口服消炎镇痛、改善局部血液循环的药物进行保守性治疗。针对早期保守治疗无效或症状较重的患者可行手术治疗，手术方式包括截骨术、带血管蒂的骨瓣移植术、肌腱填塞术、关节融合术、假体置换术等，各种术式的目的主要是改善月骨的血供，降低月骨的负荷，减少月骨关节面磨损，提高月骨的自身恢复等。

与其他术式相比，假体置换术具有能重建解剖结构、保持腕部高度和活动度、预防进一步腕关节塌陷、改善疼痛症状的优点，但是也存在术后假体松动、腕关节退行性改变等情况，影响疗效。Kanatani 等及 Viljakka 等的临床长期随访研究显示，人工硅橡胶月骨假体置换治疗Kienböck 病后患者易出现腕关节退变和腕管综合征等问题，提示该类月骨假体不适用于 Kienböck病。有学者研究发现骨水泥假体能有效终止腕骨塌陷、缓解疼痛症状、改善手部功能并延缓病情进展，同时在易用性、安全性和经济方面具有一定优势，但同样存在远期腕关节退变等问题。而上述问题的出现与假体和周围骨匹配度不高、组织无法长入等因素有关，为此设计并制备个体化及具有较高稳定性的假体成为研究焦点。

近年 3D 打印技术的发展与广泛应用，也为根据患者个体解剖结构和需求定制个体化假体奠定了技术基础。本团队前期 3D 打印微孔钛人工腕关节临床研究发现，个体化设计假体能与髓腔精准匹配，获得良好初始稳定性；同时假体微孔结构允许骨长入，可增加假体稳定性，降低远期松动风险。马天晓研究发现 3D 打印多孔结构材料可以与软组织形成有效、紧密且稳定的生物学连接，获得高质量软组织重建效果，在此基础上有望制备个性化、能牢固固定及生物相容性良好的假体，满足患者对肢体功能日益增高的需求。结合上述研究发现，我们对人工月骨假体的设计提出了“定制化”和“软组织长入”两个目标。本研究基于人腕关节尸体标本，设计定制化钛合金人工月骨假体，并采用有限元分析技术行置换前后腕关节生物力学分析，探讨该假体设计理念可行性，为下一步临床研究奠定基础。

本研究设计出一款定制化3D打印钛合金人工月骨假体，假体头月关节面、桡月关节面设计为光滑面，形成头月关节、桡月关节，利于置换术后最大限度恢复腕关节活动度；舟月关节面、月三角关节面为孔隙面，利于临床上置换术后软组织爬行附着，增加假体稳定性。于假体掌侧面设计穿线孔，生物力学试验及临床应用时可使用肌腱线将假体缝合在掌侧软组织（尺三角韧带、桡三角韧带、桡舟月韧带等），达到假体柔性固定，保留腕关节最大活动度（图13-1-1）。

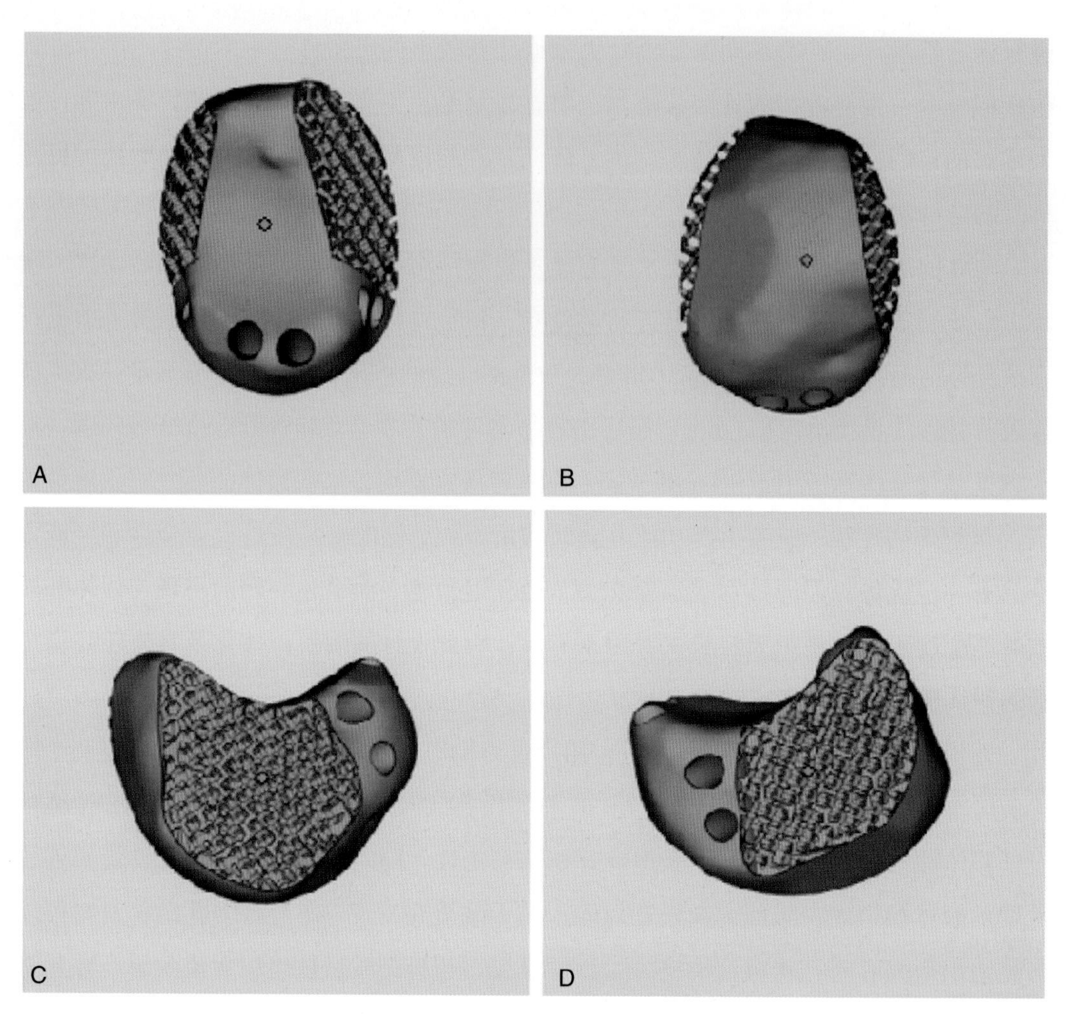

图 13-1-1 **定制化月骨假体示意图**

A. 掌侧观；B. 背侧观；C. 尺侧观；D. 桡侧观

一、材料与方法

（一）实验标本

新鲜冰冻人体右前臂标本 1 具，由昆明医科大学海源学院解剖教研室提供，经腕关节 X 线检查、CT 检查排除骨折、肿瘤等影响腕关节结构的疾病，置于-20℃ 保存，实验前 24小时取出于室温下解冻。标本活动度测量：剔除标本近、远端部分软组织，显露骨性结构并使用聚甲基丙烯酸甲酯包埋固定，头状骨、桡骨远端各置入 1 枚携带 4 枚荧光标记球、直径 2.0 mm 的克氏针。将标本用夹具夹持固定于活动度测试实验台上，在掌屈、背伸、尺偏、桡偏 4 个方向上对腕关节施加 4N · m力矩，于Cortex动作捕捉系统测量腕关节上述 4 个方向最大活动度分别为 48.42°、38.04°、35.68°、26.41°。

（二）实验仪器及软件

LigntSpeed 64 排螺旋 CT（General Electric 公司，美国）；Cortex 动作捕捉系统（Motion Analysis公司，美国）。Mimics21.0 软件、Magics21.0软件（Materialise 公司，比利时）；Geomagic Studio 2017 软件（Raindrop 公司，美国）；Solidworks2017 软件（Dassault Systemes公司，法国）；ANSYS17.0 有限元分析软件（ANSYS 公司，美国）。

二、定制化钛合金人工月骨假体设计

采用 64 排螺旋 CT 对前臂标本腕关节进行扫描，扫描范围包括手、腕关节及尺、桡骨远端，扫描参数：120kV，350mA，层厚 0.625mm。将获得的CT 数据以 .DICOM 格式导入 Mimics21.0 软件，依据不同组织灰度值进行自动化阈值分割区分，初步分离腕关节周围腕骨、掌骨及尺、桡骨；利用 mask功能对腕骨、掌骨及尺、桡骨进行细化填充；利用手工编辑图层工具擦除上述骨块表面凸起及补足其凹陷部分；分别进行 wrap 和 smoothing 处理，初步建立腕关节三维模型。将获得的腕关节模型数据以 .STL 格式导入 Magics21.0 软件中对月骨进行三维重建，按照 1∶1 比例设计月骨假体。

（一）定制化钛合金人工月骨假体置换术前后三维有限元模型建立

将获得的腕关节三维模型以 .STL 格式导入 Geomagic Studio 2017 软件。在软件中抹去模型钉状物和多余特征，行优化光滑处理，通过精确曲面等过程进行曲面化后生成几何模型，以 .STP 格式导入 Solidworks 2017 软件。在软件中对几何模型进行特征识别和曲面诊断，对有问题的曲面进行修复，在装配界面将术前正常腕关节模型的皮质骨、松质骨和术后置换模型的皮质骨、松质骨、假体分别装配完成；将模型保存为 .SLDPRT 零件格式文件后创建软骨，再根据正常人体切除多余部分组织，最后进行干涉处理获得正常腕关节模型和定制钛合金人工月骨假体置换术后腕关节模型。

将生成的体网格模型以 X-T 格式导入 ANSYS17.0有限元分析软件，建立 Static Structural 静力分析模块，分别建立皮质骨、松质骨、软骨及假体属性参数，弹性模量分别为 18 000，100，10，2.1×10^5MPa，泊松比分别为 0.3、0.3、0.45、0.3。假体由钛合金（Ti-6Al-4V ELI）制成，骨间韧带刚度系数参考 Bajuri等设定，然后对模型进行网格划分（图13-1-2）。

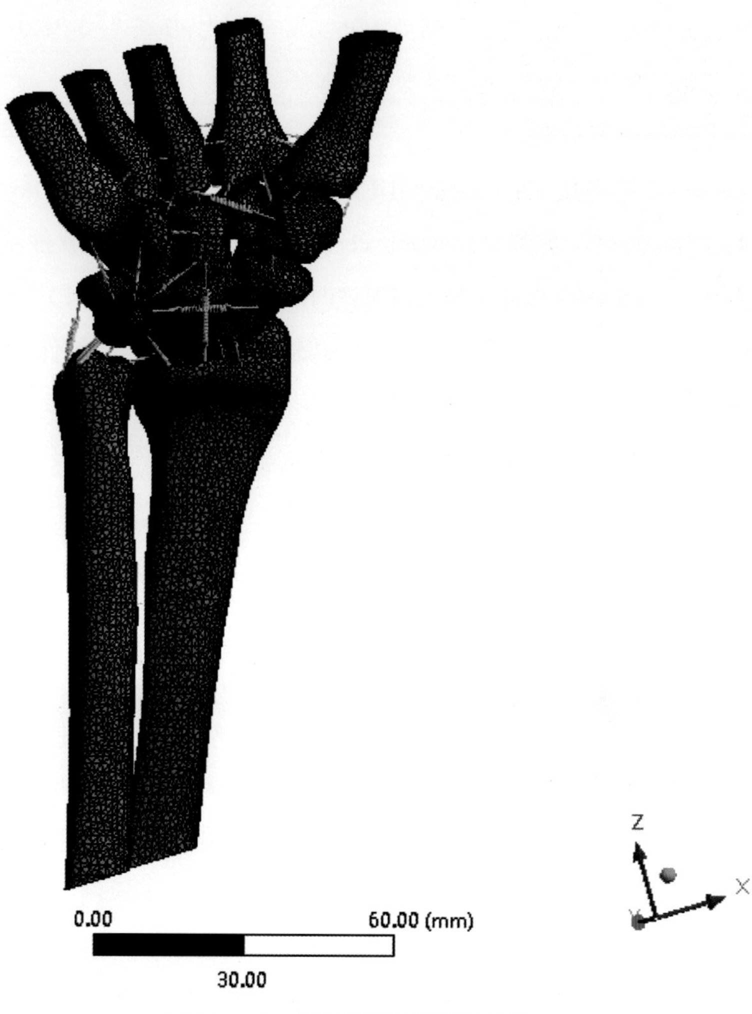

图 13-1-2 **置换前网格模型示意图**

（二）载荷加载及观测

于 ANSYS 17.0 有限元分析软件中，分别对置换前后腕关节三维有限元模型进行分析，对桡骨和尺骨近端施加约束，以协助解决模型收缩。固定腕掌关节及肌腱止点（拇长展肌、桡侧腕屈肌、尺侧腕屈肌、尺侧腕伸肌、桡侧腕短伸肌、桡侧腕长伸肌），防止 X、Y 轴方向运动，使所有骨骼（不包括桡骨和尺骨）均能在施加载荷方向上运动；载荷施加于掌骨远端，参考 Gíslason 等研究分别在第 1、2、3、4、5 掌骨远端施加 225.60，120.30，106.40，88.00，77.30N载荷，方向垂直于受力面，模拟腕关节静态握力。为研究置换术后腕关节应力及形变变化趋势，在腕关节标本最大活动度基础上，最终选取掌屈 15°、30°、48.42°，背伸 15°、30°、38.04°，尺偏

10° 、20° 、35.68° ，桡偏 5° 、15° 、26.41° 进行分析，观测指标包括置换术前后腕关节应力分布及形变，以及正常月骨和月骨假体的应力分布情况。

三、结果

（一）三维有限元模型构建

研究成功构建正常腕关节和定制钛合金人工月骨假体置换术后腕关节三维有限元模型（正常模型、置换模型）。正常模型包括掌骨、腕骨、尺骨、桡骨、软骨及骨间韧带，关节中立位模型共包括445 868 个节点、260 041 个网格；置换模型仅月骨假体替换正常月骨，关节中立位模型共包括 556 379个节点、337 945 个网格。掌屈、背伸、尺偏、桡偏方向不同活动度的模型网格划分节点数及网格数存在一定差异，详见表13-1-1。

表 13-1-1　**不同方向腕关节三维有限元模型节点数及网格数**

方向		正常模型		置换模型	
		节点	网格	节点	网格
掌屈	15°	443 512	258 603	522 236	337 069
	30°	446 080	260 090	554 999	337 107
	48.42°	456 291	266 755	522 083	336 840
背伸	15°	434 586	259 968	554 951	337 149
	30°	447 383	260 957	555 557	337 483
	38.04°	447 683	261 149	521 921	336 707
尺偏	10°	446 831	260 536	554 341	336 524
	20°	448 803	261 524	556 925	338 040
	35.68°	449 908	262 229	523 050	337 079
桡偏	5°	440 849	259 153	555 596	337 470
	15°	436 822	248 865	557 914	338 430
	26.41°	417 507	262 123	557 031	337 735

（二）生物力学分析

在掌屈、背伸、尺偏、桡偏方向，正常模型及置换模型腕关节最大形变均发生于桡侧，即舟骨、大多角骨、小多角骨及第 1 掌骨处，且形变程度均随活动度增大而逐渐增大；腕关节最大应力亦随活动度增大而逐渐增大，在最大活动度下应力均集中于桡骨近端，整体表现为由桡侧腕骨向桡骨近端移动的趋势（表13–1–2，图13–1–3，13–1–4）。

表 13–1–2 不同运动方向腕关节最大形变和最大应力

方向		正常模型		置换模型	
		最大形变	最大应力	最大形变	最大应力
掌屈	15°	2.74	98.53	4.02	139.59
	30°	5.71	182.61	5.43	175.30
	48.42°	9.09	261.17	10.06	214.28
背伸	15°	7.61	155.59	7.72	171.02
	30°	12.02	268.68	13.15	257.70
	38.04°	12.55	278.11	15.70	269.31
尺偏	10°	5.36	126.72	4.88	143.89
	20°	6.90	175.91	10.27	169.24
	35.68°	10.50	248.86	11.01	224.98
桡偏	5°	4.98	114.21	6.49	130.24
	15°	5.92	116.26	6.61	136.26
	26.41°	7.73	121.55	8.25	169.39

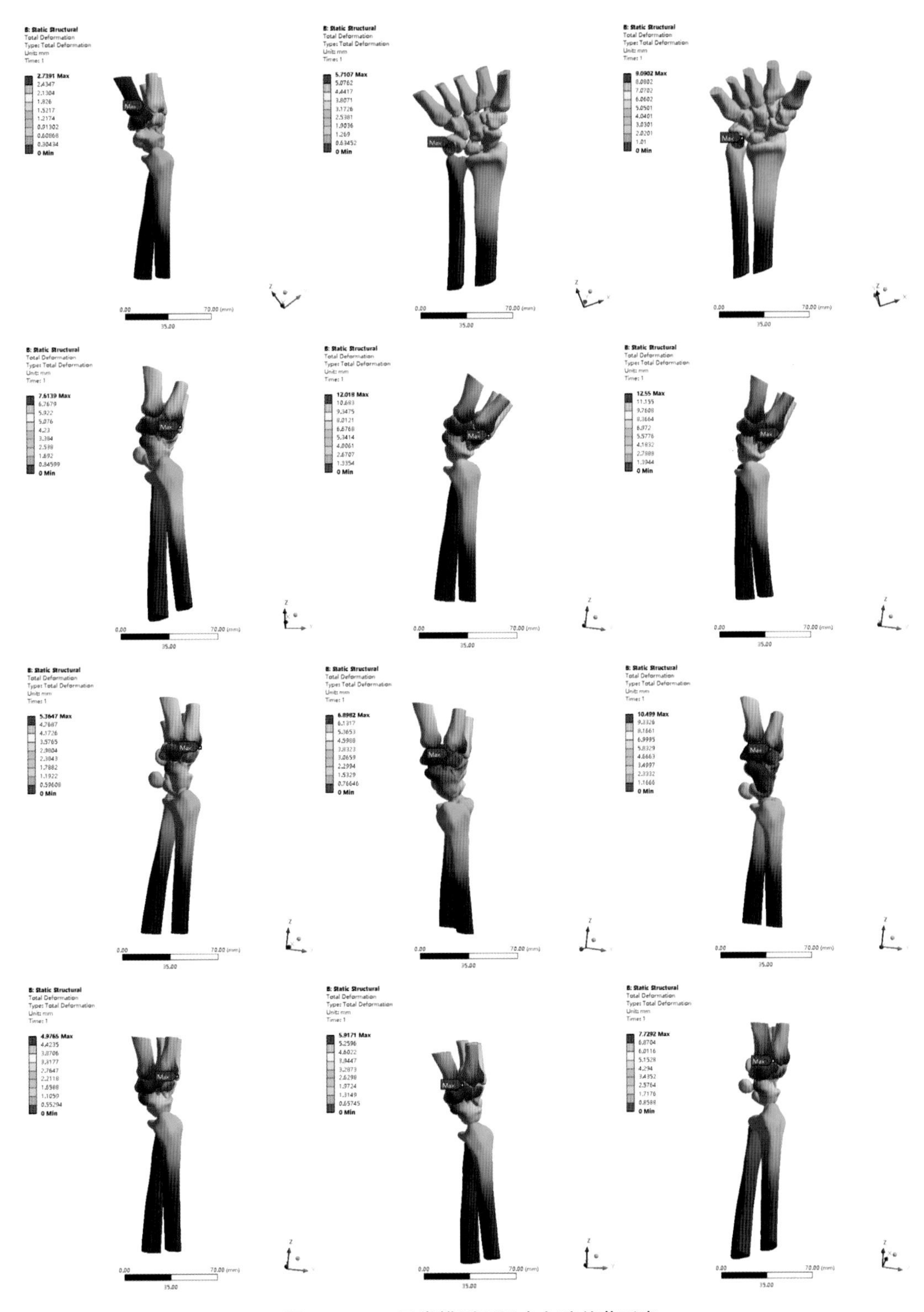

图 13-1-3　正常模型不同方向腕关节形变

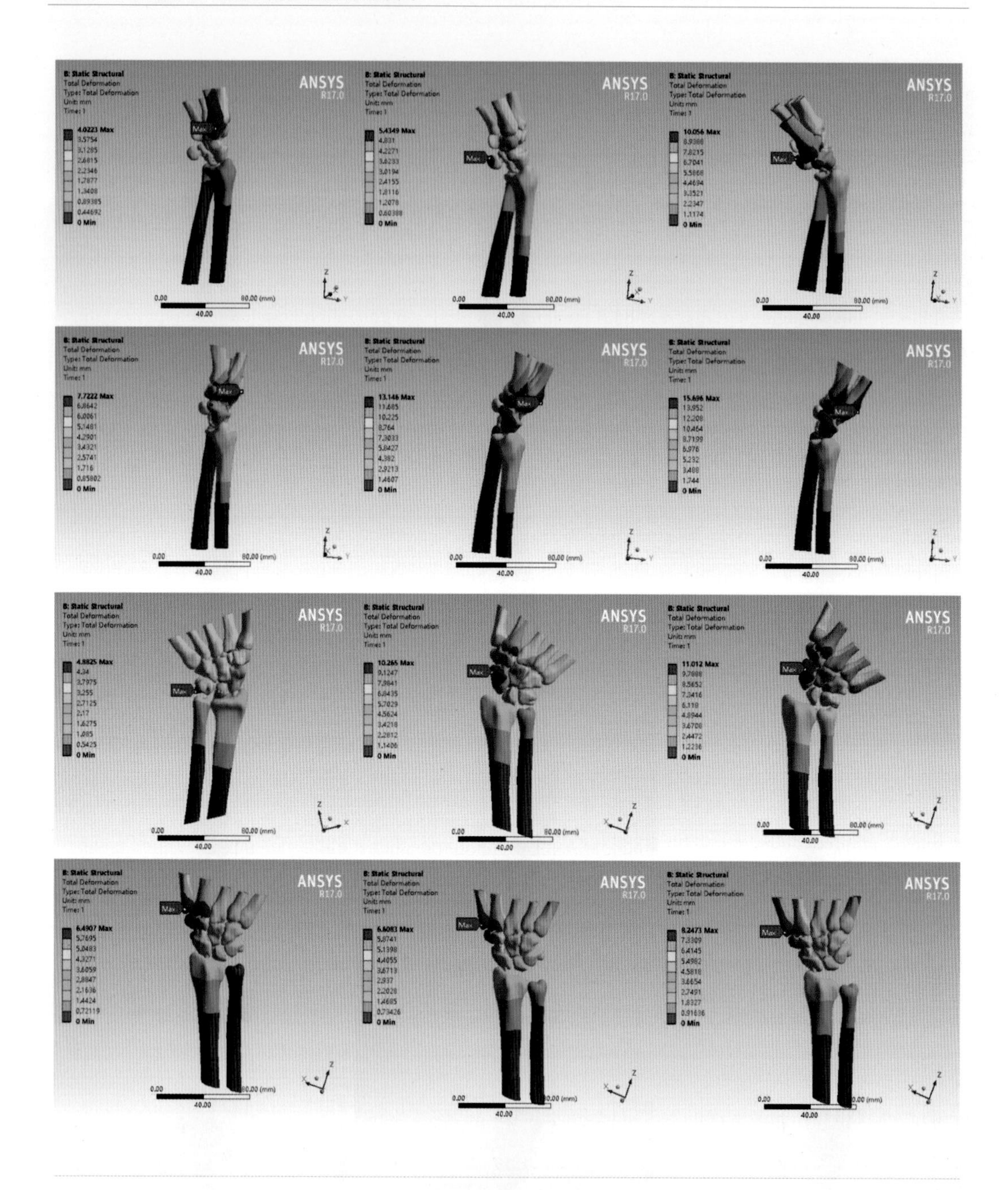

图 13–1–4　**置换模型不同方向腕关节形变**

在掌屈、背伸、尺偏、桡偏方向，正常月骨最大应力随活动度增大而逐渐增大，且应力位置也发生改变。而月骨假体最大应力均集中在假体尺侧，背伸时随活动度增大逐渐增大，掌屈、尺偏、桡偏时则整体表现为随活动度增大而逐渐减小。月骨假体所受应力较正常月骨明显增大（表13–1–3）。

表 13-1-3　**不同运动方向正常月骨及月骨假体应力**

方向		正常月骨	月骨假体
掌屈	15°	13.31	139.59
	30°	15.59	126.45
掌屈	48.42°	19.05	86.81
背伸	15°	27.21	142.18
	30°	36.11	142.31
	38.04°	55.68	163.40
尺偏	10°	22.64	143.89
	20°	28.83	146.29
	35.68°	31.51	121.46
桡偏	5°	7.712	169.39
	15°	12.41	136.26
	26.41°	14.58	100.47

四、讨论

本研究基于人腕关节标本设计了定制化钛合金人工月骨假体，并采用有限元分析对置换前后生物力学进行分析。目前，有关腕关节有限元分析研究构建的模型均不够全面或参数赋值不够精细。例如，张浩等研究中为减少运算量，构建的三维有限元模型仅包括了骨与软骨，未进行肌腱及韧带建模。魏明杰等的舟月骨间韧带应力分布研究中，为减少运算量，构建的三维有限元模型仅包括腕骨及尺、桡骨远端组织，不同方向载荷加载是通过在腕骨上绕 x、y 轴加载角位移模拟，并未重建掌骨及在掌骨上施加载荷以模拟正常腕关节握力，同时不同韧带为同一参数，未根据实际情况对不同韧带参数进行具体赋值。Gholamian 等对桡骨远端关节假体进行生物力学分析时，未考虑腕关节骨和韧带。通过总结上述有限元分析研究建模不足，本研究重建了腕骨、掌骨及尺、桡骨远端骨质结构，并对腕掌侧韧带、腕尺侧副韧带、尺三角韧带、桡三角韧带、桡舟头韧带、舟头韧带等腕骨间、腕骨掌骨间、腕骨与尺桡骨间的关节软骨和骨间韧带进行了完整重建，并对不同韧带参数进行具体赋值，从而使模型更贴近实际。同时，现有研究大多采用腕关节中立位模型进行有限元分析。例如，Bajuri 等通过构建中立位正常腕关节模型和类风湿性腕关节炎模型比较应力分布差异；Gislason等通过构建中立位 Universal 2 腕关节假体置换后腕关节模型，分析假体、腕骨及桡骨远端应力分布情况。而本研究构建了不同方向梯度活动度的腕关节三维有限元模型，并对其进行形变和应力分布分析，以期探究在腕关节运动过程中形变及应力变化趋势。同时分析月骨置换手术前后有无载荷传递模式的改变，是否对腕关节造成影响，以评估假体安全性和有效性。

腕关节负荷转移是腕关节生物力学的一个重要因素，载荷传递模式对于理解正常关节生物力学和解释骨关节炎或 Kienböck 病等疾病的发病机制具有重要指导意义。本研究结果显示，在运动度逐渐增大情况下，腕关节形变及应力均呈逐渐增大趋势。腕关节形变及应力位置主要在桡侧，包括桡骨、舟骨、大多角骨、小多角骨及第 1 掌骨，与Schuind 等和 Genda 等的研究结论一致，即腕关节载荷传递主要通过桡、舟骨完成，并且在载荷传递过程中，桡、舟骨产生了最大形变。同时 Genda等的研究发现腕关节轻度背伸时，通过月骨的负荷显著增加。本研究正常月骨及月骨假体背伸时均表现出应力升高，与上述文献报道相符。我们认为置换术后腕关节桡侧柱仍为载荷传递主要通道，术前和术后腕关节整体应力的变化趋势基本一致，表明本研究设计的定制化钛合金人工月骨假体未改变腕关节载荷传递模式。

本研究结果显示术后月骨假体所受应力较正常月骨明显增大，我们分析可能有以下几点原因：①因假体植入后与周围韧带之间经肌腱线缝合柔性固定，所以与周围骨组织之间的紧密度降低，从而增加了假体运动幅度，导致应力增大。②假体模型重建时无法将假体尺、桡侧孔隙面进行完整重建，假体与周围骨组织匹配度不佳，模型显示假体过小，导致应力集中。③月骨假体为钛合金材质，硬度较正常骨组织明显增大，在假体与周围骨组织接触时更容易发生应力集中。综上所述，本研究设计的定制化钛合金人工月骨假体可行。但是本研究存在以下不足：首先，研究模型选取腕关节活动度有限，而且是静态模拟，不能完全反映腕关节运动过程及在运动过程中应力和形变的变化。其次，在假体设计方面，掌侧穿线孔可用于将假体柔性固定于掌侧软组织，但是该柔性固定不能在本研究三维有限元模型中完全体现。因此，本研究进行了尸体标本的生物力学试验。

第二节　定制化3D打印钛合金人工月骨假体的生物力学测试

随着有限元分析技术的发展，目前大多数生物力学测试采用有限元技术建模后进行分析。有限元分析可以模拟多种情况，包括不同负荷、材料特性和几何结构的变化，如张旭林等对手舟骨腰部骨折的3种内固定方式进行有限元分析，魏明杰等对手腕部不同载荷状态下舟月骨间韧带应力分布进行了有限元建模及生物力学分析，有效地节省了各种成本。但使用尸体标本进行实地生物力学测试具有其不可替代的优势，最突出的是尸体标本提供了真实的生物组织，可以更好地模拟真实生物机体的情况。腕关节是一个复杂的生物机械系统，涉及多个骨骼、韧带、肌肉和软组织的相互作用，尸体标本可以保留这些复杂的解剖结构，弥补了有限元建模中部分结构不能进行重建的不足。

本研究基于尸体标本，设计、制造定制化3D打印钛合金人工月骨假体，并对置换前后尸体标本腕关节进行活动度测试和压力传导测试，探讨该假体设计的可行性，为临床上人工月骨置换治疗Kienböck病奠定了理论基础。

一、材料与方法

（一）实验标本

新鲜冰冻人体前臂标本6具（左、右各3具），由昆明医科大学海源学院解剖教研室提供，经腕关节X线、CT检查排除骨折、肿瘤等影响腕关节结构的疾病，置于-20℃保存，实验前24小时取出于室温下解冻。剔除标本桡骨近端、指骨远端部分的软组织显露骨性结构，并使用聚甲基丙烯酸甲酯进行包埋固定以便进行后续实验（图13-2-1）。

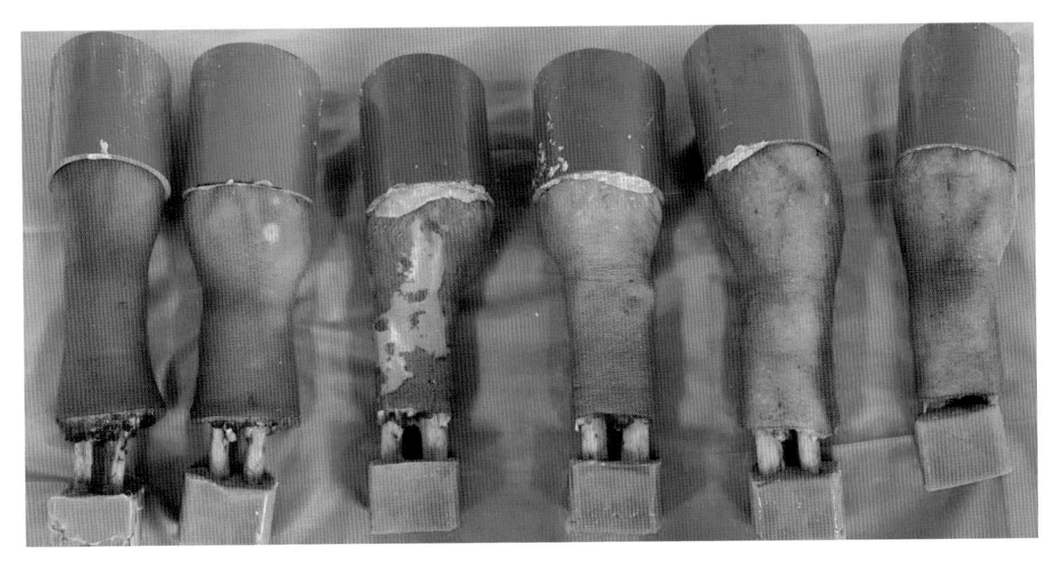

图 13-2-1　包埋后的人体前臂标本

（二）实验软件及系统

LigntSpeed 64 排螺旋 CT（中国人民解放军联勤保障部队第九二〇医院影像科）：对尸体标本腕关节进行扫描，扫描范围包括手、腕关节及尺、桡骨远端，扫描参数为 120 kV，350 mA，层厚 0.625 mm。

Mimics21.0 软件、Magics21.0 软件（中国人民解放军联勤保障部队第九二〇医院3D打印中心）：将获得CT数据导入Magics21.0软件中对月骨进行三维重建，并按照 1∶1 比例设计、制造人工月骨假体。

Cortex 动作捕捉系统、Elector Force 3510 高精度生物材料试验系统（广东省医学生物力学重点实验室）：分别进行活动度测试和压力传导测试。

二、术前腕关节活动度测试

将包埋好的标本用夹具夹持固定于活动度测试实验台上，头状骨、桡骨远端各植入 1 枚携带 4 枚荧光标记球、直径 2.0 mm 的克氏针。在掌屈、背伸、尺偏、桡偏 4个方向上对腕关节施加 4N · m 力矩，于 Cortex 动作捕捉系统测量腕关节上述 4 个方向最大活动度（图13-2-2）。

三、术前腕关节压力传导测试

将标本置于实验操作台上夹持固定，腕关节掌侧正中位置做5cm大小纵行切口，依次切开皮肤、皮下软组织，显露屈肌支持带，切开屈肌支持带并掀开至一侧，将深部的肌腱、血管、神经牵向两侧暴露桡月关节，将压敏导电橡胶传感器放置于桡月关节接触面上，垂直施加负荷从0～120N，测量压力并显示高压区，通过统计学分析，计算出力学传递效率，并生成压力分布图（图13-2-3）。

四、人工月骨假体植入

将腕关节掌侧正中入路延长纵行切口至8cm，将深部的肌腱、血管、神经牵向两侧以暴露腕关节囊，切开关节囊暴露月骨及周围腕骨，紧贴月骨关节面切断舟月骨间韧带、月三角韧带、桡月韧带、尺月韧带和桡舟月韧带等附着韧带和软组织。将人工月骨假体置入后用肌腱线穿过线孔将假体与周围韧带组织紧密缝合，后紧密缝合关节囊并逐层关闭皮下组织和皮肤。X线下透视见假体位置良好，术毕（图13-2-4）。

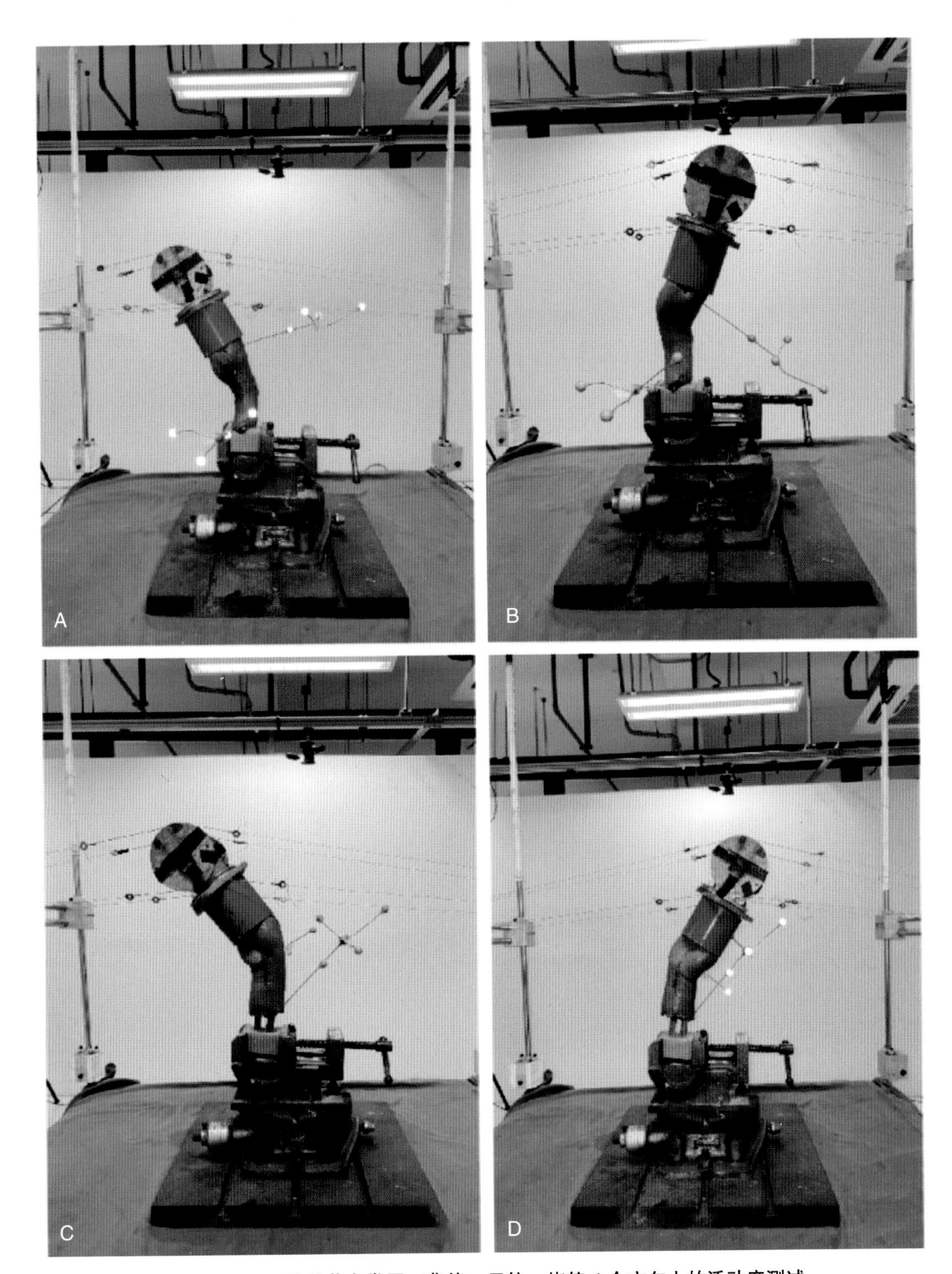

图 13-2-2　**腕关节在掌屈、背伸、尺偏、桡偏 4 个方向上的活动度测试**

A. 掌屈；B. 背伸；C. 尺偏；D. 桡偏

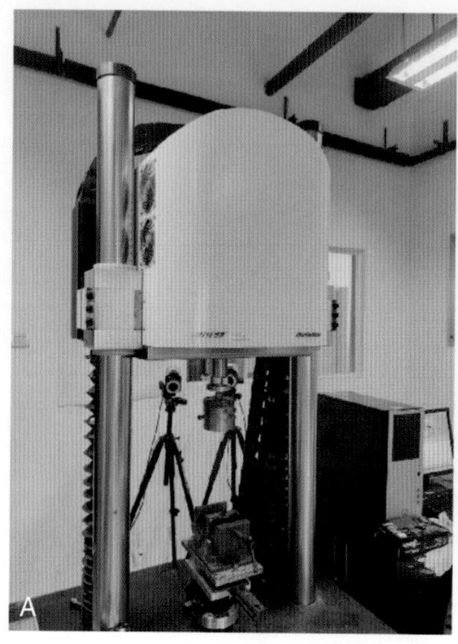
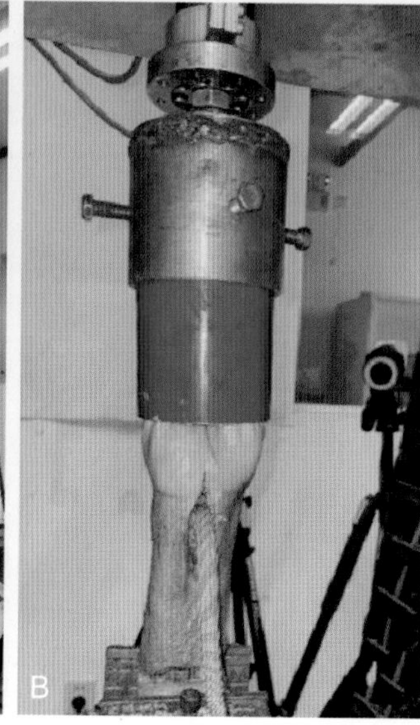
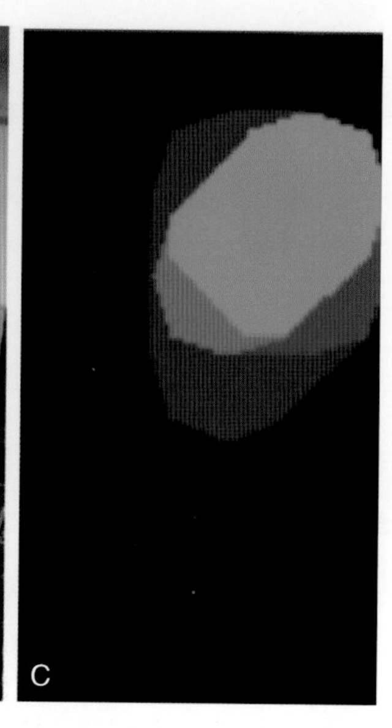

图 13-2-3 **腕关节压力传导测试**

A. Elector Force 3510 高精度生物材料试验系统（压力测试系统）；B. 压敏导电橡胶传感器放置于桡月关节接触面上垂直施加载荷；C. 压力分布图（中心绿色为压力最高位置）

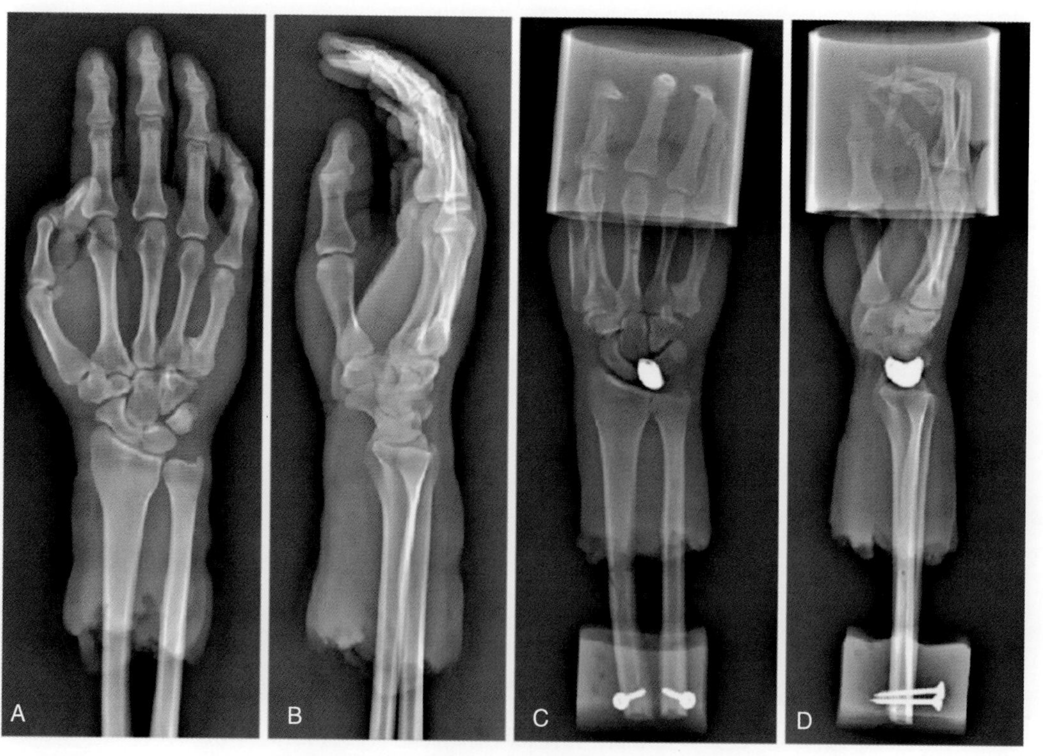

图 13-2-4 **术前、术后腕关节正侧位 X 线**

A. 术前正位；B. 术前侧位；C. 术后正位；D. 术后侧位

五、术后腕关节活动度和压力传导测试

行人工月骨置换术后的标本，采取术前相同的测试方法，对腕关节活动度和压力进行测试。

六、结果

将获得的腕关节活动度及压力数据导入SPSS 22.0统计学软件，实验为同一受试对象处理前后的比较，实验结果数据为计量资料，属配对设计，采用配对t检验，所有数据资料以均数 ± 标准差表示，按检验水准 $\alpha=0.05$，$P<0.05$认为差异有统计学意义。

对腕关节术前及术后最大活动度进行统计学分析发现，术后腕关节在掌屈、背伸、尺偏、桡偏4个方向的活动度较术前均无统计学差异（$P>0.05$）。对术前术后腕关节的接触压力和接触面积进行统计分析发现，接触面积术后较术前存在统计学差异（$P=0.004$），即术后接触面积明显减小。但接触压力术后较术前差异无统计学意义（$P=0.083$）（表13-2-1，表13-2-2）。

表 13-2-1　术前术后腕关节活动度（°，$\bar{x} \pm s$）

组别	加载位置			
	掌屈	背伸	尺偏	桡偏
术前（n=6）	60.41 ± 6.49	43.73 ± 2.20	32.62 ± 4.01	31.59 ± 3.41
术后（n=6）	57.79 ± 8.90	45.35 ± 3.28	29.81 ± 4.41	30.24 ± 3.59
t 值	0.58	−1.482	1.39	1.51
P 值	0.59	0.20	0.22	0.19

表 13-2-2　术前术后接触压力及接触面积

	接触面积（mm^2）	接触压力（RAW）
术前（n=6）	101.17 ± 32.00	142.50 ± 98.59
术后（n=6）	51.33 ± 18.89	70.17 ± 39.33
t 值	4.99	2.17
P 值	0.004	0.083

3D打印钛合金月骨假体具有多种优点：① 假体所选用的钛合金材料具有良好的生

物相容性，很少引发免疫反应或排斥反应，并且可以与生物组织结合，这使得它植入体内安全性高。② 优异的抗腐蚀性和耐磨损性，对人体体液中的化学物质和酸碱性环境具有高度稳定性，能够长期保持材料的性能，能够耐受长期的运动和摩擦，具有较长的使用寿命。③ 高强度和低密度，材料的强度与钢相似，但密度却较低。这使得它具有足够的强度来承受负载和应力，同时仍然轻巧。④ 3D打印技术能够根据患者个体解剖结构和需求定制个体化假体，假体与患者腕关节结构更加匹配，最大限度地保留腕关节功能。本团队前期对定制化3D 打印微孔钛人工腕关节临床研究发现，个体化设计假体能与髓腔精准匹配，获得良好初始稳定性；同时假体微孔结构允许骨长入，可增加假体稳定性，降低远期松动风险。

Ryu等研究指出，腕关节40° 的掌屈即可满足大多数日常生活需要。Brumfield等研究表明，满足日常生活最适宜的腕关节活动范围为: 掌屈35° 及背伸10° 。Palmer等研究认为，腕关节在掌屈30° 、背伸40° 、尺偏28° 、桡偏12° 的活动范围内，即可满足日常生活需要。通过研究发现，定制化人工月骨假体置换术前后腕关节在掌屈、背伸、尺偏、桡偏4个方向上活动度数据对比，*P*值均大于0.05无统计学差异，术后腕关节活动度较术前无明显改变，假体置入后未对腕关节运动模式造成明显改变，且掌屈、背伸、尺偏、桡偏 4 个方向的活动度均能够满足日常生活需要。

压力传导测试采用月骨和桡骨的接触位置进行测试，即桡月关节。Berger等的研究表明，中立姿势时通过手腕的力，约80%通过桡腕关节传递。其中，约45%的力通过桡舟关节，35%的力通过桡月关节。研究发现，人工月骨置换术后桡月接触面积明显减小（P=0.004），分析原因与人工月骨假体有关。人体本身月骨表面有软骨附着，尤其桡月关节面位置，存在关节软骨。而假体的设计数据来源于月骨骨质结构的重建，假体设计、制造后为月骨原有骨质大小，植入尸体标本后无软骨及软组织的再生，因此桡骨关节接触面积减小。同时通过研究发现术后接触压力相比术前无统计学差异（P=0.083），即术后桡月关节面所受压力相比术前无明显改变，传导至月骨的载荷并无明显改变。由此分析人工月骨假体置换术后并未改变月骨及桡月关节的载荷传导模式。

综上所述，通过对人工月骨假体置换前后腕关节的活动度和压力测试研究，发现假体置换术后对腕关节的活动度影响较小，且未改变腕关节力的传导模式，由此推测本研究设计的定制化3D打印钛合金人工月骨假体治疗Kienböck病安全性能高、可行性好，为临床试验及应用提供了理论依据。

第三节　定制化3D打印钛合金人工月骨假体的初步临床应用

通过对本研究设计的定制化3D打印钛合金人工月骨假体进行有限元分析和生物力学测试研究发现，月骨假体假体置换术后对腕关节的活动度影响较小，且未改变腕关节的载荷传导模式，由此推测本研究设计的定制化3D打印钛合金人工月骨假体治疗Kienböck病安全性能高、可行性好，因此进行了初步临床试验研究。

一、病例选择标准

纳入标准：①诊断为Kienböck病，Lichtman分期Ⅲ～Ⅳ期，有明显腕关节疼痛和活动受限；②非手术治疗无效，需要行手术治疗；③一般情况良好，心、肝、肾、脑等器官功能良好。排除标准：①全身一般情况差，不能耐受手术；②腕关节结核或脓毒性感染；③依从性差或无法进行术后相关功能康复运动的患者。

二、病例资料

本研究纳入了2019年4月至2022年8月接受定制化3D打印钛合金人工月骨假体置换治疗的3例患者，其中2名男性和1名女性，均为创伤引起的Kienböck病ⅢA期。术前和术后根据视觉模拟量表（VAS）评分评估疼痛水平，根据QuickDASH评分评估腕关节功能，同时进行腕关节握力和腕关节ROM（掌屈、背伸、尺偏、桡偏、旋前和旋后）的评估。

三、手术过程

全身麻醉后，患者采取仰卧位，患肢驱血捆绑止血带，腕关节掌侧正中做纵行手术切口约6cm，切开皮肤和皮下组织，将深部肌腱、血管、神经用橡皮条向两侧牵拉，特别注意识别和保护正中神经，打开腕掌侧关节囊，暴露月骨，见部分月骨颜色改变、月骨脆性增大、腕关节塌陷、局部滑膜组织增生、周围关节退变等。切除坏死月骨及增生滑膜组织，冲洗术口，将不同型号的假体置入月骨位置，进行腕关节屈曲、背伸运动，确定假体的合适大小，使用肌腱线穿过线孔将假体缝合至尺桡侧韧带及软组织上，术中透视见假体位置良好，紧密缝合关节囊，缝合皮下软组织及皮肤（图13-3-1）。

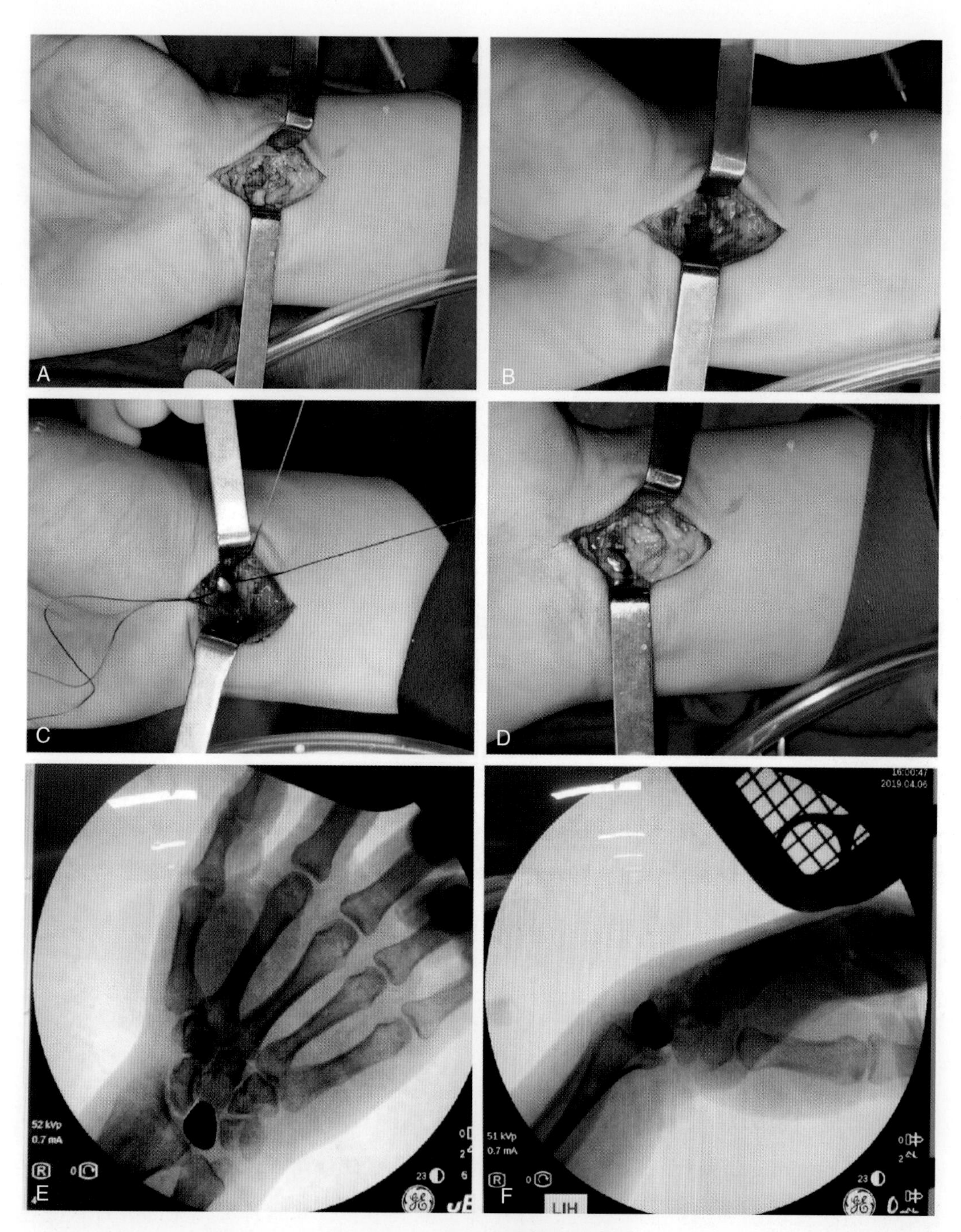

图 13-3-1 **人工月骨假体置入术**

A. 坏死月骨；B. 月骨切除后；C. 使用肌腱线将月骨固定；D. 月骨置换后；E. 术中透视正位片；F. 术中透视侧位片

四、术后管理及随访

患者术后高分子石膏固定2～4周，术后常规切口换药、抬高患肢消肿和使用抗生素预防感染。拆除石膏后，开始进行腕关节康复锻炼，持续4～16周。术后第1天及第1、3、6、12个月行X线检查和临床随访。

影像学检查显示假体始终保持固定在位，没有随时间变化出现脱位、半脱位、假体周围骨折等情况（图13-3-2）。临床随访发现患者术后VAS评分降低，疼痛症状明显减轻；QuickDASH评分明显降低，握力、活动度得到明显改善（图13-3-3）。

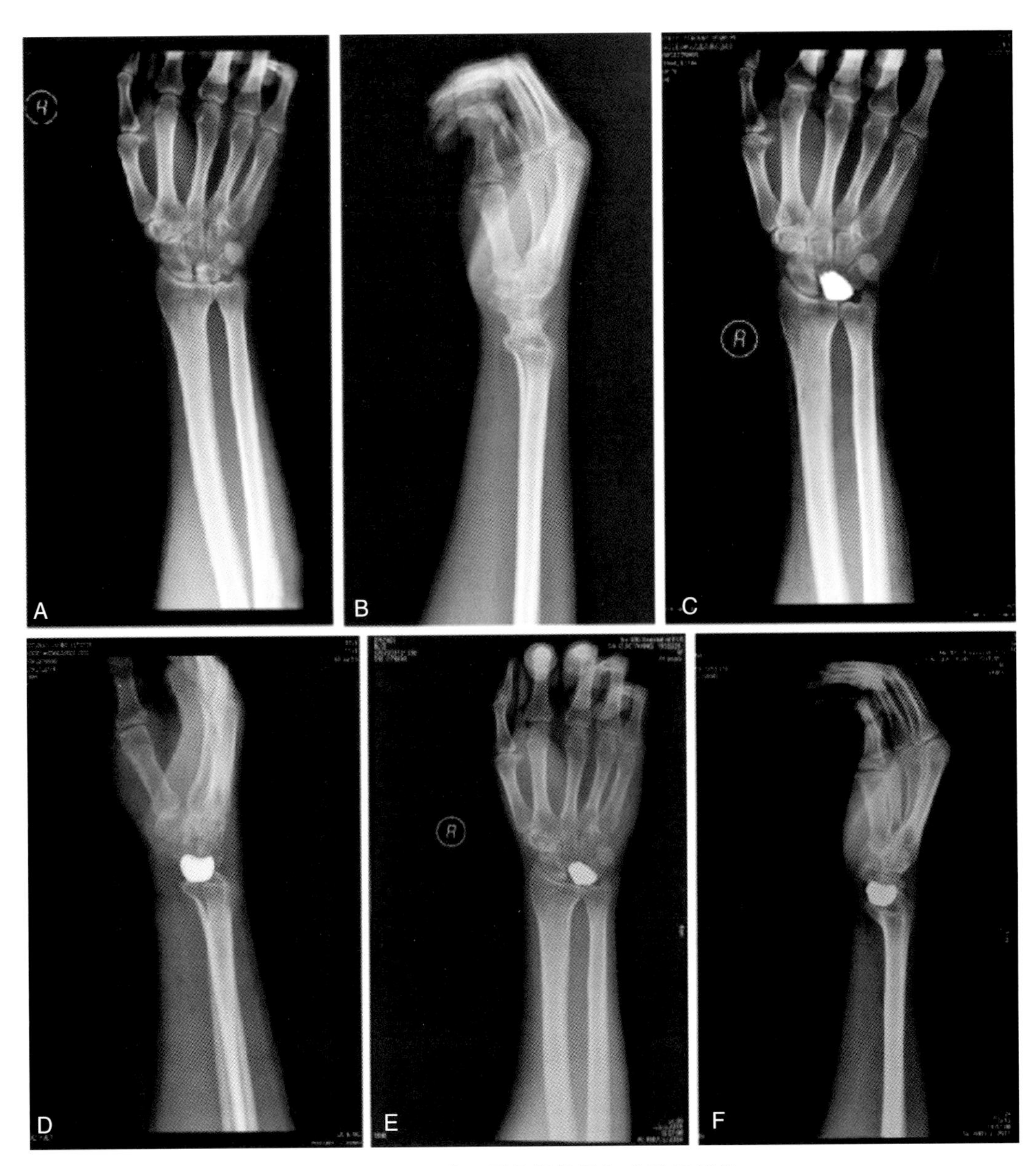

图 13-3-2　**人工月骨假体置入术后 X 线片**

A. 术前正位片；B. 术前侧位片；C. 术后 1 个月正位片；D. 术后 1 个月侧位片；E. 术后 12 个月正位片；F. 术后 12 个月侧位片

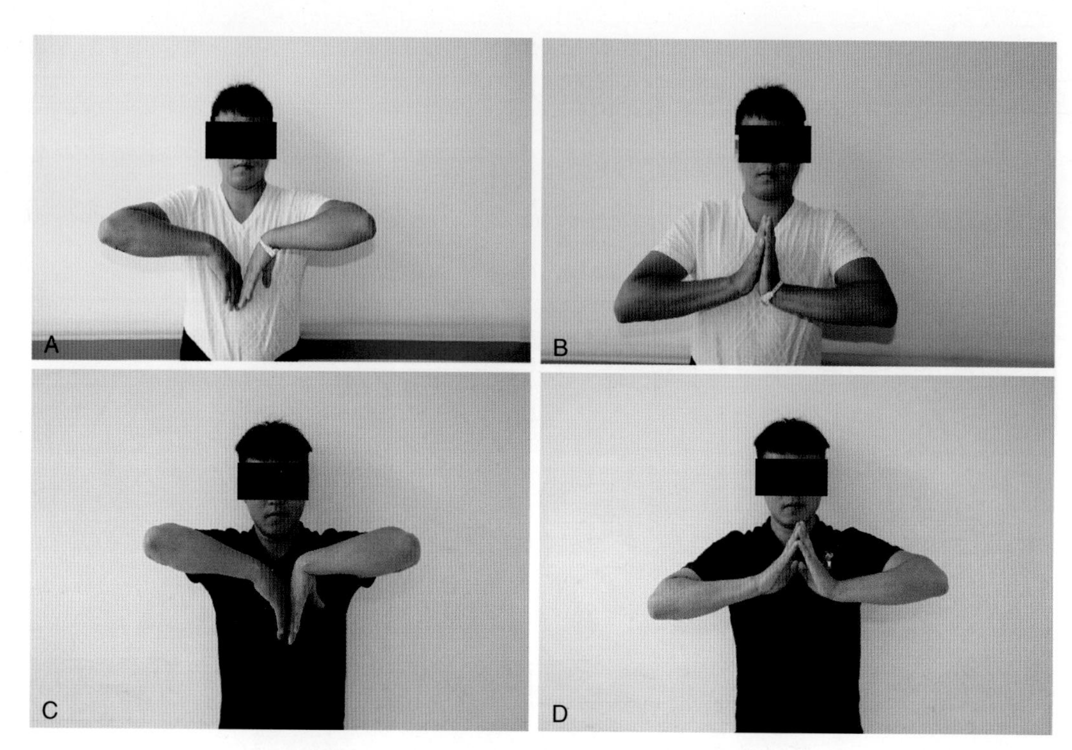

图 13-3-3 **人工月骨假体置入后功能测定**

A. 术前掌屈；B. 术前背伸；C. 术后 12 个月掌屈；D. 术后 12 个月背伸

随访发现患者术后VAS评分、QuickDASH评分明显降低，握力得到明显改善，患者主诉疼痛症状得到明显减轻。根据术后X线随访显示，3例患者假体均保持在位，未随时间变化出现脱位、半脱位以及假体周围骨折等情况，未发生假体过敏反应、假体周围感染等不良反应，证实假体稳定性较好，安全性较高，这得益于钛合金材料的优异性能，及假体设计的优势。上述第一部分假体设计的描述中，假体的尺桡侧关节面采用孔隙面设计，便于患者术后软组织爬行附着，大大提高了假体的稳定性。同时第一部分有限元分析观察到假体尺侧是该结构中受力最大的部分，分析此处为假体的应力集中点，术后可能发生假体松动等问题。因此，术前对临床试验的假体进行了改进，在维持假体原有结构的基础上，对尺侧孔隙进行了加深且密集化处理，进一步提高了术后假体的稳定性。同时，结果显示部分患者术后活动度改善不明显，甚至部分较术前有所降低，分析可能与术后软组织附着后有关。术前月骨与周围骨以关节软骨、韧带相连接，活动范围大、活动度好；术后月骨假体以光滑面重建头月关节、桡月关节，尺桡侧（月三角、舟月关节）以软组织即瘢痕组织附着，这使得腕骨间活动范围减小，腕关节活动度有所降低，但仍能满足日常生活需要。

同时，研究发现3例患者均为创伤性腕关节炎，且术前病程均超过1年，这与KD的发病过程是符合的。KD早期症状多为腕部间歇性疼痛，进行大角度的屈伸活动或握持重物时症状显著或加重，早期仅在MRI上可显示出信号改变，X线上未出现明显变化，因此此时大部分患者对疾病关注度不足，或就诊后医生对疾病认识不足易造成漏诊或误诊，未得到及时、正确的治疗。本研究的3例患者均为体力劳动者，其中2例为木工，1例农民，且都为右利手，日常使用右手、右腕进行劳作，进一步加重了病程的进展。临床上对于此类早期就诊患者，应详细询问病史、职业等并行MRI检查，治疗上应进行石膏或支具固定，并使用消肿、止痛及促进骨质生长药物治疗。

本研究结合3D打印技术的优点及钛合金材料的优异性能，设计并制作出定制化的人工月骨假体，并利用有限元分析和生物力学测试进行了临床前的假体安全性及有效性评估，结果证实假体可行性高。因此进行了初步临床应用研究，随访发现临床上假体性能好、患者满意度高，但样本量仍较小，无法进行统计学分析，下一步将进一步扩大临床样本量，并科学地统计评估假体的临床效能，以期为临床上月骨置换术治疗Kienböck病提供一种新的假体选择。

第四节　定制化3D打印钛合金舟骨部分置换假体的有限元分析

腕关节作为连接上肢与手部的复杂关节，其稳定性对手部活动功能至关重要。腕舟骨骨折是腕关节骨折中发生率最高的类型，占腕骨骨折总数的近50%。腕舟骨骨折多发生在青壮年男性。若未得到及时有效治疗，可导致严重后果，如腕舟骨骨不连、舟骨头缺血性坏死等。这将严重影响患者的手腕活动功能。目前治疗腕舟骨骨折及其并发症的手术方式包括骨接骨内固定、腕骨融合等，但长期效果并不理想。

近年来，舟骨置换术作为治疗腕舟骨骨折并发症的有效手段受到广泛关注。但现有舟骨置换假体存在个体匹配度差等问题。采用3D打印技术可以根据患者手腕关节的精准解剖结构设计制作定制化置换假体，能够很好地解决这个难题。此外，应用有限元分析技术可以在设计阶段对定制化假体的力学效果进行评估，为设计优化提供依据。

本研究拟采用CT扫描获得患者手腕部位解剖结构数据，基于数据进行定制化舟骨置换假体设计，通过3D打印技术制作假体，并利用有限元分析技术对假体进行应力分析，为其设计优化提供依据。该研究可为舟骨置换假体的定制化设计提供新的思路，并为优化设计方案提供理论支持，具有重要的临床应用价值。

一、材料与方法

（一）研究对象及数据、软件

以2021年8月中国人民解放军联勤保障部队第九二〇医院收治的 1 例左腕舟骨骨折并骨缺损女性患者作为研究对象，年龄26岁，身高165cm，体质量 70kg。经X线检查，排除腕关节肿瘤、结核等骨质破坏疾病。联勤保障部队第九二〇医院影像科 CT 室完成双侧腕关节 CT 扫描。将扫描数据以 .DICOM 格式保存。生物力学处理软件：Mimics 21.0三维重建软件（比利时Materialise公司）、Geomagic Studio 2017逆向工程处理软件（美国 Raindrop公司 ）、Solidworks 2017CAD软件（法国Dassault Systemes公司）、ANSYS 17.0有限元分析软件（美国ANSYS公司）计算机工作站、全身X射线计算机断层扫描系统（CT，LightSpeed VCT 64排）、笔记本计算机（基本配置：Intel i7，内存32G，256G极速固态硬盘，1T机械硬盘，操作系统 Windows10）。

（二）假体设计

1. 设计假体柄，柄上设计2个螺钉孔，用于与舟骨近极刚性固定。

2. 假体内部设计多孔结构，利于骨组织生长。

3. 利用CAD软件设计假体外形，并进行抛光处理，减少关节面摩擦（图13-4-1）。

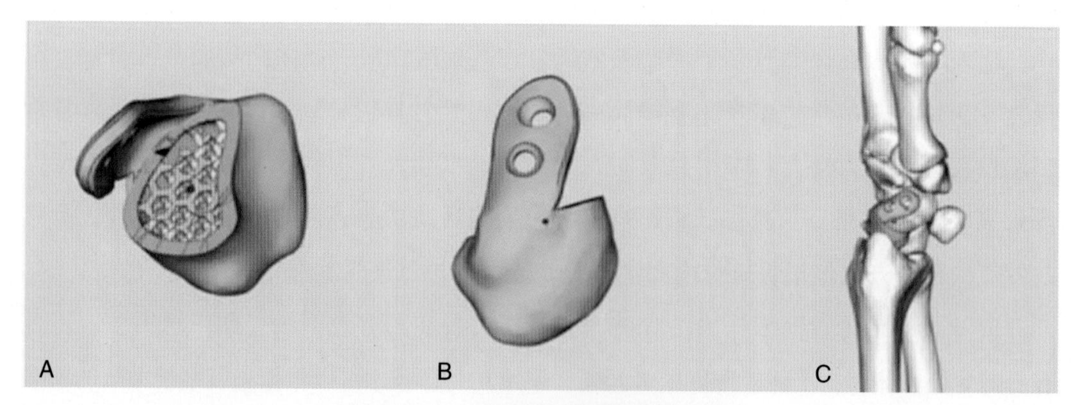

图 13-4-1　**舟骨部分置换假体设计图**

A. 正面观；B. 背面观；C. 置换后整体效果

（三）腕关节三维有限元模型的建立及网格划分

将采集的.DICOM格式原始数据导入Mimics软件，依次进行如下处理：①依据不同组织的灰度值进行自动化阈值分割区分，初步分离出腕关节周围各部分组织；②利用

mask建立结构模型；③利用手工编辑图层工具擦除多余的部分或者补上缺失的部分；④对模型分别进行wrap和smoothing处理，填补孔和光滑表面，初步建立相应三维模型，导出STL 格式模型数据文件。

将Mimics生成的.STL格式文件导入Geomagic软件中，抹去模型钉状物和多余特征处理，然后对模型进行优化光滑处理，使用精确曲面模块探测模型轮廓线，对形变或者不合理的轮廓进行编辑，适当添加轮廓线以方便生成曲面片；曲面片生成成功后拟合曲面，然后将拟合完成的曲面，将光滑后的模型导出为通用的.XT格式模型数据文件。拟合完每部分模型曲面后并制作相应松质骨。

（四）假体模型与腕关节模型的装配

将Geomagic软件生成的几何模型格式文件导入SolidWorks软件中，对几何模型进行特征识别和曲面诊断，对有问题的曲面进行修复，在装配体界面把皮质骨、松质骨和假体分别装配完成；将模型保存为.SLDPRT零件格式文件后创建软骨，再根据要求切除多余部分组织，最后进行干涉处理获得完整带假体腕关节模型。再根据零度的基础模型制作不同伸展角度模型。角度的选择：使用量角器测量患者健侧掌屈、背伸、尺偏、桡偏4个运动方向上的最大活动角度后并分为3个梯度，测量结果为掌屈63°、背伸46°、尺偏30°、桡偏20°（表13-4-1）。将Solidworks中生成的体网格模型导入ANSYS软件中，建立Static Structural分析类型，在分析材料库中分别建立皮质骨、松质骨、软骨及舟骨部分置换假体、钢钉属性参数（表13-4-2，表13-4-3），进入Mechanical工作界面。在geometry中分别对模型进行赋值；并添加弹簧韧带（其中去掉舟月骨间韧带和桡舟韧带模拟假体置换术后的韧带切除）（图13-4-2）。弹簧韧带参数参考Bajuri等的研究（表13-4-4），对模型进行网格划分。为了保证计算的精度达到分析的要求，对网格的类型和网格大小进行控制。

皮质骨和松质骨的泊松比参照发表文献建模为线弹性材料，软骨形变大，采用超弹性模型，参数为C10=4.1MPa和C01=0.41MPa。

表 13-4-1　**模型角度**

掌屈	背伸	桡偏	尺偏
20°	15°	10°	5°
40°	30°	20°	10°
63°	46°	30°	20°

表 13-4-2　**骨质属性**

名称	弹性模量(MPa)	泊松比		
皮质骨	18000	0.30	弹性材料	线性
松质骨	100	0.30	弹性材料	线性
软骨	10	0.45	弹性材料	线性

表 13-4-3　**假体材料属性**

	弹性模量(MPa)	泊松比	极限强度(MPa)	屈服强度(MPa)
钛合金	2.1×10^5	0.3	1090	1040
螺钉	1.9×10^5	0.28	480	245

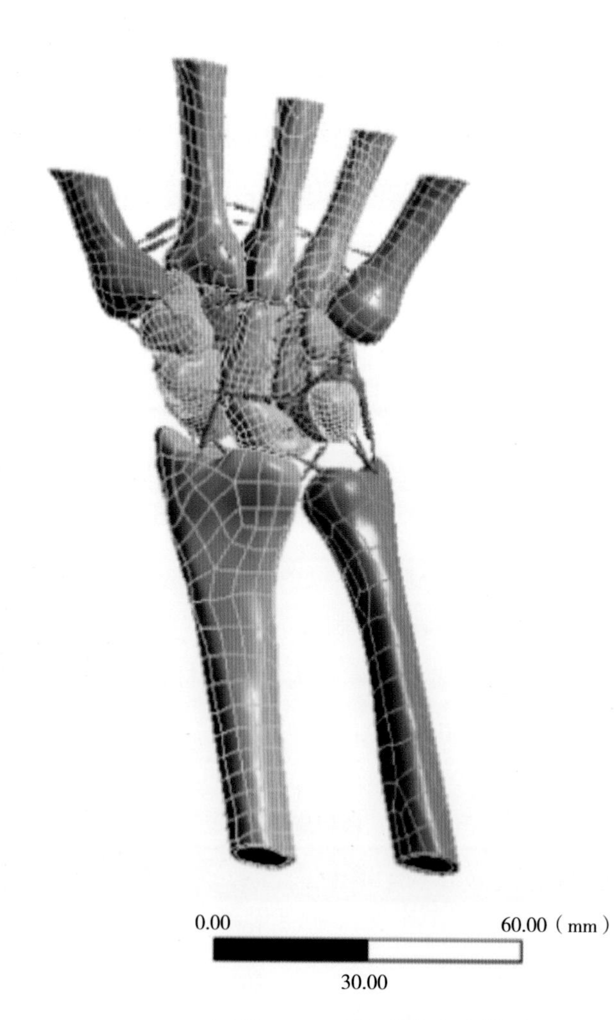

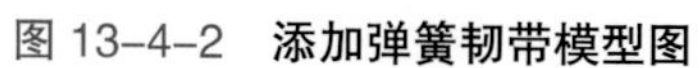

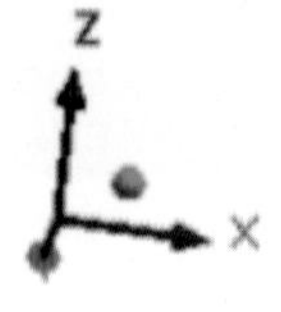

图 13-4-2　**添加弹簧韧带模型图**

表 13-4-4　**韧带参数**

韧带	连接点 1	连接点 2	刚度系数（N/mm）
腕骨间背侧韧带	头状骨	钩状骨	325
腕骨间背侧韧带	头状骨	大多角骨	300
腕掌背侧韧带	头状骨	第 4 掌骨	300
腕掌背侧韧带	头状骨	第 3 掌骨	300
腕掌背侧韧带	小多角骨	第 2 掌骨	50
腕掌背侧韧带	大多角骨	第 2 掌骨	48
腕掌背侧韧带	钩状骨	第 4 掌骨	300
腕掌背侧韧带	钩状骨	第 5 掌骨	300
腕骨间背侧韧带	头状骨	小多角骨	300
掌骨背侧韧带	第 2 掌骨	第 1 掌骨	100
掌骨背侧韧带	第 3 掌骨	第 2 掌骨	100
掌骨背侧韧带	第 4 掌骨	第 3 掌骨	100
掌骨背侧韧带	第 5 掌骨	第 4 掌骨	100
桡尺背侧韧带	桡骨	尺骨	50
舟月骨间韧带	月骨	舟骨	230
拇指腕掌关节囊	大多角骨	第 1 掌骨	100
桡舟月韧带	月骨	桡骨	75
腕掌掌侧韧带	头状骨	第 3 掌骨	100
腕掌掌侧韧带	头状骨	第 2 掌骨	100
腕掌掌侧韧带	头状骨	第 4 掌骨	100
掌骨掌侧韧带	第 1 掌骨	第 2 掌骨	100
掌骨掌侧韧带	第 2 掌骨	第 3 掌骨	100
掌骨掌侧韧带	第 3 掌骨	第 4 掌骨	100
掌骨掌侧韧带	第 4 掌骨	第 5 掌骨	100
豆钩韧带	钩状骨	豌豆骨	100
桡舟头韧带	桡骨	头状骨	50
桡三角韧带	桡骨	三角骨	27
舟大多角韧带	舟骨	大多角骨	150
尺侧副韧带	三角骨	尺骨	100
尺侧副韧带	豌豆骨	尺骨	100
月三角韧带	月骨	三角骨	350
桡尺掌侧韧带	桡骨	尺骨	50

（五）边界条件和载荷

桡骨和尺骨近端施加约束，以协助解决模型的收缩。固定腕掌关节及肌腱止点（拇长展肌、桡侧腕屈肌、尺侧腕屈肌、尺侧腕伸肌、桡侧腕短伸肌、桡侧腕长伸肌），防止X、Y方向运动，从而使所有骨骼（不包括桡骨和尺骨）都能在施加载荷的方向上运动；载荷为施加分布在不同手指上的力模拟手腕静态握力，施力大小根据Gislason等的研究，确定了健康腕部最大抓握力的生理相关负荷，所有的力都施加于每个掌骨的远端（表13-4-5，图13-4-3）。

表 13-4-5　不同掌骨载荷施加大小

施力位置	第 1 掌骨	第 2 掌骨	第 3 掌骨	第 4 掌骨	第 5 掌骨
大小（N）	225.60	120.30	106.40	88.00	77.30

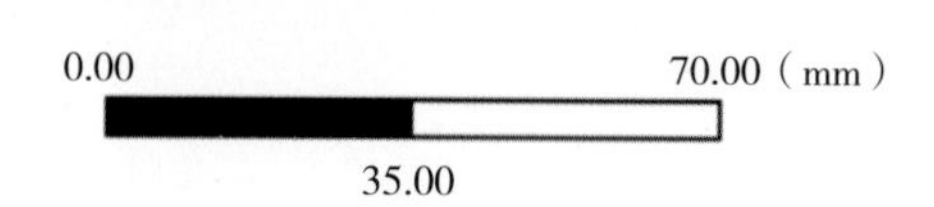

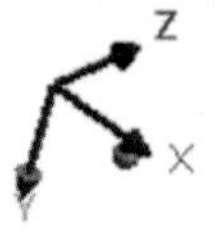

图 13-4-3　模型载荷施加示意图

（六）检测指标及分析

检测指标包括：腕关节、假体、螺钉在不同角度模型下所施加载荷的形变量及应力分布。

二、结果

成功建立了舟骨部分置换术后4个方向上不同角度腕关节三维有限元模型，分别对模型实施掌屈、背伸、尺偏、桡偏不同角度的静态握力，得到中立位（图13-4-4）及4个方向上不同角度的腕关节整体形变（图13-4-5）、腕关节整体应力分布（图13-4-6）、假体应力分布（图13-4-7）及螺钉应力分布（图13-4-8）。

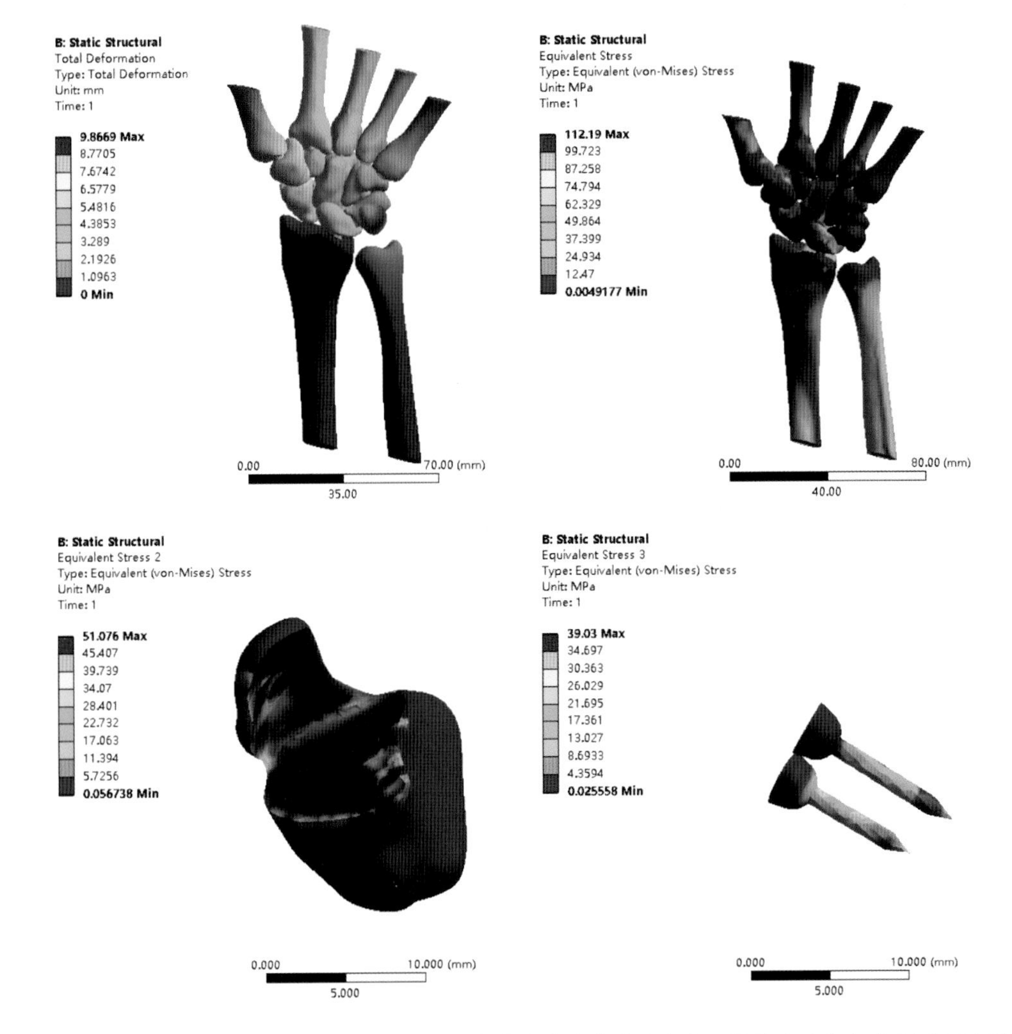

图 13-4-4　中立位腕关节整体形变（左上）、整体应力分布（右上）、假体应力分布（左下）及螺钉应力分布（右下）

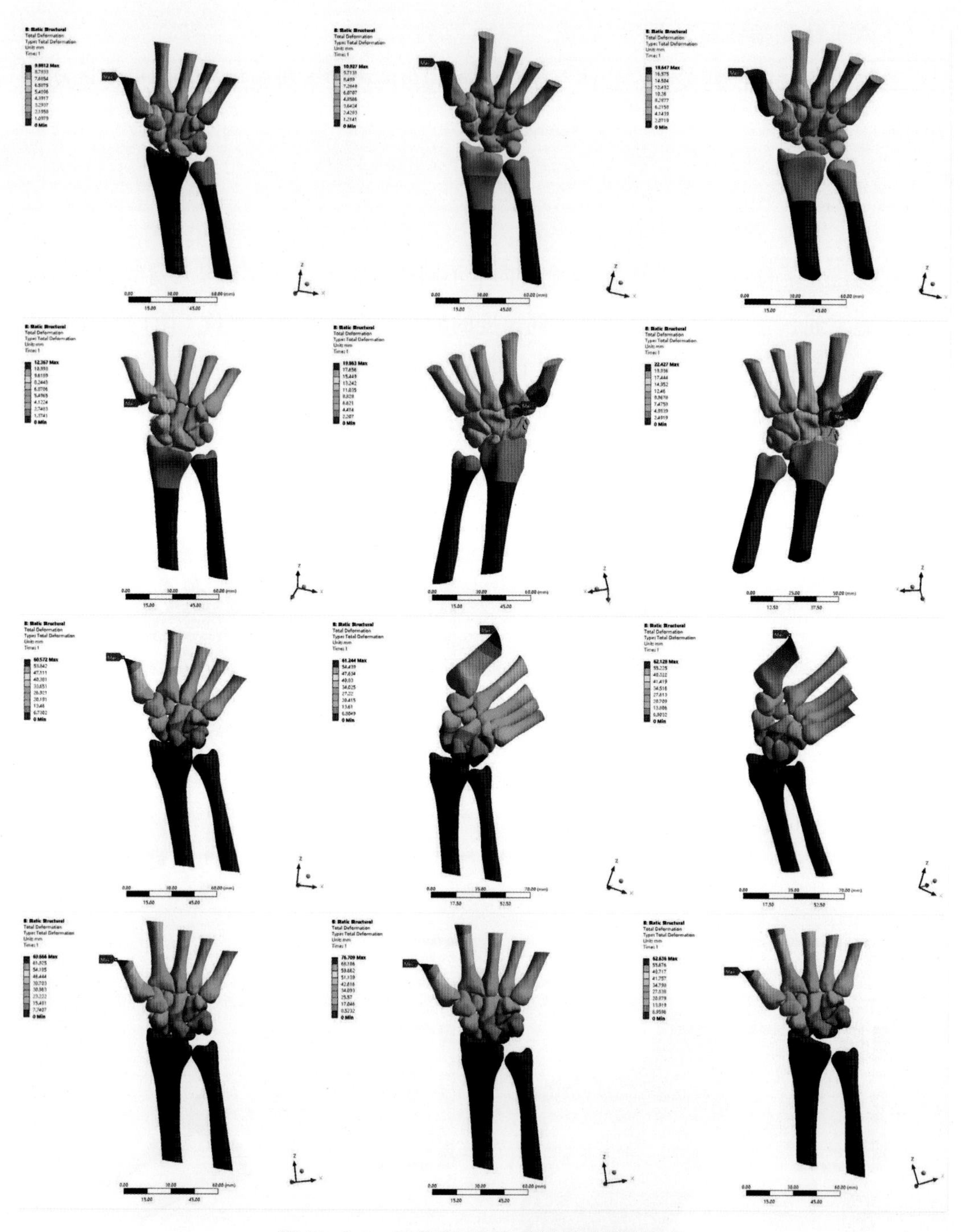

图 13-4-5　腕关节不同角度模型的整体形变

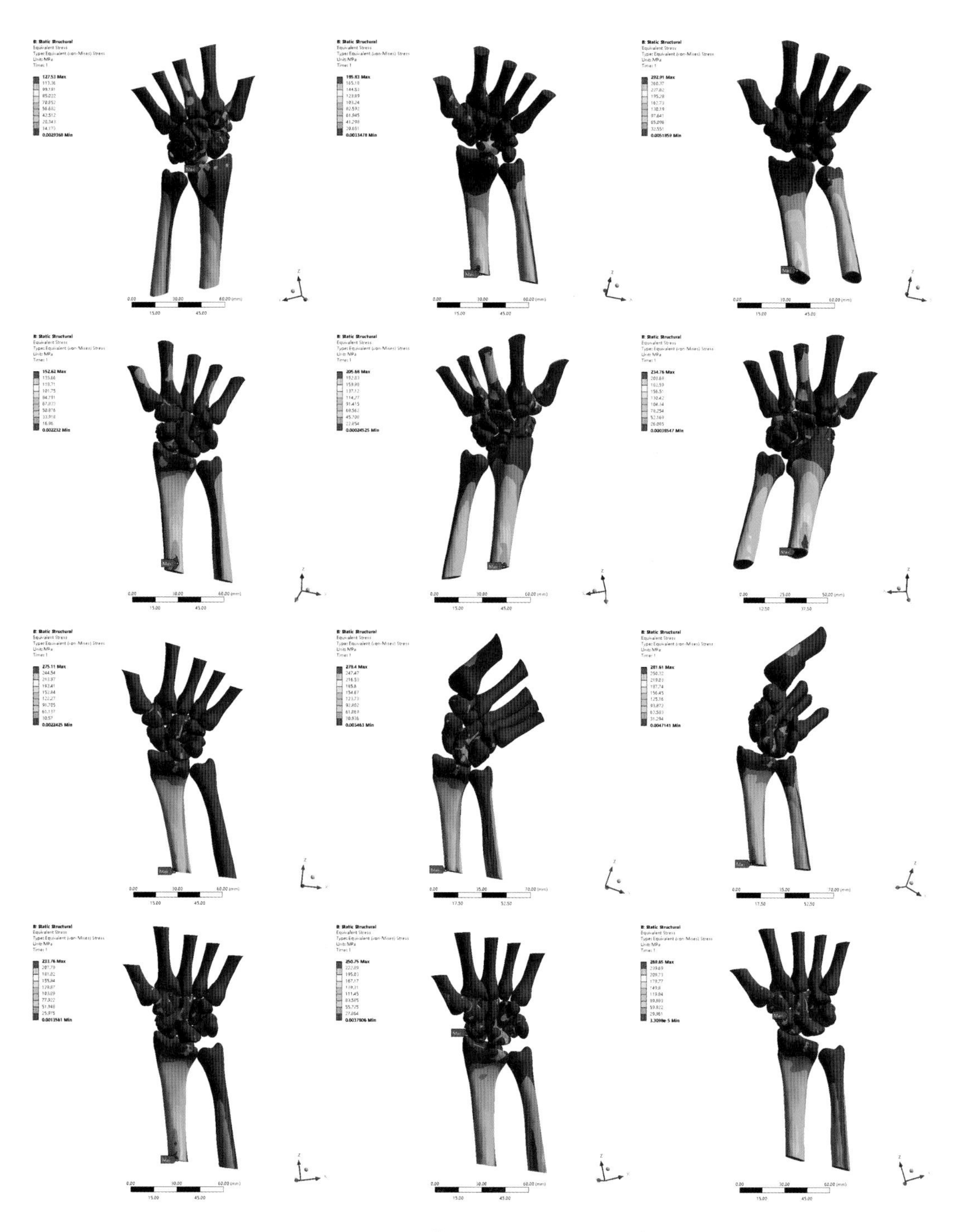

图 13-4-6　**腕关节不同角度模型整体应力分布**

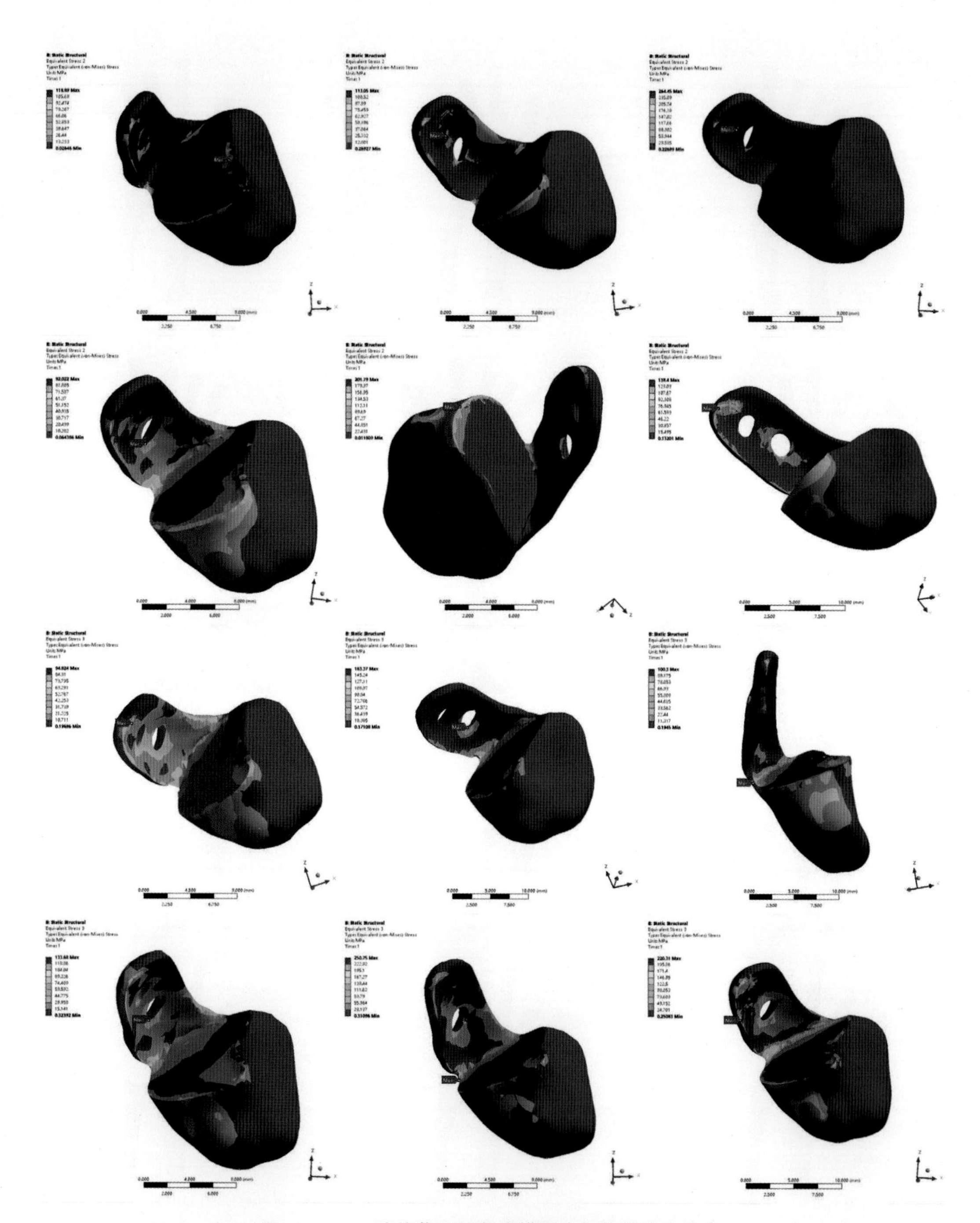

图 13-4-7 **腕关节不同角度模型中假体的应力分布**

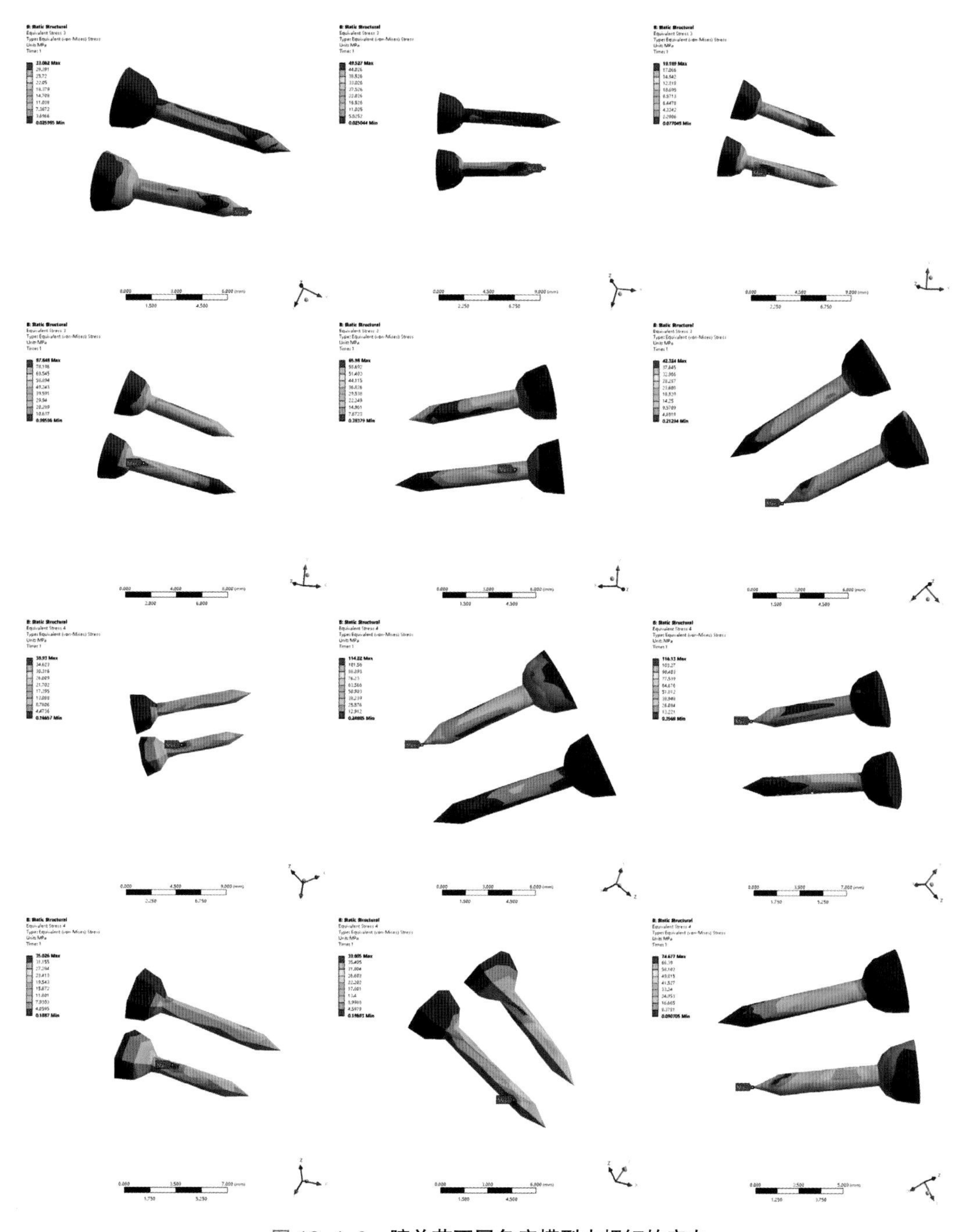

图 13-4-8　**腕关节不同角度模型中螺钉的应力**

三、讨论

有限元分析是一种预测不同材料在施加一定范围的力时将如何反应的计算技术。其基本原理是通过对求解域的单元划分及函数求值得出，单元划分越细，计算结果越精确。1972 年，Rybicki等将有限元分析方法引入骨科领域。在骨科领域，这项技术主要用于植入物的设计和测试。因髋关节、膝关节等解剖结构及力学传导相对腕关节和膝关节等小关节相对简单，因此有限元分析方法较多应用于髋关节、膝关节等大关节中。随着技术的进步，越来越多的临床应用正在开发中，这为外科计划领域提供了希望，并提供了根据患者个人特征量身定做植入物的机会。目前因腕关节解剖学上的复杂性及腕骨力学传导的特殊性，腕关节生物力学研究方面应用较少。

本实验中我们成功建立了人工舟骨部分置换术后的腕关节有限元模型（其中包括完整的手骨、腕骨及尺桡骨远端），并对腕关节在不同运动方向的不同角度梯度上的受力分布和形变进行了有限元分析。与之前研究者采用的有限元建模方法相比，本研究建立的定制化3D打印钛合金舟骨部分置换假体置入后的腕关节三维有限元模型更为精细和准确。例如Gislason等建立的腕关节模型仅包含腕骨，没有手骨和掌骨；Bajuri等的研究也仅建模了腕关节,没有考虑软组织的作用。而本研究不仅包含完整的手部和腕关节骨骼结构，还添加了韧带进行约束，更准确地模拟了人体真实解剖情况。这为分析提供了更可靠的基础。

腕关节整体形变中，腕关节在中立位、掌屈、背伸、尺偏、桡偏各个方向上的最大形变均发生在第1掌骨，在角度增大时，形变的数值大小也逐渐增大，掌屈时最大形变为21.903mm，背伸时最大形变为18.208mm，尺偏时最大形变为60.634mm，桡偏时最大形变为69.785mm；整体形变大小的分布与中立位的形变大小无明显差异。腕关节整体应力分布中，腕关节在掌屈方向运动时，腕关节最大应力发生在舟骨腰部，随着掌屈角度的增大，最大应力点转移至桡骨近端，最大应力值为214.28MPa；腕关节背伸运动时，腕关节最大应力均发生在第1掌骨近端，随着背伸角度的增大，最大应力点转移至桡骨近端背侧面，最大应力值为225.73MPa。腕关节尺偏时，腕关节最大应力点首先发生在第1掌骨远端，随尺偏角度的增大，逐渐转移至桡骨近端，最大应力值为268.75MPa。腕关节桡偏时，最大应力点首先发生在第1掌骨近端，随桡偏角度的增大，逐渐转移至舟骨假体柄中部，最大应力值为274.5MPa。研究结果显示载荷的传递与Bain等的研究相似，假体置入后未形成应力遮挡，并可以解释舟骨骨折、掌大关节炎、舟大小关节炎等在腕关节疾病中的发生概率。假体的应力分布中，腕关节不同角度模型下假体的应力相对集中在假体与假体柄的交界处，在施加载荷不变的基础上，由于相对运动使得假体应力也产生变化，随着角度的增大，假体受到的最大应力也增加，背伸时最大应力为138.33MPa，掌屈时为208.23MPa，尺偏时为96.75MPa，桡偏时为274.5MPa。螺钉的应力中，在不同角度模型下螺钉的应力分布相对集中在螺钉腰部，掌屈时最大应力发生在40° 模型中，最大为46.697MPa；背伸时最大应力发生在背伸15° 模型下，最大为87.424MPa；尺偏时最大应力发生在20° 模型中，最大为148.21MPa；桡偏时最大应力发生在20.61° 模型中，最大为69.176MPa。

研究结果显示，假体置入后，随运动角度增加，腕关节的整体形变和应力呈均匀分布，这验证了定制化设计的假体能够有效传导力学负荷，避免应力集中导致的疲劳破坏，恢复了腕关节的生物力学功能。施加载荷不变，随着角度的增加，腕关节的整体形变及整体应力都随之增大，没有出现较集中的应力集中点，未产生应力遮挡等问题，说明假体具有较好的应力传递性能。假体的应力在假体柄与舟骨假体的连接处有集中点，最大应力发生在极度桡偏情况下，为274.5MPa；螺钉的应力集中在腰部，为148.21MPa，但远未达到材料的极限强度和屈服强度，说明假体安装至人体后能够满足腕关节的生物力学需求。通过对假体应力分布的研究，对假体结构中最易发生疲劳的部位进行预测，即应力集中区（位于假体柄交界区及螺钉腰部），此区是今后改良和加工的重要区域，我们可以通过增加交界区厚度和加强局部的强度来解决。

通过有限元分析技术成功建立了定制化舟骨部分假体置换术后的腕关节三维有限元模型，并根据腕关节的运动情况进行模拟、加载，成功探究出腕关节在不同角度下各部分的应力、形变值及假体应力分布情况，为提高舟骨部分置换的临床试验安全性，以及假体的改进提供新的参考，为腕关节有限元分析提供新的方案。本实验的创新性主要有两个方面，一是根据尸体生物力学测试结果建立了13种不同角度的腕关节模型并在各个角度模型下施加边界条件及载荷来进行有限元分析，以此来模拟正常人的腕关节在各个方向上的活动下腕关节、假体、螺钉所受的应力大小及分布；二是假体本身的创新性，本研究假体采用3D打印钛合金的方式，对舟骨骨折并骨坏死的患者个性化定制舟骨部分置换假体，假体采用连接柄及双螺钉与舟骨未坏死部分进行固定，假体内部设有微孔结构，利于骨长入。

本研究只进行了数个特殊角度及受力情况下腕关节及假体的受力情况，而现实中腕关节是连续的活动，与现实情况可能存在一定差异。在今后的研究中，可以添加完善腕关节其他韧带、肌肉、皮肤及皮下组织等使其更接近人体真实情况，动态模拟腕关节及假体的应力分布及形变量，更深入研究腕关节及假体的生物力学。

四、结论

定制化3D打印钛合金舟骨部分置换术后的腕关节整体形变较小，应力分布未出现过度集中，未产生应力遮挡，且最大应力远小于假体材料的屈服强度，在腕关节活动范围内不会出现假体断裂的问题，说明假体设计合理，能够适应腕关节复杂运动中的各向位移和扭转，证明定制化3D打印钛合金舟骨部分置换是治疗腕舟骨骨不连伴骨坏死的良好手术选择，可以匹配患者解剖特征，获得更好的力学性能。

第五节 定制化3D打印钛合金舟骨部分置换假体的生物力学测试

随着3D打印技术的发展，应用3D打印技术设计和制作定制化假体已成为骨科领域热点。与传统工艺相比，3D打印技术能够根据病变部位的三维形态设计定制化假体，实现高匹配度。钛合金具有优异的生物相容性和力学性能，是理想的骨科植入材料。采用3D打印技术定制钛合金假体，能够充分发挥其优势，为临床提供理想的定制化解决方案。目前关于3D打印定制钛合金骨科假体的研究已初具规模，随着越来越多定制假体设计方案的出现，开展体外试验评价其生物力学特性尤为必要。

舟骨骨折后缺血性坏死较为常见，目前报道的置换假体多为整体置换设计。我们采用3D打印技术设计定制舟骨部分置换假体，能保留部分正常骨组织。为评价该新型假体的生物力学特性，本研究通过标本实验测试了置换前后腕关节活动度、关节面压力分布、假体抗疲劳性及抗拔出性能。

一、材料与方法

（一）腕关节标本

获取新鲜冰冻人体前臂标本6具（图13-5-1），其中左上肢 3 具，右上肢 3 具，由昆明医科大学海源学院解剖教研室提供，密封存于-20℃低温环境，供者年龄30～55岁，平均（40.5 ± 8.29）岁。实验前对标本进行X线、CT扫描获取标本腕关节CT数据，并排除腕关节外伤、畸形、肿瘤、前臂骨折、手外伤、骨质疏松等异常情况。

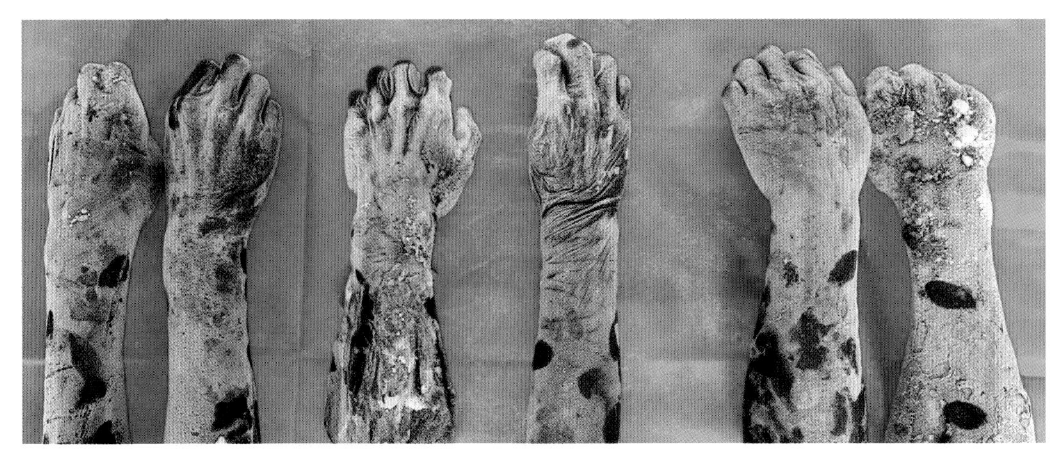

图 13-5-1　**新鲜冰冻人体前臂标本 6 具**

（二）假体设计

采用 64 排螺旋 CT 对前臂标本腕关节进行扫描，扫描范围包括手、腕关节及尺、桡骨远端，扫描参数：120 kV，350 mA，层厚 0.625 mm。将获得的CT 数据导入Magics软件中对腕关节进行三维重建，并按照定制化1∶1比例设计舟骨部分置换假体。因舟骨骨折常发生在舟骨腰部，近端易发生缺血坏死，为了模拟近端舟骨缺血坏死，我们在舟骨腰部进行截骨，近端使用假体进行置换，该假体是通过三维重建1∶1还原舟骨形态，材料选用Ti6Al4V，设计贴合的假体柄使用螺钉将假体固定于舟骨远端，内部设计为微孔结构以利于骨长入。委托云南增材佳唯科技有限公司以Ti6Al4V为材料通过3D打印的方式生产（图13-5-2）。

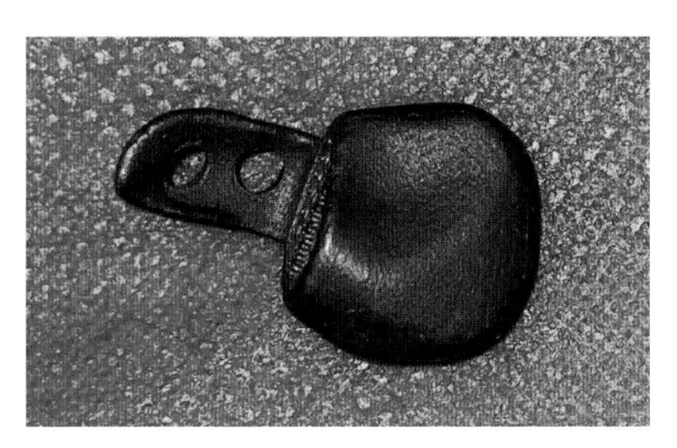

图 13-5-2　**舟骨部分置换假体实物图**

（三）实验器具及设备

定制化3D打印舟骨部分置换假体6个，螺钉12枚。实验工具：组织剪、手术刀柄及刀片、镊子、血管钳、弯盘、骨刀、骨锤、老虎钳、咬骨钳、骨膜剥离器、骨科电钻、电动摆锯、组织拉钩、缝针、缝线、与螺钉配套医用起子、2.0mm克氏针、红外线识别荧光标记球8枚、聚甲基丙烯酸甲酯（自凝型，上海新世纪齿科材料有限公司）、自制标本包埋模具。

三维运动测量系统由南方医科大学广东省生物力学重点实验室提供，采用 Cortex 步态分析运动捕捉测量系统，包括：硬件，三维运动测量实验台、6台 Eagle 4数字红外线动作捕捉摄像机；软件，Cortex 3.0运动捕捉测量软件，可对红外线摄像机所进行的测量和记录进行实时监测并反映至计算机（图13–5–3）。

Elector Force 3510高精度生物材料试验系统（图13–5–4）由南方医科大学广东省生物力学重点实验室提供，采用先进的动磁式直线电机技术与生物材料专用测试技术，可进行高精度的力和应变加载。本实验在此系统中进行腕关节关节面压力测试、疲劳测试及假体抗拔出测试。

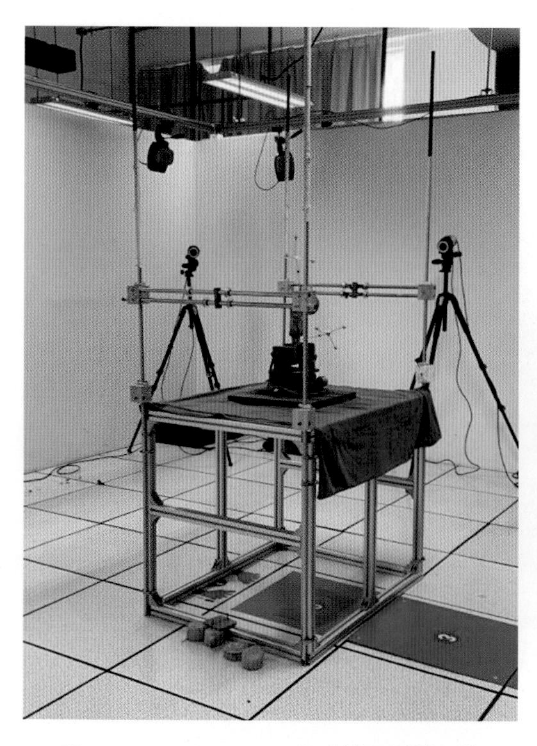

图 13–5–3　Cortex3.0 运动捕捉测量系统

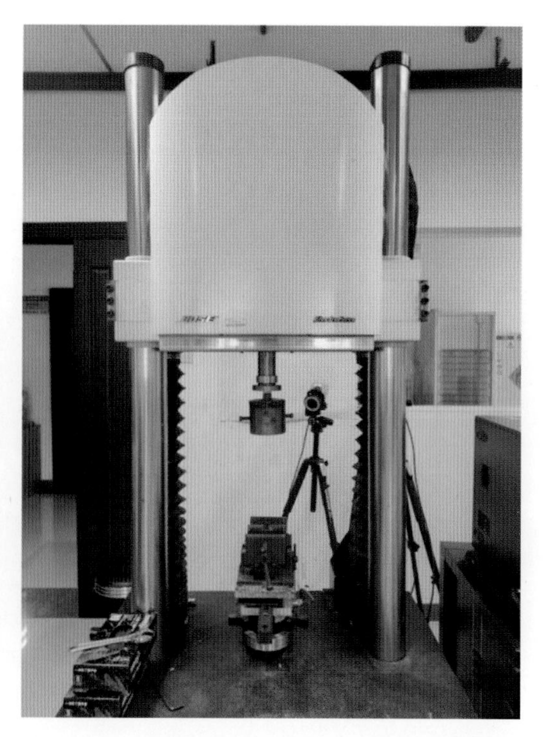

图 13–5–4　Elector Force 3510 高精度生物材料试验系统

二、实验方法

（一）实验前标本处理

根据三维运动测量实验台及加载盘的固定需要，将标本的远端及近端分别用聚甲基丙烯酸甲酯包埋，远端包埋至掌指关节近端 2cm，近端包埋至固定稳妥为止（图13-5-5）。包埋完成后，将标本固定在三维运动测量实验台上，上端固定于加载盘，标本的腕关节远端及近端用 2.0mm克氏针在标本掌侧、背侧、尺侧、桡侧各固定 4 枚可接受红外线的球形标记物，远端固定于掌骨，近端固定于尺骨及桡骨。

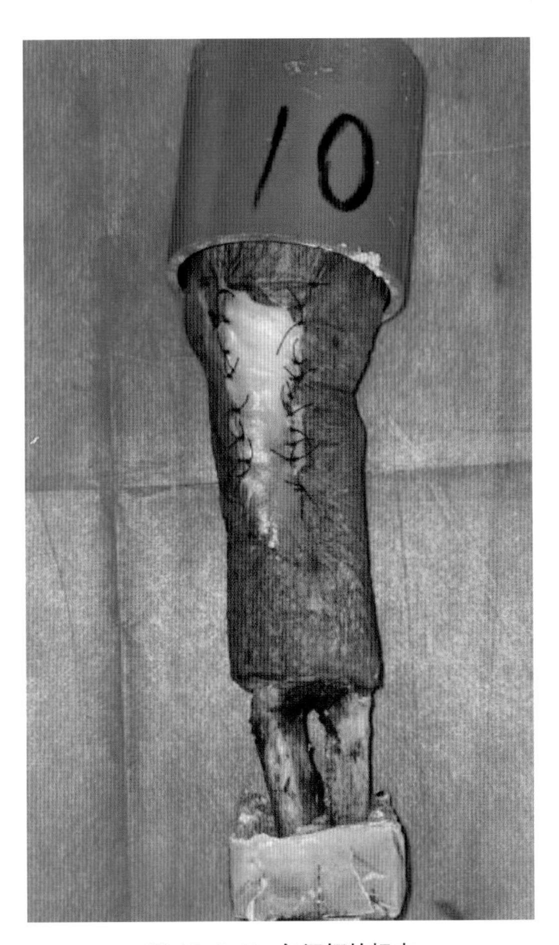

图 13-5-5　**包埋好的标本**

（二）术前腕关节活动度的测量

实验设计为自身配对设计，术前将标本固定于实验台上后，通过滑轮系统和砝码加载，对上肢标本的腕关节远端施加 4 N · m的掌屈、背伸、尺偏、桡偏 4 个方向的纯力矩，使腕关节被动做出上述运动。由标本周围放置的 6 台红外线摄像机记录零载荷

（即中立位）和最大载荷（即相应活动方向的最大活动度）时所有荧光标记球的活动状态，加载过程中通过运动捕捉测量系统记录零载荷及最大载荷下标记球位置。所有荧光标记球的活动状态即可反映出腕关节的活动状态。所有标本实验进行前均进行预加载，以消除标本的松弛、蠕变等时间效应影响。

（三）术前腕关节关节面压力测试

逐层打开腕关节标本关节囊，暴露关节面，将标本固定于BOSE试验台上呈中立位，将压敏导电橡胶传感器放置于腕关节的关节窝上，在负荷从0到12kg逐渐增加的情况下测量腕关节窝的压力及接触面积并显示高压区。

（四）舟骨部分置换假体的安装（图13-5-6）

于腕关节桡背侧入路依次切开皮肤、筋膜，分离和保护桡动脉和桡神经的感觉神经分支，S形切开关节囊，暴露舟骨，使用截骨导板切除舟骨近端，将部分舟骨假体植入后使用电钻钻孔，选用长度合适的螺钉将假体与舟骨远端进行固定，检查假体固定稳定，后紧密缝合关节囊并逐层关闭。

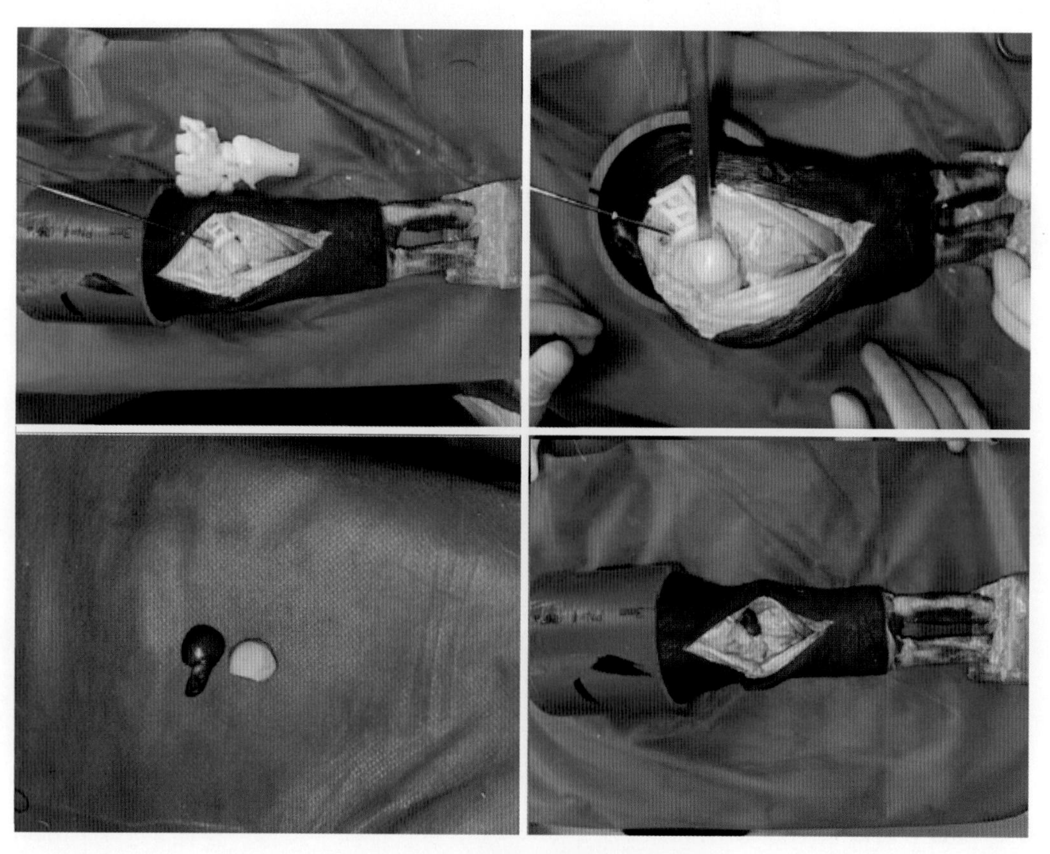

图 13-5-6　**舟骨部分置换假体的安装**

（五）3D打印舟骨部分置换术后腕关节活动度测试

行舟骨部分置换术后的标本，如术前测量方法，再次固定至三维运动测试实验台上，对上肢标本的腕关节远端施加 4 N・m的掌屈、背伸、尺偏、桡偏 4 个方向的纯力矩，测量腕关节的最大活动度。测量完毕后在 Cortex 3.0运动捕捉软件中通过对比零负载与最大活动度的相对空间关系，从而导出舟骨部分置换术后的腕关节标本在掌屈、背伸、尺偏、桡偏 4 个方向的最大活动度。

（六）舟骨部分置换术后腕关节关节面压力测试

行舟骨部分置换术后的标本，将腕关节关节囊打开，如术前测量方法，再次将标本固定于BOSE试验台上呈中立位，将压敏导电橡胶传感器放置于腕关节的关节窝上，在负荷从0到12kg逐渐增加的情况下测量腕关节窝的压力及接触面积并显示高压区（见图13-5-7）。

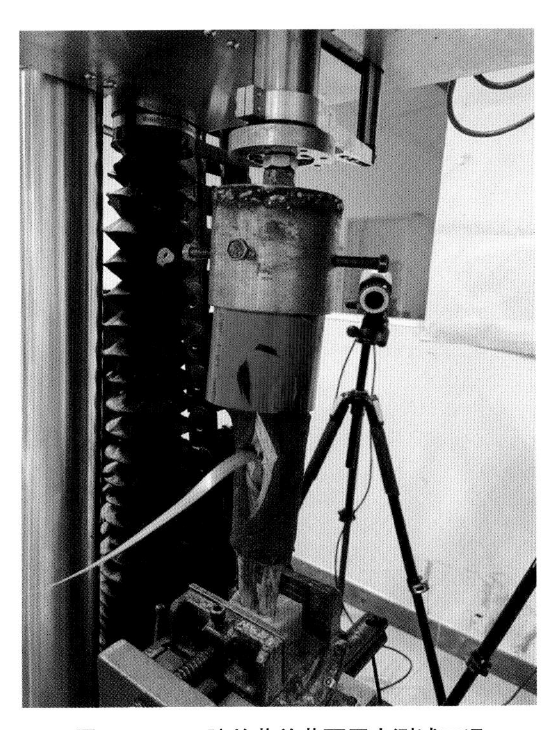

图 13-5-7　**腕关节关节面压力测试工况**

（七）舟骨部分置换假体的抗疲劳性检测

将行部分舟骨置换术后的前臂标本置于C臂X线机下进行透视，确认假体位置良好后固定于实验操作台上，依次对标本进行掌屈 35° 、背伸 10° 、桡偏 10° 、尺偏 15° ，频率 3Hz的往复加载活动5000次，加载活动后通过C臂机检查判断评定进行疲劳处理后假体是否松动和脱位，初步判断假体固定的稳定性（图13-5-8）。

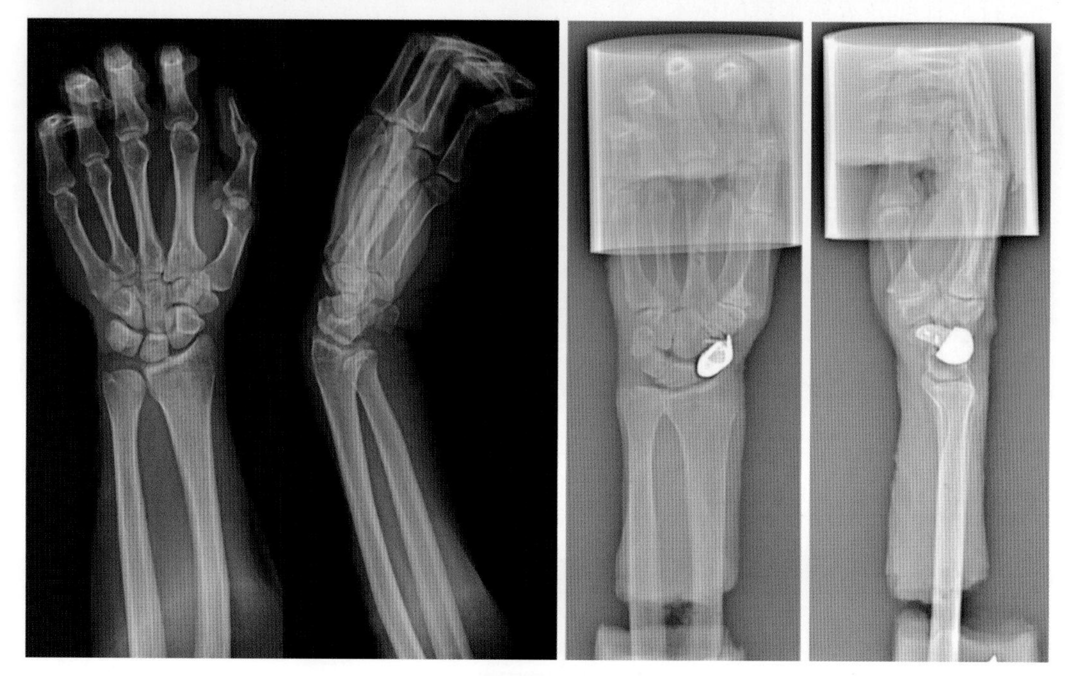

图 13-5-8　**舟骨部分置换术前、术后 X 线片**

（八）舟骨部分置换术后假体的抗拔出测试

将安装假体的舟骨从标本中裸化，分别将舟骨近端和远端固定于Elector Force 3510高精度生物材料试验系统上。通过计算机将拔出力设置为从0 N开始以 2 N/s的速度进行递增，该实验系统可实时记录假体位移，设置当假体出现 2mm以上的位移可认为假体出现松动，即停止实验，并记录实验停止瞬间的拔出力，即假体的最大抗拔出力（图13-5-9）。

将Cortex系统捕捉的活动度数据导入SPSS19.0统计学软件，活动度测试实验为同一受试对象处理前后的比较，实验结果数据为计量资料，属配对设计。确认术前及术前活动度差值是否符合正态分布，若符合正态分布则以（$\bar{x} \pm s$）表示，采用配对t检验，按检验水准a=0.05，P<0.05认为差异有统计学意义。若不符合正态分布，则以中位数（四分位数）表示，采用配对符号秩和检验。将桡骨与腕骨组件的最大抗拔出力导入IBM SPSS19.0统计学软件，抗拔出测试属于不同受试对象之间的均数比较，数据为计量资料，经检验两样本符合正态分布，且方差齐，采用两独立样本t检验，按检验水准a=0.05，P<0.05认为差异有统计学意义。

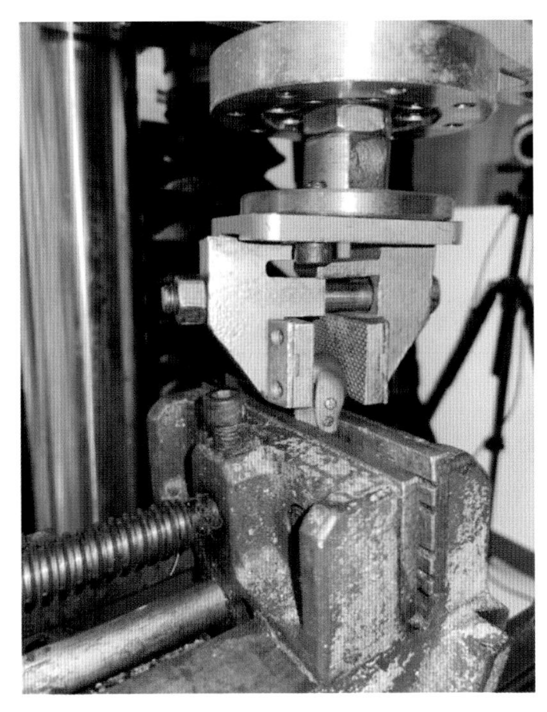

图 13-5-9　**假体抗拔出测试**

三、结果

（一）腕关节活动范围

所有标本行3D打印钛合金舟骨部分置换术后，腕关节活动顺畅，无撞击及弹响。对舟骨部分置换术前及术后腕关节最大活动度进行统计学分析，术后腕关节在掌屈、背伸、尺偏、桡偏4个方向的活动度较术前均无统计学差异（$P>0.05$）（表13-5-1）。

表 13-5-1　**术前术后腕关节活动度**［°，$n=6$，（$\bar{x}\pm s$）］

组别	加载位置			
	掌屈	背伸	尺偏	桡偏
术前	62.0 ± 7.2	48.8 ± 5.4	31.8 ± 2.7	40.8 ± 3.3
术后	62.8 ± 7.7	49.6 ± 6.8	32.5 ± 3.6	40.7 ± 3.9
t 值	−0.654	−0.385	−0.397	0.024
P 值	0.542	0.716	0.708	0.982

（二）腕关节关节面压力分布（图13-5-10）

对腕关节术前及术后腕关节关节面的平均接触压力和峰值接触面积进行统计学

分析，术后腕关节关节面的峰值接触面积较术前无统计学意义（$P>0.05$），术前腕关节关节面的平均接触压力为（149.8 ± 17.5）RAW，术后关节面的平均接触压力为（226 ± 25.5）RAW，差异具有统计学意义（$t=-4.802$, $P<0.05$）（表13-5-2）。

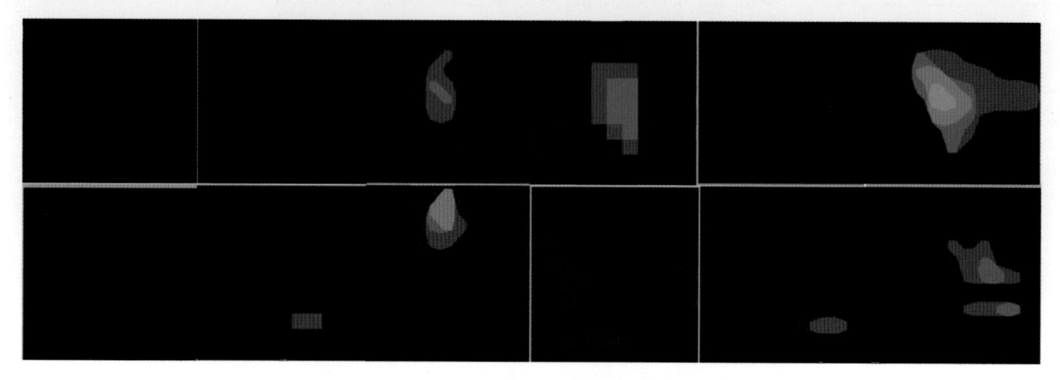

图 13-5-10 **腕关节关节面压力分布图**

表 13-5-2 **术前术后关节面平均接触压力（RAW）及峰值接触面积（mm^2）［n＝6，（$\bar{x} \pm s$）］**

组别	平均接触压力	峰值接触面积
术前	149.8 ± 17.5	140 ± 22.0
术后	226 ± 25.5	146.5 ± 33.9
t 值	−4.802	−0.548
P 值	0.005	0.607

（三）舟骨部分置换假体的抗疲劳性检测

所有标本行掌屈 35°、背伸 10°、桡偏 10°、尺偏15°，频率 3Hz的往复加载活动5000次，加载过程均未出现假体断裂、松动、脱位等情况发生，加载活动后通过C形臂X线检查显示假体均未出现松动和脱位。

（四）舟骨假体的抗拔出性能

6 个假体进行抗拔出测试的最大抗拔出力统计学分析显示：6 组假体最大抗拔出力符合正态分布；最大抗拔出力平均（190.84 ± 18.45）N。

四、讨论

钛合金生物相容性好，有利于骨长入和骨整合，适合骨科植入物的制备。钛合金不但具有刚性，而且柔韧性突出，具有良好的抗疲劳性，适合作为关节支撑物，可替代其他金属材料。钛合金具有良好的耐腐蚀性、抗疲劳性和稳定性，相比较其他的金属材料，其弹性模量与骨更接近，适合应用于骨科。钛合金结合3D 打印技术能够最大程度模拟自体骨结构，其微观孔径大小、孔隙率、孔隙形状都会影响材料的生物相容性。3D打印技术具有定制化、精准化的巨大优点，结合钛合金的优良特性，根据患者原本的骨骼结构进行定制，制造出与自身骨外形一致、微观结构相近的植入体，利用外形匹配的优点最大限度地恢复生物力学，缩短软组织重新适应的过程，更好地实现骨长入，更快地达到骨愈合。近年来，钛合金结合3D打印技术，定制化制备与关节病变处匹配度合适的植入物越来越受到关注。

Ryu等研究显示腕关节活动范围达到掌屈54°、背伸60°、尺偏40°、桡偏17°就能以正常、舒适的方式完成24项日常活动。Gates等的研究指出，为了完成研究中所有测试活动，腕关节活动度需要达到掌屈-背伸40°-38°、尺偏-桡偏28°-38°。本研究结果显示腕舟骨部分置换术后，活动度基本一致，未见明显活动度丧失，置换术后腕关节平均最大活动度为掌屈62.8°、背伸49.6°、尺偏32.5°、桡偏40.7°，证明该假体具有良好的生物力学匹配性，置换术后对腕关节活动功能无明显影响，但此实验为尸体实验，与实际术后患者的活动、功能仍有差异，因患者在置换术后腕关节囊有损伤，术后患者活动会因此受限，需要在术后积极行康复锻炼。

腕关节关节面平均接触压力较假体置换前轻度升高，这可能与钛合金材料较骨组织更高的弹性模量有关。长期过高的接触压力会损伤关节软骨，增加关节炎风险。因此，设计时应考虑选择更佳的材料或进行结构优化，降低接触压力。峰值接触面积无明显变化提示重要的载荷传导区域未受影响。

加载疲劳试验表明假体具有良好的抗疲劳性能。抗拔出力测试结果显示假体最大抗拔出力平均190.84 N。正常腕关节活动时对关节面所产生的力主要为压力、摩擦力和剪切力，而对关节产生的拔出力非常小，腕关节的抗拔出力主要由周围肌腱、韧带、支持带所产生。因此，可认为190.84N的最大抗拔出力足以满足腕关节的日常生活需求，在日常生产活动中很难发生假体脱位断裂等问题。

综上所述，该定制化3D打印钛合金腕舟骨部分置换假体能很好地恢复腕关节功能，基本可满足日常生活的腕关节生物力学需要，具有一定的发展潜力，可用于治疗腕舟骨骨折后缺血性坏死。与其他腕舟骨置换假体相比，该设计最大限度保留了患者自己骨骼组织，具有更好的生物力学匹配性，能最大限度保留腕关节活动，预测患者预后较好。但也需要进一步优化设计。

第六节 定制化3D打印钛合金舟骨部分置换假体的临床应用

患者，女，26岁，主诉“左腕部摔伤后疼痛2年，加重2个月”。患者2年前因外伤摔伤左腕部，疼痛伴活动受限，在当地医院给予治疗效果不明显（具体治疗方法不详），一直有疼痛，腕关节活动受限，自觉随时间推移左腕部疼痛加重，并出现左手持物困难。2个月来自觉左腕部疼痛明显加重，不能从事正常劳动，到当地医院就诊行X线检查发现左腕舟骨陈旧性骨折，为进一步诊治入院。查体：左腕部轻度肿胀，腕关节活动受限，腕关节舟骨周围压痛，患肢桡动脉搏动有力，各指伸屈活动可，远端皮肤感觉正常。检查示：左腕舟骨陈旧性骨折伴近极坏死（图13-6-1），通过镜像原理给予患者设计了舟骨近极部分置换假体（图13-6-2），排除手术禁忌，假体打印好后安排手术，手术顺利，术中透视假体位置良好（图13-6-3）。在为期18个月的随访中患者取得了良好的效果，X线片示假体位置良好（图13-6-4），患者满意，疼痛、腕关节活动度、握力得到明显改善（图13-6-5，图13-6-6），未发生腕塌陷等不良并发症。3D打印钛合金部分舟骨置换是治疗腕舟骨骨折伴近端坏死一个良好的手术选择方案。

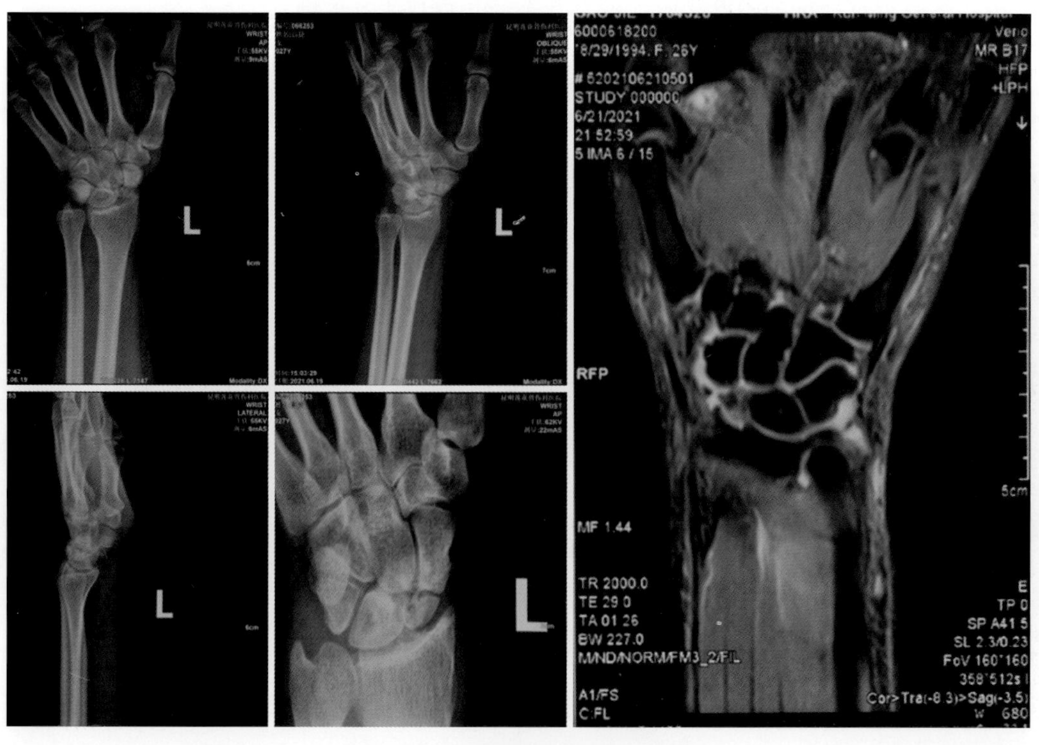

图 13-6-1 **舟骨骨折伴近端坏死**

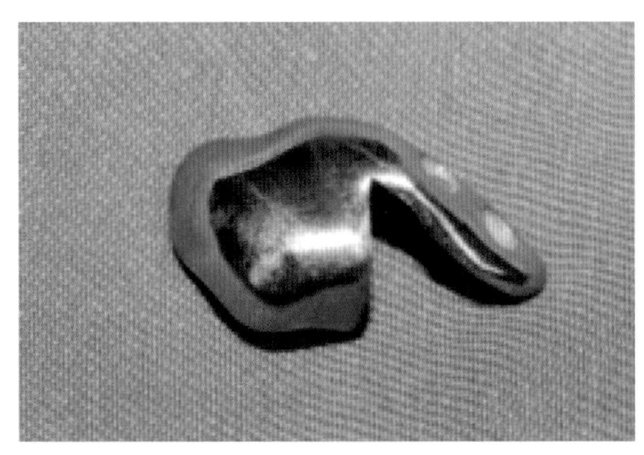
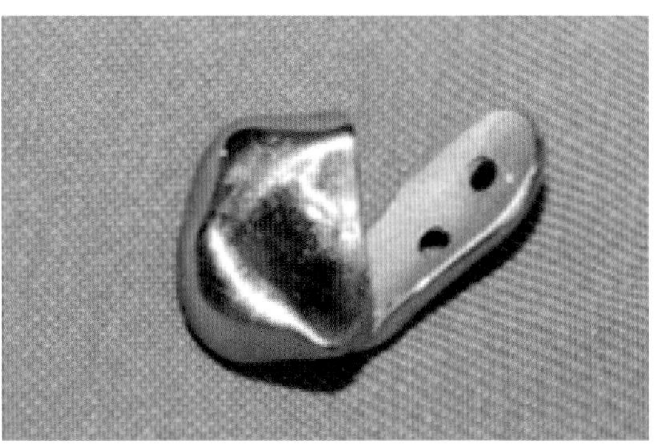

图 13-6-2　3D 打印舟骨部分置换假体实物图

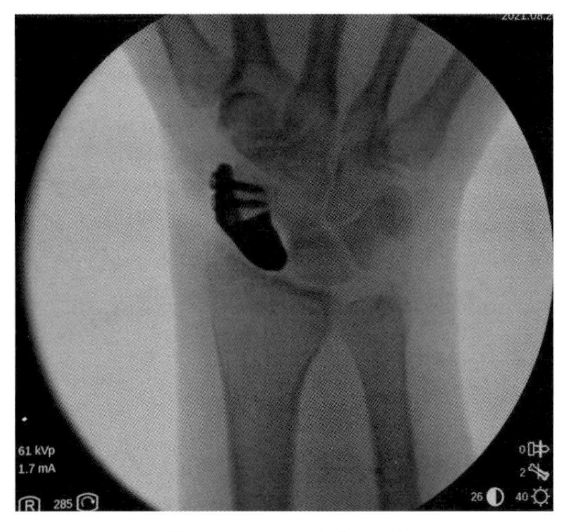

图 13-6-3　术中透视

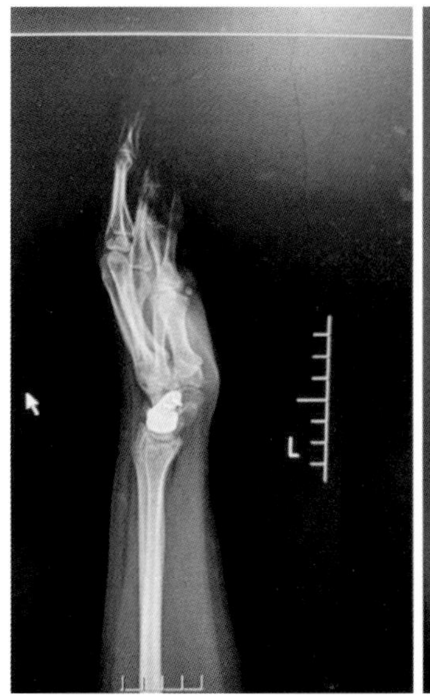

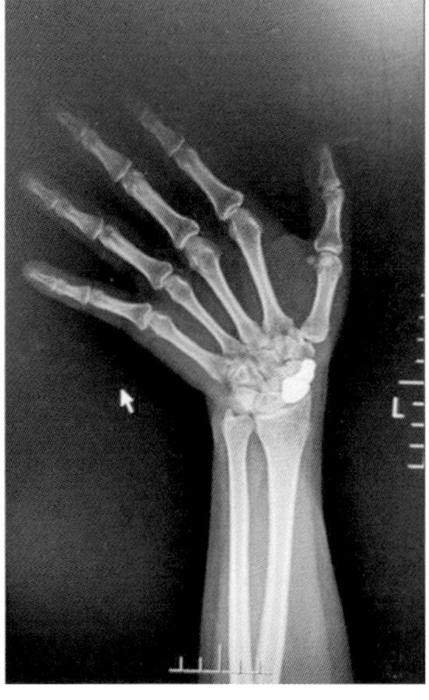

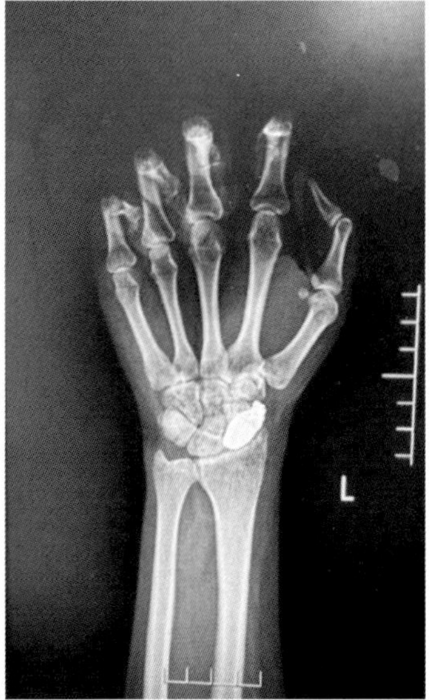

图 13-6-4　术后 18 个月复查

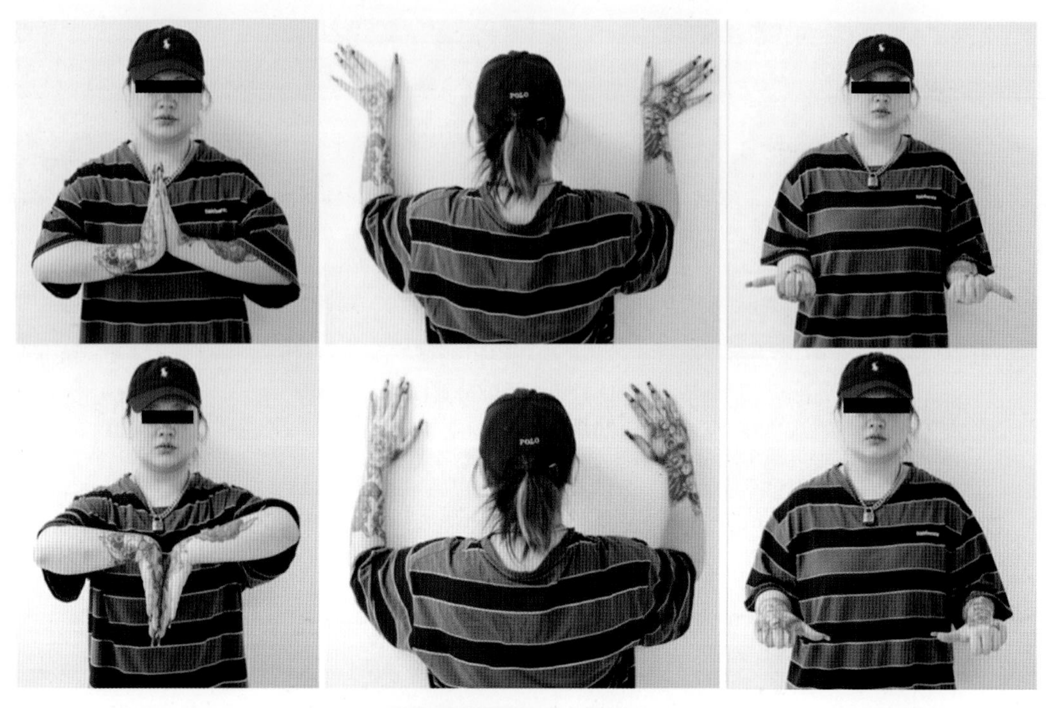

图 13-6-5 患者术后 18 个月腕关节活动度

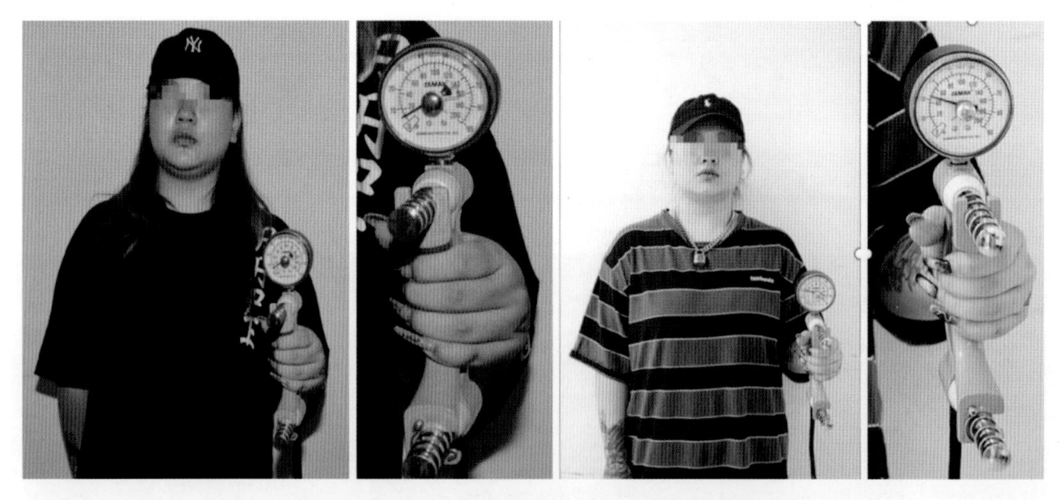

图 13-6-6 患者术前术后握力对比明显增加

本章小结

本章介绍了两种腕骨假体，分别是全月骨假体和舟骨部分置换假体。两种假体的设计都充分考虑了腕关节的复杂解剖结构和生物力学特性，设计目的是加强骨组织或软组织长入以提高假体的稳定性、减少应力遮挡，选择具有优异性能的材料以提高耐磨性和生物相容性，但两种假体在设计思路上各有特色。

定制化人工月骨假体具有个性化定制和柔性固定的优点，个性化的设计方案可以1：1还原患者的月骨形态，更符合原有的解剖结构；柔性固定的特点可以在兼顾稳定性的同时，最大限度地保留腕关节的活动度。舟骨部分置换假体根据患者的解剖结构进行个性化设计、制作，仅置换舟骨病变、坏死部分，保留正常骨组织，内部多孔结构有利于骨长入、骨整合，增加稳定性。

假体的设计、制作及分析均运用计算机辅助设计、3D打印、有限元分析等新方法、新技术，实现假体的定制化和精准化，将数字医学较好地应用于临床，实现临床手术的数字化、智能化。这些新技术、新方法的应用不仅丰富了假体的设计理念，也为类似医疗器械的发展提供了新的思路。

两种假体的临床前试验研究及初步临床应用均展现出了良好的效果，患者满意度较高，为骨科临床相关疾病的治疗提供了新的思路和选择。但同时本章内容还存在一些不足，如样本量有限，测试指标仍须继续进一步拓展、完善等。我们期待通过扩大临床病例研究的样本量，进一步验证两种假体的长期临床疗效，为后期临床相关疾病的诊疗提供新方案、新选择。

（王　斌　张必欢　蔡兴博　张　悦　王成勇　陈　斌　徐永清）

参考文献

[1] Lesley N, Lichtman D. Classification and treatment of Kienböck disease: a review of the past 100 years, and a look at the future[J]. Handchir Mikrochir Plast Chir, 2010, 42(3): 171-176.

[2] 赵万秋, 徐永清. 月骨的临床解剖学及人工假体的研究进展[J]. 生物骨科材料与临床研究, 2020, 17(06): 60-64.

[3] Kanatani T, Yamasaki K, Fujiok AH. Carpal tunnel syndrome associated with a fracture of a silicone implant for Kienböck's disease: two case reports[J]. Hand Surg, 2010, 15(3): 225-227.

[4] Viljakka T, Tallroth K, Vastamäki M. Long-term outcome (22-36 years) of silicone lunate arthroplasty for Kienböck's disease[J]. J Hand Surg Eur Vol, 2014, 39(4): 405-415.

[5] 李睿夫, 缪旭东, 闫乔生, 等. 骨水泥假体置换治疗月骨缺血性坏死的临床研究[J]. 中国现代医学杂志, 2017, 27(01): 107-10.

[6] 徐永清, 宋慕国, 范新宇, 等. 3D打印微孔钛人工腕关节的设计与临床应用[J]. 中华关节外科杂志(电子版), 2021, 15(02):143-150.

[7] 马天晓. 3D打印多孔结构软组织长入的组织学特性[D]. 石家庄: 河北医科大学, 2020.

[8] Krone R, Schuster P. An investigation on the importance of material anisotropy in finite-element modeling of the human femur [C]. SAE World Congress, 2007.

[9] Brown CP, Nguyen TC, Moody HR, et al. Assessment of common hyperelastic constitutive equations for describing normal and osteoarthritic articular cartilage[J]. Proc Inst Mech Eng H, 2009, 223(6): 643-52.

[10] Bajuri MN, Abdul Kadir MR, Murail MR, et al. Biomechanical analysis of the wrist arthroplasty in rheumatoid arthritis: a finite element analysis[J]. Med Biol Eng Comput, 2013, 51(1-2): 175-86.

[11] Gíslason MK, Stansfield B, Nash DH. Finite element model creation and stability considerations of complex biological articulation: The human wrist joint[J]. Med Eng Phys, 2010, 32(5): 523-31.

[12] 张浩, 朱建民, 马南, 等. 腕关节有限元骨性建模及力学分析[J]. 江苏大学学报(医学版), 2013, 23(01):53-56.

[13] 魏明杰, 许育健, 吴一芃, 等. 手腕部不同载荷状态下舟月骨间韧带应力分布分析[J]. 中国临床解剖学杂志, 2021, 39(05):586-592.

[14] Gholamian F, Ashrafi M, Moradi A. Finite element analysis of intraosseous distal radioulnar joint prosthesis[J]. BMC Musculoskelet Disord, 2022, 23(1):785.

[15] Bajuri MN, Kadir MR, Raman MM, et al. Mechanical and functional assessment of the wrist affected by rheumatoid arthritis: A finite element analysis[J]. Med Eng Phys, 2012, 34(9): 1294-1302.

[16] Gislason MK, Foster E, Bransby-Zachary M, et al. Biomechanical analysis of the Universal 2 implant in total wrist arthroplasty: a finite element study[J]. Comput Methods Biomech Biomed Engin, 2017, 20(10): 1113-1121.

[17] Manal K, Lu X, Nieuwenhuis MK, et al. Force transmission through the juvenile idiopathic arthritic wrist: A novel approach using a sliding rigid body spring model[J]. J Biomech, 2002, 35, 125-133.

[18] Horii E, Garcia-Elias M, Bishop AT, et al. Effect on force transmission across the carpus in procedures used to treat Kienböck's disease[J]. J Hand Surg, 1990, 15:393-400.

[19] Iwasaki N, Genda E, Minami A, et al. Force transmission through the wrist joint in Kienböck's disease: A two-dimensional theoretical study[J]. J Hand Surg, 1998, 23:415-424.

[20] Schuind F, Cooney WP, Linscheid RL, et al. Force and pressure transmission through the normal wrist. A theoretical two-dimensional study in the posteroanterior plane[J]. J Biomech, 1995, 28(5): 587-601.

[21] Genda E, Horii E. Theoretical stress analysis in wrist joint-neutral position and functional position[J]. J Hand Surg, 2000, 25, 292-295.

[22] 张旭林, 徐永清, 何晓清, 等. 手舟骨腰部骨折3种内固定方式的有限元分析[J]. 中国临床解剖学杂志, 2019, 37(05):553-558.

[23] 魏明杰, 许育健, 吴一芃, 等. 手腕部不同载荷状态下舟月骨间韧带应力分布分析[J]. 中国临床解剖学杂志, 2021, 39(05):586-592.

[24] 王斌, 蔡兴博, 张悦, 等. 定制化钛合金人工月骨假体的三维有限元模型建立及生物力学分析[J]. 中国修复重建外科杂志, 2023, 37(07):821-826.

[25] 徐永清, 宋慕国, 范新宇, 等. 3D 打印微孔钛人工腕关节的设计与临床应用[J]. 中华关节外科杂志(电子版), 2021, 15(2): 143-150.

[26] Ryu JY, Cooney WP, Askew LJ, et al. Functional ranges of motion of the wrist joint[J]. J Hand Surg Am, 1991, 16 (3) :409-419.

[27] Brumfield RH, Champoux JA. A biomechanical study of normal functional wrist motion[J]. Clin Orthop Relat Res, 1984, (187) : 23-25.

[28] Palmer AK, Werner FW, Murphy D, et al. Functional wrist motion: a biomechanical study[J]. J Hand Surg Am, 1985, 10(1) : 39-46.

[29] Berger RA. The anatomy and basic biomechanics of the wrist joint[J]. J Hand Ther, 1996, 9: 84-93.

[30] Fowler JR, Hughes TB. Scaphoid fractures[J]. Clin Sport Med, 2015, 34(1):37-50.
[31] Forward DP, Singh HP, Dawson S, et al. The clinical outcome of scaphoid fracture malunion at 1 year[J]. J Hand Surg-Eur Vol, 2009, 34(1):40-46.
[32] Hove LM. Epidemiology of scaphoid fractures in Bergen, Norway[J]. Scand J Plast Reconstr, 1999, 33(4):423-426.
[33] Merrell GA, Wolfe SW, Slade JFR. Treatment of scaphoid nonunions: quantitative meta-analysis of the literature. [J]. J Hand Surg, 2002, 27(4):685-691.
[34] Bond CD, Shin AY, McBride MT, et al. Percutaneous screw fixation or cast immobilization for nondisplaced scaphoid fracture[J]. J Bone Joint Surg Am, 2001, 83(4): 483-488.
[35] Adolfsson L, Lindau T, Arner M. Acutrak screw fixation versus cast immobilisation for undisplaced scaphoid waist fractures[J]. J Hand Surg Br, 2001, 26(3): 192-195.
[36] Sun J, Yan S, Jiang Y, et al. Finite element analysis of the valgus knee joint of an obese child[J]. Biomed Eng ineering Online, 2016, 15(Suppl 2):158.
[37] Brown CP, Nguyen TC, Moody HR, et al. Assessment of common hyperelastic constitutive equations for describing normal and osteoarthritic articular cartilage[J]. Proc Inst Mech Eng H, 2009, 223(6): 643-652.
[38] Bajuri MN, Abdul Kadir MR, Murali MR, et al. Biomechanical analysis of the wrist arthroplasty in rheumatoid arthritis: a finite element analysis[J]. Med Biol Eng ineering Comput, 2013, 51(1-2):175-186.
[39] Gislason MK, Stansfield B, Nash DH. Finite element model creation and stability considerations of complex biological articulation: The human wrist joint. [J]. Med Eng Phys, 2010, 32(5):523-531.
[40] Rybicki EF, Simonen FA, Weis EBJ. On the mathematical analysis of stress in the human femur[J]. J Biomech, 1972, 5(2):203-215.
[41] Welch-Phillips A, Gibbons D, Ahern DP, et al. What is finite element analysis?[J]. Clin Spine Surg, 2020, 33(8):323-324.
[42] Bain GI, MacLean SBM, McNaughton T, et al. Microstructure of the distal radius and its relevance to distal radius fractures[J]. J Wrist Surg, 2017, 6(4):307-315.
[43] Wollstein R, Clavijo J, Gilula LA. Osteoarthritis of the wrist STT joint and radiocarpal joint[J]. Arthritis, 2012, 2012:242159.
[44] Duckworth AD, Jenkins PJ, Aitken SA, et al. Scaphoid fracture epidemiology[J]. J Trauma Acute Care Surg, 2012, 72(2):E41-E45.
[45] Pomares G. Trapeziometacarpal osteoarthritis and arthritis of the wrist. [J]. Hand Surg Rehabil, 2021, 40S:S135-S142.
[46] MacBarb RF, Lindsey DP, Bahney CS, et al. Fortifying the bone-implant interface part 1: an in vitro evaluation of 3D-printed and TPS porous surfaces[J]. Int J Spine Surg, 2017, 11(3):15.
[47] He Y, Zhang Y, Shen X, et al. The fabrication and in vitro properties of antibacterial polydopamine-LL-37-POPC coatings on micro-arc oxidized titanium[J]. Colloid Surfaces. B, 2018, 170:54-63.
[48] El-Hajje A, Kolos EC, Wang JK, et al. Physical and mechanical characterisation of 3D-printed porous titanium for biomedical applications[J]. J Mater Sci-Mater Med, 2014, 25(11):2471-2480.
[49] Swanson AB, de Groot Swanson G, DeHeer DH, et al. Carpal bone titanium implant arthroplasty. 10 years' experience[J]. Clin Orthop Relat Res, 1997(342):46-58.
[50] Spingardi O, Rossello MI. The total scaphoid titanium arthroplasty: A 15-year experience[J]. Hand (New York, N. Y.), 2011, 6(2):179-184.

[51] Ryu JY, Cooney WPR, Askew LJ, et al. Functional ranges of motion of the wrist joint[J]. J Hand Surg, 1991, 16(3):409-419.

[52] Gates DH, Walters LS, Cowley J, et al. Range of motion requirements for upper-limb activities of daily living[J]. Am J Occup Ther, 2016, 70(1):70013500/091-70013500/0P10.

[53] Zhang X, Fang G, Zhou J. Additively manufactured scaffolds for bone tissue engineering and the prediction of their mechanical behavior: a review[J]. Materials (Basel, Switzerland), 2017, 10(1): 50.

[54] Brandt KD, Radin EL, Dieppe PA, et al. Yet more evidence that osteoarthritis is not a cartilage disease [J]. Ann Rheum Dis, 2006, 65(10): 1261-1264.

第 14 章　镍钛记忆合金固定器的临床应用

第一节　镍钛记忆合金两脚固定器联合自体松质骨移植治疗舟骨陈旧性骨折并骨不连

舟骨位于近排腕骨桡侧，远端越过近排腕骨，达头状骨中部，为腕部活动的重要轴线。舟骨骨折占全身骨折的2%，占腕部骨折的60% ～ 70%。大多数舟骨骨折经石膏固定能达到骨性愈合，但因其特殊的解剖结构（舟骨表面80%由软骨覆盖）及逆向血液供应，有5% ～15% 舟骨骨折会进展为骨不连。此类患者如果治疗不当，后期可发展为舟骨假关节、腕中间体背伸不稳定、骨缺血坏死、创伤性关节炎，甚至进行性腕骨塌陷，严重影响患肢功能及患者的生活质量。

目前，临床治疗舟骨陈旧性骨折并骨不连的手术方法有多种，如克氏针、加压螺钉、掌骨钢板固定等，以及自体松质骨移植、松质骨皮质骨移植、带蒂骨瓣移植、游离带蒂骨瓣移植，但尚无最佳治疗方案。2013年1月至2017年1月，我们采用镍钛记忆合金两脚固定器联合自体松质骨移植治疗舟骨陈旧性骨折并骨不连，获得较好疗效。

一、病例纳入标准

1. 舟骨骨折 6 个月以上且骨质未愈合者。
2. 外伤后漏诊未治疗或行非手术治疗无效者，无手术治疗史。
3. 手术时间为2013年1月至2017年1月，手术由同一组医师完成。
4. 采用镍钛记忆合金钉角固定器联合自体松质骨移植。
5. 随访时间超过1年。
6. 手术前后影像学资料完整。

7. 自体松质骨取自患肢桡骨远端。排除舟骨骨折进展为创伤性关节炎、进行性腕骨塌陷者。

二、临床表现

主要为腕部疼痛伴活动受限。入院检查：患侧腕关节无红肿及畸形，舟骨体表投影处压痛，腕关节背伸、掌屈、桡偏及尺偏活动受限，双上肢等长、无短缩。术前握力、腕关节活动度及腕关节Mayo评分、VAS评分，以及上臂、肩、手功能障碍（DASH）评分见表14-1-1至表14-1-3。X线检查显示舟骨陈旧性骨折。

三、手术方法

臂丛阻滞麻醉，患者取仰卧位、患肢外展，束止血带。常规消毒铺巾，驱血充气，预设压力35kPa。于第1掌骨基底部至桡骨茎突做一5cm长弧形切口，分离皮下组织，注意保护桡神经浅支（感觉支），分别向两侧牵开拇长伸肌、拇短伸肌，显露桡动脉及其背侧支予以保护。纵向切开关节囊，勿伤及舟月韧带，见舟骨骨折线清晰，断端硬化骨形成，少许纤维组织增生，无明显骨量吸收；小刮勺彻底清除断端纤维组织及硬化骨，其中 7 例断端无点状出血。于桡骨远端背侧开窗，采用小刮勺取适量自体松质骨，大小约1.0cm × 0.5cm，保持近端皮质骨膜相连。直视下加压植骨复位后，选取合适型号镍钛记忆合金两脚固定器置于冰生理盐水中并塑形。选取2.0mm 克氏针于合适位置钻取钉道，置入固定器并用小鼓锤敲打至钉脚完全嵌入骨内，45℃温生理盐水湿敷后断端加压固定，C臂X线机透视见位置可，活动腕关节见固定稳固无位移、无撞击。松止血带后彻底止血，留置引流条，逐层缝合切口并敷料包扎。

四、术后处理

术后临时石膏托固定患肢于功能位，待拆线后更换为前臂拇指“人”字型管型石膏固定12周，拆除石膏后逐渐行患肢功能锻炼，延迟愈合者腕关节活动延后。术后每4周复查1次腕关节正侧位X线片，直至显示舟骨骨性愈合为止。术中断端无点状出血者，X线显示骨折愈合后行CT进一步确认。骨性愈合后每半年随访1次。所有患者术后1年内取出内固定物。

表 14-1-1　**患者临床资料**

项目	病例										
	1	2	3	4	5	6	7	8	9	10	11
年龄（岁）	22	35	21	21	18	30	21	23	42	20	34
损伤侧别	左	左	左	左	右	右	左	右	右	右	右
致伤原因	运动伤	摔伤	摔伤	运动伤	运动伤	摔伤	摔伤	摔伤	重物砸伤	摔伤	摔伤
既往治疗方式	石膏固定	未处理	石膏固定	石膏固定	石膏固定	石膏固定	石膏固定	未处理	石膏固定	未处理	未处理
病程（月）	6.0	9.0	8.0	9.0	6.0	12.0	18.0	6.5	10.0	6.0	7.5
随访时间（月）	24	18	24	18	30	18	24	24	12	24	12
骨折愈合时间(周)	12	16	12	12	16	20	12	12	25	12	16
握力（kg）											
术前	24	26	16	18	22	21	41	26	20	16	24
末次随访	39	40	32	28	30	30	47	42	38	32	35
屈曲（°）											
术前	40	40	65	70	65	40	80	35	35	50	60
末次随访	70	60	75	75	80	70	80	50	45	60	65
背伸（°）											
术前	30	40	60	75	70	40	80	30	40	45	50
末次随访	65	40	60	60	60	40	70	30	40	35	50
尺偏（°）											

续表

项目	病例										
	1	2	3	4	5	6	7	8	9	10	11
术前	10	25	45	50	40	10	40	15	15	30	30
末次随访	45	40	45	60	45	40	40	30	40	35	30
桡偏（°）											
术前	10	10	10	5	4	5	15	10	10	15	15
末次随访	20	15	10	5	5	10	20	10	15	20	15
Mayo 评分（分）											
术前	50	50	50	60	55	55	85	50	50	55	65
末次随访	85	85	90	80	75	85	90	75	80	90	90
VAS 评分（分）											
术前	6	7	5	6	6	7	5	8	7	6	5
末次随访	4	4	2	3	4	3	2	3	4	3	3
DASH 评分（分）											
术前	37.5	40.8	25.0	46.7	42.5	45.0	32.5	50.0	47.5	53.3	30.0
末次随访	12.4	14.2	12.2	20.8	18.7	17.5	9.2	13.2	15.0	10.0	12.5

表 14-1-2　**患者手术前后握力及功能评分（n=11，$\bar{x} \pm s$）**

时间	握力（kg）			Mayo 评分（分）	VAS 评分（分）	DASH 评分（分）
	健侧	患侧	统计值			
术前	41.2 ± 5.2	23.1 ± 6.9	t=13.591	56.8 ± 10.6	6.2 ± 1.0	41.0 ± 8.9
			P=0.000			
末次随访	—	35.7 ± 6.0	t=7.315	84.1 ± 6.0	3.2 ± 0.8	14.2 ± 3.6
			P=0.000			
统计值	—	t=−10.525	—	t=−9. 193	t=11.124	t=10.531
	—	P=0.000	—	P=0.000	P=0.000	P=0.000

表 14-1-3　**患者手术前后腕关节活动度比较（n=11，$\bar{x} \pm s$）**

时间	屈曲			背伸			尺偏			桡偏		
	健侧	患侧	统计值	健侧	患侧	统计值	健侧	患侧	统计值	健侧	患侧	统计值
术前	73.6 ± 11.0	52.7 ± 15.9	t=6.640	59.1 ± 15.6	50.9 ± 17.7	t=2.764	40.0 ± 6.3	28.2 ± 14.4	t=2.994	16.6 ± 6.7	9.9 ± 4.0	t=4.733
			P=0.000			P=0.020			P=0.013			P=0.001
末次随访	—	66.4 ± 11.6	t=9.238	—	50.0 ± 13.6	t=5.590	—	36.8 ± 7.2	t=3.130	—	13.2 ± 5.6	t=2.545
			P=0.000			P=0.000			P=0.011			P=0.029
统计值		t=−4.629			t=0.229			t=−2.261			t=−3.300	
		P=0.001			P=0.824			P=0.047			P=0.008	

五、疗效评价指标

记录本组手术时间（从切开皮肤至缝合完毕）、骨折愈合时间。采用Jamar® 握力器测量健侧握力，以及术前、末次随访时患侧握力，并计算患侧与健侧百分比。采用量角器测量健侧及术前、末次随访时患侧腕关节掌屈、背伸、尺偏、桡偏活动度，并计算患侧与健侧百分比（图14-1-1）。

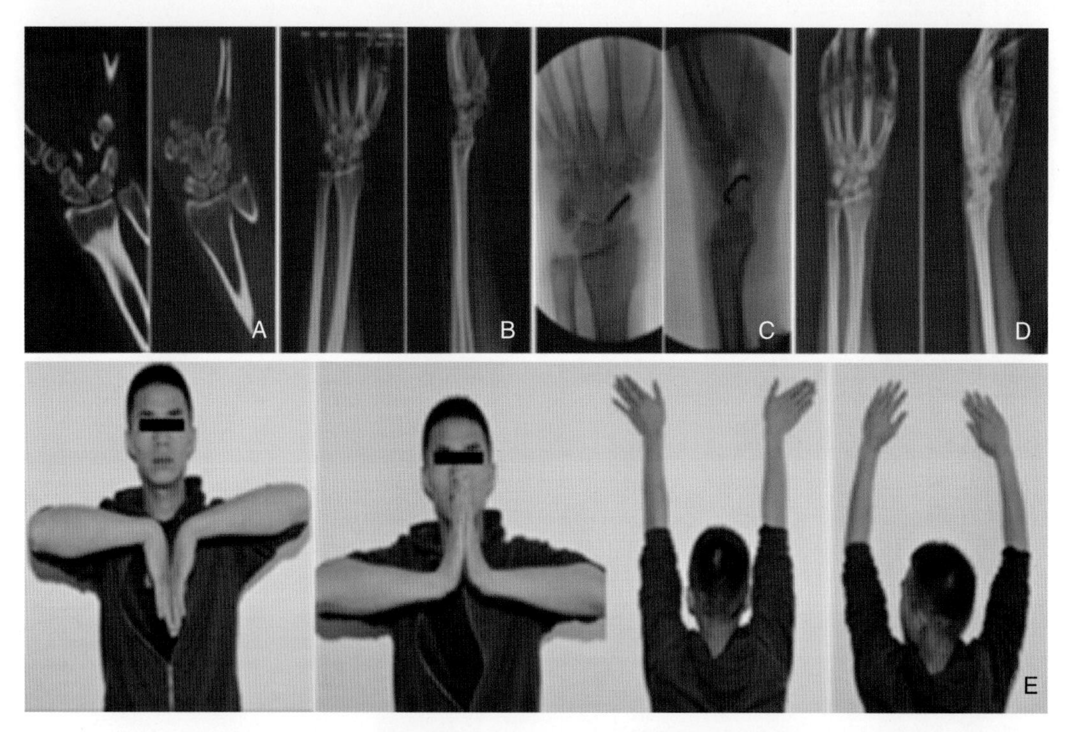

图 14-1-1 **患者，男，22 岁，左舟骨陈旧性骨折并骨不连**

A. 术前 CT；B. 术前正侧位 X 线片；C. 术中内固定后正侧位 X 线片；D. 术后 9 个月正侧位 X 线片；E. 术后 18 个月腕关节活动度

六、舟骨陈旧性骨折并骨不连原因及治疗原则

舟骨连接着前臂与远排腕骨，是维持腕关节正常活动的重要组成部分。舟骨骨不连的发生主要与以下因素有关：① 舟骨表面80%由关节软骨组成，缺乏骨膜覆盖，骨质愈合能力有限；② 舟骨血供不丰富，80%由桡动脉提供，其中70%的血供通过桡背侧舟骨脊滋养孔进入骨内，整个近极端仅靠逆行上升滋养，导致近极端骨折易发展为缺血坏死；③ 腕关节承载着上肢主要功能，舟骨腰部骨折后力传导方向改变，负重过程中骨折断端会受到巨大剪切力，使骨折活动、位移，最终导致骨不连甚至假关节形成。

因此，舟骨陈旧性骨折并骨不连的手术治疗原则主要包括3个方面，即恢复骨折断端血供、彻底清创断端纤维组织增生及硬化骨、坚强内固定。

七、手术方式选择

舟骨骨折手术方式包括掌侧入路、背侧入路的开放术式及经皮关节镜治疗。其中，掌侧入路是于腕部经腕屈肌腱桡侧切开皮肤、皮下组织及深筋膜，将桡侧腕屈肌牵向尺侧，小心保护桡动脉及其分支，在桡腕关节远端将关节囊纵行切开，即可显露舟骨及其骨折线。背侧入路于第1掌骨基底部至桡骨茎突做切口显露骨折，本组采用此种入路。近年来随着关节镜技术的发展，经皮腕关节镜治疗获得了越来越多应用，具有切口美观、创伤小及最大限度保护周围血供的优点。3种手术入路各有优缺点。掌侧及背侧入路选择主要考虑带蒂骨瓣种类及来源、舟骨骨折类型及程度，其中背侧入路更利于植骨，恢复舟骨解剖结构，特别是对于近极端骨折，但有破坏舟骨血供风险。而关节镜学习曲线相对陡直，术者学习及掌握该技术时间较长，同时不适合修复存在大段骨缺损、严重畸形或断端骨化的骨不连。Kim等通过回顾性分析认为腕关节镜治疗能有效恢复骨不连早期或者纤维性骨不连患者腕关节功能，但是无法完全矫正驼峰畸形或者背侧嵌入部分不稳情况。Jegal等认为腕关节镜技术不适用于恢复腕骨间序列。Kang等将腕部畸形作为腕关节镜治疗的禁忌证。

八、内固定物选择

舟骨骨折复位后的内固定方法从初期的克氏针固定，发展到目前常用的无头加压螺钉固定和掌骨钢板固定，各有优缺点。首先，克氏针是最早用于舟骨骨折的内固定方式，具有操作简便且无需二次手术取出的优点，但存在固定不稳定的不足。由于舟骨不连发病率高，因此目前克氏针只用作术中临时固定。无头加压螺钉主要优势为对骨折断端的加压作用，Morris等应用无头加压螺钉联合带蒂骨瓣移植治疗12例近极端舟骨骨不连患者，骨折愈合率达100%。近年，有学者提出对于骨折端位移小或无位移患者采用单纯经皮螺钉内固定，可以获得满意愈合率。Gurger等应用掌侧经皮螺钉固定舟骨骨不连患者12例，11例骨折达骨性愈合，平均愈合时间15.5周。无头加压螺钉唯一不足是固定时需要贯穿整个舟骨且经过骨折断端，会对舟骨血供造成一定破坏。

掌骨钢板可用于几乎所有类型舟骨骨不连尤其是存在驼峰畸形、背侧嵌入部分不稳、断端大段骨吸收时，矫形能力明显优于其他内固定物，同时固定时无须穿过骨折断端。Putnam等采用掌骨钢板联合松质骨移植治疗13例舟骨骨不连伴缺血坏死患者，骨折愈合率达100%。Dodds等应用掌骨钢板联合带蒂骨瓣治疗初次手术失败且合并骨缺血坏死、大段骨吸收的9例舟骨骨不连患者，其中8例达骨性愈合。掌骨钢板缺点是固定过程中对软骨表面的破坏多于其他内固定物，增加术后创伤性关节炎发生概率，术后可能发生内固定物撞击等并发症。另外，掌骨钢板不适用于近极端小块骨折的治疗。

与上述内固定物相比，本组采用的镍钛记忆合金两脚固定器具有以下优势：① 适应证广，几乎适用于所有类型骨折及不同大小骨折块的固定；② 不穿过骨折块断端，保护了骨质内血供，对断端具有持续加压能力，骨折愈合率较高；③ 对软骨面破坏相对较小，减少二次损伤，降低后期发生创伤性关节炎的风险；④ 学习曲线相对平滑。但该内固定物也存在一些不足。首先，镍在人体内电解所产生的镍离子为重金属物质，对人体有害， 但目前镍钛记忆合金作为内植物已广泛应用于医学领域，尚未见中毒报道。其次，该内固定物适用于首次手术治疗，对于手术失败的二次翻修及存在严重畸形、大段骨缺损，固定能力有限，应作为禁忌证。

九、移植物选择

从1970年Hori首次提出带蒂骨瓣移植治疗舟骨骨不连伴缺血坏死开始，移植物逐渐由单纯松质骨移植、松质骨联合皮质骨移植过渡到带蒂骨瓣移植，随后又衍生出游离带蒂骨瓣移植。虽然目前尚无充分可靠证据证实带蒂骨瓣移植疗效，但临床已逐渐用其取代单纯松质骨移植治疗骨缺血坏死。

目前骨瓣来源种类繁多，应用较广泛的有以第1、2伸肌室间支持带上动脉（1,2 intercompart - mental supraretinacular artery，1,2 ICSRA）为血管蒂的桡骨瓣。该骨瓣由Zaidemberg 于1991年首次提出，随后主要用于治疗骨缺血坏死。Waita-yawinyu等应用1,2 ICSRA带蒂骨瓣联合加压螺钉治疗30例骨缺血坏死型舟骨骨不连，术后骨愈合率达93%。Lim等应用1,2 ICSRA 带蒂骨瓣联合2枚克氏针治疗21例近极端骨缺血坏死型舟骨骨不连患者，愈合率达86%。Morris 等应用1,2 ICSRA带蒂骨瓣联合加压螺钉治疗11例近极端舟骨骨不连患者，其中8例为骨缺血坏死型，愈合率达100%。上述临床应用均获得了较好疗效。

随着显微技术的成熟，游离带蒂骨瓣移植概念被提出，其中股骨内侧髁游离骨瓣移植报道最多。Jones等应用股骨内侧髁游离骨瓣治疗骨缺血坏死型舟骨骨不连12例，愈合率100%，愈合时间6～26周，平均13周。Chaudhry 等采用类似方法治疗13例骨缺血坏死患者，愈合率达85%，平均愈合时间31周。上述相关研究提示股骨内侧髁在重建舟骨血供中具有优势，但该术式除存在取骨处疼痛缺点外，异位骨化、手术时间增加也是需要考虑的问题，同时其学习曲线相对陡直。

单纯松质骨移植被认为是非带血管蒂移植术最佳移植物，相比于皮质骨或者皮质骨、松质骨联合，其具有更可靠的骨传导及骨诱导特性，可以促进骨愈合，而且手术操作简便，可以有效缩短手术时间。

综上所述，对于舟骨陈旧性骨折并骨不连，镍钛记忆合金两脚固定器联合松质骨移植是一种可选择方法，能获得较好疗效。但本研究病例较少、随访时间较短，缺乏对照，其远期疗效有待进一步研究明确。

第二节　记忆合金三脚固定器应用于治疗月骨缺血性坏死临床疗效

月骨缺血性坏死（Kienböck病）是由于骨骼缺乏血液供应所致。Kienböck病的进展可划分为4个阶段，该分类用于指导治疗和比较临床结果。Ⅲ期是Kienböck病晚期，其治疗在临床上具有挑战性。治疗Kienböck病的方法多种多样，包括带蒂豌豆骨移位术、带蒂舟骨月骨置换术、桡骨截骨短缩术、局部腕骨间融合术等。舟头关节融合术和舟-大-小多角骨（scapho-trapezio-trapezoeid, STT）关节融合术在长期随访中对治疗Kienböck病具有稳定的效果。通过减轻月骨负荷，从而阻止月骨和远排腕骨之间的运动来减轻坏死。关节融合术可采用多种不同类型的内植物。K-wires具有价格低廉和易操作性，但无法产生加压力，并易发生针道感染。Herbert螺钉可能会对周围正常关节表面造成损伤，且其加压能力有限、价格昂贵，在手术过程中需要实时透视置入。尽管U形钉易于操作，但所产生的加压力有限，并可能妨碍术后功能恢复。

镍钛记忆合金且具备形状记忆效应、耐腐蚀性、超弹性及优异的生物相容性，已广泛应用于骨科内固定领域。研究结果表明，相较于上述内植物而言，笔者所在团队自行研制的镍钛记忆合金三脚固定器在并发症方面具有更低的风险，并且在短期治疗效果方面表现出良好的成绩。然而，目前国内外尚无关于中远期随访的研究报道。2011年1月至2013年12月，笔者观察应用记忆合金三脚固定器治疗月骨缺血性坏死22例患者的临床资料，探讨临床特征和手术前后腕关节功能，至少随访10年，融合率100%。

一、病例资料

本研究共完成手术40例，失访18例，余22例患者获得完整随访，男14例，女8例，年龄20～64岁。病程18～50个月，平均30.7个月；主要临床表现包括腕关节疼痛、活动范围受限及握力减退。典型病例见图14-2-1。

二、手术方法

在全身麻醉或臂丛神经阻滞成功后，患者应采取仰卧位，并使用止血带。

1. 在桡骨茎突远端做3.5～4.0cm横向切口，暴露舟骨和多角骨关节并复位，同时沿拇长伸肌腱切开伸肌支撑带；在桡侧腕长伸肌腱和腕短伸肌腱之间解剖腕关节囊，以暴露舟骨背侧（图14-2-1D）。暴露3个关节面：大多角骨与舟骨、小多角骨与舟骨及小多角骨与大多角骨。在松解了舟骨远端之后，谨慎地将其向背侧弯曲和旋转，并同时保持舟月角为47°。使用克氏针临时稳定舟骨和小多角骨。将舟骨与大、小多角骨之间的3个关节面软骨完全切除，直至松质骨。调整舟骨与大、小多角骨的对位，并使用克氏针进行暂时固定，同时充分填充腕骨之间的松质骨，并保持47°的舟月角。

2. 选择适当型号的记忆合金三脚固定器，并将其浸泡于0～4℃的冰水中10分钟。随后，使用专用工具将3个脚撑开，使其与体部成90°夹角；避免过度撑开，以确保记忆合金固定器的结构完整性和功能效能。将记忆合金三脚固定器在3块腕骨上进行定位，确定每只脚的置入点后，用直径为2mm的克氏针在3块腕骨的置入点分别钻孔，然后垂直于3块腕骨背面置入记忆合金三脚固定器。为了确保记忆合金三脚固定器的形状恢复和加压效果，需要使用温度为35～40℃的热盐水对其进行复温，至少3分钟。这一步有助于使3个固定脚复位加压，从而有效夹持舟骨和大小多角骨成为一个整体。被动屈伸活动腕关节以确认固定的稳定性，并利用C臂透视检查腕骨的位置及记忆合金三脚固定器的置入情况。如有必要，可在缝合关闭切口之前进行适当调整。

三、疗效评估方法

所有患者随访≥10年，通过对腕关节正位和侧位X线影像进行测量，获取腕高比和舟月角的数据（图14-2-1F、G、H、I）。客观评价指标包括术前和术后握力及腕关节活动度（图14-2-1J、K、L、M、N、O），而主观评价指标则考量了静息状态下和负重状态下腕关节疼痛程度。双手握力通过Jamar测力计进行定量化测定（图14-2-1N、O），腕关节疼痛程度则用VAS评分进行评估。腕关节功能的评估采用Mayo评分进行测定。

四、统计学分析

使用GraphPad Prism7.0软件对所有数据进行分析，计量资料以均数 ± 标准差表示，采用t检验分析患者术前、术后患侧腕关节活动度、舟月角、VAS评分及握力，当$P<0.05$时，差异具有统计学意义。

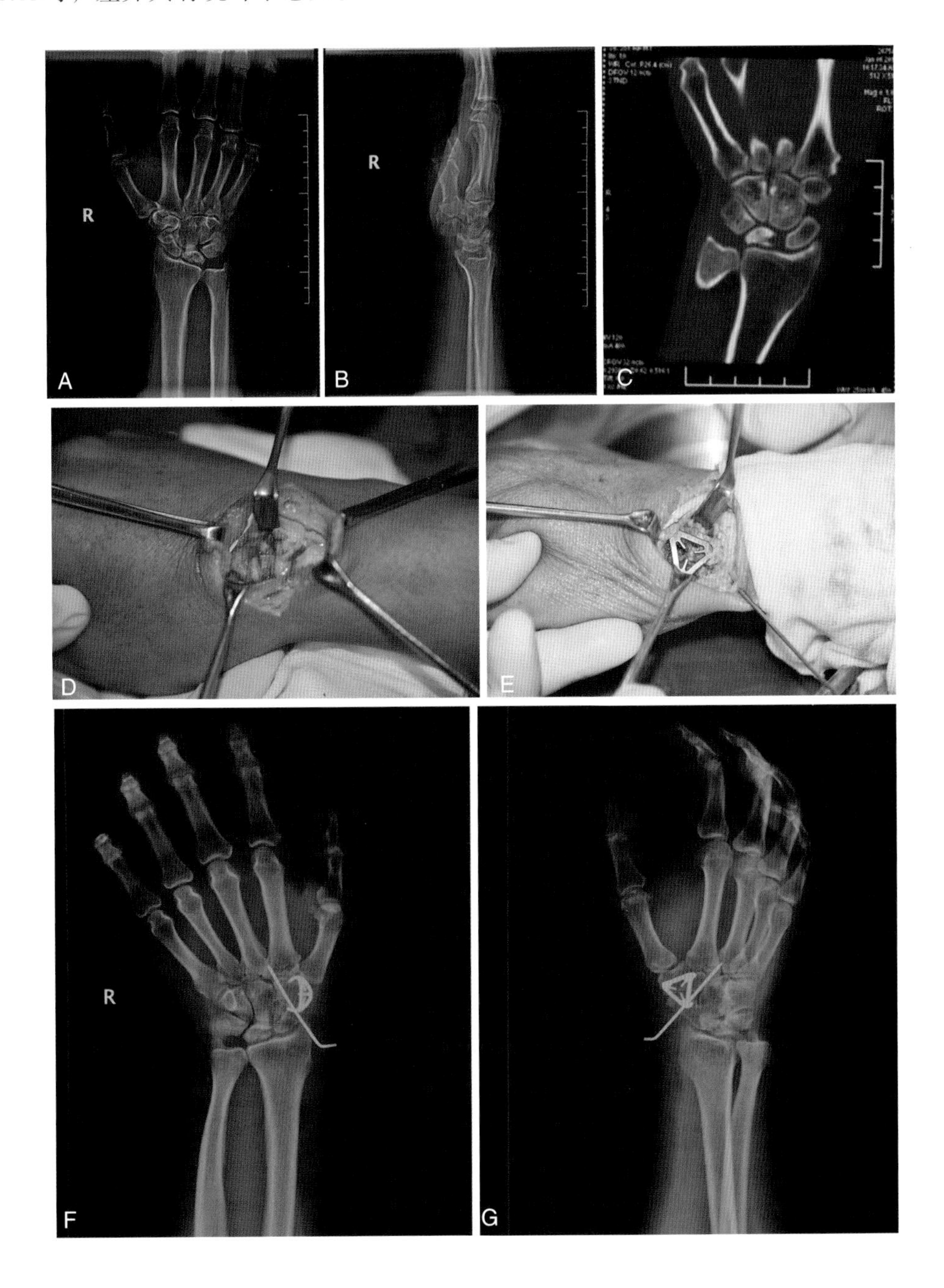

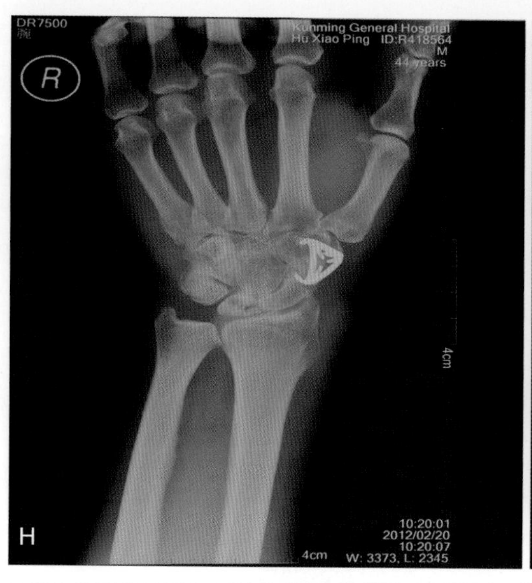
DR7500
腕
R
Kunming General Hospital
Hu Xiao Ping ID:R418564
M
44 years
4cm
10:20:01
2012/02/20
10:20:07
4cm W: 3373, L: 2345
H

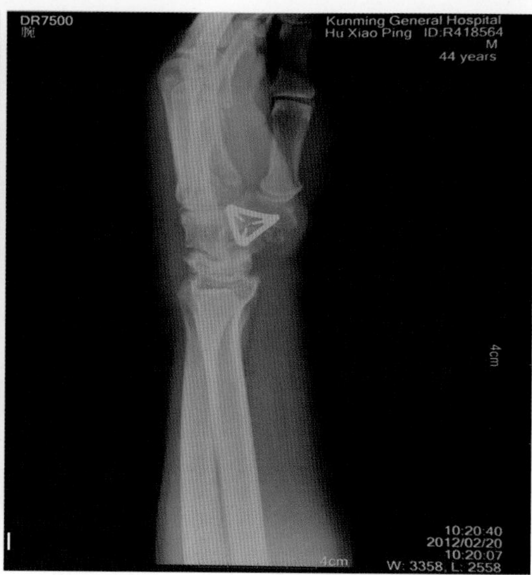
DR7500
腕
Kunming General Hospital
Hu Xiao Ping ID:R418564
M
44 years
4cm
10:20:40
2012/02/20
10:20:07
4cm W: 3358, L: 2558
I

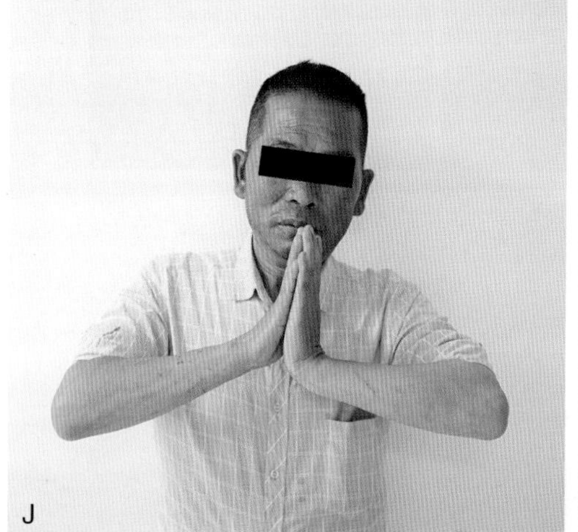
J

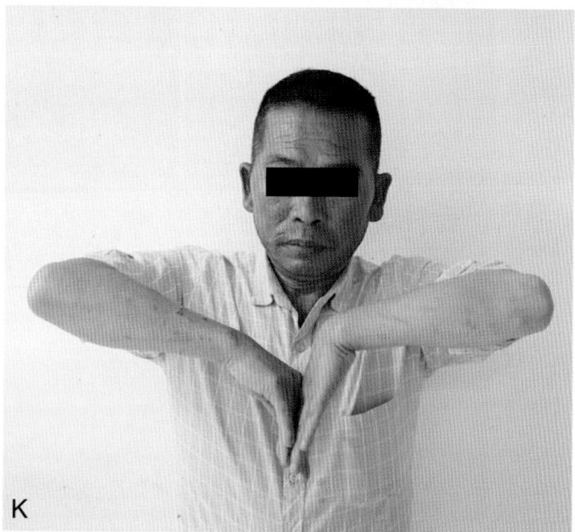
K

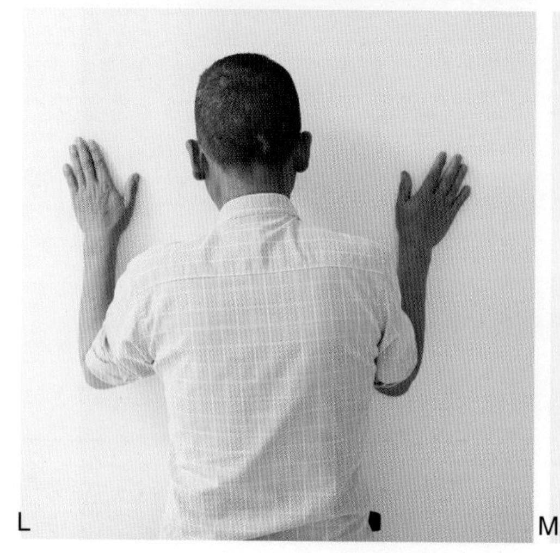
L

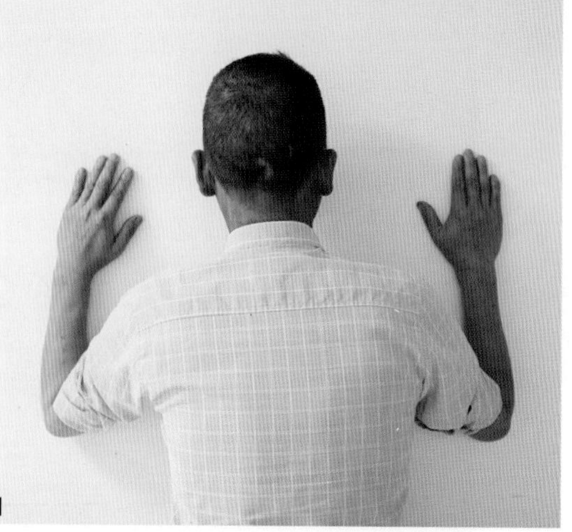
M

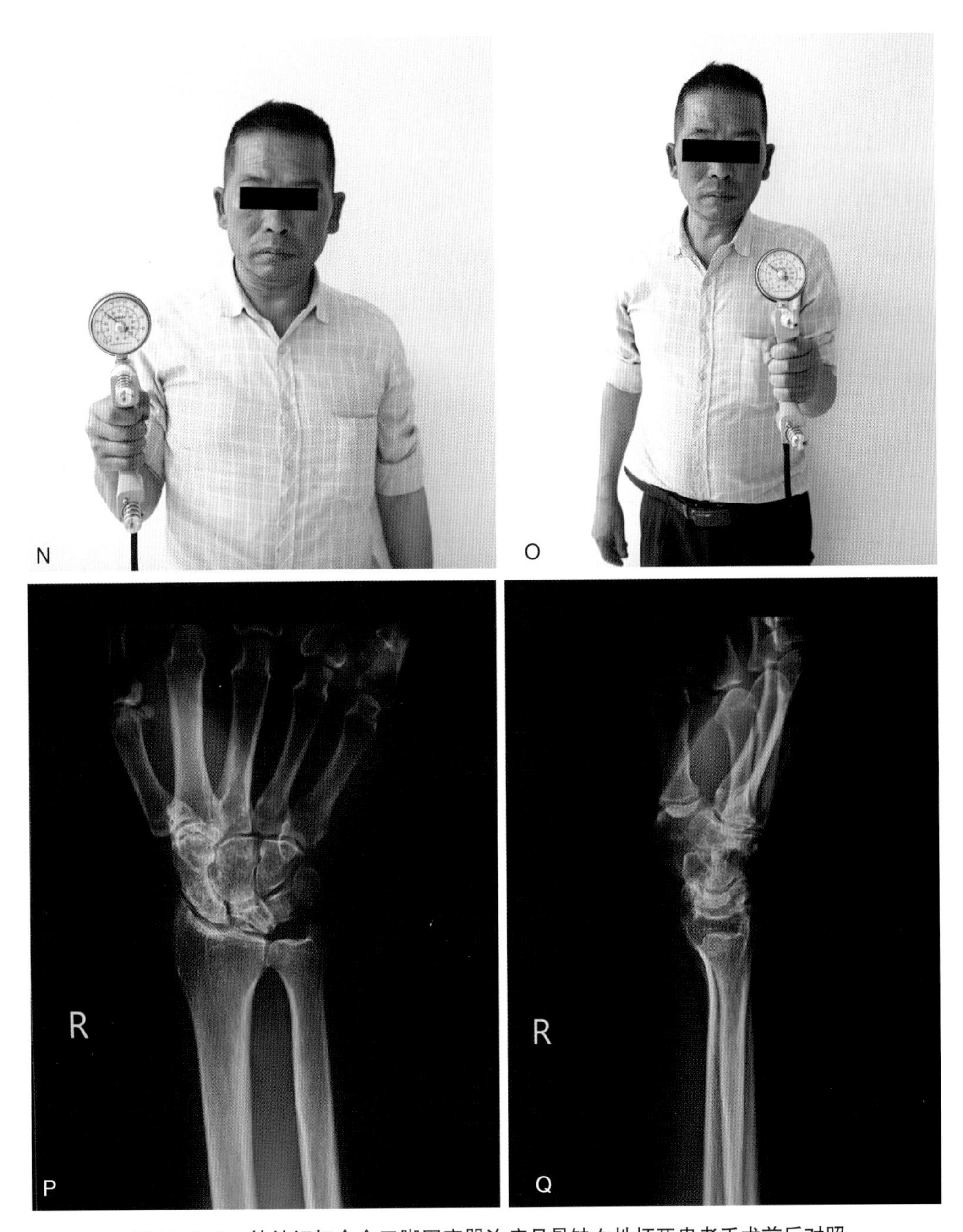

图 14-2-1　**镍钛记忆合金三脚固定器治疗月骨缺血性坏死患者手术前后对照**

A. 患者术前右腕关节前后位片；B. 患者术前右腕关节侧位片；C. 患者术前右腕关节 CT 片；D. 经右腕背侧横切口暴露关节囊及腕骨；E. 置入记忆合金三脚固定器；F. 患者术后右腕关节后前位片；G. 患者术后右腕关节侧位片；H. 患者术后 1 个月右腕关节前后位片；I. 患者术后 1 个月右腕关节侧位片；J. 患者术后 11 年右腕关节背伸功能图；K. 患者术后 11 年右腕关节屈曲功能位片；L. 患者术后 11 年右腕关节尺偏功能位片；M. 患者术后 11 年右腕关节桡偏功能位片；N. 患者术后 11 年右手握力示意图；O. 健手握力示意图；P. 患者术后 11 年右腕关节前后位片；Q. 患者术后 11 年右腕关节侧位片

五、结果

经手术治疗的患者总共22名，涉及腕关节数量为22个，手术时长介于45～60分钟，出血量不超过60ml。值得注意的是，在观察中未发现明显神经血管损伤，并且没有出现骨不连或与融合器松动或断裂相关的任何并发症。术后随访均大于10年，平均126.4个月。

（一）腕关节舟融合情况

融合后，腕关节高度高比和舟月角均显著改善：术前平均腕关节高度比为0.350 ± 0.0324，术后平均提升至0.490 ± 0.043，差异具有统计学意义（t=17.60，P<0.001）；术前平均舟月角为（79.23 ± 4.12）°，术后平均降至（50.54 ± 3.24）°，差异具有统计学意义（t=14.500, P<0.001）。此外，在所有病例中成功缓解了月骨无菌性坏死，并减轻了舟骨旋转和脱位情况。值得注意的是，在手术后明显改善了舟月角（图14-2-1F、G），达到最佳状态。

术后3个月X线显示月骨密度较前降低。在术后平均4.5个月（3～6个月），舟骨和大小多角骨实现了满意的融合。未发现桡腕关节退行性改变，并且没有内固定物松动或腕骨继发骨折的情况。

（二）腕关节功能情况

术后掌屈活动轻度改善，背屈活动明显改善，患侧握力较手术前显著增强。采用Mayo评分对腕关节功能进行评估，平均为85分，其中14例优秀，5例良好，3例满意，优良率达到86.4%。

六、月骨功能情况

月骨是一个呈半月形的腕骨，位于舟骨和三角骨之间，主要由桡动脉和骨间前动脉供应血液。近端面呈光滑的凸起，与桡骨远端的月骨窝形成关节；远端面则形成明显的凹陷，进一步可分为较大的关节突外侧部分和较小的关节突内侧部分。腕关节具有铰链关节的功能，月骨作为中间体协调桡腕关节和腕骨间关节的同时运动，以确保腕关节的稳定。因此，月骨在腕关节运动中展现出显著的灵活性，并承受最大程度的力量。

Kienböck病作为一种骨坏死性疾病，其病因和总体发病率仍须进行进一步的深入探究。然而，由于与运动、重体力劳动及创伤等风险因素密切相关，该疾病多见于青壮年男性，其进展往往不可逆转，并最终导致腕部持续加重的剧烈疼痛、功能障碍、骨关节炎甚至残障，严重影响患者的工作能力和日常生活自理能力。

七、Kienböck病治疗方案

Kienböck病的分期是制订治疗方案的主要依据。Lichtman分期是目前应用最广泛的分类方法，及时识别月骨病变，并根据病变分期采取针对性干预措施，可有效提升月骨坏死的治疗水平。Lichtman Ⅲa及以上分期，针对月骨坏死的治疗，可采用外固定、带血管蒂骨瓣移植及桡骨截骨等手术方法，这些措施旨在实现减压、缓解疼痛、促进血管化并延缓疾病进展。然而，在Lichtman Ⅲb～Ⅳ期月骨坏死患者中，月骨发生了不同程度的塌陷，腕骨排列变得紊乱，最终导致腕骨塌陷和重排。通常情况下，对于Lichtman Ⅲb期月骨坏死的干预措施包括腕间融合、舟大小融合、月骨切除、桡骨短缩以及近排腕骨切除术等。相反地，针对Lichtman Ⅳ期月骨坏死的治疗方法通常涉及近排腕骨切除术、全腕融合术及去神经术等手段。

八、记忆合金三脚固定器的优势

腕关节融合术可根据患者病情不同采用多种内固定器械，但各有利弊。克氏针作为内固定物在临床应用广泛，其价格经济实惠、操作简便、安装与拆卸方便等特点使其备受青睐。然而，与Herbert螺钉和AO螺钉相比，患者的术后康复效果较差，并需要更长时间进行外固定，且存在针道感染风险。Herbert螺钉在骨折端具有良好的加压效果，但由于需要与辅助装置结合使用，从而增加了手术的复杂性，并对舟骨周围的软组织造成潜在伤害，仅适用于固定较大骨块，对于腕舟骨粉碎性骨折不具备适应性。

为了克服传统内固定材料的限制，笔者所在团队开发了一种个性化的记忆合金三脚固定器，用于治疗月骨缺血性坏死。在超过10年的长期随访中，该方法取得了显著的临床效果。该记忆合金三脚固定器具有如下优势：①记忆三脚固定器采用镍钛材料制造，该生物相容性材料与生物组织具有良好的相容性。此材料具备低比重、耐腐蚀、耐疲劳、高强度、低磁化率及生物相容性良好等优点，在医疗领域得到广泛应用。②记忆合金三脚固定器采用了特殊设计（镂空和固定弧），以方便进行植骨、加压复位和固定，并在稳定后无需外部支架。该装置可直接通过直视复位来简化操作，避免了透视的需要，从而减少手术时间并有效降低感染风险。③相较于其他固定材料，金属构建体积更为紧凑，仅需要3个钉脚插入腕骨骨质中，对腕骨内部血管的损伤较小，并具有良好的生物相容性，有助于骨折愈合。此外，术后患者感受到异物的程度也得到了显著改善。

通过对月骨坏死病因的广泛探索和研究，我们持续致力于提升器械本身和手术技术水平。记忆合金三脚固定器已被证实为一种简便、实用、稳定且可靠的治疗Ⅲb期无菌性月骨坏死的方法。值得注意的是，在显著缓解疼痛的同时，患者活动能力也明显改善，从而取得了令人满意的临床效果。

第三节　镍钛记忆合金腕骨四脚融合器应用于舟骨骨不连性腕塌陷临床疗效

舟骨切除+腕骨四脚融合术是目前治疗舟骨骨不连性腕塌陷（scaphoid nonunion advanced collapse，SNAC）最有效的措施之一。传统的四脚融合术采用克氏针、螺钉或钢板固定，并发症较多，长期随访效果差。研究显示笔者所在团队自行研制的镍钛记忆合金腕骨四脚融合器较上述内植物而言，并发症更少，短期疗效良好。2008年7月至2013年7月，笔者观察应用镍钛记忆合金腕骨四脚融合器（NiTi shape memory ally four-corner arthrodesis concentrator, NT-MFCAC）行舟骨切除+腕骨四脚融合术治疗舟骨骨不连腕塌陷26例患者的临床资料，分析其临床特点和手术前后腕关节功能，以期为临床治疗提供依据和参考。

一、一般资料

本组共完成手术46例，失访20例，余26例患者获得完整随访。26例患者中男17例，女9例，年龄20～64岁。病程18～37个月，平均26.7个月。临床表现以腕关节疼痛、活动受限、握力下降为主。其中26例32个关节根据Vender 和Watson提出的分级标准术前放射学分级，15个关节为SNAC 2级，17个关节为SNAC 3级。

二、影像学检查

本组所有病例术前、出院前、随访复查均行腕关节前后位及侧位片检查。本组纳入的所有病例均为舟骨骨不连性腕塌陷；排除舟月进行性腕塌陷、陈旧性经舟骨月骨周围脱位等非舟骨骨不连腕塌陷及重度骨质疏松症患者。

三、手术方法

本组病例均为全身麻醉或臂丛麻醉下取仰卧位，患肢外展置于可透视手术桌上，患臂上气囊止血带，常规上肢消毒铺巾。在桡骨茎突远端腕背侧做横切口长约5cm，切开皮肤、皮下组织，钝性分离，注意保护腕背侧桡神经浅支及其余神经分支，切开第三背侧伸肌间隔，橡皮条辅助牵引背侧肌腱，移动视窗暴露腕背侧关节囊，锐性切开关节囊，以手外科咬骨钳咬除坏死舟骨。此时注意避免损伤腕掌侧及桡侧关节囊。以咬骨钳去除舟骨关节面保留其松质骨留作植骨用。纵向牵引第2、3、4掌骨，充分显露桡月关节，核实并确定桡月关节面正常。然后显露月骨、头状骨、三角骨和钩骨及其对应关节面。以手外科骨凿配合咬骨钳去除上述4块腕骨之间的软骨面，至软骨下骨面暴露，调整上述4腕骨之间的对线使之处于最佳位置，用1～2枚1.5mm克氏针临时固定。C臂透视确定头月对位良好，选择合适型号的NT-MFCAC，在0～4℃冰水中浸泡10分钟，用撑开器将NT-MFCAC各臂撑开，使之与其体部呈90°夹角。将撑开的NT-MFCAC模拟置入4块腕骨中心位置，确定4臂的置入点。以2.0mm克氏针垂直于诸腕骨背侧面转孔后，置入NT-MFCAC。将舟骨松质骨充分填入上述4块腕骨之间；保护周围软组织，以50℃无菌生理盐水热敷NT-MFCAC体部同时加压维持至少3分钟后，NT-MFCAC形状恢复、变硬。其4臂将4块腕骨卡持为一体。活动腕关节检查固定是否可靠。C臂透视检查诸腕骨对线情况及NT-MFCAC置入位置情况。必要时可做适当调整。最后缝合各层软组织。石膏托固定。

四、疗效评估方法

术后均予以手外科常规护理，术后24小时内预防性使用抗生素。术后2周拆线。石膏托固定患侧腕关节功能位3周。加强主动及被动功能锻炼。6周复查X线片腕骨有愈合征象可进一步加强功能锻炼。术后定期进行随访。本组病例随访时间为10～15年，平均12.3年。临床评价指标：①手术时间及出血量。②并发症，包括重要神经血管损伤、感染、骨不连、融合器松动断裂等。③客观评价内容包括手术前后患手握力、腕关节活动范围；主观评价内容为休息和负重状态下腕关节疼痛程度。双手握力采用Jamar测力计测量，测握力时肘关节屈曲90°，腕关节处于中立位，尽最大力量紧握测力计，测量3次取平均值，每次间隔休息5分钟。采用VAS评分评估腕关节疼痛程度，疼痛值为0分即为无任何疼痛，10分为腕痛最为严重。腕关节活动范围包括腕关节的掌屈、背伸及尺桡偏，应用测角计进行测量。④术前及术后快速DASH评分，评估患者生活质量。影像学评价指标：患侧术前术后腕关节前后位及侧位X线检查及腕关节CT检查明确腕骨融合情况。

五、统计学分析

应用SPSS 20.0软件进行统计分析。采用Shapiro-Wilk法对数据进行正态性检验，符合正态分布且方差齐性的计量资料以（$\bar{x} \pm s$）表示，采用重复测量方差分析，进一步两两比较采用LSD-t检验。$P<0.05$为差异有统计学意义。

六、结果

（一）手术指标及并发症

26例32个腕关节，手术时间为30～45分钟，出血量均小于60ml，无重要神经血管损伤，无骨不连，无融合器的松动断裂。

（二）握力及腕关节活动范围

术前患手握力为（8.19 ± 2.28）kg，术后末次为（30.42 ± 2.17）kg，健侧为（37.12 ± 2.81）kg。术后患手握力恢复至健侧的81.96%。术后握力较术前明显提高，差异有统计学意义（$P<0.05$）（表14-3-1，表14-3-2）。

表 14-3-1　应用 NT-MFCAC 进行四脚融合术前和术后末次随访腕关节功能（$\bar{x} \pm s$）

时间	握力（kg）	腕关节活动范围（°）			
		背伸	掌屈	尺偏	桡偏
术前	8.19 ± 2.28	30.81 ± 4.42	34.85 ± 4.31	20.08 ± 4.07	9.34 ± 1.76
术后末次	30.42 ± 2.17	32.96 ± 2.25	38.58 ± 2.98	22.15 ± 3.23	11.08 ± 1.52
t 值	−67.45	2.498	−8.436	4.478	3.59
P 值	＜ 0.05	0.019	0.000	0.000	＜ 0.01

表 14-3-2　应用 NT-MFCAC 进行四脚融合术末次随访患侧腕关节与健侧腕关节功能比较（$\bar{x} \pm s$）

时间	例数	握力（kg）	腕关节活动范围（°）			
			背伸	掌屈	尺偏	桡偏
术后末次	26	30.42 ± 2.17	32.96 ± 2.25	38.58 ± 2.98	22.15 ± 3.23	11.08 ± 1.52
健肢	26	37.12 ± 2.81	51.69 ± 4.69	58.65 ± 4.72	30.54 ± 1.82	18.42 ± 1.94
t 值	–	−24.75	−32.12	−27.15	−12.30	−44.29
P 值	–	＜ 0.05	＜ 0.05	＜ 0.05	＜ 0.05	＜ 0.05

腕关节活动范围：背伸，术前为（30.81 ± 4.42）°、术后末次为（32.96 ± 2.25）°、健侧为（51.69 ± 4.69）°；掌屈，术前为（34.85 ± 4.31）°、术后为（38.57 ± 2.98）°、健侧为（58.65 ± 4.72）°；桡偏，术前为（9.34 ± 1.76）°、术后为（11.08 ± 1.52）°、健侧为（18.42 ± 1.94）°；尺偏，术前为（20.08 ± 4.07）°、术后为（22.15 ± 3.23）°、健侧为（30.54 ± 1.82）°。术后末次腕关节活动范围（屈伸、桡尺偏）为健侧的：背伸为63.76%，掌屈为65.78%，尺偏为72.53%，桡偏为60.15%，术后末次随访腕关节活动度与健肢相比明显下降，差异有统计学意义（$P<0.05$）。术后末次随访与术前相比腕关节活动范围均明显改善，差异有统计学意义（$P<0.05$）（表14-3-1，表14-3-2）。

（三）VAS和快速DASH评分

术前VAS评分5～7分，平均（5.85 ± 0.73）分，术后3个月降至（4.35 ± 0.75）分，术后12个月（2.27 ± 0.60）分，术后60个月（0.54 ± 0.51）分，术后120个月（0.27 ± 0.45）分，末次随访为0～1分，平均（0.19 ± 0.40）分，术后3，12，60，120个月及末次随访与术前比较，差异均有统计学意义（Z=-4.584，P=0.000；Z=-4.551，P=0.000；Z=-4.527，P=0.000；Z=-4.512，P=0.000；Z=-4.523，P=0.000），但术后60个月与术后120个月、术后末次VAS评分均无统计学差异（$P>0.05$）（表14-4-3）。术前快速DASH评分61～79分，平均（69.88 ± 5.12）分，术后3个月降至（46.89 ± 5.02）分，术后12个月（23.65 ± 4.19）分，术后60个月（6.61 ± 1.53）分，术后120个月（6.54 ± 1.33），末次随访为4～8分，平均（6.30 ± 1.25）分，术后3个月、12个月、60个月、120个月、末次随访与术前比较，差异均有统计学意义（Z=-4.465，P=0.000；Z=-4.463，P=0.000；Z=-4.461，P=0.000；Z=-4.461，P=0.000；Z=-4.460，P=0.000），但术后60个月与术后120个月、术后末次快速DASH评分均无统计学差异（$P>0.05$）（表14-3-3）。

表 14-3-3　**四脚融合手术前后快速 DASH 评分和 VAS 评分比较（$\bar{x} \pm s$）**

时间	VAS	快速 DASH 评分
术前	5.85 ± 0.73	69.88 ± 5.12
术后 3 个月	4.35 ± 0.75**	46.89 ± 5.02**
术后 12 个月	2.27 ± 0.60**	23.65 ± 4.19**
术后 60 个月	0.54 ± 0.51**	6.61 ± 1.53**
术后 120 个月	0.27 ± 0.45**	6.54 ± 1.33**
末次随访	0.19 ± 0.40**	6.30 ± 1.25**

注：与术前比较，*$P<0.05$，**$P<0.01$。

（四）影像学检查

术后3个月随访各腕骨对位良好，腕骨融合率100%；平均随访126.5个月，末次随访融合腕骨位置良好，未出现桡月关节炎等情况。

【典型病例1】

患者，男，25岁。患者因摔伤后右腕关节疼痛活动受限2年入院。右侧腕关节前后位及侧位片提示右侧舟骨陈旧性骨折，右侧腕塌陷（图14-3-1A）；腕关节CT提示：右侧舟骨陈旧性骨折（图14-3-1B），骨折断端硬化，远骨折端密度增高；SNAC 2级；桡月关节未见明显退变征象（图14-3-1C）。完善术前检查后予以行右腕舟骨切除+腕骨四脚融合术。取右腕背侧平腕横纹处横切口，依次切开各层橡皮条保护牵引肌腱暴露关节囊及腕骨（图14-3-1D、E）。咬除坏死舟骨并清理预融合腕骨关节间软骨，保持良好对位，克氏针临时固定，于预融合4块腕骨中心钻孔，置入NT-MFCAC并植骨（图14-3-1F、G）。术后腕关节前后位及侧位X线片示：右侧头状骨、月骨、钩骨、三角骨对位良好，NT-MFCAC位置良好，舟骨已切除（图14-3-1H、I）。术后14年右腕关节前后位及侧位片示：右侧腕头状骨、月骨、钩骨、三角骨已融合，关节间隙消失，内固定物已取出；诸腕骨对位对线良好，未见明显桡月关节退变（图14-3-1J、K）。右侧腕关节四脚融合术后14年屈伸功能良好（图14-3-1L、M）。

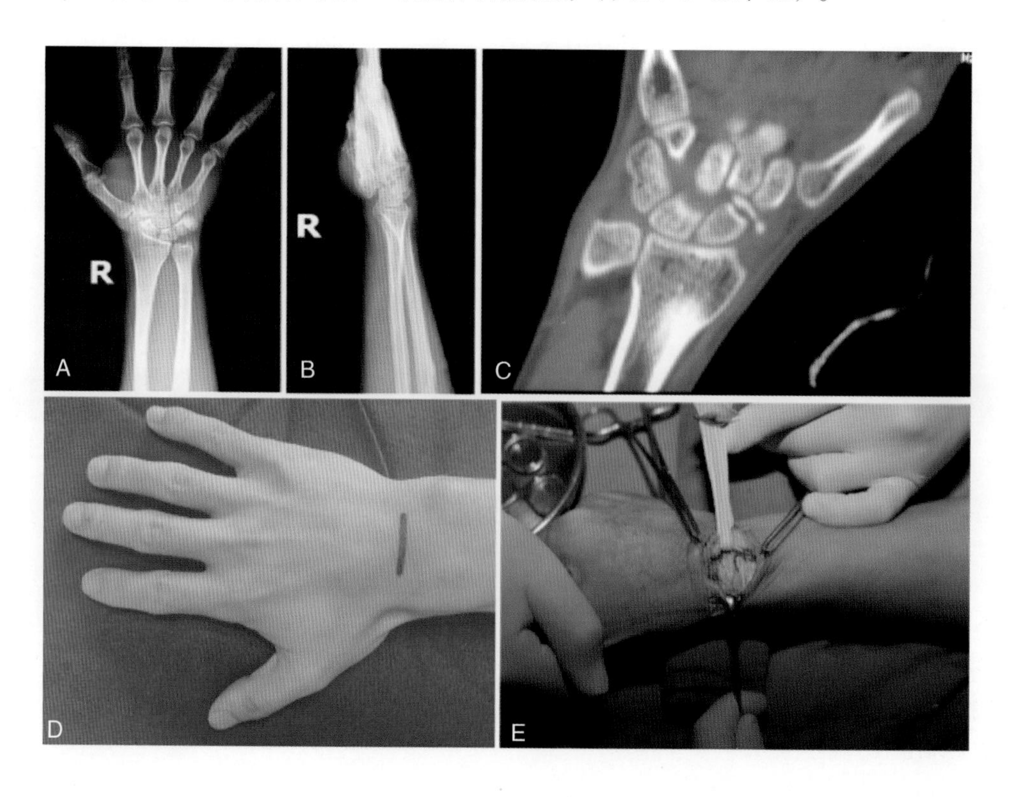

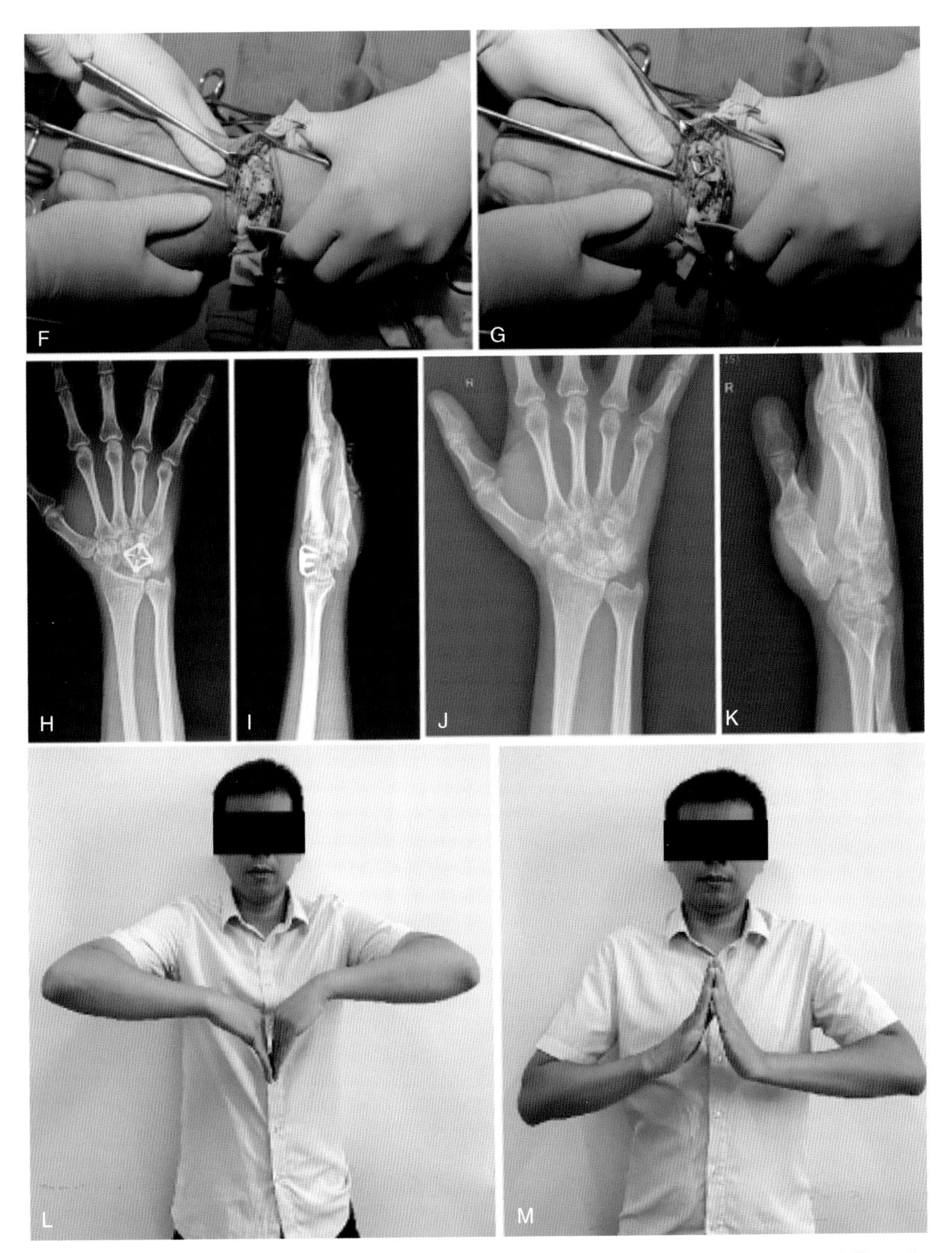

图 14-3-1　A. 患者术前右腕关节前后位片；B. 患者术前右腕关节侧位片；C. 患者术前右腕关节 CT 片；D. 右腕背侧横切口；E. 暴露关节囊及腕骨；F. 咬除舟骨并于计划融合腕骨中心钻孔；G. 植入 NT-MFCAC；H. 患者术后 1 个月右腕关节前后位片；I. 患者术后 1 个月右腕关节侧位片；J. 患者术后 14 年右腕关节前后位片；K. 患者术后 14 年右腕关节侧位片；L. 患者术后 14 年右腕关节屈曲功能位片；M. 患者术后 14 年右腕关节背伸功能位片

【典型病例 2】

患者，男，50岁。患者因摔伤后右腕关节疼痛活动受限2.5年入院。右侧腕关节前后位及侧位片提示右侧舟骨陈旧性骨折，右侧腕塌陷（图14-3-2A、B）；腕关节CT提示：右侧腕舟骨陈旧性骨折，骨折断端硬化，近骨折端密度增高；SNAC 3级；桡月关节未见明显退变征象（图14-3-2C）。完善术前检查后予以行右腕舟骨切除+腕骨四脚融合术。取右腕背侧平腕横纹处横切口，依次切开各层暴露关节囊及腕骨（图14-3-2D）。咬除坏死舟骨并清理预融合腕骨关节间软骨，保持良好对位，于预融合4块腕骨中心钻孔，置入NT-MFCAC并植骨（图14-3-2E）。术后11年右腕关节前后位及侧位片示：右侧腕头状骨、月骨、钩骨、三角骨已融合，4块腕骨间关节间隙消失；诸腕骨对位对线良好，未见明显桡月关节退变（图14-3-2F、G）。术后11年右侧腕关节屈伸功能为健侧的70%（图14-3-2H、I）。术后11年右侧腕关节尺偏桡偏为健侧的70%（图14-3-2J、K）。术后11年右手握力为健侧的81%（图14-3-2L、M）。

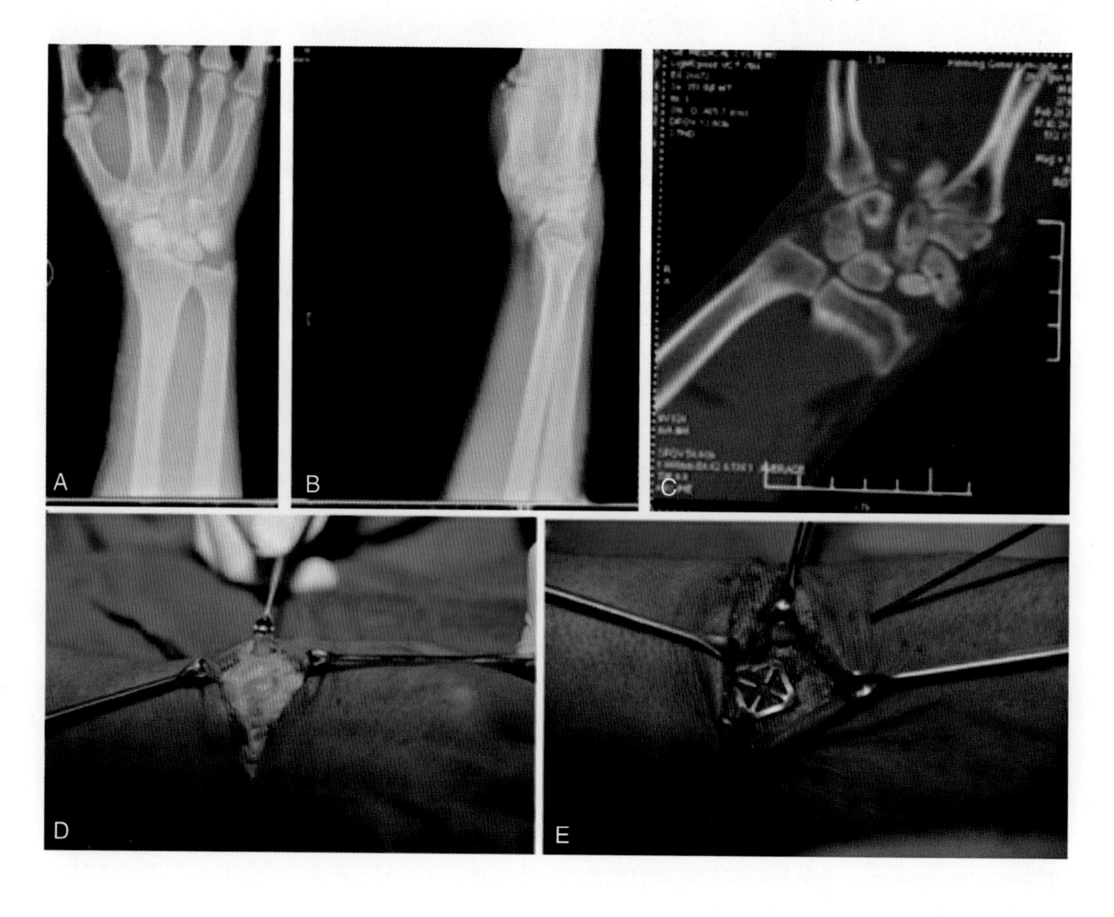

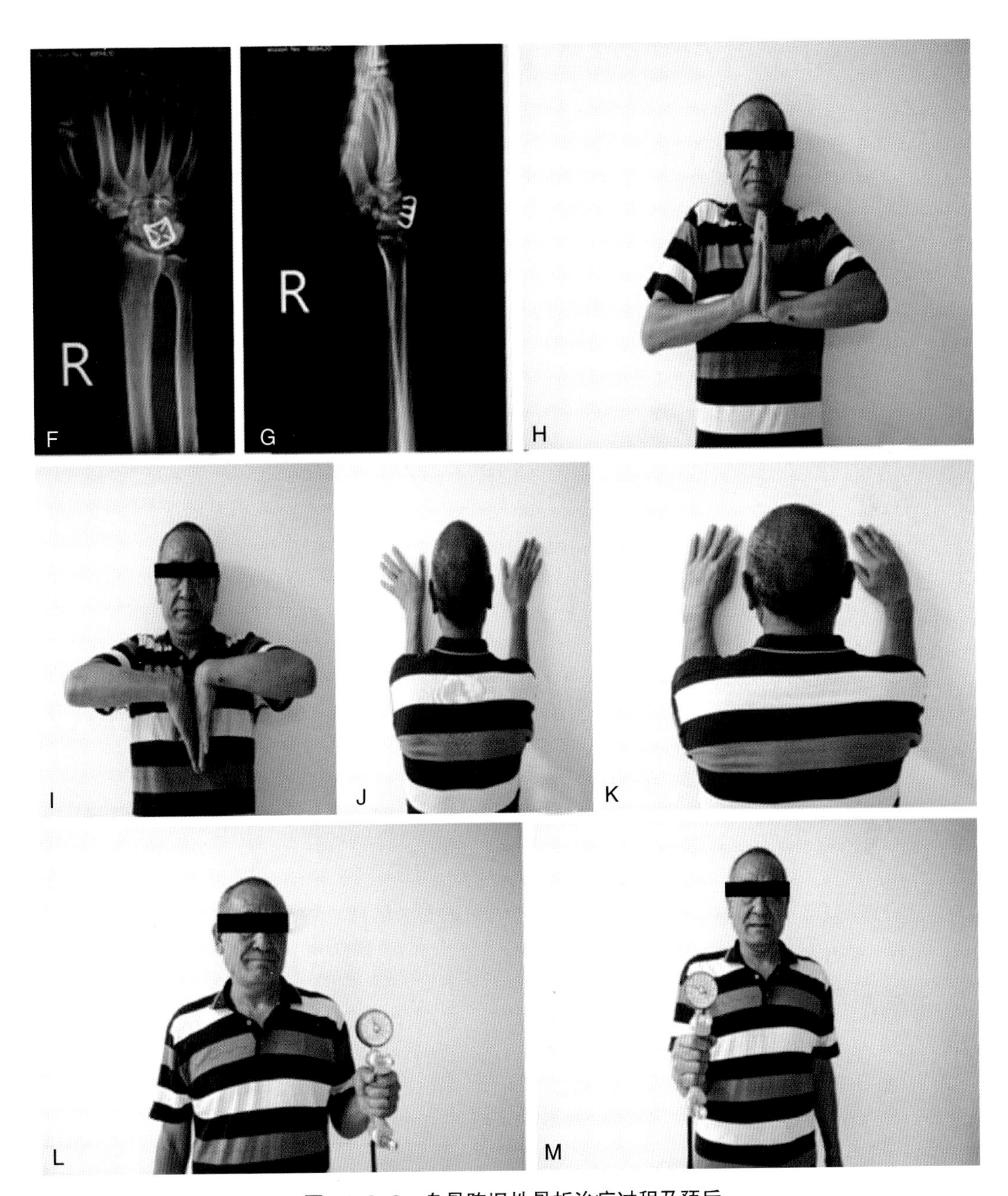

图 14-3-2　**舟骨陈旧性骨折治疗过程及预后**

A. 患者术前右腕关节前后位片；B. 患者术前右腕关节侧位片；C. 患者术前右腕关节 CT 片；D. 经右腕背侧横切口暴露关节囊及腕骨；E. 置入 NT-MFCAC；F. 患者术后 11 年右腕关节前后位片；G. 患者术后 11 年右腕关节侧位片；H. 患者术后 11 年右腕关节屈曲功能位片；I. 患者术后 11 年右腕关节背伸功能位片；J. 患者术后 11 年右腕关节尺偏功能位片；K. 患者术后 11 年右腕关节桡偏功能图；L. 健手握力示意图；M. 患者术后 11 年右手握力示意图

七、传统四脚融合术式的不足

腕舟骨骨不连腕塌陷是最为常见的腕塌陷类型之一。舟骨切除并四脚融合术成为治疗SNAC最为经典的手术方式。传统的应用于腕骨四脚融合术的内固定材料包括克氏针、空心螺钉、锁定钢板等。克氏针固定简便易行，是最早应用于腕骨四脚融合的固定材料。但是在临床应用中也有以下缺点：克氏针松动，肌腱磨损疼痛。单纯另外克氏针固定难以实现对融合腕骨的加压作用，其固定稳定性值得怀疑。空心螺钉或结合线缆固定能实现加压作用，但操作相对复杂，对周围软组织损伤较重，难以普及应用。有学者应用聚醚醚酮板结合锁定螺钉固定据报道术后患肢握力活动度明显改善，但是短期随访有20%内固定物断裂率。所以笔者考虑这种聚醚醚酮板材料需要进一步改良增强其强度才可能进一步在临床推广。腕骨四脚融合术后长期随访结果也是许多学者关注的问题。Reigstad等一项对42个腕关节（36例患者）的回顾性研究，使用克氏针和自体骨移植进行FCA手术，随访11（4～19）年，末次随访，88%的CT表现为退行性改变。13例（30%）因骨不连、疼痛关节病等行全腕关节融合术（5例）或全腕关节置换术（8例）。笔者认为FCA术能缓解大多数患者的疼痛和改善患肢功能，但随访时间延长，退变增加，翻修增多，值得关注。

八、NT-MFCAC的优势

为了克服传统内固定材料的缺点，笔者及团队自行研制的NT-MFCAC应用于腕塌陷在10年以上的长期随访中取得了良好的临床效果。所有患者均未出现严重手术并发症，患手握力恢复至健侧的81.96%，腕关节活动范围达到健侧的60%以上。VAS及快速DASH评分与术前比较均有明显降低。未出现需要全腕融合或腕关节置换的病例。

笔者认为所在团队设计的NT-MFCAC有以下优点：

1.经过生物力学测试该融合器完全满足腕关节正常活动的力学要求。在融合器钉体结合部进行了加厚改良，在短期及长期随访中未发现融合器断裂和松动的情况。该融合器的优良的生物力学性能明显优于既往报道的记忆合金钉的断裂率。

2.手术操作步骤简单，副损伤少，未出现重要血管损伤。

3.充分利用镍钛记忆合金的形状记忆功能，术中固定牢固后完全可以实现对融合腕骨的持续加压作用，有利于融合腕骨的愈合。长期随访中我们本组的融合率100%，明显高于传统的内固定材料。

九、手术体会

应用NT-MFCAC进行四脚融合学习曲线短，术中操作简便，能克服传统内固定材料的缺点，取得了良好的临床效果。术中要注意以下4点：① 避免损伤腕背肌腱及腱膜组织，术中可应用橡皮条辅助牵拉保护肌腱；② 术中注意恢复头状骨和月骨的轴向对线对于避免术后桡骨背侧和头状骨之间的撞击尤为重要；③ 撑开钉脚时避免钉体大于90° 损伤融合器的记忆功能；④ 术后可应用石膏托外固定3周，早期进行功能锻炼，最大限度地恢复腕关节功能。

（宋慕国 齐保闯 李 川 蔡兴博 何晓清 徐永清）

参考文献

[1] Klifto CS, Ramme AJ, Sapienza A, et al. Scaphoid nonunions[J]. Bull Hosp Jt Dis (2013), 2018, 76(1): 27-32.

[2] Janowski J, Coady C, Catalano LW 3rd . Scaphoid fractures: nonunion and malunion[J]. J Hand Surg (Am), 2016, 41(11): 1087- 1092.

[3] Gaston RG, Chadderdon RC. Management of complications of wrist fractures[J]. Hand Clin, 2015, 31(2): 193-203.

[4] Yeo JH, Kim JY . Surgical strategy for scaphoid nonunion treatment[J]. J Hand Surg (Asian Pac Vol), 2018, 23(4): 450-462.

[5] Fernandez DL. The author' s technique for the management of unstable scaphoid nonunions: tips and tricks[J]. Hand Clin, 2019, 35(3): 271-279.

[6] Ernst SMC, Green DP, Saucedo JM . Screw fixation alone for scaphoid fracture nonunion[J]. J Hand Surg (Am), 2018, 43(9): 837- 843.

[7] Sgromolo NM, Rhee PC. The role of vascularized bone grafting in scaphoid nonunion[J]. Hand Clin, 2019, 35(3): 315-322.

[8] Schuind F, Moungondo F, El Kazzi W. Prognostic factors in the treatment of carpal scaphoid nonunions[J]. Eur J Orthop Surg Traumatol, 2017, 27(1): 3-9.

[9] Pinder RM, Brkljac M, Rix L, et al . Treatment of scaphoid nonunion: A systematic review of the existing evidence[J]. J Hand Surg (Am), 2015, 40(9): 1797- 1805. e3.

[10] Elzinga K, Chung KC. Volar radius vascularized bone flaps for the treatment of scaphoid nonunion[J]. Hand Clin, 2019, 35(3): 353-363.

[11] Mathoulin CL, Arianni M. Treatment of the scaphoid humpback deformity — is correction of the dorsal intercalated segment instability deformity critical? [J]. J Hand Surg (Eur Vol), 2018, 43(1): 13-23.

[12] Kim JP, Seo JB, Yoo JY, et al. Arthroscopic management of chronic unstable scaphoid nonunions: effects on restoration of carpal alignment and recovery of wrist function[J]. Arthroscopy, 2015, 31(3): 460-469.

[13] Jegal M, Kim JS, Kim JP. Arthroscopic management of scaphoid nonunions[J]. Hand Surg, 2015, 20(2): 215-221.

[14] Kang HJ, Chun YM, Koh IH, et al. Is arthroscopic bone graft and fixation for scaphoid nonunions effective? [J]. Clin Orthop Relat Res, 2016, 474(1): 204-212.

[15] Morris MS, Zhu AF, Ozer K, et al. Proximal pole scaphoid nonunion reconstruction with 1, 2 intercompartmental supraretinacular artery vascularized graft and compression screw fixation[J]. J Hand Surg (Am), 2018, 43(8): 770. e1-770. e8.

[16] Gurger M, Yilmaz M, Yilmaz E, et al. Volar percutaneous screw fixation for scaphoid nonunion[J]. Niger J Clin Pract, 2018, 21(3): 388-391.

[17] Putnam JG, Digiovanni RM, Mitchell SM, et al. Plate fixation with cancellous graft for scaphoid nonunion with avascular necrosis[J]. J Hand Surg (Am), 2019, 44(4): 339. e1-339. e7.

[18] Dodds SD, Patterson JT, Halim A. Volar plate fixation of recalcitrant scaphoid nonunions with volar carpal artery vascularized bone graft[J]. Tech Hand Up Extrem Surg, 2014, 18(1): 2-7.

[19] Zaidemberg C, Siebert JW, Angrigiani. C. A new vascularized bone graft for scaphoid nonunion[J]. J Hand Surg (Am), 1991, 16(3): 474-478.

[20] Waita-yawinyu T, Mccallister WV, Katolik LI, et al. Outcome after vascularized bone grafting of scaphoid nonunions with avascular necrosis[J]. J Hand Surg (Am), 2009, 34(3): 387-394.

[21] Lim TK, Kim HK, Koh KH, et al. Treatment of avascular proximal pole scaphoid nonunions with vascularized distal radius bone grafting[J]. J Hand Surg (Am), 2013, 38(10): 1906-1912.

[22] Jones DB Jr, Moran SL, Bishop AT, et al. Free-vascularized medial femoral condyle bone transfer in the treatment of scaphoid nonunions[J]. Plast Reconstr Surg, 2010, 125(4): 1176-1184.

[23] Chaudhry T, Uppal L, Power D, et al. Scaphoid nonunion with poor prognostic factors: the role of the free medial femoral condyle vascularized bone graft[J]. Hand (N Y), 2017, 12(2): 135-139.

[24] Vedung T, Vinnars B. Ectopic bone formation after medial femoral condyle graft to scaphoid nonunion[J]. J Wrist Surg, 2014, 3(1): 46- 49.

[25] Kim JK, Yoon JO, Baek H . Corticocancellous bone graft vs cancellous bone graft for the management of unstable scaphoid nonunion[J]. Orthop Traumatol Surg Res, 2018, 104(1): 115-120.

[26] Xu Y, Li C, Zhu Y. A novel nickel-titanium memory alloy arthrodesis concentrator for the treatment of stage Ⅲb aseptic lunate necrosis (Kienböck' s disease) [J]. J Hand Surg Eur Vol, 2017, 42:90-91.

[27] Xu Y, Li C, Zhou T, Fan X, et al. Treatment of aseptic necrosis of the lunate bone (Kienböck disease) using a nickel-titanium memory alloy arthrodesis concentrator a series of 24 cases[J]. Medicine (Baltimore), 2015, 94(42):e1760.

[28] 肖聪, 黄富国. 月骨缺血性坏死治疗进展[J]. 中国修复重建外科杂志, 2011, 25:369-372.

[29] Allan CH, Joshi A, Lichtman DM. Kienböck's disease : diagnosis and treatment[J]. J Am Acad Orthop Surg, 2001, 9:128-136.

[30] Luegmair M, Saffar P. Scaphocapitate arthrodesis for treatment of late stage Kienböck disease[J]. J Hand Surg Eur Vol, 2014, 39:416-422.

[31] Wang Y, Xia D, Luo X, et al. Comparison of the kirschner wire tension band with a novel nickel-titanium arched shape-memory alloy connector in transverse patellar fractures: a retrospective study[J]. J Knee Surg, 2021, 34:987-996.

[32] Laravine J, Loubersac T, Gaisne E, et al. Evaluation of a shape memory staple (Qual®)in radial shortening osteotomy in Kienböck' s disease: A retrospective study of 30 cases[J]. Hand Surg Rehabil, 2019, 38:141-149.

[33] Yang W, Hongrui RW, Zhang HY, et al. Nickel-titanium shape memory alloy embracing fixator benefits the determination of the implantationangle of prosthesis stem in tumor-typeartificial joint replacement[J]. Am J Transl Res, 2022, 14:4698–4708.

[34] Zhou PY, Jiang LQ, Xia DM, et al. Nickel-titanium arched shape-memory alloy connector combined with bone grafting in the treatment of scaphoid nonunion[J]. Eur J Med Res, 2019, 24:1-8.

[35] 徐永清, 李川, 何晓清, 等. 记忆合金钉脚固定器治疗腕舟骨骨折[J]. 中华手外科杂志, 2014, 30:22-24.

[36] 徐永清, 李川, 朱跃良, 等. 镍钛记忆合金舟大小融合器治疗Ⅲb期 月骨无菌坏死的临床应用研究[J]. 中华手外科杂志, 2015, 28(2):81-84.

[37] 李睿夫, 缪旭东, 闫乔生等. 骨水泥假体置换治疗月骨缺血性坏死的临床研究[J]. 中国现代医学杂志, 2017, 27:107-110.

[38] 黄宝良. 月骨缺血性坏死38例临床分析[J]. 黑龙江医学, 2004, 06:441-442.

[39] Fontaine C. Kienböck's disease[J]. Chir Main, 2015, 34:4–17.

[40] Lutsky K, Beredjiklian PK. Kienböck disease[J]. J Hand Surg Am, 2012, 37:1942-1952.

[41] Innes L, Strauch RJ. Systematic review of the treatment of Kienböck's disease in its early and late stages[J]. J Hand Surg Am, 2010, 35:713-717. e4.

[42] 王焱, 李公, 潘恒, 等. 带血管蒂骨瓣移位术治疗月骨缺血性坏死[J]. 中国当代医药, 2013, 20(29):167-168.

[43] 徐骥华, 石海飞, 陈博, 等. Kienbock's Disease的诊疗体会[C]. 嘉兴: 2016年浙江省手外科暨显微外科学学术年会, 2016.

[44] 张旭林, 何晓清, 徐永清. 腕舟骨骨折固定物研究进展[J]. 国际骨科学杂志, 2017, 38:345-348.

[45] d'Almeida MA, Sturbois-Nachef N, Amouyel T, et al. Four-corner fusion: Clinical and radiological outcome after fixation by headless compression screws or dorsal locking plate at minimum 5 years' follow-up[J]. Orthop Traumatol Surg Res, 2021, 107(5):102886.

[46] Reigstad O, Holm-Glad T, Dovland P, et al. Progressing arthrosis and a high conversion rate 11 (4-19) years after four corner fusion[J]. J Plast Surg Hand Surg, 2021, 55(6):354-360.

[47] Xu YQ, Qi BC, Fan XY, et al. Four-corner arthrodesis concentrator of nickel-titanium memory alloy for carpal collapse: a report on 18 cases[J]. J Hand Surg Am, 2012, 37(11):2246-2251.

[48] Vender MI, Watson HK, Wiener BD, et al. Degenerative change in symptomatic scaphoid nonunion[J]. J Hand Surg Am, 1987 , 12(4):514-519.

[49] Watson HK, Ballet FL. The SLAC wrist: scapholunate advanced collapse pattern of degenerative arthritis[J]. J Hand Surg Am, 1984, 9(3):358-365.

[50] Petermann-Rocha F, Gray SR, Forrest E, et al. Associations of muscle mass and grip strength with severe NAFLD: A prospective study of 333, 295 UK Biobank participants[J]. J Hepatol, 2022, 76(5):1021-1029.

[51] Alnahdi AH. Validity and reliability of the Arabic quick disabilities of the arm, shoulder and hand(QuickDASH-Arabic)[J]. Musculoskelet Sci Pract, 2021, 53:102372.

[52] Duraku LS, Hundepool CA, Hoogendam L, et al. Hand-Wrist Study Group. Two-Corner Fusion or Four-corner fusion of the wrist for midcarpal osteoarthritis? a multicenter prospective comparative cohort study[J]. Plast Reconstr Surg, 2022 , 149(6):1130e-1139e.

[53] Ahmadi AR, Duraku LS, van der Oest MJW, et al. The never-ending battle between proximal row carpectomy and four corner arthrodesis: A systematic review and meta-analysis for the final verdict[J]. J Plast Reconstr Aesthet Surg, 2022 , 75(2):711-721.

[54] Erne HC, Broer PN, Weiss F, et al. Four-corner fusion: Comparing outcomes of conventional K-wire-, locking plate-, and retrograde headless compression screw fixations[J]. J Plast Reconstr Aesthet Surg, 2019, 72(6):909-917.

[55] Van Amerongen EA, Schuurman AH. Four-corner arthrodesis using the Quad memory staple[J]. J Hand Surg Eur Vol, 2009 , 34(2):252-255.

[56] Goyal N, Bohl DD, Fernandez JJ. Cerclage fusion technique for 4-corner arthrodesis[J]. J Hand Surg Am, 2019 , 44(8):703. e1-703. e8.

[57] Zenke Y, Oshige T, Menuki K, et al. Four-corner fusion method using a bioabsorbable plate for scapholunate advanced collapse and scaphoid nonunion advanced collapse wrists: a case series study[J]. BMC Musculoskelet Disord, 2020, 21(1):683.

[58] 齐保闯, 唐辉, 范新宇, 等. 四脚融合器改良前、后有限元分析对比研究[J]. 中国临床解剖学杂志, 2012, 30(04):447-451.

[59] Le Corre A, Ardouin L, Loubersac T, et al. Retrospective study of two fixation methods for 4-corner fusion: Shape-memory staple vs. dorsal circular plate[J]. Chir Main, 2015, 34(6):300-306.

[60] Andronic O, Labèr R, Kriechling P, et al. Surgical fixation techniques in four-corner fusion of the wrist: a systematic review of 1103 cases[J]. J Plast Surg Hand Surg, 2023, 57(1-6):29-37.